European Archives of
Oto-Rhino-Laryngology

Supplement 1992/II

W0257298

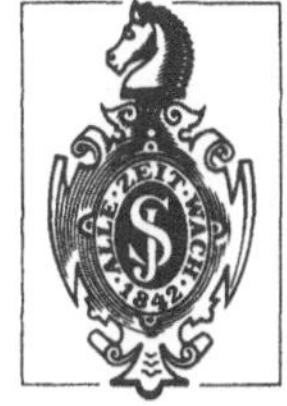

Verhandlungsbericht 1992
der Deutschen Gesellschaft
für Hals-Nasen-Ohren-Heilkunde,
Kopf- und Hals-Chirurgie

Teil II: Sitzungsbericht

Schriftleitung H. Feldmann

Herausgeber C. Herberhold

Mit 134 Abbildungen

Springer-Verlag
Berlin Heidelberg New York London Paris
Tokyo Hong Kong Barcelona Budapest

Prof. Dr. med. HARALD FELDMANN, Universitäts-HNO-Klinik
Kardinal-von-Galen-Ring 10, W-4400 Münster, BRD

Prof. Dr. med. CLAUS HERBERHOLD, Universitäts-HNO-Klinik
Sigmund-Freud-Str. 25, W-5300 Bonn 1, BRD

ISBN-13:978-3-540-56352-5   e-ISBN-13:978-3-642-84884-1
DOI: 10.1007/978-3-642-84884-1

Die Deutsche Bibliothek – CIP-Einheitsaufnahme
Deutsche Gesellschaft für Hals-Nasen-Ohren-Heilkunde, Kopf- und Hals-Chirurgie: Verhand-
lungsbericht ... der Deutschen Gesellschaft für Hals-Nasen-Ohren-Heilkunde, Kopf- und Hals-
Chirurgie. – Berlin ; Heidelberg ; New York ; London ; Paris ; Tokyo ; Hong Kong ; Barcelona ; Bu-
dapest : Springer.
  ISSN 0942-8992
1993.
  Teil 2. Sitzungsbericht – 1992
  (European archives of oto-rhino-larnygology : Supplement : 1992,2)
  ISBN-13:978-3-540-56352-5
NE: European archives of oto-rhino-laryngology / Supplement

Dieses Werk ist urheberrechtlich geschützt. Die dadurch begründeten Rechte, insbesondere die der
Übersetzung, des Nachdrucks, des Vortrags, der Entnahme von Abbildungen und Tabellen, der
Funksendung, der Mikroverfilmung oder der Vervielfältigung auf anderen Wegen und der Speiche-
rung in Datenverarbeitungsanlagen, bleiben, auch bei nur auszugsweiser Verwertung, vorbehalten.
Eine Vervielfältigung dieses Werkes oder von Teilen dieses Werkes ist auch im Einzelfall nur in den
Grenzen der gesetzlichen Bestimmungen des Urheberrechtsgesetzes der Bundesrepublik Deutschland vom 9. September 1965 in der jeweils gültigen Fassung zulässig. Sie ist grundsätzlich vergü-
tungspflichtig. Zuwiderhandlungen unterliegen den Strafbestimmungen des Urheberrechtsgesetzes.

© Springer-Verlag Berlin Heidelberg 1993

Die Wiedergabe von Gebrauchsnamen, Handelsnamen, Warenbezeichnungen usw. in diesem
Werk berechtigt auch ohne besondere Kennzeichnung nicht zu der Annahme, daß solche Namen im
Sinne der Warenzeichen- und Markenschutz-Gesetzgebung als frei zu betrachten wären und daher
von jedermann benutzt werden dürften.

Produkthaftung: Für Angaben über Dosierungsanweisungen und Applikationsformen kann vom
Verlag keine Gewähr übernommen werden. Derartige Angaben müssen vom jeweiligen Anwender
im Einzelfall anhand anderer Literaturstellen auf ihre Richtigkeit überprüft werden.

Satz: Storch GmbH, Wiesentheid

25/3130-5 4 3 2 1 0 – Gedruckt auf säurefreiem Papier

Inhaltsverzeichnis

Endoskopie, Ultraschall, Schlafapnoe

Audiologie, Varia

Anatomie

Vestibularis

Nase III: Allergie/Immunologie

Hauptvortrag 2

Nase III (Fortsetzung): Allergie/Immunologie

Kehlkopf I: Stimmrehabilitation

Kehlkopf II: Stimmrehabilitation

Innenohr I: Immunologie

Innenohr II: Hörsturz/Tinnitus

Plastische Chirurgie I

**Plastische Chirurgie II:
3D-Chirurgie im Kopf- und Halsbereich**

Hauptvortrag 3

Hauptvortrag 4

Hauptvortrag 5

Hauptvortrag 6

Plastische Chirurgie III

Innenohr III: Grundlagen

Ototoxizität

Thermoläsion

Zentrale Hörbahn

Hirnnerven, Nervus facialis

Onkologie IV: Noxen/Dysphagie/Diagnostik

Mittelohr I: Grundlagen, Klinik

Mittelohr II: Grundlagen, Klinik

Videopräsentation IV

Videopräsentation V

Posterausstellung

Um den Umfang des Verhandlungsberichtes nicht zu groß werden zu lassen, mußte auf Literaturangaben nach den einzelnen Beiträgen verzichtet werden. Sie stehen bei den Autoren zur Verfügung. Anfragen kann der Schriftleiter weitergeben.

Aus dem gleichen Grund konnten nicht alle Diskussionsbemerkungen abgedruckt werden, insbesondere dann, wenn Anfragen unbeantwortet blieben oder die Bemerkung keine wesentliche Ergänzung oder Kontroverse darstellte.

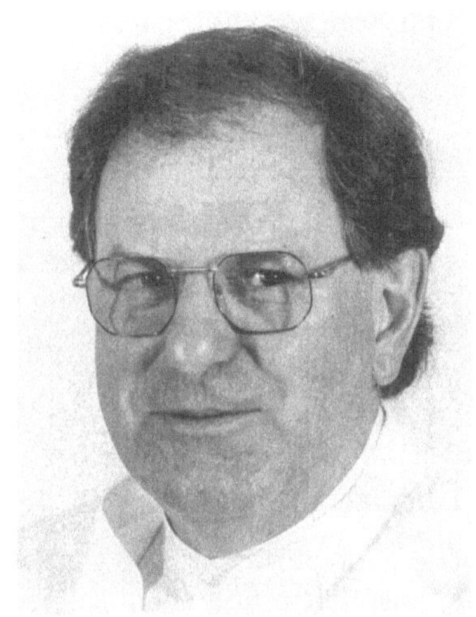

Ansprache des Präsidenten der Deutschen Gesellschaft für Hals-Nasen-Ohren-Heilkunde, Kopf- und Hals-Chirurgie, Herrn Prof. Dr. C. Herberhold, Bonn, zur Eröffnung der 63. Jahresversammlung der Gesellschaft am 30. Mai 1992 in Garmisch-Partenkirchen

Meine sehr verehrten Damen und Herren,

es ist mir Freude und Ehre zugleich, Sie alle zur Eröffnung der 63. Jahresversammlung unserer Gesellschaft begrüßen und willkommen heißen zu dürfen.

Der Ministerpräsident des Freistaates Bayern, Herr Dr. Max Streibl, hat die Schirmherrschaft unserer Jahresversammlung übernommen. In seiner Vertretung begrüße ich sehr herzlich den Staatssekretär im Innenministerium des Landes Bayern, Herrn Dr. Beckstein.

Garmisch-Partenkirchen hat uns in diesem Jahr erstmals aufgenommen und gastfreundlich empfangen.

Ich begrüße den ersten Bürgermeister von Garmisch-Partenkirchen, Herrn Toni Neidlinger; den Kurdirektor Peter Maninger und den Vorsitzenden des Ärztlichen Kreisverbandes Garmisch-Partenkirchen, Herrn Med. Rat Dr. Hubertus Stadel.

Herr Staatssekretär,
Herr Bürgermeister,
verehrte Kolleginnen und Kollegen,
meine Damen und Herren!

Wir haben einen weiteren Geburtstag unserer Gesellschaft zum Anlaß genommen, uns zu treffen, wissenschaftliche Fragen zu diskutieren und aus forsche-rischen Ergebnissen und klinisch-praktischen Erfahrungen, aus so manchem Gespräch und so mancher Begegnung die eine oder andere Stütze für unsere kommende Arbeit mit heimzunehmen. Das ist sicher gut so und auch Sinn einer Jahresversammlung.

Für eine vitale und wissenschaftliche Gesellschaft reicht es aber nicht aus, sich introvertiert zu gerieren und allein innere Diskussionen zu führen.

Standortbestimmung ist erforderlich für sich selbst, aber auch zur Nachbarschaft der medizinischen Fächer, zum allgemeinen Gesundheitswesen, in dem sie wirkt, zur Hochschullandschaft, in der sie lehren und forschen muß und schließlich zur Gesellschaft, zu der sie gehört.

Der Präsident der Gesellschaft, von dem alljährlich diese Standortbestimmung stillschweigend und vielleicht auch lüstern erwartet wird, ist im Grunde genommen natürlich überfordert, aus dem Alltag seiner klinischen Arbeit heraus sich an dieses vielschichtige Werk zu machen. Er hat zwar seine Kompetenz im beruflichen Bereich, aber wie steht es mit seinen politischen und evtl. philosophischen Kenntnissen, die zweifelsfrei auch zum Standortbild angesprochen werden müssen? Ich selbst möchte mir die Chance des Außenseiters in diesem Bemühen nicht nehmen lassen und die Rolle des mündigen Bürgers in dieser Gesellschaft bewußt übernehmen. Eine Hilfe habe ich mir selbst durch das Leitmotiv unserer Jahresversammlung gegeben, in dem die Positionen *Mensch, Natur* und *Technik* unser Programm kennzeichnen.

Eine weitere Hilfe möchte ich aus einer bescheidenen Leserzuschrift eines von mir sehr geschätzten emeritierten Kollegen der Bonner Universität, des Politologen C. C. Schweitzer entleihen. Er schrieb zu momentanen innenpolitischen Abläufen in unserem Vaterland vor wenigen Tagen, daß ohne *Glaubwürdigkeit* kein Vorbild der gesellschaftlich und politisch Handelnden erwachsen kann [1]. Dieser Gedanke soll mir auch helfen, die argumentative Kraft der Glaubwürdigkeit zu nutzen, den Standort auszuleuchten und den nächsten Schritt voraus zu weisen.

Allgemeine Situation

Niemand verkennt, daß wir gegenwärtig in einer ereignisreichen und auch historisch bedeutsamen Zeit leben. Ohne Einzelheiten aufzuzählen, gilt das für die internationale Gemeinschaft, gilt das für unser deutsches Vaterland, gilt das für die deutsche Ärzteschaft, die ihre letzte Plenarversammlung vor wenigen Tagen abgeschlossen hat, gilt das für unser Fach und gilt das für bedeutende Teilbereiche innerhalb und zwischen den aufgezählten Arealen. Trotz epochaler Ereignisse und Veränderungen in der Welt und um uns herum, vermissen wir Jubel, Enthusiasmus, Glück und weitere positive Stimmungsäußerungen. Erstaunlicherweise stellen wir nahezu das Gegenteil fest: Verdrossenheit, Gereiztheit, Unzufriedenheit, Schuldzuweisungen, Egoismus, Nörgeleien und Rechthabereien. Die Reihe braucht nicht weiter fortgesetzt zu werden.

Die Analyse der heutigen Situation fällt nicht anders aus als die in vergangenen Zeiten: Es schwinden die emotionalen und geistigen Bindungen an übergeordnete Wertvorstellungen oder sie sind schon geschwunden. In der aktuellen Situation hat offenbar die Auflösung der politischen Blöcke ein neues ideologisches Vakuum entstehen lassen. Es manifestiert sich eine Reagibilität vornehmlich in bevölkerungsdichten Populationen, die moderne Verhaltensforscher den archaischen Reaktionsformen der frühen Menschheitsgeschichte zuordnen. Gemeinschaft ist „out", das Ego ist „in". So könnte vielleicht in der Verbalität des Tages formuliert werden. Wir Menschen können offenbar den Rahmen der Evolution nicht verlassen.

Der Kommentator in der Tagespresse schreibt: „Der Staat hat keine republikanische Überhöhung erfahren, sondern wurde von Bürgern und Parteien als anklagbare Agentur der Daseinsfürsorge im Interessenkonflikt betrachtet [2]". Für den betrachtenden Bürger fehlt bei der Inkohärenz der Beschlüsse, der Unsicherheit zur Handlung und der gegenseitigen Schuldzuweisungen ein inneres stringentes Konzept, die Glaubwürdigkeit schwindet, die Verdrossenheit wächst.

Situation der Medizin

Die allgemeine Zeitanalyse sei berufeneren Persönlichkeiten überlassen. Aber wie steht es mit Fragen, die uns an unserem Ort angehen und von denen wir etwas verstehen? Wie steht es mit der Approbationsordnung, dem Gesundheitswesen, der Hochschullandschaft, wie steht es mit der Medizin?

Bei der Bearbeitung der *Ausbildungsordnung für Ärzte* wird ein sogenanntes Sachverständigengremium befragt, das zu großen Teilen weniger der kontrollierten Medizin entstammt, eher ideologisierten Provenienzen angehört. Warum? Entweder Unkenntnis oder Trendbefriedigung. Vermeintlich „seligmachende" Lehrprinzipien, wie der Gruppenunterricht, werden pervertiert, ohne daß verfügbare Patienten und zahlenmäßig ausreichendes Lehrpersonal angemessen berücksichtigt werden. So ist für unser Fach maximal von zehn Prozent der stationären Patienten auszugehen, die für den akademischen Unterricht geeignet sind. Es gibt auch nicht annähernd Lehrpersonal in einer zahlenmäßigen Größenordnung, um mit Gruppengrößen von vier bzw. acht Studenten „fertig" zu werden.

Es ist geradezu aberwitzig, daß jetzt die Gremien aufgerufen sind, solchen Nonsens zu korrigieren, falls dies überhaupt möglich ist, anstatt von vornherein seriöser zu planen.

Ähnlich chaotisch und hilflos wird versucht, das *Gesundheitswesen* in unserem Land zu therapieren. Flickschusterei an Ecken und Enden. Der Kölner Soziologe Schoeck schreibt richtig, daß das System falsch ist, das allein die Krankenversicherung trägt [3]. Als es vor hundert Jahren entstand, war es Hilfe für konkrete Situationen. Heute führt das unkontrollierte Sachleistungsprinzip zur ungehemmten Verschwendung, da der persönliche Bezug des Verursachers der Kosten in ihrer Höhe fehlt. Der staatliche Zuteilungsapparat ist zu ersetzen durch ein sozial annehmbares Selbstbeteiligungssystem mit Kostenerstattung, statt Sachleistungsautomatismus. So ist es natürlich auch töricht, „aus der Not heraus" die Arztzulassungen zu beschränken, um vermeintlich Gesundheitskosten zu reduzieren. Dieses verträgt sich natürlich gar nicht mit einem leistungsarmen Studium der Medizin und einem Prüfungswesen, das alles andere als akademisch ausgerichtet ist und kaum einen Beitrag zu einem Beruf mit so vielfältigen Anforderungen zu liefern in der Lage ist. Motivation fehlt für Studierende und Lehrende, wenn die persönliche Beziehung beider Seiten durch Fortnahme der Individualprüfung paralysiert ist. Es ist doch völlig klar, daß die Studierenden Fragesammlungen zum Lernziel machen und vitale Kollegs von erfahrenen Klinikern als Zeitbelastung empfinden. Die Universität, speziell die medizinischen Fakultäten, haben akademisches Terrain aufgegeben, als sie auf ihr ureigenes Recht zur persönlichen Prüfung um einer vermeintlichen Objektivität willen verzichteten. Welches Attribut verdient da die Verordnung einer Wissenschaftsbehörde, persönliche Prüfung durch die Lehrenden bis auf Alibiveranstaltungen zu untersagen, aber eine Professorenbenotung zu institutionalisieren. Amusement wird zum Kriterium, anstatt Problemdarstellung und aktuelle Wissensvermittlung zu fördern. Stimmungsmache anstelle von Orientierung. Wenn unter solchen Konditionen zudem einem Fach wie dem unsrigen, mit dessen Krankheitsbildern und -symptomen etwa 30 Prozent der Patienten die Wartezimmer der Allgemeinmediziner füllen, nur eine irrelevante Zahl von Prüfungsfragen zugebilligt wird, stellt sich die Absurdität der akademischen Bezüge des Medizinstudiums vollends dar. Wenn weiterhin begründete Korrekturanträge hierzu keine Beachtung finden, stuft der Verordnungsgeber die Seriosität seiner Handlung selbst ein.

Chancengleichheit ist fraglos ein hilfreiches Programm, wenn es darum geht, Begabungen zu fördern. Es beherbergt aber einen Irrtum, wenn unter diesem Etikett kritiklos Qualitätsgrenzen herabgeschraubt werden. Nach jüngsten Erhebungen der Bundesärztekammer sind von dreihunderttausend Ärzten in der Bundesrepublik sechzigtausend berufsfremd tätig. Vor wenigen Tagen wird berichtet, daß fünfundzwanzig Prozent aller Studenten, etwa acht Prozent der Medizinstudenten, ihr Hochschulstudium unbeendet abschließen. Welche persönlichen Enttäuschungen verbergen sich hinter diesen Zahlen! Welche Staatsgelder hat eine solche Ausbildungsstrategie gekostet!

Von Eingeweihten und Betroffenen wird seit Jahren *Pflegenotstand* prophezeit bzw. beklagt. Heute ist es einfach unverständlich, daß konkrete Aktivitäten zur Abhilfe von den angesprochenen Institutionen und Trägerschaften immer noch nicht zu entdecken sind. Krankenkassen schieben das Problem an die Politik, die Politik auf die Kassen. Die einen wollen Ausgaben senken und sperren sich vor einer zeitangemessenen Personalzuweisung, die anderen repräsentieren die Legislative, scheuen sich aber, das überkommene Gesundheitssystem im Prinzip zu reformieren.

Das alles geschieht, obwohl in unseren Kliniken, insbesondere denen der Maximalversorgung, krasser Pflegenotstand konkret existiert. Stationen werden geschlossesn, Intensivbetten gesperrt, Operationen abgesetzt. Nicht „Alibi-Annoncen" zum Wochenende, mit denen Pflegekräfte gesucht werden, wo keine mehr zu bekommen sind, sondern eine grundsätzliche Neuordnung des Pflegeberufes ist erforderlich. Wir brauchen Elite auch in der Pflege! Wir brau-

chen ein Fort- und Weiterbildungssystem in der beruflichen Entwicklung unserer Pfleger und Schwestern, das *Fach*schwestern und *Fach*pfleger für einzelne Gebiete in den Medizinfächern und nicht nur für Funktionsbereiche vorsieht.

Höhere *Qualifikation* ist natürlich auch gehaltlich zu berücksichtigen. Wir brauchen weiterhin einen *differenzierten* Pflegedienst mit unterschiedlichem Ausbildungsstand, um einerseits pflegefremde Arbeiten vom qualifizierten Personal abzukoppeln und andererseits durch Organisationspositionen auch eine bessere Bindung zum ärztlichen Dienst herzustellen.

Wir haben es für einen eigenen Modellvorschlag durchgerechnet und festgestellt, daß eine Qualifikationsstaffelung des Pflegedienstes und eine angemessene Entlohnung nicht teuerer sind als das gegenwärtige unattraktive und starre System, das die Pflegeschulen leerstehen läßt und die klinische Medizin gefährdet. Böse Zungen meinen sogar, daß die Trägerschaften und Pflegeorganisationen an einer Neuentwicklung des Berufsbildes nur zögernd interessiert seien, um ihre eigene Position nicht zu schwächen. Wir suchen auch hier nach der nötigen Glaubwürdigkeit.

Was das vereinte *Europa* bringen wird, ist selbst den Experten in den politischen und berufsbezogenen Gremien noch nicht voll bekannt oder klar. Tagungen und Sitzungen der letzten Zeit, an denen auch unsere Vertreter teilnahmen, lassen den Eindruck deutlich werden, daß zwar jede Entwicklung scharf zu beobachten sein wird, daß aber bei dem hohen Leistungsstand hier bei uns jede Hektik unangemessen ist. Die gerade vom Deutschen Ärztetag verabschiedete neue (Muster-)Weiterbildungsordnung unterstreicht die Leistungsbreite unserer Fächer trotz aller Miseren. Die Nachbarstaaten sollen bereits ihrerseits signalisiert haben, in diesem Werk der (Muster-)Weiterbildungsordnung eine Beispielfunktion für eigene Programme zu sehen.

Die staatliche *Wiedervereinigung* unseres Volkes hat uns alle beglückt, und ich bekenne es für meine Person, auch emotional tief bewegt. Es wäre irreal im höchsten Maße, wenn man mit einer Unterzeichnung der Staatsverträge zeitgleich und inhaltlich auch eine unmittelbare Vereinigung oder Homogenisierung der Medizin in all ihren Tätigkeitsebenen erwarten oder fordern wollte.

Viel Kleinarbeit und guter Wille werden erforderlich sein, um eine einheitliche, gemeinsam getragenen Medizin im Hochschulbereich, im Krankenhauswesen, in den Praxen und an administrativen Stellen zu erreichen. Auch hier wäre das Postulat nach Glaubwürdigkeit der Argumente sehr klar zu unterstützen. Störende und unnötige Friktionen schaffen in diesem Zusammenhang allerdings Vokabeln wie „überstülpen", „diktieren", „wehren müssen". Nicht hilfreich ist die „Hüben-drüben-Mentalität".

Sachfragen klären sich aus der Valenz der Argumente. Wir sind, so glaube ich, alle gut beraten, wenn wir den Hang zum Eschatologischen nicht fördern, sondern abbauen. Sicherlich sind zahlreiche persönliche Lebensschicksale zu bedauern, die ein unmenschlicher Staatsapparat bedingt hat. Aus der eigenen Erfahrung der Nachkriegszeit heraus gilt es aber jetzt festzustellen, daß es uns um die Zukunft geht und nicht zuletzt um die Zukunft unserer Patienten in ihrer ärztlichen Versorgung und die unserer Kinder in ihrer beruflichen Entwicklung.

Ein weiteres schwerwiegendes Problem belastet die deutsche Medizin vornehmlich im klinischen Bereich. Es ist die durch unheilvolle Verquickung der Finanzierung durch Krankenkassen und Länder faktisch erzwungene Restriktion der klinisch-experimentellen Forschung. Folgendes steht fest: Die klinische Medizin erschöpft sich zunehmend durch enger werdenden Personalstand und gekürzte Sachmittelzuweisungen in der Dienstleistung, d.h. in der täglichen Krankenversorgung. Unbestritten unveräußerbares Primärziel des ärztlichen Handelns ist selbstverständlich die Krankenversorgung, aber die klinische Medizin hat die zusätzlichen Aufgaben der Forschung und Lehre zu bewältigen. Ohne die enge Verzahnung und gegenseitige Stimulation von Krankenversorgung und Forschung ist medizinischer Fortschritt nicht denkbar.

Hier möchte ich unseren Kollegen Zenner aus seiner Antrittsvorlesung in Tübingen zitieren: „Arzt sein bedeutet, auf den Kranken umfassend einzugehen und seiner Forderung nachzukommen, ein großes Maß an Erkenntnissen über den Kranken in die Handlung, sei sie diagnostisch oder therapeutisch einzubringen. Die notwendige große Vielfalt ist nur möglich, wenn der Therapeut das Wissen von Forschern verwendet oder selbst Forscher ist, und damit zum Arzt wird."

Auch ist dem Vizepräsidenten der Deutschen Forschungsgemeinschaft, Herrn Professor Freund, voll zuzustimmen, wenn er schreibt, daß „die Einrichtungen klinischer Spitzenforschung zeigen, daß der Antagonismus zwischen klinischer Forschung und Krankenversorgung nur durch infrastrukturelle Mängel bedingt ist und sich durch geeignete personelle und apparative Ausstattung beheben läßt. Die ausreichende Freistellung wissenschaftlich gut ausgebildeter Ärzte muß ebenso realisierbar werden, wie die Einbindung von Naturwissenschaftlern und Ingenieuren in die klinische Forschung" [5].

Auch wir sind aus der Erfahrung der ständig wachsenden Not an unseren Kliniken in diesem Zusammenhang überzeugt, daß Feierabend-Forschung nicht ausreicht, den Ansprüchen des Machbaren und dem konkreten wissenschaftlichen Druck mancher Länder langfristig standzuhalten bzw. dem unausweichbaren Dilettantismus zu entkommen.

Die Einrichtung fachübergeordneter und fakultätseingebundener Institutionen zur klinischen und medizinisch-experimentellen Forschung, an denen die einzelnen Fächer beteiligt sind bzw. angemessen Zugriff erhalten, ist akut voranzutreiben. Dieses Konzept ist mit Vorstellungen des Wissenschaftsrates, der DFG und anderer Wissenschaftsorganisationen zu bündeln. Nur hierin kann die Lösung des Dilemmas erreicht werden. Allerdings drängt die Zeit, denn wegen der defektpotenzierenden Wirkung von zeitlichen Latenzen ist schnell Abhilfe nötig. Die Glaubwürdigkeit der Argumentation ist jedem Eingeweihten offenkundig und müßte auch den staatlichen Trägern Handlungszwang bedeuten. Nochmals Zitat Zenner: „Die Generation unserer Kinder und Enkel wird uns mit Recht moralisch daran messen, ob wir unsere gegenwärtigen Ressourcen einschließlich unserer Zeit auch für sie genutzt haben oder ob wir sie ausschließlich für uns verbraucht haben [4]".

Sicherlich eine hohe Herausforderung für unsere Politiker, subventionierenden Aspekten der Mittelverteilung abzusprechen und glaubwürdigen Sachzusammenhängen der Gesellschaft und somit auch der Krankenversorgung, der Forschung und der Lehre zu folgen. Die Politiker dürfen bei dieser sicher schweren Aufgabe versichert sein, daß die Medizin oder, je nach Problem, die Einzelfächer als Sachverständige zur Verfügung stehen. Wir wollen nicht fordern wie Interessenverbände, sondern bei weittragender Problemlösung helfen.

Situation in der Hals-Nasen-Ohren-Heilkunde

Das Fach der HNO-Heilkunde wurde vor nahezu einhundert Jahren durch die klinischen und wissenschaftlichen Leistungen einiger tatkräftiger Männer begründet, die sich dem Handlungszwang von Notfallsituationen an der Schädelbasis und den oberen Luftwegen nicht entzogen. Nachfolgende Generationen folgten den Wegweisungen, und heute vertreten wir ein Fach, das durch verzahnende Physiologie und Pathophysiologie die pneumatisierte Schädelbasis mit den oberen Luft- und Speisewegen untereinander verbindet, das durch Sinnesorgane und Hirnnerven sowie die Schleimhaut des oberen Aerodigestivtraktes der Umwelt gegenüber steht und die funktionelle und morphologisch-strukturelle Einheit in Diagnostik sowie konservativer und operativer Therapie berücksichtigt oder zum Ziel hat. Die organische Besonderheit dieser Region zwischen Schädelbasis und oberem Mediastinum hat ausgefeilte Methoden der Endoskopie, der elektrophysiologischen und instrumentellen Diagnostik, der Makro- und Mikrochirurgie, der Onkologie und Onkochirurgie, der Traumatologie, der plastisch-rekonstruktiven Chirurgie, und damit ein großes zusammenhängendes konservatives wie chirurgisches Spezialfach entstehen lassen.

Meine Damen und Herren, die Beschlußfassung der neuen (Muster-)*Weiterbildungsordnung* durch den Deutschen Ärztetag in der vergangenen Woche hat der Entwicklung unseres und auch anderer Organfächer Rechnung getragen. Die (Muster-)Weiterbildungsordnung, die nun in die Länderkammern gehen wird, um die Richtlinien und Inhalte zu formulieren, kann für unser Fach gar nicht hoch genug eingeschätzt werden. Die Fülle der diagnostischen Verfahren, die Notwendigkeit einer ausreichenden Schulung in den Grundlagen der Stimm- und Sprachheilkunde, das umfangreiche Repertoire chirurgischer Techniken an Kopf und Hals für den belegärztlichen und klinischen Bereich waren die Argumente, Inhalt und Zeitspanne auf das jetzt erreichte Maß zu bringen. Wir stehen damit auch vor einer neuen Partnerschaft zu konservativen und besonders zu operativen Fächern. Auch ist eine neue Nachbarschaft zu den anderen Disziplinen an Kopf und Hals gewachsen, die durch Kooperation gekennzeichnet ist oder werden kann, so zu den Neurochirurgen, den Neurologen, den Ophthalmologen.

Mit Freude stelle ich fest, daß unsere Verbindung zur Mund-, Kiefer- und Gesichtschirurgie durch viele persönliche Kontakte eine neue Dimension gewonnen hat, die es zweifelsohne von beiden Seiten zu festigen gilt. Verabredet ist, Meinungsverschiedenheiten in den Präsidien beider Gesellschaften zu behandeln und die Ergebnisse protokollarisch festzuhalten.

An dieser Stelle möchte ich ganz besonders herzlich Herrn Kollegen Horch, den Präsidenten der Deutschen Gesellschaft für Mund-Kiefer- und Gesichtschirurgie, und Herrn Kollegen Hausamen, Referent unserer Jahresversammlung und Direktor der Klinik für Mund-, Kiefer- und Gesichtschirurgie der Medizinischen Hochschule in Hannover, begrüßen.

Wir wollen unser Fach nicht über die angestammten Grenzen ausdehnen, wir wollen es im Inneren durch wissenschaftliche Arbeit sowohl an diagnostischen wie therapeutischen Leistungen anreichern. Dasselbe erwarten wir natürlich auch von unseren unmittelbaren Nachbarn. An den Grenzlinien entsprechen Grabenkriege nicht akademischer und ärztlicher Handlungsweise, dort führt nur Kooperation zum Nutzen für unsere Patienten. In der ärztli-

chen wie in der Laien-Öffentlichkeit wächst die Wertschätzung durch innere Glaubwürdigkeit auf der Grundlage seriöser Tätigkeitsmerkmale. Hieraus resultiert ein Appell an die Älteren zur Wegweisung, an die Jüngeren zur stürmenden Aktivität. Die Natur hat unser Fach kombiniert und geschaffen, die hieraus ausgerichtete Technik in Diagnostik und Therapie trägt die erfolgreiche Arbeit.

Eingangs sagte ich, daß mir das Leitmotiv unserer Jahresversammlung Hilfe bei der Standortbestimmung sein sollte. Ich möchte jetzt daran anknüpfen.

Mensch-Natur-Technik sind nicht Wertentitäten in sich, sondern Teile oder Akteure in einem gemeinsamen System, in das uns die *Schöpfung* hineingesetzt hat. Diese Beziehung gilt für unser Fach wie für die gesamte Menschheit, die kraft Begabung in das System eingreifen kann.

Wenn wir in den nächsten Tagen Probleme der Implantation und Transplantation, der apparativen Warnungsmöglichkeiten vor operativ setzbaren Schäden, der EDV-gestützten dreidimensionalen Defektdiagnostik und deren Umsetzung in therapeutische Verfahren, wenn wir Fragen der Toxikologie aus der Umwelt heraus und wenn wir die biologische Situation am Ende unserer Lebensspanne besonders diskutieren, wollen wir durch Anlehnung oder Befragen der Natur unser Handeln und Wissen für uns selbst und die Glaubwürdigkeit für unser ärztliches Tun mehren.

Nachdem die Chirurgie der Frühzeit Notfälle zu behandeln trachtete, zielte die Chirurgie des vergangenen Jahrhunderts auf die Behandlung von Organen. Über beide Arbeitsbereiche hinaus befaßt sich die Chirurgie unserer Tage zudem mit den Problemen des Organ- oder Gewebeersatzes. Insofern war es nötig, für unser Fach zu fragen, welche Gewebe oder Organe, vital oder konserviert, unter welchen Konditionen zur Transplantation geeignet sind und welche körperfremden Ersatzmaterialien an welchen Orten für den Patienten nutzbringenden Einsatz versprechen. Durch diesen Themenkranz ist das Leitmotiv unseres Kongresses eingerahmt. Die Technik ist nicht zum Selbstzweck erhoben, entsprechend unserem Wissensstand nutzen wir sie. So ist festzustellen, daß uns die Natur Quelle und Grundlage unseres biologischen Lebens ist. Gleichzeitig ist sie unerbitterlicher Schiedsrichter für unser Tun, gegen ihre Gesetze ist nicht anzukommen. Daher ist die ständige Rückkoppelung an die Natur unser menschlicher wie wissenschaftlicher Auftrag. Luft für parawissenschaftliche oder paranatürliche Handlungen gibt es nicht.

In der Vorbereitung des Kongresses konnte ich mit Herrn Professor Seiler vom hiesigen Institut für atmosphärische Umweltforschung sprechen, der uns ja das Programm für den Tag nach unserer Jahresversammlung ermöglicht hat. Ich habe in dem Gespräch gelernt, daß Technik ohne Berücksichtigung der Natur Katastrophen bewirken kann, die bei gegenwärtigem Wissensstand vielfach erst nur zu erahnen sind. Allerdings ist nach heutigem Wissen der Rubikon des ökologischen Gleichgewichts offenbar bereits durch falsch genutzte technische Möglichkeiten, um Werner Freise zu zitieren, überschritten, woraus sicher wird, daß Technik um jeden Preis ab sofort zu verhindern ist.

Ich möchte mir erlauben, hierzu kompetente Wissenschaftler zu Wort kommen zu lassen und zunächst Hubert Markl zitieren, den langjährigen Präsidenten der Deutschen Forschungsgemeinschaft und Inhaber eines Lehrstuhles für Biologie. Er sagt im Zusammenhang mit der UNO-Konferenz „Umwelt und Entwicklung" folgendes: „Ökonomie mit Ökologie zu versöhnen wird wohl bedeuten müssen: Unser ganzes Handeln und Wirtschaften so fortzuentwickeln und umzugestalten, daß auch mit einer globalverschmelzenden, wirtschaftlich-industriellen hochaktiven Multi-Milliarden-Menschheit ein Zustand erhalten bleibt, der insofern den natürlichen Ökosystemen entspricht, als er die Lebensfreundlichkeit, die Lebenstauglichkeit der Biosphäre aufrechterhält. Dies wird allerdings ein Zustand sein, der so umfassend vom Menschen abhängt und beeinflußt wird, daß es selbstmörderisch wäre, darauf zu vertrauen, daß er sich immer wieder von selbst herstellt, was immer wir auch tun oder lassen. ..." [6]. „Der Mensch hat sich die Erde untertan gemacht, und es ist unabdingbar notwendig, daß er nun in Obhut nimmt, was er bisher nur überwältigte. Das wird gewiß nicht leicht sein, aber es sieht so aus als gäbe es − außer in zornigen Träumen − kaum Alternativen. Ohne wissenschaftliche Forschung sind diese Probleme der Zukunft nicht zu bewältigen. Das ist nicht Hybris der Wissenschaft und auch nicht der Dünkel der Forscher, die behaupten, sie könnten alle Probleme lösen. Sie können es sicher nicht und sie müssen sogar eingestehen, daß sie ihren gerüttelten Anteil an der Entstehung der meisten ... Probleme haben. Doch ohne möglichst objektive Einsicht in die Wirklichkeit, und ohne neue wissenschaftlich-technische Entwicklungen wird jeder Versuch, der kommenden Probleme Herr zu werden, zum Scheitern verurteilt sein". Soweit Markl [6].

Mein hochgeschätzter Kollege im Amt, während meiner Hamburger Tätigkeit, Hans-Wilhelm Schreiber, schreibt zum Thema „Technik in der Medizin" abschließend folgendes: „Wir müssen uns fragen, ob wir uns den Luxus leisten können, die Entwicklung von Technik in der Medizin dem Zufall, dem „Beschenktwerden", dem Abwarten, der Hoffnung und der Arbeit sowie dem Denken nur Weniger zu überlassen. Unser konventionell weitgehend passives Verhalten ist unwirklich, zukunftsblind und spricht wider die Vernunft. Es liegt an uns, unser Verhältnis zur Technik vernünftig, effektiv, fortschrittsoffen und menschlich zu gestalten [7]. An dieser Stelle ist es mir ein Bedürfnis, meinen akademischen Lehrern im Fach, Hugo Eickhoff und Walter Becker zu danken, durch ihr Beispiel an Glaubwürdigkeit auch meinen Weg mitgeprägt zu haben.

Verehrte Anwesende, so steht Hals-Nasen-Ohren-Heilkunde heute in einem großen Spannungsfeld der inneren und äußeren Entwicklungen. Die Glaubwürdigkeit, die wir von anderen fordern, können wir für unser Fach durch ärztliche und wissenschaftliche Leistungen mehren. Ich bin überzeugt, unser Fach hat eine große Zukunft.

Literatur

1. Schweitzer CC (1992) Ohne Vorbilder keine Glaubwürdigkeit. Bonner General Anzeiger 08. 05. 1992
2. Kremp H (1992) Das Bonner Karriere-Schleifwerk produziert fast nur noch Rundköpfe. Welt am Sonntag 10. 05. 1992
3. Schoeck H (1992) Woran unser Gesundheitswesen in Wirklichkeit krankt ... Welt am Sonntag 05. 04. 1992
4. Zenner HP (1989) Wissenschaft und Arztsein, Vereinbarkeit oder Widerspruch. Demeter, Gräfelfing
5. Freund HJ (1991) Problemfall klinischer Forschung. Mitteilungen der DFG 3/1991
6. Markl H (1992) Die Ausbeutung der Ungeborenen. Bonner General-Anzeiger 09./10. 05. 1992
7. Schreiber HW (1992) Technik in der Medizin. Arzt und Krankenhaus, H. 5

Referatethema:
Transplantation und Implantation in der Kopf-Hals-Chirurgie
Erläuterungen zu den Referaten: A.) Grundsätzliche Aspekte

A1.) C. Hammer, J. Bujía (München): Immunologie vitaler und konservierter Transplantate

In diesen Ausführungen soll das Referat noch einmal zusammengefaßt werden und gleichzeitig der Versuch unternommen werden, darzulegen, wohin die weitere Entwicklung der Transplantationsimmunologie führt und welche Möglichkeiten die Anwendung von Transplantaten in Zukunft haben wird.

In der rekonstruktiven Chirurgie besteht ein Bedarf an form- und strukturgebenden Ersatzgeweben. In der Kopf-Hals-Chirurgie stellt sich die Situation nicht anders dar. Besonders die Rekonstruktion großer Gewebedefekte bei Tumorerkrankungen, kongenitalen Defektmißbildungen oder nach traumatischen Ereignissen stellt heute oft noch eine Herausforderung für den Chirurgen dar. Dies ist die Ursache warum den Chirurgen die Verwendung von Ersatzgeweben schon seit langer Zeit beschäftigt und warum das Interesse für diese Fragestellung nicht nachläßt. Als Übersicht mit besonderem Bezug auf die Problematik im Kopf-Hals-Bereich ist eine Arbeit zu empfehlen, die das Rundtischgespräch I. der 51. Jahresversammlung der Deutschen Gesellschaft für Hals-Nasen-Ohren-Heilkunde in Wiesbaden 1981 zusammenfaßt [15]. Die Forschungsziele fokussieren nach wie vor nicht nur auf klinische Fragestellungen, sondern in vermehrtem Maße auch auf experimentelle Probleme der Grundlagenforschung.

Bei der Terminologie gibt es allerdings gelegentlich noch Mißverständnisse. Wie von Wustrow und Kastenbauer [31] vor kurzem beschrieben, ist die Verwendung der Nomenklatur einer autogenen/homologen/heterologen/isologen Transplantation nicht mehr gebräuchlich: diese Begriffe sind entsprechend der Bedeutung und der Wortabstammung nicht genau zutreffend und werden auch für andere, nicht immunologische Beziehungen verwendet.

Die heute zur Verfügung stehenden Transplantate sind mit verschiedenen Problemen behaftet. Autologes Material, das aus immunologischer Sicht vorteilhaft ist, steht nur in relativ geringen Mengen zur Verfügung. Allogene Transplantatgewebe können vor allem Probleme hinsichtlich der Infektion, der immunologischen Unverträglichkeit, sowie der herabgesetzten Gewebevitalität hervorrufen.

Die Verwendung von allogenen Transplantaten ist wegen des Auftretens von Unverträglichkeitsreaktionen nicht unproblematisch. In den Untersuchungen von Westhues et al. [30] und Kastenbauer [14] wurden für Knorpel- bzw. Knochengewebe jeweils die antigenen Eigenschaften von den sogenannten „immunprivilegierten Geweben" [8] bzw. dem „immunprivilegierten Mittelohr als Empfängerregion" [28] deutlich nachgewiesen. Der Hauptfaktor hierfür ist die genetisch determinierte immunologische Verträglichkeit und dadurch die Histokompatibilitätsantigene, beim Menschen das Human Leucocyte Antigen(HLA)-System. Eine Transplantatabstoßung ist besonders zu befürchten, wenn Klasse-II-Antigen-tragende Zellen im Spendergewebe vorhanden sind, z.B. Spender-Lymphozyten [21, 23]. In dem vorliegenden Referat [9] ist die genaue Verteilung dieser Antigene in allen Transplantaten, die im Kopf-Hals-Bereich Anwendung finden, ausführlich beschrieben. Hierbei sollte immer die Möglichkeit einer zusätzlichen Induktion solcher Transplantationsantigene nach erfolgter Transplantation beachtet werden [4].

Einen weiteren wichtigen Aspekt im Zusammenhang mit Transplantaten stellt die Konservierung und Aufbewahrung der Gewebe dar. Dadurch werden logistische Probleme präoperativ vereinfacht und eine nahzu unbegrenzte Verfügbarkeit der Gewebe ermöglicht. Der gleichzeitige Verlust der antigenen Eigenschaften ist durchaus erstrebenswert. Speziell bei Knochengewebe ist eine Erhaltung der osteoinduktiven Merkmale erwünscht (ausführliche Übersicht siehe Zitat Nr. 16).

Alle im Referat angegebenen Verfahren haben den Nachteil, daß die Vitalität der Gewebe herabgesetzt wird. Neben der Kryokonservierung unter Verwendung von Schutzstoffen, die eine intrazelluläre Kristallbildung vermeiden sollen, ist das Einbringen in Nährlösungen die zweite Methode einer zukünftig praktikablen Lagerung von Transplantaten unter Erhaltung der Lebensfähigkeit der Gewebe.

Die Methode der Unterkühlung unterhalb des Gefrierpunktes hat sich im allgemeinen als geeignet gezeigt, die Lebensfähigkeit isolierter Zellen in Suspension auf fast unbeschränkte Zeit zu gewährleisten [3]. Dagegen hat sich diese Methode, wenn es sich um intakte Gewebe handelt, nur bei einzelnen Gewebetypen erfolgreich verwenden lassen, wie z.B. bei Pankreas-Inseln, Schleimhaut, Gefäßen und Cornea [2, 18, 19, 20].

Im Gegensatz dazu ermöglicht die Verwendung von Nährlösungen eine langfristige Aufbewahrung aller Gewebearten. Im Falle von Hauttransplantaten findet eine solche Konservierung schon klinische Anwendung [7]. Verschiedene Kulturmethoden unter Verwendung optimaler genau definierter Kulturmedien wurden für diese Zwecke entwickelt und sind zur Zeit in der Pharmaindustrie käuflich erwerbbar. Da die Haltbarkeit dieser Lösungen begrenzt ist und die Nährstoffe gute Voraussetzungen für die Ansiedlung von Bakterien bieten, ist allerdings eine ständige fachqualifizierte Betreuung notwendig.

Von besonderem Interesse ist nach erfolgter Transplantation die Frage nach der Wachstums- und Einheilungsfähigkeit der übertragenen lebensfähigen Einheit. Die Anpassungsfähigkeit eines Gewebes hängt eng mit seiner Erneuerungsrate zusammen. Diese ist z.B. beim Knochen im Vergleich zu anderem Geweben, z.B. Schleimhaut, relativ gering. Bei Knorpelgewbe liegt die Regenerationsfähigkeit fast ausschließlich im Perichondrium. Die praktische Nutzung dieser chondrogenetischen Eigenschaften von Perichondrium als Transplantat wird zur Zeit u.a. in der Orthopädie [12] und in der Ohrmuschelchirurgie [11] untersucht.

Sowohl der Regenerationsprozeß als auch die Einheilung des Transplantats wird von parakrinen Regulationsmechanismen gesteuert. Im Laufe der letzten 15 Jahre ist eine Reihe von lokal wirksamen Faktoren beschrieben worden. Unter den bekannten Wachstumsfaktoren befinden sich einige, denen unter anderem eine Stimulierung der Angiogenese zugeschrieben wurde, wie z.B. das Protein Angiogenin [6]. Andere Faktoren üben eine positive Wirkung auf die Einheilung von Knorpel [5, 26], Knochen [27], Nerven [19], Schleimhaut [13] und Haut [10, 24] aus. Diese Kenntnisse und die Verfügbarkeit der gentechnologisch produzierten Wachstumsfaktoren haben neue therapeutische Möglichkeiten hinsichtlich der Beschleunigung der Einheilung von Transplantaten eröffnet.

Die Möglichkeit einer in-vitro-Züchtung von vitalen Transplantaten stellt eine neue Herausforderung für die Zellbiologie dar. Der biologische Hautersatz mit Hilfe von kultivierten autologen Keratinozyten stellt schon einen bedeutenden Fortschritt in der modernen Behandlung von großflächigen Verbrennungen dar [7]. Dieses Vorhaben erfordert als ersten Schritt die Fähigkeit, vitale Zellen aus Spendergewebe zu gewinnen. Daran anschließen muß eine Vermehrung (Amplifikation) der Zellen, sowie ihre Einbettung in ein geeignetes Trägermaterial. Für die Amplifikation herrscht als Kulturmodell traditionellerweise die sogenannte Monolayer-Kultur vor. Dank spezieller Kulturmedien und Kultivierungsverfahren ist es möglich, verschiedene Zellpopulationen unter genau definierten Bedingungen zu züchten. Hierbei ist von wesentlicher Bedeutung, daß die Zellen in Monolayer-Kulturen in morphologischer wie auch biochemischer Hinsicht „differenziert" bleiben [22, 25]. Da häufig Dedifferenzierungen unter diesen Kulturbedingungen auftreten, werden dreidimensionale Kulturmodelle, die die in-vivo-Bedingungen nachahmen, zum Einsatz gebracht [1, 29]. Jedoch scheint diese Dedifferenzierung für viele Zellen reversibel zu sein, so daß die Monolayer-Kultur als passagere Proliferationskultur für eine in-vitro Transplantatzüchtung genutzt werden kann. Sobald genügend Zellen zur Verfügung stehen, können diese in ein dreidimensionales Kultursystem gebracht werden, wo die Zellen weiter wachsen können und eine neue Gewebearchitektur herstellen können. Hierbei ist die Wahl einer geeigneten Trägersubstanz von entscheidender Bedeutung.

Letztendlich soll die in-vitro Züchtung von Transplantaten als zusätzliches Ziel die Erzeugung eines antigenarmen Transplantats verfolgen. In der oben genannten Amplifikationsphase könnten Zellen mit einer starken antigenen Wirkung eliminiert werden, sofern dies für die Funktionserhaltung des Transplantats nicht von Bedeutung sind, oder die antigenen Eigenschaften der Zellen durch monoklonale Antikörper gehemmt bzw. durch Gen-Manipulationen abgeschaltet werden.

Literatur

1. Benya PD, Chaffer JD (1982) Dedifferentiated chondrocytes reexpress the differentiated collagen phenotype when cultured in agarose gels. Cell 30:215−224
2. Brunette I, Nelson LR, Bourne WM (1989) Tolerance of human corneal endothelium to glycerol. Cryobiology 26:513−523
3. Bujía J, Pitzke P, Wilmes W, Hammer C (1992) Culture and cryopreservation of chondrocytes from human cartilage: relevance for cartilage allografting in Otolaryngology. ORL 54:80−84
4. Bujía J, Wilmes E, Hammer C, Alsalameh S, Burmester GR: In vivo induction of HLA class II antigens on transplanted human cartilage. Ann Rheum. Im Druck
5. Cuevas P, Burgos J, Baird A (1988) Basic fibroblast growth factor (FGF) promotes cartilage repair in vivo. Biochem Bioph Res Commun 156:6121−618
6. Fett JW, Strydom DJ, Lobb RR, Aldlerman EM, Bethune JL, Riordan JF, Vallee BL (1985) Isolation and characterization of angiogenin, an angiogenetic protein from human carcinoma cells. Biochem 24:5480−5486

7. Gallico GG, O'Connor NE, Compton CC (1984) Permanent coverage of large burn wounds with autologous cultured human epithelim. N Engl J Med 311:448−451

8. Gibson T (1967) Cartilage grafts. In: Seifert KE, Geisendörfer R (Hrsg) Transplantation von Organen und Geweben. Thieme, Stuttgart, S. 203−210

9. Hammer C, Bujía J (1992) Immunologie vitaler und konservierter Transplantate. Eur Arch Oto-Rhino-Laryngol Suppl I:3−26

10. Hebda PA, Klingbeil CK, Abraham JA, Fiddes JC (1990) Basic fibroblast growth factor stimulation of epidermal wound healing in pigs. J Invest Dermatol 95:626−631

11. Hirase Y, Valauri FA, Buncke HJ (1989) An experimental model for ear reconstruction with moulded perichondrial flaps: a preliminary report. Br J Plast Surg 42:223−227

12. Homminga GN, Bulstra SK, Bouvwmeester PSM, Van der Linden AJ (1990) Perichondral grafting for cartilage lesions of the knee. J Bone Joint Surg 72:1003−1007

13. Hosemann W, Göde U, Länger F, Wigand ME (1991) Experimentelle Untersuchungen zur Wundheilung in den Nasennebenhöhlen. II: Spontaner Wundschluß und medikamentöse Effekte im standardisierten Wundmodell. HNO 39:48−54

14. Kastenbauer ER (1972) II. Die Umbauvorgänge in autogenen und allogenen Gehörknöchelchentransplantaten im Tierexperiment. Arch Klin Exp Ohren-Nasen-Kehlkopfheil 203:58−69

15. Kastenbauer ER (1982) Arbeitsgemeinschaft Plastische Chirurgie: Fehler und Gefahren bei Verwendung freier Transplantate und Implantate im Gesichtsbereich. HNO 30:131−158

16. Kastenbauer E (1983) Konservierung und Anwendungsmöglichkeiten allogener (homologer) Transplantate im Hals-Nasen-Ohren-Bereich. HNO 31:371−380

17. Kneteman NM, Alderson D, Scharp KW, Lacy PE (1989) Long-term cryognic storage of purified adult human islets of Langerhans. Diabetes 38:386−396

18. Korman M, Rubinstein A, Gargiulo A (1973) Preservation of palatal mucosa. I. Ultrastructural changes and freezing technique. J Periodontol 44:464−469

19. Lefebvre PP, Van der Water TR, Staecker H, Weber T, Galonovic-Schwartz V, Moonen G, Ruben RJ (1992) Nerve growth factor stimulates neurite regeneration but nor survival of adult auditory neurons in vitro. Acta Otolaryngol (Stockh) 112:228−293

20. Louagie YA, Legrand-Monsieur A, Lavenna-Pardonge E, Remacle C, Delvaux P, Maldague P, Buche M, Ponlot R, Schoevaerdts JC (1990) Viability of long-term cryopreserved human saphenous veins. J Cardiovasc Surg 31:92−100

21. Mason DW, Morris PJ (1986) Effector mechanismus in allograft rejection. Ann Rev Immunol 4:119−145

22. Müller PK, Lemmen C, Gay S, Gauss V, Kühn K (1977) Immunochemical and biochemical study of collagen synthesis by chondrocytes in culture. Exp Cell Res 108:47−55

23. Naji A, Markmann JF, Barker CF (1987) Immunobiology of the allograft resonse. Diabetes/Metabolism Rev 3:1037−1059

24. Nanney LB (1990) Epidermal and dermal effects of epidermal growth factor during wound repair. J Invest Dermatol 94:624−629

25. Phillips TJ, Bhawan J, Leigh IM, Baum HJ, Gilchrest BA (1990) Cultured epidermal autografts and allografts:A study of differentiation and allograft survival. J Am Acad Dermatol 23:189−198

26. Russell SM, Spender EA (1985) Local injections of human or rat growth hormone or of purfied human somatomedin-C stimulate unilateral tibial epiphyseal growth in hypophysectomized rats. Endocrinol 116:2563−2567

27. Schweiberer L, Hallfeldt K, Mandelkow H (1986) Osteoinduktion. Orthop 15:3−9

28. Veldmann JE, Kuijpers W, Oberbosch HC (1978) Middle ear implantation its place in the immunohistophysiology of lymphoid tissue. Clin Otolaryngol 3:93−102

29. Von der Mark, Conrad G (1978) Cartilage cell differentiation. Clin Orthop 139:185−205

30. Westhues M, Brendel W, Land W (1970) Die antigene Wirkung des Knorpels. 2. Nachweis der antigenen Wirkung des transplantierten Knorpels durch die „second-set-Reaktion". Laryng Rhinol 49:808−815

31. Wustrow TPU, Kastenbauer E (1991) Zur Nomenklatur der Transplantation in der Hals-Nasen-Ohren-Heilkunde. Laryng Rhinol Otol 70:387−388

H. P. Zenner (Tübingen): Wie steht es um die Antigentität des gezüchteten Knorpels bei Transplantationen?

H. Weerda (Lübeck): Sie haben als Ursache des schnellen Verlustes der Schleimhaut großer Trachealtransplantate den großen Anteil von Klasse-II-Antigenen angegeben. Muß hier nicht mindestens als zweite Ursache die Trennung der Schleimhaut vom Transplantatlager durch Knorpel und Bindegewebe, d.h. die späte Revaskulierung der Schleimhaut angenommen werden?

J. Bujía (Schlußwort):
Zu Herrn Zenner: Wir haben zur Zeit keine aussagekräftigen Informationen über das in-vivo-Verhalten unseres in-vitro gezüchteten Knorpelgewebes. Die entsprechenden tierexperimentellen Untersuchungen wurden bereits begonnen. Im Falle einer allogenen Transplantation sind die gleichen immunologischen Reaktionen zu erwarten wie bei der Transplantation von perichondriumfreiem vitalen Knorpelgewebe. Im vorliegenden Referat wurde bereits ausführlich über das immunologische Schicksal solcher Transplantate berichtet. Der Vorteil der beschriebenen Methode liegt jedoch vor allem in der Möglichkeit einer Züchtung autologen Knorpelmaterials. Als Ausgangsmaterial würde in diesem Fall Knorpelgewebe dienen, das in einer Voroperation am selben Patienten entnommen wurde.

C. Hammer (Schlußwort):
Zu Herrn Weerda: Die Schleimhaut der Trachea besitzt — genauso wie die von Gefäßen und Dünndarm — HLA-Klasse-II-Antigene tragende Zellen und ist daher eine stark antigen wirkende Struktur. Die hervorgerufene heftige akute Abstoßungsreaktion entwickelt sich so rasch, daß keine Revaskularisierung stattfinden kann.

A2.) M. Schaldach (Erlangen):
Verträglichkeit implantatgeeigneter alloplastischer Werkstoffe im Organismus

Erläuterung zum Referat (s. Teil I) nicht eingegangen.

A3.) K. Hümmerich (Bonn):
Die Sozialpflicht zur Organspende.
Rechtliche Aspekte moderner Transplantationschirurgie

Kurz noch einmal ein knapper Überblick über die gegenwärtige Rechtslage bei transplantationchirurgischen Eingriffen:

In Deutschland haben wir kein Transplantationsgesetz, d.h., keine spezialgesetzliche Regelung über die Zulässigkeitsvoraussetzungen transplantationschirurgischer Eingriffe. Die heute maßgeblichen Rechtsregeln werden deshalb im wesentlichen aus dem Allgemeinen Persönlichkeitsrecht, das grundgesetzlich verankert ist, hergeleitet. Die Rechtslage hat derzeit folgenden Inhalt (Tabelle 1):

Die Organtransplantation ist zulässig, wenn der Verstorbene zu Lebzeiten ausdrücklich zugestimmt hat, z.B. durch einen Organspendeausweis oder, falls ein bestimmter Wille des Verstorbenen nicht feststellbar ist, wenn die nächsten Angehörigen ausdrücklich ihr Einverständnis erklären.

Die Entnahme von Organen eines lebenden Spenders ist nach herrschender Ansicht zulässig, wenn der Lebendspender der Entnahme in Kenntnis aller Umstände eingewilligt hat, ihm durch den Eingriff nicht die Gefahr des Todes oder einer schweren Gesundheitsschädigung droht und keine kommerziellen Interessen die Einwilligung bestimmen. Schließlich kann − und hier begeben wir uns bereits in eine Grauzone des Rechts − die Organentnahme zulässig sein ohne Einwilligung des Lebenden, ohne Zustimmung naher Angehöriger, wenn ein rechtfertigender Notstand vorliegt. Bei Herz- oder Lebertransplantationen wird man in der Regel von einer nicht anders abwendbaren gegenwärtigen Gefahr, im Rechtssinne also von einem Notstand ausgehen können. Der Notstand ist jedoch ein Rechtsinstitut, das für Ausnahmesituationen geschaffen wurde, in einem bedeutsamen klinischen Gebiet darf der juristische Notfall nicht zur Regel werden.

Die dargestellte Rechtslage treffen wir in Deutschland allerdings nicht einheitlich an, in den fünf neuen Bundesländern gilt nach dem Einigungsvertrag die Verordnung über die Durchführung von Organtransplantationen aus dem Jahre 1975 fort.

Nach dieser DDR-Verordnung gilt nicht, wie in der Bundesrepublik heute, die Einwilligungs-, sondern die Widerspruchslösung. Die Organentnahme ist zulässig, wenn der Verstorbene zu Lebzeiten keine anderweitige Feststellung getroffen hat. Es ist allein Sache des Verstorbenen, einen Widerspruch gegen die Organentnahme zu erklären und sicherzustellen, daß dieser Widerspruch dem explantierenden Arzt, den wohl keine Nachforschungspflicht

Tabelle 1. Rechtslage bei Organtransplantation

ᗡ᷉ Mit Einwilligung
  − Spender willigt zu Lebzeiten ein
    (Beispiel: Organspenderausweis)
  − Nächste Angehörige eines verstorbenen Spenders
    willigen nach dem Tode ein
  − Lebendspende: Spender willigt in Kenntnis aller
    Umstände ein, keine Todesgefahr oder Gefahr einer
    Gesundheitsbeeinträchtigung, keine kommerziellen
    Interessen

ᗡ᷉ Ohne Einwilligung
  − Rechtfertigender Notstand (Entnahme bei Verstorbenem wegen nicht anders abwendbarer Gefahr
    für Leben eines Patienten)

5 neue Bundesländer
Organentnahme zulässig

ᗡ᷉ Beim Verstorbenen, wenn dieser zu Lebzeiten keine anderweitige Feststellung getroffen hat
    (*Achtung:* Sache des Verstorbenen, explantierendem Arzt
    Widerspruch zur Kenntnis zu bringen. Angehörige ohne
    Entscheidungsbefugnis)
    Anderer Ansicht: Lemke, MedR 1991, 281

ᗡ᷉ Beim Lebenden
    Spender willigt in Kenntnis aller Umstände ein; keine
    gesundheitlichen Beeinträchtigungen zu erwarten;
    Transplantation dient der Rettung oder Gesundheitsbesserungen sind unzulässig

Rechtslage in Europa

ᗡ᷉ Widerspruchslösung
  − Wenn nicht zu Lebzeiten widersprochen, Organentnahme zulässig
  − *Gesetzlich geregelt:* Belgien, ČSFR, Frankreich, Italien,
    Luxemburg, Österreich, Portugal, Spanien, Ungarn,
    Zypern, neue Bundesländer

ᗡ᷉ Erweiterte Einwilligungslösung
  − Wenn nicht zu Lebzeiten eingewilligt oder Angehörige
    nach dem Tode zugestimmt haben, Entnahme
    unzulässig
  − Verfassungsrechtliche Interpretation:
    alte Bundesländer

ᗡ᷉ Informationslösung:
  − Wenn kein anderweitiger Wille des Verstorbenen
    bekannt, ist Information der Angehörigen vor Organentnahme ausreichend
  − *Gesetzlich geregelt:* Finnland, Großbritannien,
    Norwegen, Schweden
  − Tägliche Praxis (Eigler, MedR 92/88)
    in den alten Bundesländern

trifft, zur Kenntnis gelangt. Die Angehörigen haben kein Entscheidungsrecht, wenn der Verstorbene nicht widersprochen hat.

Für die Entnahme beim lebenden Spender gilt in etwa das gleiche, wie in den alten Bundesländern. Sprachlich sind die inhaltlich deckungsgleichen Voraussetzungen in eine andere Form gegossen.

Damit haben wir in Deutschland eine einfachgesetzlich „gespaltene" Rechtslage. Bei Bürgern der Altländer gilt die Einwilligungslösung, bei Bürgern der ehemaligen DDR gilt die Widerspruchslösung, wobei hinzutreten muß, daß das Krankenhaus, in dem das Organ entnommen wird, seinen Sitz in einem neuen Bundesland hat.

Nach Abschluß meines Beitrages zum Tagungsband ist in der Zeitschrift Medizinrecht von Herrn MinRat Dr. Lemke ein Aufsatz mit dem Titel „Stand der Diskussion zum Entwurf eines Transplantationsgesetzes" erschienen, in dem der Verfasser u.a. der Frage nachgeht, ob die Verordnung der ehemaligen DDR zur Organtransplantation in den neuen Bundesländern tatsächlich weitergeltendes Recht ist. Dr. Lemke kommt zu dem Ergebnis, daß nach der Systematik des Einigungsvertrages Zweifel daran bestehen, ob die Verordnung in den neuen Ländern fortgilt. Wenn man die Verordnung im wesentlichen für eine gesundheitsrechliche Regelung halte, so würde es sich hier um Recht der ehemaligen DDR gehandelt haben, das nach der Kompetenzordnung des Grundgesetzes Landesrecht ist. Als Landesrecht würde es möglicherweise in Kraft geblieben sein.

Seiner Auffassung nach begegnet § 4 Abs. 1 der besagten Verordnung allerdings verfassungsrechtliche Bedenken, weil der Erlaubnistatbestand für die Organentnahme zu pauschal geregelt sei und deshalb mit den verfassungsrechtlichen Grundsätzen der Bestimmtheit und Verhältnismäßigkeit nicht in Einklang zu bringen sei (Lemke MedR 1991, S. 281, 287).

Die Ausführungen von Lemke halte ich nicht für überzeugend. Die Bundesregierung hat schließlich selbst im Jahre 1979 einen Gesetzgebungsversuch unternommen, in dem eine mit der DDR-Verordnung nahezu deckungsgleiche Widerspruchslösung vorgeschlagen wurde. Hätte diese Lösung gegen das Grundgesetz verstoßen, wäre dies im Rahmen der Vorprüfung des Gesetzesentwurfs durch den Bundesminster der Justiz festgestellt worden. Daß eine Widerspruchslösung unter den Gesichtspunkten Verhältnismäßigkeit und Bestimmtheit angegriffen werden kann, ist systemimmanent, denn bei der Widerspruchslösung stellt sich das rein praktische Problem, wie dem explantierenden Arzt der Widerspruch des Verstorbenen vermittelt werden soll. Die von der Bundesregierung seinerzeit in Erwägung gezogene Regelung, einen Eintrag für den Personalausweis vorzusehen, basiert auf der unbestimmten Annahme, jedermann trage jederzeit seinen Personalausweis bei sich oder befinde sich an einem Ort, an dem der Personalausweis für die manchmal kurzfristig zu treffende Entscheidung, das Organ eines soeben Verstorbenen zu entnehmen, verfügbar sei.

So recht scheint der Autor von seiner verfassungsrechtlichen Interpretation auch nicht überzeugt, schließlich formuliert er in seinem Beitrag: „Die Rechtslage hinsichtlich einer Organtransplantation ist in den neuen Bundesländern als Folge der Systematik des Einigungsvertrages nicht eindeutig".

Einfachgesetzlich betrachtet ist die Rechtslage eindeutig. Die einfachgesetzliche Rechtslage ist für den das Organ entnehmenden Arzt maßgeblich, so daß wir derzeit definitiv von einer gespaltenen Rechtslage ausgehen müssen. Die gespaltene innerdeutsche Rechtslage sollte für sich gesehen bereits Anstoß genug für den gesamtdeutschen Gesetzgeber sein, eine positivrechtliche, eindeutige Wertentscheidung zu fällen, die den Bedürfnissen der modernen Transplantationsmedizin Rechnung trägt. Der Gesetzgeber könnte den ihm eingeräumten verfassungsrechtlichen Gestaltungsspielraum bei der verfahrensrechtlichen Ausgestaltung berücksichtigen und angesichts des Spannungsverhältnisses zwischen Sozialpflichtigkeit und Selbstbestimmungsfreiheit der Betroffenen nach einer bestmöglichen Konkordanz der kollidierenden Verfassungsgüter suchen. Die Bundesregierung krümmt und windet sich allerdings, sie kann sich zum Entwurf eines Transplantationsgesetzes nicht entschließen. Noch im Jahre 1990 hat die Bundesregierung aufgrund einer großen Anfrage im Bundestag die Auffassung vertreten, die gegenwärtige Rechtslage sei klar, es gelte die Einwilligungslösung und man habe sogar Zweifel, ob durch in einem Transplantationsgesetz verankerte Bestimmungen die ohnehin hohe allgemeine Bereitschaft zur Organspende zusätzlich gefördert würde. Sie sei sogar der Meinung, daß sich insbesondere eine gesetzlich geregelte Widerspruchslösung im Ergebnis nachteilig auf die Transplantationschirurgie auswirken könne.

Einigkeit besteht über ein gesetzliches Verbot des kommerziellen Organhandels, hierzu will die Bundesregierung ein Gesetz vorlegen, in dem der kommerzielle Organhandel und die gewinnorientierte Vermittlung von Transplantationen verboten und unter Strafe gestellt werden. Der Bundesrat hat in einer auf einen Antrag Bremens zurückgehenden Entschließung die Bundesregierung zu diesem Gesetzentwurf aufgefordert. Seither ist wieder ein Jahr vergangen und selbst zum kommerziellen Organhandel liegt ein Gesetzesentwurf noch nicht vor. Ich hätte Ihnen gerne befriedigendere Neuigkeiten verkündet, aber die Rechtsentwicklung tritt derzeit auf der Stelle.

Das Schrifttum überschlägt sich beim Thema Organtransplantation derzeit auch nicht gerade. Der letzte Beitrag stammt von Prof. Eigler, Allgemeinchirurg am Universitätsklinikum Essen und ist in Medizinrecht Heft 2 S. 88 ff. abgedruckt.

Prof. Eigler weist darauf hin, daß die – auch von mir favorisierte – Informationslösung der Arbeitsgemeinschaft der Deutschen Transplantationszentren heute die in der Praxis angewendete Methode rechtlicher Legitimation bei Organentnahmen sei. Die Informationslösung bedeutet die Unterrichtung der Angehörigen von einer beabsichtigten Entnahme, sie ermöglicht die ausdrückliche Zustimmung oder Ablehnung, erlaubt aber auch die schweigende Hinnahme der Mitteilung.

Die Informationslösung stellt eine Variante der Einwilligungslösung dar: Das Organ eines Spenders, der nicht zu Lebzeiten eingewilligt hat, kann nach der Einwilligungslösung nur mit Zustimmung der nächsten Angehörigen explantiert werden, nach der Informationslösung ist keine Zustimmung der Angehörigen erforderlich, es reicht aus, wenn die Angehörigen über die beabsichtigte Organentnahme unterrichtet werden.

Es ist schon bedauerlich, daß der Gesetzgeber sich nicht dazu entschließen kann, den Pathologen und Rechtsmedizinern Klarheit darüber zu verschaffen, ob sie die strenge Einwilligungslösung beachten oder sich an der von der Arbeitsgemeinschaft der Deutschen Transplantationszentren favorisierten in der Praxis verbreiteten Informationslösung orientieren dürfen. Ein Pathologe, der einem Verstorbenen ein Gehörknöchelchen entnimmt, das die Kopf-Hals-Chirurgie zum Wiederaufbau einer Gehörknöchelchenkette benötigt, damit vielleicht ein junger Mensch noch ein ganzes Leben lang wieder hören kann, macht sich strafbar nach § 168 StGB (Störung der Totenruhe), der HNO-Arzt, der billigend in Kauf nimmt, daß das Gehörknöchelchen ohne Einwilligung des Verstorbenen bzw. seiner Angehörigen entnommen wurde, macht sich strafbar wegen Hehlerei. Gerade weil die von der strengen Einwilligungslösung abweichende allgemein praktizierte Informationslösung jedem Chirurgen bekannt ist, wird der Staatsanwalt kaum große Mühe haben, dem transplantierenden Arzt einen strafrechtlichen Eventualvorsatz nachzuweisen.

Nicht nur der Arzt, sondern auch der Organspender darf vom Gesetzgeber bei seiner Entscheidung nicht permanent alleingelassen werden. Wie der Arzt benötigt der Betroffene für die Lösung seines Entscheidungskonflikts Leitlinien und Vorgaben des Gesetzgebers, anhand derer er seine Entscheidung ausrichten kann. Dabei ist die Wechselwirkung zwischen Sozialpflichtigkeit und negativer Selbstbestimmungsfreiheit gewiß zu beachten. Den Interessen der potentiellen Organspender auf Selbstbestimmung und Wahrung der Integrität ihres Körpers auch über den Tod hinaus steht aber auf der anderen Seite das durch Art. 2 Abs. 2 GG verfassungsrechtlich geschützte Interesse des Kranken an der Rettung seines Lebens oder der Minderung seines Leidens gegenüber. Art. 2 Abs. 2 GG verpflichtet den Staat umfassend, sich schützend und fördernd vor die genannten Rechtsgüter zu stellen. Zur Erfüllung dieser staatlichen Verpflichtung reicht ein Rückgriff auf allgemeine, in der rechtlichen Grauzone liegende Grundsätze wie das Allgemeine Persönlichkeitsrecht nicht aus. Angesichts vieler offener Fragen, z.B. nach dem Eintritt des Hirntodes, nach den verschiedentlich diskutierten Regelungsmodellen, nach der Kommerzialisierung, ist der Gesetzgeber aufgerufen, das Spannungsverhältnis zwischen Sozialpflichtigkeit und negativer Selbstbestimmungsfreiheit zum Zwecke der Entscheidungshilfe gesetzlich auszugleichen.

K. Jahnke (Essen): Bestehen verbindliche Regelungen zur Aufklärung des Patienten als Empfänger eines allogenen Transplantates, z.B. eines Gehörknöchelchens oder eines Teils einer Trachea in Anbetracht des noch in Diskussion stehenden Restrisikos einer Virusinfektion, z.B. in Analogie zur Aufklärung von Bluttransfusionen.

H. P. Zenner (Tübingen): 1. Ihr Referat handelt von Organspenden. Gelten die von Ihnen dargelegten Rechtsprinzipien auch für Gewebe (z.B. Gehörknöchelchen), die ja keine Organe sind? 2. Wodurch wird die Gültigkeit der abweichenden Regelungen für die Organentnahme in den Neuen Deutschen Bundesländern bestimmt? Durch den Arzt des Krankenhauses? Die Herkunft des Spenders oder des Arztes?

K. Albegger (Salzburg): Wie ist die Organspende europaweit geregelt? Wie ist z.B. die Situation, wenn ein Österreicher in Deutschland tödlich verunglückt und zur Organspende ansteht, oder umgekehrt ein Deutscher Staatsbürger in Österreich?

K. Hümmerich (Schlußwort):
Auch die Implantation von Gehörknöchelchen bedarf der Zustimmung des Patienten nach Aufklärung; die DDR-VO über die Durchführung von Organtransplantationen wird nach Maßgabe des Territorialitätsprinzips angewendet, d.h., der Spender muß ehemaliger DDR-Bürger sein und das Krankenhaus muß in einem der 5 neuen Bundesländer liegen. Die Herkunft des ex- oder implantierenden Arztes spielt keine Rolle. Wird bei einem Unfallopfer aus der Bundesrepublik Deutschland in Österreich explantiert, gilt nach dem Territorialitätsprinzip die in Österreich maßgebliche Widerspruchslösung. Ein Sonderrecht für die Entnahmen von Gewebe und Gehörknöchelchen, wie es vom Staatsekretär des Inneren in Bayern in seinem gestrigen Referat als möglich dargestellt wurde, entspricht nicht der gegenwärtigen Rechtslage. Auch bei der Entnahme von Gehörknöchelchen ist die Einwilligung des Spenders bzw. seiner Angehörigen erforderlich.

Erläuterungen zu den Referaten
B.) Alloplastische Materialien

B1.) A. Berghaus (Berlin):
Alloplastische Implantate in der Hals-Nasen-Ohren-Heilkunde, Kopf- und Halschirurgie: Ergebnisse einer Umfrage an deutschen HNO-Kliniken

Die Erläuterungen zum Referat über die „Alloplastischen Materialien" beinhalten auch die Wiedergabe der Ergebnisse einer Umfrage des Verfassers an bundesdeutschen HNO-Kliniken. Die Erhebung sollte die aktuellen Gewohnheiten bei der Verwendung von Implantat- und Nahtmaterialien erfassen. Ein in diesem Zusammenhang entworfener Fragebogen wurde an 106 Kliniken geschickt, 80 Bögen kamen ausgefüllt zurück (Tabelle 1).

Tabelle 1. Umfrage nach Implantatmaterialien bei Leitern von HNO-Kliniken (n = 80)

Prof. Dr. H.-J. Arndt	Wiesbaden	Prof. Dr. G. Münker	Ludwigshafen
Prof. Dr. C. Beck	Freiburg	Dr. R. Münker	Stuttgart
Prof. Dr. T. Bruiss	Köln	Prof. Dr. Dr. F. Nagel	Pforzheim
Prof. Dr. P. Bumm	Augsburg	Prof. Dr. C. Naumann	Heilbronn
Prof. Dr. H. Decher	Köln	Prof. Dr. J. Naujoks	Stade
Prof. Dr. W. Draf	Fulda	Prof. Dr. G. Neumann	Hamburg
Prof. Dr. W. Elies	Bielefeld	Prof. Dr. H. R. Nitze	Berlin
Dr. I. Faas	München	Prof. Dr. P. Plath	Recklinghausen
Prof. Dr. K. Fendel	Solingen	Prof. Dr. R. Pfaltz	Ulm
Dr. C.-P. Fues	Wuppertal	Dr. Chr. Pfretzschner	München
Prof. Dr. U. Ganzer	Düsseldorf	Prof. Dr. W. Prott	Minden
Prof. Dr. H.-J. Gerhardt	Berlin	Prof. Dr. R. Reck	Darmstadt
Prof. Dr. K.-H. Gramowski	Jena	Dr. L. Reich	Stuttgart
Dr. W. Gubisch	Stuttgart	Prof. Dr. Dr. W. C. Richter	Gummersbach
Prof. Dr. J. Gülzow	Remscheid	Prof. Dr. K. G. Rose	Dortmund
Prof. Dr. E. Haas	Karlsruhe	Priv.-Doz. Dr. A. Schadel	Mannheim
Prof. Dr. M. Handrock	Hamburg	Prof. Dr. W. Schätzle	Homburg
Prof. Dr. J. Haubrich	Krefeld	Prof. Dr. J. v. Scheel	Hamburg
Prof. Dr. J. Heermann	Essen	Prof. Dr. H. Scherer	Berlin
Prof. Dr. S. Hellmich	Dortmund	Prof. Dr. W. Schlenter	Frankfurt
Prof. Dr. J. Helms	Würzburg	Prof. Dr. G. Schlöndorff	Aachen
Prof. Dr. C. Herberhold	Bonn	Prof. Dr. H.-J. Scholtz	Rostock
Prof. Dr. H. Hildmann	Bochum	Prof. Dr. H.-J. Schultz-Coulon	Neuß
Prof. Dr. K. Hörmann	Kaiserslautern	Dr. B. Schulze	Lahr
Dr. M. Huppertz	Berlin	Prof. Dr. G. Stange	Karlsruhe
Prof. Dr. Chr. v. Ilberg	Frankfurt	Prof. Dr. W. Steiner	Göttingen
Prof. Dr. K. Jahnke	Essen	Prof. Dr. R. Steinert	Oldenburg
Prof. Dr. E. Kastenbauer	München	Prof. Dr. E. Stennert	Köln
Prof. Dr. L. Keßler	Dresden	Prof. Dr. W. Stoll	Münster
Prof. Dr. O. Kleinsasser	Marburg	Prof. Dr. M. Strohm	Karlsruhe
Prof. Dr. U. Koch	Hamburg	Prof. Dr. H. Stupp	Düsseldorf
Dr. K. Koegel	Essen	Prof. Dr. K. Terrahe	Stuttgart
Prof. Dr. K. Küpper	Hagen	Prof. Dr. J. Theissing	Nürnberg
Prof. Dr. A. Kurzeja	Düsseldorf	Prof. M. Vollrath	Mönchengladbach
Prof. Dr. G. Lange	Wuppertal	Prof. Dr. C. Walter	Heiden
Prof. Dr. Dr. E. Lehnhardt	Hannover	Prof. Dr. Dr. G.-H. Weerda	Lübeck
Prof. Dr. L.-P. Löbe	Halle	Prof. Dr. H. Weidauer	Heidelberg
Prof. Dr. H. Michalski	Leipzig	Prof. Dr. T.-B. v. Westernhagen	Oldenburg
Dr. H.-G. Möller	Gelsenkirchen	Prof. Dr. M. E. Wigand	Erlangen
Prof. Dr. C. Morgenstern	Hamburg	Prof. Dr. H. P. Zenner	Tübingen

Tabelle 2. Implantatmaterialien an bundesdeutschen Hals-Nasen-Ohren-Kliniken 1991/1992 (n = 80)

Implantatmaterial	Anzahl der Nennungen (z.T. Mehrfachnennungen)
1. Konservierte Dura	114
2. Silikon (extern/temporär)	103
3. Fibrinkleber	87
4. Hydroxylapatit	55
5. Kollagenvlies	53
6. Injizierbares Kollagen	52
7. Titan (permanent)	46
8. Gore-Tex	43
9. Glasionomerzement	41
10. Stahl (permanent)	40
11. Konservierte Faszie	37
12. Aluminiumoxidkeramik	35
13. Gold (extern/temporär)	31
14. Trikalziumphosphatkeramik	28
15. PDS-Folie	27
16. Silikon (permanent)	23
17. Chondroplast	22
18. Teflonpaste	18
19. PMMA	16
20. Teflon (permanent)	14
21. Gold (permanent)	11
22. Flüssiges Silikon	8
23. Poröses PE	7
24. Proplast	6
25. Titan (temporär)	5
26. Teflon (temporär)	5
27. Dacron	4
28. Stahl (temporär)	3
29. Dentinossikel	2
30. Bioaktive Glaskeramik	2
31. Histoacryl	1
32. Zirkonoxid	1
33. Vitallium	1

Ergebnisse der Umfrage nach Implantatmateralien

Die Häufigkeit, mit der die unterschiedlichen Implantate verwendet werden, gibt Tabelle 2 wieder. Bei der Auswertung der Bögen wurde jede Nennung eines Materials einzeln gezählt. Durch die Berücksichtigung von Mehrfachnennungen eines Implantates für verschiedene Zwecke wird die Anwendungshäufigkeit deutlicher. Nicht immer wurde von den Befragten angegeben, für welche Indikation das Implantat eingesetzt wird. Bei manchen Materialien (Silikon, Titan, Stahl, Gold, Teflon) war bei der Auswertung zu unterscheiden, ob eine permanente Implantation oder lediglich eine temporäre und/oder externe Anwendung notiert worden war. Beispielsweise wurde Silikon insgesamt 126mal erwähnt, davon 10mal ohne Angabe der Indikation. Jedoch betrafen 103 Nennungen eine temporäre bzw. externe Anwendung z.B. als Folie zur postoperativen Schienung nach Septumplastik oder als Paukenröhrchen. Nur 23mal war ein permanentes Implantat gemeint,

etwa zur Augmentation an Kinn oder Nase. Dies bestätigt die Ausführungen im Referat dahingehend, daß Silikon im HNO-Bereich vorwiegend für Platzhalterfunktionen eingesetzt wird.

Konservierte Dura ist mit 114 Erwähnungen das am meisten genannte Implantatmaterial. Dies ist um so bemerkenswerter, als dieser Werkstoff nach einigen neueren Publikationen Überträger des Jakob-Creutzfeldt-Syndroms sein kann (Prichard et al. 1987). Es handelt sich um eine Slow-virus-Infektion. Dabei kommt es zu einer kortikostriato-spinalen Degeneration mit fortschreitender Demenz, evtl. deliranten bzw. psychotischen Erscheinungen und zentralen Ausfällen (Dysarthrie, Schluckstörungen). Die Nervenzelldegeneration ist histologisch unspezifisch. Das „unkonventionelle Virus" ist vermutlich den Prionen („Proteinaceous infectious agents") zuzurechnen, die gegen die üblichen Desinfektionsmaßnahmen resistent sind (Hidding 1990). Hersteller von lyophilisierter Dura heben jedoch hervor, daß Prione gegen hohe pH-Werte empfindlich sind. Die neuerdings eingeführte, zusätzliche Behandlung mit NaOH sei geeignet, diese Resistenzlücke zu schließen, so daß gegen die Implantation so behandelter Dura keine Bedenken bestehen müßten (Produktinformation Fa. B. Braun-Dexon).

Konservierte Dura wurde bislang vorwiegend für Duraplastiken und die Rekonstruktion des Orbitabodens eingesetzt (Waite u. Clanton 1988). Nach der vorliegenden Fragebogenerhebung haben mehrere Operateure dieses Material vor allem bei der letztgenannten Indikation durch die synthetische *PDS-Folie* ersetzt, die zunehmend beliebter wird.

PDS besteht aus Poly-p-dioxanon, einem aliphatischen Polyester, der durch Polymerisation des Monomers p-Dioxanon hergestellt wird. Das Material ist mit 1-Hydroxy-4-p-toluidinoanthrachinon eingefärbt (D + C Violett). Die Implantate aus PDS lassen sich schneiden, Folien können durch Anbiegen bleibend geformt werden. PDS wird innerhalb ca. 4–6 Monaten durch Hydrolyse aufgelöst, parallel zur Resorption findet ein bindegewebiger Ersatz statt. Nach 4–5 Wochen ist die Festigkeit auf etwa 50% des Ausgangswertes reduziert (Hidding 1990). PDS bleibt damit deutlich länger stabil als z.B. Polyglactin 910 (Vicryl, Abb. 1).

Im Vergleich zu den früher erhältlichen PDS-Implantaten von 1 und 1,4mm Stärke haben sich Folien mit 0,25 bzw. 0,5mm Dicke offenbar besser bewährt. Unverträglichkeitsreaktionen oder Abstoßungen wurden kaum beobachtet (Straehler-Pohl und Schreiber 1989). Wegen der Resorptionseffekte empfehlen einige Autoren (z.B. Iizuka et al. 1990) eine Überkorrektur beim Aufbau des Orbitabodens mit PDS.

Reißkraftabfall bei resorbierbaren Nahtmaterialien

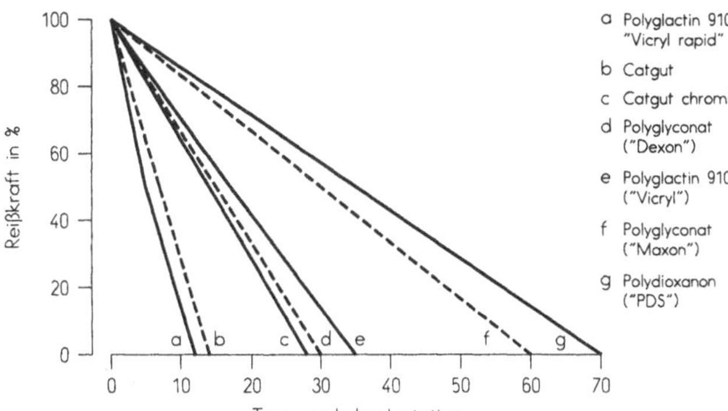

Abb. 1. Vereinfachtes Diagramm zur Darstellung des Reißkraftverlustes der wichtigsten resorbierbaren Nahtmaterialien nach Implantation

Für dieselbe Indikation wurden auch Blockimplantate aus *Hydroxylapatit* bei einigen Patienten eingesetzt (Hes und De Man 1990). Das Material wurde nicht resorbiert, die Ergebnisse waren stabil. Die Autoren empfehlen jedoch, die Resultate eines größeren Kollektivs mit langfristiger Nachbeobachtung abzuwarten.

Hydroxylapatit hat sich offenbar einen festen Platz unter den Implantatmaterialien im Kopf-HalsBereich erobert. Unter den 33 in unserer Erhebung aufgeführten Materialien wurde HA am vierthäufigsten erwähnt (vgl. Tabelle 1). Als Indikation wurden Augmentationen an Gesichtsschädel und Kalotte, häufiger jedoch Rekonstruktionen im Mittelohrbereich genannt, über die an anderer Stelle berichtet wird (vgl. Referat G. Geyer).

Glasionomerzement hat sich ebenfalls zunehmend behaupten können. Dies gilt für den Einsatz bei der Tympanoplastik, sowie an der Schädelbasis und der Kalotte, wo das mit Nachteilen behaftete PMMA zwar immer noch häufig angewandt wird, seine Bedeutung aber verlieren könnte, wenn sich Berichte über komplikationsfreie Langzeitbeobachtungen bei Glasionomerzement häufen.

Trotz der unterschiedlichen Erfahrungen mit der Resorption von *Chondroplast* ist dieses Material offenbar zur Augmentation besonders im Nasenbereich nicht selten in Gebrauch (22 Nennungen). U.E. ist hier noch abwartende Zurückhaltung angebracht, bis genügend Langzeitergebnisse vorliegen.

Für die Blutstillung wird — je nach Situation — überwiegend Fibrinkleber oder resorbierbares Kollagenvlies (z.B. PANGEN, gewonnen aus Kälberkorium) eingesetzt. Es darf aber angenommen werden, daß die Zellulose-Gaze (z.B. Tabotamp) — die in unseren Fragebögen nicht aufgeführt war — ebenfalls

nicht selten angewendet wird, obwohl das Material in den Antworten nicht angegeben wurde.

Die *Augmentation im Weichgewebe* und die *Fazialiszügelplastik* ist erstaunlich oft als Indikation für *Gore-Tex-Implantate* genannt worden, während — anders als z.B. in USA — im übrigen gegenüber der Anwendung von Polymeren (wie Silikon, PE, Proplast und Dacron) als permanente Implantate offenbar Vorbehalte bestehen.

Angesichts der Risiken bei der Injektion von *flüssigem Silikon* verwundert es nicht, daß diesem Werkstoff, der immerhin noch achtmal genannt wurde, das *injizierbare Kollagen* inzwischen bei weitem vorgezogen wird (52 Nennungen). Dies gilt sowohl für die Implantation in Hautveränderungen, als auch in Stimmlippen, wo offenbar auch *Teflonpaste* aufgrund bekannt gewordenen Risiken nicht mehr die frühere dominierende Rolle spielt (18 Nennungen).

Die häufige Erwähnung der Metalle *Titan* und *Stahl* beruht auf ihrer Nutzung für die Osteosynthese und im Mittelohr. Diese Anwendungsbereiche werden gesondert an anderer Stelle diskutiert (siehe Referat G. Geyer, R. Siegert).

Gold kommt zunehmend für die Implantation im Oberlid bei Fazialisparesen zum Einsatz, womit ausreichende funktionelle Ergebnisse erzielt werden können.

Ergebnisse der Umfrage nach Nahtmaterialien

Unsere Umfrage an den deutschen HNO-Kliniken ergab, daß alle neun aufgeführten Nahtmaterialien in Gebrauch sind. Polyglactin (Vicryl) wurde am häufigsten genannt (106mal), Polyamide (z.B. Suturamid) stehen mit 33 Nennungen an letzter Stelle (Tabelle 3).

Polyglactin hält damit offensichtlich unter den *resorbierbaren* Nähten die führende Position. Es handelt sich um einen geflochtenen Faden, der aus

Tabelle 3. Nahtmaterialien an bundesdeutschen Hals-Nasen-Ohrenkliniken 1991/1992 (n = 80)

Nahtmaterial	Anzahl der Nennungen (z.T. Mehrfachnennungen)
1. Polyglactin (z.B. Vicryl)	106
2. Polypropylen (z.B. Prolene)	76
3. Catgut	73
4. Polydioxanon (PDS)	68
5. Draht	64
6. Polyester (z.B. Ethibond, Mersilene)	63
7. Seide	57
8. Polyglyconat (Dexon)	51
9. Polyamid (z.B. Ethilon, Supramid)	33

einem Copolymer aus Glykolid und Lactid im Verhältnis 9:1 besteht und durch Hydrolyse resorbiert wird. Der Faden ist beschichtet, um einer Sägewirkung der Flechtstruktur entgegenzuwirken, die sich aber – im Vergleich zu monofilen Fäden – besonders an Schleimhäuten dennoch störend bemerkbar machen kann. Nach 18 Tagen im Gewebe hat ein Polyglactin-Faden etwa 50% seiner Reißkraft verloren. Etwa um den 70. Tag nach Implantation ist er vollständig resorbiert. Deutlich schneller wird die „rapid"-Modifikation aufgebraucht. Polyglactinfäden werden nach Angaben der Kliniken überwiegend für Subkutannähte, Ligaturen und Schleimhautnähte verwendet.

Für die gleichen Indikationen kommt erstaunlicherweise in zweiter Linie immer noch *Catgut* zum Einsatz. Dieser Faden wird z.B. aus der Submukosa des Schafdarmes oder der Serosa des Rinderdarmes gewonnen und kann als monofil angesehen werden. Catgut wird fermentativ durch Proteolyes abgebaut und hat nach etwa 7 Tagen 50% seiner Reißkraft verloren. Die Resorption ist nach ca. 40 Tagen vollständig. Sie kann aber auch schneller ablaufen, wie überhaupt bei diesen Fäden eine große Variabilität des Reißkraftabfalls hingenommen werden muß.

Chromiertes Catgut büßt erst nach etwa 14 Tagen 50% seiner Reißkraft ein.

Erst an dritter Stelle (68 Nennungen) folgt bei den resorbierbaren Fäden mit vergleichbaren Indikationen das *Polydioxanon (PDS)*. Dieser monofile Faden wird deutlich langsamer als alle anderen resorbierbaren durch Hydrolyse aufgebraucht. Da im Material keine Kapillarwirkungen auftreten, ist er besonders im infizierten Gewebe geeignet. PDS II behält bis zu 5 Wochen postoperativ ca. 50% seiner Reißkraft, nach etwa 180 Tagen ist das Material resorbiert.

Polyglyconat (Dexon) wird weniger oft benutzt (51 Nennungen), hauptsächlich offenbar für Subkutannähte, aber auch für einige andere Indikationen. Dieser geflochtene Faden hat nach ca. 14 Tagen 50% der Reißkraft verloren und ist nach etwa 90 Tagen aufgelöst. Die monofile, länger haltbare Modifikation (Maxon) weist jeweils doppelt so lange Zeiten auf (Abb. 2).

Besonders uneinheitlich wird bei der Otoklisis das Problem der Knorpelnaht gehandhabt.

Sowohl Polyamidnähte (Ethilon, Suturamid), als auch Polyglyconat (Dexon), Polyester, PDS und Polyglactin (Vicryl) wurden hierfür angegeben, ohne daß zuverlässig eine Präferenz für eines dieser Materialien erkennbar geworden wäre. Während die schwer resorbierbaren Polyamide sichere Haltbarkeit der Naht über Monate gewährleisten, aber auch häufiger Hautperforationen und Granulome hervor-

Nahtmaterial	ca. Tage
Polyglactin 910 („Vicryl rapid")	38
Catgut	40
Catgut chromic	50
Polyglactin 910 („Vicryl")	70
Polyglconat („Dexon")	90
Polyglyconat („Maxon")	180
Polydioxan („PDS")	180

Abb. 2. Zeitbedarf bis zur vollständigen Resorption bei verschiedenen Nahtmaterialien

rufen, wird Vicryl besser vertragen, aber auch – mit dem Risiko eines Mißerfolgs – schneller resorbiert.

Nach eigener Erfahrung bietet PDS mit länger haltender Reißfestigkeit als Vicryl eine günstige Lösung, sofern die Spannung am Knorpel durch die Naht nicht zu groß ist. Wird der Knorpel durch Inzisionen und Skarifizierung ausreichend biegsam (vor allem in Kombination der Techniken nach Stenström und Converse), so genügt die durch PDS gebotene Haltekraft.

Die Liste der *nicht resorbierbaren* Fäden wird von *Polypropylen* angeführt (76 Nennungen). Dies ist ein monofiler Faden (Prolene) mit hydrophoben Eigenschaften, die die Gewebereaktionen reduzieren.

Polypropylen unterliegt nicht der Hydrolyse. Seine glatte Oberfläche führt – zusammen mit den physikalischen Eigenschaften – zu einer gewissen Einbuße bei der Knotenbildung und -festigkeit. Obwohl die hervorragende Gewebeverträglichkeit dieses Materials auch versenkte Nähte zuläßt, wurde fast ausschließlich die Anwendung zum Hautverschluß angegeben.

Mit 64 bzw. 63 Nennungen wurden nachfolgend Draht und Polyester etwa gleich häufig aufgeführt.

Nichtrostender chirurgischer *Stahldraht* (CrNi 316 L) wird mono- und polyfil angeboten. Hohe Reißkraft und gute Gewebeverträglichkeit kennzeichnen das Material. Bei den Antworten zu unserer Umfrage wurde als Indikation für Draht erwartungsgemäß in erster Linie die Traumatologie des Gesichtsschädels erwähnt, daneben aber auch die Naht von Lidbändern, Larynx, Sehnen und Haut. Die Häufigkeit, in der die Verwendung von Stahldraht angegeben wurde, ist aber zum Teil darauf zurückzuführen, daß von einigen Befragten auch sein Einsatz bei der Stapesplastik mit berücksichtigt wurde.

Polyester wird u.a. als geflochtener Faden aus Polyethylenterephthalat mit einer wasserlöslichen Beschichtung verwendet (Ethibond). Die Beschichtung (Polytetramethylenadipat) mindert die Sägewirkung des Geflechtes beim Durchschneiden des

Gewebes. Reißkraft und Gewebeverträglichkeit des Materials sind gut. Sein Hauptanwendungsgebiet ist die Hautnaht, ebenso wie bei dem geflochtenen Polyesterfaden Mersilene mit besonders hoher Reißkraft, der ein Derivat aus Ethylenglycol und Terephthalsäure darstellt. Bei unserer Befragung wurde nicht zwischen den Polyestertypen unterschieden.

Immer noch häufig kommt *Seide* zum Einsatz (57 Nennungen), gewonnen aus dem Kokon der Seidenspinnerraupe. Die Rohfaser ist ein Doppelfaden aus Fibroin, der zunächst von der Kittsubstanz Sericin befreit werden muß. Seide hat eine ausgesprochen hohe Reißkraft, trotz Flechtstruktur eine glatte Oberfläche und optimale Knüpfeigenschaften. Durch ein Imprägnierverfahren wird das Material wasserabstoßend und serumbeständig. Als häufigste Indikation wurde die Ligatur angegeben, daneben mehrere andere Anwendungen an Haut und Schleimhaut.

Polyamide (Ethilon, Suturamid) werden − mit 32 Nennungen − offenbar weniger häufig benutzt. Diese auf Nylonbasis gefertigen Fäden sind monofil bzw. polyfil mit Mantelüberzug, die Reißkraft ist hoch, die Oberfläche glatt. Polyamide unterliegen bei Dauerimplantation im Gewebe der Hydrolyse und üben daher einen gewissen Gewebereiz aus. Vom Hersteller wird für einige dieser Fäden nur der Einsatz bei der Hautnaht empfohlen (vgl. z.B. Produktinformation Fa. Ethicon zu Suturamid). Dennoch wurde dieses Material in der Kopf-Hals-Chirurgie nicht selten bei der Otoklisis verwendet, wobei im Einzelfall mit Fadenunverträglichkeiten, Granulomen und Hautperforationen gerechnet werden muß.

Unsere Umfrage zielte darauf ab, die aktuellen Gepflogenheiten beim Einsatz von Nahtmaterialien zu erfassen. Insofern konnten gegebenenfalls Neuentwicklungen, die sich noch nicht etabliert haben, oder wenig bekannte Produkte „kleinerer" Hersteller nicht ausreichend berücksichtigt werden. Die hier erwähnten Nahtmaterialien dürfen jedoch nicht als ausschließliche Empfehlung aufgefaßt werden, sondern sie stehen neben einer Reihe weniger bekannter Qualitätsprodukte. So ist seit einiger Zeit *Gore-Tex* als nicht resorbierbarer Faden erhältlich. Als Vorteil eines nicht resorbierbaren, monofilen *Polybutesterfadens* (Novafil) werden besonders gute Handhabung und Elastizität hervorgehoben.

Angesichts kontinuierlicher Weiterentwicklung auf diesem Gebiet ist es geboten, sich aktuell über das Angebot zu informieren.

Literatur

Hes J, de Man K (1990) Use of blocks of hydroxylapatite for secondary reconstruction of the orbital floor. Int J Oral Maxillofac Surg 19, 5:275−278

Hidding J (1990) Ersatz von dünnen lamellären Knochen durch eine PDS-Folie. Ethicon − Op Forum 144:3−7

Iizuka T, Mikkonen P, Paukku P, Lindqvist C (1991) Reconstruction of orbital floor with polydioxanone plate. J Oral Maxillofac Surg 20,2:83−87

Prichard J, Thadani V, Kalb R, Manuelidis E (1987) Rapidly progressive dementia in a patient who received a cadaveric dura mater graft. J Am Med Ass 257:1036−1041

Straehler-Pohl HJ, Schreiber J (1989) Rekonstruktion von Orbitabodendefekten mit PDS-Schalen. Arch Oto-Rhino-Laryngol Suppl. II:157−158

Waite PD, Clanton JT (1988) Orbital floor reconstruction with lyophilized dura. J Oral Maxillofac Surg 46:727−730

H. Enzmann (Berlin): Zuerst bei den Nahrungsmitteln, dann bei den Arzneimitteln wurde durchgesetzt, daß Begleitstoffe angegeben werden müssen. Gleiches ist bei unseren Implantatmaterialien zu fordern. Es ist notwendig zu wissen, welche z.B. Weichmacher in den Silikonmassen vorhanden sind, welche Farbstoffe in den Fäden eingebracht werden oder für die Oberflächenbehandlung verwendet wurden. Hierdurch sind Unterschiede in der Verträglichkeit gegeben, die sonst nicht erkannt werden.

H. Weerda (Lübeck): Es ist zu begrüßen, daß Herr Berghaus bei den alloplastischen Implantaten auch die Nahtmaterialien noch besprochen hat. Wir wissen aus Untersuchungen, daß gerade in der Trachealchirurgie geflochtene Fäden durch ihre Dochtwirkung bei Kontakt mit dem Lumen die Implantate gefährden. Zum anderen haben sich dünne, resorbierbare monofile Fäden bei einer Vielzahl von trachealchirurgischen Eingriffen im Experiment und am Patienten bewährt.
Ich möchte von Ihnen wissen, welche Nahtmaterialien Sie bei Ihren alloplastischen Trachealprothesen verwenden?

P. Federspil (Homburg): Ich möchte die guten Referate von Berghaus und Siegert durch die Erinnerung an die positiven Erfahrungen mit über 100 Titanimplantationen zur Knochenfixierung von Epithesen und Hörgeräten, die wir anläßlich der beiden letzten Jahresversammlungen dieser Gesellschaft vorgetragen haben, ergänzen. Es ist besonders darauf hinzuweisen, daß Erfahrungen von Tjellström, uns und andern mit einseitig angebrachten Implantaten im Ohrbereich vorliegen, welche die bisher obligatorische zweiseitige Anbringung von Ohrepithesen oder Hörgeräten ersetzen.

A. Berghaus (Schlußwort):
Zu Herrn Enzmann: Die Forderung, Implantate wie Medikamente zu behandeln, wird demnächst im Rahmen europaweiter Regelungen sicher erfüllt werden. Dann sollten auch nach meiner Auffassung alle Inhaltsstoffe angegeben werden.
Zu Herrn Weerda: Bei der Trachealchirurgie − z.B. der Segmentresektion − verwende ich monofile, resorbierbare Fäden (PDS). Bei der Implantation einer Trachealprothese allerdings monofiles, nicht resorbierbares Material (Polyprophylen).
Zu Herrn Federspil: Auf die osseointegrierten Implantate ist in den schriftlich vorliegenden Referaten bereits ausführlich eingegangen worden.

B2.) R. Siegert (Lübeck):
Metallimplantate in der Kopf-Hals-Chirurgie

Die Metalle

Die Biokompatibilität der verschiedenen Implantatmetalle läßt sich auf einer Skala mit fließenden Übergängen von *„biotoleriert"* bis *„bioinert"* entsprechend ihrer Gewebereaktion von *„abgekapselt"* bis *„vital"* einteilen (Abb. 1). Grundsätzlich ist dabei zu beachten, daß das Ausmaß der Korrosion und damit auch der Gewebereaktion nicht nur von dem Material, sondern in ganz erheblichem Maße von der korrekten industriellen und intraoperativen Verarbeitung abhängt. Ist dies nicht gewährleistet, steigt die Korrosion um ein Vielfaches und führt zu einer erheblichen Gewebebelastung.

Neben der Biokompatibilität sind für die Differentialindikation eines Metallimplantates seine mechanischen Eigenschaften wichtig. Diese können u.a. mit Spannungs-Dehnungs-Diagrammen beschrieben werden (Abb. 2). Typischerweise lassen sich dabei drei Kurvenabschnitte unterscheiden: Den ersten, elastischen Bereich *ohne* bleibende Verformung; den plastischen, flacheren Kurvenverlauf *mit* bleibender Verformung und schließlich das Ende der Kurve, entsprechend des Materialbruches.

Vergleicht man die Spannungs-Dehnungs-Kurve verschiedener Metalle, so fällt auf, daß sowohl die Steilheit der elastischen Phase als auch der Übergang von der elastischen in die plastische Phase bei den verschiedenen Materialien erheblich differiert. Beides ist von grundlegender Bedeutung für die mechanische Belastungsfähigkeit und das Verformungsverhalten des Implantates. Während Kobaltbasislegierungen relativ hohe Kräfte mit nur geringen elastischen Verformungen auffangen können und deshalb für Osteosynthesen gut geeignet ist, lassen sich Materialien wie Gold, Platin und Tantal leicht ankonturieren, wie es beispielsweise für Stapesprothesen günstig ist.

Anhand dieser mechanischen Eigenschaften und der zuvor beschriebenen lokalen Gewebereaktion lassen sich für verschiedene Anforderungsprofile die jeweils geeigneten Metalle auswählen. In den Abb. 3

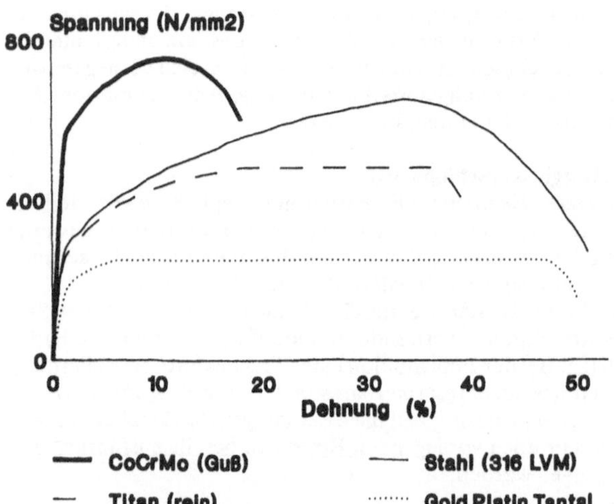

Abb. 1. Biokompatibilität verschiedener Implantatmetalle entsprechend ihrer Gewebereaktion

Abb. 2. Beispiele für Spannungs-Dehnungs-Kurven verschiedener Implantatmetalle

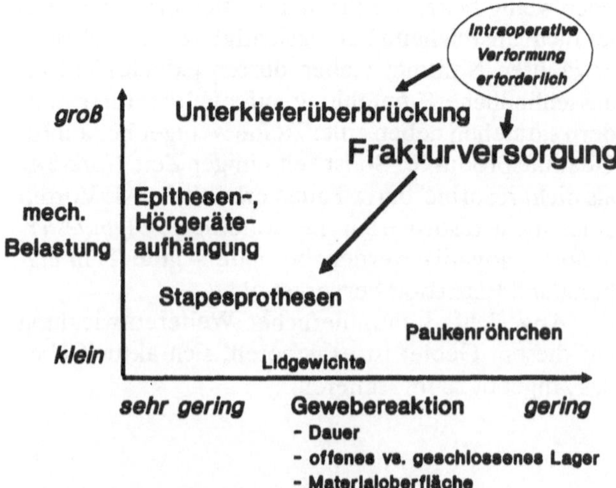

Abb. 3. Anforderungsprofile verschiedener Indikationen für Metallimplantate im Kopf-Halsbereich

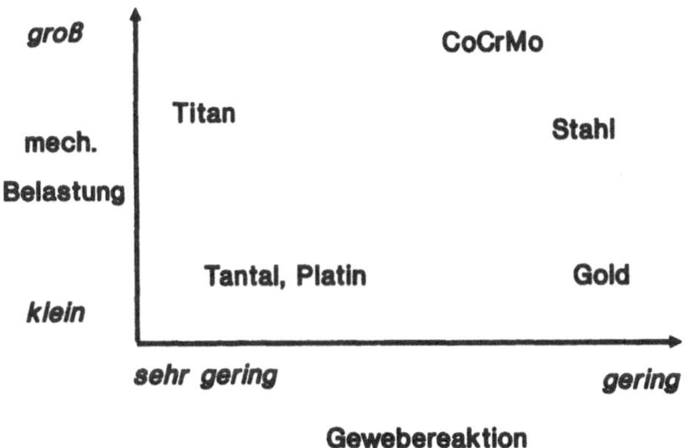

Abb. 4. Eigenschaften verschiedener Implantatmetalle in Relation zu den Anforderungsprofilen der Abb. 3

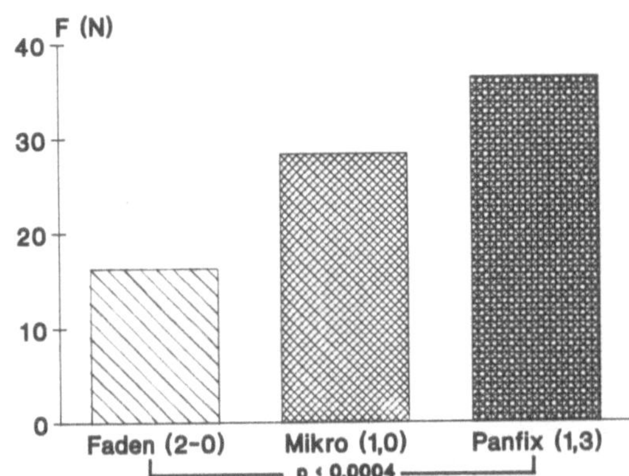

Abb. 6. Mittlere Ausreißkräfte im Schildknorpel von Mikro- und Panfixschrauben (Fa. Howmedica) und von 2-0 Vicrylfäden (Fa. Ethicon)

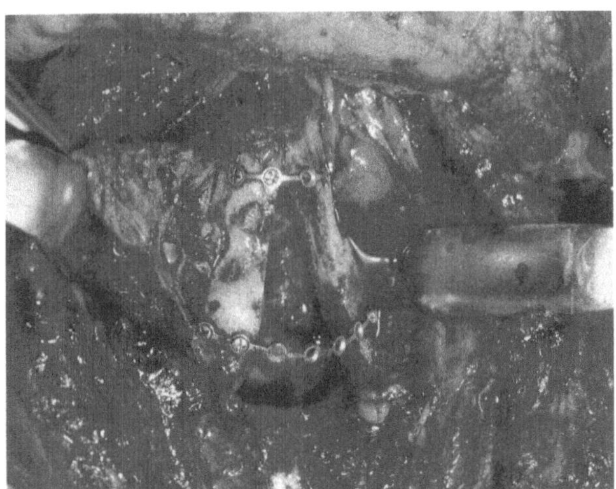

Abb. 5. Chondrosynthetisch überbrückte Kehlkopfteilresektion

und 4 sind auf der Abszisse jeweils die Gewebereaktion von „sehr gering" bis „gering" aufgeführt. Auf der Ordinate ist die gegebene bzw. erforderliche mechanische Belastungsfähigkeit des Materials aufgetragen. In der Abb. 3 sind Anforderungen für verschiedene Indikationen und in Abb. 4 die entsprechenden Metalle eingetragen. Das differenzierte Anforderungsprofil läßt sich dabei anhand folgender Kriterien ableiten:

Die *Dauer der erforderlichen Stabilisierungsfunktion,* das *biologische Milieu* – also insbesondere, ob es sich um ein offenes oder geschlossenes Implantatlager handelt – und die *implantierte Materialoberfläche* bestimmen die Anforderungen an die Gewebeverträglichkeit. Daneben ist für das Anforderungsprofil noch wichtig, ob das Implantat hohen Kräften ausgesetzt wird und schließlich ob die Form

bei der Implantation verändert, d.h. dem Knochen ankonturiert werden muß.

Wenn man sich nun diese beiden Diagramme gedanklich übereinanderprojiziert, lassen sich für die jeweiligen Indikationen geeignete Metalle zuordnen, wobei grundsätzlich für jede Indikation auch die weiter links stehenden Metalle mit einer geringeren Gewebereaktion gewählt werden können, sofern die übrigen Anforderungen an Stabilität und ggf. Verformbarkeit erfüllt sind.

Anwendungen der Metalle

Osteosynthesen. Die Osteosynthesesysteme werden nach ihrer Größe in Mikro-, Mini- und Unterkieferplatten und nach ihrer Funktion in Fixations-, Kompressions- und Überbrückungsplatten eingeteilt. Dazu wurden bereits im Referat einige Beispiele gezeigt[1]. **Chondrosynthesen.** Mit Hilfe der Plattensysteme kann auch eine Larynx-Chondrosynthese durchgeführt werden. Sie kann indiziert sein, wenn der Schildknorpel traumatisch oder im Rahmen von Tumoroperationen durchtrennt wurde (Abb. 5).

Neben den bekannten Vorteilen von Plattensystemen wie *achsengerechte* Fixation und *Distanzüberbrückung* bietet die Chondrosynthese nach unseren ersten Ergebnissen auch eine größere *Stabilität* als die herkömmliche Fixation mit Nähten. Es wurden dazu bisher 266 Ausreißversuche an frischen Leichenknorpeln mit Fäden (Vicryl 2-0, Fa. Ethicon) und zwei verschiedenen Schrauben (Mikro- und Panfixschrauben mit einem Durchmesser von 1,0 mm bzw. 1,3 mm, Fa. Howmedica) sowie an 9 verschiede-

---

[1] Zwei der in dem Referat dargestellten Fälle wurden vom Autor an seinem früheren Tätigkeitsort, der Nordwestdeutschen Kieferklinik Hamburg (em. Dir.: Prof. Dr. Dr. G. Pfeifer; jetziger Dir.: Prof. Dr. Dr. R. Schmelzle), operiert.

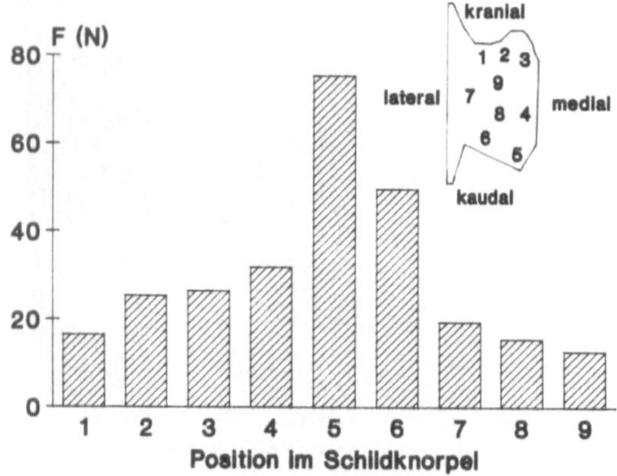

Abb. 7. Mittlere Ausreißkräfte an verschiedenen Positionen des Schildknorpels

nen Positionen des Schildknorpels durchgeführt. Dabei zeigte sich, daß die Ausreißkräfte bei Schrauben, und zwar insbesondere bei den erst in Kürze auf dem Markt erscheinenden Panfix-Schrauben (Fa. Howmedica), deutlich höher als bei konventionellen Fäden liegen (Abb. 6). Ferner zeigte sich, daß die Ausreißkräfte an den von uns definierten Positionen 5 und 6, die dem kaudalen und mediokaudalen Schildknorpelrand entsprechen und an denen die Verkalkung vergleichsweise ausgeprägt ist, am höchsten sind (Abb. 7). Die Chondrosynthese stellt nach unseren bisherigen Erfahrungen insbesondere bei Versorgungen von Kehlkopfteilresektionen oder komplizierten Larynxverletzungen eine hilfreiche Ergänzung dar.

B3.) H. D. Dahl (Wuppertal): Pharmakapassage durch Kunststoffmembranen

Die Erläuterung zum Referat gibt die erfreuliche Möglichkeit, auf einzelne Aspekte des Referatthemas besonders einzugehen und im Vortrag zusätzliche Abbildungen zu zeigen. Das Gespräch über Pharmakapassage durch Kunststoffmembranen beinhaltet die Berücksichtigung von Interaktionen zwischen Implantat, Gewebe/Organismus und Pharmakon (Abb. 1). Veränderungen der Implantatstruktur können zu Veränderungen der Durchlässigkeit führen. Zu diesem Zusammenspiel finden sich in der Literatur Arbeiten zur Reaktion des Organismus auf Implantate, jedoch nur wenige Arbeiten über die Interaktion zwischen Implantaten − hier Kunststoffimplantaten − und Pharmaka. Klinisch praktische Bedeutung der Frage zur Kunststoffpermeabilität wird bei der implantierten Silikon-Mammaprothese deutlich. Ein bekanntes Problem der Implantation ist die Entwicklung einer bindegewebigen Kapsel, die sich im Laufe der Zeit um das Implantat herum ausbildet und durch Kontraktur zu ästhetischen und funktionellen Problemen führen kann. Im Krankengut der chirurgischen Unviersitätsklinik Bonn wurde die

Kapselkontraktur in ihren unterschiedlichen Schweregraden in Übereinstimmung mit der Literatur in einem hohen Prozentsatz gefunden (Tabelle 1). Für die Ursache der Kapselfibrose werden verschiedene Faktoren diskutiert, von denen uns im Zusammenhang des diskutieren Themas die Permeabilität von Kunststoffmembranen interessiert (Tabelle 2).

Während einerseits die Permeabilität der Silikonmembran für den Austritt des flüssigen Silikons in die Implantatumgebung und damit zumindest teil-

Tabelle 1. Kapselfibrosen. 1−9 Jahre nach Implantation einer Silikon-Mammaprothese

Grad		
	I (nach Baker)	22%
	II	35%
	III	27%
	IV	16%

Chirurgische Univ.-Klinik Bonn (1985)

Tabelle 2. Mögliche Ursachen der Kapselfibrose

Haematom/Wundsekret
Prothesenlage zu klein
Infektion
Allergische Reaktion
Partikel auf der Prothesenoberfläche
Rauhigkeit der Prothesenoberfläche
Schwankungen der Silikonqualität
Absprengung von Silikonpartikeln
Diffusion von Protheseninhalt
Defekt mit Austritt flüssigen Silikons
Muskelarbeit (M. pectoralis)
falsche Indikation

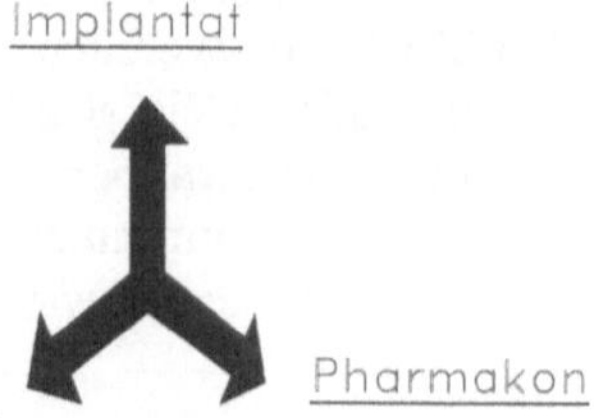

Abb. 1. Gegenseitige Beeinflussung von Implantat, Pharmakon und Gewebe

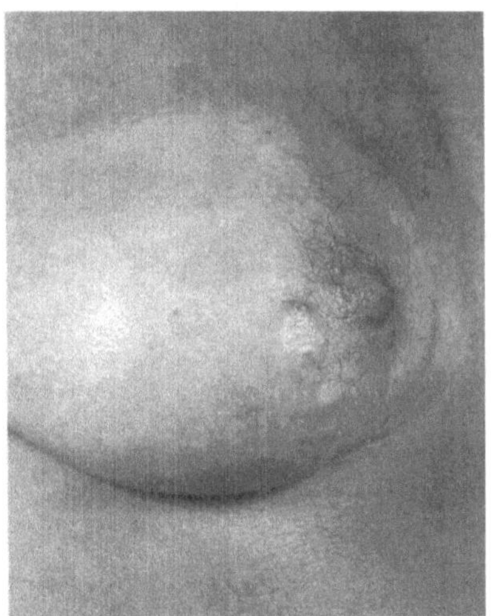

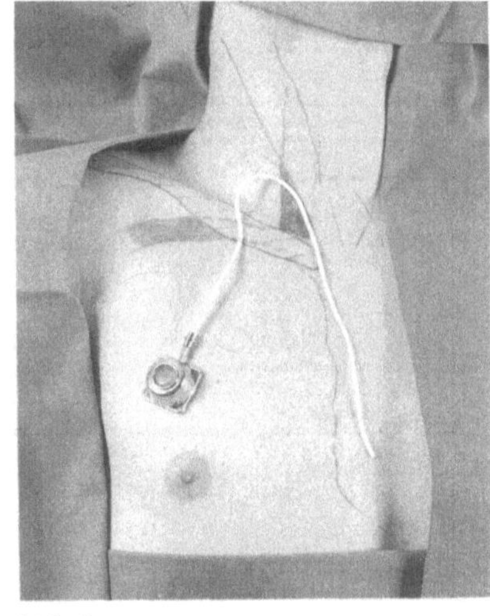

Abb. 2. Weibliche Brust, in die eine Doppellumen-Silikon-Prothese implantiert ist. Bei mangelnder Kapselbildung droht die Prothese, die Haut zu perforieren (soeben livide Verfärbung lateral und caudal der Mamille)

Abb. 3. Vollständig implantierbares Kathetersystem. Der Katheter besteht in diesem Fall aus Silikon, die subcutane Injektionskammer aus Stahl, heute häufig aus Titan. Die Verschlußmembran besteht aus Silikon

Abb. 2

Abb. 3

weise für die Entstehung der Kapsel verantwortlich ist, kann gerade diese Permeabilität für therapeutische Überlegungen genutzt werden. Die Entwicklung einer Doppellumenprothese erlaubt das Auffüllen der äußeren Hülle entweder mit indifferentem Kochsalz oder mit Flüssigkeiten, die Pharmaka enthalten. Durch einen Zusatz von Kortison in der äußeren Implantathülle kann die Kapselbildung verhindert werden. Im Experiment konnte gezeigt werden, daß auch mit anderen Medikamenten, wie Immunsuppressiva, die gleiche Wirkung erzielt werden kann. Allerdings ist eine begrenzte Kapselbildung durchaus erwünscht, um das Implantat in situ zu halten. Eine mögliche Komplikation der Kortisonapplikation durch die Silikonmembran ist die Penetration des Implantates durch die Haut (Abb. 2).

Eine weitere Bedeutung erlangt die Permeabilität von Kunststoffmembranen im Bereich implantierbarer Kathetersysteme (Abb. 3). Durch die Langzeitanwendung gewebetoxischer Substanzen wird die Gefahr unerwünschter Gewebeschädigung durch diese Pharmaka bedeutsam. Eine streng zentralvenöse Applikation ist unbedingt erforderlich. Bei der Anwendung von Silikonkathetern wurden jedoch klinisch relevante Nebenwirkungen durch die Permeabilität der Silikon-Katheterwand bekannt. Die Diffusion von Zytostatika aus dem Katheterlumen in das umgebende Gewebe kann für Hautrötungen und Schmerzen im Katheterverlauf verantwortlich sein. Auf die Möglichkeit multipler Katheterperforationen wurde bereits im Referat hingewiesen.

Sucht man in der Literatur nach Arbeiten über die Interaktion zwischen Pharmaka und Kunststoffen, dann stößt man zwangsläufig auf Untersuchungen der Industrie, die sich mit der Frage der Haltbarkeit von Substanzen in verschiedenen Behältnissen

beschäftigen. In bezug auf Zytostatika finden sich Arbeiten, die belegen, daß offenbar eine Reaktion zwischen Behältniswandung und abgefüllter Substanz abläuft. Beispielhaft seien die deutlichen Unterschiede genannt, die sich nach Aufbewahrung von Carmustin in einem Kunststoff- oder Glasbehältnis finden, was die Menge der wiedergefundenen Menge der abgefüllten Substanz anbelangt (Abb. 4). Für andere Substanzen kann der hier aufgezeigte Unterschied geringer ausfallen oder ganz wegfallen. Interaktionen zwischen PVC-Membranen und Zytostatika wurden von Magnam und Martin (1989) untersucht (Abb. 5). Je nach Konzentration der Lösungen können auch Filtersysteme, die zur Vermeidung ei-

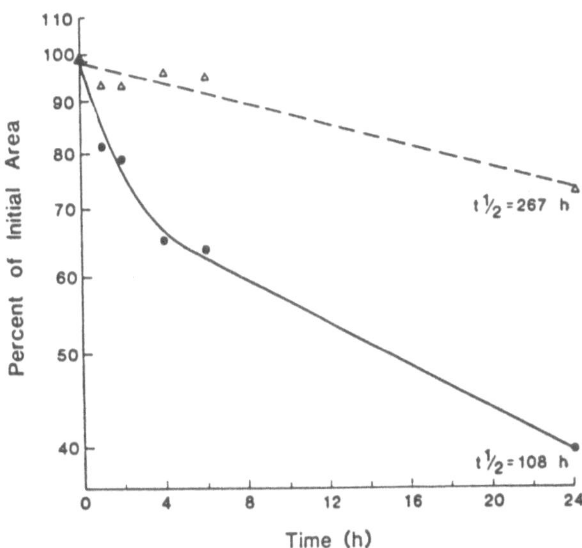

Abb. 4. Abnahme des Carmustingehaltes im Plastik- (durchgezogene Linie) oder Glasbehältnis (gestrichelte Linie) im Verlauf von 24 Stunden. (Aus: Benvenuto et al. 1981)

PRODUCTS	ADRIBLASTIN	AMSACRIIN	BICNU	BLEOMYCIN	FLUOROURACIL	HOLOXAN	VEHEM	VEPESIDE
P.V.C. TUBING AND CONNECTIONS	0	0	+	+	0	0	0	0
REFERENCES	(1)	(13)	(1)	(1)	(1)	(11)	(8)	(8)

Interactions between P.V.C., plastic materials and anticancer drugs in solution.
0 = no action.
+ = slight binding.

Abb. 5. Die Literaturhinweise beziehen sich auf die Originalarbeit

DRUGS BOUND TO FILTERS		FILTERABLE DRUGS	
WEAKLY	STRONGLY		
— LYOVAC (1) (3) (5) (7) — MITHRACIN (3) (5) — ONCOVIN (1) (3) (5)	— NOVANTRONE (1)	— ACLACINOMYCIN — ADRIBLASTIN — ALKERAN — ARACYTINE — BLEOMYCIN — ENDOXAN — FLUOROURACIL — METHOTREXATE — THIOTEPA — VELBE	(1) (4) (1) (1) (1) (3) (6) (6) (6) (1) (3)

Filterability of cytostatic agents through a 0.22 μ filter.

Abb. 6. Die Literaturhinweise beziehen sich auf die Originalarbeit. (Aus: Magnam, Martin 1989)

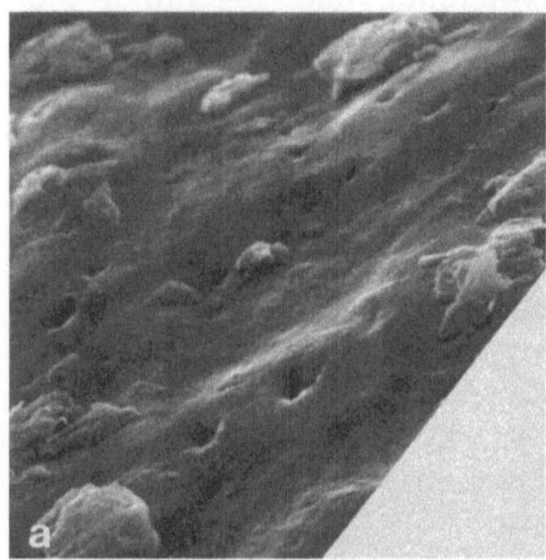

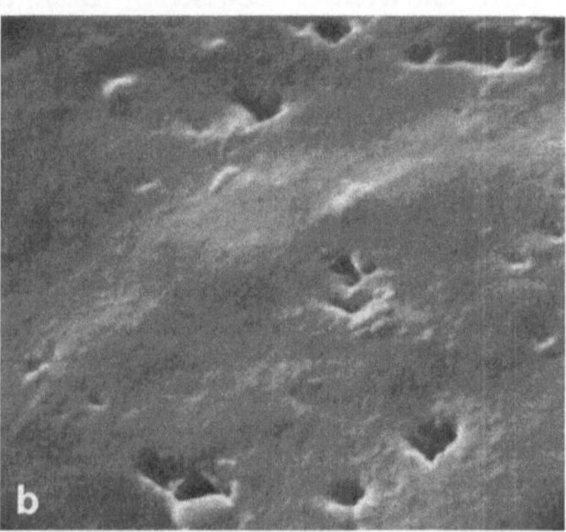

Abb. 7a, b. Silikonkatheter mit anhaftenden Kristallen und Untiefen nach Einlegen in **a** 5 FU-Lösung in 3000facher Vergrößerung, **b** Methotrexatlösung in 6000facher Vergrößerung

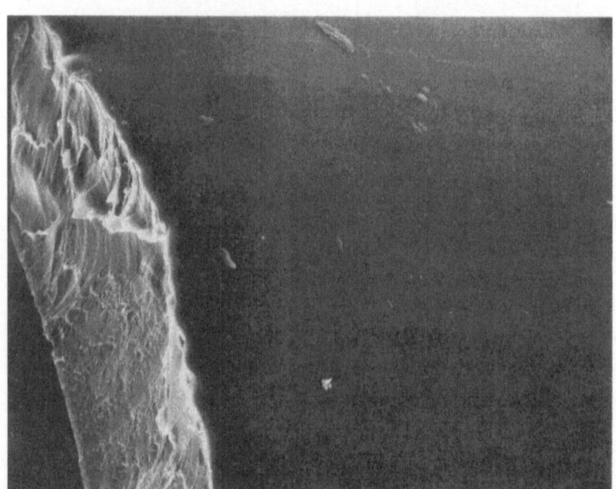

Abb. 8. Katheterschnittkarte (Polyurethan) nach Einlegen in Endoxanlösung in 200facher Vergrößerung. Veränderungen der Oberfläche sind nicht erkennbar. Einzelne anhaftende Kristalle. Die unbehandelte Katheteroberfläche sieht ebenso aus

ner bakteriellen Kontamination eingesetzt werden, die zu injizierende Substanz binden. Die Verhältnisse für einen 0,22-μ-Filter sind in Abb. 6 dargestellt. Derartige Reaktionen sollten sich auch in der Mikrostruktur von Kunststoffmembranen sichtbar darstellen. Daher wurden rasterelektronenmikroskopische Untersuchungen durchgeführt, bei denen nach längerem Kontakt zwischen Zytostatika und Kunststoffmembranen die Oberflächen letzterer beurteilt wurden. In dem bereits im Referat näher geschilderten Versuchsaufbau wurden gravierende Veränderungen der Oberflächenstruktur nach Einwirkung von Zytostatika auf Silikonmembranen beobachtet (Abb. 7a, b). Die Oberflächen von Polyurethan-Membranen wurden dagegen nicht verändert (Abb. 8). Andererseits werden ohne Beschädigung der Kunststoffmembran die in der Lösung befindlichen Substanzen in unterschiedlichem Ausmaß an die Katheteroberflächen gebunden (Abb. 9a, b).

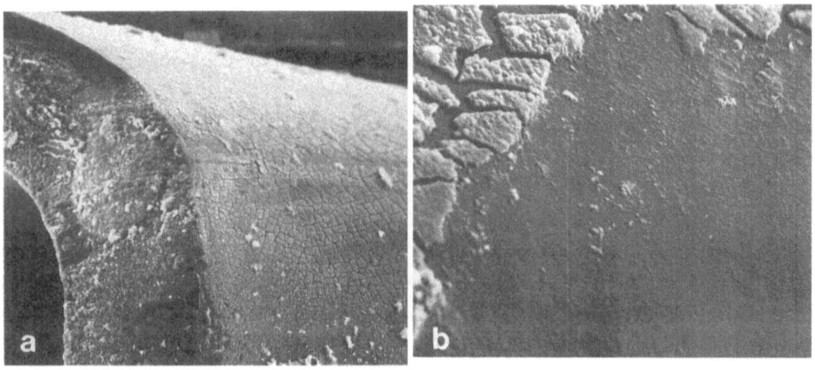

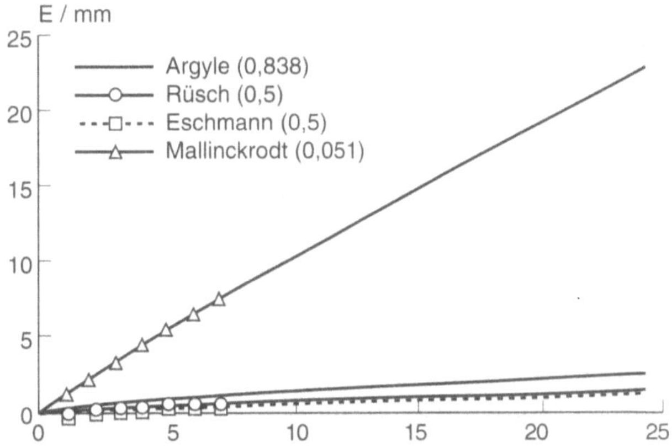

Abb. 9a, b. Katheterschnittkante eines Polyurethankatheters nach Einlegen in Adriblastinlösung. Die oberflächliche auskristallisierte Schicht ist durch Abspülen mit aqua dest. nicht zu entfernen. **a** 100fache Vergrößerung, **b** 1000fache Vergrößerung

Die dargelegten rasterelektronenmikroskopischen Veränderungen nach länger dauernder Zytostatikaeinwirkung belegen, daß Silikon im dargestellten Versuchsaufbau Alterationen unterliegt. Die Passage einer Substanz durch eine Kunststoffmembran sollte meßbar sein. Daher wurden verschiedene Membranen der Substanz „Formalin" ausgesetzt (Fragen der Proteinokoagulation in der zugrunde liegenden Habilitationsschrift waren der Grund für die Auswahl dieser Substanz). Die Durchgängigkeit der jeweiligen Membran für Formalin wurde grafisch aufgetragen. Das Untersuchungsergebnis zeigt eine Konzentrationszunahme von Formalin im umgebenden Wasserbad in direkter Korrelation zur Zeit und zur Membranstärke (Abb. 10).

Schlußwort zur Diskussion

Die Kenntnis der Porosität von Kunststoffmembranen eröffnet uns neue therapeutische Möglichkeiten. Die gezielte und langdauernde Applikation von Medikamenten wird uns von der Industrie bereits vorgestellt (Abb. 11). Die Durchlässigkeit von Silikonmembranen für Steroide wird bereits klinisch genutzt bei Mammaprothesen und Herzschrittmachersonden, um die Entwicklung unerwünschter bindegewebiger Fremdkörperreaktionen zu verhindern. Vorstellbar wäre darüber hinaus die gezielte chemisch induzierte Steigerung einer Membrandurchlässigkeit und damit einhergehende Freisetzung von Medikamenten in vorher definierten Körperarealen oder bei bestimmten Umgebungsbedingungen. Unsere Kenntnisse über das Zusammenspiel zwischen den eingangs (Abb. 1) genannten Interaktionsmöglichkeiten sind noch ungenügend. Weitere Forschung kann uns helfen, sowohl unerwünschte Reaktionen zu verstehen und zu vermeiden als auch neue Therapieformen zu entwickeln.

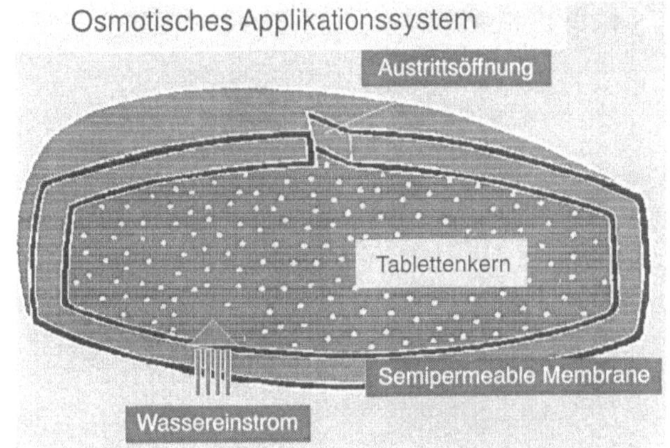

Abb. 10. Durchlässigkeit verschiedener Membranarten für Formalin in Relation zur Membrandicke. (S. auch Tab. 4 im Referat)

Abb. 11. Osmotisches Applikationssystem: Eine semipermeable Membran läßt Wasser über einen Konzentrationsgradienten eindringen. Das größere Molekül des Wirkstoffes kann nur über eine präformierte Öffnung aus dem Tablettenkern entweichen. (Produktinformation der Fa. Cascan)

B4.) G.-J. Tuschewitzki (Gelsenkirchen): Die mikrobielle Situation an Implantatoberflächen

Die in vielen Bereichen der Hals-, Nasen- und Ohrenheilkunde eingesetzten Implantate können unter ungünstigen Umständen mit Mikroorganismen besiedeln, wodurch die Integration des Implantats gestört und seine Funktionalität nicht gegeben ist. Die Häufigkeit derartiger Komplikationen im Bereich der Hals-Nasen-Ohrenheilkunde ist in der Literatur ebensowenig dokumentiert wir die Antwort auf die Frage, welcher Werkstoff sich unter Berücksichtigung mikrobiologischer Aspekte für bestimmte Implantate am besten bewährt hat.

Die ein Implantat besiedelnden Mikroorganismen stammen am häufigsten aus perioperativen exogenen und endogenen Kontaminationen und seltener von fabrikationsneuen bereits kontaminierten Implantaten.

Nach der Adhäsion von körpereigenen Substanzen auf der Implantatoberfläche, wodurch deren Eigenschaften verändert werden, können sich früher oder später unter Umständen Mikroorganismen anheften und vermehren. Mit der Besiedlung ist in der Regel die Bildung von extrazellulären polymeren Substanzen verbunden, wodurch die Pathogenese infolge der Konzentration von Toxinen usw. beeinflußt wird. Der Abbau mancher Werkstoffbestandteile wie auch die mikrobiell induzierte Korrosion können die Biokompatibilität eines Implantats beeinträchtigen.

In diesem Stadium ist der größte Teil der Mikroorganismen irreversibel an die Implantatoberfläche angeheftet und ist einer dann eingeleiteten Anti-

biotikatherapie nicht mehr oder nur unzureichend zugänglich. Oftmals sind die entstehenden Infektionen nur durch die Entfernung des Implantates beherrschbar. Auf Polymerwerkstoffen wie Kunststoffen wurden häufiger Staphylococcus epidermidis und auf Metallen Staphylococcus aereus nachgewiesen. Auch grammnegative Organismen wie Pseudomonas aeruginosa, Escherichia coli u.a.m. wurden neben Pilzen wie Candida von Implantaten isoliert.

Die beobachtete Lebensweise von Mikroorganismen auf Implantaten nämlich in Form von Biofilmen ist mit der Unempfindlichkeit gegenüber Antibiotika und gegenüber der körpereigenen Abwehr, einer erhöhten Pathogenität, sowie der erschwerten Nachweisbarkeit dieser Mikroorganismen verbunden, so daß zunächst falsch negative mikrobiologische Befunde die Einleitung gezielter therapeutischer Maßnahmen erschwert. Als Maßnahmen gegen eine Implantatbesiedlung haben sich Reinluftsysteme, die perioperative Gabe von Antibiotika, die Verwendung biokompatibler Werkstoffe, die Integration von Antibiotika in den Implantatwerkstoff in den unterschiedlichen Bereichen als teilweise erfolgreich erwiesen.

Literatur

Berghaus A (1992) Alloplastische Implantate in der Kopf- und Hals-Chirurgie. European Archives of Oto-Rhino-Laryngology. Supplement I, S. 53–95
Tuschewitzki GJ (1992) Die mikrobielle Situation an Implantatoberflächen. European Archives of Oto-Rhino-Laryngology. Supplement I, S. 121–124

Erläuterungen zu den Referaten
C.) Gewebs- und Organersatz

C1.) G. Rettinger (Erlangen):
Autogene und allogene Knorpeltransplantate in der Kopf- und Halschirurgie
(ohne Mittelohr und Trachea)

Die Entwicklung und Erprobung neuer alloplastischer Materialien konnte bislang die Knorpeltransplantation in der plastisch-rekonstruktiven Kopf- und Halschirurgie nicht verdrängen. Dies ist auf die besonderen biomechanischen Eigenschaften und die immunologische Sonderstellung von Knorpel zurückzuführen. Allerdings stehen dem als wesentliche Nachteile die Resorptionstendenz und die Verbiegung gegenüber. Besonders die Frage der Volumenkonstanz von Knorpeltransplantaten hat zu einer Reihe von experimentellen Untersuchungen sowie einer Vielzahl klinischer Erfahrungsberichte geführt. Die Ergebnisse sind aufgrund der Verschiedenheit der verwendeten Transplantate, ihrer Vorbehandlungen, der Transplantatlager und der untersuchten Parameter außerordentlich vielfältig, so daß aus der Literatur keine einheitliche und übersichtliche Bewertung erfolgen kann. Es wurde daher versucht, zunächst die allgemeinen Eigenschaften von autogenem vitalem und konserviertem alloplastischem Knorpel herauszuarbeiten, um dann die Ergebnisse der Knorpeltransplantation für die einzelnen Kopf- und Halsregionen näher zu besprechen.

Die seit den Untersuchungen von Gibson und Davis (1958) bekannten intrinsischen Knorpelspannungen können zur Torsion von Knorpeltransplantaten führen. Will man stabile, gerade Transplantate (z.B. für den Septumknorpelersatz) modellieren, so ist es z.B. erforderlich, zentrale Rippenanteile aus einem Knorpelblock herauszuarbeiten. Dies gilt für autogenen und allogenen Rippenknorpel in gleicher Weise. Eine Verbiegungstendenz läßt sich frühzeitig erkennen, weshalb die Modellierung möglichst zu Beginn der Operation, vor definitiver Transplantation erfolgen sollte. Dennoch sind spätere Verbiegungen, wie aus in-vitro-Untersuchungen bekannt, nicht auszuschließen.

Die Resorption von Knorpel bleibt ein ungelöstes Problem. Im Spiegel der Literatur zeigt sich die Resorption unter anderem abhängig von der Art des verwendeten Knorpels, seiner Oberfläche und dem Transplantatlager. Aufgrund physiologischer Besonderheiten ist von einer höheren Resorptionstendenz von hyalinem Rippenknorpel im Vergleich zum elastischen Ohrknorpel auszugehen. Der Nährstofftransport im Rippenknorpel erfolgt unter anderem durch Wasserverschiebung, welche mechanisch über die Atemexkursionen in Gang gehalten wird. Die Transplantation von autogenem Rippenknorpel in ein heterotopes Transplantatlager führt zur Aufhebung des Nährstofftransportes und löst somit eine Autoresorption durch Energiegewinnung der Chondrozyten aus der Grundsubstanz aus. Die bessere Formkonstanz von autogenem Ohrknorpel im Vergleich zu Rippenknorpel ist auch in klinischen Berichten erkennbar. Daneben ist die Knorpelresorption bei großer Knorpeloberfläche verstärkt, was sich vor allem bei gequetschtem Knorpel bemerkbar macht. Im Hinblick auf das Transplantatlager erwiesen sich weniger die Durchblutungsverhältnisse, als vielmehr die mechanischen Belastungen als wesentlich.

Durch die Verwendung von Bankknorpel hat man sich eine Reihe von Vorteilen erhofft: unbegrenzte, jederzeitige Verfügbarkeit ohne Entnahmeeingriff, sowie Verlust der Antigenität und damit der Resorptionstendenz. Am häufigsten wurde die Cialit- oder Merthiolat- bzw. Alkoholkonservierung und die Strahlensterilisierung eingesetzt. Die tierexperimentellen und klinischen Ergebnisse waren sehr widersprüchlich. Insgesamt ließ sich jedoch feststellen, daß Bankknorpel in mobilen Zonen, z.B. in der Belastungszone des Nasenseptums vermehrt abgebaut wurde. Zusätzlich wurde in jüngster Zeit darauf hingewiesen, daß eine ausreichende Sterilität der Knorpeltransplantate durch Merthiolat und Cialit nicht gewährleistet ist, dies vor allem im Hinblick auf die HIV-Problematik. Obwohl bislang in der verfügbaren Literatur kein Fall einer HIV-Übertragung durch eine Knorpeltransplantation bekannt wurde, spricht doch eine Reihe von in-vitro-Untersuchungen unter klinischen Gesichtspunkten für eine nicht ausreichende viruzide und bakterizide Eigenschaft von Merthiolat bzw. Cialit. Vor diesem Hintergrund wird

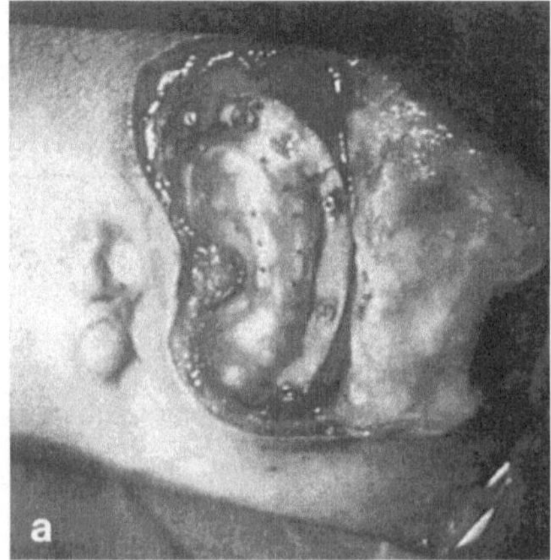
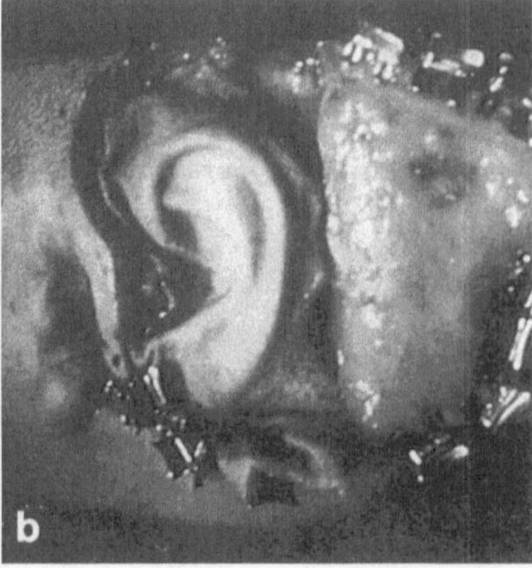

Abb. 1a, b. Ohrmuschelrekonstruktion über eine Kunststoffform; **a** die mit Knorpelchips gefüllte Kunststoffschale wurde unter die Mastoidhaut implantiert; **b** ein Vollhauttransplantat wurde in eine Negativ-Kunststofform eingesaugt und auf das Knorpelbindegewebsgerüst aufgebracht. Zustand nach Abnahme der Kunststoffschale. (Aus: Nagel 1988)

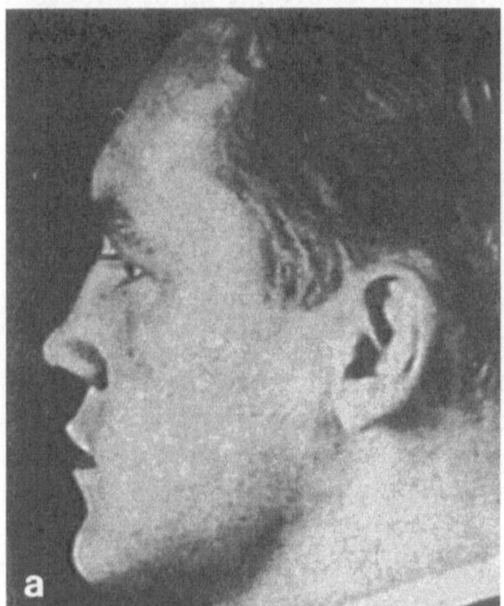
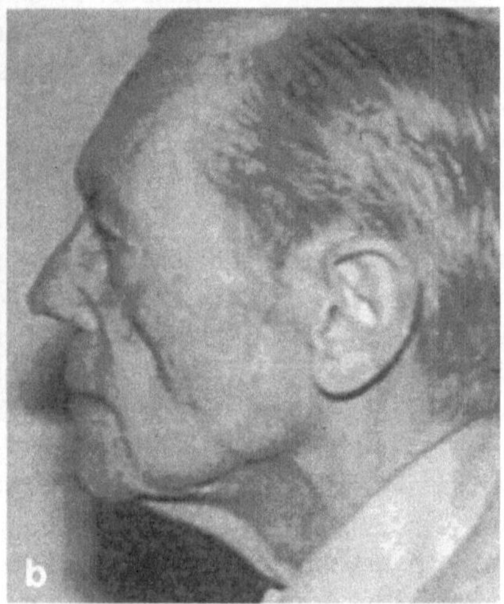

Abb. 2a, b. Längste fotographisch dokumentierte Nachbeobachtungszeit eines autogenen Rippenknorpelspanes auf dem Nasenrücken; **a** Präoperativer Zustand im Jahre 1956, **b** Der Zustand 43 Jahre nach Knorpeltransplantation durch Dr. J. Webster, New York. (Aus: Horton 1992)

die Verwendung autogenen Knorpels empfohlen. Zusätzlich biete sich strahlensterilisierter, getrockneter Bankknorpel nach Rehydratation an. An einer Verbesserung der Sterilität trotz Verwendung der bewährten quecksilberhaltigen Konservierungslösungen wird durch Addierung verschiedener Sterilisationsverfahren gearbeitet.

Für die Knorpeltransplantation in verschiedenen Kopf- und Halsregionen lassen sich aus dem Literaturstudium einige besondere Hinweise ableiten.

Die Ergebnisse der Ohrmuschelrekonstruktion bei Mikrotie oder traumatischem Verlust sind nur selten völlig zufriedenstellend. Für die Ausformung des Grundgerüstes wird ganz überwiegend zu autogenem Rippenknorpel geraten, da relevante Resorptionen bei konserviertem Knorpel sowie infektionsbedingte Abstoßungen bei alloplastischem Material zu erwarten sind. Mangelnde Formresultate sind jedoch nicht auf die Infrastruktur, sondern auf die be-

deckende Haut zurückzuführen, die nicht in ausreichender Dimension und modellierbarer Dicke zur Verfügung steht. Auch durch die Verwendung von Hautexpandern konnte kein entscheidender Durchbruch erzielt werden, da durch die Gewebedehnung die Formbarkeit der Haut nicht verbessert wurde und im Heilungsverlauf eine starke Schrumpfung der expandierten Haut mit Distorsion des Knorpelgrundgerüstes zu erwarten ist. Zuverlässigere Ergebnisse werden daher eher von einer Optimierung der Hautbedeckung, als von der Wahl des Transplantationsmaterials abhängig sein. Das Bildmaterial zu neuen Denkanstößen (Abb. 1a, b) ist einer Arbeit von Nagel [2] entnommen.

In der Literatur überwiegen Berichte über Knorpeltransplantationen im Bereich der Nase. Diese weisen eine Sonderstellung auf: verschiedene Transplantationslager (Belastungszone und Ruhezone) liegen eng beieinander, enstsprechend groß ist die

Varianz klinischer Erfolgsbilanzen. Resorptive Vorgänge betreffen nicht nur konservierten, sondern auch autogenen Knorpel. Die Ursachen für die prinzipiell höhere Resorption von autogenem Rippenknorpel nach heterotoper Transplantation wurden bereits erwähnt. Unabhängig davon ist konservierter Knorpel bei Septumabszessen das Transplantat der Wahl. Als vorteilhaft hat sich lösungsmittelgetrockneter allogener Rippenknorpel, in einer Antibiotikalösung rehydriert, als Platzhalter vor einer späteren Versorgung erwiesen. Auf diese Weise wird wertvolles autogenes Material erhalten, das dann für einen späteren definitiven Ersatz der eingeschmolzenen Infrastruktur zur Verfügung steht.

Erfolgsbilanzen von Knorpeltransplantationen stützen sich ganz überwiegend auf kurze Nachbeobachtungszeiten bis zu einem Jahr. Echte Langzeitbeobachtungen über 10 Jahre und darüber hinaus sind ausgesprochen selten. Die wohl längste Beobachtung eines autogenen Rippenknorpeltransplantates beträgt 43 Jahre (Abb. 2a, b). Zu diesen Langzeitbeobachtungen würde man sich weitere, umfangreiche Nachbeobachtungsstudien wünschen.

Für die Zukunft ist die Züchtung von autogenem Knorpel denkbar, wie es bereits für die Haut bei Bedeckung von Verbrennungen gelungen ist. Erste Ansätze hierzu im Reagenzglas wurden gemacht (Abb. 3), ein klinischer Einsatz hierfür ist jedoch noch nicht in Sicht.

Knorpeltransplantationen sind trotz aller Unzulänglichkeiten unverzichtbarer Bestandteil der plastisch-rekonstruktiven Kopf- und Halschirurgie. Aufgrund der augenblicklichen medico-legalen Situation und biologischer Vorteile wird überwiegend autogener Knorpel aus Rippe und Ohrmuschel sowie Nasenseptum eingesetzt. Durch neue Konservierungs- und Sterilisierungsverfahren (Lösungsmittel-

trocknung, Kombination verschiedener Methoden) ist absehbar, daß auch für Bankknorpel in Zukunft vermutlich wieder ein breites Indikationsgebiet bestehen wird.

Literatur

1. Horton CE, Mattheus MS (1992) Nasal reconstruction with autologeous rib cartilage: a 43-year follow up. Plast Reconstr Surg 89,1:131–135
2. Nagel I (1988) Reconstruction of the auricle: an experimental and clinical study. Fac Plast Surg 5,5:411–415
3. Vacanti CA, Langer R, Schloo B, Vacanti JP (1992) Synthetic polymers seeded with chondrocytes provide a template for new cartilage formation. Plast Reconstr Surg 88,5:753–759

V. Pavlidelis (Duisburg): Warum muß bei Septumknorpelabszeß nicht autogenes, sondern allogenes Knorpeltransplantat genommen werden? Wo sind die Vorteile?

J. Bujía (München): *1. Frage:* Die Knorpelresorption an der Nase kann durch Ernährungsstörungen und mechanische Belastungen erklärt werden. Eine zusätzliche Ursache könnten immunologische Reaktionen sein. Unsere Arbeitsgruppe untersuchte im Klinikum Großhadern eine Gruppe von Patienten mit wiederholten Resorptionen des Knorpeltransplantats und fanden die Präsenz von ·Autoantikörpern gegen knorpelspezifische Kollagene Typ IX und XI (Publikation im Druck, Laryngo-Rhino-Otologie). Dieser Befund läßt auch an immunologische Reaktionen als mögliche Ursachen solcher Resorptionen denken. Wir konnten bei unseren Patienten keine deutlichen klinischen Hinweise für Autoimmunerkrankungen, wie z.B. Kollagenosen oder rheumatische Erkrankungen, bei denen einer Kollagen-Autoimmunität eine pathogenetische Rolle zugeschrieben worden ist, feststellen. Haben Sie in Ihrem Patientenkollektiv mit Knorpelresorptionen mögliche klinische Anhaltspunkte für Autoimmunerkrankungen gefunden?
2. Frage: Sie haben die Möglichkeit einer HIV-Übertragung durch chemisch konservierte allogene Knorpeltransplantate erwähnt. Untersuchungen mehrerer Autoren zeigten widersprüchliche Ergebnisse über die Abtötung solcher Viren mittels der in der HNO üblichen chemischen Konservierungsmethoden. Wir haben uns in München mit der Fragestellung beschäftigt, inwieweit das HIV in der Lage ist, sich in Knorpelgewebe anzusiedeln. Zuerst suchten wir die HIV-Rezeptoren (CD4) im Gewebe mittels immunhistochemischer und durchfluzytometrischer Methoden, ohne daß es uns gelang, in normalem Knorpelgewebe den Virusrezeptor zu finden. Weiterhin isolierten wir Knorpelzellen und kultivierten diese während 30 Tagen mit den Viren, in einer Dosis 1000fach größer als die, die für die Infektion durch Blut nötig wäre. Wir fanden keine Hinweise für eine aktive Replikation des Virus. Beide Untersuchungen sind zur Publikation in englischsprachigen Zeitschriften eingereicht. Anhand dieser Ergebnisse können wir die Präsenz von Viren in gesundem normalen Knorpelgewebe für sehr unwahrscheinlich erachten, immer wenn die von Dr. Reitterer angegebenen Richtlinien für die Beschaffung von allogenem Knorpelgewebe eingehalten wurden, d.h. wenn die Abwesenheit von Verkalkungen und Gefäßen im Knorpelgewebe gewährleistet wurde. Haben Sie in der Literatur klinische Fälle für eine virale Übertragung von HIV, Hepatitis oder Jakob-Creuzfeldt-Erkrankung durch Knorpeltransplantate gefunden?

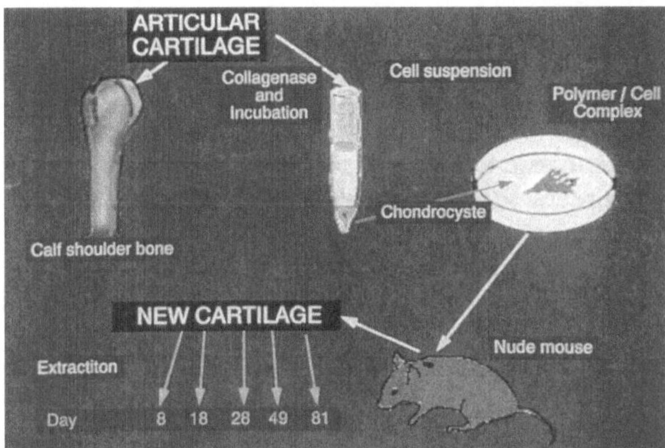

Abb. 3. Knorpelzüchtung aus einer Chondrozytensuspension auf einem Kunststoffträger. (Aus: Vacanti 1992)

H. Weerda (Lübeck): Jeder Chirurg ist glücklich, wenn er Ersatzmaterialien für Knorpel einsetzen kann. So haben wir vor 10 Jahren versucht, Merthiolat-Knorpelgerüste für die Ohrmuschelrekonstruktion einzusetzen. Von 10 Implantaten haben wir 7 durch Infektion und 1 durch Resorption verloren. Lediglich bei 2 Implantaten an einem Patienten konnte, trotz etwa 30%iger Resorption ein leidliches Ergebnis erreicht werden.
Könnten Sie noch einmal Stellung zu der Verwendbarkeit konservierter Knorpelimplantate in der Ohrmuschelchirurgie nehmen?

C. Herberhold (Bonn): Sie zeigten ein Dia mit einem Sammelgefäß konservierten Rippenknorpels. Die Stückchen sahen mißfarben grau-braun aus. Könnten Sie unsere Erfahrungen bestätigen, solchen Knorpel, der offenbar Verkalkungsherde aufweist, nicht zu verwenden, da die Kalkzonen Anlaß zu Resorptionserscheinungen bieten. Wir meinen, daß die strenge Auswahl des konservierten allogenen Knorpels für die klinische Verwendbarkeit sehr bedeutsam ist. – Ich sehe eine Diskrepanz zum Immunologie-Referat bezüglich viraler Infektionität des konservierten Knorpels. Wie ist konkret Ihre Auffassung, läßt sich Einvernehmen mit dem Referat Hammer/Bujía herstellen?

C. Hammer (München):
Zu Herrn Herberhold: In der Literatur wurde über einige Fälle einer HIV-Übertragung durch Organtransplantation berichtet. Zur Herstellung von ATG werden Blut und Plazenta auf 57°C erwärmt, um eine mögliche vorhandene HIV abzutöten. Das Verfahren wurde vom Paul-Ehrlich-Institut genehmigt. Dieses sichere Verfahren verursacht allerdings eine ausgeprägte Denaturierung von Proteinen, und daher ist sein möglicher Einsatz bei der Anwendung in Gewebetransplantationen im Kopf-Halsbereich zweifelhaft.

G. Rettinger (Schlußwort):
Zu Herrn Pavlidelis: Bei Septumabszeß ist es günstiger, einen konservierten Knorpel als Sofortimplantat einzustellen, der lokal desinfizierend wirken kann. Autogener Knorpel kann im Entzündungsgebiet resorbiert werden und steht dann für eine spätere, definitive Rekonstruktion nicht mehr zur Verfügung.
Zu Herrn Bujía: Systematische Untersuchungen zur Immunitätslage bei ungeklärten Abstoßungen von autogenen Knorpeltransplantationen, insbesondere von Autoaggressionskrankheiten, Kollagenosen fanden sich in der von mir zitierten Literatur nicht.
Zu Herrn Weerda: Von Einzelbeschreibungen abgesehen, wird in der Literatur von Merthiolat-Knorpel zur Ohrmuschelrekonstruktion abgeraten.
Zu Herrn Herberhold: Allogener Rippenknorpel sollte von jugendlichen Spendern stammen, um keine intrachondralen Degenerationsherde (Verkalkungen) aufzuweisen, die zur verstärkten Resorption Anlaß geben können. – Nach neuerer Literatur wird HIV auch von Cialit stärkster Konzentration nicht abgetötet. Über eine HIV-Übertragung durch Knorpeltransplantation wird ebensowenig berichtet wie über den Nachweis von HIV im Knorpelgewebe.

C2.) J.-E. Hausamen (Hannover): Transplantation von Knochen

Zunächst möchte ich mich sehr beim Präsidium der Deutschen Gesellschaft für Hals-Nasen-Ohren-Heilkunde, Kopf- und Hals-Chirurgie und insbesondere bei Ihrem Präsidenten, Herrn Professor Herberhold, für die Einladung zu diesem Referatethema bedanken. Ich bin mir bewußt, daß die Aufforderung eines Mund-Kiefer-Gesichts-Chirurgen zu einem solchen Referat nicht selbstverständlich ist, und ich darf sie sicherlich als ein weiteres Zeichen eines gewünschten fächerübergreifenden Gedankenaustausches zwischen der Hals-Nasen-Ohren-Heilkunde und der Mund-Kiefer-Gesichts-Chirurgie werten.

Auch ich möchte zu meinem Referatethema nochmals kurz die Kernaussagen herausstellen und dann besonders einige Perspektiven der Knochentransplantation aufzeigen, die in der schriflichen Niederlegung etwas zu kurz kamen.

Auch heute noch gilt der autogene Knochen unbestritten als das Knochenersatzmaterial der ersten Wahl, und er steht uns als freies oder gefäßgestieltes Transplantat zur Verfügung.

Voraussetzung für die ungestörte Einheilung eines frei transplantierten autogenen Knochenspanes ist zunächst die gute Vaskularisation des Transplantatlagers, die mechanische Ruhe im Knochentransplantat und angrenzenden Lagergewebe sowie ein enger Kontakt zwischen Knochenoberfläche und anliegenden Weichteilen. Sind diese Bedingungen erfüllt, so kann die durch Diffusion unterhaltene erste Phase der Knocheneinteilung mit der Proliferation der überlebenden Osteoblasten und frühzeitigen Bildung von Geflechtknochen sowie der Übergang in die spätere Phase der induktiven Osteogenese ungestört ablaufen. In der Regel verwenden wir freie Knochentransplantate vom Beckenkamm, von dem man sehr große Transplantate entnehmen kann.

Demgegenüber sind die Einheilungsvorgänge gefäßgestielter Knochentransplantate unabhängig von der Wertigkeit des Transplantatlagers und mit einer normalen Frakturheilung vergleichbar. Bereits nach sechs Wochen kann eine feste knöcherne Verbindung zwischen dem knöcherenen Lagergewebe und dem Transplantat angenommen werden. Weiterhin kann beim mikrovaskulär anastomosierten Knochentransplantat mit einer großen Volumenkonstanz gerechnet werden, da kein Ersatz des verpflanzten Knochens durch schleichenden Umbau erfolgt, und es erlaubt die Wiederherstellung des Ober- und Unterkiefers auch im ersatzschwachen Lager, z.B. nach hoher Vorbestrahlung.

Wir selbst haben Erfahrungen mit gefäßgestielten Knochentransplantaten vom Beckenkamm und der Scapula, daneben werden auch Transplantate vom Radius und der Fibula angegeben.

Der Beckenkamm bietet auch für gefäßgestielte Transplantate aufgrund seiner anatomischen Form, der Größe des Knochenangebotes und seiner Gefäßversorgung die besten Voraussetzungen zur Wiederherstellung von Unterkieferdefekten, und er läßt sich zur Konturierung ohne Gefährdung der Durchblutung zwei- bis dreimal osteotomieren. Der Gefäßstiel der A. circumflexa ilium profunda ist ausreichend lang, so daß die submandibulären Gefäße in jedem Fall erreicht werden.

Der osteokutane Scapulalappen ist demgegenüber besser für die Oberkiefer- und evtl. Orbitarekonstruktion geeignet, da der Knochen sehr viel dünner ausgebildet ist. Die Stärke des Scapulalappens liegt darin, daß gleichzeitig verschiedene gefäßgestielte Weichteiltransplantate gewonnen werden können, die gerade für die Oberkieferrekonstruktion häufig erforderlich sind. Außerdem ist die Morbidität der Spenderregion sehr gering, und es sind nie Funktionseinschränkungen des Armes oder des Schultergürtels zu erwarten.

Wenn Sie mich nach Perspektiven und zukünftigen Entwicklungen der Knochentransplantation fragen, so sollte ich auf die gesteuerte Geweberegeneration, die sog. guided tissue regeneration und zum anderen auf die Übertragung gefäßgestielter allogener Knochentransplantate hinweisen. Das Ziel dieser beiden Techniken liegt in der Vermeidung der Morbidität im Bereich der Knochenentnahmestelle bei autogener Transplantation.

Dem Prinzip der gesteuerten Geweberegeneration liegt der hypothetische Gedanke zugrunde, daß bei der Ausheilung eines Knochendefektes die verschiedenen Zellkomponenten unterschiedlich rasch in den Defekt einheilen. Durch eine semipermeable Membran, z.B. die aus Polytetrafluoräthylen bestehenden Gore-Tex-Folie, die über einen Knochendefekt gespannt wird, sollen Fibroblasten und andere Bindegewebezellen aus der Umgebung rein mechanisch am Einwachsen in den Knochendefekt gehindert werden, so daß die langsamer einsprossenden Zellen mit osteogenetischer Potenz aus dem Knochen selbst den Defekt besiedeln können.

Auch wir beschäftigen uns an unserer Klinik mit der gesteuerten Geweberegeneration und haben derzeit verschiedene Versuchsmodelle in Erprobung. So haben wir z.B. am Minischwein Defekte in die Kieferhöhlenwandung gesetzt und das entstandene Fenster mit einer Hydroxylapatit-Scheibe, die bds. mit einer semipermeablen Folie bedeckt war, versorgt. So konnte die Knochenregeneration ausschließlich von den angrenzenden Resektionsrändern aus erfolgen. Histologisch fanden wir schon nach vier Wochen reichlich in die Hydroxylapatitporen eingewachsenen, neugebildeten Knochen.

Klinisch werden die Gore-Tex-Folien schon im Rahmen der Parodontalbehandlung zur Auffüllung von kleinen Knochendefekten des Zahnhalteapparates eingesetzt, und die ersten Langzeituntersuchungen sprechen von einer Knochenregeneration bis zu 50%.

Bezüglich der universellen Anwendung der Folien zur Knochenregeneration von größeren Defekten sind noch einige grundsätzliche Fragen zu beantworten. Einmal fehlen uns noch geeignete Platzhalter zur Offenhaltung des von den semipermeablen Membranen umgebenden Raumes. Weiter haben wir noch keine formstabilen Folien, die einen definierten Hohlraum umgeben könnten, und es liegen uns noch keine Kenntnisse vor, bis zu welcher Defektgröße eine gesteuerte Geweberegeneration zum Knochenersatz möglich ist, und es fehlen morphologische Untersuchungen über die Qualität des regenerierten Knochens. Für die gefäßgestielten allogenen Transplantate liegt die Problematik heute noch in der immunologischen Abwehrreaktion durch die Immuninkompatibilität zwischen Empfänger und Spender, da durch den arteriellen Gefäßanschluß alle Areale des Knochentransplantates sofort homogen mit Blut durchströmt werden und damit der Antigenerkennung durch den Empfänger ausgesetzt sind. Eine Immunsuppression, wie sie bei der Übertragung parenchymatöser Organe, z.B. des Herzens, der Niere oder der Leber, aus lebenserhaltender Indikation meist lebenslang durchgeführt werden muß, ist wegen der z.T. erheblichen Nebenwirkungen in der rekonstruktiven Chirurgie nur über einen kurzen Zeitraum denkbar.

Trotz der bekannten Immunproblematik hat sich mein Mitarbeiter Schmelzeisen im Rahmen seiner Habilitationsschrift mit der allogenen Knochentransplantation im Tierexperiment auseinandergesetzt. Dabei hat er am Göttinger Minischwein Unterkieferkontinutätsdefekte durch vaskularisierte allogene Beckenkammtransplantate ersetzt und das Einheilverhalten der Transplantate unter unterschiedlich langer Immunsuppression untersucht. Die Ergebnisse seiner Untersuchungen zeigen, daß eine geeignete Immunsuppression über einen Zeitraum von vier Wochen bereits den primären Erhalt des allogenen Transplantates und eine Vaskularisation der Transplantate aus der Umgebung ermöglicht.

Die klinische Anwendbarkeit gefäßgestielter allogener Knochentransplantate wird jedoch erst dann möglich sein, wenn die immunsuppressiven Medikamente frei von Nebenwirkungen sind. Weiter kann eine Übertragung viraler Infektionserreger bei allogenen Transplantationen heute noch nicht mit absoluter Sicherheit ausgeschlossen werden, deshalb ist die allogene Knochentransplantation mit einem zusätzlichen, nicht kalkulierbaren Risiko behaftet.

Meine sehr verehrten Damen und Herren, mit diesem Ausblick habe ich die Knochentransplantation kurz umrissen, ich hoffe sehr, daß ich Ihnen einige Anregungen und Denkanstöße geben konnte, obwohl mein Beitrag verständlicherweise etwas aus der Sicht des Mund-Kiefer-Gesichtschirurgen gefärbt war.

S. Remmert (Lübeck): Das Darmtransplantat ist oft sehr voluminös und reagiert vulnerabel auf mechanische Reize. Wir decken Defekte im Bereich Mundboden-Alveolarkamm mit Radialislappen. Haben Sie ähnliche Beobachtungen und stellen Sie damit verschiedene Indikationen für unterschiedliche Gewebetransplantate bei verschiedenen Defektlokalisationen im Bereich der Mundhöhle?

P. Federspil (Homburg): Sie haben große Erfahrungen mit den oralen und extraoralen Titanimplantaten. Ich wies bereits darauf hin, daß im Ohrbereich die einzeitige Anbringung die üblicherweise obligatorische Anbringung von Titanimplantaten in zwei Schritten ersetzen kann. Im Gesichtsbereich haben wir das einzeitige Vorgehen nur in Einzelfällen angewandt. Können Sie aus Ihren Erfahrungen mit dem einzeitigen Vorgehen berichten?

W. Draf (Fulda): 1. Es gibt Stimmen, die über eine eingeschränkte mechanische Belastbarkeit des gefäßgestielten Darmtransplantats in der Mundhöhle berichten. Wie ist dieses Problem aus Ihrer derzeitigen Sicht zu sehen?
2. Das allogene mikrovaskulär gestiele Knochentransplantat ist ein faszinierender Ausblick in die Zukunft. Allerdings dürfte dafür eine Technik der extrakorporalen Perfusion des vom Spender entnommenen Transplantats erforderlich sein, bevor es beim Empfänger implantiert werden kann. Beim Menschen wird es praktisch schwierig sein, Transplantatentnahme und Transplantation in einer Sitzung durchzuführen.

C. Morgenstern (Hamburg): Gute Erfahrungen der Unfallchirurgen mit der Hisarow-Methode mit zusätzlicher Osteomie lassen die Frage aufkommen, ob diese Methode auch für den Unterkiefer angewandt werden kann? Haben Sie eigene Erfahrungen oder Hinweise aus der Literatur, ob dies zweckmäßig ist?

H. Weerda (Lübeck): Ich habe während meiner kieferchirurgischen Zeit in Erlangen die Anfangszeit der subperiostal implantierten Blattimplantate mitgemacht. Auffallend waren damals die häufigen Verluste durch Infektionen, Schleimhautnekrosen und Resorption des Knochens.
Sieht man ähnliche Komplikationen auch bei den heutigen, von Ihnen vorgestellten osseointegrierten Systemen?

J.-E. Hausmann (Schlußwort):
Zu Herrn Remmer: Auch wir kennen die postoperative ödematöse Schwellung nach Dünndarmtransplantationen, die in der Regel ihre Ursache in einer venösen Abflußstörung hat. Solche Schwellungen haben wir bevorzugt dann bemerkt, wenn gleichzeitig eine radikale Halslymphknotenausräumung durchgeführt wurde und der venöse Anschluß über die Schilddrüsenve-

nen erfolgen mußte. Bei einer konservativen Halslymphknotenausräumung ist der venöse Abfluß über die V. jugularis interna sehr viel günstiger, und wir haben sehr viel weniger postoperative Schwellungen unserer Dünndarmtransplantate gesehen. Bezüglich Radialislappen versus Dünndarmtransplantat differenzieren wir auch heute und bevorzugen nicht immer das Dünndarmtransplantat. Wir richten uns heute bei der Indikation nach der Lokalisation und der Größe des Defektes. Bei einer Nachuntersuchung unserer inzwischen über 120 Dünndarmtransplantate konnten wir feststellen, daß bei sagittalen Resektionen der Zunge und des Mundbodens bis zu einer Hemiglossektomie mit einem Dünndarmtransplantat sehr gute funktionelle Ergebnisse bezüglich der Sprache und Schluckfunktion zu erreichen waren. Für diese Indikation ist das Dünndarmtransplantat erste Wahl. Wesentlich ungünstigere Sprachergebnisse fanden wir bei den Dünndarmtransplantaten, die wir nach einer transversalen anterioren Resektion des Mundbodens und der vorderen Zunge eingelagert haben. Dabei ist zwar die Beweglichkeit der Restzunge günstig, aber ein Anschluß der Zunge am Gaumen während der Artikulation nicht zu erreichen. Hier sind wir neuerdings dazu übergegangen, voluminösere Transplantate zu wählen, bei schlanken Patienten bevorzugen wir einen myocutanen Lappen vom Recuts abdominis und bei adipösen Patienten vom Vorderarm.
Zu Herrn Federspil: Auch wir bemühen uns, Implantate zur Befestigung von Epithesen im Rahmen der Tumorresektion einzeitig einzusetzen. Unsere Erfahrungen erstrecken sich jedoch nicht auf die Fixierung von Hörgeräten, sondern ausschließlich auf die Befestigung von Epithesen, z.B. nach Exenteratio orbitae. Voraussetzung für eine gleichzeitige Implantatversorgung ist jedoch, daß die Implantate während der Einheilphase absolut dicht mit Weichteilen bedeckt werden können.
Zu Herrn Draf: a) Die mechanische Belastbarkeit der Dünndarmtransplantate ist erstaunlich gut. Es gibt natürlich gelegentlich kleine Läsionen, die aber sehr schnell unproblematisch abheilen. Alle unsere Patienten sind von Seiten des Dünndarmtransplantates in der Lage, auch feste Kost zu sich zu nehmen.
b) Mit der extrakorporalen Perfusion haben wir keine Erfahrung, wir haben die allogene Knochentransplantation bisher nur im Tierexperiment untersucht und noch nicht ernsthaft über die klinische Anwendung nachgedacht. Entsprechend haben wir auch noch keinen Ansatz für das organisatorische Vorgehen einer allogenen Knochentransplantation, z.B. zum Ersatz des Unterkiefers. Grundsätzlich könnte ich mir aber vorstellen, daß wir uns an das Vorgehen angleichen, das bei der Transplantation von parenchymatösen Organen angewandt wird. Hier werden die Organtransplantate bekanntlich vital entnommen, häufig über weite Strecken transportiert und dann unmittelbar eingelagert.
Zu Herrn Morgenstern: Das Verfahren nach Ilizarov, die Kallusdistraktion, ist auch bei den Unfallchirurgen und Orthopäden noch nicht ausdiskutiert. Es gibt in der Arbeitsgemeinschaft für Osteosynthese eine prospektive Studie über die Kallusdistraktion, deren endgültiges Ergebnis noch nicht vorliegt. Wegen der langen Liegedauer über mehrere Monate, der dabei entstehenden Narbenbildung, der Gefahr der Nervenschädigung und insbesondere wegen der anhaltenden Belastung für die Patienten kann ich mir eine Anwendung am Unterkiefer nicht vorstellen. Es gibt sehr viel bessere Verfahren der Unterkiefervergrößerung, die sogar narbenfrei von intraoral vorgenommen werden können und nicht in jedem Fall eine Knochentransplantation erfordern.
Zu Herrn Weerda: Bezüglich der enossalen Implantate müssen wir umdenken. Es gibt heute Implantatsysteme, über die inzwischen eine über 20jährige Erfahrung mit einer sorgfältigen Dokumentation vorliegt und die man heute mit einer hohen

Erfolgssicherheit den Patienten anbieten kann. Das Problem der peripillären Infektionen und der Knochenresorption in der Umgebung der Implantate ist heute durch sorgfältige Nachsorgeprogramme beherrschbar. Durch entsprechende Hygienemaßnahmen in der Umgebung der Pfeilerdurchtrittsstellen können Infektionen und damit nachfolgend Knochenresorptionen in der Umgebung der Implantate weitgehend vermieden werden. Im Gegenteil wissen wir heute, daß durch die enossalen Implantate, die wir in freien oder gefäßgestielten Knochentransplantaten inserieren, über eine physiologische Belastung der Knochentransplantate eine fortschreitende Knochenatrophie verhindert werden kann. Für unsere Tumorpatienten oder für Patienten mit extremer Knochenatrophie nach frühzeitigem Zahnverlust sind die Implantate ein Segen, die wir für solche Indikationen bevorzugt in Kombination mit Osteoplastiken inserieren. Auch wir waren noch vor einigen Jahren sehr skeptisch, sind heute aber überzeugt, so daß wir alle früheren Verfahren der präprothetischen Chirurgie nicht mehr einsetzen.

C3.) H.-P. Richter (Günzburg/Ulm): Transplantation von Nerven

Die Qualität der funktionellen Erholung nach einer Nervenrekonstruktion hängt von verschiedenen Faktoren ab. Während viele durch uns nicht beeinflußbar sind, wie z.B. welcher Nerv betroffen ist und wo, können wir zwei wichtige Faktoren sehr wohl beeinflussen, nämlich den Zeitpunkt der Operation und die Qualität der Operation.

Ist es klar, daß ein Nerv durchtrennt ist, dann gibt es keinen Grund, seine spontane Erholung abzuwarten. Auch wenn es vielleicht möglich ist, daß ein durchtrennter menschlicher Nerv wieder spontan, also von selbst, zusammenwächst, so ist es in hohem Maß unwahrscheinlich, daß er sich auch funktionell erholt. Ziel der operativen Behandlung ist aber letztlich die möglichst vollständige Wiederherstellung ausgefallener Funktionen. Je mehr Zeit zwischen Trauma und Rekonstruktion des Nervs verstreicht, um so schlechter ist diese Funktionsrückkehr. Deshalb sollte man rasch operieren, nämlich nach 2−3 Wochen.

Spricht man über den Zeitpunkt der Operation, dann schließt sich die Frage an: Wie lange kann ein Nerv durchtrennt bleiben? Wann macht die Nervenrekonstruktion keinen Sinn mehr? − Auch wenn wir über keine exakten Zahlen und Erfahrungen verfügen, so nehmen wir an, daß ein Muskel, der 1,5 Jahre ohne Nervenversorgung geblieben ist, kaum eine Chance hat, sich zu erholen. Dann atrophiert er nicht nur, sondern degeneriert. Die Atrophie ist durch eine Abnahme des Muskelfaserdurchmessers und damit eine Abnahme der Masse des Gesamtmuskels gekennzeichnet und ein reversibles Geschehen. In einem degnerierten Muskel hingegen haben Bindegewebe und Fettgewebe die Muskelfasern ersetzt. Die Degeneration eines Muskels ist irreversibel. Einen durchtrennten motorischen Nerv sollte man deshalb frühzeitig rekonstruieren, damit die Muskulatur nicht degeneriert. Bei sensiblen Nerven ist keine solche Eile geboten. Auch Jahre nach einer Durchtrennung rekonstruiert man z.B. einen N. medianus am Handgelenk, um zumindest eine Schutzsensibilität in Daumen, Zeige- und Mittelfinger zu erreichen, ohne die die Hand auch bei guter Beweglichkeit funktionslos ist.

Die übliche Technik einer Nervenrekonstruktion ist die folgende: Das Neurom, die kolbige Auftreibung des Nervenendes, wird vollständig reseziert. Jetzt entscheidet sich, ob man die Nervenstümpfe direkt wiedervereinigen kann oder ob man den Defekt durch ein Interponat überbrücken muß und ob die Naht epineural oder interfaszikulär erfolgt. Die epineurale Naht hat keine Nachteile gegenüber der interfaszikulären Technik, vorausgesetzt, daß die Nervenenden präzise adaptiert werden. Diese Forderung ist gleichermaßen an die interfaszikuläre Naht zu stellen. Dabei wird das Epineurium, die äußere Hülle des Nervs, entfernt, und korrespondierende Faszikelgruppen werden miteinander vereinigt oder durch ein Interponat überbrückt. Ziel einer Nervennaht ist es, eine Leitstruktur für die von zentral auswachsenden Axone und Schwannschen Zellen zu schaffen.

Trotz subtilster Technik können wir aber nie eine anatomische, also mikroskopisch exakte Wiederherstellung des ursprünglichen Faszikelmusters erreichen. Die Gründe dafür liegen in der Struktur der Nerven. Die Nervenfasern laufen im Nerv nämlich nicht parallel wie in einem elektrischen Kabel, sondern ändern ständig ihre Lage zueinander. Diese sog. Faszikeldurchmischung, deren Kenntnis wir vor allem Sir Sydney Sunderland verdanken, nimmt distalwärts ab. Je weiter peripher also ein Nerv durchtrennt ist, desto wahrscheinlicher ist es, daß die passenden Endorgane reinnerviert werden, daß motorische Axone Muskelfasern und den richtigen Muskel und sensible Axone die Tastkörperchen erreichen. Nehmen wir als Beispiel den N. facialis. Vor der Aufteilung des Nervs in seine Äste, also proximal des For. stylomastoideum, liegen die Fasern, die die verschiedenen mimischen Muskeln versorgen, ungeordnet über den Querschnitt des Nervs verteilt. Wird der Nerv an dieser Stelle rekonstruiert, dann sind mit Sicherheit funktionelle Fehlverbindungen die Folge. Wird der Nerv hingegen weiter peripher, jenseits der Aufzweigung in seine Äste rekonstruiert, dann ist es wesentlich wahrscheinlicher, daß die Nervenfasern die ihnen zugehörigen Muskeln erreichen. In ersterem Fall sind postoperative Synkinesien zu erwarten, im letzteren Fall kaum. Eine distale Nervenläsion hat also nicht nur deshalb eine bessere Prognose, weil die Strecke zum Erfolgsorgan kürzer ist, sondern auch deshalb, weil die innere Topographie distal besser geordnet ist als zentral.

Was können wir in der Zukunft erwarten? Die Technik der Nerventransplantation ist ausgereift. Substanzen, die die Nervenregeneration meßbar verbessern, sind bisher nicht gefunden, werden aber weiter intensiv gesucht. Die bisher bekannten sog. „Nerve Growth Factors" wirken auf parasympathische, nicht auf somatische, also motorische und sensible Fasern. Röhrenförmige Interponate aus körpereigenem (Venen) oder resorbierbarem alloplastischem Material, sog. „Condiuts", wurden nicht nur bei Tieren, sondern auch schon bei Menschen mit Erfolg eingesetzt. Röhrchen aus Polyglycolsäure (Dexon), dienten als Interponate zur Rekonstruktion von Defekten an Fingernerven. Solche Conduits dienen den Axonen ebenfalls als Leitstrukturen. Vergleicht man das funktionelle Ergebnis nach Implantation eines Conduits mit denen nach autologer Nerventransplantation, so sind die Conduits den autologen Nerveninterponaten jedoch unterlegen, auch wenn es sich bei dem Conduit um anderes autologes Material handelt, z.B. eine Vene.

Schlußbemerkung

Wir Ärzte haben keinen Einfluß auf die Art einer Nervenverletzung, den betroffenen Nerv, das Ausmaß von Begleitverletzungen und das Alter des Patienten, alles prognostisch relevante Faktoren. Wir können lediglich zwei andere Faktoren beeinflussen. Sie aber sind von ganz besonderer prognostischer Bedeutung: Die Rekonstruktion eines durchtrennten Nervs sollte möglichst exakt sein und sich des Operationsmikroskops bedienen. Neben präziser operativer Technik ist der Zeitpunkt der Operation von hervorragender Wichtigkeit. Wenn anzunehmen ist, daß der Nerv scharf verletzt wurde, sollte er möglichst früh rekonstruiert werden. Das gilt auch für den N. accessorius, der nach einer Lymphknotenentnahme am lateralen Halsdreieck geschädigt sein kann. Wann ein denervierter menschlicher Skelettmuskel nicht mehr so reinnervationsfähig ist, daß eine brauchbare Funktion erwartet werden kann, ist nach wie vor unklar. Trotz mehr oder weniger anekdotischer Einzelberichte über sehr späte Nervenrekon-

struktionen und dennoch hervorragende motorische Restitution empfiehlt es sich davon auszugehen, daß ein 1½ Jahre denervierter Muskel nur noch eine geringe Chance zu einer nützlichen Besserung hat. Eine der schwierigsten Entscheidungen in der Chirurgie peripherer Nerven ist die Frage, wann man einen Nerv erneut revidieren sollte, der zuvor schon genäht oder transplantiert wurde, ohne daß diese Operation zu einer Besserung der ausgefallenen Funktionen führte. Regenerierende Axone benötigen etwa einen Monat zur Überwindung einer Nahtstelle (2 Monate beim Transplantat) und wachsen mit einer Geschwindigkeit von 1 mm pro Tag distalwärts aus, also 3 cm im Monat. Sobald sie den Kontakt mit den motorischen und sensiblen Endorganen hergestellt haben, dauert es noch mindestens Wochen, bis diese Verbindungen so gereift sind, daß sie elektromyographisch oder gar klinisch bemerkbar werden. Auch bei einer kurzen Strecke von 4−5 cm zwischen Nahtbereich und Erfolgsorganen wird man nicht schon ein halbes Jahr nach der ersten, vermeintlich erfolglosen Operation erneut revidieren. Selbst bei Facialisparesen mit erhaltener Kontinuität des Nervs, wie sie nach Entfernung eines Akustikusneurinoms vorkommen können, kann es ein halbes Jahr dauern, bis man eine Besserung der mimischen Funktionen erkennt. Hat sich aber 9−12 Monate nach einer relativ distalen Nervenrekonstruktion, wie oben beschrieben, noch keine sichtbare oder meßbare Besserung eingestellt, rate ich zur erneuten Freilegung des Nervs.

J. Helms (Würzburg): Eine Muskeldegeneration nach Denervation ist zwar nach 1,5−2 Jahren anzunehmen, eine eventuelle Nervenrekonstruktion kann am Facialis aber auch später noch sinnvoll sein. Ihr Kommentar?

P. Federspil (Homburg-Saar): Im Anschluß an den neurochirurgischen Vortrag und insbesondere bezüglich der vom Präsidenten mehrfach hervorgehobenen Bedeutung der Frage einer möglichen Übertragung von Viruserkrankungen durch Implantate oder Transplantate möchte ich darauf hinweisen, daß wir die Möglichkeit einer derartigen Übertragung nicht auf Aids- oder Hepatitisviren beschränken dürfen, sondern die neurotopen slow virus-Infektionen miteinbeziehen müssen. Unter den letztgenannten Viren sind die Verursacher der Jacob-Creutzfeld- und evtl. der Alzheimer-Erkrankung sowie des „mad cow syndroms" hervorzuheben. Außerdem lassen sich diese Viren nicht durch Formaldehyd abtöten und bedürfen einer Sterilisierung durch Hitze.

M. Münzel (Hamburg): Sie erwähnten in Ihrem Referat die Parese des N. accessorius und führten aus, daß man früher 6 Monate bei einer unklaren Accessoriusparese abwartete, bevor man eine operative Revision vornahm. Wann raten Sie heute zu einer operativen Revision und warum wählen Sie den Zeitpunkt früher?

C. Herberhold (Bonn): In der Klinik ist die Bestimmung des Zeitpunktes zur operativen Intervention ja von großer Bedeutung. Wann und ggf. mit Hilfe welcher Methode gehen Sie von unzureichender Spontanregeneration aus und treffen die Entscheidung zur Transplantation?

H.-P. Richter (Schlußwort):
Zu Herrn Helms: Es gibt sicher Einzelberichte über erfolgreiche Regeneration nach Nervenrekonstruktionen, die viele Jahre nach Nervendurchtrennung stattgefunden haben. Von neurologischer Seite wird ein denervierter Muskel so lange für reinnervationsfähig gehalten, als im EMG Spontanaktivität ableitbar ist. Nicht nur nach meiner Meinung sollte man aber einen Muskel nicht länger als 1,5−2 Jahre denerviert lassen, will man auf ein akzeptables funktionelles Ergebnis hoffen.
Zu Herrn Federspil: Die Frage der slow virus-Infektion stellt sich der Nervenchirurgie nicht, da wir nur autologes Material als Interponat verwenden. Ich darf auch noch darauf hinweisen, daß alle Untersuchungen, die sich kontrolliert mit einem Vergleich der autologen Interponate und sog. „Conducts" beschäftigt haben, ohne Ausnahme das autologe Material als am besten ergeben haben.

Zu Herrn Münzel: Wenn ein Patient nach einer Lymphknotenentfernung am Hals eine Accessoriusparese hat, lege ich sehr schnell frei. Manchmal findet man dann, daß der Nerv intakt ist und man sich mit einer Neurolyse begnügen kann. Da die Ergebnisse quoad functionem aber um so besser sind, je früher man den Nerv rekonstruiert, halte ich dieses Vorgehen für gerechtfertigt. Der Eingriff ist ja nicht so belastend, daß man ein solches Vorgehen nicht empfehlen könnte.
Zu Herrn Herberhold: Man sollte in jedem Falle bei einer scharfen Durchtrennung eines Nerven davon ausgehen, daß er sich nicht von selbst erholt. Wenn nach einer scharfen Verletzung sofort ein Nervenausfall besteht, dann sollte man den Nerven entweder sofort − primär − oder als sog. frühe Sekundärversorgung nach 2−3 Wochen rekonstruieren. Anders ist es bei einem geschlossenen Trauma, wie wir es im Rahmen von Zerrungstraumen des Armplexus sehen. Dann warte ich 4 Monate ab und lege dann den Nerven frei, wenn er sich nicht erholt hat. Wenn sich dann bei der intraoperativen Leitungsmessung am freigelegten Nerv zeigt, daß das pathologisch erscheinende Nervensegment nicht leitet, dann transplantiere ich.

C4.) G. Geyer (Würzburg): Implantate in der Mittelohrchirurgie

Werden einem Referat Daten aus der Literatur zugrunde gelegt, so entsteht gelegentlich ein unvollständiger Eindruck über die tatsächliche Verwendung von Transplantatgeweben und Implantatmaterialien in der Mittelohrregion. Um dieses Informationsdefizit auszugleichen, wurden 120 deutsche HNO-Kliniken angeschrieben. 107 Kolleginnen und Kollegen haben den Fragebogen freundlicherweise beantwortet und so eine Übersicht über vorzugsweise verwendete Gewebe und Werkstoffe in der gehörverbessernden und rekonstruktiven Mittelohrchirurgie ermöglicht.

Materialien in der Mittelohrchirurgie

Vor etwa 40 Jahren setzte Wullstein erstmals eine Palavit-Columella zwischen Paukenabdeckung und Steigbügelfußplatte ein. Wegen ungenügender Gewebeverträglichkeit verwarf er das Material wieder − ebenso wie Kley 3 Jahre später das Supramid. Andere synthetische Materialien wie Polyethylen oder Polytetrafluorethylen konnten in der rekonstruktiven Mittelohrchirurgie die in sie gesetzten Erwartungen nicht erfüllen. Lediglich in der Stapeschirurgie bewähren sich Kunststoffe, z.B. Teflon.

Seit Ende der 70er Jahre werden bioinerte und bioaktive keramische Materialien sowie neuerdings Ionomerzement den hohen Anforderungen an Mittelohrimplantate am ehesten gerecht.

Ossikelrekonstruktion (Abb. 1)

Standard sind nach wie vor autogene sowie allogene Gehörknöchelchentransplantate. Größere knorpel-

überbrückte Ossikeldefekte können durch Erweichen des Gewebes nach Monaten und Jahren zu einer Verschlechterung des Hörvermögens führen. Das kostengünstige Dentin läßt sich ohne Stabilitätsverlust autoklavieren. Xenogenes Gewebe spielt bei der Rekonstruktion der Gehörknöchelchenkette keine Rolle.

Metalle. In der großen Gruppe der alloplastischen Werkstoffe werden Metalle wie Stahl- oder Tantaldraht überwiegend in der Otosklerosechirurgie verwendet.

Platinband liegt dem Knochen breitflächig an und vermindert so das Risiko der gefürchteten Arrosion des langen Amboßschenkels. Prothesen aus gehämmertem Gold scheinen sich für die Stapeschirurgie sowie für die rekonstruktive Mittelohrchirurgie

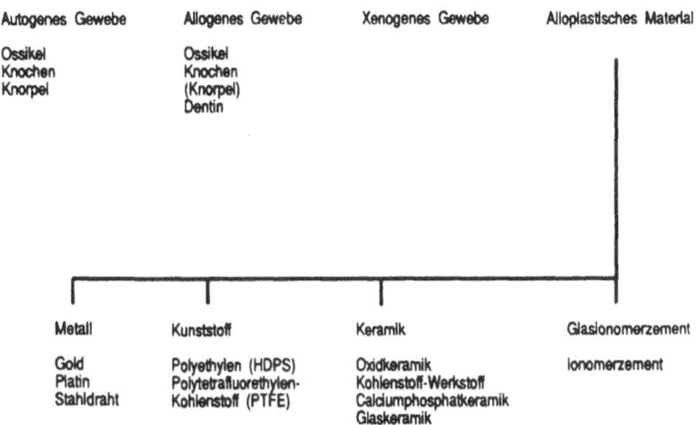

Abb. 1. Materialien(-auswahl) zur Rekonstruktion der Gehörknöchelchenkette

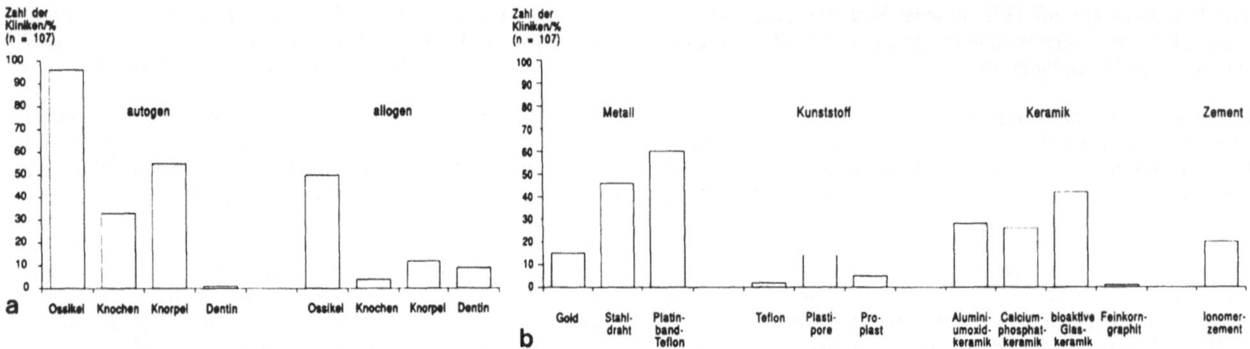

Abb. 2. An 107 deutschen Hals-Nasen-Ohren-Kliniken im Mittelohr verwendetes Gewebe (**a**) und alloplastische Materialien (**b**)

zu eignen. Die Verwendung von Titan an Prothesenenden verspricht nach Plester, der solche Prothesen verwendet, eine besonders zuverlässige Ankopplung an Knochen.

Kunststoffe. Das Prothesenmaterial aus hochverdichtetem Polyethylenschwamm – Plastipore – oder Polytetrafluorethylen/Kohlenstoff – Proplast – ist in der rekonstruktiven Mittelohrchirurgie nach wie vor umstritten. Auch wenn das synthetische Material makroskopisch nach Jahren stabil erscheint, so lassen sich in der Tiefe des Werkstoffs Fremdkörper- und Riesenzellen nachweisen. Polytetrafluorethylen – das Teflon – hat sich lediglich in der Stapeschirurgie meist als Platinband-Teflon-Komposit bewährt.

Keramische Werkstoffe. Zirkonoxidkeramik wird derzeit klinisch geprüft. Die Eigenschaften des Werkstoffs sollen denen der bekannten Aluminiumoxidkeramik ähnlich sein. Feinkorngraphit scheint sich bisher als einziger Kohlenstoffwerkstoff in der rekonstruktiven Mittelohrchirurgie zu bewähren.

Das dichte Hydroxylapatit als Vertreter der Calciumphosphatkeramiken ist ähnlich wie die anorganische Matrix des Knochens zusammengesetzt; Hydroxylapatit ist deshalb als sehr gewebefreundlich anzusehen. Mit der oberflächenaktiven Glaskeramik Ceravital lassen sich im entzündungsfreien Mittelohr ausgezeichnete funktionelle Resultate bei der Kettenrekonstruktion erzielen. Durch rezidivierende Mittelohrentzündungen kann der Werkstoff allerdings völlig zerstört werden. Die bioinerte maschinell bearbeitbare Glaskeramik Bioverit zeichnet sich durch hohe Stabilität und leichte Formbarkeit aus.

Ionomerzement. Ionomerzement besteht aus einer Polycarboxylatmatrix, die Glaspartikeln dicht umschließt. Der Werkstoff läßt sich mit diamantierten Fräsen wie keramisches Material bearbeiten, ohne daß eine Splitterneigung besteht. Die bisher innerhalb von fast 4 Jahren mehr als 700 implantierten Os-

sikel weisen den Werkstoff als mittelohrkompatibles, leicht anzupassendes Prothesenmaterial aus.

Zusammengesetzte Mittelohrprothesen. Unterschiedliche Eigenschaften von Materialien bei Gewebekontakt lassen sich gezielt nutzen. Eine Aluminiumoxidcolumella verwächst beispielsweise nicht mit dem benachbarten Knochen. Die mit Ceravital beschichtete Oberfläche des Prothesentellers kann mit der Trommelfellunterseite verwachsen und beugt so einer Dislokation des Implantats vor.

Umfrageergebnis (Abb. 2a, b). Die meisten Kliniken überbrücken Ossikeldefekte mit autogenen Gehörknöchelchen und Knorpel.

Allogene Ossikel werden von vielen Kliniken nicht mehr verwendet. Aus den Anmerkungen im Fragebogen ist die Sorge um eine mögliche Übertragung von Infektionen zu erkennen.

Gold-, Stahldraht- und bevorzugt Platinbandteflonimplantate finden ihre Anwendung in der Otosklerosechirurgie. Keramische, Ionomerzement- sowie Goldprothesen werden von ¼ bis ⅓ der Kliniken genutzt.

Gehörgangswandrekonstruktion

Die hintere Gehörgangswand läßt sich mit synthetischen Materialien, Keramiken sowie Ionomerzement rekonstruieren. In die ca. 300 µm großen Öffnungen der porösen Hydroxylapatit-Gehörgangswand wächst Knochengewebe ein und stabilisiert so das Implantat. Präformierte Ceravital-Gehörgangswände oder in situ härtender Ionomerzement können als Gehörgangswandersatz dienen. Entscheidend für ein günstiges Operationsresultat sind zuverlässig dauerhaft belüftete Mittelohrräume und eine komplette Bedeckung des neugebildeten Gehörgangs mit Gewebe, z.B. einem Palva-Lappen. Die spontane Epithelisierung des Implantats bei einem Gewebedefizit ist nicht zu erwarten.

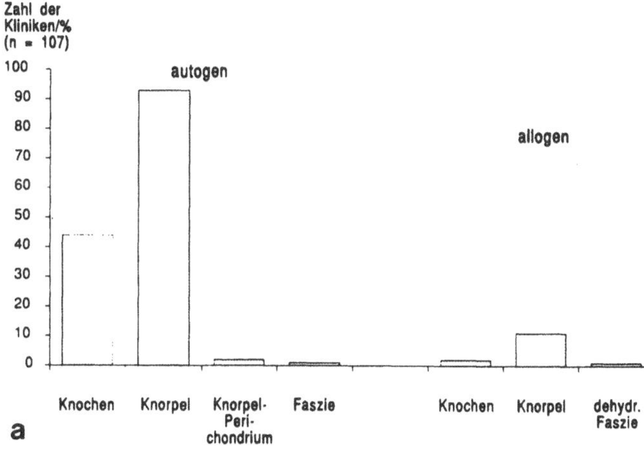

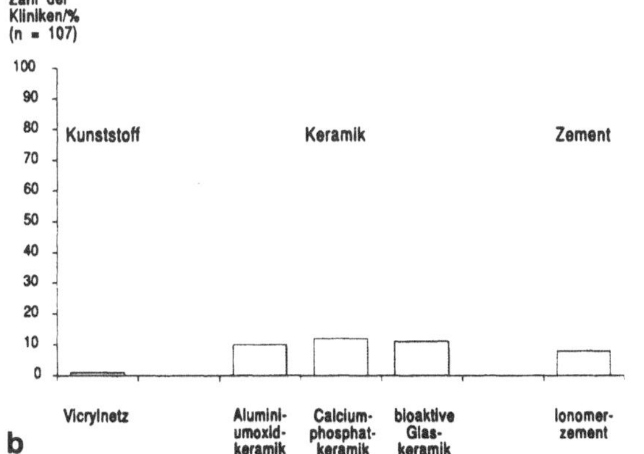

Abb. 3. Rekonstruktion der Gehörknöchelchenkette. An 107 deutschen Hals-Nasen-Ohren-Kliniken im Mittelohr verwendetes Gewebe **(a)** und alloplastische Materialien **(b)**

Umfrageergebnis (Abb. 3a, b). Erwartungsgemäß wird in den meisten Kliniken autogenes Gewebe zur Wiederherstellung der Gehörgangswand benutzt. Knorpel und Knochen sind in der Ohrregion reichlich vorhanden, so daß sich eine lokale Gewebeent-

nahme anbietet. Alloplastische Werkstoffe wie Keramiken oder Ionomerzement werden von etwa 10% der befragten Kliniken implantiert.

Mastoidverkleinerung

Die verfügbare Menge autogenen Gewebes – meist Knorpel – zur Mastoidverödung ist begrenzt. Sehr große Höhlen können deshalb mit unbegrenzt verfügbaren alloplastischen Materialien wie Calciumphosphatkeramiken oder Ionomerzement in Granulatform verkleinert werden.

Umfrageergebnis (Abb. 4a, b). In den meisten Kliniken wird die Mastoidhöhle mit einem Muskelperiostlappen, Knorpel sowie Knochen verkleinert. Alloplastische Materialien werden in maximal 15% der Kliniken verwendet.

Verschluß des Pauken-/Mastoiddaches

Bei großen Knochensubstanzdefekten kann das Pauken-/Mastoiddach ergänzend z.B. mit Keramikplatten verriegelt werden. Mit Ionomerzement lassen sich Knochenlücken zusätzlich wasserdicht abschotten.

Umfrageergebnis (Abb. 5a, b). Kleinere Defekte werden mit lokal verfügbarem Gewebe wie Knochen, Knorpel und Faszie verschlossen. Kunststoff wie Gore Tex, Keramiken oder Ionomerzement werden von etwa 5% der Kliniken eingefügt.

Paukenabdeckung (Abb. 6)

Bei der Abdeckung der Pauke dominieren autogene Materialien. Faszie, Perichondrium oder Knorpel halten sich hierbei die Waage. Konserviertes allogenes Gewebe wird nur in wenigen Kliniken verwendet.

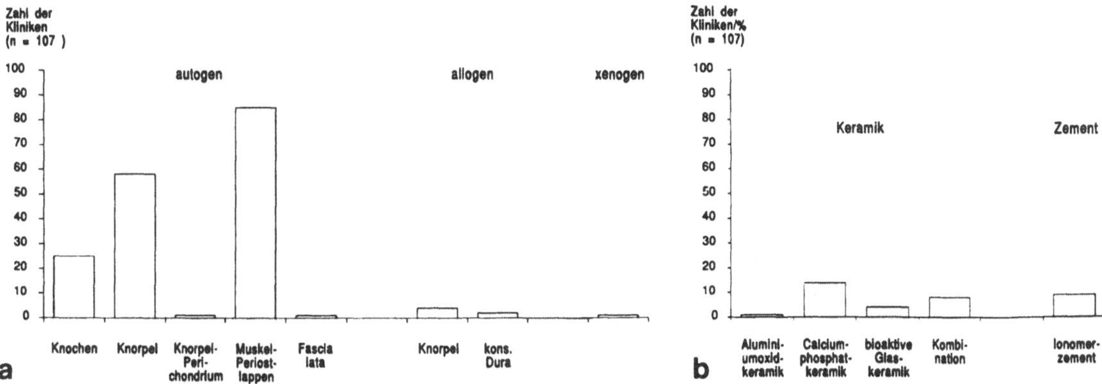

Abb. 4. Rekonstruktion der Gehörgangswand. An 107 deutschen Hals-Nasen-Ohren-Kliniken im Mittelohr verwendetes Gewebe **(a)** und alloplastische Materialien **(b)**

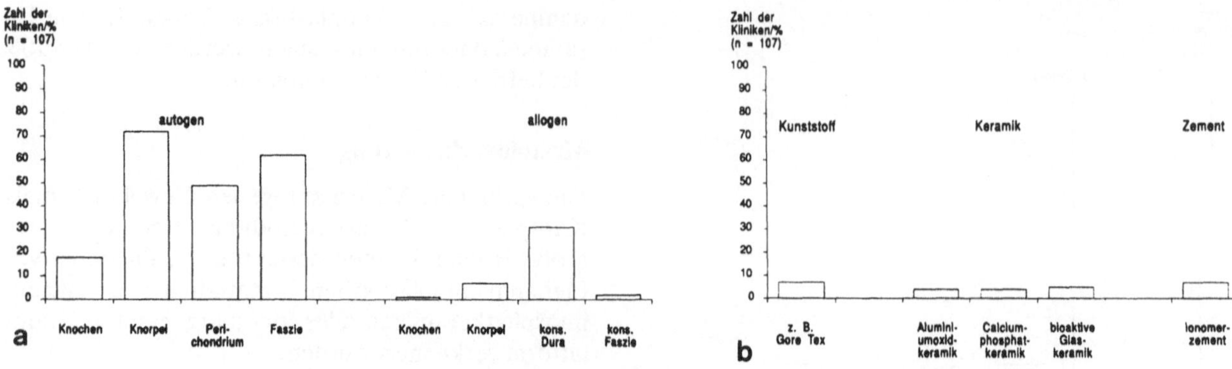

Abb. 5. Verkleinerung der Mastoidhöhle. An 107 deutschen Hals-Nasen-Ohren-Kliniken im Mittelohr verwendetes Gewebe **(a)** und alloplastische Materialien **(b)**

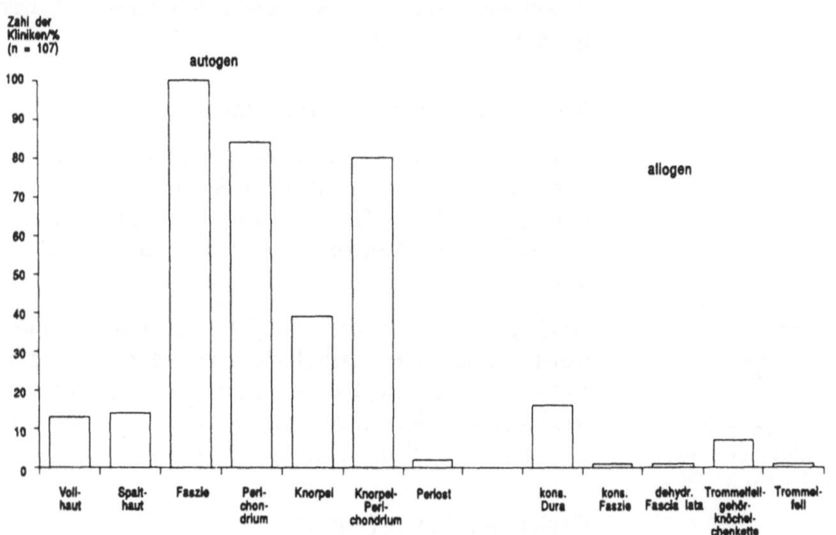

Abb. 6. Rekonstruktion des Pauken-/ Mastoiddaches. An 107 deutschen Hals-Nasen-Ohren-Kliniken im Mittelohr verwendetes Gewebe und alloplastische Materialien

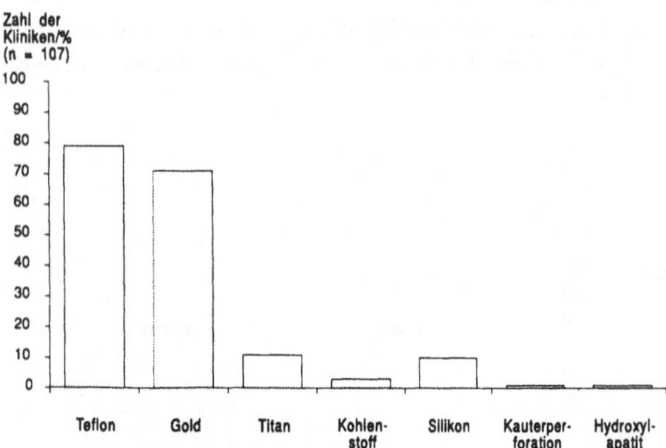

Abb. 7. Abdeckung der Pauke. An 107 deutschen Hals-Nasen-Ohren-Kliniken im Mittelohr verwendetes Gewebe und alloplastische Materialien

Paukendrainage (Abb. 7)

Die meisten Kliniken implantieren Gold- und Teflonröhrchen. Als Alternative werden Hydroxylapatitröhrchen angegeben, die ohne Verletzung des Trommelfells zur Dauerbelüftung des Mittelohres zwischen Anulus und Gehörgangsboden eingelegt werden.

Implantatierbare Hörhilfen

In das Mittelohr implantierbare Hörhilfen sind nach dem Umfrageergebnis in Deutschland bisher nicht eingesetzt worden. Bei Hörgeräten dieser Art wird der Schall frequenzspezifisch verstärkt und die Spannungsänderung über Induktionsspulen an eine Piezokeramik weitergeleitet. Das Piezoelement ist entweder unmittelbar an den Steigbügel gekoppelt oder die Vibration der piezoelektrischen Keramik wird über eine Keramikcolumella auf die bewegliche Fußplatte übertragen. Von den Patienten werden die fehlende

Rückkoppelung sowie die hohe Wiedergabetreue der Schallübertragung hervorgehoben. Ungelöst ist bisher das Verhalten des Systems im mangelhaft belüfteten und gelegentlich infizierten Mittelohr.

Zusammenfassung

Die Transplantation autogenen Gewebes ist die Basis der rekonstruktiven Mittelohrchirurgie. Das Umfrageergebnis zeigt, daß bei der Verwendung allogenen Gewebes eine Verunsicherung eingetreten ist. Zumindest besteht die theoretische Möglichkeit, eine Infektion zu übertragen. Alloplastische Implantate stehen unbegrenzt zur Verfügung. Sie werden allerdings an der Verträglichkeit und dem Langzeitverhalten autogenen und allogenen Gewebes gemessen.

R. Reck (Darmstadt): Beim Trommelfellverschluß bewähren sich Implantate aus kompakten Trikalziumposphatkeramiken (zum Beispiel Ceravital) dauerhaft im direkten Kontakt zur Faszie. Auf den großflächigen kompakten Implantaten aus Ceravital zur Rekonstruktion der hinteren Gehörgangswand zeigt das bedeckende Epithel oft die Zeichen der Atrophie und nachfolgend Zerstörung, wenn nur mit Faszie abgedeckt wurde. Gibt es kompakte Implantatmaterialien, die bei alleiniger Abdeckung mit frei transplantierter Faszie eine dauerhafte Epithelisierung zeigen?

G. Geyer (Schlußwort):
Es gibt keine Hinweise, daß alloplastische Materialien im äußeren Gehörgang spontan von der Seite her epithelisiert werden. Freie Faszientranpslantate atrophieren in der Regel auch, wenn die Gehörgangshaut das Transplantat großzügig überlappt. Eine zuverlässige, dauerhafte Bedeckung alloplastischer Materialien mit Weichgewebe läßt sich durch Einsehwenken gestielter Lappen, z.B. eines Palva-Lappen, erzielen.

C5.) E. Lehnhardt (Hannover): Biokompatibilität der Cochlear Implants

Die Forderung nach der Biokompatibilität eines vorgefertigten Implantats richtet sich zunächst an den Hersteller, d.h. wir brauchen die Sicherheit, daß ein bestimmter Prüfkatalog eingehalten wurde. Daraus dürfen sich z.B. keine Hinweise auf eine akute oder chronische Unverträglichkeit der verwendeten Materialien ergeben (Tabelle 1). Hierzu gehören physikochemische Prüfungen zum Ausschluß einer akuten systemischen oder einer intradermalen Toxizität und zum Ausschluß von Ethylenoxid-Rückständen sowie histopathologische Untersuchungen mit subkutanen und intramuskulären Implantationsproben.

Bei elektrophysiologischen Prothesen wie dem Cochlear Implant sollten zum Ausschluß eines frühen Funktionsausfalls auch Testergebnisse hinsichtlich der Umweltverträglichkeit vorliegen (Tabelle 2). Sie sollten die Reaktion des Gerätes auf thermische Schocks (kalt und heiß) sowie auf Temperaturzyklen, Vibration und Aufprallstoß enthalten; auch Antennenbiege- und Elektrodentests, Prüfung der elektromagnetischen Verträglichkeit und Analyse der Funktionsstörungen gehören dazu.

Den Nachweis dieses Testprogramms muß der Hersteller jederzeit antreten können, und wir müssen ihn insbesondere solange fordern, als in Deutschland vom TÜV neben der Biokompatibilität lediglich die elektrische Sicherheit für den Patienten und die mechanische Unbedenklichkeit gefordert werden, während z.B. in den USA die FDA auch den Nachweis der funktionellen Effektivität verlangt.

Die Frage nach der Material-Biokompatibilität des Cochlear Implants wäre mit dem Hinweis abzutun, daß wir unter den letzten mehr als 350 Erwachse-nen und Kindern nicht ein einziges Mal eine Sekundärheilung, eine Lappennekrose oder gar eine Abstoßung gesehen haben. Wenn über solche Komplikationen von anderen Autoren auch jetzt noch häufiger berichtet wird, dann ist dies aus unserer Sicht nicht mit einer Unverträglichkeit des Implantats, sondern mit unzulänglicher Operationstechnik zu erklären. Dazu gehören eine unnütz ausgedehnte Operationsdauer, wenig schonender Umgang mit dem Gewebe und − vor allen Dingen − eine zu engherzige Freilegung des Operationsfeldes. Eine Hautinzision dagegen (vgl. Referat, Abb. 7), die die Blutversorgung des Lappens möglichst wenig tangiert, vom

Tabelle 1. Zuverlässigkeit − Biokompatibilität

Physikochemische Prüfung
Akute systemische Toxizität
Intradermale Toxizität
Muskelimplantation
Ethylenoxid Rückstandsanalyse
Implantationsprobe des fertigen Gerätes
Histopathologische Untersuchung

Tabelle 2. Zuverlässigkeit − Umweltverträglichkeit

Thermischer Schock (kalt und heiß)
Temperaturzyklus
Vibrationstest
Aufprallstoßtest
Antennenbiegetest
Elektrodentests
Elektromagnetische Verträglichkeit
Analyse von Funktionsstörungen

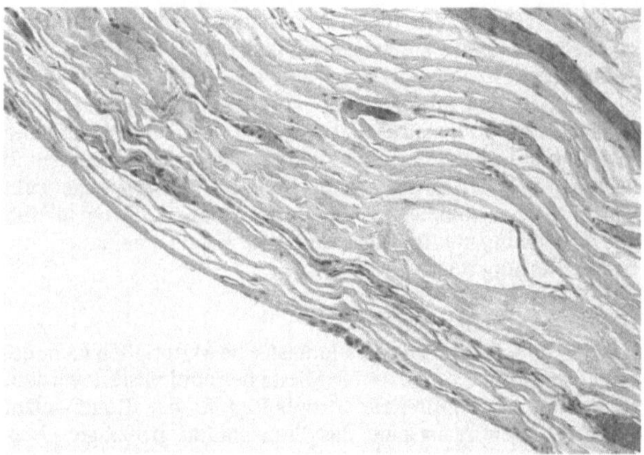

Abb. 1. Bindegewebshülle um das Cochlear Implant im histologischen Schnitt (10fach): Faserige Struktur weitgehend ohne zellige Infiltrate (Renate W., E 9365/92 II)

Implantat möglichst weit entfernt bleibt und die die eventuelle Notwendigkeit einer Reimplantation berücksichtigt, kann die primäre Einheilung des Implantats gewährleisten.

Die Oberfläche des heutigen Cochlear Implants besteht aus Silastik oder Keramik und aus den Platin-Iridium-Elektroden. Die Biokompatiblität von Keramik steht außer Zweifel. Auch für die Silastikhülle haben sich uns weder makro- noch mikroskopisch irgendwelche Hinweise auf mangelnde Biokompatibilität der Silastikhülle des Cochlear Implants ergeben; die Einscheidung in eine Bindegewebshülle verläuft offensichtlich problemlos, wie die Befunde während nachträglicher Anbringung der sog. Magnetoption erkennen lassen. Das Bindegewebslager (Abb. 1) ist stellenweise ohne nennenswerte zellige Reaktion oder an umschriebener Stelle lediglich mit einer solchen von Lymphozyten und Makrophagen, nicht von Granulozyten. Bei unserer einzigen − sehr frühen − Patientin mit einer Lappennekrose war die Allergie auf Silastik auszuschließen, indem wir Material derselben Charge subkutan am Arm implantierten, ohne daß es zu einer entzündlichen oder als allergisch zu deutenden Reaktion kam. Die Patientin wurde 2½ Jahre später erneut mit einem Implantat versorgt ohne jede Komplikation. Auch in den USA ließ sich für beobachtete Komplikationen eine allergische Reaktion auf Silastik durch subkutane Implantation entsprechender Chargen ausschließen (Mitteilung der Cochlear-AG, Basel).

Weniger blande als die Reaktion auf Silastik ist diejenige auf Dacron, das als Mesh zur Fixation des Elektrodenträgers empfohlen wird. Die zelligen Anteile sind hier deutlicher ausgebildet, möglicherweise weniger als Reaktion auf das Material, sondern eher als Folge der gazeartigen Oberfläche. Einfacher zu

handhaben und zuverlässiger in der Fixation ist Glasionomerzement, über dessen Biokompatibilität wir im Referat berichtet hatten. Maschinell gemischt, läßt sich eine toxische Einwirkung der Flüssigkeitskomponente auf die benachbarten Nerven (N. facialis und Chorda tympani) offenbar gänzlich verhindern. In der klinischen Studie haben wir bei inzwischen mehr als 180 Anwendungen keine einzige toxische, entzündliche oder allergische Reaktion gesehen.

Wenig konkret waren bislang die Vorstellungen von der intrakochleären Gewebsreaktion auf den Elektrodenträger. Inzwischen haben Reimplantationen erkennen lassen, daß frührere Befürchtungen unbegründet waren. Die geweblichen Reaktionen innerhalb der Schnecke führen um so weniger zu festen Narben, je glatter die Oberfläche des Elektrodenträger ist. Es bildet sich vielmehr ein sehr dünner Gewebsschlauch um den Elektrodenträger heraus, der so zart ist, daß er bei der Reimplantation sogar eine tiefere Einführung erlaubt als zuvor bestanden hatte.

Diese blande Reaktion scheint aber in die glatte Oberfläche des Elektrodenträgers gebunden zu sein. Elektrodenträger mit freihängenden Kügelchen könnten intrakochleär Narbenstränge entwickeln, die ein eventuell notwendiges Auswechseln erschweren oder gar unmöglich machen könnten.

Zur Insertion des Elektrodenträgers verwenden wir seit einigen Monaten das viskoelastische Gleitmittel Healon[1]. Es ist ein z.B. aus Hahnenkämmen gewonnenes 1%iges Hyaluronsäurepräparat, das in der Ophthalmologie u.a. bei der Linsenextraktion zum Volumenerhalt der Vorderkammer dient. Zugleich soll es das Endothel der Vorderkammer während des Eingriffs schützen − unmittelbar und, indem die zu implantierende Linse und die Instrumente mit Healon benetzt werden.

Die Hyaluronsäure als biologische Substanz gilt in der Ophthalmologie als extrem biokompatibel und wegen ihrer viskoelastischen Eigenschaften als zytoprotektiv. Lediglich bei wiederholter Anwendung − im Auge − könnten Spuren von Protein des Ausgangsmaterials zu immunologischen Reaktionen führen; im passiven Anaphylaxietest der Haut von Kaninchen und Menschen jedoch waren keine immunologischen Eigenschaften nachweisbar (Auskunft des Herstellers).

Ins Mittelohr eingebracht, bewirkt Healon keine histologisch, ultrastrukturell oder elektrophysiologisch nachweisbaren Veränderungen im Innenohr (Minisymposium „Hyaluronan und Its Use in Clinical Otology", Uppsala 1986). Die skandinavischen

---

[1] Pharmacia AB Uppsala/Schweden.

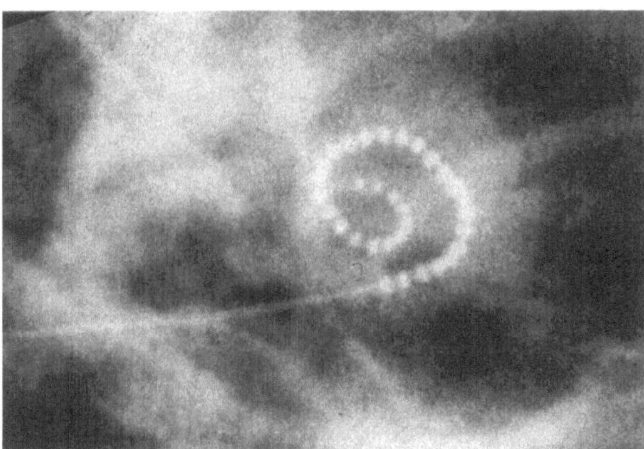

Abb. 2. Pyramiden-Vergleichsaufnahme nach Cochlear Implant: Der mit Healon benetzte Elektrodenträger ließe sich bis in die apikale Hälfte der mittleren Windung vorschieben (Jana K., *17. 12. 82)

Autoren meinen deshalb, daß Hyaluronsäure selbst in hohen Konzentrationen in der klinischen Anwendung frei von ototoxischen Effekten sei. Wegen ihrer hohen Dichte (Molekulargewicht 5 Mio.) könne sie auch das Wachstum von Bakterien nicht fördern. Wir glaubten deshalb, Healon für die Inkorporation der Elektroden innerhalb des Perilymphraumes verwenden zu dürfen.

Vor der Insertion tauchen wir den Elektrodenträger in Healon und bringen zusätzlich Healon mittels eines sehr weichen Silastikschläuchleins in die Schnecke ein. Der Vorteil bezüglich der Insertionstiefe gegenüber der Einbringung ohne Healon ist deutlich − freies Lumen der Scala tympani vorausgesetzt (Abb. 2).

Zur Biokompatibilität eines elektrophysiologischen Implantats gehört schließlich der Funktionserhalt über die Zeit. Abrupte Funktionsausfälle könnten bedingt sein durch fehlerhafte äußere Gestaltung des Implantats sowie durch Fehler in der Herstellung des Gerätes (Tabelle 3). Doch auch wir als Anwender können Fehler programmieren, vor allem durch unsachgemäße Einführung der Elektroden und dies insbesondere bei nicht freiem Lumen der Scala tympani. Die Fehlerquote moderner, industriell gefertigter Cochlear Implants sollte heute 1−2% nicht wesentlich überschreiten − gerechnet über einen Zeitraum von etwa 10 Jahren.

Tabelle 3. Ausfälle

Designfehler
Herstellungsfehler
Anwendungsfehler

Bleibt die Frage der funktionellen Verträglichkeit über die Zeit. Sie läßt sich klinisch z.B. anhand der psycho-physikalischen Daten beurteilen. Wir haben deshalb an einem kleinen Patientenkollektiv, über das wir schon 1988 berichtet haben (Battmer et al.) den Zeitgang dieser Daten über 5 Jahre verfolgt. die Stromstärken sollten konstant geblieben sein, wenn sich auch die primäre gewebliche Reaktion zwischen den Elektroden und den Ganglienzellen nicht geändert hat. Umgekehrt müßten anhaltende materielle oder elektrische Reizzustände eine zunehmende Gewebeapposition oder Narbenbildung erwarten lassen (Abb. 3 + 4). Die beobachtete Konstanz der C- und T-Level sowie der Dynamik über einen Zeitraum von nun 5 Jahren scheint die erhoffte funktionelle Biokompatibilität zu bestätigen.

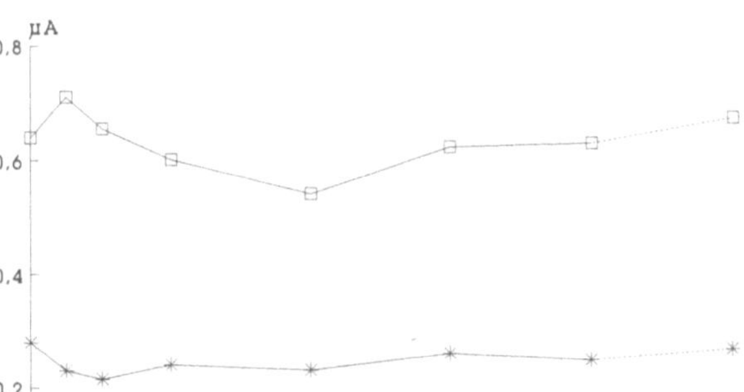

Abb. 3. T- und C-Level (arithmetisch gemittelt) von 10 Patienten, die 1984/85 mit einem Cochlear Implant versorgt wurden. Die Werte sind im Verlauf von 5 Jahren annähernd konstant geblieben

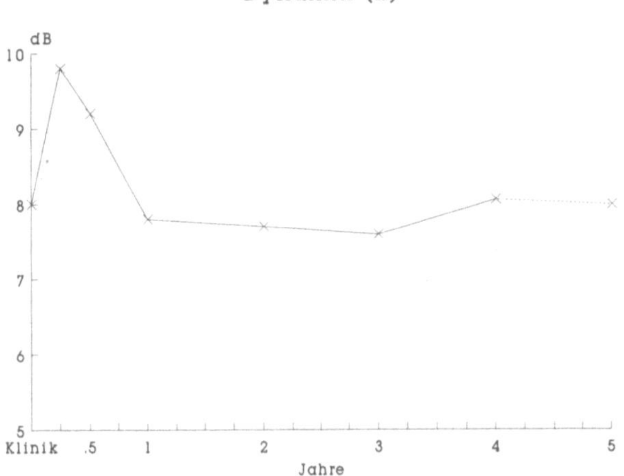

Abb. 4. Vgl. Abb. 3. Auch die Dynamik zwischen T- und C-Level blieb konstant

Die Biokompatibilität der gängigen Cochlear Implants ist insgesamt also als positiv zu bewerten. Dies gilt sowohl für die Verträglichkeit der verwendeten Materialien wie für die den physiologischen Reiz simulierenden elektrischen Stimuli. Was wir vor einem Jahrzehnt noch nicht zu hoffen wagten, hat

sich erfüllt: Ertaubte finden den Weg zurück in die hörende Welt — wenn auch mit Einschränkungen — und taubgeborenen Kindern bleibt das Schicksal der Gehörlosigkeit erspart. Dies wurde möglich, weil es gelungen ist, in Material und Funktion biokompatible Cochlear Implants zu entwickeln.

C6.) A. Beigel (Kiel): Trachealtransplantationen beim Tier

Grundlegende Voraussetzung für eine erfolgreiche Transplantation eines vitalen Gewebes ist die Kenntnis seiner Immunogenität. Die Heftigkeit der immunologischen Abwehrreaktionen gegen Fremdgewebe ist direkt vom Grad der genetischen Differenz, d.h. von der Verwandtschaft zwischen Spender und Empfänger abhängig. Will man systematische transplantationsimmunologische Untersuchungen durchführen, muß deshalb gewährleistet sein, daß diese genetische Differenz entweder konstant gehalten oder gezielt variiert werden kann. Dies ist nur bei Tieren aus Inzuchtstämmen möglich, wie sie z.Z. in ausreichendem Maße bei Mäusen oder Ratten vorliegen.

Das Trachealtransplantat ist ein aus unterschiedlichen Gewebeanteilen — Schleimhaut, Gefäße und Knorpel — zusammengesetztes Organ, ein sog. composite graft. Deshalb sollten für die endgültige Klärung seiner Immunogenität nicht nur das Trachealtransplantat insgesamt, sondern auch dessen einzelne Komponenten untersucht werden.

Die immunogene Wirkung von Gefäßen konnte anfangs der siebziger Jahren am Beispiel der Rattenaorta nachgewiesen werden. Die Meinungen in der Literatur über den Knorpel gehen derzeit noch auseinander. Bei unseren Versuchstieren übt das avasculäre Knorpeltransplantat eine erhebliche Immunogenität auf den Empfängerorganismus aus: nachfolgende Hauttransplantate desselben Spenderstammes, von dem der Knorpel stammte, wurden signifikant beschleunigt abgestoßen, und auch in vitro konnten spezifisch sensibilisierte Lymphozyten nachgewiesen werden.

Von klinisch-praktischem Belang erscheint, daß sowohl die Zubereitungsart als auch die Lokalisation des transplantierten Knorpels von Einfluß auf die Sensibilisierung sind: Knorpelwürfel sensibilisieren stärker als solide Knorpelblöcke bei gleicher Knorpelmenge, nach intramuskulärer Knorpeltransplantation sind schnellere Hautabstoßungen als nach der subcutanen Transplantation ohne direkten Blutkontakt zu finden, und kommt es zur Mitübertragung von Perichondrium, sind die Abstoßungsgeschwindigkeiten der nachfolgenden Hauttransplantate

ebenfalls signifikant schneller als nach der Transplantation sorgfältig vom Perichondrium befreiten Knorpels.

Auch das Trachealtransplantat übt eine starke immunogene Wirkung auf den Empfängerorganismus aus: sowohl in einer schwachen als auch einer stark genetisch differenten Stammkombination wurden nach der Übertragung vitaler Luftröhrensegmente nachfolgende Hauttransplantate signifikant schneller abgestoßen, und der in vitro-Lymphozytotoxizitätstest zeigte ebenfalls eine spezifische Sensibilisierung.

Je stärker die genetische Differenz zwischen Spender und Empfänger, je stärker der Sensibilisierungsgrad des Empfängers und je länger das allogene Transplantat desto niedriger sind die Überlebensraten der Versuchstiere.

Nachdem mit Hilfe monoclonaler gegen die spenderspezifischen Transplantationsantigene gerichteter Antikörper eine sichere Differenzierung zwischen Spender- und Empfängerepithel möglich wurde, konnte nachgewiesen werden, daß in den 200 Tage alten allogenen Transplantaten keine spenderspezifischen Transplantationsantigene mehr anzutreffen sind. Das bedeutet, daß die Spenderschleimhaut abgestoßen und durch eine empfängereigene Schleimhaut ersetzt wurde.

Kriterium für den Erfolg einer Transplantation ist die Funktionstüchtigkeit des transplantierten Organs. Nach 200 Tagen findet man in den Transplantaten rasterelektronenmikroskopisch wieder ein Flimmerepithel, in das einzelne plattenepitheliale Bezirke eingelagert sind. Darin sind auch wieder Becherzellen und Drüsen enthalten. Elektronenmikroskopische Untersuchungen zeigten nach 200 Tagen das Auftreten von Lymphgefäßen. Auch histochemisch konnte die Funktionsfähigkeit dieser neuen Schleimhaut nachgewiesen werden, denn sie kann wieder die für die mucociliare Clearance wichtigen Glykoproteine bilden.

Welche Folgerungen sind aus diesen tierexperimentellen Beobachtungen zu ziehen? Erst einmal ist grundsätzlich die Validität unseres tierexperimentellen Modells für die Klinik, d.h. die Übertragbarkeit auf den Menschen zu erörtern. Zum direkten Vergleich können die Arbeiten der Münchener Arbeitsgruppe von Bujia und Hammer am menschlichen Material herangezogen werden. Bei der Transplantation des isolierten Knorpels könnten gewisse Diskrepanzen zu sehen sein, die einer weiteren Abklärung bedürfen. Die immunogene Wirkung des Perichondriums ist unbestritten. Bei der Frage der Immunogenität des Organes „Trachea" entsprechen die tierexperimentellen Ergebnisse denen, die von der Münchener Arbeitsgruppe am menschlichen Material gewonnen wurden.

Dies bedeutet zum einen, daß es als endgültig gesichert angesehen werden kann, daß die Trachea erheblich immunogen wirkt und denselben transplantationsimmunologischen Gesetzen wie die anderen Gewebe auch unterliegt, zum anderen, daß wir über gut geeignete Modelle für die Klärung der immunologischen Fragestellungen bei der Trachealtransplantation verfügen.

Will man die Abwehrreaktionen gegen vitale Trachealtransplantate umgehen, so sind wie bei allen anderen Transplantationen auch grundsätzlich 2 Ansatzpunkte denkbar: entweder müssen die immunologischen Abwehrreaktionen gegen das Transplantat herabgesetzt oder die Immunogenität des zu übertragenden Gewebes vermindert werden.

Ein Weg zur Verminderung der Immunogenität ist die Behandlung mit cytotoxischen konservierenden Substanzen. Nach der Übertragung Cialit-, Formalin-, Merthiolat- oder Alkohol-behandelter Tracheen konnten wir in unserem System weder in vivo durch Hauttransplantate noch in vitro noch immunhistologisch einen Hinweis auf eine verbliebene oder sog. Rest-Antigenität finden. Die Überlebensraten der Empfänger von Merthiolat-konservierten Tracheen sind zwar kürzer als die der syngenen Kontrolltiere aber deutlich länger als nach vitaler allogener

Transplantation. Auch nach Übertragung konservierter Tracheen wird das Transplant später mit einem Flimmerepithel besetzt, das ebenfalls wieder Glykoproteine bilden kann.

Herberhold hat mit dem klinischen Einsatz derartiger konservierter Trachealsegmente sehr gute Ergebnisse erzielt, und das von der Münchener Arbeitsgruppe an einem seiner Patienten durchgeführte immunologische Monitoring entspricht den tierexperimentellen Befunden.

Auch eine *Herabsetzung der immunologischen Abwehrreaktionen mit Immunsuppressiva* hat einen Einfluß auf die Überlebensraten. Nach der Gabe der derzeit gängigsten Immunsuppressiva Azathioprin, Cyclophosphamid und Cyclosporin A zeigt sich, daß mit Cyclosporin A eine signifikant verlängerte Überlebensrate der Empfänger gegenüber der unbehandelten Gruppe mit allogenen Trachelatransplantaten zu erreichen ist.

Auch hier korrelieren die systematischen tierexperimentellen transplantationsimmunologischen Untersuchungen mit klinischen Beobachtungen, denn von Rose, Sesterhenn und Wustrow wurde 1979 ein Fall von vitaler Trachealtransplantation beim Menschen unter Immunsuppression berichtet. Der Ersatz der Trachea durch ein vitales Transplantat erscheint somit durchaus praktikabel — allerdings unter Inkaufnahme der Nebenwirkungen und Risiken einer Immunsuppression.

Durch die vorgestellten Untersuchungen konnten etliche offene Fragen der Trachealtransplantation geklärt und somit neben der Erweiterung des Grundlagenverständnisses auch ein Beitrag zu der Therapie der Trachealstenosen geleistet werden. Mit weiteren verstärkten interdisziplinären Anstrengungen müßte es in nicht zu ferner Zukunft möglich sein, eine befriedigende Lösung des Problems „Trachealersatz" zu finden.

C7.) C. Herberhold (Bonn): Transplantation von Larynx und Trachea beim Menschen

Unter den im Referat erstmals nach einer Nachbeobachtungszeit bis zu 13 Jahren zusammenfassend dargestellten 60 Patienten mit transplantierten homologen konservierten Trachealabschnitten befanden sich bis zum Stichtag auch 7 Kinder (Tabelle 1). Die Stenosestrecken waren vergleichsweise zu denen Erwachsener länger. In einem Falle mußte der Not des Augenblickes folgend sogar die gesamte Trachea durch ein Transplantat ersetzt werden.

Trachealstenosen im Kindesalter erreichen wegen der besonderen geometrischen Verhältnisse schnell ein bedrohliches Ausmaß der Dyspnoe und bedeuten für die kleinen Patienten wegen der noch mangelnden intellektuellen Verarbeitungsmöglichkeiten der Situation ein besonderes Leidensmaß. Auch ist die Kooperation gegenüber pflegerischen und therapeutischen Maßnahmen reduziert. Dies ist alles in Praxis und Klinik bekannt und durch umfang-

Tabelle 1. Transplantation von homologem (alogenem) konserviertem Trachealgewebe bei Kindern (n = 7). Zusammenfassende Daten

Alter bei OP 3–11, ∅ 6 Jahre		
Ursachen:	Trauma	4
	kongenital	2 (postnatale Tracheotomie)
	Tumor	1
Zahl der Voroperationen: 1–4		
Stenosen:	Cricoid – obere Trachea	5
	Doppelstenosen	1
	gesamte Trachea	1
	durchschn. Länge	5 cm

Tabelle 2. Pat. Sab. Kl., geb. 1975; Totalersatz der Trachea wegen Organzerstörung durch aggressive Fibromatose; Operation 1985, Daten der Verlaufskontrolle bis 1992

Röntgenologische Dimension im Wachstumsverlauf
Beispiel: Pat. Kl. S., geb. 6. 8. 1975
OP 2/1985: Transplantation zw. Carina und Cricoid

	Länge (cm)	minim. Querschnitt (cm)
2/1988	7,5	1 × 1
2/1989	8,4	1 × 1
5/1992	9,8	1,1 × 1,1

reiches Schrifttum belegt. Aus dieser Situation und aus der biologischen Frage nach dem Wachstumsverhalten der avital transplantierten Trachea, erwuchs das Thema zu diesen Ergänzungen zum Referat.

Die zur Transplantation ausgewählten Trachealsegmente waren in allen Fällen um Wandstärke größer als die jeweilige nicht stenotische Resttrachea, da sie jeweils an deren Außenwänden fixiert wurden. Operative Technik und postoperative Nachsorge entsprachen dem Vorgehen bei Erwachsenen.

Die Nachbeobachtungszeit bei den Kindern beträgt bis zum Stichtag bis zu 7 Jahren. In keinem der Fälle ist nach Abschluß der Primärbehandlung eine erneute Therapienotwendigkeit aufgetreten. Im Gegenteil, die Kinder entwickelten sich rasch und ausnahmslos gut und gewannen zunehmende körperliche Aktivität ohne respiratorische Einschränkungen.

Stellvertretend für die von uns behandelten Kinder sei die Krankengeschichte eines Mädchens geschildert, dessen Trachea wegen aggressiver Fibromatose völlig zerstört war und bei dem als letzte therapeutische Möglichkeit ein homologes konserviertes Transplantat zwischen Cricoid und Bifurcatio eingesetzt werden mußte (Operation Januar 1985). Die transplantierte Trachea heilte primär ein. Das Mädchen entwickelte sich in der Folgezeit ohne respiratorische Beeinträchtigungen und wurde von ihren Eltern regelmäßig zur Kontrolle vorgestellt.

Durch konventionelle und computerisierte Tomografien sowie endoskopische und videografische Kontrolluntersuchungen läßt sich zum Größenwachstum der transplantierten Trachea feststellen (Tabelle 2), daß das Längenwachstum dem normalen Organwachstum entspricht. Der radiologisch zu vermessende Durchmesser der transplantierten und eingeheilten Trachea scheint sich dagegen nur wenig zu verändern, ohne daß allerdings funktionell wie im endoskopischen und radiologischen Bild relative Stenosierungen deutlich werden (Abb. 1a, b). Eine Vi-

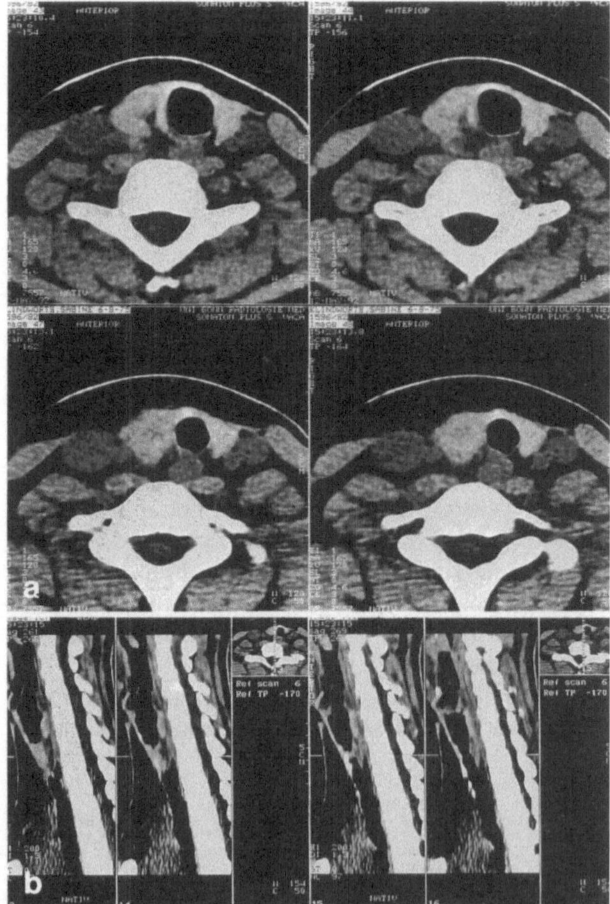

Abb. 1a, b. Pat. Sab. Kl.; CT-Serie und -Rekonstruktion der transplantierten Trachea, 7 Jahre postoperativ

deoendoskopie belegt diese Aussage (Video wird gezeigt).

Während zur Einheilung der Transplantatwandung und zur Auskleidung der Innenfläche der transplantierten Trachea im Referat selbst der gegenwärtige Stand beschrieben wurde, ist zum Größenverhalten der im Kindesalter transplantierten Tracheen somit zu sagen, daß sie in den Jahren danach ein angemessenes Größenverhalten aufweisen. Dieses betrifft eindeutig die Längenzunahme und offenbar weniger den Querschnitt, ohne daß jedoch funktionell Auffälligkeiten entstehen. Wie es zum Wachstum der transplantierten devitalisierten Trachea kommt, ist gegenwärtig im einzelnen nicht zu beschreiben. Bislang ist lediglich das biologische Ergebnis festzuhalten.

(Die Patientin, nunmehr eine junge Dame, wird dem Auditorium vorgestellt.)

K. Sesterhenn (Duisburg): In aller Regel werden Organtransplantate durch Gefäßanostomosen beim Empfänger eingeschaltet.
Bei der Trachea ist dies nicht der Fall. Es ist verständlich, daß es bei einer orthotopen Trachealtransplantation durch die ständige Bewegung des Lagers und des Transplantates erheblich erschwert ist.
Nur bei einer heterotopen Transplantation in die Muskulatur ist eine gute Vaskularisation gewährleistet.
Mit einer sorgfältigen Gewebetypisierung lassen sich passende Empfänger und Spender finden, so daß eine immunologische Reaktion entfällt oder sich in Grenzen hält. Wie hier am Hund nach Austestung des DLA (drg-lymphocyte-antigen), bilden sich echte Knorpelregenerate.

Diese vaskularisierten Transplantate lassen sich mit einer Muskelbrücke in den Defekt einschwenken, wie wir es auch 1978 beim Menschen zeigen konnten. Der Verlust der Schleimhaut, der stärksten antigenen Komponente des Composite Graft „Trachea", tritt regelmäßig bei dieser Versuchsanordnung ein. Eine zweite Bemerkung:
Seit den Stammvätern der Transplantationsimmunologie Medawar und Woodruff versteht man unter einer Transplantation die Übertragung vitaler Zellen und Gewebsverbände. Somit sollten denaturierte Transplantate besser allogene Implantate genannt werden.

H. D. Dahl (Wuppertal): Können Sie zur Indikation zum Tracheaersatz beim Lungentumorpatienten Stellung nehmen?
Wenn Sie eine Indikation sehen, besteht postoperativ die Möglichkeit der Nachbestrahlung?

C. Hammer (München): Diese veraltete Nomenklatur wurde Anfang dieses Jahrhunderts eingeführt. Heutzutage werden in der internationalen englischsprachigen Literatur die Begriffe „Transplantat" für vitales und avitales Gewebe, und „Implantat" für Kunststoffe bzw. Biomaterialien verwendet.

C. Herberhold (Schlußwort): Bislang hat sich uns die Frage einer Trachealtransplantation (konserviertes homologes Material) bei bösartigen Trachealtumoren nicht gestellt. Ich sehe eine entsprechende Indikation mit größter Zurückhaltung. Bei gutartigen Tumoren liegen die Verhältnisse anders. Hier würde ich für Fälle, die über die Möglichkeiten einer Querresektion hinausgehen, durchaus gute Chancen für eine Trachealtransplantation sehen. Eigene Erfahrungen haben wir allerdings bislang nicht.

Onkologie I: Klinik

1. Ch. Popella, H. Glanz, O. Kleinsasser (Gießen/Marburg): Prognoserelevante Studie der pTpN-Klassifikation von supraglottischen Larynxkarzinomen im Vergleich zur TN-Klassifikation

Die klinische Klassifikation von Larynxkarzinomen nach den Kriterien des TNM-Systems der UICC bringt bekanntermaßen immer wieder Probleme bei der genauen Einschätzung der Tumorgröße mit sich. Durch ungenaue klinische, subjektive Angaben und durch die Gleichsetzung von klinischen und pathohistologischen Kategorien werden die Tumorgrenzen nur unzureichend definiert. Durch die mangelnde Separierung der Stadien sind prognostische Aussagen nur bedingt möglich.

Mit der Anwendung eines pathohistologischen Klassifikationssystems können aufgrund der histologisch ermittelten, objektiven Tumorausbreitung im Kehlkopf klinische Befunde auf ein gut meßbares morphologisches Substrat übertragen werden.

Es stellt sich daher die Frage, in wieweit eine pT-Klassifikation die T-Klassifikation verbessern kann.

Um eine genauere und prognoserelevantere Einschätzung der Tumoren zu erhalten, haben wir 81 nicht vorbehandelte Karzinome der supraglottischen Region des Larynx, die zwischen 1978 und 1988 behandelt worden waren, zum einen nach dem TNM-System der UICC, zum anderen nach den von Glanz erarbeiteten pT-Kategorien klassifiziert.

Die Operationspräparate wurden mittels Stufenserienschnitten histologisch aufgearbeitet und die Karzinome in 3 Dimensionen ausgemessen. Nach Einteilung der Karzinome in beide Klassifikationssysteme war zu erkennen, daß ein erheblicher Anteil der Tumoren jedes T-Stadiums primär unterschätzt wurde und einer höheren pT-Kategorie zugeordnet werden mußte. Zur Auswertung gelangten die separierten Stadien der supraglottischen Karzinome der TN-Klassifikation, die mit der pTpN-Klassifikation hinsichtlich Überlebens- und Rezidivfreiheitsraten verglichen wurden.

Die Verschiebung in ein höheres Tumorstadium ist die Ursache für die deutlichen Unterschiede in der Separierung besonders zwischen T2 und pT2. Indem 12 von 22 T2-Karzinomen primär unterschätzt wurden und postoperativ dem Stadium pT3 oder pT4 zufielen, lag die Überlebens- und Rezidivfreiheitsrate

von pT2-Tumoren bei jeweils 100% im Gegensatz zu 85% und 75% bei T2-Karzinomen.

Auch in der Kategorie pT3 lagen Überleben und Rezidivfreiheit über dem Stadium T3, da das Stadium T3 alle großen Karzinome enthält, die nach pathohistologischen Gesichtspunkten den Larynx bereits überschritten haben und der Kategorie pT4 angehören müßten.

Insgesamt besteht bei den pT-Kategorien eine bessere Separierung und damit eine bessere prognostische Aussage als bei den T-Kategorien.

Es sei noch erklärt, daß es sich bei den Rezidiven nicht um Lokalrezidive gehandelt hat, sondern um spät aufgetretene Lymphknotenmetastasen. Deshalb sollte auch bei klinisch unauffälligen Halslymphknoten eine vorsorgliche Neck dissection durchgeführt werden.

Wie schon anhand von Stimmlippenkarzinomen demonstriert, zeigen diese Untersuchungen supraglottischer Larynxkarzinome erneut, daß die vorgeschlagene pT-Klassifikation prognoserelevantere Aussagen zuläßt, als die bisherige T-Klassifikation. Da die wirkliche Tumorausdehnung und die Metastasierung in die Halslymphknoten die entscheidenden Faktoren darstellen, sollten in der präoperativen Diagnostik bildgebende Verfahren eingesetzt werden, um zusammen mit den Kriterien einer pathohistologischen Klassifikation die prätherapeutische Klassifikation zu verbessern und eine individuellere Therapieplanung zu ermöglichen.

H. E. Eckel (Köln): Sie haben ausgeführt, daß die oberflächliche Ausdehnung des Primärtumors, in horizontaler und vertikaler Richtung gemessen, Grundlage des von Ihnen vorgeschlagenen posttherapeutischen Staging ist.
Berücksichtigen Sie auch die Tiefeninfiltration des Tumors, die doch sicher ein besonders wichtiger Indikator für die Prognose von Kehlkopfkarzinomen ist?

Ch. Popella (Schlußwort):
Besonders bei infiltrierend wachsenden Tumoren entspricht die vertikale Tumorausdehnung weitgehend der Infiltrationstiefe.

2. J. Kiefer, R. Knecht, R. P. Baum, A. Hertel (Frankfurt): Immunszintigraphie, ein neues diagnostisches Verfahren zum Staging von Plattenepithelkarzinomen im Kopf-Hals-Bereich

Das Staging maligner Kopf/Hals-Tumoren ist wesentliche Voraussetzung einer rationalen Therapie.

Bei Patienten mit histologisch gesicherten Plattenepithelcarcinomen führten wir präoperativ eine Immunszintigraphie mit einem Technetium-99m-markierten monoklonalen Antikörper durch.

Die Ergebnisse der Immunszintigraphie wurden mit den Befunden der klinischen Untersuchung, Panendoskopie, Sonographie sowie Röntgen-Computertomographie verglichen. Als Kontrolle diente die histopathologische Aufarbeitung des Operationspräparates in Serienschnittechnik. Ergänzend wurden immunhistochemische Untersuchungen durchgeführt.

Der von J. Samuel an der Universität von Alberta entwickelte Antikörper mit dem Kürzel 174H.64 (Biomira, Edminton) ist gegen ein Cytokeratin-Antigen gerichtet und bindet sich an Zellen von Plattenepithelkarzinomen sowie an die Basalzellschicht von Haut und Schleimhaut.

Eine planare Ganzkörperszintigraphie mittels überlappender Regionalszintigramme wurde 4−8h und 16−24h nach Injektion durchgeführt, zusätzlich erfolgte bei allen Patienten eine Emmissions-Computer-Tomographie des Kopf/Hals-Bereiches in 6-mm-Schichten 6−18h nach Injektion.

Immunszintigraphisch stellten sich in Bezug auf den Primärbefund 22 von 22 Tumoren dar, davon waren 17 Primärtumoren im Bereich der Schleimhäute und 5 Lymphknotenrezidive. Von den insgesamt 19 histologisch bestätigten Lymphknotenmetastasen, davon 4 Mikrometastasen, stellten sich 17 immunszintigraphisch dar.

Bei den beiden nicht nachgewiesenen Lymphknotenmetastasen handelte es sich um histologisch gesicherte Mikrometastasen, die weder durch die Immunszintigraphie noch durch andere Methoden nachgewiesen werden konnten.

In 2 weiteren Fällen erbrachte die Immunszintigraphie jedoch den Nachweis eines Lymphknotenbefalles, der durch die übrigen Methoden nicht dargestellt werden konnte, in beiden Fällen handelte es sich gleichfalls um Mirkometastasen. Dabei zeigt sich die Immun-Emmission-Computertomographie der planaren Immunszintigraphie beim Nachweis der Primärtumoren und Lymphknotenmetastasen deutlich überlegen.

Fernmetastasen wurden in 3 von 5 Fällen immunszintigraphisch dargestellt, bei den nachgewiesenen Fällen handelte es sich um einen paraaortalen Lymphknotenbefall, eine Metastase im Bereich der lateralen Clavicula sowie eine Lungenmetastase. 2 davon wurden erst durch die Immunszintigraphie entdeckt. Es fanden sich keine falsch positiven Befunde.

Zusammenfassend läßt sich feststellen, daß die Immunszintigraphie in Kombination mit der Immun-Emmissons-Computer-Tomographie aufgrund unserer Ergebnisse ein aussichtsreiches Verfahren zur Verbesserung des praeoperativen Stagings ist, insbesondere zum Nachweis einer regionalen Metastasierung, von Rezidiven sowie mit Einschränkungen auch von Fernmetastasen.

H. P. Zenner (Tübingen): *Wie vermeiden Sie die unspezifische Anreicherung der markierten Antikörper in der Leber und Niere?*

D. Tölle (Dresden): *Halten Sie nach Ihren bisherigen Erfahrungen die Immunszintigraphie für geeignet bei der Suche nach bislang unbekannten Primärtumoren bei histologisch nachgewiesenen Halslymphknotenmetastasen?*

P. Volling (Köln): *Haben Sie Hinweise auf epitheliale Zellen im Knochenmark auch bei klinisch negativem Staging hinsichtlich einer Knochenmetastasierung gefunden, da im letzten Jahr von einer Münchner Arbeitsgruppe über eine hohe Anzahl epithelialer Zellen im Knochenmark von Kopf-Halskarzinomen berichtet worden ist?*

H. Weidauer (Heidelberg): *Können Sie Angaben zum Auflösungsvermögen, Zeitaufwand und Kosten bei der Immunszintigraphie machen?*

J. Kiefer (Schlußwort):
Zu Prof. Zenner: Es erfolgt eine deutliche Anreicherung des markierten Antikörpers in Leber und Niere. Auch wir konnten dieses Problem nicht umgehen, so daß Fernmetastasen in diesen Organen durch diese Methode wahrscheinlich schlecht nachgewiesen werden konnten.
Zu Herrn Tölle: Wir haben bislang keine Erfahrung mit dem Nachweis eines unbekannten Primärtumors, es ist jedoch anzunehmen, daß der Nachweis des Primärtumors gelingen kann, sofern dieser eine gewisse Größe erreicht hat.
Zu Herrn Volling: Wir haben bei unseren Untersuchungen die histologische Knochenmarkinfiltration nicht nachweisen können. Dies läßt sich eventuell durch die disseminierte Infiltration, bei der größere Zellkonglomerate von Plattenepithelzellen im allgemeinen fehlen, erklären.
Zu Prof. Weidauer: ad 1) Zeitaufwand: ca. 45 min−1 h/Patient
ad 2) Kosten: Die Kosten einer Untersuchung liegen etwa in Höhe eines Knochenszintigramms. Der Antikörper wird uns z.Z. kostenlos zur Verfügung gestellt.
ad 3) Räumliche Auflösung: Diese Frage ist zweigeteilt zu beantworten:
Tumoren konnten auch in einer Größenordnung von ca. 0,5−1 cm nachgewiesen werden. Die räumliche Auflösung zwischen zwei Herden, z.B. Primärtumor und Lymphknotenabsiedlung ist schlechter, d.h. sie lassen sich nicht immer trennen, wenn sie näher als ca. 1,5−2 cm zusammenliegen.

3. H. Steinhart, M. Heide, O. Kleinsasser (Marburg): Histologische Untersuchungen zum Wachstum von Mundbodenkarzinomen

Die Operationspräparate von 48 Patienten mit Mundbodenkarzinomen wurden an Stufenserienschnitten histologisch untersucht. Eine erste besondere Gruppe waren die Tumoren vom Typ des „superficial spreading carcinoma", wir fanden sie in etwa 10% der Fälle. Wesentlich häufiger waren die umschriebenen unmittelbar in die Tiefe wachsenden Tumoren, sie traten bei 90 % der Patienten auf. Das Vordringen kann plump oder durch feinste Tumorausläufer geschehen. Die enge Beziehung zum „superficial spreading carcinoma" geht daraus hervor, daß auch bei diesen Tumoren hochgradige Dysplasien und Carcinoma in situ Veränderungen bestanden. Bei jedem Mundbodenkarzinom muß durch sorgfältige Auflichtmikroskopie eine Untersuchung der umgebenden Schleimhaut mit dem Operationsmikroskop vorgenommen werden.

In 23 Fällen ging die Hauptwachstumsrichtung des Tumors zur Glandula sublingualis und in insgesamt 40 Fällen war die Drüse zumindest teilweise von Tumorzellen infiltriert. 14 Patienten zeigten die größte Tumorausdehnung zwischen Zungenbinnenmuskulatur und dem Musculus genioglossus. Nur bei 6 Patienten infiltrierte der Tumor hauptsächlich in die Zungenbinnenmuskulatur. In 28 Fällen war die Zungenbinnenmuskulatur jedoch zumindest teilweise infiltriert, die externen Zungennmuskeln in 12 Fällen.

Der Unterkieferknochen war, überraschend selten, nur in 5 Fällen von sehr großen Tumoren infiltriert. Die oft geforderten Unterkieferteilresektionen und Kastenresektionen sind daher nur selten notwendig. In keinem Fall war eine Infiltration in den Musculus mylohyoideus zu erkennen. Der muskulöse Mundboden stellt offenbar eine besondere Barriere für die Mundbodenkarzinome dar.

Bei einem vertikalen Tumordurchmesser zwischen 5 und 10 mm traten in 50% der Fälle regionäre Metastasen auf, bei einem vertikalen Durchmesser von mehr als 10 mm in 80%. 50% der Patienten mit submandibulärer Metastasierung entwickelten bereits weitere Absiedlungen in der Gefäßscheide.

Die Ergebnisse lassen praktische Konsequenzen für die chirurgische Therapie zu. Nach der Inspektion der Schleimhaut mit dem Operationsmikroskop wird sie entsprechend weit um den Tumor reseziert. Die Muskel- und Weichteilexzisionen führen wir entlang anatomischer Strukturen aus. Der Musculus mylohyoideus bleibt in der Regel erhalten, von seiner Oberfläche werden die Weichteile abpräpariert, die Resektion verläuft entlang des Zungenseptums bis weit in den Zungenkörper. M. genioglossus, M. geniohyoideus, die Zungenbinnenmuskulatur bis zum Zungenseptum und sämtliche Mundbodenweichteile, insbesondere die Glandula sublingualis werden entfernt. Eine kurative oder vorsorgliche funktionelle Neck-dissection wird durchgeführt. Das Operationspräparat wird pathohistologisch kontrolliert und wenn nötig, eine Nachoperation angeschlossen.

W. E. Eckel (Köln): Führen Sie die beidseitige Neck-dissection tatsächlich nur bei vorderem Mundboden-Ca durch — auch die seitlichen Mundboden-Tumoren finden doch Anschluß an die lymphatische Drainage beider Halsseiten.

H. Steinhart (Schlußwort):
Wir führen die Neck-dissection in der Regel beidseits durch, nur bei kleinen streng einseitig lokalisierten Tumoren wählen wir eine einseitige Neck-dissection.

4. M. Zech, W. J. Heppt, W. J. Issing (Heidelberg/München): Beurteilung tumoröser Mandibulainfiltration mittels transkutanem Ultraschall und flexibler Endosonographie

Die tumoröse Infiltration der Mandibula beeinflußt die Prognose und die Therapiewahl. Um die Darstellungsmöglichkeiten einer Unterkieferinfiltration mittels transkutanem Ultraschall und der vor kurzem entwickelten flexiblen Endosonographie zu überprüfen, untersuchten wir 33 nicht ausgewählte Patienten mit ausgedehnten, histologisch nachgewiesenen Mundhöhlen- und Oropharynxkarzinomen. Beide sonographischen Untersuchungsmethoden wurden prospektiv bei allen Patienten vor der chirurgischen Therapie eingesetzt, ohne daß der Untersucher die Ergebnisse anderer bildgebender Verfahren kannte. Die histologischen Untersuchungsergebnisse dienten als Gold-Standard und zeigten in 14 Fällen eine Mandibulainfiltration.

Die flexible Endosonographie ist durch eine hohe Genauigkeit in der Beurteilung einer Mandibulainfiltration durch Tumoren der Mundhöhle und der Tonsille gekennzeichnet. Im Gegensatz dazu führt die transkutane Sonographie nur bei der knöchernen

Infiltration oraler Tumore zu brauchbaren Ergebnissen. Ossäre Destruktionen bei Patienten mit Oropharynx-Tumoren sind transkutan sonographisch nicht nachzuweisen, genauso wenig wie die mediale Fläche des Ramus mandibularis durch den extraoral plazierten Schallkopf erreicht werden kann. Beide sonographischen Methoden, besonders aber die Endosonographie, ermöglichen es dem Untersucher meistens, zwischen einer Corticalis- und einer Spongiosainfiltration zu unterscheiden, die tumoröse Infiltration des Periosts ließ sich aber nicht nachweisen,

Fehler im Sinne von falsch positiven und falsch negativen Aussagen sind möglich.

H. Weidauer (Heidelberg): Welche Anschaffungskosten entstehen mit dem Erwerb einer flexiblen Endosonographie?

M. Zech (Schlußwort):
Die Gesamtkosten der einzelnen Komponenten betragen 250000 DM. Davon fallen allein 30000 DM auf die beiden angewandten Schallköpfe (je 15000 DM). Verwendet wurden der Computersonograph und die Endoschallköpfe der Firma Picker.

5. M. Jungehülsing, H. E. Eckel, P. Volling, K. Smolarz, E. Stennert, H. Schicha (Köln):
Single Photon Emission Computed Tomography (SPECT) in der Diagnostik von Mundbodenkarzinomen — eine empfindliche Methode zum Nachweis mandibulärer Infiltrationen

Für die Therapie von Karzinomen der Mundhöhle ist der Nachweis oder Ausschluß einer Mandibulainfiltration von großer Bedeutung. Die routinemäßig durchgeführten bildgebenden Verfahren zum Tumorstaging (Sonographie, Orthopantomographie (OPG) und Computertomographie (CT) sind gut geeignet zur präoperativen Größenbestimmung des Tumors und zum Nachweis bzw. Ausschluß von Metastasen, die Frage nach Mandibulainfiltrationen wird jedoch nur unzureichend beantwortet. Die planare Knochenszintigraphie hat zwar eine hohe Sensitivität für den Nachweis von osssären Umbauprozessen, zeigt jedoch nur eine geringe räumliche Auflösung und häufige Überlagerungsartefakte. SPECT als 3dimensionales Schnittbildverfahren ist in der Lage, transversale Schichtbilder der Mandibula zu konstruieren, und den Radionuklid-Uptake der Mandibula überlagerungsfrei darzustellen. Ziel dieser Studie war es, SPECT auf seine Wertigkeit in der Diagnose von Mandibulainfiltrationen zu überprüfen, und ihre Ergebnisse mit denen von CT und OP, sowie mit der postoperativ gewonnenen Histologie zu vergleichen. Untersucht wurden 15 Patienten mit einem Karzinom im Bereich der Mundhöhle. Bei 12 Patienten lag ein Plattenepithelkarzinom (T2N0M0 − T4N2Mx), bei 2 Patienten ein Adenokarzinom der Glandula submandibularis (T2N0M0), und bei einem Patienten ein adenoidzystisches Karzinom der Glandula submandibularis (T4N2Mx) vor. Alle Patienten wurden präoperativ mittels OPG, CT und SPECT untersucht.

1 Stunde vor der routinemäßig durchgeführten Skelettszintigraphie wurden den Patienten 1,8g Irenat (Perchlorat) oral verabreicht. Perchlorat hemmt kompetitiv die Aufnahme von Technetium in die Speicheldrüsen, so daß eine Überlagerung durch die Speicheldrüsen ausgeschlossen wurde. Nach der planaren Szintigraphie wurden bei jedem Patienten SPEC-Tomographien der Mandibula (64 Winkel à 30s Acquisition, Picker Double Head) angefertigt.

Die räumliche Auflösung betrug 0,5 bis 1 cm, die Dauer der Untersuchung etwa 30 min. Da die SPECT das für die routinemäßig durchgeführte Skelettszintigraphie injizierte Tc-99m-MDP als Strahlenquelle nutzt, wurden die Patienten nicht zusätzlich strahlenbelastet. Auf die rechnergestützte Rekonstruktion transversaler Schichten durch die Mandibula mit einer Schichtdicke von 6mm wurden bei jedem Patienten die Mandibula in drei Schichten in 6 immer gleiche „regions of interest" (ROI's) aufgeteilt. Dann wurde die Countzahl absolut und flächenrelativ bestimmt. Als pathologisch mehrbelegt wurde ein ROI dann definiert, wenn das count-average gleich oder über dem Doppelten des Mittelwertes aller ROI's für die jeweilige Mandibula lag. Als Hinweis auf Mandibulainfiltration wurde definiert, wenn eine pathologische Mehrbelegung in ihrer räumlichen Zuordnung im Bereich des klinisch resp. radiologisch relevanten Gebietes lag. Damit wurden Mehrbelegungen anderer Genese weitgehend ausgeschlossen. CT und OPG wurden dann als pathologisch gewertet, wenn eine Knochenarrosion im Tumorbereich sichtbar wurde. Verglichen wurden die so gewonnenen Daten mit den intra- und postoperativ gewonnenen Daten (N = 14). In einem Fall stellte sich der Tumor als primär inoperabel heraus, aber OPG und CT wiesen eine eindeutige Knochenarrosion nach. Als Ausschluß einer Mitbeteiligung der Mandibula wurde gewertet, wenn der Tumor histologisch im Gesunden reseziert war und sich in dem histologischen Präparat weder Periost noch Kortikalis befand. Insgesamt fand sich bei 7 von 15 Patienten eine Tumorinfiltration des Periost bzw. der Kortikalis der Mandibula. OPG und CT zeigten bei zwei Patienten eindeutige Knochenarrosionen. 13 Patienten waren radiologisch unauffällig. Vergleicht man diese Ergebnisse mit den intraoperativ und histologisch gewonnenen Daten, so waren OPG und CT in 2 Fällen richtig-positiv; in 5 Fällen waren OPG und CT falsch-negativ. Nur 4 Patienten zeigten im SPECT eine unauffällige Radionuklidbelegung, davon waren zwei zahnlos. SPECT zeigte ohne Bezug zu klinischen und radiologischen Daten insgesamt 11 pathologische Mehrbelegungen. Davon lagen 4 in ROI's außerhalb des Tumorbereiches; diese wurden als Knochenumbauprozesse anderer Genese, und definitionsgemäß nicht als Hinweis auf Infiltration gwertet. 7 Patienten zeigten Mehrbelegungen in relevanten ROI's; diese wurden als Hinweis auf Infiltration gewertet. Bei allen 7 wurde postoperativ eine Tumorinfiltration der Mandibula nachgewiesen. So ergibt sich für die SPECT folgendes: für sich allein genommen, weist sie eine hohe Sensitivität bei sehr geringer Spezifität für pathologische Prozesse im Bereich der Mandibula auf; wird die Auswertung mit Berücksichtigung der Tumorlokalisation durchgeführt, liegt die Spezifität ebenfalls sehr hoch. Da mit dieser Untersuchung keine zusätzliche Belastung des Patienten einhergeht, sollte sie regelmäßig zusätzlich zur konventionellen Skelettszintigraphie durchgeführt werden.

6. H. Heinritz, N. Nitsche, K. Hoffmann, H. Iro (Erlangen): Diagnostik der Knorpelinfiltration durch Hauttumoren im HNO-Gebiet mit 20-MHz-Hochfrequenzsonographie

Oberflächliche Tumoren im Kopf-Hals-Bereich, wie Basaliome oder Spinaliome, können bisher nur unzulänglich mit nicht invasiven Verfahren dargestellt werden. Mittels konventioneller Sonographie bei 5 und 7,5 MHz lassen sich oft nur ungenaue Aussagen über die Ausdehnung solcher Tumoren machen. Bei Verdacht auf ein ausgedehntes Tiefenwachstum können Computertomographie oder Magnetresonanztomographie zwar zusätzliche Aussagen liefern, es ist jedoch nicht möglich, die oberflächlichen Tumoren in ihrer Beziehung zu Knorpelstrukturen ausreichend gut abzubilden. In der Hoffnung, diese diagnostische Lücke zu schließen, untersuchten wir 1991 erstmals Hauttumoren mit 20-MHz-Hochfrequenzsonographie. Die Ergebnisse dieser präliminären Studie zeigten, daß die nichtinvasive Beurteilung oberflächlicher Hauttumoren mit 20-MHz-Hochfrequenzultraschall zuverlässig und reproduzierbar möglich ist. Wir führten daraufhin die vorliegende prospektive Studie durch. Das von uns verwendete Hochfrequenzgerät arbeitet bei einer Frequenz von 20 MHz mit elektronischer Signalcodierung. Den verschiedenen Echoamplituden werden 256 Falschfarben zugeordnet und somit entsteht ein farbiges Ultraschallbild mit einer Auflösung von 75 µm axial und 200 µm lateral bei einer Eindringtiefe von 7 mm.

Wir untersuchten mit dieser Technik 55 Basaliome, 16 Plattenepithelkarzinome, 8 maligne Melanome, 2 Epithelzysten, 2 Naevi und andere Tumoren im HNO-Gebiet. Die gute Korrelation zwischen den sonographischen Bildern und den histologischen Schnitten erlaubte die Erklärung der sonographischen Phänomene. Hiermit konnte sowohl die Ausdehnung und subkutane Spreitung, als auch das Ausmaß der Knorpelinfiltration des jeweiligen Tumors bestimmt werden. Die absolute Tumorgröße wurde, solange der Tumor nicht tiefer als 7 mm lag, in keinem Fall unterbewertet. Überbewertungen der Tumorgröße sind durch das ebenfalls echoarm erscheinende peritumoröse Infiltrat erklärbar. Mittels sonomorphologischer Tumorcharakterisierung konnten die unterschiedlichen Neubildungen differenziert werden. Basaliome stellten sich echoarm mit diffusen Binnenechos dar, während Plattenepithelkarzinome echoarm bis echoleer erschienen. Das maligne Melanom stellte sich regelmäßig echoleer ohne distale Schallverstärkung dar. In Einzelfällen war jedoch eine Abweichung von dieser Regel festzustellen, weswegen eine genaue Gewebedifferenzierung im Sinne des Histosonometrie mittels Hochfrequenzultraschall bislang nicht möglich ist. Wir zeigen die präoperative Planung und die chirurgischen Ergebnisse von Tumoren der Nase, der Ohrmuschel und des medialen Lidwinkels. Bei diesen Patienten konnte die im Hochfrequenzsonogramm gesehene diffuse Infiltration von Knorpel oder Tarsus histologisch bestätigt werden. In allen Fällen wurde eine komplette Tumorresektion mit histologischer Kontrolle der Randproben durchgeführt. Die Defektdeckung mit lokalen oder regionalen Transplantaten erfolgte zweizeitig. Aufgrund der Ergebnisse dieser Studie sehen wir die Indikationen für die 20-MHz-

Hochfrequenzsonographie in der HNO zunächst bei der Bestimung von Ausdehnung und Infiltration oberflächlicher Hauttumoren. Die Methode ist geeignet zur präoperativen Planung von Resektion und plastischer Rekonstruktion, als auch zur verbesserten Patientenaufklärung. Sie kann ebenfalls sinnvoll bei der Tumornachsorge von Hauttumoren insbesondere zur Rezidivdiagnostik unter Lappenplastiken angewendet werden. Im Rahmen der Entwicklung neuer nicht invasiver Therapieverfahren zur Behandlung von Hauttumoren wie der photodynamischen Therapie mit Hämatoporphyrinderivat könnte sich die Hochfrequenzsonographie zur Verlaufskontrolle eignen. Insbesondere unter zusätzlicher Verwendung von Schallköpfen, die bei Frequenzen von 30 MHz arbeiten, ist eine weitere Verbesserung der Auflösung zu erwarten.

W. Heppt (Heidelberg): 1) Verfügen Sie über Erfahrungen bezüglich des sonographischen Nachweises von Knocheninfiltrationen bei Hauttumoren?
2) Welche Aussagekraft besitzt die Hochfrequenzsonographie im Narbengewebe?

H. Heinritz (Schlußwort):
1) Die Diagnostik von Knocheninfiltration durch Hauttumore mit 20-MHz-Hochfrequenzultraschall wurde von uns bislang nicht systematisch untersucht. Unter Verwendung von zusätzlichen 15-MHz- und 30-MHz-Schallköpfen soll dieser Fragestellung demnächst nachgegangen werden.
2) Die Darstellung von Narbengewebe mittels Hochfrequenzultraschall wurde bereits von uns durchgeführt. Narben stellen sich prinzipiell echoreicher als Tumoren dar, wobei es Unterschiede in der Echogenität in Abhängigkeit vom Alter der Narbe gibt. Weitere Untersuchungen in dieser Richtung sind geplant.

7. D. Eßer, W.-D. Meyer, Ch. Willgeroth, Ch. Motsch (Magdeburg): Neue morphologische Charakteristika von Patienten mit einem Oro- oder Hypopharynxkarzinom zur prätherapeutischen Prognoseeinschätzung

Aus dem Geschwulstkrankengut der Klinik für Hals-Nasen-Ohren-Heilkunde der Medizinischen Akademie Magdeburg wurden retrospektiv 144 Patienten mit einem Oro- oder Hypopharynxkarzinom zur Auswertung herangezogen. Neben den klinischen Parametern (Tumorgröße, Lymphknotenstatus, Therapie) und dem histopathologischen Grading wurden die automatische Kernbildanalyse und die Bestimmung der Zahl der NOR's (Nucleolar Organizer Regions) zur prätherapeutischen Prognoseeinschätzung herangezogen. Die häufig angewandte Unterteilung der Karzinome nach ihrem Verhornungsgrad als Maß der Differenzierung ist für die individuelle Prognosebestimmung ungenügend. Hier bietet zunächst das histopathologische Grading und darüber hinaus das Kerngrading eine mögliche Verbesserung der prätherapeutischen Prognoseeinschätzung. Im Rahmen der sogenannten automatischen Kernbildanalyse konnten 37 Parameter analysiert werden. Drei Merkmale wurden als prognosesrelevant eingestuft und statistisch gesichert. Als neue quantitative Methode etabliert sich die Bestimmung der Nucleolar Organizier Regions. Die NOR's entsprechen denen, auf denen die ribosomale RNA kodiert ist und lassen sich mit einer entsprechenden Versilberungstechnik gut sichtbar machen. Dabei fungiert die Argyrophilie als Marker für die ribosomale RNA und ist damit möglicherweise Ausdruck der Transskriptionsaktivität.

In der Analyse des ausgewerteten Krankengutes zeigte sich, daß die Bestimmung der absoluten Zahl der NOR's kein Hinweis auf die individuelle Prognose gab, jedoch eine direkte Beziehung zum Ausmaß der lymphogenen Metastasierung besteht.

Der Zusammenhang liegt darin begründet, daß entsprechend einer hohen Trenngüte (91 %) bei einer absoluten NOR-Zahl von 681/100 Zellkerne eine sichere Trennung zwischen dem Lymphknotenstadium N_{0-1} und N_{2-3} möglich ist. Es gelingt damit auch prospektiv, ausgehend von einer Probeexstirpation des Primärtumors, die Wahrscheinlichkeit einer lymphogenen Metastasierung zu bestimmen.

Nach den Untersuchungen von Meyer-Breiting (1988) und Deitmer und Freytag (1984) beim Larynxkarzinom unterstreichen die vorliegenden Befunde die von Quade et al. (1984) und Arthur und Farr (1972) dargestellte Bedeutung des histo-pathologischen Gradings. Die Aussagekraft des Gradings wird nur bei isolierten Tonsillenkarzinomen eingeschränkt, da in diesen Fällen kein Grading möglich ist. Anhand des ausgewerteten Krankengutes konnte statistisch nachgewiesen werden, daß Patienten mit einem Grading I oder II gegenüber dem Grading III eine statistisch gesicherte höhere Überlebensrate aufweisen. Das Grading stellt somit ein sicheres prognostisches Kriterium für beide Tumorlokalisationen dar. Nachdem aus der Literatur die Bedeutung der Morphometrie für die Prognoseeinschätzung bekannt war, hat in den letzten Jahren die automatische Bildanalyse der histologischen Präparate einen festen Platz eingenommen. Am ausgewerteten Krankengut konnten drei bildanalytische Merkmale als alleinige prognoserelevante Faktoren verifiziert werden, die jetzt im Rahmen der prätherapeutischen Prognoseeinschätzung einsetzbar sind. Es handelt sich hier um die Faktoren 22, 33 und 34, die der Standardabweichung der Schiefe der Extinktion, der azimutalen Streuung der mittleren Extinktion/mittlere Extinktion und der maximalen Differenz der mittleren Extinktion in azimutaler Verteilung/mittlere Extinktion entsprechen. Unter Einbeziehung aller 66 ausgewerteten Merkmale Patient konnte mit Hilfe der Coxregression ein Vergleich der klinischen und pathomorphologischen Merkmale einschließlich der automatischen Mikroskopbildanalyse hinsichtlich ihres Einflusses auf die Prognose bestimmt werden. Als prognoserelevant auf statistisch hohem Signifikanzniveau erweist sich neben der Art der Therapie und dem histopathologischen Grading das Merkmal 22 (Standardabweichung der Schiefe der Extinktion) der automatischen Kernbildanalyse.

Schlußfolgernd aus den vorliegenden Untersuchungen muß im Rahmen der Diagnostik mit einem Hypo- und Oropharynxkarzinom eine objektive prätherapeutische individuelle Prognoseeinschätzung, basierend auf den klinischen Parametern, aber vor allem auf den pathomorphologischen Parametern Grading, Zahl der NOR's und der automatischen Mikroskopbildanalyse zur Festlegung einer effektiven individuell auf den Patienten orientierten Therapie erfolgen. Zum jetzigen Zeitpunkt stellt die Kombination aus der chirurgischen Therapie des Primärtumors und der Lymphknotenmetastasen, verbunden mit einer postoperativen Strahlentherapie, nach wie vor die Therapiemethode der Wahl dar.

8. Chr. Reißer, U. Haberkorn, L. G. Strauss (Heidelberg): Die prognostische Relevanz von PET-Untersuchungen bei Kopf-Hals-Tumoren

Fünfzig Patienten mit ausgedehnten Plattenepithelkarzinomen im Kopf-Halsbereich wurden vor Therapiebeginn mittels Positronen-Emissions-Tomographie (PET) untersucht. Die 18-Fluor-2-Desoxyglukose-Aufnahme (FDG, ein Positronen emittierendes Glukose-Analogon) war bei allen Tumoren auf 200 bis 500% erhöht.

Es wurden zwei Patientengruppen identifiziert, bei denen die FDG-Aufnahme vor Therapie jeweils unterschiedlich erhöht war. In der Gruppe lag die FDG-Aufnahme bei 200 bis 300%, in der anderen Grupe war die Aufnahme auf 400 bis 500% erhöht.

Die Patienten wurden entweder operiert und nachbestrahlt oder primär konservativ behandelt (Chemotherapie, Strahlentherapie oder kombinierte Therapie). Nach einer Beobachtungszeit von 2 Jahren wurde die initiale FDG-Aufnahme des Tumors der Überlebenszeit der zwischenzeitlich tumorbedingt verstorbenen Patienten gegenübergestellt. Es fiel dabei auf, daß Patienten, deren Tumor eine initial höhere FDG-Aufnahme gezeigt hatte, eine tumorbedingt kürzere Überlebenszeit hatten als Patienten, deren Tumorstoffwechsel initial nur gering erhöht war.

Die Gegenüberstellung des Krankheitsverlaufs zweier Patienten mit klinisch vergleichbaren Hypopharynxkarzinomen und gleicher Therapie (Chemo- und Radiotherapie) läßt einen Zusammenhang zwischen dem Tumorstoffwechsel (FDG-Aufnahme) und der Überlebenszeit möglich erscheinen.

Die Ergebnisse der Untersuchung zeigen, daß biologische Parameter maligner Tumoren prätherapeutisch in vivo untersucht werden können und für die Prognose relevant sein können. Die Identifizierung dieser biologischen Parameter durch molekulargenetische Untersuchungen und ob deren Berücksichtigung für die Wahl der Therapie eine Rolle spielen sollte, werden laufende vergleichende Studien mit größeren Fallzahlen zeigen.

9. M. Herter, F. Baumgart, M. Scheel, R. Tausch-Treml (Berlin): Charakterisierung von Geweben der Kopf-Hals-Region mit Hilfe der Protonenresonanzspektroskopie

Die Protonenresonanzspektroskopie erlaubt die nicht-invasive Beobachtung der in einem Gewebe enthaltenen wasserstoffhaltigen Metabolite, das Ergebnis wird in einem Spektrum dargestellt.

Am Patienten könnten Gewebediagnosen (z.B. Tumorrezidive) in einem Kernspintomographen dargestellt werden. Vorbereitend zu Untersuchungen am Patienten wurden intraoperativ gewonnene Gewebeproben aus dem Kopf-Hals-Bereich schockgefroren und nach einem Perchlorsäureaufschluß im Magnetresonanzspektrometer vermessen. Dabei interessierte vor allem die Differenzierung von Malignomen zu benignen Tumoren umd Lymphknoten.

Die gemessenen Spektren erlauben die sichere Differenzierung der Peaks von z.B. Lactat, Glutamin/Glutamat, Creatin, und Cholin. Lactat ist leider nur bedingt verwertbar, da bei der Gewebeentnahme auftretende Ischämien die Lactatkonzentrationen verändern. Dieser Metabolit wäre von hohem Informationswert, da er in Malignomen in hohen Konzentrationen zu erwarten ist.

Die Analyse der Spektren ist in der folgenden Tabelle dargestellt, die Angabe der Konzentration der Metabolite erfolgt semiquantiativ, in Klammern die Schwankungsbreite der Peaks.

Problemlos ist die Unterscheidung Malignom und Muskel, Adenoiden, Tonsillen und Speicheldrüsen anhand des erhöhten Cholin bzw. Creatin.

Tumoren waren von Nichttumoren nicht zu unterscheiden, wenn der Peak für Iso-, Leucin und Valin erhöht war (PTCA II). Eine Differenzierung Benignom/Malignom war nicht eindeutig möglich, da auch pleomorphe Adenome erhöhte Peaks von Iso-Leucin und Valin aufwiesen. In weiteren Arbeiten sollen aufgrund dieser in-vitro erhobenen Daten Patientenspektren erstellt werden, die die Lactatkonzentrationen einbeziehen, um eine nicht invasive Artdiagnose von Tumoren zu ermöglichen.

Gewebetyp	Leu+IIe+Val	Ala	Glu+Gln	(P)Cr	(P)Cho	n
PTCA I	+($\downarrow$)	−($\rightarrow$)	++($\downarrow$)	+($\uparrow$)	++($\uparrow$)	14
PTCA II	+++($\triangleright$)	++($\rightarrow$)	+++($\downarrow$)	+($\uparrow$)	+($\rightarrow$)	12
pleomorphes Adenom	+(+++)($\uparrow$)	+($\rightarrow$)	++($\downarrow$)	(+)($\downarrow$)	+($\rightarrow$)	12
Lymphknoten	+($\downarrow$)	+($\rightarrow$)	++($\downarrow$)	+($\rightarrow$)	+($\rightarrow$)	13
Muskel	−	+($\downarrow$)	+($\rightarrow$)	+++($\rightarrow$)	++($\downarrow$)	11
Adenoide	+($\downarrow$)	+($\downarrow$)	++($\downarrow$)	(+)($\rightarrow$)	+++($\rightarrow$)	12
Tonsillen	−	+($\downarrow$)	+($\downarrow$)	++($\rightarrow$)	++($\rightarrow$)	10
Speicheldrüse	+($\downarrow$)	+($\downarrow$)	++($\downarrow$)	++($\rightarrow$)	++($\downarrow$)	8

Chr. Reißer (Heidelberg): Laktat-Peak auch bei benignen Läsionen deutlich erhöht? Widerspruch zu der mittels PET (Positronen-Emmissions-Tomographie) gefundenen nur geringen Glukosestoffwechselsteigerung bei benignen HNO-Tumoren.

U. Eysholdt (Erlangen): Sie benötigen 8,5 Tesla Feldstärke für die Protonenresonanzspektren. Die Dt. Ges. für Med. Physik empfiehlt als Maximum 2 Tesla für Anwendung am Menschen. Sehen Sie eine Chance, auch in vivo trotz geringerer Feldstärke verwertbare Spektren zu erhalten?

S. Hoffmann (München): Ließ sich in Ihrem Kollektiv die metastatische Potenz der untersuchten Tumoren mit Hilfe der Spektroskopie ablesen?

M. Herter (Schlußwort):
Zu 1): Lactat wurde nicht einbezogen, da obligat bei der Gewebeentnahme eine Ischämie auftritt, die zur Veränderung der Lactactkonzentration führt.
Zu 2): 8,5 Tesla werden nur während des experimentellen Stadiums im Magnetresonanzspektrometer benutzt. Patientenuntersuchungen werden am Kernspintomographen mit 1,5 Tesla durchgeführt. Es resultiert eine deutlich geringe Auflösung, die Peaks der entscheidenden Metabolite sind aber sicher zu differenzieren.
Zu 3): Es konnte keine Korrelation der Spektrem mit der metastatischen Potenz der Tumoren festgestellt werden.

10. P. Kwok, R. Hauser, J. Strutz (Freiburg): 33 Jahre Therapie an Halslymphknotenmetastasen bei unbekanntem Primärtumor

Zur Erarbeitung eines optimalen diagnostischen und therapeutischen Konzeptes für Patienten mit Halslymphknotenmetastasen bei unbekanntem Primärtumor, wurde eine retrospektive Studie durchgeführt. Die Datei von 89 Patienten, entsprechend 1,4% aller Tumorpatienten der Universtitäs-Hals-Nasen-Ohren-Klinik Freiburg, die während der Jahre 1955 bis 1991 behandelt wurden, wurde analysiert. Der Einfluß der Größe, Höhenlokalisation und Histologie des Tumors, sowie der Therapiemethoden auf die Überlebenszeit der Patienten sollte untersucht werden.

Die Altersverteilung der Patienten zeigte die größten Gruppen in den Altersstufen 50−59 und 60−69 Jahre. Männer waren doppelt so häufig von dieser Erkrankung betroffen wie Frauen, wiesen aber bei vergleichbarem Alter eine insgesamt günstigere Überlebensrate auf, obwohl sie mit den größeren Tumoren als die Frauen erstmals die Klinik aufsuchten.

Nach Eingruppierung der Patienten in das TNM-System zeigten die Patienten mit den kleineren Knoten erwartungsgemäß eine bessere Prognose als diejenigen mit größeren Knoten. Patienten mit Lymphknoten in der oberen Halshälfte hatten die besseren Überlebensraten verglichen mit denen, deren Lymphknoten in der unteren oder in beiden Halshälften lokalisiert waren.

Histologisch zeigte sich, daß, ähnlich den Ergebnissen anderer Studien, die Plattenepithelkarzinome mit 45% sowie die entdifferenzierten Karzinome mit 37% am häufigsten auftraten. Die besten Überlebensraten hatten jedoch die Patienten, die unter der Gruppe „andere Neoplasien" eingeteilt waren. Hier waren das Adeno-Ca., kleinzellig-anaplastische Ca., lymphoepitheliale Ca., Hämangiosarkom, maligne Adenoakanthom und maligne Neurinom vertreten.

Ungeachtet der Therapiewahl ist die allgemeine Prognose für diese Patienten schlecht (57%, 23%, 10%; 1-, 2-, 5-Jahresüberlebenszeit). Patienten, die mit einer kombinierten radikalen Halsausräumung und nachfolgender Bestrahlung behandelt wurden,

zeigten die günstigsten Überlebensraten (78%, 33%, 14%). Dieser Behandlungsform wird deswegen an unserer Klinik der Vorzug gegeben. Bei der Therapiewahl sollte man jedoch auch den Allgemeinzustand der Patienten mit in Betracht ziehen, zeigten doch die Patienten ohne jegliche Behandlung immerhin noch eine Überlebensrate von 39%, 11%, 11% (1-, 2-, 5-Jahresüberlebensrate). Die Überlebenszeiten verlängerten sich nicht signifikant nach 1976, trotz verbesserter medizinischer Möglichkeiten. In 23% der Fälle wurde der Primärtumor nachgewiesen. Er befand sich mit 19% am häufigsten im Bronchialbereich. In der Literatur fand sich der Primärtumor mit 45% am häufigsten im Pharynxbereich. Durch das Auffinden des Primärtumors verbesserte sich jedoch die Überlebenszeit der Patienten nicht. Nach einem diagnostischen Grundprogramm sollte daher nicht unnötig Zeit bis zum Behandlungsbeginn geopfert werden. Soll jedoch eine Verbesserung der Überlebenszeit dieser Patienten erreicht werden, so muß bei diesem unüberschaubaren Krankheitsbild mit seinem heterogenen Patientengut, seiner geringen Häufigkeit und den zahlreichen einflußnehmenden Variablen, eine prospektive, multizentrische Studie initiiert werden.

11. J. Feyh (München):
Die photodynamische Therapie laryngealer Neoplasien

Einleitung

Die chirurgische Behandlung laryngealer Neoplasien geht stets mit einem Verlust gesunder laryngealer Stützstrukturen einher bis zur völligen Funktionseinbuße des Organs, abhängig von der Dignität des zu behandelnden Befundes. Einen neuen Weg unter der Zielsetzung der Schonung des Wirtsorganes stellt die photodynamische Therapie (PDT mit Hämatoporphyrin-Derivat) (HPD) dar, wie sie im Rahmen einer kontrollierten klinischen Studie zur Behandlung gut- und bösartiger Larynxtumoren eingesetzt wird.

Methode

Hämatoporphyrin-Derivat (Photosan 3) wurde in einer Dosierung von 2 mg/kg Körpergewicht intravenös verabreicht. 48 Stunden nach der Injektion wurde die integrale PDT des Larynx in Allgemeinanästhesie durchgeführt. Die Beatmung erfolgte mit Hilfe der Jetventilation. Die Patienten wurden nach der Injektion in tageslichtabgedunkelten Einzelzimmern untergebracht und waren angehalten für 14 Tage post injectionem das Tageslicht zu meiden. Die

Laserlichtbestrahlung des Endolarynx während der Therapie erfolgte mittels eines zylindrischen Laserlichtapplikators. Es wurden 12 Patienten mit Larynxkarzinomen des Stadiums T_1 bis T_2, sowie 12 Patienten mit einer rezidivierenden Papillomatose des Erwachsenenalters, sowie 6 Kinder mit einer rezidivierenden Larynxpapillomatose photodynamisch behandelt.

Ergebnisse

Alle Patienten konnten nach der photodynamischen Therapie noch im Op-Saal bis auf einen Patienten extubiert werden. Ein die Atmung des Patienten behinderndes Larynxödem trat in einem Fall auf. Nach prolongierter Intubation über fünf Tage konnte auch dieser Patient extubiert werden. Über einen maximalen Beobachtungszeitraum von 34 Monaten trat bei den Larynxkarzinomen ein Rezidiv auf, alle anderen Patienten sind seit der Behandlung histologisch überprüft tumorfrei. In allen Fällen war die stimmliche Qualität posttherapeutisch gleich oder verbessert, in keinem Fall jedoch verschlechtert.

Larynxpapillome zeigten ein hervorragendes Ansprechen auf die photodynamische Behandlung. Initial war bei allen behandelten Patienten vier Wochen nach der Behandlung eine makroskopische Vollremission erzielt worden, jedoch trat bei insgesamt 8 Patienten ein Rezidiv der Erkrankung über einen maximalen Beobachtungszeitraum von 18 Monaten auf (5 Erwachsene, 3 Kinder).

Schlußfolgerungen

Die photodynamische Therapie laryngealer Neoplasien stellt eine wirksame Behandlung maligner und benigner Tumoren dar. Bei Larynxkarzinomen (T_1 und T_2) konnte gezeigt werden, daß in einem hohen Prozentsatz Heilung möglich ist. Das Erkrankungsbild der häufig rezidivierenden Larynxpapillomatose ist der photodynamischen Lasertherapie zugänglich, und möglicherweise wird mit Hilfe dieser Behandlung bei dem häufig rezidivierenden Charakter der Erkrankung das Behandlungsintervall verlängert.

H. Heinritz (Erlangen): 1) Sie haben nichts über Nebenwirkungen bei der PDT erwähnt. Es ist bekannt, daß die Photosensibilisation der gesunden Haut durch Photosan ein erhebliches Problem darstellt. Wie stehen Sie dazu?

2) Sie zeigten die Behandlung eines Larynxkarzinoms der vorderen Kommissur. Ist nicht gerade bei dieser Lokalisation die PDT besonders kritisch zu werten, weil Sie die Invasionstiefe nicht sicher darstellen können?

P. Vollberg (Köln): Sie haben über 12 Karzinome (T_1/T_2) in 3 Jahren berichtet, die Sie mit der photodynamischen Therapie behandelt haben. Ich gehe davon aus, daß in der Münchner Klinik in dieser Zeit mehr Patienten mit diesen Tumorstadien gelegen haben. Welches sind Ihre Selektionskriterien für eine derartige Therapie?

H. Iro (Erlangen): 1) Ist bei exzessivem Papillomwachstum vor PDT eine Reduktion des Tumorgewebes erforderlich;
2) Wie verteilen sich die 12 Larynx-Ca auf die verschiedenen Tumor-Stadien?

D. Kleemann (Rostock): Die Angabe, daß durch die PDT keine Schädigung des gesunden Gewebes stattfindet, können Sie sicher nur auf Ihr Patientengut beziehen. Andere Studien mit größeren Patientenzahlen (z.B. Monnier) haben doch solche Schädigungen berichtet.

J. Feyh (Schlußwort):
1) Die Tiefenausdehnung der PDT ist beschränkt auf 7−8 mm.
2) Preaetherapeutisch wird ein CT bzw. MR durchgeführt.
3) Als Nebenwirkung tritt die erhöhte Lichtempfindlichkeit auf.
4) Bei der PDT traten im Bereich der vorderen Kommissur keine Synechien auf.
5) Bei Papillomen erscheint die Eindringtiefe wesentlich erhöht.

12. I. Haas, H. Bier (Düsseldorf): Tierexperimentelle Untersuchungen zur niedrigdosierten locoregionalen Interleukin-2-Behandlung von Lymphknoten-Mikrometastasen

Etwa die Hälfte der Patienten mit fortgeschrittenen Kopf-Halszkarzinomen entwickeln nach der mit kurativer Zielsetzung durchgeführten Erstbehandlung ein lokoregionäres Rezidiv, und in bis zu 20% manifestieren sich Fernmetastasen. Das heißt, selbst nach der fast vollständigen Entfernung des Tumors ist der Wirtsorganismus offenbar nicht in der Lage, kleinste Tumorresiduen und Mikrometastasen selbsttätig zu eliminieren. Beruhend auf der Annahme einer gegenseitigen Beeinflussung von Tumor und Wirt, wurden verschiedene immuntherapeutische Ansätze entwickelt, diese für den Patienten günstig zu verändern.

Den Effekt einer niedrig-dosierten lokoregionären rekombinaten Interleukin-2-Behandlung untersuchten wir in einem syngenen Tumortiermodell.

Bei Stamm 2 Meerschweinen führt die intradermale Transplantation von Linie 10 Tumorzellen zu der Ausbildung eines soliden, epithelial geschichteten Primärtumors, der zunächst ausschließlich in den ersten drainierenden Lymphknoten metastasiert.

6 Tage nach Transplantation wurde der Tumor lokal exzidiert − zu diesem Zeitpunkt hatte sich bereits eine regionäre Mikrometastase etabliert. An Tag 7 schloß sich die 12tägige regionale niedrig dosierte Interleukin-2-Behandlung mit 500 oder 500 IU pro Tag an. In keinem Fall kam es zu einer Heilung der Mikrometastasen, auch konnte keine signifikante Wachstumsverzögerung der Lymphknotenmetastasen beobachtet werden.

Um einen noch intensiveren Kontakt zwischen Tumorzellen und Interleukin-2 herzustellen, führten wir in einem zweiten Versuch eine intratumorale Therapie bei nicht-operierten Tieren durch. Auch hier konnten wir mit drei unterschiedlichen Dosierungen keinen hemmenden Einfluß auf das Tumorwachstum feststellen. Bezogen auf die Überlebenszeiten also insgesamt enttäuschende Ergebnisse.

Jedoch zeigten sich bei der histologischen Aufarbeitung der regionären Lymphknoten am Ende der Immuntherapie bei den entweder regionär oder intratumoral mit IL-2 behandelten Tieren kaum

Tumorabsiedlungen im Vergleich zu einer massiven Tumorinfiltration bei den ausschließlich am Primärtumor operierten Kontrollgruppen. Es kommt dabei zu keiner markanten Beschädigung der Tumorzellen in den Lymphknoten. Bei fehlenden Unterschieden in den Überlebenszeiten erscheint dieser Effekt zeitlich begrenzt, und nach Beendigung der Therapie kommt es zu einem Wachstum der wahrscheinlich unentdeckten Mikrometastasen.

Eine ganze Reihe von Gründen können hierfür in Betracht kommen. So hat sich z.B. in einigen präklinischen und klinischen Untersuchungen gezeigt, daß es für den Tumor eine kritische Größe zu geben scheint, d.h. er muß unter Umständen ausreichend antigenes Material präsentieren, darf also nicht zu klein sein, andererseits aber auch nicht zu groß sein. Deshalb läßt sich für Mikrometastasen vielleicht ein besserer Effekt erreichen, wenn das IL-2 zusammen mit autologen Tumorzellen gegeben wird, oder, wenn gentechnisch autologe Tumorzellen gar zu IL-2-Produzenten gemacht werden und sich in dieser Form sozusagen als Lymphokin-aktive Vakzine einsetzen ließen.

13. Th. Harder, B. M. Lippert, J. A. Werner, H. Rudert (Kiel): Interleukin-2/Interferon-α2b-Therapie inoperabler Plattenepithelkarzinome: ein Fehlschlag

Einleitung

Mit dem Einsatz von Zytokinen bei der Behandlung maligner Tumoren liegt erstmals ein Therapieansatz vor, der an der Pathophysiologie des Tumors und an der Tumor-Wirt-Interaktion orientiert ist.

Zytokine modulieren eine Vielzahl von zellulären und humoralen Funktionen der körpereigenen Abwehr und haben zusätzlich auch einen direkten Einfluß auf das Tumorwachstum und die Tumordifferenzierung. Eine zentrale Bedeutung kommt dabei dem Interleukin-2 zu, das die Proliferation von T- und B-Lymphozyten sowie die klonale Expression von natürlichen und lymphozytenabhängigen Killerzellen aktiviert.

Seit der Einführung der Zytokine in die Klinik 1984, wurde über eine Vielzahl von erfolgversprechenden Ergebnissen bei der Behandlung solider metastasierender Malignome berichtet.

Methode und Patienten

Wir führten bei insgesamt 8 Patienten mit austherapierten Kopf-Hals-Malignomen eine Kombinationstherapie mit subkutan appliziertem Interleukin-2 und Interferon-α durch. Im einzelnen handelte es sich um sieben Patienten mit Rezidiven eines Plattenepithelkarzinoms sowie um eine Patientin mit einem Rezidiv eines undifferenzierten Schilddrüsenkarzinoms.

Interleukin-2 und Interferon-α wurden in Anlehnung an das Therapiekonzept von Azpodien und Kirchner (Medizinische Hochschule Hannover) ausschließlich subkutan appliziert (10 Mio. IE Interleukin-2 am 1., 3. und 5. Tag sowie 5 Mio. IE Interferon-α vom 1. bis zum 5. Tag; 6. und 7. Tag therapiefrei; 1 Therapiezyklus umfaßte 6 Wochen). Der Therapiebeginn erfolgte unter stationären Bedingungen für 3 Tage. Anschließend führten die Patienten die Therapie in ihrer häuslichen Umgebung ambulant fort. Wöchentlich stellten sich die Patienten zu einer klinischen und laborchemischen Kontrolluntersuchung vor.

Ergebnisse

Bei 7 der 8 Patienten nahm das Tumorleiden einen unverändert progredienten Verlauf. Lediglich bei einem Patienten konnte ein Stillstand der Erkrankung über 2 Monate erreicht werden. Bei allen Patienten kam es insbesondere nach Therapiebeginn zu grippeähnlichen Symptomen wie Abgeschlagenheit, Müdigkeit und Fieber. Weiter traten in unterschiedlicher Ausprägung Übelkeit, Erbrechen, Obstipation, Mundtrockenheit, Blutdruckabfälle sowie Leberenzymerhöhungen auf. Alle Nebenwirkungen waren medikamentös gut beherrschbar und nach Absetzen der Zytokine rasch vollständig reversibel.

Diskussion

Die enttäuschenden Ergebnisse der von uns durchgeführten subkutanen Therapie mit Interleukin-2 und Interferon-α bei einem sehr kleinen Patientenkollektiv bedeuten nicht, daß eine Zytokin-Therapie bei Plattenepithelkarzinomen der Kopf-Hals-Region grundsätzlich als erfolglos anzusehen ist.

Zur Zeit werden an verschiedenen Zentren neue Therapiekonzepte mit Zytokinen untersucht. So werden Zytokine, und hierbei insbesondere das Interferon-β intraläsional appliziert. Hierdurch lassen sich lokal hohe Wirkkonzentrationen bei geringen systemischen Nebenwirkungen erreichen. Zytokine haben auch einen strahlensensibilisierenden Effekt, so daß die Kombination mit einer Irradiatio unter bestimmten Voraussetzungen möglich ist. Ein weiterer Therapieansatz ist die Kombinationstherapie mit Zytostatika. Erste Ergebnismitteilungen sind erfolgversprechend.

14. R. Tausch-Treml, F. Baumgart, B. Gewiese, M. Axhausen (Berlin): Patientenstudie zur Änderung des Phosphorstoffwechsels von Kopf-Hals-Tumoren nach Chemotherapie oder Bestrahlung mit Hilfe der Phosphormagnetresonanzspektroskopie

Die Magnetresonanzspektroskopie erlaubt die nicht-invasive Beobachtung des Phosphorstoffwechsels in Tumoren. Mit der Methode kann die Konzentration der Hochenergiephosphate, der Tumor-pH sowie der Stoffwechsel der Membranphospholipide quantitativ in einem Spektrum dargestellt werden. In physikalischer Hinsicht ist sie der Kernspintomographie verwandt. In dem von der Deutschen Krebshilfe unterstützten interdisziplinären Forschungsprojekt sollte untersucht werden, ob Änderungen im Phosphorstoffwechsel von Kopf-Hals-Tumoren eine frühzeitige Aussage über den Erfolg einer Chemotherapie oder Bestrahlung zulassen. Die Untersuchungen wurden an einem Kernspintomographen (Siemens Magnetom, 1,5 T-Feldstärke) durchgeführt.

Bisher liegen 20 Verlaufskontrollen bei Patienten mit inoperablen Kopf-Hals-Tumoren nach Chemotherapie (Carboplat/5-FU) bzw. Bestrahlung vor. Die Beobachtungszeit betrug zwischen einem und vier Monaten, wobei die Spektren in wöchentlichem bis zweiwöchigem Abstand aufgenommen wurden. Das Ansprechen der Tumoren wurde mit Kernspintomogrammen verfolgt. Insgesamt waren die Untersuchungen durch die Tatsache erschwert, daß eine präzise Volumenlokalisation der Tumoren selten möglich war, was zu einer Kontamination der Spektren durch Muskelsignale führte. Es lassen sich jedoch eindeutige Trends erkennen.

Die Änderungen im Phosphorspektrum glichen sich bei beiden Behandlungsmodalitäten.

1. Bei einer Tumorprogression unter Therapie fand sich ein Anstieg der Phosphordiester (PDE) im Spektrum, bei denen es sich um Folgeprodukte der Membranbiosynthese handelte. Dabei korrelierte der PDE-Gehalt des Tumors mit den aus T2-betonten Kernspintomogrammen bestimmten Nekroseanteil.

2. Bei einer Tumorregression um mehr als 40% in 4 Wochen fand sich regelmäßig ein Anstieg des pH um bis zu 0,3 Einheiten im Tumor sowie eine Abnahme der Phosphormonoester (Vorläufer der Membranbiosynthese) noch bevor eine Tumorregression mit der Bildgebung erkennbar war. Bei geringerem Ansprechen der Tumoren auf die Therapie, was in der Mehrzahl der Patienten der Fall war, waren diese Änderungen nur in einigen Fällen nachweisbar.

Will man mit der Methode das Ansprechen von Kopf-Hals-Tumoren auf die Therapie vorhersagen, muß bei mäßiger Tumorregression mit falsch negativen Ergebnissen gerechnet werden.

15. M. Jäckel, R. Tausch-Treml, P. Köpf-Maier (Berlin): Simultane Cisplatin-Radiochemotherapie eines hetereotransplantierten menschlichen Hypopharynxkarzinoms: Einfluß einer erworbenen Tumorresistenz gegenüber Cisplatin

Die simultane Radiochemotherapie mit zytostatischen Platinkomplexen wird in den letzten Jahren zunehmend als Primärtherapie fortgeschrittener Tumore des Kopf-Hals-Bereichs eingesetzt. Den Substanzen Cis- und Carboplatin wird dabei ein radiosensibilisierender Effekt zugeschrieben, dessen genauerer Mechanismus noch unbekannt ist.

Die vorliegende Arbeit untersuchte das Zusammenwirken von Bestrahlung und Cisplatinchemotherapie an einem auf der Nacktmaus etablierten menschlichen Hypopharynxkarzinom. Es handelte sich um ein mäßig differenziertes Plattenepithelkarzinom mit primär hoher Cisplatinempfindlichkeit, von dem zusätzlich durch wöchentliche Cisplatinapplikation eine teilresistente Linie erzeugt wurde. Beide Tumorlinien wurden auf jeweils 60 Tiere transplantiert und mittels Randomisation einer Kontroll- sowie drei Behandlungsgruppen zugeordnet. Ungefähr fünf Wochen nach Transplantation erhielten die Behandlungsgruppen entweder einmalig 4 mg Cisplatin pro kg Mausgewicht oder an zwei aufeinanderfolgenden Tagen eine Strahlendosis von je 6 Gy beziehungsweise eine Kombination beider Therapien, wobei zwischen der Chemotherapie und der ersten Bestrahlung ein Zeitintervall von 6 Stunden lag. Die Tumorgrößen (Länge a und Breite b) wurden anschließend dreimal wöchentlich mit einer Schieblehre gemessen, woraus mit Hilfe der Formel $V = a \times b^2/2$ die Tumorvolumina berechnet wurden.

In der sensiblen Originallinie ließen sich nach alleiniger Cisplatin- bzw. Radiotherapie ähnlich ausgeprägte antineoplastische Effekte beobachten. Demgegenüber bewirkte die simultane Radiochemotherapie eine erheblich stärkere Beeinträchtigung des Tumorwachstums. Anhand der Tumorverdopplungszeiten und des Wachstumsrückstands zu den Kontrolltumoren (Treatment/Control-Quotient) wurden die Effekte der Monotherapien mit denen der kombinierten Behandlung verglichen. Eine synergistische, d.h. überadditive Wirkung von gleichzeitiger Bestrahlung und Cisplatinchemotherapie konnte dabei nicht nachgewiesen werden.

Das gleiche Resultat lieferte die Cisplatin-resistente Linie des Hypopharynxkarzinoms, die nach Chemotherapie erwartungsgemäß eine nur minimale Wachstumsbeeinträchtigung zeigte. Die antineoplastischen Effekte der simultanen Radiochemotherapie waren in dieser Tumorlinie nahezu deckungsgleich mit denen der Bestrahlung. Eine durch Cisplatin herbeigeführte Radiosensibilisierung blieb demzufolge aus.

In einem zweiten Therapiekonzept wurde das Cisplatin unmittelbar vor der Radiatio appliziert. Wie aus Studien mit murinen Tumoren hervorgeht, soll eine derartige zeitliche Abfolge beider Modalitäten das Zustandekommen überadditiver Effekte begünstigen. Allerdings ließ sich auch mit diesem Regime in keiner der beiden Linien des Hypopharynxkarzinoms eine synergistische Wirkung von Cisplatin und Radiatio finden.

Legt man zugrunde, daß das Ansprechen heterotransplantierter menschlicher Tumore auf eine antineoplastische Therapie im allgemeinen eng mit den klinischen Erfahrungen korreliert, so muß die Bedeutung des radiosensibilisierenden Effekts zytostatischer Platinkomplexe bei der Behandlung von Hals-Kopftumoren angezweifelt werden. Eine hohe Tumorempfindlichkeit oder eine erworbene Resistenz gegenüber Platinkomplexen haben hierauf offenbar keinen Einfluß.

16. P. Volling, M. Schröder (Köln/Kassel): Carboplatin/5-FU + OP + RT versus OP + RT. Eine prospektiv randomisierte Studie bei operablen Kopf-Hals-Karzinomen

Eine primäre Chemotherapie führt bei nicht-vorbehandelten Kopf-Halskarzinomen zu sehr guten Remissionsraten. In den bisher vorliegenden prospektiv randomisierten Studien konnte jedoch keine Verlängerung der rezidivfreien Überlebenszeiten durch eine zusätzliche Chemotherapie vor Operation (OP) und/oder Radiotherapie (RT) erreicht werden. Behandelt wurden jedoch nur weit fortgeschrittene Tumorstadien (T 3–4, N+) mit ausgesprochen schlechter Prognose. Da die zytostatisch erreichbare Tumorremission von der Tumormasse abhängig ist, blieben die in randomisierten Studien erzielten Remissionsraten deutlich hinter den in Phase-II-Studien erzielten Ergebnissen zurück. Nach einer statistischen Vorausberechnung ist eine Quote von 50% kompletter Remisssionen notwendig, um durch eine Induktionschemotherapie die Behandlungsergebnisse im Gesamtkollektiv zu verbessern. Solange keine potenteren Medikamentenkombinationen zur Verfügung stehen, kann der Stellenwert der Induktionschemotherapie daher heute nur bei Tumoren der Stadien II und III ermittelt werden. In diesen Stadien sind mit den heute bei Kopf-Halskarzinomen wirksamsten Kombinationen Cisplatin/5-Fluorouracil oder Carboplatin/5-Fluorouracil komplette Remissionen bei ca. 50% der behandelten Patienten zu erwarten.

Wir haben daher 1988 bei Patienten mit operablen T2/T3-Mundhöhlen- und Pharynxkarzinomen eine entsprechende Studie begonnen. Stratifiziert wurden Mundhöhlen- und Tonsillenkarzinome versus Zungengrund- und Hypopharynxkarzinome und ein N0/N1-Lymphknotenstatus versus einen N2-Status. Die in den HNO-Abteilungen der Unviersitätsklinik Köln und der Städtischen Kliniken Kassel randomisierten Patienten erhielten entweder 2–3 Zyklen einer primären Chemotherapie mit Carboplatin/5-FU vor Operation und Strahlentherapie (Arm A, 44 Patienten) oder wurden sofort operiert und nachbestrahlt (Arm B, 43 Patienten).

Die meisten Patienten wiesen ein T2/T3- und N0/N1-Mundhöhlen- oder Tonsillenkarzinom auf (Strata I, 50 Patienten). In Strata I wurde eine komplette Remissionsrate nach Chemotherapie von 45% erzielt. Nach einem minimalen Nachbeobachtungsintervall nach Therapieende (CT + OP + RT) von mindestens 6 Monaten und maximal 36 Monaten beträgt die rezidivfreie Überlebenszeit in Arm A 89% (Mediane Überlebenszeit 23+ Monate) und in Arm 52% (Mediane Überlebenszeit 15+ Monate, p < 0,03!). Dabei finden sich nahezu identische Ergebnisse in Kassel und Köln.

Kassel: Arm A 88% und Arm B 55%.

Köln: Arm A 90% und Arm B 50%.

Sollte sich dieser statistisch signifikante Überlebensvorteil für die chemotherapierten Patienten auch in den nächsten 12 Monaten bestätigen (minimales Nachbeobachtungsintervall 18 Monate), muß die Studie aus ethischen Gründen in Strata I abgebrochen werden. Die 3 anderen Strata weisen zur Zeit noch nicht genügend Patienten für statistisch verwertbare Aussagen auf.

A. Koch (Homburg): Die chemotherapeutisch vorbehandelten Patienten wurden von Ihnen weniger radikal operiert. Trotzdem ergaben sich in dieser Gruppe weniger Rezidive. Worauf führen Sie dies zurück? Handelt es sich um Lokalrezidive, lokale oder Fernmetastasen, die den Unterschied ausmachen?

P. Volling (Schlußwort):
Ad 1) Der Grund für unsere guten Ergebnisse kann im Vergleich zu den bisher vorliegenden Studien nur in der Patientenselektion liegen, daß nun erstmals in einer prospektiv randomisierten Studie auch Patienten mit kleinen Tumorstadien eingeschlossen waren, damit besser komplette Remissionsraten erreicht werden und somit ein Grund für diese Ergebnisse vorliegt.
Ad 2) Neben Panendoskopie und Tätowierung wird prätherapeutisch CT und Sonographie zur Bestimmung der Tiefenausdehnung und damit des Tumorstadiums durchgeführt. An diesen Grenzen orientiert sich die postchemotherapeutische Operation.

17. M. Kautzky, P. Schenk (Wien): Experimentelle Infrarot- und UV-Laser-Chirurgie

Im Gegensatz zu den seit langem als Operationslaser verwendeten CO_2-und Neodym-YAG-Laser mit rein thermischer Gewebsabtragung und ausgedehnten Schädigungszonen, ist die Wirkungsweise der athermischen, gepulsten Festkörperkristall-Infrarot- und der Gasentladungs-UV-Exzimer-Laser noch wenig erforscht. Die Wirkungsweise dieser Laser beruht auf nicht-linearen Prozessen der Photoablation mit präziser Materialabtragung bei nur geringer thermischer Belastung des umliegenden Gewebes. Dieser Prozeß findet bei Energiedichten im Bereich von $0,1-10\,J/cm^2$ und einer Laserpulsdauer im μ-Sekundenbereich statt.

Die biologischen Effekte eines neuartigen, gepulsten Holmium:YAG-Lasers mit einer Wellenlänge von 2120 nm im Infrarotbereich und eines gepulsten Exzimer-Lasers mit einer Wellenlänge von 308 nm im UV-Bereich auf orale Schleimhautgewebe wurden im Tierexperiment untersucht. Die Laserenergie wurde mittels flexibler Lichtleiterfasern direkt an der Zungenunterseite von Ratten zur Wirkung gebracht. Dadurch konnten bis in den Muskelkörper reichende Schleimhautinzisionen von 5 mm Länge geschaffen werden. Makroskopisch zeigte sich eine Schorfbildung als Zeichen einer thermischen Schädigung nur nach Holmium-Laserchirurgie. Die Holmium-Laserpulsenergien von 400 mJ pro 2,5 μ-Sekundenpuls wurden mit einer Pulsrate von 5 Hz bei einer Einwirkungszeit von 20 Sekunden übertragen.

Die Exzimer-Laserpulsenergie betrug 250 mJ pro 1 μ-Sekundenpuls bei einer Pulsrate von 20 Hz und einer Einwirkungsdauer von 30 Sekunden.

Die lichtmikroskopische Untersuchung zeigt als sofortigen Lasereffekt auf die sublinguale Mukosa ausgedehnte, oberflächlich in die Muskulatur reichende Epitheldefekte nach Exzimer-Laseranwendung, denen keilförmige, tief in die Muskulatur reichende Gewebedefekte mit epithelialer Blasenbildung am Defektrand nach Holmium-Laseranwendung gegenüberstehen. Im Gegensatz zu herkömmlichen thermischen Lasergeräten findet sich bei diesen Lasertypen kein karbonisiertes Gewebe in der Schädigungszone. Die Koagulationsnekrosezone von $40-160\,\mu m$ der Exzimer-Laserschädigung ist deutlich geringer ausgeprägt als die $370-640$ μm messende Nekrose nach Holmium-Lasereinsatz. Die lichtmikroskopischen Ergebnisse nach Laserchirurgie korrelieren mit den gemessenen maximalen Temperaturanstiegen im Gewebe von 11° nach Exzimerbzw. 26° nach Holmium-Laseranwendung. Der Heilungsverlauf 72 Stunden nach Laserinzision ist durch Granulationsgewebsbildung und leukozytäre Demarkation gekennzeichnet. Im Vergleich zur Exzimer-Lasergruppe findet sich in der Holmium-Lasergruppe eine stärker ausgeprägte leukozytäre Demarkation der Schädigungszone. 42 Tage nach Laserinzision findet sich eine komplette Reepithelisierung und ein Ersatz der ehemaligen Nekrosezonen durch Granulationsgewebe, wobei die Wundheilungsdauer für beide Lasertypen gleich lang ist.

Die Ergebnisse unserer Untersuchungen lassen den baldigen klinischen Einsatz dieser neuartigen Lasergeräte in der Chirurgie des oberen Aerordigestivtraktes gerechtfertigt erscheinen.

H.-J. Foth (Kaiserslautern): Mit welchen Lichtleitfasern wurde der Holmium-Laser auf das Gewebe gebracht? Wurden speziell geformte Faserspitzen verwendet, z.B. fokussierende Faser oder Saphirspitze?
In Kaiserslautern wurde mit angeschliffenen Quarzfasern mit dem Holmium-Laser nur eine kurze Lebensdauer der Endfläche erhalten.

S. Jovanovic (Berlin): In welchem Abstand und mit welchen Thermoelementen haben Sie Ihre Temperaturmessungen durchgeführt?

M. Kautzky (Schlußwort):
Zu Herrn Foth: Bei der Holmium-Laser-Applikation verwendeten wir Nylonlichtleiterfasern mit trichterförmig geschliffenen Handstücken zur optimalen Ausnutzung der photoablativen und -akustischen Effekte des Holmium-Lasers.
Zu Herrn Jovanovic: Zur Temperaturmessung wurde ein mikroprozessiv gesteuertes Mantelthermoelement (NiG. N; K Firma Jumo) verwendet, wobei die Spitze der Meßsonde 0,8 mm von der Laserzone entfernt war.

18. P. Waldecker-Herrmann, P. Fritz, H. Maier (Heidelberg): Afterloading-Behandlung bei Patienten mit fortgeschrittenem Mundhöhlen-Oropharynxkarzinom

Wir führten bisher 26 Patienten mit fortgeschrittenem Mundhöhlen-Oropharynxkarzinom, die einer anderen Therapieform nicht mehr zugänglich waren, einer Afterloading- bzw. einer interstitiellen Strahlentherapie zu. Die Malignome waren überwiegend im Bereich der Zunge, des Zungengrundes sowie des Mundbodens lokalisiert. Histologisch handelte es sich hauptsächlich um Plattenepithelkarzinome. Es wurden Rezidiv- und Primärtumore, aber auch Metastasen und Zweitkarzinome therapiert. Auf das Stadium 3 und 4 nach UICC entfielen 88% der Neoplasien. Das Patientenkollektiv war aufgrund der unterschiedlichen Vorbehandlungen, bestehend aus Operation, Chemotherapie und/oder perkutaner Bestrahlung, sehr heterogen.

Die intraläsionale Implantation der Radiotherapeutika (Iridium-192, Cäsium-137) erfolgte als High-dose-rate- oder als Low-dose-rate-Verfahren. Die Gesamtherddosis wird bei der High-dose-Technik fraktioniert in 3 bis 4 Sitzungen (jeweils 15 Gy pro Sitzung) appliziert, bei der Low-dose-Methode als einmalige Bestrahlung (40 bis 50 Gy), die 25 bis 50 Stunden dauert.

Bei unserem Patientenkollektiv beobachteten wir eine komplette Remission während einer mittleren Beobachtungszeit von 13 Monaten bei 6 von 23 auswertbaren Patienten. 7 von 23 Patienten zeigten eine partielle Remission. 9 Patienten sprachen auf die Therapie nicht an. Ein Patient wies eine Tumorprogression auf.

Die lokale Rezidivhäufigkeit war von der Tumorgröße abhängig. Während beide Patienten mit kleiner als 2 cm messenden Malignomen erfolgreich behandelt werden konnten, wurden bei größer als 4 cm messenden Befunden in allen 10 Fällen lokale Rezidive bzw. Resttumoren beobachtet. Bei der Tumorgröße von 2 bis 4 cm konnte bei 4 von 10 Patienten über eine mittlere Nachbeobachtungszeit von 9 Monaten eine Rezidivfreiheit erzielt werden.

Die Afterloading- bzw. interstitielle Therapie ist jedoch nicht nebenwirkungsfrei. Wir beobachteten bei 67% der Patienten eine Mukositis, die sich unter Therapie nach 4 bis 5 Wochen zurückbildete. Weichteilnekrosen traten bei 20%, zum Teil mit Abszedierung auf. In 12% entwickelte sich eine Osteoradionekrose, die eine Unterkieferteilresektion erforderlich machte.

Zusammenfassend ergab die interstitielle Strahlentherapie bei einem heterogenen Patientenkollektiv mit weit fortgeschrittenem Mundhöhlen-/Oropharynxkarzinom Ansprechraten von insgesamt 57%. Die interstitielle Strahlentherapie ist deshalb bei dieser Patientengruppe, die einer anderen Therapieform nicht mehr zugänglich ist, trotz der beobachteten Nebenwirkungen unseres Erachtens indiziert.

J. Kluba (Magdeburg): Gab es Unterschiede in der Ansprechbarkeit der Plattenepithelkarzinome und des adenoidzystischen Karzinoms bei Ihrer Therapie?

Ch. Radke (Berlin): Anhand welcher bildgebenden Verfahren wählen Sie die Plazierung der Sonden im Tumor? Legen Sie die Sonden ohne Kontrolle?

P. Waldecker-Herrmann (Schlußwort):
Zu 1: Bei den 26 behandelten Patienten handelte es sich im 1. Fall um ein adenoid-zystisches Karzinom im Bereich des Zungengrundes. Es wurde bei dieser Patientin über eine Nachbeobachtungszeit von ca. 1 Jahr eine komplette Remission erzielt.
Zu 2: Die Dosimetrie erfolgt prinzipiell computertomographisch. Zur Dokumentation der Nadel- bzw. Katheterlokalisation werden konventionelle Röntgenaufnahmen im seitlichen und frontalen Strahlengang angefertigt. Die Anzahl und Lage der Strahlhohlnadeln richtet sich nach Größe und Lokalisation des Tumors.

Endoskopie, Ultraschall, Schlafapnoe

19. S. Pentz, H. Lenders, J. Schäfer, W. Pirsig (Ulm):
Die flexible Videoendoskopie der oberen Luftwege beim Säugling und Kleinkind: eine Alternative zur starren Endoskopie

Der HNO-Arzt muß häufig herausfinden, warum ein Säugling oder Kleinkind keine normale Stimme hat, warum eine Luftnot besteht oder warum die Respiration von atypischen Atemgeräuschen begleitet wird. Fast immer ist dafür eine Endoskopie des oberen und/oder unteren Luftweges erforderlich. Beim Säugling oder Kleinkind ist die Untersuchung der Luftwege im Gegensatz zum Erwachsenen häufig erschwert oder nicht möglich. Bis vor einigen Jahren konnte sie nur mittels starrer Endoskope in Vollnarkose durchgeführt werden. Die starren Endoskope verzerren zum Teil die Kehlkopfanatomie und ermöglichen wegen der Relaxation keine Beurteilung der funktionellen Abläufe im Kehlkopf. Eine bessere Untersuchung des kindlichen Kehlkopfes wurde in den letzten Jahren durch die Weiterentwicklung der Videotechnik ermöglicht. Ein flexibles Nasopharyngoskop (30 cm Länge, Außendurchmesser: 3,7 oder 2,8 mm, kein Absaugkanal) wird durch den Mund des Säuglings oder durch die Nase bei älteren Kindern eingeführt. Eine Sedierung oder Lokalanästhesie ist nicht erforderlich. Das Endoskop ist mit einer Chipkamera (JVC TV-900 K) verbunden. Kaltlicht kommt aus dem 400-Watt-Generator (Richard Wolf 5103). Das endoskopische Bild erscheint auf einem Monitor und wird über einen Videokassettenrecorder (SVHS-Kassette) gespeichert. Gleichzeitig werden Atemgeräusche und Stimme über ein Minimikrophon Sennheiser MKE 2-3 registriert.

Die Untersuchung kann am nüchternen, wachen Kind ohne Sedierung und ohne Lokalanästhesie im Beisein der Eltern durchgeführt werden. Der gesamte Untersuchungsvorgang wird auf Videoband mitgezeichnet und kann als Einzelbild im Vor- und Rücklauf im Anschluß an die Untersuchung beurteilt werden. Pro Sekunde werden 50 einzelne Halbbilder registriert. Diese können auch als Videoprint ausgedruckt und in der Patientenakte dokumentiert werden. Die Videoaufzeichnung ermöglicht es, eine Untersuchung zu einem späteren Zeitpunkt für Vergleichszwecke zu reproduzieren. Außerdem können krankhafte Befunde im Pharynx und Kehlkopf den

Eltern erklärt werden, was deren Motivation bei Therapieentscheidungen unterstützt.

Wir haben in den letzten vier Jahren über 400 Videoendoskopien an Kindern zwischen 0 und 10 Jahren zur Diagnostik oben erwähnter Fragestellungen ohne Komplikationen durchgeführt. Durch die flexible Videoendoskopie werden einige Nachteile der starren Endoskopie vermieden, wie Trennung des Säuglings von der Mutter durch die stationäre Untersuchung in Narkose, sowie die fehlende Beurteilungsmöglichkeit der funktionellen Abläufe im Hypopharynx und Kehlkopf. Außerdem ist die flexible Videoendoskopie weniger invasiv, schneller und billiger als die starre Endoskopie. Dadurch ist sie nicht nur eine brauchbare Alternative zur starren Endoskopie, sondern sogar die bessere diagnostische Methode.

T. Nawka (Berlin): Wie werden die Kinder bei der Untersuchung ohne Sedierung und Lokalanästhesie fixiert?
Wieviele pathologische Befunde wurden bei den 400 Untersuchungen erhoben?

R. Pavelka (Wiener Neustadt): Welche Endoskopie verwenden Sie, besonders in Hinblick auf den Absaugkanal, der sehr dünn ist bei den dünnen Kinderoptiken?

Th. Deitmer (Münster): Beschränken Sie sich in der Endoskopie wegen der Laryngospasmus-Gefahr beim Kind allein auf glottische und supraglotische Befunde?

S. Penz (Schlußwort):
Zu Herrn Nawka: Es wurde bei fast allen Kindern ein pathologischer Befund erhoben, da die Kinder mit einer bestimmten Symptomatik, wie beispielsweise Stridor, Luftnot oder atypischen Atemgeräuschen zu uns kamen. Das Kind sitzt auf dem Schoß eines Elternteils. Eine Hand hält den Körper und die andere die Hände des Kindes. Eine Schwester oder ein Assistent hält den Kopf des Kindes, wenn das Endoskop über den Mund ohne Lokalanästhesie eingeführt wird. Bei älteren Kindern wird zum Schutz des Endoskops ein Bißring eingelegt. Bei größeren Kindern wird auch manchmal über die Nase vorgegangen. Dabei wird in die entsprechende Nasenseite vorher ein Wattebausch mit Ellatun-Pantocain eingelegt.
Zu Herrn Pavelka: Unsere Endoskope haben einen Außendurchmesser von 2,8 bzw. 3,7 mm. Ein Absaugkatheter ist in diesen Endoskopen nicht eingebaut. Befunde lassen sich auch

trotz Speichel und Schleim erkennen, wenn das Kind hustet oder schreit, da dann kurzfristig die Schleimhautoberflächen frei werden.

Zu Herrn Deitmer: Ja, wir bleiben immer supraglottisch, da wir keine Lokalanästhesie verwenden. Einen Laryngospasmus haben wir noch nicht gesehen, wohl aber gelegentlich Aspiration von Speichel, der dann sofort ausgehustet wird. Bei manchen Kindern kann man noch gut einen Zentimeter in die Subglottis schauen. Sollen jedoch die Subglottis und die Trachea untersucht werden, so verwenden wir ein starres Endoskop.

20. P. Tolsdorff (Bad Honnef): Eine neue Videotechnik zur Demonstration und Dokumentation endoskopischer Befunde

Videotechnik als bildgebendes Verfahren erlaubt Demonstration und Dokumentation von Befunden in Praxis, Ambulanz (1) und Operationssaal, in der Lehre und in der Forschung. Die sog. analoge Dokumentation über Videorecorder ist mit einem hohen Qualitätsverlust verbunden. Zur Demonstration und Dokumentation von Einzelbildbefunden haben wir deshalb einen 8-fach-Ringspeicher (Fa. Geutebrück, D-5469 Windhagen) — ein Ausbau auf ein Mehrfaches ist möglich und geplant — in unsere Videokette eingebaut, der jeweils 8 Bilder der angeschlossenen Videokamera hintereinander als digitalisierte Datenpakete in seinen RAM's Random-Access-Memory = flüchtige Halbleiterspeicher) ablegen kann (Modell 1, s. Abb. 1). Auf Tastendruck (Enter-Taste) wird das auf dem Monitor anliegende Bild digitalisiert und auf einem der Speicherplätze abgelegt. Durch erneuten Tastendruck (ESC-Taste) können die Bilder des Speichers einzeln wieder auf dem Wiedergabe-Monitor aufgeschaltet und gemeinsam mit dem Patienten im Sinne eines elektronischen Bilderbuches betrachtet werden. Die im Speicher enthaltenen Bilder kön-

nen jeweils durch neue Bilder überspielt werden. Über einen angeschlossenen Sony-Video-Printer (UP 3000 P z.B.) können die digital gespeicherten Bilder auch farbig ausgedruckt werden. Aufgrund der digitalen Aufnahmetechnik sind die farbigen Ausdrucke so gut, daß von ihnen verwendbare Diapositive abfotografiert werden können, was jedoch zwangsläufig einen gewissen Qualitätsverlust bedeutet.

Als Fortentwicklung (Modell 2, s. Abb. 2) haben wir deshalb eine Targa-Grafikkarte und einen PC statt des RAM-Speichers in die Videokette eingebaut (Fa. Ostrowski, D-5860 Solingen 1). Das über Endoskop, Mikroskop oder Lupe von der Kamera aufgenommene Signal wird mittels einer Targa-Grafikkarte einem PC-Rechner (IBM komp. AT Minitower Intel 80386, 33 MHz) auf eine Computer-Festplatte eingegeben. Die hier gespeicherte Information kann nunmehr durch zusätzliche Manipulationen mittels eines Grafik-Tableaus noch verändert bzw. ergänzt werden (Pfeile, Korrektursätze, Einblendungen etc.). Das Signal kann jederzeit zur Demon-

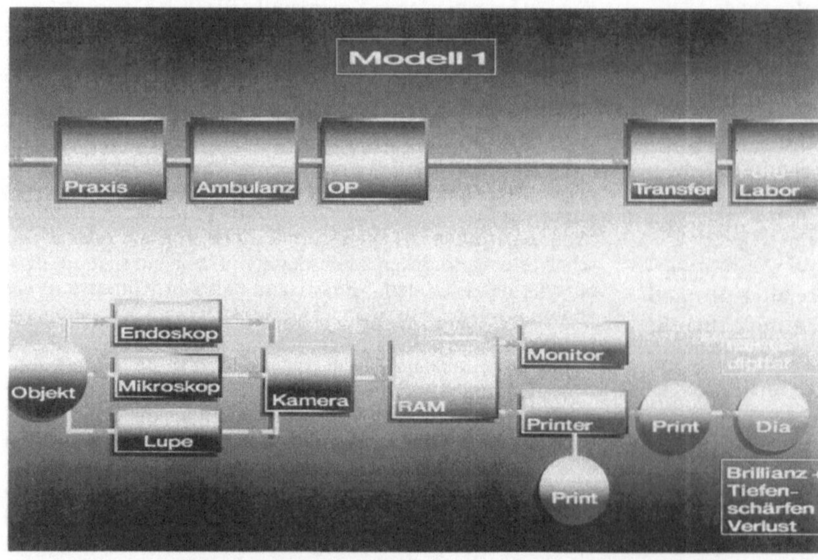

Abb. 1. Modell 1 Videokette mit RAM-Speicher

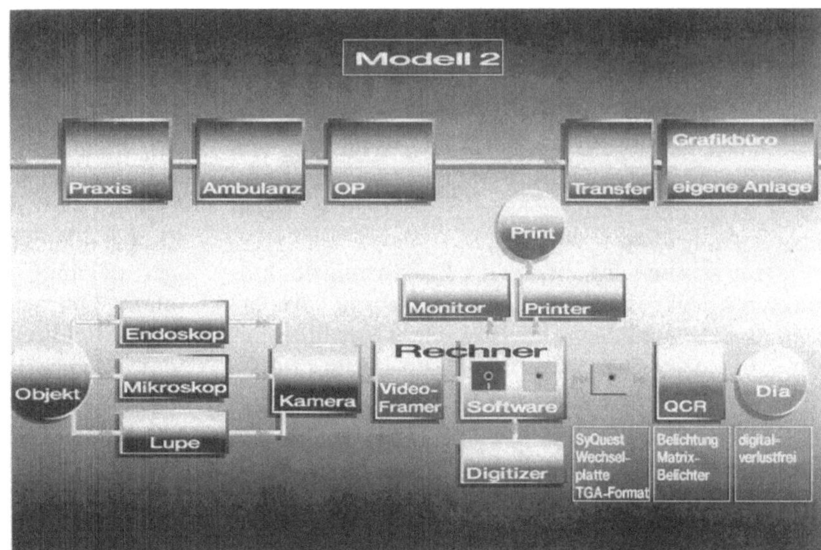

Abb. 2. Modell 2 Videokette mit Targa-Grafikkarte und PC mit Syquest-Wechselplatte

stration wie bei der RAM-Speicher-Technik auf den Monitor zurückgerufen oder über einen Printer ausgedruckt werden. Entscheidender Vorteil dieses zweiten Systems ist jedoch die digitale Überspielbarkeit des Signals auf eine Syquest-Wechselplatte. Diese Wechselplatte kann nach derzeitigem Standard (44 MB) 31 Bilder aufnehmen. Sie ist transportabel und kann in entsprechenden Grafikbüros belichtet werden, um digitale, d.h. absolut verlustfreie Diapositive zu erhalten.

Qualitätsverlustfreies Fotografieren ist sonst nur über eine fotografische Kamera möglich, bei der auf konventionellem fotografischem Weg Diapositive erzielt werden. Das hier vorgestellte elektronische Verfahren erzielt unter Benutzung einer 1-Chip-Video-Kamera ebenfalls qualitätsverlustfreie Diapositive ohne Einschaltung eines Fotoapparates. Die Vorzüge dieses Verfahrens gegenüber der klassischen Fotografie sind zusammenfassend:

1. Die Videokamera − auch angeschlossen an ein Endoskop, Mikroskop oder einer Lupe − ist einfacher zu handhaben als ein Fotoapparat.
2. Das zu fotografierende Objekt kann auf dem Videomonitor exakt eingestellt und kontrolliert werden.
3. Mit der Videokamera sind problemlos engmaschige Einzelbildsequenzen z.B. intraoperativ möglich.
4. Jedes Einzelbild ist sofort kontrollierbar.
5. Die Gesamtzahl der gespeicherten Bilder ist abhängig von der Fest- bzw. Wechselplattenkapazität.
6. Aus mehreren hintereinander aufgenommenen und auf der Wechselplatte digital fixierten Videoeinstellungen kann anschließend die optimale

Einstellung für die anschließende Diabelichtung herausgesucht werden. Bei einem herkömmlichen Diafotoapparat würde dies jedesmal eine sog. „verschossene" Aufnahme darstellen. Die Videotechnik kennt nicht das Problem eines nichtbelichteten Dia-Filmes!

7. Das gespeicherte Videobild ist über Grafikkarte, Rechner und Grafiktablett zusätzlich manipulierbar (Texteinblendung, Überlagerungen, Retuschen, Pfeileinblendungen etc).
8. Das auf Wechselplatte gespeicherte Videobild ist transportabel und archivierbar (Lehre, Forschung, Dokumentation, Demonstration).

Literatur

Gorkisch K, Franke K-F (1991) Videotechnik zur Dokumentation endoskopischer Befunde. Extracta otorhinolaryngologica 13, 6:22−24

M. Hess (Berlin): 1. Welche Kosten-/Nutzen-Vorteile gegenüber Videoprints vom Videoband hat dieses System?
2. Warum verwenden Sie nicht löschbare Bildspeicherplatten, die heute schon ca. 60 000 Bilder aufzeichnen können?

P. Tolsdorff (Schlußwort):
Der hier vorgestellte RAM-Speicher ist aus einer industriellen Serienfertigung herausgenommen. Er kann bei Serienprodukten für medizinische Zwecke kleiner und preiswerter gebaut werden. Der Speicher besitzt zur Zeit 8 Plätze, die Kapazität kann jedoch noch erheblich erweitert werden. Sein Vorteil ist die schnelle Aufspeicherbarkeit und Abrufbarkeit auf den Monitor.
Die PC-Technik ist demgegenüber erheblich teurer, erlaubt aber aufgrund der Wechselplattentechnik die Erstellung absolut verlustfreier Diapositive, während die RAM-Speicher-Technik durch die technisch schlechte Videobandeinspulung nur ein Abfotografieren mit entsprechendem Verlust erlaubt.

21. J. Strutz (Regensburg):
Die 3D-Endoskopie: erste Erfahrungen

Die Mitglieder der Hals-Nasen-Ohren-Gesellschaften haben als Schrittmacher für die Einführung von optischen Hilfsmitteln in die medizinische Praxis fungiert. Frühzeitig wurde von ihnen das Mikroskop und später das Endoskop eingeführt.

Betrachten wir zunächst die Einführung des binokularen Mikroskopes in die Ohrchirurgie. Als erster benutzte Holmgreen 1922 ein Operationsmikroskop. Aber erst 1950 erfolgte eine breite Einführung, als die Firma Zeiss ein Operationsmikroskop mit koaxialer Beleuchtung anbot. Die Einführung dieser innovativen Technik führte in eine neue Ära der Otochirurgie.

Das zweite optische Hilfsmittel stellt das Endoskop dar. Die starren Endoskope gehen auf Konstruktionen von Hopkins und Lent zurück, wobei sich die Einführung des Stablinsen-Systems als besonders innovativ erwies. Für die Oto-Rhino-Laryngologie konnte der für Diagnostik und Therapie limitierende Faktor der Ausleuchtung von Kavitäten überwunden werden. Deshalb wurde die Technik der Endoskopie gierig aufgenommen und entscheidend weiterentwickelt.

Die allgemeine und insbesondere die Abdominalchirurgie steht zur Zeit an einem Wendepunkt, indem die minimal invasive Chirurgie mit Hilfe von Endoskopen rasche und faszinierende Fortschritte aufweisen kann. Ich möchte die Namen Buess in Tübingen und insbesondere Senn in Kiel nennen. Die hierbei benutzten Endoskope können nur ein zweidimensionales Bild abbilden, obwohl jeweils in einem dreidimensionalen Raum gearbeitet wird. Bereits in den 70er Jahren hat die Firma Wolf Versuche unternommen, ein dreidimensionales Endoskop zu bauen. Das wirkliche Ausmaß dieser Innovation wurde jedoch nicht erkannt. Eine dreidimensionale Endoskopie eröffnet dagegen die Möglichkeit, als dritte Dimension die Tiefe zu erkennen, eine Voraussetzung für ein sicheres und präzises Arbeiten. Hierbei wird der physiologische Sehvorgang nachempfunden, indem eine binokulare Abbildung des endoskopischen Bildes erzeugt wird. Als Abbildungsmedium erweist sich hierbei ein Bildschirm als besonders vorteilhaft, da man hierbei ein mobiles System erhält, das die Möglichkeit der Mitbeobachtung und Dokumentation eröffnet.

Für die Etablierung einer 3D-Endoskopie sind zwei Voraussetzungen notwendig, nämlich die Entwicklung eines binokularen Endoskopes sowie die Entwicklung eines Video-Systemes, das ein dreidimensionales virtuelles Bild auf einem zweidimensionalen Bildschirm erzeugt.

Die Darstellung eines dreidimensionalen virtuellen Bildes auf einem zweidimensionalen Bildschirm gestaltete sich technisch schwierig. Seit Wheatstone sich vor über 100 Jahren mit dem Problem der Stereoskopie befaßt hat, sind eine Vielzahl von Entwicklungen bekannt geworden, die zur Lösung dieses Problems beitragen sollten. Die einfachste Möglichkeit eines dreidimensionalen Eindruckes mit einem handelsüblichen Bildschirm stellt die Anaglyphen-Technik dar. Diese Technik ist auch als Rot-Grün-Technik bekannt, bei der eine Kanaltrennung des rechten und des linken optischen Kanals durch zwei Farben vorgenommen wird. Diese Technik führt zu einer monochromatischen Belastung des Auges mit dem gleichzeitigen Nachteil eines konkurrierenden Farbeindruckes.

Eine Alternative stellt das sogenannte Dual-Monitor-System dar. Durch eine halb verspiegelte Fläche erfolgt eine dreidimensionale Darstellung über zwei Monitore, wobei zwei passive Polarisationsfilter für die Kanaltrennung verantwortlich sind. Ein wesentlicher Nachteil dieses Systems ist die Fixierung an eine feste Beobachtungsposition, da ein dreidimensionaler Eindruck nur innerhalb weniger Winkel zum Monitor möglich ist. Eine Bewegungsfreiheit kann mit diesem System also nicht erreicht werden.

Wird dagegen nur ein Monitor benutzt, so muß der rechte und der linke optische Kanal nacheinander auf dem Bildschirm abgebildet werden. Synchron zu dieser Abbildung muß das kontralaterale Auge des Beobachters aktiv abgedeckt werden. Mit anderen Worten, eine aktive optische Blende muß sequentiell den Blick für das rechte und das linke Auge nacheinander freigeben und gleichzeitig an die Taktfrequenz des Bildschirms gekoppelt sein.

H. Becker vom Kernforschungszentrum Karlsruhe erhielt 1988 ein Patent auf eine Hochgeschwindigkeitsblende und eine 3D-Steuereinheit. Diese optische Blende, die als Brille ausgelegt ist, ist eine aktive Flüssigkeitsblende mit einer extrem hohen Schaltzeit von lediglich $100\,\mu s$. Das einfallende Licht vom Bildschirm wird über einen Filter polarisiert und anschließend entsprechend des Schaltzustandes der Flüssigkeitskristalle in der Polarisation gedreht. Je nach Ausrichtung einer zweiten Polarisationsfolie wird das Licht gesperrt oder durchgelassen. Die Steuerung der aktiven Brille kann über eine Infrarotübertragung erfolgen, so daß eine maximale Bewegungsfreiheit ermöglicht wird.

Die zweite Voraussetzung für eine 3D-Endoskopie ist die Entwicklung eines binokularen Endoskopes. Binokulare Endoskope sind mit einem Außendurchmesser von 6 mm, 10 mm und 20 mm erhältlich. Hierbei werden zwei Winkelendoskope zusammengefaßt, die einen gemeinsamen Fokus in einem definierten Bereich aufweisen (Abb. 1). Dieser fokusnahe Bereich des optimalen 3D-Effektes sollte zwischen 15 und 35 mm liegen. Zur Abbildung auf dem Monitor ist dieses binokulare Endoskop mit jeweils zwei lichtempfindlichen CCD-Kameras ausgestattet. Beide Teile des Endoskopes, das heißt optischer Teil und elektronischer Teil, stellen eine stabile Einheit dar.

Wir konnten dieses, vom Kernforschungszentrum Karlsruhe entwickelte System, gekoppelt an eine Optik der Firma LOS ersten Versuchen unterziehen. Uns standen hierzu eine 6-mm- und eine 10-mm-Geradeaus-Optik zur Verfügung. Die dünnere Optik erwies sich hierbei als deutlich vorteilhaft. Wir konnten mit dieser Optik zunächst eine Standardendoskopie durchführen. Bei der Endoskopie der Mundhöhle, des Mesopharynx, des Hypopharynx und des Larynx ergab sich ein sehr guter dreidimensionaler Eindruck. Obwohl die Tiefenschärfe aufgrund des Strahlenganges limitiert ist, erwies sie sich in praxi als hervorragend. Dies konnten wir besonders gut bei der Tracheoskopie beobachten, da die Trachea als ein etwa 12 cm langes Rohr ausgebildet ist. Für die Endoskopie der Nase erwies sich die 6-mm-Optik als noch zu dick; insbesondere fiel die mangelnde Lichtqualität, das heißt die nicht ausreichende Beleuchtung, negativ auf. Aus diesem Grunde konnten wir unsere ursprüngliche Absicht, eine 3D-kontrollierte Chirurgie der Sinus durchzuführen, bisher nicht verwirklichen. Diese ersten Versuche waren jedoch so positiv und so überzeugend, daß eine 3D-Chirurgie in kurzer Zeit realisierbar erscheint.

Verbesserungsbedürftig ist vor allem die optische Qualität der Abbildung. So gelang z.B. keine optimale Abgleichung beider Kameras in Bezug auf Luminanz und Chrominanz. Auch die Bildauflösung war unbefriedigend und sollte durch Verwendung höherwertiger Kameras und bessere Übertragungstechniken optimiert werden. Schließlich erwies es

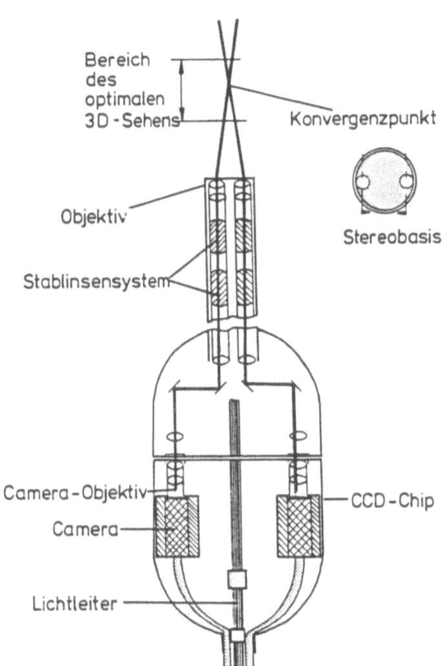

Abb. 1

sich als ungünstig, daß das endoskopische Bild nicht formatfüllend auf dem Monitor abgebildet wurde.

Es ist mein Anliegen, daß diese innovative Technik, die eine neue Dimension in der Endoskopie ermöglicht, rasch von den Mitgliedern dieser Gesellschaft aufgenommen und aktiv vorangetrieben wird, also von einem Fach, das große Erfahrungen mit der starren Endoskopie aufweisen kann. Die angebotenen Systeme erreichen noch nicht die Qualität, die man für den klinischen Gebrauch fordern muß. Aber nur wenn diese Entwicklung von uns aktiv aufgenommen wird und die vorhandenen Defizite definiert werden, kann die HNO-Heilkunde weiter als Schrittmacher der starren Endoskopie fungieren.

Literatur

Hopkins HH (1976) Optical of the endoscope. In: Berci G, Endoscopy, ACC, New York 3–26
Jonas U (1980) Stereoresektoskopie. Aktuelle Urologie 11:225–227

22. R. Mösges, L. Klimek, G. Krückels, K. Irion (Aachen/Tuttlingen): Die Integration von endoskopischer Bildinformation und dreidimensionaler radiologischer Bildgebung

Für die Nasennebenhöhlenchirurgie hat sich das endonasale endoskopische Vorgehen als Standardverfahren etabliert. Die hohe Detailauflösung des endoskopischen Bildes bietet dem Operateur ein präzises Bild der pathologischen Prozesse in der Nasen-

haupthöhle und den an sie angrenzenden Nasennebenhöhlen. Ein Nachteil der endoskopischen Operationstechnik ist jedoch die gegenüber externen Zugängen limitierte Übersicht. Entsprechend schwierig kann sich die intraoperative Orientierung gestalten, wenn es an Landmarken mangelt, z.B. bei Blutungen oder bei durch tumoröses Wachstum veränderten anatomischen Verhältnissen. Zur Orientierung kann hier ein präoperativ angefertigtes Computertomogramm hilfreich sein. Die Synthese von endoskopischem monokularem Bild und computertomographischen Schnittbildern fand bislang ausschließlich in der Imagination des Operateurs statt. Ein optisches Verschmelzen der Informationen zu einem dreidimensionalen Gesamteindruck des Krankheitsprozesses war nicht möglich. Hier setzt unsere Entwicklung an:

1. In einem ersten Schritt wurde die endoskopische Bildinformation des Durchsichtendoskopes ergänzt durch den gleichzeitigen Einsatz des früher beschriebenen CAS-Systems bei der endonasalen Operation. Der Operateur gewinnt zusätzliche topographische Hinweise durch Berühren endoskopisch nicht identifizierbarer Punkte mit der CAS-Sonde. Deren exakte Position wird dann auf dem Bildschirm in den drei Hauptachsenschnitten des Gebietes angezeigt.

2. Da das gleichzeitige Einbringen von Endoskop und CAS-Sonde bei engen anatomischen Verhältnissen Schwierigkeiten bereiten kann, wurde das Endoskop unmittelbar mit der Meßapparatur verbunden, so daß nunmehr die Lage der Endoskopspitze auf dem Bildschirm dargestellt wird.

3. Zur Verdeutlichung der anatomischen Verhältnisse läßt sich auch die Lage des Endoskopes in seiner vollen Länge in die drei Ansichten der Operationsregion einblenden.

4. Der Operateur ist primär daran interessiert, die Strukturen des endoskopischen Bildes zu interpretieren. Es ist daher besonders hilfreich, aus dem computertomographischen Datensatz Ebenen zu rekonstruieren, die parallel zu seiner Blickebene liegen. Diese Ebenen lassen sich durch Bedienelemente frei wählen. Ihr Abstand zum Endoskop läßt sich variieren, so daß Strukturen in der gesamten Tiefenschärfezone identifiziert werden können.

5. Die beim Durchsichtendoskop erforderliche Abwendung des Operateurs vom endoskopischen Bild und Adaptation an den Bildschirm ist lästig. Hier bietet der Einsatz von Videoendoskopen Vorteile. Auf zwei Bildschirmen oder einem geteilten Bildschirm lassen sich zeitgleich das endoskopische Bild und die zugehörigen computertomographischen Schnittbilder betrachten.

6. Eine Verschmelzung von endoskopischem Videobild und Computertomogramm wird angestrebt. Hierzu ist es erforderlich die CT-Datensätze entsprechend umzurechnen. Es ist eine Segmentierung erforderlich. Dies bedeutet, es sind für zusammenhängende Sturkturen Hüllkurven anzugeben. Ein solches Pseudeo-3D-Bild kann dann mit dem Videosignal des Endoskops gemischt werden.

7. Weiterentwicklungen der Integration von Endoskopiebild und radiologischer Schnittbildgebung sind:
— das 3D-Endoskop mit Shutterbrille und CT-Einspiegelung
— das manipulatorbetriebene Endoskop zur Operation nach dreidimensionaler Operationsplanung am Modell
— das robotergesteuerte Videoendoskop mit 3D-Videohelm

Es ist zu erwarten, daß sich durch den Einsatz dieser Techniken die Komplikationsrate endoskopischer Eingriffe reduzieren läßt.

23. C. P. Christ, C. T. Haus, W. v. Glaß, St. R. Wolf, L. Klimek (Erlangen/Aachen): CAS – Computer Assisted Surgery – eine Orientierungshilfe in der Chirurgie der mittleren Schädelgrube?

Die Idee einer computergestützten, in Echtzeit ablaufenden, dreidimensionalen Orientierung im Operationsgebiet mit Hilfe der Computer- oder Kernspintomographie erscheint faszinierend und bietet dem Chirurgen neuartige Möglichkeiten der Strukurerkennung und -lokalisation.

Nach unserer Kenntnis erstmals wurde im Rahmen einer Pilotstudie versucht, einen Prototyp dieses von Prof. Schlöndorff und Mitarbeitern 1987 an der RWTH Aachen entwickelten Systems in der Chirurgie der mittleren Schädelgrube – bei transtemporalen Eingriffen im Bereich des inneren Gehörganges und des Kleinhirnbrückenwinkels – einzusetzen.

Eingriffe in dieser anspruchsvollen anatomischen Region stellen besonders bei der funktionserhaltenden Chirurgie hohe Anforderungen an den Operateur. Das zuverlässige Erkennen anatomischer Landmarken ist für eine sichere Entwicklung des Operationssitus und die Schonung funktioneller Innenohrstrukturen unbedingte Voraussetzung.
— Kann ein Computersystem diese schwierige Aufgabe unterstützen?
— Welche Vorteile erhält der Operateur bei seiner Benutzung?
— Ist die Qualität aktueller bildgebender Verfahren ausreichend?

Im Rahmen dieser Pilotstudie konnten erste Erfahrungen gewonnen werden, die tendenzielle Aussagen ermöglichen und Problemlösungen aufzeigen.

Die Einrichtungen zur Positionserfassung (Meßarm und Sonde) wurden mit lediglich geringfügigen Änderungen von der NNH-Chirurgie übernommen.

Der mechanische Meßarm war leicht beweglich und funktionierte genau und zuverlässig. Auch in der Tiefe der mittleren Schädelgrube war eine gezielte und freie Sondierung in allen räumlichen Ebenen möglich, sie erfolgte jedoch makroskopisch, da der Meßarm beim Arbeiten mit dem Operationsmikroskop störte. Durch den Einsatz eines nicht-mechanischen Meßsystems, basierend auf Infrarotübertragung, wird hier schon bald eine wesentlich flexiblere Einrichtung zur mikroskopischen Positionserfassung eingesetzt werden können.

Mit Hilfe der im CAS-Rechner verarbeiteten und am Bildschirm dargestellten Schichtbilder war eine exakte Positionierung der Trepanation und die schnelle und sichere Erkennung wichtiger anatomischer Landmarken (Oberer Bogengang, innerer Gehörgang, Cochlea etc. . . .) möglich.

Die Lokalisationsgenauigkeit dieser Strukturen lag bei direktem Vergleich zwischen Bildschirm und Operationssitus bei etwa 1 mm und bestätigt die bei Nasennebenhöhlenoperationen gefundenen Werte.

Für eine frühzeitige Identifikation und Schonung funktioneller Innenohrstrukturen besonders bewährt hat sich die bereits im Prototyp des CAS-Systems installierte Vektorfunktion, mit deren Hilfe senkrecht zur Sonde gelegene Schnittebenen durchfahren und somit die Frage beantwortet werden kann, wo und in welcher Tiefe erwartete anatomische Strukturen zu finden sind.

Während des intraoperativen Einsatzes wurde jedoch auch deutlich, daß das derzeitige Auflösungsvermögen des im Rechner verarbeiteten Bildmaterials für die wünschenswerte Detaildarstellung von Innenohrstrukturen weiter verbessert werden muß.

Intensiv wird daher an der Integration neuester CT-Technologie gearbeitet, durch deren Auflösungsvermögen von derzeit ca. 0,4 mm (z.B. Somatom HiQW S, Fa. Siemens) feinste Innenohrstrukturen genauestens abgebildet werden können.

Jederzeit sind mit Hilfe dieser Technik auch 3D-Rekonstruktionen des Schädels möglich, die zu einer weiteren Verbesserung der räumlichen Orientierung beitragen.

Kann diese Technologie genutzt werden, steht für die Chirurgie des Felsenbeines und der gesamten Schädelbasis ein optimales Hilfsmittel zur verbesserten Operationssicherheit und Funktionserhaltung zur Verfügung.

W. Draf (Fulda): Ich möchte die Argumente beider Arbeitsgruppen (Vortrag 22. u. 23) unterstreichen. Von Sept. 1990 bis Okt. 1991 haben wir in Zusammenarbeit mit der Aachener Klinik das CAS-System an etwa 40 Patienten erprobt. Der erfahrene Operateur hat zunächst innere Schwierigkeiten, dieses System anzuwenden. Er ist sich seiner Landmarken vermeintlich sicher. Wir haben aber erkennen müssen, daß dieses computergestützte Monitoring in der Schädelbasischirurgie, z.B. bei Akustikusneurinom, Knochentumoren, Chemodectomen, die Ortung funktionell wichtiger Strukturen wie Labyrinth, N. opticus bzw. Carotis interna erleichtert, die Op-Sicherheit erhöht und die Operationszeit verkürzt hat.
Unser Wunschtraum ist, daß die intraoperative Anwendung mit dem derzeit noch etwas starren System durch drahtlose Übertragung vom Zeiger oder der Ortungsspitze zum Rechner erleichtert wird.

24. R. Weber, W. Draf, K. Leonhäuser (Fulda): Ergebnisse, Komplikationen und Effizienz der Mikro-Mediastinoskopie

Unter den vielen Modifikationen der von Carlens 1959 erstmals beschriebenen Mediastinoskopie scheint die von Meuser die bedeutsamste, der 1968 als erster den Einsatz des Operationsmikroskopes beschrieb.

Für die auch von uns angewandte mikrochirurgische Mediastinoskopie verwenden wir neben dem Mikroskop als Mediastinoskop das Spreizlaryngoskop nach Weerda. Zum weiteren Instrumentarium gehören im wesentlichen eine Bruststütze, eine Präparierschere, eine Präpariertupferzange, eine Biopsiezange sowie eine monopolare Kaustik mit Absaugvorrichtung. Zusätzlich verwenden wir eine verlängerte 1er-Kanüle, um im Zweifelsfalle durch

Punktion und Aspiration sicher zwischen Lymphknoten und Blutgefäß unterscheiden zu können.

In einer retrospektiven Studie wurden die in unserer Klinik durchgeführten 74 mikrochirurgischen Mediastinoskopien hinsichtlich der Ergebnisse, Komplikationen und Effizienz untersucht. Die histologische Untersuchung des entnommenen mediastinalen Gewebes ergab eine Sarkoidose (16mal). 16mal wurden nur unspezifische Gewebsveränderungen gefunden. In nur 3 Fällen erbrachte die Mediastinoskopie ein falsch negatives Ergebnis. Durch die Auswertung der Krankenakten sowie die persönliche Befragung des Hausarztes oder Patienten über den weiteren Krankheitsverlauf konnten zusätzliche falsch negative Untersuchungsresultate ausgeschlossen werden.

Unter der Voraussetzung einer sicheren histologischen Diagnose lassen sich hieraus eine Sensitivität von 95%, eine Spezifität von 100% und eine Effizienz von 96% errechnen.

Komplikationen waren 2mal ein nicht weiter therapiebedürftiger Mantelpneumothorax, eine stärkere Blutung aus einem Ast des Truncus brachiocephalicus sowie ein postoperativ persistierender Lymphfluß mit Chylothorax, der eine Remediastinoskopie erforderlich machte.

Rekurrensparesen, Verletzungen von Trachea, Bronchialbaum oder Speiseröhre sowie bleibende nachteilige Folgen wurden insgesamt in keinem Fall beoachtet.

Voraussetzungen zur Minimierung von Komplikationen und falsch negativen Ergebnissen bei der Mediastinoskopie sind: Der Einsatz des Mikroskopes, ein präoperatives Thorax-CT, gute Kooperation mit Anästhesie (Blutkonserven bereitstellen), intraoperative Schnellschnittuntersuchung. Insgesamt stellt sich die mikrochirurgische Mediastinoskopie als sicheres und effizientes Verfahren zur Diagnostik unklarer Veränderungen des vorderen oberen Mediastinums dar.

W. Meuser (Wuppertal): Die Mediastinoskopie hat leider das gleiche Schicksal erlitten wie die Bronchoskopie und Ösophagoskopie, die zwar von HNO-Ärzten entwickelt wurden, heute aber fast ausschließlich von Internisten mit flexiblen Optiken durchgeführt werden. Auch die Mediastinoskopie wurde von einem HNO-Arzt, Carlens, entwickelt, ist dann aber praktisch in die Hände der Thoraxchirurgen übergegangen, obwohl von internistischer Seite oft Handlungsbedarf besteht, den wir befriedigen könnten. An dieser Entwicklung sind wir z.T. selbst schuld, da viele HNO-Kliniken diese Untersuchung aus Angst vor Gefäßverletzungen nicht durchführen. Diese Gefahr ist jedoch sehr gering, wenn man unbedingt beachtet, die prätracheale Faszie zu durchtrennen und den Wundkanal zwischen Trachea und Faszie zu legen. Alle dem Wundkanal benachbarten Gefäße liegen außerhalb der Faszie. Vor vielen Jahren hat Maassen aus der Ruhrland-Klinik schon berichtet, über 1200 Mediastinoskopien durchgeführt zu haben, ohne daß eine die Thorakotomie erfordernde Blutung aufgetreten wäre. Besonders in der die Sicherheit steigernden Form der Mikro-Mediastinoskopie sollte die Untersuchung auch weiterhin in HNO-Kliniken durchgeführt werden, selbst wenn kein Thorax-Chirurg in der Anstalt greifbar ist.

H.-J. Schultz-Colon (Neuss): Die Verwendung des Operationsmikroskopes möchte ich nach eigenen, jahrelangen Erfahrungen sehr unterstützen. Erstaunt hat mich, daß Sie eine Zweitmediastionskopie gewagt haben − sie galt für mich bislang als absolute Kontraindikation, da die postoperative Vernarbung bei einem Zweiteingriff die großen Gefäße gefährdet. Wieviel Zeit lag zwischen Erst- und Wiederholungsmediastinoskopie? Zudem möchte ich bei oberer Einflußstauung sehr vor Durchführung einer Mediastinoskopie warnen.

B. Clasen (Rotenburg): Welches sind die Kontraindikationen zur Mikromediastinoskopie? Halten Sie einen Thoraxchirurgen am Hause für erforderlich?

Sch. Agha-Mir-Salim (Berlin): Ist die Mikromediastinoskopie eine rein diagnostische Methode oder gibt es die Möglichkeit des kurativen Einsatzes, z.B. bei benignen Tumoren?

R. Weber (Schlußwort):
Kontraindikationen der mikrochirurgischen Mediastinoskopie sehen wir nur in Ausnahmefällen. Diese sind z.B. absolute Narkoseunfähigkeit, spezielle anatomische Situationen wie extreme Kyphose oder sehr große weit nach intrathorakal reichende Struma (Mediastinoskopie technisch nicht ausführbar, ggf. zuerst Strumektomie und in gleicher Sitzung dann Mediastinoskopie), ggf. auch eine massive obere Einflußstauung. Letztlich muß zwischen Nutzen und Risiko des Eingriffs abgewogen werden. Diese Entscheidung muß individuell getroffen werden, so daß die Liste der Kontraindikationen variabel ist. Auch Remediastinoskopien sind nicht grundsätzlich kontraindiziert. Wegen der potentiell lebensbedrohlichen Komplikationen (insbesondere der vaskulären) sollte eine Thoraxchirurgie verfügbar sein. In unserem Krankengut konnten wir die Komplikationen problemlos selbst beherrschen.
Wir sehen die Mediastinoskopie als diagnostisches Verfahren, welches wir in der Regel konsiliarisch für die medizinische, chirurgische/thoraxchirurgische Klinik durchführen. Indikationen zur therapeutischen Mediastinoskopie werden bisher nicht gestellt.

25. Ch. Radke, H. Scherer (Berlin):
Der Beitrag der intrakavitären Sonographie
zur Bestimmung des T-Stadiums oropharyngealer Karzinome

Die engen räumlichen Beziehungen der Tonsillenloge als Hauptentstehungsort oropharyngealer Karzinome zu benachbarten Regionen lassen einen per continuitatem wachsenden Tumor schnell die Grenzen der Operabilität überschreiten.

Die Entscheidung über die adäquate Therapie des Primärtumors kann nur nach möglichst genauer Kenntnis des Tumorstadiums, also der Tumorgröße und der Infiltration der Nachbarschaft getroffen werden. Die zum T-Staging bisher zur Verfügung stehenden Methoden sind v.a. die Panendoskopie und Palpation sowie die Computertomographie (CT) und die Magnetresonanztomographie (NMR).

Der CT, die im oropharyngealen Bereich oft erst T3- und T4-Tumoren befriedigend darstellt, hat sich die Kernspintomographie mit besserem Weichteilkontrast als überlegen erwiesen.

Auch die Methode erfährt jedoch Einschränkungen durch Bewegungsartefakte durch Atmen und Schlucken und mangelhafte Darstellung von Knocheninfiltrationen. Mit der intrakavitären Ultraschalldiagnostik steht ein neueres, ergänzendes Verfahren zur Erkennung des T-Stadiums oropharyngealer Karzinome zur Verfügung. Bei 27 Patienten mit Oropharynxkarzinomen haben wir im Rahmen der zum Tumorstaging durchgeführten Panendoskopie in ITN eine intrakavitäre Ultraschalluntersuchung durchgeführt.

Verwendet wurde hierfür das Ultraschallgerät CS 9000 der Fa. Picker mit 7,5-MHz-Schallköpfen, einer sog. Fingertop-Sonde und einer endoskopisch steuerbaren Sonde.

Zur besseren Schallankopplung wurde die Mundhöhle mit physiologischer Kochsalzlösung gefüllt, was bei geblocktem Tubus ohne weiteres möglich ist und der jeweils benützte Schallkopf in Richtung auf den Tumor eingetaucht.

Für Tumoren des weichen Gaumens und der oberen Tonsillenloge wurde die Fingertop-Sonde, bei tiefer gelegenen Tumoren die endoskopisch steuerbare Sonde verwendet.

In allen Fällen gelang es, die oberflächlich sichtbaren Tumoren endosonographisch in ihrer Tiefenausdehnung darzustellen. Hierbei hoben sich die gut durchbluteten und somit flüssigkeitsreichen, also sonographisch dunklen Karzinomanteile deutlich von ihrer Umgebung ab.

Die sonographisch erhaltenen Informationen über die Tumorgröße und Nachbarschaftsbeziehungen verglichen wir mit denen der klinischen Untersuchung, der CT und in 10 Fällen mit denen der NMR.

Der Beurteilung der Darstellungsgenauigkeit der einzelnen Verfahren wurde die Gesamtheit der klinischen Untersuchungsbefunde zugrunde gelegt in Kombination mit der Histologie der Gewebeproben aus der Panendoskopie und, sofern vorhanden, dem histologischen Befund des Operationspräparates.

Bei den untersuchten Patienten lag in 9 Fällen ein T1-Tumor, in je 4 Fällen ein T2- und T3-Tumor, sowie 10mal ein T4-Tumor vor.

Die CT war in der Lage, 4 T1-Tumoren, 3 T3- und 8 T4-Tumoren richtig zu erkennen. In 3 Fällen wurden T1- und in 2 Fällen sogar T2-Tumoren im CT nicht erkannt!

Die NMR erkannte richtig: 2 T1-, 1 T2-, 2 T3- und 3 T4-Tumoren. Mit Hilfe des intrakavitären Ultraschalls konnten 6 T1-, 2 T2-, 3 T3- und 8 T4-Tumoren richtig erkannt werden.

Die richtige Erkennungsrate der Tumorgröße lag somit für die CT bei 56 %, für die NMR bei 80% und für die Endosonographie (ES) bei 70%. Ein sog. Understaging, das einer prognoserelevanten Therapie entgegensteht, trat bei der CT mit 26% mehr als doppelt so häufig auf wie bei NMR bzw. ES mit 10 und 11%.

Zusammenfassend läßt sich aus unseren ersten Erfahrungen mit der ES als Verfahren zum T-Staging oropharyngealer Tumoren folgendes sagen: Es handelt sich um eine wenig aufwendige, den Patienten nicht belastende Methode, die jedoch nur von sonographieerfahrenen Untersuchern durchführbar ist.

Die Stärke dieser Methode scheint in der Erkennung kleiner, insbes. T1-Tumoren zu liegen, auch T4-Tumoren können aber mit Hilfe der ES relativ sicher eingestuft werden.

Die Methode scheint die diagnostische Wertigkeit der NMR nicht zu erreichen, was aber anhand größerer Fallzahlen noch zu prüfen ist.

P. Kurt (Homburg/Saar): Haben Sie die Aussagekraft der Endosonographie mit der der transkutanen Sonographie verglichen, da sich auch mit dieser Technik Tonsillen- und vor allem auch Zungengrundtumoren darstellen lassen?

B. Christoph (Magdeburg): Bei Oropharynxtumoren können wir die gute Aussagefähigkeit der intrakavitären Sonographie bestätigen. Dies gilt für die Beurteilung der Gefäßinfiltration und der Ausdehnung kleinerer Tumoren. Bei größeren Tumoren erscheint es problematischer, oder die Sonographie von außen ergibt eventuell bessere Aussagen.
Von Vorteil ist auch die Kombinationsmöglichkeit von intrakavitärer Sono- und Endoskopie bei endoskopisch schwer zu diagnostizierenden Tumoren.
Würden Sie bereits auf CT oder MRT verzichten, wenn die Aussage der intrakavitären Sono (z.B. T1/T2) eindeutig bzw. ausreichend ist?

Ch. Radke (Schlußwort):
Zu Herrn Kurt: a) Erfahrungsgemäß ist die Darstellung der Tonsillenloge mit transkutanen Ultraschallköpfen sehr schwierig. Da die Bildauflösung bei intrakavitärer Sonographie deutlich höher ist und die Tumordarstellung wesentlich genauer, ziehen wir dieses Verfahren bei der I-Stadienfeststellung vor.
b) Eine enorale Wasservorlaufstrecke bei transkutaner Sonographie wird bei tiefen, in den Zungengrund ziehenden Tumoren durch den Schluckreflex des wachen Patienten nicht einsetzbar sein.
Zu Herrn Christoph: Bei der endosonographischen Darstellung eines T4-Karzinoms im Oropharynx würden wir auf ein zusätzliches CT zur T-Stadienfeststellung verzichten, nicht jedoch auf eine Kernspintomographie, da mit dieser, dem CT offenbar überlegenen Methode im Vergleich zur Endosonographie noch keine ausreichenden Erfahrungen vorliegen.

26. A. Beck, J. Maurer, W. Mann (Mainz):
Sonographische Diagnose von Nasenbeinfrakturen

Wir haben bei 21 Patienten mit Verdacht auf Nasenbeinfraktur eine sonographische Untersuchung der Nase im B-Mode zusätzlich zur klinischen und radiologischen Untersuchung durchgeführt. Untersucht wurden getrennt Nasenrücken und die beiden Nasenflanken mit einem 5-MHz- und einem 7,5-MHz-Schallkopf. Jede radiologisch nachweisbare Fraktur konnte ebenfalls sonographisch dargestellt werden. Wegen der frei wählbaren Schallebene lassen sich die räumlichen Verhältnisse von Knochendislokationen einfacher und deutlicher abbilden als dies mit den klassischen Röntgenaufnahmen der Fall ist. Dies trifft auch zu für die Weichteilschwellungen, die oftmals die klinische Diagnose der Nasenbeinfraktur erschweren. Die sonographische Diagnose von Nasenbeinfrakturen ist sensibel, rasch durchzuführen und ohne Strahlenbelastung für den Patienten.

27. J. Klingebiel, Th. Deitmer (Münster):
Validität unterschiedlicher A- und B-sonographischer Verfahren
zur Nebenhöhlendiagnostik, kontrolliert mit CT- und Operationsbefund

50 Patienten mit verschiedenen Erkrankungen der Kiefer- und Stirnhöhlen sowie der vorderen Siebbeinzellen wurden unmittelbar präoperativ in Unkenntnis vorliegender CT-Befunde sonographisch mittels A- und B-Scangeräten untersucht. Für die A-Bild-Abbildung wurde ein 3,5-MHz-Schallkopf, zur B-Bilddarstellung ein Parallel- sowie Sektor-Scan jeweils mit einer Applikationsfrequenz von 5 MHz eingesetzt. Es wurde die Validität der sonographisch ermittelten Ergebnisse anhand korrespondierender CT- und Operationsbefunde im Hinblick auf Normalbefund, Schleimhautschwellung und partiell bis vollständig verlegten Nasennebenhöhlen überprüft. Durch die Studie konnte eine hohe Übereinkunft zwischen den sonographisch ermittelten und den in der Kontrollgruppe vorliegenden Befunden in der Kiefer- und Stirnhöhlendiagnostik festgestellt werden. Mit dem B-Sektor sowie Linear-Scanner konnten bei der Beurteilung einer normalen lufthaltigen Kieferhöhle eine geringfügig höhere Trefferquote erzielt werden als mit dem A-Scan, hiermit wurden mehr falsch-positive Befunde eruiert. Anders verhält es sich beim Vorliegen einer Schleimhautschwellung, wo mit dem amplitudenmodulierten A-Bild die Schleimhautbegrenzung deutlicher auszumachen war, als mit dem helligkeitsmodulierten B-Bild. Die höchste Trefferquote wurde bei wiederum geringfügigem Überwiegen der B-Scanner bei der Beurteilung einer verlegten Kieferhöhle erzielt, wobei die zweidimensionale Darstellung die diagnostische Sicherheit deutlich erhöhte. Ein Vorteil bei der Verwendung eines Sektor- gegenüber Linear-Scanners wurde nicht ersichtlich.

Grundsätzliches galt auch für die Stirnhöhlenbefunde. Insgesamt ermittelten wir jedoch für den A- als auch für die B-Scanner einen relativ höheren Prozentsatz an falsch-negativen verlegten Stirnhöhlenbefunden. Dies ist unter anderem durch die vermehrte Schallabsorption bei dickerer Stirnhöhlenvorderwand zu erklären, da dadurch dann weiter in der Tiefe gelegene echogebende Strukturen übersehen bzw. als Artefakte fehlgedeutet werden können. Die Untersuchung des Siebbeinsystems erwies sich für beide Systeme als nicht ausreichend genau. Die hohe Zahl falscher Befunde resultiert unseres Erachtens aus der anatomischen Lage und der damit verbundenen schlechteren sonographischen Zugängigkeit, die in unserer Untersuchungsreihe ermittelte höhere Treffsicherheit des A-Scans läßt sich durch die bessere Ankoppelung bei kleinem Schallkopfdurchmesser erklären.

N. Staab (Frankfurt): Sie benutzen ein Gerät, welches die A-Bilddarstellung im B-Bild ermöglicht. Bringt die simultane Darstellung mit Ausrichtung des A-Sondenstrahles im B-Bild einen zusätzlichen Informationsgewinn?

M. Westhofen (Hamburg): Sonographische Diagnostik der Kieferhöhlen ist nicht sinnvoll, da 90% der Schallenergie am Knochen reflektiert wird, damit für Bildgebung fehlt. Ihre Abbildungen zeigten Ausnahmen mit destruierter Kieferhöhlenvorderwand.

A. Schapowal (Davos): Können Sie aufgrund Ihrer Studie der These zustimmen, daß der routinemäßigen Beurteilung des Sinus maxillaris – im besonderen zur Messung der Schleimhautschwellung – der A-Scan-Sonographie gegenüber der Röntgenaufnahme im ocipito-dentalen Strahlengang der Vorrang zu geben ist, daß hingegen zur Beurteilung der Siebbeinzellen am besten ein CT angefertigt wird?

W. Ristow (Nieste): 1. Erspart die sonographische Untersuchung oft die röntgenologische Darstellung?

2. Wird der sonographische Befund immer bleibend dokumentiert?
3. Wird die sonographische Untersuchung immer von einem Arzt vorgenommen? Ein Röntgenbild wird von dem medizinisch-technischen Personal durchgeführt, was Zeitaufwand für den Arzt erspart.

J. Klingebiel (Schlußwort):
Zu 1.: Rö-Aufnahme der Kieferhöhle immer mit nötig?
Ein vollständiger Verzicht sicher nicht möglich bei z.B. Abklärung sonog. nicht zugänglicher Strukturen − keine luftfreie Ankopplung bei Prozessen an der Kieferhöhlenhinterwand. Erhebliche Einsparung bei den „verlegten Kieferhöhlen = hohe Trefferquote und diag. Sicherheit, weiter zu Verlaufsbeobachtungen etc.
Zu 2.: Fotodokumentation sinnvoll?
Sicherlich notwendig zu 1. Weitergabe an nachbehandelnde Kollegen; 2. Vergleich serieller Untersuchungen; 3. forensischen Gründen, wobei jeder pathologische Befund in mind. zwei Ebenen bildlich festgehalten werden sollte (mit Textdokumentation).
Zu 3.: Aufwendiges Erlernen?
Anfänglich wird man sicherlich mehr Zeit zur Beurteilung benötigen. Einmal erlernt, ist es jedoch schneller verfügbar als das Röntgenbild.

Zu 4.: Gleichzeitiges Einblenden des A-Bildes in das B-Bild?
Kann sinnvoll bei exakterer Abklärung einer Schleimhautschwellung sein. Schleimhautbegrenzungen lassen sich mit der amplituden-modulierten Darstellung genauer abbilden als mit der helligkeitsmodulierten Darstellung − nach unseren Untersuchungen = höhere Trefferquote.
Zu 5.: A-Scan-Einsatz sinnvoll?
Durch unsere Studie ermittelten wir eine annähernd gleich hohe Trefferquote des A-Bildes. Die diagnostische Sicherheit wird jedoch durch die zweidimensionale Abbildung deutlich erhöht.
Zu 6.: Abbildung tumoröser Prozesse auch bei intakter Vorderwand möglich?
Nur „Luftbarrieren" führen zur totalen Schallauslösung, die ein Vordringen der Schallwellen in das Medium hinter solch einer Grenzfläche verhindern. Ansonsten ist auch bei intakter Vorderwand eine sichere Beurteilung eines tumorös verlegten Sinus möglich. Durch die dickere Stirnhöhlenvorderwand, aber auch durch die Kieferhöhlenvorderwand erfolgt eine vermehrte Schallabsorption, was als Schallschwächung imponiert. Um diesen Dämpfungseffekt aufzuheben und sämtliche, gleich starken Echos aus verschiedenen Tiefen gleich abbilden zu können, verfügen die Ultraschallgeräte über einen Tiefenausgleich (TCG-Wählschalter = Time Gain Compensation). Eine Dämpfungskorrektur muß individuell von Patient zu Patient jedesmal eingestellt werden.

28. J. Schäfer (Ulm):
Spektralanalyse schlafabhängiger Atemgeräusche: Ihre Aussagekraft bei der Entscheidung über die operative Behandlung von Patienten mit obstruktiver Schlaf-Apnoe

Schlafabhängige Atemgeräusche kommen bei Gesunden und Patienten mit obstruktivem Schlaf-Apnoe-Syndrom (OSAS) entsprechend dem unterschiedlichen Verlauf des supraglottischen Atemwegswiderstandes durch unterschiedliche pathophysiologische Mechanismen zustande. Darüber hinaus sind die Schnarchgeräusche von OSAS-Patienten signifikant lauter als diejenigen von chronischen Schnarchern ohne obstruktive Schlaf-Apnoen und weisen ein anderes Frequenzspektrum auf. Zur Entscheidung über operative Maßnahmen zur Behandlung des Schnarchens und der obstruktiven Schlaf-Apnoe wurde von diesen Erkenntnissen bislang kein Gebrauch gemacht.

Mit Hilfe der Uvulopalatopharyngoplastik (UPPP) kann Schnarchen ohne Apnoen bzw. ohne Sauerstoffsättigungsabfälle bei fast allen Patienten beseitigt werden, während die obstruktive Schlaf-Apnoe nur bei etwa 50% der Patienten erfolgreich operativ behandelbar ist. Das größte Problem ist also, die Erfolgsaussichten einer UPPP abzuschätzen.

In der vorgestellten prospektiven Studie wurde die Aussagekraft verschiedener Parameter und Untersuchungsverfahren hinsichtlich des Erfolges der UPPP untersucht. Die Untersuchungsverfahren waren Polysomnographie im Schlaflabor zur Ermittlung des Apnoe-Index (Anzahl der Apnoen pro Stunde), Rhinomanometrie, nasopharyngeale Videoendoskopie, Radiokephalometrie, Körpergewicht und die Spektralanalyse der schlafabhängigen Atemgeräusche. Die schlafabhängigen Atemgeräusche wurden unter gleichbleibenden Aufnahmebedingungen in etwa 60 cm Abstand vom Kopf des Patienten mit Hilfe eines Kondensatormikrofones eines hochwertigen Kassettenrecorders jeweils prä- und postoperativ aufgenommen. Aufgezeichnet wurden mit Hilfe einer Steuerschaltung ausschließlich Geräusche über 58 bzw. 63 dB Schalldruckpegel. Die Kalibrierung der Aufzeichnungseinrichtung erfolgte mit Bruel & Kjaer-Meßgeräten (2209, 2305). Die aufgezeichneten Geräusche wurden zur Frequenzanalyse mit einer A/D-Wandlerkarte in einem 486 Personal Computer digitalisiert und das mittlere Leistungsdichtespektrum (PSD) aller Geräusche berechnet.

Vorgestellt werden die Ergebnisse von 52 Patienten (9 fakultativ Schnarchende, 9 chronisch Schnarchende und 34 Patienten mit obstruktiver Schlaf-Apnoe), die aus einem Pool von mittlerweile mehr als 600 derartiger Untersuchungen stammen.

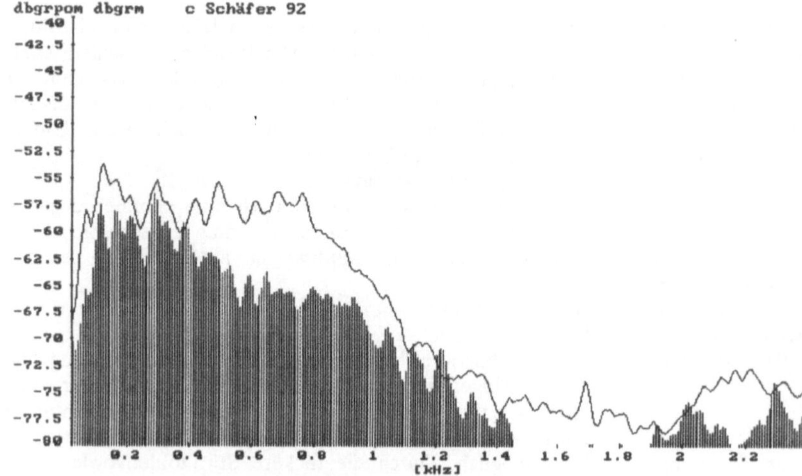

Abb. 1. Frequenzspektrum schlafabhängiger Atemgeräusche eines Patienten mit leichtem obstruktivem Schlaf-Apnoe-Syndrom vor (Linie) und nach (Balken) erfolgreicher UPPP. Die Pegelanteile im Bereich 1 bis 1,5 kHz sind sehr gering

Fakultatives Schnarchen weist im Frequenzspektrum die höchsten Pegel im Tieftonbereich (25 ca. 4000 Hz) auf, mit zunehmendem Schweregrad der Erkrankung nehmen die Anteile im Frequenzbereich bis ca. 600 Hz zu (Abb. 1). Bei ausgeprägten obstruktiven Apnoesyndromen tritt eine Komponente im Bereich 1,2 bis 1,6 kHz in den Vordergrund, die bei schwersten Formen zu einer Wannenform des Frequenzspektrums führt (Abb. 2). Diese Komponente ist auf eine Obstruktion im Bereich des Zungengrundes zurückzuführen und durch die Uvulopalatopharyngoplastik nicht zu beeinflussen. Anhand des relativen Pegels dieser Komponente kann die Erfolgsaussicht abgeschätzt werden.

Bezogen auf einen Apnoe-Index von 10/h oder weniger konnten einerseits anhand der Frequenzspektren von 23 erfolgreich Operierten 19 (82%) mit Hilfe der Frequenzanalyse vorhergesagt werden, andererseits hätten 8 von 12 (72%) Therapieversagern

vorher ermittelt werden können. Rhinomanometrie, nasopharyngeale Videoendoskopie und Radiokephalometrie (Parameter nach Riley und Guilleminault) erzielen bei den ausgewerteten Patienten nur Vorhersagequoten um 50%. Apnoe-Index und relatives Körpergewicht sind zwar besser bei der Vorhersage der erfolgreich Operierten, schneiden aber bei der Vorhersage der Versager (70/54% und 74/54%) ähnlich schlecht ab.

Zusammenfassend ist festzustellen, daß eine adäquate operative Therapie von Patienten mit obstruktiver Schlaf-Apnoe nach wie vor diagnostisch aufwendig ist und bei 20 bis 30% der Patienten nicht gelingt. Eine exaktere Erfolgsprognose operativer Maßnahmen wird erst möglich sein, wenn durch epidemiologische Studien genauere Angaben hinsichtlich der Morbiditäts- und Mortalitsgrenzen vorliegen.

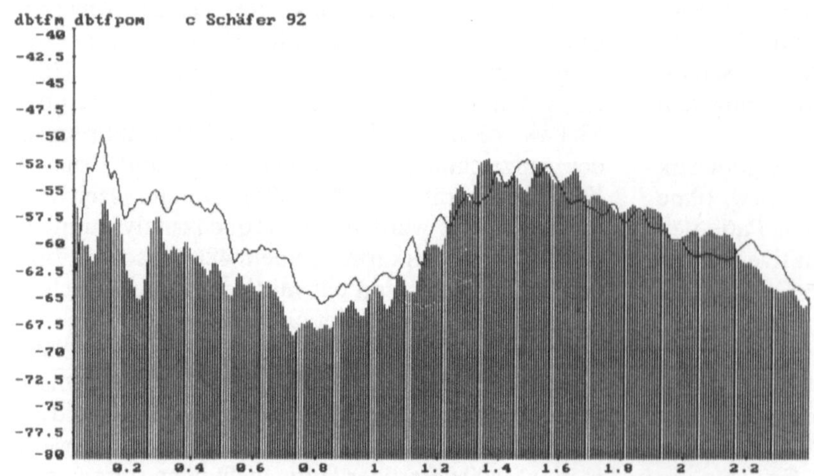

Abb. 2. Frequenzspektrum schlafabhängiger Atemgeräusche eines Patienten mit schwerem obstruktivem Schlaf-Apnoe-Syndrom vor (Linie) und nach (Balken) erfolgloser UPPP. Die Pegelanteile oberhalb 1 kHz werden durch den Eingriff überhaupt nicht beeinflußt

P. Kurt (Homburg): Sie haben gezeigt, daß Sie die Erfolgsaussicht der UPPP mit der Spektralanalyse vorhersagen können. Das Schnarchen wurde von Ihnen als Kontrollparameter angegeben. Läßt sich der Erfolg der UPPP für andere, wichtigere Parameter (Apnoe, Indoc, Weckreaktionen, Kreislaufreaktionen, EEG-Veränderungen) durch die Spektralanalyse ebenfalls vorhersagen?

H.-W. Mahlo (Lübeck): Welchen Einfluß haben nasale Obstruktionen auf das Frequenzspektrum? Finden sich hier ebenfalls Spektren wie bei velarem Schnarchen, die sich aber dann bei einer nasalen Operation beseitigen ließen?

J. Schäfer (Schlußwort):
Zu Herrn Kurt: Kontrollparameter lassen sich indirekt vorhersagen, da als Kontrollwert unter 10/h angestrebt bzw. verlangt wird.
Zu Herrn Mahlo: Obstruktion anderer Pharynxbereiche lassen sich auch im Spektrum nachvollziehen, abhängig vom Obstruktionsort und -schweregrad. Die Diagnostik mittels Spektralanalyse ist dafür aber zu aufwendig, und es gibt einfachere und bessere Methoden.

29. H.-W. Mahlo, S. Ahrens (Lübeck): Transkutane Elektrostimulation der Mundboden- und Zungenmuskulatur zur Erweiterung des oropharnygealen Raumes

Schnarchen und das Schlafapnoe-Syndrom gehören zu den nächtlichen Atemregulationsstörungen, die durch Obstruktionen in den oberen Atemwegen oder durch Störungen der neuromuskulären Kontrolle verursacht werden.

Von besonderer Bedeutung sind die Mm. genioglossus, geniohyoideus und mylohyoideus, die am Zungenkörper bzw. am Hyoid ansetzen und diese Strukturen nach rostral ziehen und somit das pharyngeale Lumen erweitern können.

Unsere Idee war, mittels einer transkutanen Stimulation die Mundbodenmuskulatur zu aktivieren und damit den oropharyngealen Raum zu erweitern und die Obstruktion der Atemwege während einer Apnoe aufzuheben.

Zur ständigen Überwachung der Atmung wird ein Respirationsmonitor eingesetzt, der bei Auftreten einer Atempause definierter Länge ein Alarmsignal gibt. Als Reizstromgenerator verwenden wir ein Stimulationsgerät, das auch in der Therapie von Sportverletzungen Anwendung findet.

In einer ersten Versuchsreihe mit 9 Probanden im Wachzustand haben wir versucht,
1. die Wirkung der Stimulation auf die Mundbodenmuskulatur zu bestimmen.
2. die optimale Elektrodenposition zu bestimmen.
3. eine optimale Stromform aus Impuls und Pausenzeit zu finden.

Während der gesamten Stimulation erfolgte eine endoskopische Kontrolle der Wirkung: Es zeigte sich dabei eine Kontraktion der Zungenmuskulatur und/oder ein Aufstellen der Epiglottis. Die Wirksamkeit des Stromes ist von der Pausenzeit abhängig: eine optimale Wirkung wird mit einer Stimulationszeit von 3 bzw. 8 ms und einer Pause zwischen 13 und 15 ms erreicht.

Nach diesem 1. Teil der Versuche wandten wir die Methode bei einer Auswahl von Patienten mit einem Schlafapnoe-Syndrom und einem Apnoe-Hypopnoe-Index von mehr als 25 an. Den Patienten wurde zunächst die Methode erklärt und Vorversuche mit dem Gerät zur Bestimmung der maximal tolerierbaren Stromstärke durchgeführt, die im Schlaf nicht überschritten werden sollte. Als Testparameter wählten wir die durchschnittliche Dauer der Apnoen und die Änderung der minimalen O_2-Sättigung vor und nach der elektrischen Stimulation. Als Ergebnis dieser Pilotstudie kann bisher folgende Aussage getroffen werden:
1. Die Apnoe kann mit der Muskelstimulation unterbrochen werden und die Atmung reaktiviert werden.
2. Im Trend erhöht sich die durchschnittliche minimale Sauerstoffsättigung.

Weitere Untersuchungen an einem größeren Patientenkollektiv müssen zeigen, wann das Gerät sinnvoll eingesetzt werden kann. Vom Ansatz erscheinen Patienten mit wenigen, aber langen Apnoen bestens geeignet.

H.-J. Schultz-Colon (Neuss): Ihre Idee der elektrischen Mundbodenstimulation beim Apnoiker finde ich faszinierend. Nun ist jedoch jede muskuläre Stimulation auch fühlbar. Bewirken Sie nicht mit Ihrer Stimulation während des Schlafes auch einen Weckreiz, d.h. verhindern Sie nicht durch Ihre Stimulationsmethode den angestrebten Tiefschlaf?

H.-W. Mahlo (Schlußwort):
Eine Aufwachreaktion durch die Stimulation sollte dadurch vermieden werden, daß bei dem Patienten in dem Einschlafen die maximal tolerierbare Stromstärke festgestellt wurde.
Diese Stromstärke lag bei 3–5 mA und wurde von der Empfindung „Kribbeln" begleitet. Die Patienten haben nicht von einer Störung des Schlafes durch die Stimulation berichtet. Letztlich kann aber eine Weckreaktion nur anhand des Schlaf-EEGs ausgeschlossen werden. Dies ist ein Teil der nächsten Versuche mit der Stimulationsmethode.

30. D. Schneider, K. Hörmann, N. Stasche (Kaiserslautern): Schnarchen und Schlafapnoe-Syndrom (SAS), eine prä-postoperative Studie im HNO-Schnarchlabor

Die Inzidenz der Ronchopathie wird mit etwa 20% der Bevölkerung angegeben mit signifikantem Anstieg im Alter. 10% der Bevölkerung leiden an einem Schlafapnoe-Syndrom. Die Differentialdiagnose des Schnarchsyndroms erfordert einerseits die Abgrenzung der habituellen Ronchopathie vom obstruktiven oder gemischten SAS, andererseits die Abgrenzung zwischen velarem und pharyngealem Schnarchen. Eine Operation ist nicht in allen Fällen möglich und kann sogar ein Kunstfehler sein. Eine Nasenventilationsverbesserung durch Septumplastik, Muschelkappung und Nasennebenhöhlenchirurgie bei nasaler Polyposis ist in allen Fällen bei entsprechender Problematik indiziert. Die UVPP ist jedoch nur bei velarem Schnarchen indiziert.

Eine nasale Obstruktion führt immer zur Mundatmung. Es kann durch die respiratorische Pumpe, also die Entfaltung des Zwerchfells und des knöchernen Thorax, zu einer Erhöhung des intrathorakalen Unterdruckes kommen. Wird dabei das Verlum mit oder ohne hyperplastische Tonsillen aufgespannt, resultiert mit einer schlaffen Uvula, eine velare Ronchopathie durch Vibration des Gaumensegels. Kollabiert jedoch der Pharynxschlauch, resultiert eine pharyngeale Ronchopathie aufgrund von Vibrationen zwischen Zungengrund und Hypopharynxschleimhaut. Seit mehr als zwei Jahren führen wir die Differentialdiagnose des Schnarchens mit dem MESAM-IV-System durch.

Nach Anamnese, HNO-ärztlichem Befund und Einschluß endoskopischer, rhinologischer, kephalometrischer und ggf. computertomographischer Untersuchungen, wird für ein oder mehrere Nächte ein Schlafmonitoring durchgeführt. Das MESAM-IV-Gerät zeichnet die Parameter Schnarchen, Herzfrequenz, Sauerstoffsättigung und Schlafpositionen auf. Ziel dieser Arbeit ist es, erstmals anhand von objektiven Kriterien den operativen Behandlungserfolg zu messen. Insgesamt haben wir 105 Patienten mit dieser Problematik operiert. Neben einer Fragebogenaktion mit einer Rücklaufquote von 34% konnten wir 4−8 Monate postoperativ eine Polysomnographie durchführen. 95% der Patienten waren präoperativ habituelle Schnarcher, bei 5% (Männer) ist ein obstruktives Schlafapnoe-Syndrom diagnostiziert worden. Bei 70% der Patienten konnte postoperativ kein Schnarchen mehr registriert werden, bei 20% noch ein gelegentliches Schnarchen und bei 10% des Kollektivs fanden wir nur noch ein leises stetiges Schnarchen. Subjektive Kriterien wie Tagesmüdigkeit bei 60% und ein nächtliches Erstickungsgefühl bei 40% der Patienten vor der Operation wurden in der postoperativen Befragung verneint. 95% der überwachten Patienten waren übergewichtig, 12% waren Raucher. Eine direkt nach der Operation erzielte Gewichtsreduktion bis zu 10 kg war bei allen Patienten nach 4−6 Wochen wieder ausgeglichen. Eine offene Rhinophonie und eine nasale Regurgitation war bei keinem der Patienten nachweisbar. Die Hauptklage der Patienten bestand in einer langfristigen Trockenheit des Rachens, die jedoch durch Applikation von Spray und Nasenöl zu beseitigen war.

Nach entsprechender diffiziler HNO-ärztlicher präoperativer sorgfältiger Indikationsstellung unter Einschluß der MESAM-IV-Diagnostik konnte gezeigt werden, daß die UVPP, also die Uvulovelopharyngoplastik, ggf. mit Muschelkappung und Septumplastik eine sehr erfolgreiche operative Methode zur Behandlung der habituellen Ronchopathie darstellt.

31. U. Frohberg (Aachen): Diagnose und Therapie der obstruktiven Schlaf-Apnoe: eine interdisziplinäre Aufgabe

Die komplexe Interaktion zwischen Gesichtsschädelstruktur und umgebenden Weichteilen ist insbesondere bei der Erforschung des obstruktiven Schlaf-Apnoe-Syndroms (OSAS) zutagegetreten. Die ein OSAS induzierende nächtliche Atemregulationsstörung führt auf Dauer zu kardiovaskulären und neuropsychiatrischen Erkrankungen, die für Unfälle sowie plötzliche Todesfälle verantwortlich gemacht werden.

Das OSAS ist ein vielschichtiges Krankheitsbild mit multifaktorieller Genese, wobei neben Faktoren, wie individuelle Zungengröße, Alkoholkonsum, Körpergewicht oder Schlafposition, insbesondere die Struktur des Kauschädels sowie die Lage der

Zungen- und Gaumenweichteile wichtige Einflußgrößen darstellen.

Material und Methoden

Vorgestellt wird eine 40 Variablen umfassende kephalometrische Analyse am Fernröntgenbild, die speziell auf Patienten mit der Verdachtsdiagnose OSAS zugeschnitten ist. Die Analyse erfaßt Abweichungen des Gesichtsschädels, der Zahnstellung, der Luftpassage und der sie umgebenden Weichgewebe sowie der Hyoidposition. Untersucht wurden 20 Patienten (18 Männer, 2 Frauen) im Alter von 37–67 Jahren, und polysomnographisch gesicherter Schlaf-Apnoe (Apnoe-Index >10/h).

Ergebnisse

Das Durchschnittsalter lag zwischen 50–55 Jahren. Wichtige kephalometrische Befunde umfaßten im statistischen Mittel (Normwert in Klammern): SNA 81° (82°), SNB 76° (80°), ANB 5° (2°), velopharyngealer Luftraum 6mm (>8mm), oropharyngealer Luftraum 10mm (>11mm), Velumlänge 48mm (<38mm), Velumdicke 11mm (<9mm).

Diskussion und Fallbeispiel

Verschiedensten Untersuchungsmethoden (Computer- und Kernspintomographie, Endoskopie, akustische Reflexion, Kephalometrie) zufolge weisen Patienten mit OSAS multiple pharyngeale Engpässe auf, wobei die Bereiche zwischen Weichgaumen bzw. Zungenbasis und der Rachenhinterwand als die beiden wichtigsten Engpässe herausgestellt werden. Die Ergebnisse einer speziell auf Schlafapnoe abgestimmten 40-Punkte-Kephalometrie unterstreichen diese Befunde bei 20 Patienten. Während die Rücklage des Oberkiefers nur tendenziell zu erkennen ist, zeigt sich eine deutliche Rücklage des Unterkiefers, die durch den Nachweis einer überdurchschnittlichen

sagittalen Diskrepanz zwischen der Einlagerung des Ober- und des Unterkiefers im Kauschädel bestätigt wird. Sowohl die velopharyngeale als auch die oropharyngeale Luftpassage ist mehrheitlich eingeschränkt und liegt nur in Einzelfällen im unteren Normbereich. Der Weichgaumen war in allen Fällen oberhalb des akzeptieren Normwertes von 38mm verlängert.

Ein 41jähriger, auf nächtliche Maskenbeatmung (CPAP) eingestellter Patient (Apnoe-Index 50/h), zeigte in der Kephalometrie eine Rücklage des Ober- und des Unterkiefers. Die Operation umfaßte eine simultane Vorverlagerung des Oberkiefers, des Unterkiefers und des Kinns. Postoperativ sistierte das Schnarchen, der Patient war beschwerdefrei, körperlich leistungsfähig und kam ohne CPAP aus.

Der erfolgreiche therapeutische Ansatz skelettverlagernder Eingriffe bei Patienten mit OSAS spricht für eine operative Weitung der pharyngealen Luftwege durch assoziierte Vorverlagerung der Zungen- und Gaumenweichteile. Voraussetzung ist die exakte Erfassung pathoanatomischer Befunde mit Hilfe der Kephalometrie, die kostengünstig ist und sich in der interdisziplinären Diagnostik als Routineverfahren etabliert hat. Fußend auf der 40-Punkte-Kephalometrie ergeben sich differentialtherapeutische Überlegungen in Hinblick auf einen skelettverlagernden Eingriff eine Zungenreduktion, eine UPPP oder ein kombiniertes Vorgehen.

B. Gerth (München): Bei vollem Respekt für die operativen Leistungen stellt sich die Frage, ob es nicht auch Prothesen – solche Unterkiefervorschubschienen – gibt, die ebenso Erfolge versprechen. Haben Sie damit Erfahrung?

U. Frohberg (Schlußwort):
Vorverlagerung des Unterkiefers mittels Prothese:
1. temporär – da sonst Kiefergelenk- und Zahnschäden auftreten.
2. wenn erfolgreich bei OASS, dann operative Unterkiefervorverlagerung planen!
3. Herstellung: jeder Zahnarzt oder Kieferchirurg.

32. G. Bertram, N. Dreiner, H. Luckhaupt (Dortmund):
Die Adenotonsillektomie bei der infektiösen Mononukleose:
Indikation und Einfluß auf den Verlauf der Erkrankung

Das Krankheitsbild der infektiösen Mononukleose ist seit seiner ersten Beschreibung durch Emil Pfeiffer, 1889, in der deutschsprachigen Literatur als Pfeiffer'sches Drüsenfieber bekannt. Es handelt sich um eine selbstlimitierende Infektionskrankheit, deren klinisches Bild in der Mehrzahl durch das Epstein-Barr-Virus (Henle und Mitarbeiter, 1968) aber auch vereinzelt durch Zytomegalie (Klemola und

Kääriäinen, 1965) bzw. humanes Herpes-Virus-6 (Bertram und Mitarbeiter, 1988) ausgelöst werden kann. Ähnliche klinische Bilder finden sich ferner auch bei Toxoplasmose und HIV.

Nur ein Teil der Infektionen führt bei generalisiertem Betroffensein des lymphatischen Systems zu einer ausgeprägten Beteiligung des Waldeyer'schen Rachenringes mit extremer schmierig belegter Hyperplasie, die die Ursache einer Luftnot darstellen kann.

Hierauf fußend, wird seit Nebe, 1932, die Adenotonsillektomie (ATE) als Teil einer symptomatischen Behandlung diskutiert. Die Durchführung der ATE wird von einer Minderheit von HNO-Ärzten als wesentlicher Bestandteil einer den Krankheitsverlauf verkürzenden aktiven und operativen Teilbehandlung gewertet.

Methodik

An der Dortmunder HNO-Klinik wurden 2 Patientengruppen ($n_{gesamt} = 100$) vergleichbarer Lokalbefunde des Waldeyer'schen Rachenringes (Patienten älter als 18 Jahre) randomisiert einer alleinigen konservativen Therapie zugeführt ($n_1 = 50$) bzw. adenotonsillektomiert ($n_2 = 50$).

Eine operative Behandlung wurde nicht ausgeführt, wenn deutlich erniedrigte Gerinnungsparameter, erhöhte Bilirubinspiegel oder bereits bei Diagnosestellung neurologische bzw. kardiale Symptome vorlagen. Weiterhin wurde kein ATE ausgeführt, wenn trotz serologischen Nachweisen und ausgeprägter allgemeiner Klinik keine besondere Beteiligung des Waldeyer'schen Rachenringes bzw. deutlich rückläufige Symptome in diesem Bereich vorlagen.

Ergebnisse und Diskussion

Beide Patientengruppen wurden ab Diagnosestellung knapp 8 Tage stationär behandelt, nachfolgend ambulant kontrolliert sowie 3 Wochen nach Entlassung nochmals einbestellt. Zu allen Kontrollzeitpunkten fanden klinische Untersuchungen, Selbsteinschätzung des persönlichen Befindlichkeitsstatus durch die Probanden, abdominelle Sonographie sowie festgelegte Laborkontrollen, wie z.B. Gerinnungsstatus, Differentialblutbild, Leberenzyme und Virusserologie statt.

Als Vergleichsgruppen zur Frage einer immer wieder angesprochenen erhöhten Nachblutungsgefahr nach ATE bei Mononukleose wurden mehr als 3000 andere tonsillektomierte bzw. adenotonsillektomierte Patienten der Klinik aus vier Jahrgängen herangezogen. Mononukleose-Patienten wiesen kein höheres postoperatives Nachblutungsrisiko auf.

Befindlichkeitsbeurteilungen, klinischer- wie auch Kontrollen des LDH-Verlauf zeigten bei ATE-Patienten mit Mononukleose im Vergleich zur allein symptomatisch behandelten Kontrollgruppe ab 8. bis 12. Posttherapietag eine signifikant bessere und raschere Rückbildung der genannten Erkrankungsparameter.

Für die übrigen Kontrollparameter fanden sich keine statistisch nachweisbaren Unterschiede.

Aufgrund der Ergebnisse bleibt die Adenotonsillektomie bei Patienten mit infektiöser Mononukleose Teil des therapeutischen Repertoires der Dortmunder HNO-Klinik, obwohl die Untersucher zu Beginn der hier vorgestellten Studie diesem Behandlungsaspekt äußerst kritisch und eher ablehnend gegenüber gestanden hatten.

P. Tolsdorff (Bad Honnef): 1. Sehen Sie auch zunehmend Peritonsillarabszesse bei der Monocyten-Angina?
2. Wir decken in diesen Fällen doch mit Antibiotika ab, wie verhalten Sie sich? An sich gilt die Empfehlung, bei der Monocyten-Angina die zuvor häufig frustran gegebenen Antibiotika abzusetzen.
3. Wir sahen eine intrakapsuläre Milzblutung bei einem 16jährigen Mädchen, führen diese Komplikation aber nicht auf die Intubationsnarkose zurück − wie die Literatur −, sondern auf die Belastung durch die Umlagerung. Diese sollte daher besonders schonend durchgeführt werden.

F.-J. Broicher (Köln): Seit 28 Jahren führte ich die Abszeß- und Mononucleose-OP in allen Altersklassen durch, und zwar überwiegend in Intubationsnarkose. Sie führen eine Statistik an ab 18 Jahre und später.
Ist 18 Jahre nach Ihrer Ansicht immer eine Grenze? Das heißt, ist die OP vor 18 Jahren eine Kontraindikation?
Ich meine nein, denn ich habe bis heute keine Komplikationen.

P. Plath (Recklinghausen): In meiner Klinik wird bei „Monozyten-Angina" (und nur bei voll ausgeprägtem Bild) die sog. Mono-TE durchgeführt, stets mit Kontrolle des Nasenrachens und gegebenenfalls auch AT. Wir operieren in jedem Alter, auch bei Kindern. Trotz der verstärkten intraoperativen Blutungsneigung ist die Zahl der Komplikationen nicht größer als sonst bei TE in Narkose. Man sollte erst dann operieren, wenn das Krankheitsbild voll entwickelt ist, u.a. auch deshalb, weil erst dann die lebenslange Immunität aufgebaut ist.

F. Hoppe (Würzburg): Wie verhalten sich die Virustiter bei den unterschiedlichen untersuchten Gruppen?

R. Siegert (Lübeck): Wann führen Sie die Adenotonsillektomie durch? Nur in der Frühphase der Erkrankung oder ggf. (bei späterer Erstvorstellung des Patienten) auch in der Phase abklingender klinischer Symptome?

St. Maune (Oldenburg): In letzter Zeit steht bei uns die Frage nach der Aufklärungspflicht zur HIV-Infektion nach Gabe von Blutkonserven. Sie haben mehr als 3000 Tonsillektomien nachuntersucht. Wie hoch schätzen Sie die Gefahr, eine Blutkonserve wegen Blutungskomplikationen in Zusammenhang mit der TE geben zu müssen, ein?

N. Dreiner (Schlußwort):
Zu Herrn Tolsdorff: Auch wir sehen vermehrt (auch beidseitig) Abszedierungen. Auch wir plädieren deshalb für ATE. Antibiose wird in unserer Klinik nicht gegeben. Ein Milzsonogramm ist präop. Standard bei uns.
Zu Herrn Broicher: Die Altersbegrenzung orientiert sich an klinischen Gründen, wir operieren auch früher.
Zu Herrn Plath: ATE erfolgt nur bei nachgewiesener Immunisierung.
Zu Herrn Hoppe: Das Studienkonzept erlaubt noch keine Aussage über den langfristigen Verlauf der Antikörpertiter.
Zu Herrn Siegert: Die ATE erfolgt nach Klärung der Diagnose und der Kontraindikation sofort (oft am Aufnahmetag).

33. P. Neugebauer, B. Bonnekoh, A. Wevers, E. Stennert (Köln): Kultivierung von Human-Keratinozyten der peritonsillären Mukosa aus Tonsillektomie-Präparaten

Die Kultivierung von Epithelzellen ist von zunehmendem Interesse als In-vitro-Modell der menschlichen Mundschleimhaut. Bei der Kultivierung von Epithelzellen der Mundschleimhaut des Menschen stellt die Verfügbarkeit von Human-Material häufig einen limitierenden Faktor dar. Das aufgrund chirurgischer Resektionen anfallende Gewebe ist in der Regel pathologisch, z.B. karzinomatös verändert. Wir entwickelten eine Methode, aus der nicht pathologisch veränderten peritonsillären Mukosa von routinemäßig anfallenden Tonsillektomie-Präparaten Epithelzellen in ausreichender Menge für die Kultivierung zu isolieren. Bei der Routine-Tonsillektomie erfolgt die Inzision im Bereich des vorderen Gaumenbogens dergestalt, daß praktisch immer ein schmaler Randsaum der Schleimhaut gemeinsam mit dem Präparat exstirpiert wird. Diesen peritonsillären Mukosastreifen trennten wir durch Feinpräparation in der obersten Submukosa ab und isolierten die Keratinozyten durch Trypisinisierung, Filtrierung, Zentrifugierung und Resuspension. Durch diese Präparationstechnik konnten aus den paarigen Tonsillektomiepräparaten durchschnittlich 7 Millionen Keratinozyten isoliert werden.

Die Keratinozyten wurden in einem Begasungsbrutschrank bei 37°C, 10%iger, CO_2-Atmosphäre und Wasserdampfsättigung inkubiert, auf 3T3-Fibroblasten ausgesät und in drei verschiedenen Medien gezüchtet. Wir benutzten ein speziell supplementiertes Proliferationsmedium mit physiologischem Kalziumgehalt, ein ebensolches mit reduziertem Kalziumgehalt sowie ein Albumin-Medium.

Wir untersuchten die Proliferation (Zellzahl, Protein-Gehalt, [^{3}H]-Thymidin-Einbau) der Keratinozyten bei Vorgabe der genannten unterschiedlichen Medien.

Bei einer Vorgabe von 75000 Zellen kam es in der dritten Subkultur innerhalb der 14 Tage zu einer Vervierfachung der Zellzahl auf etwa 300000 für die mit Wachstumsfaktoren versetzten Medien. Dabei konnte die Proliferation durch Kalzium-Depletierung nicht weiter gesteigert werden. In dem Albumin-Medium war keine Proliferation zu beoachten.

Bei Gabe von Normalkalzium-Medium lag der Proteingehalt bis zum 14. Kulturtag deutlich höher als bei Niedrig-Kalzium-Bedingungen. Umgekehrt fand sich unter Niedrig-Kalzium-Bedingungen ein deutlich höherer [^{3}H]-Thymidin-Einbau in die Kulturen. Die Kalzium-Depletierung bewirkt somit eine Differenzierungshemmung bei gleichzeitiger Proliferationsstimulierung der Kerationzyten. Die Bestimmung des Differenzierungsgrades anhand einer Keratin-Analyse durch Gelelektrophorese und Immunoblot ergab eine starke Exprimierung des in vivo für das Stratum basale typischen Keratin-Paares 6/16 und eine schwache Ausprägung des in vivo für das Stratum superficiale typischen Keratin-Paares 6/16. Hieraus kann man schließen, daß die kultivierten Peritonsillar-Keratinozyten bei geringem Differenzierungsgrad eine außerordentlich hohe Proliferationstendenz besitzen.

Mit der von uns entwickelten Methode, aus routinemäßig anfallenden Tonsillektomie-Präparaten Keratinozyten zu isolieren, ergibt sich ein leicht verfügbares in-vitro-Modell der Mundschleimhaut des Menschen. In der Zellkultur können morphologische, pharmakologische und immunologische Studien unter standardisierten Versuchsbedingungen durchgeführt werden.

Audiologie, Varia

34. H. Gobsch, G. Tietze (Erfurt): Wechselbeziehungen zwischen spontanen und evozierten otoakustischen Emissionen bei Normalhörenden

Bei der klinischen Anwendung otoakustischer Emissionen werden üblicherweise Analysezeiten von etwa 20 ms und sehr schnelle Reizfolgen bis zu 50/s verwendet. TEOAE längerer Dauer bzw. getriggerte SOAE können dadurch nicht beobachtet werden. Von verschiedenen Autoren (z.B. Wit u. Ritsma, 1979; Wit et al., 1981; Schloth, 1982; Probst et al., 1986) wurden getriggerte SOAE als lang andauernde TEOAE gezeigt. Wir haben durch Klickreize evozierte OAE in einem Zeitbereich bis zu 102,4 ms registriert. Beim Vorhandensein von getriggerten SOAE waren Reizantworten bis zum Ende dieses Zeitfensters nachweisbar und gut reproduzierbar. Für detaillierte Untersuchungen wurden die Frequenzspektren für den Gesamtzeitbereich von 102,4 ms, die erste und zweite Hälfte und für jedes Viertel getrennt bestimmt. An den gleichen Ohren erfolgte die Registrierung der SOAE durch Mittelung im Frequenzbereich mit einer Auflösung von 5 Hz. Die im Zeitbereich registrierten getriggerten SOAE zeigen in ihren Spektren genau die gleichen Frequenzen wie die gemessenen SOAE. Bereits im ersten Viertel der Registrierungen (25,6 ms), dem eigentlichen TEOAE-Bereich, dominieren die Frequenzen der getriggerten SOAE. TEOAE, die nicht von getriggerten SOAE überlagert sind, weisen in ihren Spektren häufig ebenfalls stärker herausragende Frequenzen auf. Diese Faktoren sollten neben den an anderer Stelle diskutierten Problemen des Sondenfrequenzgangs im Gehörgang bei der Diskussion der Frequenzspezifität von TEOAE berücksichtigt werden.

Zusätzlich zu den genannten Einflüssen der getriggerten SOAE auf den Frequenzinhalt von TEOAE konnten Interaktionen zwischen diesen beiden Anteilen nachgewiesen werden, die bisher in der Literatur nicht beschrieben sind. Getriggerte SOAE wirken auch noch über den Zeitpunkt der ständig erfolgenden Neutriggerung durch den jeweiligen nächsten Reiz der Reizfolge hinaus nach, so daß Interferenzerscheinungen zwischen den einzelnen aufeinander folgenden SOAE-Abschnitten und Interaktionen mit den eigentlichen TEOAE auftreten. Dies konnte durch Variation des Interstimulusintervalles (ISI) in kleinen Stufen von 0,1 ms (z.B. von 30,0 bis 30,6 ms) gezeigt werden. Dabei treten systematische und gut reproduzierbare Änderungen der Reizantwortform in Abhängigkeit von der Variation des ISI auf. Voraussetzung dafür ist, daß auch eine oder mehrere getriggerte SOAE in der Antwort enthalten sind. Wird beim Vorhandensein nur einer getriggerten SOAE deren Periodendauer durch die Variation des ISI ganz durchlaufen, dann wiederholt sich die Reizantwortform beim Phasendurchlauf mit der Wiederkehr der ursprünglichen Phasenlage. Bei kürzerem ISI (z.B. 20 ms) erscheinen die Formveränderungen der Antworten stärker. Eine Verringerung des Reizpegels von 20 dB HL auf 10 dB HL kann ebenfalls zu einer Verstärkung des Effektes und insbesondere zu Formveränderungen in späteren Zeitbereichen der Reizantworten (nach den 20 ms der üblichen Registrierung) führen. Eine mögliche Erklärung dafür liefert die Amplitudensättigung, die für die getriggerten SOAE gegenüber den TEOAE schon bei niedrigeren Reizpegeln eintritt. Die getriggerten SOAE haben somit einen entscheidenden Anteil an der gesamten Form der TEOAE. Die genaue Form wird von der zufälligen Phasenlage der sich überlagernden Antworten (abhängig vom genauen Wert des ISI) bestimmt.

35. F. Böhnke (München):
Otoakustische Emissionen zur Überprüfung der Funktion des menschlichen Ohres

Nach den heutigen Erkenntnissen handelt es sich bei den otoakustischen Emissionen (OAE) um die Folge eines aktiven nichtlinearen Prozesses der Cochlea. Zur Studie der Möglichkeiten zur Anwendung der OAEs in der audiologischen Diagnostik wurden die spontanen otoakustischen Emissionen (SOAE), die transient evozierten OAEs (TEOAE), sowie die Distorsionsproduktemissionen (DPOAE) an gesunden und erkrankten Ohren registriert. Anhand von ausgewählten Beispielen konnten grundlegende Aspekte der OAE im Zusammenhang mit der Hörwahrnehmung, deren Entstehungsmechanismen und die Auswirkung von Pathologien des Ohres auf die OAEs diskutiert werden.

Das Beispiel einer einseitigen Otitis externa maligna zeigte, daß die TEOAE und die SOAE beim erkrankten Ohr nur mit wesentlich verminderter Amplitude (TEOAE) bzw. überhaupt nicht nachweisbar (SOAE) waren. Dieses Beispiel ist exemplarisch für unsere Erfahrung, daß bei Personen mit einseitig gut meßbaren OAEs eine hohe Wahrscheinlichkeit für einen unilateralen funktionellen Hörverlust besteht. In einem weiteren Beispiel wurde die Messung der DPOAEs in Abhängigkeit von der Zeit demonstriert. Das Meßergebnis an einem hörgesunden Ohr zeigte die Pegelabhängigkeit des Distorsionsprodukts der Frequenz $2f_1 - f_2$ vom Frequenzverhältnis der beiden Primärtöne der Frequenzen f_1 und f_2. Hieraus ergibt sich, daß geringe Distorsionsproduktpegel nicht notwendigerweise auf eine Erkrankung des Ohres hinweisen, eben weil der Pegel der DPOAE erheblich von den Parametern der Primärtöne abhängt.

Zur Studie des Verhaltens der SOAE bei externer Signaleinwirkung wurde ein akustisches Signal in die Umgebung der Frequenz einer SOAE gebracht, und etwa 26 Sekunden aufgezeichnet. Es zeigte sich, daß bei Kreuzung der beiden Signale in der Zeit-Frequenz-Ebene bei Erhöhung der Frequenz des externen Signals die spontane Emission in ihrer ursprünglichen Lage verschwand. Mögliche Erklärungen hierfür sind entweder die Unterdrückung oder das Einlocken der SOAE. Genauere Untersuchungen, vor allem bei höherer Zeit- und Amplitudenauflösung, können diese und weitere ungeklärte Fragen in der Zukunft beantworten.

Chr. Heiden (Traunstein): Wie häufig sind spontane Emissionen? Ergibt sich aus deren Vorhandensein eine weitere Möglichkeit für Screening-Untersuchungen?

F. Böhnke (Schlußwort):
Die Auftretensrate von SOAE beträgt bei Normalhörenden etwa 50%. Damit scheidet die Registrierung von SOAE als Screeningverfahren heute aus. Nicht auszuschließen ist jedoch eine zukünftige Steigerung der Meßempfindlichkeit, was zunächst eine höhere Auftretensrate zur Folge hat.

36. A. Koch, A. Kiefer, B. Klein, W. Delb (Homburg/Saar):
Die otoakustischen Emissionen —
ein Screeningverfahren zur Früherkennung kindlicher Hörschäden

Die Notwendigkeit einer Früherkennung der kindlichen Schwerhörigkeit für die Einleitung einer adäquaten und somit auch rechtzeitigen Therapie wird heutzutage nicht mehr bestritten. Während manche Autoren deshalb ein Screening-Verfahren bei allen Neugeborenen vorschlagen, wird dies von anderer Seite zumindest für die Risikokinder gefordert. Früherkennung impliziert jedoch ein effizientes Screeningverfahren, welches bisher weder im Rahmen der subjektiven, noch der objektiven Audiometrie zur Verfügung stand. Die Hirnstammaudiometrie gilt zwar als exakteste und zuverlässigste Methode, wodurch sie zu Recht als Referenzmethode angesehen werden kann, für ein Neugeborenen-Screening erscheint sie jedoch nicht geeignet, u.a. weil sie technisch und zeitlich zu aufwendig ist.

Die evozierten otoakustischen Emissionen (EOAE) sind beim Normalhörenden praktisch immer vorhanden, beim Schwerhörigen jedoch mit einem Hörverlust größer als 35 dB HL im Hauptsprachbereich fehlen sie. Dies ist die prinzipielle Voraussetzung für ihre Anwendbarkeit als Screening-Verfahren. Sind also bei einem Kinde mindestens auf einer Seite EOAE vorhanden, so bedeutet dies, daß ein normales oder höchstens geringgradig eingeschränktes Hörvermögen vorliegt und somit diesbezüglich eine im wesentlichen normale psychosoziale Entwicklung zu erwarten ist.

Die Messung der EOAE erfolgte mit dem ILO 88 von Kemp und Bray anhand der eingestellten Standardparameter des Gerätes unter Verwendung der Babysonde am nicht-sedierten Kinde bei folgenden Kollektiven:

1. Messung der EOAE bei 308 Neugeborenen im Wochenbett (Normalkollektiv)
2. Vergleich von EOAE und BERA bei 102 Neugeborenen im Wochenbett (Normalkollektiv)
3. Vergleich von EOAE mit BERA bzw. subjektiver Audiometrie bei 39 Säuglingen und Kleinkindern (Risikokinder oder Kinder mit V.a. Hörschaden).

In Gruppe 1 wurden folgende wesentliche Daten erhoben:
- Echoamplitude: 19,1 dB + 5,6 dB SPL
- Reproduzierbarkeit: 81,8% + 17,5%
- Geschlechtsunterschied:
  w = 19,9 dB m = 18,4 dB, Sign. niv: 0,03
- Seitendifferenz: $X(r - 1) = 0,9$ dB, Sign. niv: 0,04

Unter Zugrundelegung der Reproduzierbarkeit als Kriterium für das Vorhandensein von otoakustischen Emissionen ergaben sich je nach Festlegung des Grenzwertes unterschiedliche Ergebnisse, welche in Tabelle 1 dargestellt sind. Unter der individuellen Auswertung wird dabei die Berücksichtigung sowohl des originalen Zeitverlaufes in Speicher A und B, als auch der Spektralanalyse nach Fast-Fourier-Transformation ohne sterotypes Festhalten an einem Grenzwert für die Reproduzierbarkeit verstanden. Alle auffälligen Kinder (n = 72) wurden zur Kontrolle einbestellt. Von denjenigen, die zur Kontrolle erschienen (n = 64), hatten 62 Kinder normale EOAE. Bei zwei Kindern, die weiterhin auffällig waren, konnte ein Paukenerguß festgestellt werden. Ein Kind mußte mit Paukenröhrchen versorgt werden.

Die Ergebnisse der Gruppen 2 und 3 sind in Tabelle 2 zusammengefaßt. Sowohl in der Normalpopulation, als auch bei den Risikokindern mit V.a. Schwerhörigkeit wurden alle tatsächlich Schwerhörigen bei der Messung der EOAE als auffällig erkannt (0% falsch negative Ergebnisse). Es ergab sich somit bei den hier vorgestellten Meßreihen eine Sensitivität der Methode (Anteil der im Test auffälligen unter den tatsächlich erkrankten Kindern) von 100%, was für ein Screening-Verfahren besonders wichtig erscheint. Falsch positive Meßergebnisse (EOAE fehlten bei gesunden Kindern) ergaben sich bei 18,4% der Fälle (Gruppe 2) bzw. 5,4% (Gruppe 3). Die Spezifität (Anteil der im Test unauffälligen unter den nicht-erkrankten Kindern) ergab 81,4% (Gruppe 2) bzw. 86,7% (Gruppe 3).

Die Messung der EOAE erscheint somit als einfache, schnelle und objektive Methode, die keiner Sedierung bedarf, bei sehr hoher Sensitivität und ausreichender Spezifität als Screening-Verfahren zur Früherkennung der kindlichen Schwerhörigkeit geeignet zu sein und sollte zumindest bei allen Risikokindern zum Einsatz kommen. Isolierte retrocochleäre Schäden sowie postnatal auftretende hereditäre Schwerhörigkeiten werden im Neugeborenenalter nicht erfaßt. Vernix oder Zerumen im Gehörgang bzw. Paukenbelüftungsstörungen führen zu falsch positiven Ergebnissen und senken so die Spezifität der Methode.

Tabelle 2a. Vergleich BERA/EOAE (normales Kol.). Ergebnis der EOAE-Messung

	Richtig	Falsch
Positiv	1%	18,4%
Negativ	80,6%	0%

(n = 196 Ohren bei 102 Kindern)
(EOAE: Reprod. ≥50%)
(BERA: Schwelle ≤30 dB)

Tabelle 2b. Vergleich BERA bzw. sub. Aud./EOAE. Ergebnis der EOAE-Messung bei Risikokindern

	Richtig	Falsch
Positiv	59,5%	5,4%
Negativ	35,1%	0%

(n = 74 Ohren bei 39 Kindern)
(EOAE: Reprod. ≥50%)
(BERA: Schwelle ≤30 dB)

Tabelle 1a. Test bestanden (%) (n = 308 Kinder)

Reproduktivität	ind.	40%	50%	60%
normal bds.	86,9	80,8	75,3	68,6
norm./auffäl.	9,8	13,3	16,2	19,5
auffäl. bds.	3,4	5,8	8,4	12,0

Tabelle 1b. Screening-Test unauffällig bei (EOAE auf mindestens einer Seite normal)

96,7%	(indiv. Auswert.)
94,1%	(Reprod. ≥40%)
91,5%	(Reprod. ≥50%)
88,1%	(Reprod. ≥60%)

Chr. Heiden (Traunstein): 1. Was verstehen Sie unter „individueller Auswertung" Ihrer mit ILO 88 enthaltenen Meßergebnisse?
2. Sie werten in Ihren Dias Reproduktion in 40% als positiv. Ich hatte immer die Grenze bei 60% angenommen.

A. Koch (Schlußwort):
Unter der „individuellen" Auswertung verstehen wir die zusätzliche Auswertung der Frequenzanalyse und des primären Kurvenverlaufs im Speicher A und B bei Kindern mit einer Korrelation <40%. Eine solche differenzierte Interpretation wäre jedoch für ein Screening-Verfahren zu kompliziert. Hierfür braucht man ein einfaches Kriterium, wie die Reproduzierbarkeit. Den „break point" bei 60% anzusetzen erscheint nach unseren Erfahrungen zu hoch. Man würde mehr Kinder als falsch positiv, d.h. auffällig, einstufen, wodurch die Spezifität der Methode zu gering wäre. Unter Berücksichtigung der Literatur und aufgrund unserer Erfahrungen bei Kindern haben wir bei unseren Untersuchungen den Grenzwert bei 50% festgelegt. Ein zu tief angesiedelter Grenzwert würde die Gefahr einer zu geringen Sensitivität (zu viel falsch negative) darstellen.

37. R. Hauser, R. Probst, B. Richter (Basel): Efferente Effekte kontralateraler Beschallung auf otoakustische Emissionen cochleärer Distorsionsprodukte beim Menschen?

Die Diskussion, ob eine kontralaterale akustische Beschallung die otoakustischen Emissionen (OAE) über mittelohr- oder inneohrbedingte Effekte beeinflußt, kann derzeit nicht endgültig beantwortet werden. Wir konnten Einflüsse einer kontralateralen Beschallung auf die Amplitude der otoakustischen Emissionen cochleärer Distorsionsprodukte (DPOAE) beim Menschen nachweisen, wobei wir von der Voraussetzung ausgingen, daß eine Reduktion der DPOAE-Amplituden zu wesentlichen Teilen mittelohrbedingt ist, wenn eher tiefere Frequenzen durch kontralaterale Beschallung beeinflußt werden, da sie stärker als hohe Frequenzen von Veränderungen der Mittelohrübertragungseigenschaften betroffen sind.

Es wurden 30 Ohren junger, normalhöriger Erwachsener untersucht. Die kontralaterale Beschallung wurde mit einem weißen Rauschen (w.R.) über einen „im Ohr"-Schallsender durchgeführt. Die Dauer des w.R. war variabel. Die DPOAE wurden alle 15 s gemessen. Alle Versuche wurden gruppenweise an jeweils 10 Ohren in einem schalltoten Raum durchgeführt. Zwei repräsentative DPOAE-Frequenzen wurden untersucht. Eine DPOAE (1342 Hz) sollte in dem stark durch Veränderungen des Mittelohres kontrollierten mittleren Frequenzbereich liegen, den wir in früheren Untersuchungen ermittelt hatten, die zweite DPOAE (6341 Hz) im hohen Frequenzbereich, in dem ein Mittelohreinfluß nicht zu erwarten war. Für alle Probanden wurde eine ipsilaterale Stimulationslautstärke von L_2 bei konstant 40 dBnHL und L_1 variabel um 5−15 dB leiser als L_2 gewählt. Die Lautstärken des w.R. betrugen 50 oder 60 dBHL. Während einer kontralateralen Beschallung mit w.R. über 10 bzw. 5 Minuten mit 50 dBHL zeigte sich eine Abhängigkeit der mittleren DPOAE-Amplituide i.S. einer Amplitudenreduktion, wenn auch das Verhalten der individuellen Amplitude stark variierte. Die Amplitude der DPOAE höherer Frequenz (6341 Hz) wurde generell weniger beeinflußt als die der tieferen Frequenz (1342 Hz). Bei den 10 so untersuchten Ohren kam es für die DPOAEA der niedrigeren Frequenz (1342 Hz) zu einer Abnahme der Amplitude von im Mittel 1,19 ± 0,7 dB während der gesamten Dauer der kontralateralen Stimulation mit w.R. Auch die Amplitude der DPOAE höherer Frequenz (6341 Hz) war im Mittel um 0,41 ± 0,28 dB gering vermindert. Diese Effekte auf die DPOAE-Amplitude waren im zeitlichen Verlauf relativ stabil (Abb. 1a, b). Bei einer Erhöhung der Lautstärke des w.R. war die Amplitudenreduk-

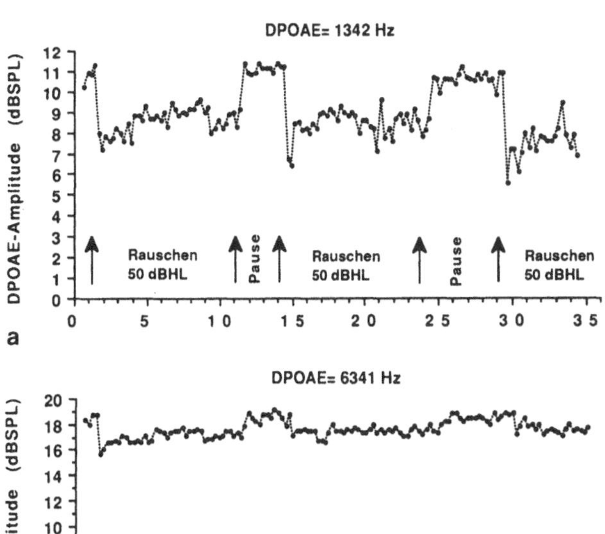

Abb. 1a, b. Typisches Verhalten der DPOAE mit tieferer **(a)** und mit hoher Frequenz **(b).** In den Pausen kommt es zu einer Zunahme der DPOAE-Amplitude auf das Ausgangsniveau, besonders ausgeprägt in der tieferen Frequenz. Der Effekt auf die Amplitude kann während der gesamten Dauer des kontralateralen Rauschens beobachtet werden (Pfeile = Beginn und Ende der kontralateralen Applikation des Rauschens)

tion der DPOAE bei 1342 Hz für 60 dBHL (1,28 ± 1,12 dB) im Mittel etwas größer als für 50 dBHL (1,02 ± 0,99 dB). Für die DPOAE höherer Frequenz fanden wir hier für 50 dBHL und für 690 dBHL w.R. eine geringe Reduktion der Amplitude von im Mittel 0,31 ± 0,32 bzw. 0,34 ± 0,35 dB.

Bei weiteren 10 Ohren ließ sich für intermittierendes w.R. von je 30 s Dauer zeigen, daß die DPOAE-Amplitudenreduktion zeitlich unmittelbar an den auslösenden Stimulus gekoppelt war und kaum ermüdete. Reduktion ist bei der tieferen DPOAE-Frequenz wiederum stärker ausgeprägt. Die mittlere Abnahme der Amplitude während des w.R. betrug für die DPOAE bei 1342 Hz 1,19 ± 0,99 und 0,26 ± 0,64 bei 6341 Hz.

Für das Meerschweinchen haben Brown (1988) und Puel & Rebillard (1990) einen Effekt kontralateraler Beschallung auf ipsilaterale DPOAE beschrieben. Brown (1988) fand in ihren Experimenten eine frequenzspezifisch unterschiedliche Reaktion der DPOAE bei $2f_1 - f_2$ (= 3230 Hz) und $f_2 - f_1$ (= 1385 Hz) am gleichen Ohr. Während die DPOAE niedrigerer Frequenz ($f_2 - f_1$) bei kontralateraler Stimulation eine starke Amplitudenreduktion zeigte, blieb die DPOAE der höheren Frequenz ($2f_1 - f_2$) unverändert. Puel & Rebillard (1990) durchtrennten die Mittelohrmuskeln beim Meerschweinchen und fanden bei 20 Meerschweinchen eine mittlere Reduktion der DPOAE-Amplitude um 1,32 ± 0,23 und 3,32 ± 0,61 dB bei kontralateralem w.R. von 60 bzw. 100 dBSPL. Die Durchtrennung des Mittelhirns in der Mittellinie am Boden des vierten Ventrikels hatte keinen Effekt auf die DPOAE-Amplitude, jedoch führte danach das kontralaterale w.R. zu keiner Amplitudenreduktion mehr. Die Untersuchungen zeigten, daß durch kontralaterale akustische Stimulation über die medialen olivocochleären Efferenzen der Hörbahn die Mikromechanik der ipsilateralen Cochlea modifiziert werden kann.

Unsere Versuche demonstrieren, daß auch am menschlichen Ohr durch kontralaterale akustische Stimulation mit w.R. eine Reduktion der DPOAE-Amplitude im tieferen und nur sehr gering ausgeprägt im höheren Frequenzbereich beobachtet werden kann. Dabei sind die von uns auf kontralaterales w.R. beobachteten Amplitudenreduktionen der DPOAE weder eindeutig auf den Einfluß mittelohr- noch innenohrbedingter Effekte zurückzuführen.

38. P. K. Plinkert, F. P. Harris, R. Probst (Tübingen/Basel): Otoakustische Emissionen akustischer Distorsionsprodukte und ihre Suppressionscharakteristiken

Akustische Distorsionsprodukte (DPOAE), eine Untergruppe von evozierten otoakustischen Emissionen, werden durch kontinuierliche bitonale Beschallung des Innenohres generiert (Abb. 1). Die resultierenden Schallemissionen stehen in einer definierten mathematischen Funktion zu den Primärtönen, wobei beim Menschen meist nur die Schallemissionen $2f_1 - f_2$ meßbar sind.

Zur Klärung der Frage, ob Störungen DPOAE mit Schädigungen der Cochlea im Bereich der Schallemissionen oder der Primärtöne assoziiert sind, führten wir Suppressionsversuche durch. Die Untersuchung erfolgte an 14 normalhörenden Probanden im Alter zwischen 18 und 35 Jahren. Weitere Auswahlkriterien waren eine Tongehörschwelle unter 15 dB im Frequenzintervall zwischen 250 Hz und 10 kHz, sowie ein unauffälliger ohrmikroskopischer und tympanometrischer Befund. Darüber hinaus durften die Probanden keine spontanen otoakustischen Emissionen aufweisen, um eine mögliche Beeinflussung der DPOAE-Amplitude und damit der Suppression auszuschließen.

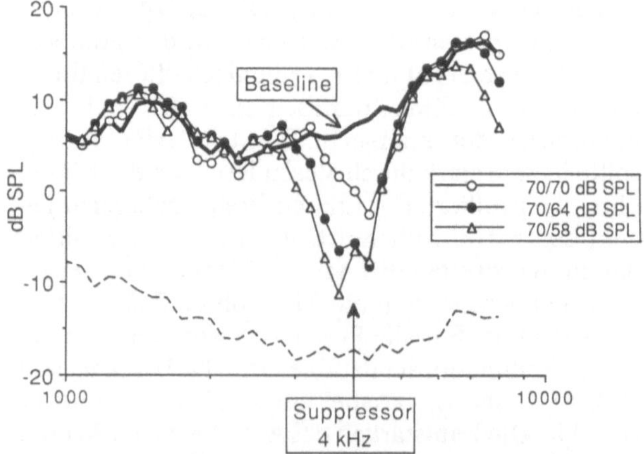

Abb. 1. Veränderung der akustischen Distorsionsprodukte (DPOAEA) bei Stimulation mit einem konstanten dritten Ton von 4 kHz (n = 14 Probanden). Deutliche Abnahme der DPOAE-Amplitude im Bereich des geometrischen Mittels der Primärtöne

Die Generierung der DPOAE erfolgte im Frequenzintervall von 800 Hz bis 8 kHz mit einem Schalldruckpegel für f_1 von 55 und 70 dB SPL. Der Schalldruckpegel von f_2 war gleich f_1 oder um 6 bzw. 12 dB niedriger. Die DPOAE wurden zunächst bei jedem Probanden unter diesen verschiedenen Stimulationsparametern ausgelöst, um so die Ausgangsemission zu bestimmen. Bei den Suppressionsversuchen wurden die Schallemissionen wiederum mit diesen unterschiedlichen Stimuli fortlaufend von 800 Hz bis 8 kHz evoziert, jedoch gleichzeitig durch einen dritten konstanten Ton von 1, 2 und 4 kHZ gestört.

Die Suppressionstöne führten zu einer signifikanten Abnahme der DPOAE-Amplitude im Bereich des geometrischen Mittels der Primärtöne, so daß Störungen der Emissionsamplitude im DP-Audiogramm auf cochleäre Läsionen im Bereich der Primärtöne hinweisen. Die Suppressionskurven weisen eine spitze und scharfe Auslenkung auf, wobei aus diesem charakteristischen Kurvenverlauf die enge Beziehung zur chochleären Frequenzselektivität deutlich wird. Die DPOAE erlauben eine objektive, nicht-invasive und frequenzspezifische Analyse der Innenohrfunktion.

39. S. Hoth, S. Bönnhoff (Heidelberg): Einsatz der evozierten otoakustischen Emissionen zur therapiebegleitenden Verlaufskontrolle

Die durch einen Click-Reiz ausgelösten, transitorisch evozierten otoakustischen Emissionen (TOAE) werden seit einigen Jahren erfolgreich in der Audiometrie eingesetzt. Vor allem in der Pädaudiologie haben sie aufgrund ihrer Fähigkeit, innerhalb einer kurzen Untersuchungsdauer eine zuverlässige und von der Mitarbeit des Patienten nahezu unabhängige qualitative Aussage über das Vorliegen einer Hörstörung zu liefern, einen festen Platz erobert. Quantitative Aussagen über Frequenzbereich und Ausmaß einer Hörstörung können von der Methode, zumindest bei der einmaligen Untersuchung eines Patienten, nicht geliefert werden. Hingegen wird durch die mehrmalige Messung der TOAE und eine vergleichende Auswertung der gewonnenen Kurven eine hohe Empfindlichkeit beim Nachweis von zeitabhängigen Schädigungs- oder Erholungsvorgängen der Haarzellen des Innenohres erzielt.

Ausgiebige Untersuchungen an 30 Normalhörenden haben gezeigt, daß die in unabhängigen Messungen erhaltenen Echokurven in hohem Maße miteinander korrelieren, wenn sorgfältig auf die Einhaltung konstanter Meßbedingungen geachtet wird. Der aus zwei in verschiedenen Sitzungen erhaltenen Kurven berechnete Korrelationskoeffizient ist zwar deutlich geringer als die Reproduzierbarkeit der Kurven innerhalb einer Sitzung, doch liegt er bei der Wahl eines günstigen Reizpegels nahezu immer oberhalb 70%. Niedrigere Werte deuten darauf hin, daß Sondenplazierung, Reizbedingungen oder Funktionen des peripheren Gehörs nicht konstant geblieben sind. Hierdurch eröffnet sich die Möglichkeit, die im Verlauf einer Hörsturztherapie auftretende Erholung des Innenohres mit Hilfe der TOAE zu objektivieren.

Zusätzlich zu den Auto- und Kreuzkorrelationskoeffizienten wurde die über das Beobachtungsintervall gemittelte Amplitude des Echosignals ausgewertet, da die Korrelationsanalyse auf reine Amplitudenänderungen nicht empfindlich ist. Die aus allen Kurvenpaaren einer Meßserie berechneten Korrelationskoeffizienten lassen sich in einer Rechteckmatrix mit Graufeldern abgestufter Intensität darstellen. Zusammen mit der die Zeitabhängigkeit der Amplitude wiedergebenden Kurve erhält der Untersucher eine übersichtliche Dokumentation, in der alle für die Beteiligung der Innenohrerholung (im Falle der Hörsturztherapie) bzw. der Innenohrschädigung (im Falle der Verabreichung ototoxischer Medikamente) relevanten Parameter wiedergegeben sind.

Die Anwendung des Meß- und Auswertungsverfahrens bei insgesamt 25 Patienten, die nach einem Hörsturz stationär mit durchblutungsfördernden Infusionen behandelt wurden, zeigt immer dann, wenn sich im Verlauf der Therapie die Hörschwelle dem Normalverlauf nähert, eine deutlich registrierbare und signifikante Zunahme der Echoamplitude. Gleichzeitig nehmen die Korrelationskoeffizienten aus benachbarten, d.h. an aufeinanderfolgenden Tagen gewonnenen, Messungen bis zu einer gewissen Sättigungsgrenze zu. Die Meßmethode ist also, wenn sie zur Verlaufskontrolle eingesetzt wird, durchaus in der Lage, quantitative Aussagen zum Ausmaß der Hörschädigung zu liefern.

Die beschriebene Form der TOAE-Auswertung ist in zweierlei Hinsicht von praktischem Nutzen für den behandelnden Arzt: Erstens lassen sich Gehörverbesserungen objektivieren, die tonaudiometrisch manchmal gar nicht oder nur schwer nachzuweisen sind, und zweitens läßt sich aus dem Auftreten eines Sättigungsverhaltens im cochleären Echo möglicherweise ein Kriterium für einen günstigeren Zeitpunkt zur Beendigung der Therapie ableiten.

H. von Wedel (Köln): Wir haben bereits 1984 auf damalige Untersuchungsergebnisse an der HNO-Univ.-Klinik Bonn verwiesen, die für Hörsturzpatienten eine Prognose der Therapie erlaubten, da bei Patienten mit Hörverlust nach Hörsturz bis zu etwa 30–40 dB noch evozierbare otoakustische Emissionen auftraten, wenn nach Therapie das Hörvermögen reversibel

war. Gibt es nach ihren Untersuchungsergebnissen ähnliche Hinweise auf mögliche prognostische Aspekte durch die otoakustischen Emissionen bei Hörsturztherapie?

S. Hoth (Schlußwort):
Ihre Arbeit über prognostische Aspekte im Hinblick auf die Hörsturztherapie war eine der Anregungen zu unseren Untersuchungen. In dieser Hinsicht haben wir bisher nur die Feststellung gemacht, daß bei der Wiedervorstellung der Patienten oftmals Messungen erhalten werden, die mit den früheren Kurven nur schlecht korrelieren. Es bereitet Schwierigkeiten, dieses Verhalten zu verstehen, und diese Schwierigkeiten stehen derzeit zuverlässigen Langzeit-Prognosen noch im Wege.

40. J. M. Schultze, A. G. Kühn, R. J. Kau (Düsseldorf/München):   Otoakustische Emissionen bei Hörrestigkeit

Transitorisch evozierte otoakustische Emissionen (TEOAE) eignen sich im allgemeinen gut für Screeninguntersuchungen des Hörvermögens, insbesondere zur frühzeitigen Erkennung frühkindlicher Hörstörungen.

Ist die mittlere Hörschwelle um mehr als 35 dB erniedrigt, so können keine transitorisch evozierten otoakustischen Emissionen abgeleitet werden. Aussagen über Emissionen, deren Reproduzierbarkeit unter der Grenze von 60% liegt und die damit im ursprünglichen Sinne nicht als positive otoakustische Emissionen zu bewerten sind, liegen bis dato noch nicht vor. Das Ziel der vorliegenden Arbeit war es, anhand einer prospektiven Studie die bei schwerhörigen Kindern abgeleiteten Emissionen im Hinblick auf ihr Frequenzverhalten zu untersuchen, um dadurch weitergehende Hinweise auf die Ätiologie der Hörstörung zu erhalten. Über 800 Patienten wurden in der pädaudiologischen Ambulanz der HNO-Klinik der Universität Düsseldorf einer konventionellen pädaudiologischen Diagnostik unterzogen; bei Verdacht auf das Vorliegen einer Hörstörung wurde zur Objektivierung eine BERA durchgeführt. Bei Vorliegen einer Schallempfindungs- (SES) oder Schalleitungsschwerhörigkeit (SLS) wurden bewußt Emissionen analysiert, die bei einwandfreier Ableitung hinsichtlich der Reproduzierbarkeit nicht den üblichen Kriterien einer EOAE entsprachen. Die Emissionen wurden mittels des OAE-Systems ILO 88 abgeleitet und mit Hilfe des ILO 88-Otodynamic-Analyser-Programmes Version 2.9 überarbeitet. Das Programm ermöglicht nach Elimination niederfrequenter Störgeräusche eine graphisch dargestellte Zeit/Frequenzanalyse der erhobenen Messung durchzuführen. Es wurden 41 Messungen von Kindern mit SES, 34 Messungen von Kindern mit SLS und zum Vergleich 20 Messungen normalhöriger Kinder ausgewertet. Bei vorliegender Normalhörig-

keit lag typischerweise in 60% der Fälle entweder eine über den gesamten Frequenzbereich homogene oder aber eine sich langsam der Abszisse asymptotisch nähernde Verteilung der Emissionen vor. Bei Vorliegen einer SES zeigte sich überdurchschnittlich häufig eine im Zeit/Frequenzdiagramm multilokulär auftretende Reduktion der Emissionen. Das charakteristische Verteilungsmuster der SLS bestand in einer frequenzbezogenen Begrenzung des Spektrums über den gesamten Meßzeitraum, im Tropfendiagramm als horizontale Linie dargestellt. Der bei SES gehäuft anzutreffende multilokuläre Frequenzverlust findet sich bei den 41 gemessenen Ohren in 65%. Lediglich in jeweils 17% konnte die eher für die SLS typische Frequenzgrenze oder aber keine eindeutige Frequenzspezifität nachgewiesen werden. Bei der SLS findet sich der multilokuläre Frequenzverlust nur in 6%. Demgegenüber steht mit 38% eine Zunahme des als Frequenzgrenze bezeichneten Verteilungsmusters. Allerdings findet sich in über der Hälfte der Emissionen kein spezifisches Verteilungsmuster. Zusammenfassend läßt sich sagen, daß die Zeit/Frequenzanalyse von Emissionen bei schwerhörigen Patienten, tendenziell Unterschiede in Bezug auf die Ätiologie der zugrundeliegenden Schwerhörigkeit aufweist. Ein signifikanter Unterschied in der Art der Verteilungsmuster besteht nicht. Inwieweit Modifikationen des Analyseverfahrens diesbezügliche Aussagen ermöglichen, müßte durch weitere Untersuchungen geklärt werden.

F. Böhnke (München): Es entspricht nicht unserer Erfahrung, daß beim hörgesunden Ohr ein homogener Verlauf in der Zeit-Frequenzebene meßbar ist. Vielmehr stellten wir eine charakteristische Frequenzabnahme der OAE in Abhängigkeit von der Zeit fest. Ich warne daher vor der Aussage, daß Schlüsse aus dem Meßergebnis von Zeit-Frequenzanalysen auf das Hörvermögen spekulativ sind.

J. M. Schultze (Schlußwort):
1. Unsere Ergebnisse haben keine prädiktiven Hinweise auf einen Verlauf der Schwerhörigkeit gezeigt. 2. Wie gezeigt, stellte die Abszisse der Frequenzanalyse einen Zeitraum von 3 ms bis 10 ms nach der Stimulation dar. Der asymptotische Verlauf mit Betonung der tiefen Frequenzen wird als Normalbefund gewertet; wir gehen davon aus, daß das als homogen bezeichnete Verteilungsmuster bei Analyse über 10 ms hinaus einen ähnlichen Effekt zeigte. Differentialdiagnostische Aussagen zur Art der vorliegenden Schwerhörigkeit können nicht gemacht werden.

41. K. Welzl-Müller, K. Stephan, M. Kronthaler (Innsbruck): Einfluß von Schalleitungsschwerhörigkeit auf transitorisch evozierte otoakustische Emissionen

Transitorisch evozierte otoakustische Emissionen (TEOAEs) werden zunehmend zur Funktionsdiagnostik des Innenohres eingesetzt. Die Bedeutung einer ungestörten Mittelohrfunktion für den Nachweis der TEOAEs ergibt sich durch die Übertragung des Stimulus in das Innenohr und durch die retrograde Übertragung der Emission in den äußeren Gehörgang.

Um Auswirkungen einer gestörten Mittelohrfunktion auf TEOAEs abzuschätzen, wurden diese Emissionen bei unterschiedlichen Schalleitungsstörungen (518 Ohren) gemessen und mit den Ergebnissen, die an einer Gruppe von normalhörenden Patienten (Kontrollgruppe: 120 Ohren) ermittelt wurden, verglichen. Eine ungestörte Innenohrfunktion war dadurch gewährleistet, daß nur Kinder mit normaler Knochenleitungshörschwelle einbezogen wurden.

Untersucht wurden folgende Zusammenhänge

1. Trommelfell-/Mittelohrbefund und TEOAEs
2. Tympanogramm und TEOAEs
3. Schalleitungskomponente und TEOAEs
und mit den Ergebnissen der Referenzgruppe verglichen.

Ergebnisse

Trommelfell-, Mittelohrbefund – TEOAEs. Bei Kindern mit Mittelohranamnese, aber normalem Trommelfell/Mittelohrbefund zum Zeitpunkt der Messung und bei Kindern mit Paukenröhrchen waren die Emissionen durchschnittlich nur etwas schwächer als in der Kontrollgruppe. Bei 40% aller Ohren mit retrahiertem Trommelfell und bei 65% mit Paukenerguß fehlten TEOAEs.
Tympanogramm – TEOAEs. Bei ca. 12% der Kinder mit Mittelohranamnese aber derzeit normalem Tympanogramm waren keine TEOAEs nachweisbar. Bei Unterdruck war der Emissionspegel durchschnittlich geringer, die Anzahl der Ohren, bei denen Emissionen nicht nachzuweisen waren, beträgt 27%.

Bei flachem Typanogramm fehlten sie in über 70%.
Schalleitungskomponente – TEOAEs. Schalleitungskomponenten bis zu 20 dB führten zu einer Verringerung des Emissionspegels, wobei das Spektrum der TEOAEs ähnlich dem der Kontrollgruppe war (Abb. 1).

Bei Schalleitungskomponenten zwischen 20 und 30 dB waren nur in ca. 50% der Ohren Emissionen nachzuweisen, der Pegel war deutlich geringer als in der Kontrollgruppe; im Spektrum fehlte das deutliche Maximum im tiefen Frequenzbereich, welches sowohl bei der Kontrollgruppe als auch bei Schalleitungskomponenten bis zu 20 dB auftrat. Bei Schalleitungskomponenten über 35 dB wurden keine Emissionen beobachtet.

Da bereits relativ geringe Funktionsstörungen im Bereich des Mittelohres, die mit retrahiertem Trommelfell, Compliancemaximum im Unterdruck und Schalleitungsstörungen von unter 20 dB einhergehen, die Wahrscheinlichkeit, Emissionen nachzu-

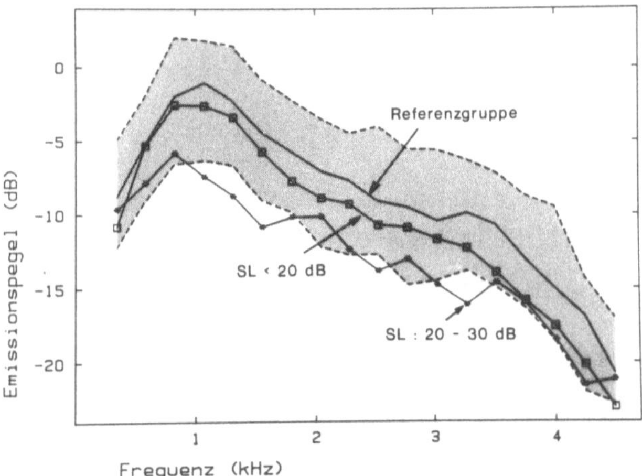

Abb. 1. Spektrum der Klick-evozierten otoakustischen Emissionen für die Referenzgruppe (———), für Schalleitungsstörungen unter 20 dB (□———□), und für Schalleitungsstörungen zwischen 20 und 30 dB (*———*). Eingetragen sind jeweils die Medianwerte, bei der Referenzgruppe zusätzlich die Quartilbereiche

weisen verringern und höhere Schalleitungskomponenten zusätzlich das Spektrum verändern, ist die Mittelohrfunktion immer dann eingehend zu prüfen, wenn TEOAEs für die Kontrolle der Innenohrfunktion herangezogen werden.

R. Pfalz (Ulm): Bei Dämpfung der Schalleitung kommen die TOAEs nur gedämpft außen zur Messung. Könnte man hier nicht auch das Mittelohr durch Knochenleitungsmikrophone umgehen?

H. von Wedel (Köln): Wir haben bei dem von uns von 1983–1985 verwendeten System zur Messung der otoakustischen Emissionen ein Druckvergleichssystem integriert, um ähnlich wie bei der Stapediusreflexaudiometrie im Optimum der Compliance das Trommelfell-Gehörknöchelchen-System zu messen. Wäre es nicht empfehlenswert, zumindest für die häufig auftretenden Unterdrucksituationen, z.B. bei Kindern mit Tubenfunktionsstörungen, auch bei heutigen modernen

Untersuchungssystemen diesen Druckausgleich vorzunehmen?

A. Koch (Homburg): Es ist allgemein bekannt, daß die Amplituden der EOAE interindividuelle Schwankungen aufweisen. Wie errechnen Sie die „gerichtete Amplitude" und wie haben Sie den „break point" bei 3,7 dB festgelegt?

K. Welzl-Müller (Schlußwort):
Stimulation über Knochenleitung wurde bereits versuchsweise beschrieben. Ausführliche Untersuchungen fehlen bisher. Ein Druckausgleich in der Sonde ist unbedingt wünschenswert. Das Grenzkriterium zwischen Fehlen und Vorhandensein von Emissionen wurde in einer getrennten Versuchsserie ermittelt. Es wurden die Verteilung von
1. Emissionspegel,
2. Korrelation und
3. Produkt aus Emissionspegel und Korrelation
   (= gerichteter Emissionspegel)
bei „vorhandenen" und „fehlenden Emissionen" bei subjektiver Beurteilung ermittelt. Daraus wurden die entsprechenden Trennfunktionen bestimmt.

42. R. Rödel (Bonn):
Evozierte otoakustische Emissionen und Mittelohrfunktion

Es wurden bei 98 Ohren normalhörender Kinder und Erwachsener transitorisch evozierte otoakustische Emissionen (TEOAE) aufgezeichnet und mit dem gleichzeitig registrierten Tympanogramm verglichen. Bei Verschiebung der maximalen Compliance zu negativen Druckwerten nehmen die Amplituden der TEOAE mit Verlust der tiefen Frequenzanteile ab. Die Unterdruckwerte bei Patienten ohne nachweisbare TEOAE sind signifikant größer als bei Patienten mit nachweisbaren TEOAE. Reduzierte Compliancemaxima führen bei Erwachsenen zu einer Verringerung der Amplituden mit Verlust der tiefen Frequenzanteile der TEOAE, bei flachem

Complianceverlauf sind TEOAE nur noch selten nachweisbar. Im Streudiagramm der Compliance- und Druckwerte liefert die Clusteranalyse eine Klassifizierung in zwei Grupen, die signifikant der Gruppeneinteilung von Patienten mit und ohne nachweisbare TEOAE entspricht. Als Konsequenz ergibt sich, daß besonders bei Abklärung frühkindlicher Hörstörungen mittels otoakustischer Emissionen eine Tympanometrie unerläßlich ist, um Fehlinterpretationen der otoakustischen Emissionen durch gestörte Mittelohrfunktion bei der Beurteilung des Hörvermögens zu vermeiden.

43. B. Schuster, H. Raatz, E. Beck, M. Berg (Erlangen/Nürnberg):
Der Einfluß von Cisplatin auf die Reproduzierbarkeit
von evozierten otoakustischen Emissionen

In einer prospektiven Studie wurden 15 Patientinnen, die sich nach der chirurgischen Entfernung eines gynäkologischen Tumors einer Chemotherapie mit Cisplatin unterziehen mußten, hinsichtlich ototoxischer Nebenwirkungen untersucht. Insbesondere wurde das Verhältnis tonaudiometrisch faßbarer Veränderungen zu den Auswirkungen auf die Amplituden otoakustischer Emissionen (EOAEs) berücksichtigt. Diese gelten als empfindliche Parameter früher cochleärer Läsionen, da sie als unmittelbarer

Ausdruck der mikromechanischen Aktivität der äußeren Haarzellen interpretiert werden. Die Patientinnen wurden über minimal 2 Zyklen, maximal 2 Zyklen beobachtet. Die Cisplatindosierung betrug in 12 Fällen 50 mg/m^2, in 3 Fällen 100 mg/m^2 pro Zyklus. Die EOAEs wurden jeweils vor, unmittelbar nach und 24 Stunden nach Cisplatingabe gemessen. Die unmittelbar nach Cisplatingabe gemessenen EOAEs zeigten in 50% reversible Amplitudenabnahmen, d.h. solche die eine komplette Regeneration innerhalb der folgenden 24 Stunden aufwiesen. Die unmittelbar nach Cisplatingabe gemessenen EOAEs scheinen demnach keine suffiziente Aussage über bleibende cochleäre Schädigungen zu erlauben. Irreversible Amplitudenabnahmen, d.h. solche die bis zur letzten Messung keine Regeneration aufwiesen, fanden sich unmittelbar im Anschluß an die Cisplatingabe in 30%. 24 Stunden später in nochmal 10% — insgesamt also über die Beobachtungsdauer von allen 5 Zyklen in 40%. In drei Fällen tonaudiometrischer Veränderungen, entsprechend 10% der gemessenen Ohren, kündigten sich diese ein bis zwei Zyklen früher durch die Amplitudenabnahme der EOAEs an. Die Cisplatinbelastung lag hierfür zwischen 150 und 200 mg/m^2, die für die tonaudiometrische Veränderung zwischen 259 und 400 mg/m^2. Allerdings blieben andererseits 75% aller signifikanten Veränderungen der EOAEs ohne tonaudiometrisches Korrelat. Die Deutung dieser Befunde bleibt vorerst noch unklar, möglicherweise ist der Beobachtungszeitraum des Patientenkollektivs noch zu kurz, möglicherweise spielen auch individuelle Faktoren eine Rolle, die für eine unterschiedliche Disposition cochleärer Schädigung verantwortlich sind.

44. A. Ernst, Th. Lenarz, P. R. Issing, H. P. Zenner (Tübingen): Die nicht-invasive Beurteilung des intracochleären Druckes und der Tieftoninnenohrdynamik mit Hilfe eines TMD-Analysators

Es soll eine von R. Marchbanks in Southampton entwickelte Meßanordnung vorgestellt werden, die es ermöglicht, relative intracochleäre und intrakranielle Druckveränderungen zu erfassen. Das System MMS 10 TMD arbeitet mit einer Sonde im äußeren Gehörgang des Probanden, über die nach akustischer Stimulation eine dadurch ausgelöste Auslenkung des Trommelfells durch eine Referenzmembran registriert und in nl-Auslenkung angegeben werden kann. Die Stimulusparameter für die akustische Reizung (ipsi- oder kontralateral) sind ein 1-kHz-Tonburst von 0,5 s Dauer, einer 60 ms Anstiegs-Abfallzeit. Der Stimuluspegel liegt 15 dB über der Stapediusreflexschwelle. 20 Sweeps werden gemittelt. Die so gemessene Antwort durch Auslenkung des Trommelfells ist abhängig von der Ruheposition des Stapes in der ovalen Nische.

Beeinflußt werden die Messungen von anatomischen Voraussetzungen, d.h. der altersabhängigen Durchgängigkeit des Aquaeductus cochleae und der Beschaffenheit von Mittelohr, Trommelfell und Tube (wobei kleinere Trommelfellveränderungen ohne Belang sind, von der Position des Probanden bei der Messung (aufrecht oder liegend) sowie weiteren Einflüssen.

Wir stellen hier eine Gruppe von 12 Patienten im Alter von 23−46 Jahren im Vergleich zu einem Normalkollektiv vor, die über anfallsweisen Drehschwindel und Tinnitus klagten. Das Hörvermögen war normal und zeigte einen maximalen unilateralen Innenohrhörverlust im Bereich von 250 Hz−4 kHz bis zu 15 dB HL. Diese menièreiforme Symptomatik entspricht in der Klassifikation der American Academy of Ophthalmology and Otolaryngology dem sogenannten „vestibular Menière's". Verglichen wurden die Patienten in der anfallsfreien Phase mit den Ergebnissen der altersrelationierten Stichprobe. Die Patientengruppe wies statistisch signifikant erhöhte Druckwerte im Vergleich zum Normalkollektiv auf. Dies gilt für alle Stimulationsarten.

Dieser erhöhte intracochleäre Druck − in diesem Fall überwiegend perilymphatisch − läßt Analogien zu einem Krankheitsbild erkennen, das als benigne intrakranielle Hypertension bekannt ist. Neben einem Tiefton-„Dröhnen" und Drehschwindelattacken geben diese Patienten häufig an, an Migräne und Ohrendruck zu leiden.

K. B. Hüttenbrink (Münster): Es ist anatomisch nicht nachvollziehbar, daß die postulierte Änderung der Trommelfellverlagerung beim Stapediusreflex bei erhöhtem Hirninnendruck durch die nach außen verlagerte Ruheposition des Steigbügels verursacht werden soll. Die Mechanik der Kette bewirkt, daß für die Auswärtsbewegung des Trommelfells nur die Rückwärtsbewegung des Steigbügels verantwortlich ist, unabhängig von einer zusätzlichen auswärts- oder einwärtsgerichteten Stapesbewegung.
Da zudem bereits eine Verlagerung des Stapes von nur 10 μm aufgrund der Ringband-Anspannung eine Schalleitungsschwerhörigkeit von 10 dB bewirkt, müßten für Ihre postulierten Verlagerungen des ca. 6000 μm großen Stapes erhebliche Schalleitungsschwerhörigkeiten vorhanden sein. Da das nicht der Fall ist, muß der Steigbügel in seiner normalen Ruheposition stehen bei Ihren Patienten.

H.-J. Foth (Kaiserslautern): Könnten Sie bitte das Meßprinzip des Tympanic-Membrane-Displacement-Analysators detaillierter darstellen. Erlaubt das Verfahren eine lokal aufgelöste Messung oder gibt es nur einen globalen Wert der Auslenkung des Trommelfells?

A. Ernst (Schlußwort):
Das Meßverfahren ist aus unserer Sicht sensitiv dafür geeignet, intracochleäre und intrakranielle Druckveränderungen zu erfassen, da:

- ein direktes Nachlassen des vor Glyzeroltest erhöhten intracochleären Druckes bei Menièrepatienten während und unmittelbar nach dem Test registriert werden konnte,
- eine direkte Korrelation zwischen unseren Meßdaten mit TMD und den durch die Neurochirurgen durchgeführten Hirndruckmessungen bei Hydrozephaluskindern vor, während und nach Insertion eines Shunts besteht,
- posturale Veränderungen (Sitzen/Liegen) das Ergebnis der TMD-Messung statistisch signifikant beeinflussen – als Zeichen des Einflusses des intrakraniellen (Liquor)druckes auf die Messungen, sofern der Aquaeductus cochleae offen ist. Das heißt, daß die TMD-Messungen keine unspezifischen Effekte aufzeichnen.

Eine Korrelation mit den ECoG-Daten bei den Menièrepatienten wird bei ausreichend großer Stichprobe erfolgen, jedoch ist unter Zugrundelegung des Experimentalmodells des Endolymphhydrops nicht zu erwarten, daß jeder Patient im anfallsfreien Intervall einen erhöhten intracochleären Druck aufweist, wie auch unsere bisherigen Ergebnisse belegen.

Der M. tensor tympani wird durch unsere akustische Stimulation (80–105 dB HL) möglicherweise mitgereizt, beeinflußt aber die Messungen nicht, da seine Kontraktion einen anderen Zeitverlauf als der M. stapedius hat (Stauch et al., Scand. Audiol. 13, 1984, 93–99).

45. G. Aust, M. Obladen, R. Lohrer (Berlin): Der Einfluß von Heroin auf frühe akustisch evozierte Potentiale beim Neugeborenen

Zur Abklärung der Wirkungen des mütterlichen Heroingebrauchs auf den Feten wurden die frühen akustisch evozierten Potentiale (FAEP) von 24 Kindern heroinabhängiger Mütter untersucht. In die statistischen Berechnungen wurden 15 Kinder einbezogen, da 9 wegen weiterer Risiken (Geburtsgewicht <1500 g, Asphyxie, Hyperbilirubinämie und Gentamycin) Hirnstammveränderungen vermuten ließen. Die FAEP von weiteren 15 Kindern, deren Mütter mehr als 10 Zigaretten pro Tag während der Schwangerschaft geraucht hatten, und ein Kollektiv von 24 gesunden und voll ausgetragenen Neugeborenen und leerer Anamnese hinsichtlich Nikotin- und Rauschmittelgenuß dienten zum Vergleich.

Die Messung der akustisch evozierten Potentiale erfolgte bei den Heroinkindern innerhalb der ersten 8 Lebenstage, bei den Kindern der Nikotin-Gruppe und der normalen Vergleichsgruppe innerhalb der ersten 4 Lebenstage.

Die FAEP wurden mit einem Nicolet Compact Four-Gerät mit Click-Sogreizen (100 µs) bei einer Reizfolgefrequenz von 11,4/s und einer Intensität von 70 dB nHL bestimmt. Die Kinder mit Rauschmittel- und Nikotin- sowie mit Nikotin-Exposition wiesen ein ähnliches Geburtsgewicht auf, wogen jedoch weniger als die Kinder der unauffälligen Kontrollgruppe. Die Ergebnisse der frühen akustisch evozierten Potentiale waren bei den Nikotin-Kindern und den Kontrollkindern ähnlich. Im Vergleich zur Kontroll- oder Nikotingruppe zeigten die Kinder mit Rauschmittelanamnese sowohl bilateral erhöhte Latenzen der Welle Jewett V als auch eine Zunahme der Interpeaklatenzen Jewett I–V. Ähnliche Resultate ließen auch die Rauschmittel/Nikotin-Kinder mit den zusätzlichen Risikofaktoren erkennen. Die weiteren Meßdaten waren für beide Gruppen gleich.

Eine Nachuntersuchung der FAEP im Alter von 2,5 Monaten war nur bei 9 der 15 Rauschmittel/Nikotin-Kinder möglich. Hierbei zeigten 7 Kinder unauffällige Werte mit Click-Schwellen zwischen 10 und 30 dB nHL, bei zwei von ihnen lag eine Latenzverlängerung bei Mittelohrunterdruck bzw. -erguß vor. Sechs Kinder kamen im mittleren Alter von 13,8 Monaten zur pädaudiologischen Nachuntersuchung, wobei alle, bis auf ein Kind, normale Reaktionen bei Ablenktests aufwiesen.

Die Ursache der nachgewiesenen Verlängerung der Latenzzeit von Welle Jewett V sowie der Interpeaklatenz I–V ist nicht eindeutig geklärt. Beide Meßwerte sind abhängig von der Myelinisierung und repräsentieren die Leitungszeit dese Hirnstammes. Es ist bekannt, daß eine Latenzverlängerung durch demyelinisierende Prozesse verursacht wird. Hinzu kommt eine Vielzahl von Faktoren, die die physiologische reifungsbedingte Latenzzeit im auditiven Hirnstammbereich verändern können. Zu diskutieren ist eine Abnahme des kindlichen Gehirngewichtes unter dem chronischen Einfluß von Narkotika. Bekannt ist, daß sich bei Erwachsenen unter Inhalation von erhitztem Heroin die Interpeaklatenzen I–V als Ausdruck einer möglichen frühen Form einer spongiformen Leukoencephalopathie verlängern.

Aus den vorliegenden Ergebnissen kann geschlossen werden, daß der Abusus von Narkotika während der Schwangerschaft zwar mit der Reifung oder der Integrität der sich entwickelnden kindlichen Hörbahn interferiert, sich aber nicht auf das Hörvermögen des Kindes auswirkt.

Die Arbeit wurde unterstützt durch die Deutsche Forschungsgemeinschaft Sfb 174/A9

46. N. Marangos, E. Lehnhardt (Hannover): Evozierte Potentiale nach elektrischer Stimulation des Promontoriums

Ein elektrisch stimulierbarer Hörnerv ist Voraussetzung für die Versorgung der beidseitigen Taubheit mit einem Cochlear Implant. Beim Erwachsenen hat sich die präoperative elektrische Stimulation am Promontorium mit Beschreibung der empfundenen Höreindrücke als Topodiagnostikum bewährt. Für das nicht-kooperative Kleinkind fehlt hierfür derzeit noch eine zuverlässige, objektive Methode. Verschiedene Versuche, elektrisch evozierte Hirnstammpotentiale abzuleiten, scheiterten an den großen, unmittelbar vor der Reizantwort auftretenden Artefakten; die Ableitung der späten − und deshalb artefaktenfreien − kortikalen Potentiale ist in Narkose nicht möglich. Aus diesen Gründen bemühten wir uns, myogene elektrisch evozierte Potentiale zu erfassen, entsprechend den myogenen, akustisch ausgelösten und bilateral registrierbaren Reizantworten (crossed acoustic response).

Bevor wir die Untersuchung bei Kindern in Vollnarkose anwendeten, wurden 20 ertaubte Erwachsene getestet, um die Reizantworten mit den Höreindrücken vergleichen zu können. Über eine transtympanale Elektrode wurde am Promontorium mit biphasischen, 1 ms dauernden Rechteckimpulsen stimuliert. Ausgewertet wurden die ersten 20 ms nach dem Reiz minus die ersten 2 ms durch Ausschalten des Vorverstärkers zur Artefaktenunterdrückung (nach Finkenzeller). Die subjektiven, vom Patienten angegebenen Höreindrücke wurden simultan protokolliert.

Deutliche und reproduzierbare biphasische Reizantworten mit einem positiven Peak bei ca. 6−8 ms und einem negativen bei 9−11 ms konnten aus dem *kontralateralen* Mastoid bei 18 Patienten registriert werden und korrelierten mit der erzeugten und vom Patienten beschriebenen Hörempfindung. Mit steigender Stromstärke nahm ihre Latenz ab, während der Höreindruck allmählich lauter wurde (Abb. 1).

Bei den letzten zwei Patienten mit einseitiger Taubheit (ein Akustikusneurinom und eine intrameatale Hypernephrommetastase) konnten weder Höreindrücke beschrieben noch Potentiale abgeleitet werden.

Die Korrelation der elektrisch evozierten Reizantworten mit dem subjektiven Höreindruck läßt erwarten, daß die myogenen Reizantworten als objektiver präoperativer Promontoriumstest in Narkose auch bei Kindern vor der Cochlear Implantation verwendbar sind. Für diese myogenen sonomotorischen, bilateral registrierbaren Potentiale stellt der Hörnerv den afferenten Teil und einzelne Fasern des N. facialis nach Schaltung im Hirnstamm den efferenten Teil des Reflexbogens dar.

Der Vorteil dieser *myogenen* gegenüber den frühen elektrisch evozierten *neurogenen* Hirnstammpotentialen besteht darin, daß sie mit einer Latenz von >6 ms auftreten und kontralateral registriert werden können. Dadurch ist eine zeitliche und örtliche Trennung von störenden Reizartefakten gewährleistet.

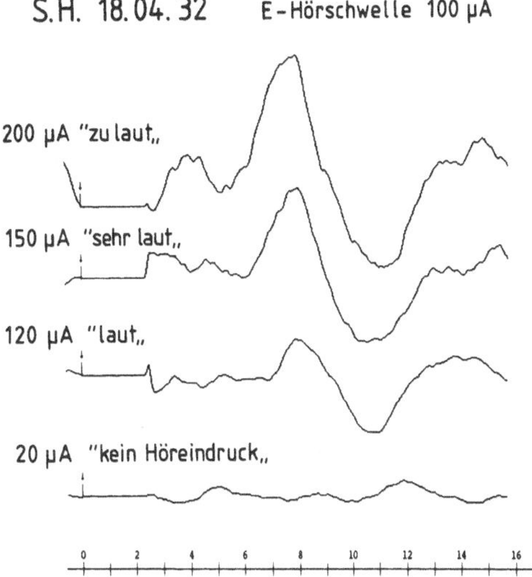

Abb. 1. Reizantworten nach Stimulation des Promontoriums; 1 ms biphasischer Stimulus, Hörschwelle 100 µA, Korrelation der Reizantworten mit dem beschriebenen Höreindruck. Nach unterschwelliger Stimulation mit 20 µA als Kontrolle keine Reizantworten erkennbar

47. B. Lütkenhöner, C. Panter, M. Hoke (Münster):
Über die Möglichkeiten der Verbesserung des Signalrauschverhältnisses auditorisch evozierter elektromagnetischer Signale durch örtliche Mittelung

Das wirksamste und zugleich gebräuchlichste Verfahren zur Verbesserung des Signalrauschverhältnisses (S/N) auditorisch evozierter Potentiale (AEP) bzw. magnetischer Felder (AEF) ist die Mittelung einer gewissen Anzahl reizkorrelierter Epochen (zeitliche Mittelung). Bei Messungen mit einem Vielkanalsystem besteht darüber hinaus die Möglichkeit, die simultan an verschiedenen Orten erhaltenen Daten zu mitteln (örtliche Mittelung), wobei selbstverständlich die Polarität der einzelnen Meßkanäle zu berücksichtigen ist. Die Idee einer örtlichen Mittelung ist auf den ersten Blick verführerisch, da sie mit der Erwartung verbunden ist, daß die Anzahl der Reizwiederholungen, die zum Erreichen eines bestimmten S/N erforderlich sind, deutlich reduziert wird. Immerhin ließe sich im Idealfalle (identisches Signal in allen Kanälen, Rauschen in unterschiedlichen Kanälen nicht korreliert) eine Reduzierung um einen der Anzahl der Kanäle entsprechenden Faktor erzielen. Im folgenden wird untersucht, welche S/N-Verbesserung in der Praxis zu erwarten ist. Die durchgeführte Studie beschränkt sich auf das AEF, das den Vorteil besitzt, daß die beiden Gehirnhemisphären weitgehend getrennt betrachtet werden können. Man kann aber wohl davon ausgehen, daß die wesentlichen Schlußfolgerungen auch für das AEP Gültigkeit besitzen.

Die Stimulation erfolgte mit Tonbursts von 1 kHz (60 dB HL, 500 ms Dauer, 8 s Interstimulusintervall, 128 Reizdarbietungen). Die Feldverteilung über der Kopfoberfläche wurde mit einem 37kanaligen Neuromagnetometer (Biomagnetic Technologies) in einer magnetisch abgeschirmten Umgebung registriert. Es erfolgte anschließend eine Bandpaßfilterung zwischen 0,1 Hz und 200 Hz (übrige Details wie in Pantev et al., 1991). Die im oberen Teil der Abb. 1 dargestellten Kurven repräsentieren den Zeitverlauf des Magnetfeldes an den 37 Meßpositionen. Man beachte den Polaritätsunterschied zwischen anteriorem (durchgezogene Kurven) und posteriorem Bereich (gestrichelte Kurven).

Bei der Datenanalyse wurde davon ausgegangen, daß sich das AEF zumindest in erster Näherung auf einen äquivalenten Stromdipol zurückführen läßt. Anschaulich entspricht dies der Vorstellung, daß die Quelle des AEF im Vergleich zu ihrem Abstand von der Meßoberfläche nur eine kleine Ausdehnung hat, so daß die tatsächliche Stromdichteverteilung in der Quelle näherungsweise durch einen Strom in einem infinitesimalen Leitersegment ersetzt werden kann. Als Volumenleitermodell diente eine homogene Kugel. Ort und Richtung des äquivalenten Stromdipols wurden als zeitlich invariant betrachtet. Die entsprechenden Modellparameter wurden zunächst für die gemittelten Daten iterativ optimiert und sodann bei der Analyse der einzelnen Epochen beibehalten. Für die Parameteranpassung wurde eine Chi-Quadrat-Minimierung herangezogen, d.h. minimiert wurde die Summe der jeweils durch die Varianz des betreffenden Kanals dividierten Fehlerquadrate (Varianzen ermittelt aus dem Prästimulusintervall). Nach Festlegung von Dipolort und -richtung führt die Optimierung der Amplitude des Dipolmomentes auf eine gewichtete Mittelung der für die verschiedenen Kanäle erhaltenen Zeitverläufe.

In der linken und mittleren Spalte der Abb. 2 sind Ergebnisse für zwei einzelne Kanäle dargestellt. Diese Kanäle entsprechen in etwa dem anterioren

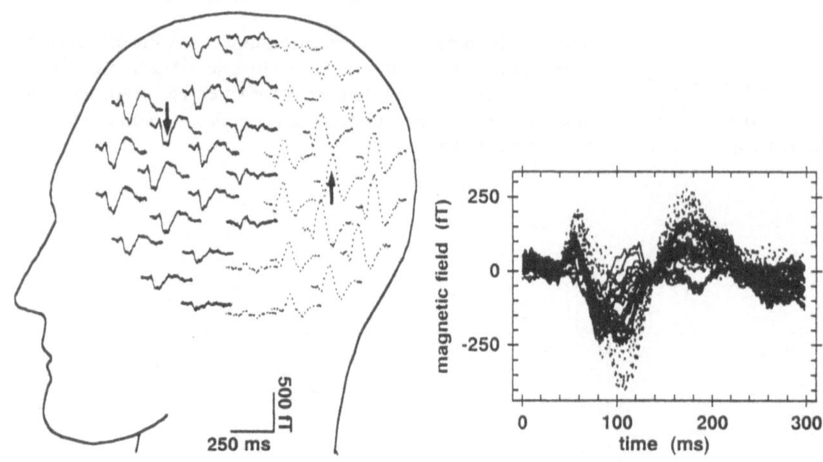

Abb. 1. Oben: Zeitverlauf des AEF in Abhängigkeit von der Meßposition, dargestellt für die ersten 300 ms nach Reizbeginn. Unten: Überlagerung aller Zeitverläufe (gepunktete Kurven invertiert)

bzw. posterioren Feldmaximum (siehe Pfeile im oberen Teil von Abb. 1). In der rechten Spalte werden dagegen die entsprechenden Ergebnisse für das Dipolmoment gezeigt. Die Kurven in der oberen Reihe zeigen die durch Mittelung über alle Epochen erhaltenen Zeitverläufe, während die durchgezogenen Kurven in der mittleren Reihe die geschätzten Standardabweichungen repräsentieren (die gepunkteten Kurven zeigen zum Vergleich die entsprechenden quadratischen Mittelwerte). In der unteren Reihe ist das S/N dargestellt, definiert als der Betrag des Mittelwertes dividiert durch die zugehörige Standardabweichung. Überraschenderweise zeigt sich für das geschätzte Dipolmoment nur eine geringfügige S/N-Verbesserung gegenüber dem Kanal mit dem besten S/N. Die Erklärung hierfür ist in der örtlichen Korrelation des überlagerten Rauschens, dem teilweise nur geringen Signalanteil in manchen Kanälen sowie der nicht in allen Kanälen identischen Signalform (man beachte die im unteren Teil der Abb. 1 erkennbaren Latenzunterschiede) zu suchen. Solange es — wie im Falle der Hörschwellenbestimmung mittels evozierter Potentiale — lediglich um die Signaldetektion geht, hat eine vielkanalige Registrierung also nicht unbedingt einen nennenswerten Vorteil gegenüber einer einkanaligen Registrierung unter optimal gewählten Bedingungen. Trotz dieses zunächst unbefriedigenden Ergebnisses sollte man allerdings die der örtlichen Mittelung zugrundeliegenden Gedankengänge nicht gleich völlig verwerfen, da es durchaus Ansatzpunkte für methodische Weiterentwick-

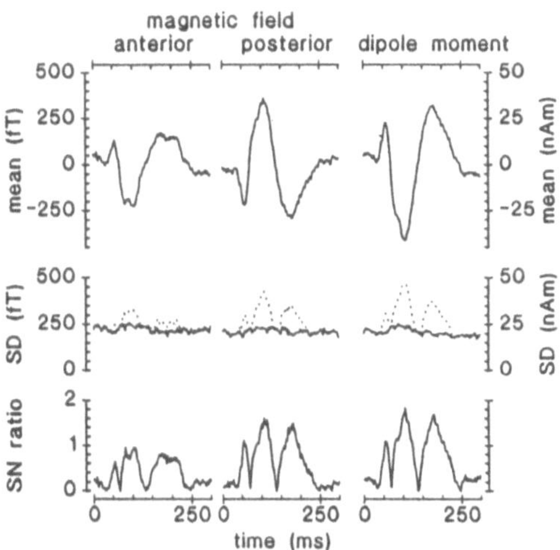

Abb. 2. Analyseergebnisse für die in Abb. 1 durch Pfeile markierten Kanäle (links und Mitte) sowie für das geschätzte Dipolmoment (rechts). Oben: Mittelwert. Mitte: Standardabweichung (durchgezogene Kurven) und quadratischer Mittelwert (gepunktete Kurven). Unten: Signalrauschverhältnis

lungen gibt. Möglicherweise liegt der Schlüssel für eine signifikante Verbesserung des Signalrauschverhältnisses in einer zusätzlichen räumlich-zeitlichen Modellierung der überlagerten Spontanaktivität.

Literatur

Pantev C et al. (1991) Reproducibility and validity of neuromagnetic source localization using a large array biomagnetometer. Am J EEG Technol, vol. 31, pp 83–101

48. L. M. Moser, E. Müller, S. Wetzel (Würzburg): Nachmessen der Standard-Reinton-Knochenleitungsschwelle nach ISO 756 mit 68 Ohren

Manuskript nicht eingegangen.

49. U. Möckel, M. Pilgramm, H.-P. Köchy, H. Ising (Detmold): Höchsttonaudiometrische Messungen bei Kindern und Jugendlichen

Es wurden 186, nach konventioneller Audiometrie normal hörende Personen zwischen 4 und 29 Jahren auf ihr Hochfrequenzgehör mit dem Ziel untersucht, sowohl Reproduzierbarkeit des verwendeten Gerätes als auch altersabhängige Hörschwellenabweichungen im Hochfrequenzbereich darzustellen. Dabei wurde in vier Altersgruppen, das Vorschulalter, das Grundschulalter, das Alter für weiterbildende Schulen sowie das Berufsanfängeralter differenziert. Mögliche störende Einflüsse auf ein normales Hörvermögen wurden durch einen Fragebogen anamnestisch erfaßt, daraufhin bei jedem Probanden vier Messungen mit dem Audiometer A 120 eines deutschen Herstellers, kombiniert mit einem geschlossenen Schallgebersystem durchgeführt, wobei zwischen Messung zwei und drei eine Pause von ca. 2h lag. Die erarbeiteten Ergebnisse wurden unter Verwendung einer multifaktoriellen Analyse computergestützt ausgewertet.

Die Reproduzierbarkeit ließ sich anhand vergleichender Gegenüberstellung der durch Mittelung erstellten Hörschwellen der Messungen eins bis vier unter Berücksichtigung der Standardabweichung darstellen. Hier zeigten sich mit einer korrekten Auswertung nicht vereinbare Standardabweichungen sowie eine ungenügende Reproduzierbarkeit in der Altersgruppe von 4 bis 6 Jahren.

Als Gesamtergebnis fanden wir mit zunehmendem Alter eine altersabhängige Hörschwellenabweichung im Hochfrequenzbereich über 12000 Hz. Die anamnestisch eruierten, das Hörvermögen eventuell nachhaltig schädigenden Faktoren zeigten bei den betroffenen Probanden im Vergleich zu nicht-betroffenen Probanden keinen statistisch signifikanten Einfluß auf die Hörschwelle.

Es ergaben sich jedoch aufgrund des Verteilungsmusters in Bezug auf die je nach Frequenz gemessene Hörschwelle deutliche Hinweise auf die Beteiligung exogener bzw. angeborener Einflüsse, die wahrscheinlich aufgrund der möglichen, noch nicht einschätzbaren Mannigfaltigkeit dieser mit unserem Anamnesebogen nicht erfaßt wurden.

Die Erarbeitung von altersbezogenen Referenzkurven ist daher nach unserer Meinung abhängig von der Erfahrung aller das Gehör möglicherweise schädigenden Mechanismen.

50. W. Gstöttner, M. Steurer, W. Baumgartner (Wien): Analyse von Phonemverwechslungen bei Sprachverständlichkeitstests

Reimtests bieten im Gegensatz zu traditionellen sprachaudiometrischen Testverfahren die Möglichkeit der Analyse von Phonemverwechslungen. Die zu diskriminierenden Einsilber werden bei diesen Sprachtests aus einer Gruppe von Testwörtern, die sich nur in einem Phonem unterscheiden, nach einem Multiple-Choice-Verfahren ausgewählt. Durch entsprechende Auswertung kompletter Testlisten können somit die fehlinterpretierten bzw. verwechselten Phoneme erfaßt werden.

Mit einer voll computergesteuerten audiometrischen Testbatterie haben wir die bei einem Reimtest in deutscher Sprache bei verschiedenen Signal-Rauschabständen (-10, 0 und 10 dB) aufgetretenen Phonemverwechslungen Hörgesunder analysiert. Es wurden die Prozentsätze richtiger Antworten für die einzelnen Reimtestteile (Anlaut-, Vokal- und Auslautteil) sowie für gesamte Testlisten ermittelt. Weiters wurde die Verwechslungshäufigkeit für bestimmte Phonem-Merkmale unter Anwendung der Transinformationsanalyse berechnet. Der als Maß für die Verwechslungshäufigkeit bestimmte relative Transinformationsgehalt war für drei Vokal-Merkmale („Öffnungsgrad klein" und „mittel" sowie „F1") bei einem Signal-Rauschabstand von 10 dB deutlich geringer als für die übrigen Merkmale. Darüber hinaus waren diese Werte relativ konstant und unabhängig vom Signal-Rauschabstand, während bei den übrigen Vokal-Merkmalen eine Abhängigkeit von der Anzahl richtiger Antworten (und damit vom Signal-Rauschabstand) nachweisbar war. Maßgebend für dieses Verhalten waren einige „überdurchschnittlich schwer diskriminierbare" Testwortensembles des Vokalteiles, die im Gegensatz zu den übrigen, leicht diskriminierbaren Vokal-Testwörtern standen. Die Verwechslungshäufigkeit für die verschiedenen Konstanten-Merkmale korrelierte gut mit der Anzahl richtiger Antworten, einen Hinweis auf schwerer diskriminierbare Testwörter gab es im An- und Auslaufteil nicht. Die Anwendung des vorgestellten Verfahrens zur Analyse von Phonemverwechslungen bei Schwerhörigen läßt wesentlich detailliertere Informationen über verschiedene Diskriminationsstörungen erwarten, als das mit konventionellen Sprachtests der Fall war. Das Vorkommen unterschiedlich schwer diskriminierbarer Testwörter des Vokalteiles ist jedoch zu berücksichtigen.

J. Müller-Deile (Kiel): 1. Wie sind Ihre Erfahrungen mit fremdsprachigen Patienten? Verlangen Sie doch von diesen, daß sie, obwohl sie der deutschen Sprache nicht mächtig sind, eine Transkription gemäß der deutschen Sprache durchführen. 2. Sie verwenden ein phonetisch-linguistisches Merkmalsystem. Dieses gibt keine oder nur wenig Auskunft über Defizite im akustischen Übertragungssystem. Ist es nicht sehr viel zielgerichteter, akustisch-physikalische Parameter herauszuziehen, wie von Wesselkamp et al. vorgeschlagen.

W. Gstöttner (Schlußwort):
Zu Frage 1: Selbstverständlich können nicht fremdsprachige Patienten mit einem deutschsprachigen Sprachtest untersucht werden. Jedoch können Patienten, deren Muttersprache nicht Deutsch ist und die inzwischen Deutsch gelernt haben, sprachaudiometrisch untersucht werden. Der Sotscheck-Test wurde ursprünglich speziell für diesen Zweck entwickelt (Sotscheck u. Pfeiffer BIA Report 1984).
Zu Frage 2: Selbstverständlich sind akustische Phonem-Merkmale am besten geeignet. Sie stehen jedoch nur bei den Formanten zur Verfügung. Bei den von uns verwendeten artikulatorischen Merkmalen werden jedoch auch wesentlich einfachere akustische Parameter erfaßt, als bei Verwendung der akustisch komplexeren Phoneme der Fall wäre.

51. F. J. Brügel, K. Schorn (München):
Die Wirkung von Regelschaltungen im Vergleich:
Kuppler-Messung — In-situ-Messung

Für die Hörgeräte-Anpassung steht seit einiger Zeit die In-situ-Messung zur Verfügung. Mit diesem Meßverfahren ist im Gegensatz zu den immer noch weit verbreiteten Kuppler-Verfahren die individuelle Übertragungssituation des Hörgeräts erfaßbar. Wie wir in früheren Untersuchungen zeigen konnten, weicht die im Kuppler gemessene Hörgeräte-Ausgangsleistung deutlich von der mit In-situ-Messung aufgezeichneten ab. Inwieweit diese im Pegelbereich von 60 dB bis 70 dB gefundenen Unterschiede auch ein unterschiedliches Regelverhalten von AGC und PC bei höheren Schalldruckpegeln nach sich ziehen, war Gegenstand dieser Studie.

An 50 Patienten wurde die Wirkung der Regelschaltungen von Hörgeräten anhand der Ausgangspegel-Differenzen bei den Eingangspegeln von 69 dB, 80 dB und 100 dB sowohl mit der In-situ-Messung als auch mit der Kuppler-Messung am 2 cm^3 bestimmt. Die Patienten waren mit HdO-Hörgeräten versorgt, die alle über eine PC-Schaltung und zu ca. 50% über eine AGCi- und zu 50% über eine AGCo-Schaltung verfügten.

Unsere Untersuchungen zeigten bei beiden Meßverfahren durchschnittlich niedrige Kompressionswerte in den unteren Frequenzen und eine Steigerung der Kompressionswirkung zu den mittleren und hohen Frequenzen. Die Maxima lagen für den Vergleich bei den Eingangspegeln von 60 dB und 80 dB für die In-situ-Messung bei 3 kHz mit 10 dB und für die Kupplermessung bei 4 kHz und 8 kHz mit 8 dB. Beim Vergleich der Ausgangspegel mit den Eingangspegeln von 60 dB und 100 dB zeigte sich tendenziell ein ähnliches Bild. Die Maxima lagen hier für die In-situ-Messung bei 3 kHz und für die Kuppler-Messung bei 3 kHz und 4 kHz mit jeweils 26 dB.

Ein Vergleich der Kompressionsangaben beider Meßverfahren ergab im Mittel nur geringe Differenzen zwischen Kuppler und In-situ-Messung, die ausgesprochen hohen Standardabweichungen wiesen aber auf deutliche Unterschiede zwischen den beiden Meßverfahren hin. Bei Betrachtung der Einzelergebnisse fanden sich, als Ausdruck der fehlerhaften Angaben des 2-cm^3-Kupplers zu den Übertragungseigenschaften von Hörgeräten im überschwelligen Bereich, intraindividuelle Unterschiede zwischen Kuppler- und In-situ-Messungen bis zu 30 dB.

Aus unseren Untersuchungsergebnissen können folgende Schlußfolgerungen gezogen werden:
1. Die Kalkulation der Regeleigenschaften eines Hörgeräts nach Daten des 2-cm^3-Kuppler ist nicht mehr vertretbar. Sowohl die Frequenzcharakteristik als auch die Wirkung der Regelsysteme müssen mit der In-situ-Messung individuell eingestellt werden.
2. Die hohe Kompressionswirkung im mittleren und hohen Frequenzbereich und die geringe Reduzierung der unteren Frequenzen wirkt sich doppelt ungünstig auf die Spracherkennung insbesondere in Störgeräuschumgebung aus und aus diesem Grund sollten für eine Optimierung der Sprachdiskrimination die Möglichkeiten mit mehrkanaligen Hörgeräten und gezielter Kompression der Störgeräusche voll ausgeschöpft werden.

H. von Wedel (Köln): Wenn die Dynamikmessung durchgeführt wird, im Hinblick auf den maximalen Schallausgangspegel z.B. zur Wirkung der Begrenzung des maximalen Schallausgangspegels bei einer AGCo, sollte in der In-situ-Messung die Gehörgangsresonanz nicht wie bei Ermittlung der wirksamen akustischen Verstärkung abgezogen werden. Der tatsächlich wirksame maximale Schallausgangspegel wird sonst verfälscht.

F. Brügel (Schlußwort):
Bei den Untersuchungen handelt es sich um Relativdarstellungen und bei der Differenzdarstellung kommt daher der Gehörgangsresonanz keine Bedeutung zu.

52. H. von Wedel, U.-Ch. von Wedel (Köln):
Zur Hörgeräteversorgung von Säuglingen und Kleinkindern
bei hochgradiger beidseitiger Hörstörung

Seit einigen Jahren werden die Anpaßstrategien zur Hörgeräteversorgung von Säuglingen und Kleinkindern mit hochgradiger, an Taubheit grenzender, beidseitiger Hörstörung sehr kontrovers diskutiert. Auch die Methoden zur Früherkennung frühkindlicher Hörstörungen werden hinsichtlich ihrer Effektivität und Aussage unterschiedlich gewichtet und beurteilt. Unter den Pädaudiologen besteht jedoch Einhelligkeit darüber, daß z.B. eine Hörgeräteversorgung nicht allein auf der Basis objektiver Hörprüfungen durchgeführt werden kann. Die pädaudiologischen Untersuchungsverfahren im Rahmen der Reflex- und Verhaltensaudiometrie sind auch weiterhin unverzichtbarer Bestandteil zur Frühdiagnostik, auch wenn diese, wie die objektiven Hörprüfverfahren, keine eindeutigen Ergebnisse zur frequenzspezifischen Hörschwellenbestimmung, zur Unbehaglichkeitsschwelle und zur Erfassung der Restdynamik liefern. Ausgehend von dieser Tatsache kann auch mit modernen Meßmethoden, wie z.B. der in-situ-Messung und unter Verwendung präskriptiver Verfahren eine dem älteren Kind oder dem Erwachsenen adäquate Hörgeräteanpassung beim Säugling oder Kleinkind nicht erfolgen. Im Rahmen der Hörgeräteanpassung werden v.a. die Einstellung in Tief- und Hochfrequenzbereich sowie die Begrenzung durch Wahl des maximalen Schallausgangspegels sehr unterschiedlich gehandhabt. Jahrzehntelang wurde der maximale Schallausgangspegel von Hörgeräten restriktiv begrenzt, um eine weitere Hörschädigung zu vermeiden. Ob dies auch bei hochgradigen, an Taubheit grenzenden Störungen relevant ist, muß in Frage gestellt werden. Im Rahmen einer Studie an 46 Säuglingen und Kleinkindern im Alter zwischen 16 und 38 Monaten, die im Mittel 1,8 Jahre mit Hörgeräten versorgt waren, und häufig nur unzufriedenstellende Fortschritte in der Hör- und Sprachentwicklung nach erfolgter Hörgeräteversorgung gezeigt hatten, wurde für 2 Monate eine probative Hörgeräteneuversorgung durchgeführt.

Während der probativen Neuanpassung mit Superbreitbandgeräten, an denen der maximale Ausgangspegel, die Tieftonanhebung und häufig auch eine Hochtonanhebung vorgenommen wurden, erfolgten Ermittlungen zum Hör- und Sprachstatus in enger Zusammenarbeit zwischen Eltern und Pädagogen. Durch Tagebuchaufzeichnungen konnte die Effektivitätskontrolle erheblich verbessert werden. Zusätzlich wurden alle 2 Wochen im Laufe der 2monatigen probativen Anpassungsphase pädaudiologische Untersuchungen (in-situ- Messungen, Hörschwellenmessungen, Aufblähkurve) durchgeführt. Im Vergleich zur Erstanpassung wurde bei 31 Kindern der maximale Ausgangsschalldruckpegel im Mittel um 12 dB angehoben. Bei 14 Kindern erfolgte eine stärkere Tieftonbetonung um im Mittel 9 dB bei 500 Hz und 7 dB bei 250 Hz. Die Vergrößerung der Breitbandigkeit durch Hochtonanhebung war in 13 Fällen effektiv. Bei 32 Kindern mußte eine Otoplastikoptimierung auch durch Ergänzung mit Winkelstücken erfolgen. Bei insgesamt 21 Kindern mußten wir nach dieser probativen Phase eine Hörgeräteneuversorgung vornehmen, da mit den bisher getragenen Hörgeräten die erforderlichen Einstellgrößen nicht realisierbar waren. Bei Beurteilung der Hörfähigkeit dieser Kinder und auch unter Berücksichtigung der weiteren Sprachentwicklung zeigten 38 Kinder eine verbesserte Wahrnehmung und Differenzierung akustischer Alltags- und Umgangsgeräusche. Bei 28 Kindern konnte in enger Zusammenarbeit zwischen Eltern und Pädagogen auch eine verbesserte Sprachdiskrimination sowie eine verbesserte Sprache ermittelt werden.

Eine weitere Schädigung des Gehörs durch die gewählten Schallausgangspegel bis zu 136 dB SPL (nach In-situ-Messung) wurde in keinem Fall festgestellt.

Insgesamt zeigen unsere Untersuchungen, daß bei der Hörgeräteversorgung die bisherigen Anpaßphilosophien, insbesondere im Hinblick auf den maximalen Schallausgangspegel nicht mehr haltbar sind. Die bereits durch andere Autoren vielfach geäußerten Änderungsvorschläge zu Anpaßstrategien bei diesen Kindern können bestätigt werden, um durch eine optimale Nutzung des Restgehörs eine ausreichende Hör-Sprachentwicklung zu gewährleisten.

K. Schorn (München): Es ist wichtig, auch die tiefen Frequenzen zu verstärken, damit die hörrestigen Kinder überhaupt Höreindrücke haben. Leider wird immer noch, besonders von den Schwerhörigenpädagogen, die falsche Meinung vertreten, daß die Verstärkung der tiefen Frequenzen das Sprachgehör beeinflußt, welches einerseits bei den hörrestigen Kleinkindern mit Hilfe der tiefen Frequenzen erst angehoben werden muß, andererseits die Markierung der mittleren Frequenzen sich nur auf Normalhörende oder gering- bis mittelgradige Schwerhörigkeiten bezieht. Auch die Angst vor zu lauten Pegeln mit zu hoher Verstärkung sollte nicht dazu führen, Hörgeräte zu verschreiben, die den Kindern nichts bringen, da sie zu schwach sind.

A. Hildmann (Bochum): Werden ganz hohe Ausgangsschalldrucke auch bei Säuglingen sofort eingesetzt, auch bei einer Erstversorgung?

M. Hoke (Münster): Ich möchte einer der ersten Aussagen ganz entschieden entgegentreten, nämlich der, daß mit der ERA die Schwelle nicht hinreichend genau bestimmt werden könnte. Es existieren genügend Verfahren; sie werden leider nur selten und höchst unzureichend angewandt.

G. Aust (Berlin): Nach unseren Erfahrungen in der Beratungsstelle für Hörbehinderte in Berlin-Neukölln benötigen hörrestige Kinder Breitband-Hörgeräte mit hoher Ausgangsleistung. Die Anpassung muß sorgfältig über einen langen Zeitraum, 3−6 Monate sind meist erforderlich, erfolgen. Hierbei ist ein Kontakt zwischen Eltern, Frühbetreuer, Pädaudiologe und Hörgeräte-Akustiker erforderlich. Hörgeräte, die im Schnellverfahren verordnet wurden, werden den Bedürfnissen des hörbehinderten Kindes nicht gerecht.

F. Brügel (München): Welches Vorgehen wählen Sie, um bei den Kleinkindern mit hochverstärkenden Hörgeräten ein Rückkopplungspfeifen oder eine Schlauchabquetschung bei der In-situ-Messung zu vermeiden?

H. von Wedel (Schlußwort):

Zu Frau Schorn: Wir sind in der Vergangenheit in der Einstellung des maximalen Schallausgangspegels zu vorsichtig vorgegangen und haben dadurch bei den hier angesprochenen resthörigen Kindern die Restdynamik nicht ausreichend zur Hör- und Sprachentwicklung genutzt. Erst Aktivitäten von Hörgeräte-Akustikern haben uns in Köln und die Kollegen Arold und Sesterhenn in Tübingen veranlaßt, hier einen Umdenkprozeß mit entsprechenden Konsequenzen vorzunehmen. Die Hörgeräteanpassung beim Säugling und beim Kleinkind gehört in die Hand erfahrener pädaudiologisch tätiger Audiologen, die in entsprechenden Zentren tätig sind.

Auch beim Säugling im 4.–7. Lebensmonat versuchen wir trotz häufig ungenügender Aussage vom Grad der Hörstörung mit Ausgangsschalldruckpegeln bis zu ca. 134–146 dB SPL (im Mittel der Frequenzen 500–4000 Hz) die Restdynamik so zu nutzen, daß das akustische Bewußtsein, die Aufnahme einfacher akustischer Umgebungsgeräusche und von Vokalen, ermöglicht wird. Hierzu gehört in der Anfangsphase auch eine stärkere Betonung der tieferen Frequenzen. Erst im Rahmen der damit erweckten akustischen Aufmerksamkeit wird in ca. zweiwöchigen Kontrollen die Feinanpassung vorgenommen, d.h. Reduzierung des maximalen Schallausgangspegels von ca. 4–6 dB und Reduzierung des Tieffrequenzbereichs sowie stärkere Anhebung der höheren Frequenzen. Diese Veränderungen orientieren sich immer an der Entwicklung bzw. am Fortschritt der akustischen Wahrnehmung, nicht nur für sprachliche Signale, und an der Sprachentwicklung.

Zu Herrn Hoke: Die in Münster eingesetzten Untersuchungsmethoden mögen eine verbesserte Frequenzspezifität auch im Tieftonbereich ermöglichen. Leider scheint es nicht möglich zu sein, diese Verfahren andernorts zu verwenden. Zumindest haben fast alle Kollegen, die sich mit der ERA bei Kleinkindern beschäftigen, noch erhebliche Probleme, eine Frequenzspezifität, wie sie zur Hörgeräteanpassung notwendig wäre, zu realisieren.

Zu den weiterhin gestellten Fragen über die in-situ-Messung bei Säuglingen und zum Begriff der hochgradigen Hörstörung möchte ich folgendes ergänzen:

Die in-situ-Messung zur Hörgeräteanpassung auch und vor allem beim Säugling und Kleinkind ist unverzichtbarer Bestandteil der Hörgeräteauswahl und -einstellung. Um die Einflüsse von Hörgerät plus Ohrpaßstück auf Frequenzgang, Dynamik und maximalen Schallausgangspegel individuell zu bestimmen, ist eine Ersatzmessung am Kuppler, auch am Kinder-Kuppler, nicht zu akzeptieren. Bei gut angefertigen Ohrpaßstücken gelingt diese Messung bei über 90% der von uns angepaßten Kinder. Mein Vortragstitel verweist auf „hochgradige" Hörstörungen. In der Tat müßte für die hier vorgestellten Fälle mit einem mittleren Hörverlust von 80–90 dB der Begriff „hochgradige, an Taubheit grenzende" Hörstörung gewählt werden.

Nase I: Klinik

53. P. Bumm, Chr. Bannert, M. Honikel (Augsburg): Feuchtigkeitsmessungen bei Rhinitis sicca

Zur Therapie der Rhinitis sicca wird als Ersatz des fehlenden Nasensekretes das Zuführen von Flüssigkeiten oder Ersatzlösungen von außen angewendet. Dabei sind bisher schon Lösungen der verschiedensten Zusammensetzung benützt worden. Deren gravierender Mangel ist, daß der Feuchtigkeitsgewinn zu kurzfristig ist. Ursache dafür ist die kurze Haftzeit von Flüssigkeiten auf Schleimhäuten. Dies trifft auch für Inhalationen zu. Bei den nasalen Schleimhäuten kommt erschwerend hinzu, daß der mucoziliare Transport für einen schnellen Abtransport der Flüssigkeit sorgt.

Zur besseren Haftung auf den Schleimhäuten wird die neuentwickelte Nasensekretersatzlösung dieser Arbeit in zwei Komponenten getrennt appliziert. Zuerst wird eine dünnflüssige Calciumlösung aufgesprüht, die sich auf den Schleimhäuten und ihren Ausbuchtungen verteilt. Dies imitiert die physiologische Solphase, in der die Zilien schlagen können. Anschließend wird eine Alginatlösung appliziert, welche mit den Calciumionen eine Gelbildung eingeht. Dadurch entsteht eine äußere Gelschicht, welche die physiologische, schützende Gelphase des natürlichen Nasenschleims imitiert.

In einer randomisierten placebokontrollierten Cross-over-Doppelblindstudie wurden Wirksamkeit und Verträglichkeit der neuentwickelten Nasensekretersatzlösung bei 17 Rhinitis sicca-Patienten untersucht. Deren Wirksamkeit wurde außerdem anhand von Fragen nach subjektiven Rhinitis sicca-Symptomen und anhand der Globalurteile von Arzt und Patient mittels einer mehrstufigen Skala beurteilt. Hauptkriterium für die Beurteilung der Wirksamkeit waren Intensität und Dauer der Schleimhautbefeuchtung. Zur Messung der Schleimhautfeuchtigkeit wurden genormte Filterpapiere beidseits des Septums plaziert. In die Studie gingen nur Patienten ein, deren Schleimhautfeuchtigkeit weniger als 25 mg aufwies. Abbildung 1 zeigt die Mittelwerte des Filterpapiergewichtes. Aus der Gewichtsdifferenz wird auf die Schleimhautfeuchtigkeit geschlossen. Die gestrichelte Kurve stellt die Meßwerte der als Plazebolösung verwendeten Wasserlösung

dar, die durchgezogene Linie die Meßergebnisse der neuentwickelten Nasensekretersatzlösung. Die Befeuchtung der Nasenschleimhäute ist für die Behandlung mit Sekret über den gesamten gemessenen Zeitbereich bis zu 60 Minuten stets besser als mit Plazebo. Der Unterschied ist signifikant (p = 0,006).

Zur zusammenfassenden Bewertung der subjektiven Symptome wurden pro Patient und Untersuchungszeit die Ergebnisse digitalisiert. In der Abbildung 2 ist dies im Säulendiagramm dargestellt. Je geringer die Beschwerden, um so kleiner die Säule. Deutlich wird, daß nach Anwendung der Nasensekretersatzlösung weniger Rhinitissymptome geklagt wurden, als nach Anwendung der Plazebolösung. Der Unterschied zwischen Sekret und Plazebo ist signifikant (p = 0,001). Die Zeit der Feuchthaltung der Nase wurde von den Patienten mit 223 Minuten Wirkungsdauer nach Anwendung des künst-

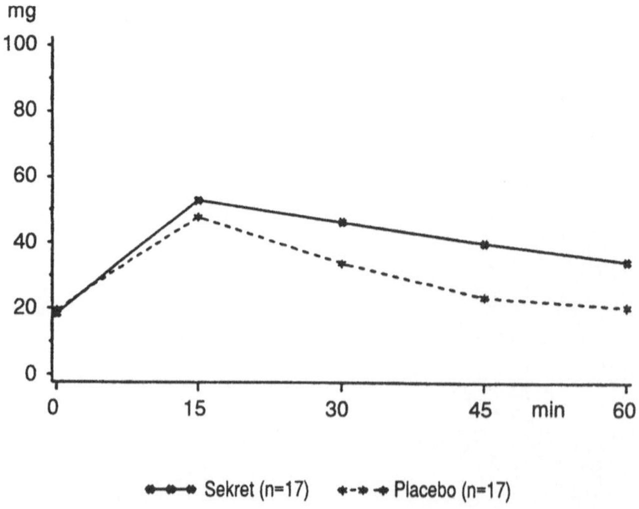

Abb. 1. Auf der Ordinate ist der Mittelwert des Filterpapiergewichtes aufgetragen, das auf beiden Seiten des Septums plaziert war. Die Messungen wurden vor, 15, 30, 45 und 60 Minuten nach Applikation der Testlösungen vorgenommen. Die durchgezogene Linie zeigt die Meßwerte für das künstliche Nasensekret, die unterbrochene Linie die Werte für das als Plazebolösung verwendete Aqua conservans

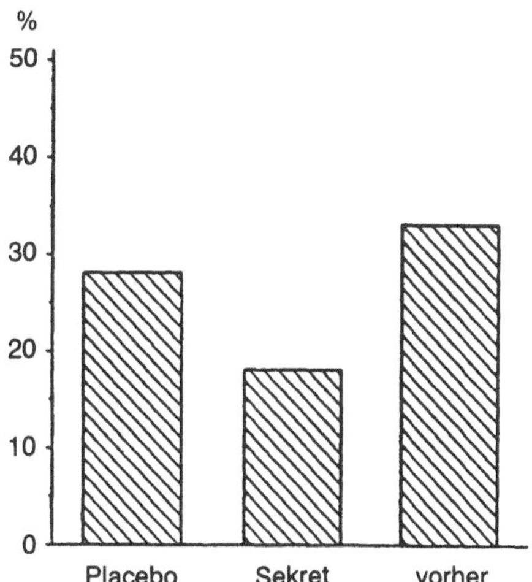

Abb. 2. 13 verschiedene Rhinitis sicca-Symptome wurden an drei Untersuchungstagen nach einer vierstufigen Skala beurteilt. Die Summe der Einzelscores ist dargestellt. Je geringer die subjektiven Beschwerden waren, um so kleiner ist die Säule. Nach Gebrauch des alkalischen Mundwasserrs wurden weniger Siccasymptome geklagt, als nach Placebo, oder vor Applikation der Testlösungen

lichen Nasensekretes im Mittel als doppelt so hoch angegeben als nach Placebo mit 111 Minuten Wirkungsdauer. Der Prüfarzt beurteilte das Nasensekret

in 88,2% der Fälle mindestens als gut. Bei den Patienten betrug dieser Prozentsatz 94,1%. Das Globalurteil des Prüfarztes zur Verträglichkeit ergab, daß sowohl Placebo als auch die Nasensekretersatzlösung als gut oder sehr gut angegeben wurden.

W. Bachmann (Mannheim): Bei stärkeren Sicca-Zuständen kann man auf eine „richtige" Inhalation doch nicht verzichten, da sie stark zur notwendigen Schleimhauttoilette als wesentlichen Teil der Therapie beiträgt. Mit rein medikamentösen Maßnahmen läuft man sonst Gefahr nur Abdeckeffekte zu erzielen, deren Wassergehalt man mißt.

A. Schapowal (Davos): Wie lange dauert es nach Anwendung des künstlichen Nasensekrets, bis der Ausgangswert bei der Feuchtigkeitsmessung wieder erreicht war?
Die Studie verglich die Wirksamkeit des künstlichen Nasensekrets gegenüber Wasser. Wurden Vergleiche mit handelsüblichen Rhinologika durchgeführt?

P. Bumm (Schlußwort):
Zu Herrn Bachmann: Natürlich soll die Nase vor Applikation des Nasensekretes gereinigt werden. Vor den Messungen haben wir das selbstverständlich getan.
Zu Herrn Schapowal: Gemessen wurde die Feuchtigkeit nur über 1 Stunde. Subjektiv haben die Patienten über eine mittlere Nasenfeuchtigkeit von 223 Minuten nach Nasensekret berichtet, nach Wasser (Plazebo) über 111 Minuten. Vergleiche mit anderen Rhinologica zeigten bisher eine Überlegenheit unseres Nasensekretes.

54. B. Eistert, T. Klimek, B. Furch, R. Füssle (Gießen): Zur Pathogenese der Nasennebenhöhlenentzündungen bei Intensivpatienten

Ziel unserer Arbeit war es, anhand von oro- und nasotracheal intubierten Patienten mit Hilfe von computertomographischen Röntgenuntersuchungen der Nasennebenhöhlen die Häufigkeit und das zeitliche Auftreten der Sinusitiden der einzelnen Nasennebenhöhlen zu untersuchen und typische Befallsmuster bzw. die Rangfolge der befallenen Nasennebenhöhlen und die daraus zu ziehenden therapeutischen Konsequenzen herauszuarbeiten.

In einer retrospektiven Studie wurden 49 im Zeitraum von 1989—1990 naso- oder orotracheal intubierte beatmete neurochirurgische Intensivpatienten der Justus-Liebig-Universität Gießen untersucht. 42 der untersuchten Patienten waren nasotracheal und 7 orotracheal intubiert. 4 Patienten waren während des Aufenthaltes zuerst oro- und dann nasotracheal umintubiert worden.

Bei 32 Patienten war es zu einer Sinusitis mit nachfolgender Komplikation wie Pneumonie oder Sepsis gekommen. 10 Patienten hatten eine Sinusitis ohne weitere Komplikationen. 3 Patienten zeigten eine Komplikation wie Pneumonie oder Sepsis, jedoch keine Sinusitis. Nur bei 4 Patienten war es weder zu einer Sinusitis noch zu einer anderen Komplikation gekommen.

38 der 42 nasotracheal intubierten Patienten machten durchschnittlich am 4. Behandlungstag eine Sinusitis durch. Im Gegensatz dazu waren es nur 4 der 7 orotracheal intubierten Patienten durchschnittlich am 10. Behandlungstag. Bei der nasotrachealen Intubation zeigte sich ein häufiger Befall der intubierten Seite, wobei der Korrelationskoeffizient 0,23 betrug.

In der Rangfolge der befallenen Nasennebenhöhlen zeigt sich bei der nasotrachealen Intubation am häufigsten zuerst die Keilbeinhöhle verschattet, gefolgt von den Siebbeinzellen und den Kieferhöhlen. Eine Verschattung der Stirnhöhlen war nur in den seltensten Fällen nachweisbar.

Die hier aufgeführten Ergebnisse zeigen, daß es sich bei der Sinusitis um eine häufige Erkrankung beatmeter Intensivpatienten handelt, die durch das Auftreten von weiteren Komplikationen charakterisiert ist. Gegenüber der orotrachealen Intubation kommt es bei der nasotrachealen Intubation zu einer höheren Inzidenz und einem früheren Auftreten der

Sinusitis. Als Besonderheit der Sinusitis bei Intensivpatienten zeigt sich im Gegensatz zu unseren sonstigen Patienten bei der nasotrachealen Intubation eine frühzeitige Verschattung der Keilbeinhöhlen, gefolgt von den Siebbeinzellen und den Kieferhöhlen. Die Verlegung der Keilbeinhöhlenostien und der übrigen Nasennebenhöhlenostien bewirkt einen Sekretstau, der zuerst in den am tiefsten gelegenen Keilbeinhöhlen stattfindet, gefolgt von den übrigen Nasennebenhöhlen. Die Häufigkeit von Sinusitiden auch bei der orotrachealen Intubation zeigt jedoch, daß auch weitere Ursachen wie Lagerung, Beatmungsdruck, Verletzungsfolgen, Besiedelung mit Hospitalkeimen und Abwehrschwäche bei polytraumatisierten Patienten für das Zustandekommen dieser Art von Sinusitiden verantwortlich gemacht werden müssen.

Als therapeutische Konsequenz ergibt sich insbesondere ein Verzicht auf die nasotracheale Intubation, eine hohe Lagerung des Kopfes, regelmäßiges Absaugen des Nasensekrets und Nasenpflege, Anwendung abschwellender Nasentropfen und Sekretolytika, frühzeitige Erfassung der besiedelnden Keime und eine möglichst baldige Extubation oder falls dies nicht möglich ist die Tracheotomie. Nur in Fällen des Scheiterns dieser konservativen Verfahren kann auch eine Kieferhöhlenspülung in Betracht kommen, die aber anhand des geschilderten Verlaufs jedoch nur eine Teilsanierung der Nasennebenhöhlen erreichen kann, so daß schließlich eine endonasale mikrochirurgische Nasennebenhöhlenfensterung in der von uns dargestellten Rangfolge indiziert ist.

Chr. von Ilberg (Frankfurt/M.): Es scheint mir wichtig, den Anästhesisten darauf hinzuweisen, daß der nasotracheale Tubus im unteren Nasengang zu liegen hat. Mich würde interessieren, wie häufig tatsächlich bei Ihrem Patientengut endonasale Eingriffe notwendig wurden.

H. J. Schultz-Coulon (Neuss): Wir haben vor 3 Jahren in Bad Neuenahr über eine fast identische Untersuchung mit ganz ähnlichen Ergebnissen berichten können, vor allem darüber, daß wir schwerpunktmäßig schwer zu behandelnde Erregergruppen wie Pseudomonas, Enterobacter etc. fanden. Als Konsequenz solcher Beobachtungen jedoch den Anästhesisten den Verzicht auf die nasotracheale Intubation empfehlen zu wollen, stößt auf den Widerstand der Anästhesisten, da die orotracheale Intubation ja doch ein höheres Risiko birgt. Wir haben stattdessen für eine regelmäßige prophylaktische Nasenpflege während der Langzeitintubation mit Nasentropfen, Betaisadonaspülungen und eventuellen Kieferhöhlenspülungen gesorgt und konnten damit die Frequenz von Sinusitiden verringern oder ihr Auftreten wenigstens deutlich verzögern. Vor allem möchte ich einen Punkt hervorheben: auf anästhesiologischer Seite wird die Möglichkeit der interkurrenten Sinusitis beim langzeitintubierten Patienten immer wieder vergessen, so daß unsererseits stets daran erinnert werden muß.

W. Bachmann (Mannheim): Entscheidend ist bei der nasalen Intubation der völlige Wegfall des in- und exspiratorischen Wechseldrucks vor den Ostien, ohne den eine Ventilation der Nebenhöhlen nicht stattfinden. Eine direkte Verlegung des Ostiums durch den Tubus ist wohl nur bei der Keilbeinhöhle möglich.

B. Eistert (Schlußwort):
Zu Herrn von Ilberg: Bei der nasotrachealen Intubation kommt der Tubus immer im mittleren Nasengang zu liegen. Weder die Anatomie der inneren Nase noch die vorgegebene Krümmung des nasotrachealen Tubus lassen eine Intubation über den unteren Nasengang zu.
Zu Herrn Schultz-Coulon: Eine früher von uns durchgeführte Studie zeigte die Wichtigkeit des Nasenabstrichs als Screeninguntersuchung. So stellt die Besiedlung der Nasenhaupthöhlen mit pathogenen Keimen ein hohes Risiko einer Sinusitisentstehung dar.
Neben der bereits früher durchgeführten Studie führten unsere Ergebnisse zu einer fast völligen Aufgabe der nasotrachealen Intubation auf unseren operativen Intensivstationen.
Zu Herrn Bachmann: Der Wechseldruck fehlt sowohl bei der oro- als auch bei der nasotrachealen Intubation. Eine Erklärung für die höhere Inzidenz der Sinusitiden bei der nasotrachealen Intubation kann man daraus also nicht ableiten.

55. C. Simoncelli, Chr. von Garrel, E. Molini, G. Ricci (Perugia/Italien): Zur Bakteriologie der chronischen Sinusitis maxillaris: weiterführende Studie

Einleitung

Ziel dieser weiterführenden, auszugsweise schon früher von unserem Institut veröffentlichten, auf modernen mikrobiologischen Gesichtspunkten basierenden bakteriologischen Studie war die Keimtypisierung und Untersuchung der bakteriellen Resistenzentwicklung bei chronischer Sinusitis maxillaris.

Material und Methode

Bei 204 Patienten (121 Männer, 83 Frauen) mit einem mittleren Alter von 48,1 Jahren (range: 17–78 Jahre), die an chronischer Sinusitis maxillaris litten, wurde endosinusales Exsudat mittels Caldwell-Luc-Operation oder Punktion über den unteren Nasengang gewonnen. Die klinischen Einschlußkriterien bei der Selektion des Patientengutes waren frontaler Kopfschmerz, lokalisierter Schmerz, Rhinorrhoe, erhöhte Körpertemperatur und Unwohlsein, während die radiologischen Einschlußkriterien die komplette Verschattung der Kieferhöhle(n), die Verdickung der Mucos antralis oder das Vorhandensein eines Flüssigkeit-Luft-Spiegels waren. Kein Patient wurde in der Woche vor der Sekretentnahme lokal oder systemisch mit Antibiotika behandelt. Das Exsudat wurde intraoperativ entweder durch direkte Aspiration des endosinusalen Sekretes (Caldwell-Luc) oder durch Aspiration der zur sinusalen Spülung verwendeten sterilen physiologischen Kochsalzlösung (Punktion des unteren Nasengangs) gewonnen. Die Proben wurden sofort in spezielle Transportmedien eingebracht und innerhalb 15 Minuten nach Entnahme mikrobiologisch weiterverarbeitet. Nach der Ausbringung auf feste Agarböden zur Suche nach Aerobiern, Anaerobiern und Pilzen wurde die Entwicklung der Kulturen während der fünftägigen Inkubationsphase bei 37 °C alle 24 Stunden kontrolliert und anschließend ein Antibiogramm angefertigt.

Ergebnisse

Insgesamt konnten 188 Bakterienstämme isoliert werden, von denen 76,2% Aerobier und 23,8% Anaerobier, 50,7% Grampositive und 49,3% Gramnegative waren. In der Gruppe der Aerobier waren Haemophilus species mit 19,8%, Streptococcus viridans (16,0%) und Streptococcus pneumoniae (16,0%), in der Gruppe der Anaerobier Peptococcus species (11,2%) und Bacteroides species (11,0%) am häufigsten vertreten. Pilze konnten bis heute nur in einem Fall bei einer an chronischer lymphatischer Leukämie leidenden Patientin nachgewiesen werden. Es handelte sich dabei um einen als Phycomyces mucor klassifizierten Pilz.

Diskussion

In den meisten Fällen chronischer Sinusitis maxillaris liegt eine monobakterielle Ätiologie vor (82,4%). Die Prädominanz aerober Keime (76,2%) bei ande-

ren Studien konnte bestätigt werden, wobei die gefundene Hauptrolle von Haemophilus species in 20% der Fälle das Problem des Auftretens betalaktamaseproduzierender Stämme mit sich bringt. Die Streptokokken waren zwar in der Mehrzahl penicillinsensibel, wiesen jedoch zu 35% eine Makrolid-Antibiotikaresistenz auf.

Die Anaerobier spielen bei Genese und klinischem Verlauf der chronischen Sinusitis maxillaris eine relevante Rolle, in unserem Krankengut mit 23,8%. Günstige Bedingungen für die Entwicklung der Anaerobier, die sowohl allein als auch in polymikrobischen Assoziationen auftreten können, stellen sicherlich die behinderte Kieferhöhlendrainage, die Erhöhung des endosinusalen Drucks, die Verminderung des pO_2, die Erhöhung des pCO_2 und die Verminderung des pH dar. Außer Bacteroides species, der die Fähigkeit zur Betalaktamaseproduktion hat, besitzen die Anaerobier eine hohe Sensibilität für Penicillin, Cephalosporine der II. und III. Generation und Chloramphenicol.

Schlußfolgerungen

Wir konnten keine Korrelation zwischen bakteriologischen Ergebnissen und klinischer Symptomatik der chronischen Sinusitis maxillaris feststellen. Unsere bakteriologische Untersuchung zur chronischen Sinusitis maxillaris läßt drei prädominante Erregergruppen erkennen: Haemophilus species, Streptokokken und Anaerobier. Im Hinblick auf den klinischen Verlauf und die eventuellen endokraniellen Komplikationen wie Hirnabszesse empfehlen die Verfasser, die relativ häufige Beteiligung anaerober Mikroorganismen in polymikrobischen Assoziationen bei der Therapiewahl nicht unterzubewerten.

56. M. Eckstein, J. Pahnke (Würzburg/Passau): Die Sinusitis sphenoidalis beim Kinde

Keilbeinhöhlenentzündungen sind wegen der uncharakteristischen Beschwerden der Patienten und wegen der versteckten Lage des Sinus sphenoidalis oft schwierig zu diagnostizieren. Die Keilbeinhöhle ist bei der Geburt noch nicht vorhanden, sie entwickelt sich gegen Ende des 6. Lebensjahres.

Von 1987 bis 1991 wurden an der Universitäts-HNO-Klinik Würzburg 23 Kinder mit isolierter Entzündung der Keilbeinhöhle behandelt. Oft wurden sie im Rahmen einer kinderärztlichen Untersuchung wegen unklarer Kopfschmerzen vorgestellt, ihr Alter lag zwischen 8 und 15,5 Lebensjahre. Meist klagten

sie über Kopfschmerzen wechselnder Intensität, gelegentlich in der Tiefe des Kopfes, jedoch auch im Hinterhaupt oder temporal sowie frontal. Manche Kinder projizieren den Kopfschmerz in den Bereich der Augen, von allen wurden der Kopfschmerz als dumpf geschildert. Oft gaben sie an, daß sie „verschnupft seien" oder „Schleimlaufen" im Bereich des Nasenrachenraumes hätten.

Bei der Rhinoscopia anterior zeigte sich gelegentlich Schleimfluß im Bereich des oberen Nasenganges. Die Laborparameter waren bei chronischen Entzündungen unauffällig, bei akuten Keilbeinhöh-

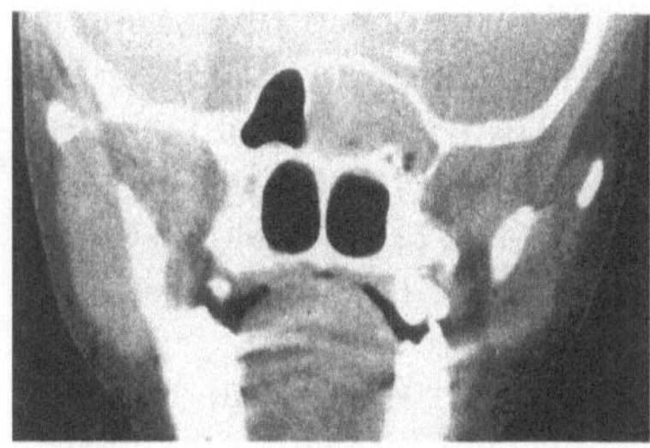

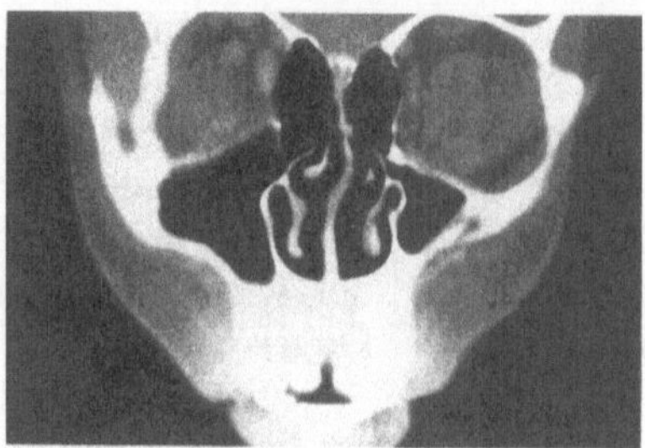

Abb. 1. Isolierte Keilbeinhöhlenentzündung links

Abb. 2. Unauffällige Siebbeinzellen

Abb. 1

Abb. 2

lenentzündungen fand sich eine Erhöhung der BSG, gelegentlich auch eine Leukozytose. Auf den Röntgenaufnahmen der Nebenhöhlen konnte eine Spiegelbildung oder Verschleierung der Keilbeinhöhle in keinem Falle gesehen werden. Der größte Teil der Kinder war über Tage bis zu einem maximalen Zeitraum von 5 Jahren mit Schmerzmitteln behandelt worden. Bei begründetem Verdacht auf eine Sinusitis sphenoidalis führten wir ein koronares CT durch.

Bei einer Patientin im Alter von 11 Jahren, die unter der Verdachtsdiagnose einer Meningitis in die Kinderklinik eingewiesen worden war, bestanden seit Wochen frontale klopfende Kopfschmerzen, Fieber sowie eine leicht Ptosis links. Laborchemisch bestand eine Leukozytose von 13 000, die BSG war mit 33 zu 72 erhöht. Im koronaren CT zeigte sich eine isolierte Verschattung der Keilbeinhöhle links (Abb. 1). Die Siebbeinzellen waren frei (Abb. 2). Unter konservativer Behandlung mit i.v.-Antibiose, Nasentropfen sowie hohen Einlagen kam es zu einer deutlichen Besserung, in 3 Fällen, bei denen die konservative Behandlung erfolglos blieb, wurde die operative Sanierung von endonasal durchgeführt. Als Ur-

sache der Keilbeinhöhlenentzündung fanden wir bei 16 Fällen bakterielle eitrige Entzündungen.

Zusammenfassend möchten wir darauf hinweisen, daß bei sonst gesunden Kindern, bei denen andere organische oder psychische Ursachen ausgeschlossen sind, gelegentlich auch das Bild einer Sinusitis sphenoidalis vorkommen kann.

Im Verdachtsfalle empfiehlt es sich, ein koronares CT der Nebenhöhlen anzufertigen, da die Nasennebenhöhlenübersichtsaufnahmen in allen Fällen keinen pathologischen Befund ergeben hatten. Wesentlich ist, gelegentlich einmal daran zu denken, um Kindern wiederholte, frustrane Therapieversuche mit Schmerzmedikamenten zu ersparen.

J. v. Scheel (Hamburg-Altona): Häufigkeit der isolierten Sinusitis sphenoidalis beim Erwachsenen?

M. Eckstein (Schlußwort):
Wir haben von 1986−1991 an der HNO-Klinik Würzburg 52 Patienten mit rhinogener und otogener Meningitis operiert. Über die Häufigkeit und den Befall der einzelnen Nebenhöhlen, auch beim Erwachsenen, werden wir auf dem kommenden Schädelbasis-Kongreß in Hannover am 15. 06. 1992 berichten.

57. G. S. Godbersen, J. Kleeberg, J. A. Werner, J. E. Lüttges (Kiel): Fremdkörperreaktionen nach Salbenstreifentamponaden in der Nasennebenhöhlenchirurgie

Einleitung

Antibiotikahaltige Salben in frischen Wunden können zu Fremdkörperreaktionen führen. Sie werden verursacht durch das Antibiotikum in Verbindung mit der Trägersubstanz, durch das Antibiotikum oder durch den Trägerstoff selbst.

Die üblichen Trägerstoffe bei einer Creme sind Waser, Öl in Wasser oder Wasser in Öl. Bei einer Salbe sind dies Paraffine, Vaseline, Fette, Wachse, Glycerin, Polyäthylenglycol und Emulsionen, bei Gelen Agar-agar. Die Wirkung ist abhängig von der Dosis und von der Dauer der Applikation. In der Na-

sennebenhöhlenchirurgie werden größtenteils Salben zur postoperativen Tamponade verwendet. Tabelle 1 zeigt verschiedene antibiotikahaltige Salben, die als Verursacher der Fremdkörperreaktionen verantwortlich gemacht werden.

Material und Methode

Zwischen 1987 und 1992 wurden an der Klinik für HNO-Heilkunde, Kopf- und Halschirurgie der Universität Kiel insgesamt mehr als 1500 NNH-Operationen durchgeführt. In 10 Fällen wurde in den Gewebsproben, die bei einer Revisionsoperation ent-

Tabelle 1. Beispiele gebräuchlicher Antibiotika in Salben, Crèmes und Gelen, die in der Nasennebenhöhlenchirurgie Verwendung finden. (Mod. nach Paugh und Sullivan 1989)

Generika	Handelsname
Tetracycline	(Achromycin)
Chloramphenicol	(Paraxin)
Chlortetracycline	(Aureomycin)
Gentamycin	(Refobacin)
Fusidinsäure	(Fuzidine)
Neomycin	(Nebacetin, Medicreme)
Kombinationspräparate	
Neomycinsulfat/Bacitracin	(Nebacetin)
Polymyxin/Bacitracin/	
Neomycin/Hydrocortison	(Polyspectran)
Oxytetracyclin/Polymyxin	(Terramycin)
Oxytetracyclin/Polymmyxin/	
und Hydrocortison	(Terracotril Gel)

nommen worden waren, pathologisch Fremdkörperreaktionen diagnostiziert. Die Patienten waren zwischen 17 und 62 Jahre alt, 6 Männer und 4 Frauen. Alle hatten bei einer Voroperation Salbenstreifentamponaden erhalten. Nicht in allen Fällen ist die Art der verwendeten Salben bekannt.

Ergebnisse

Bei den 10 Patienten mußte 1- bis 5mal eine Revisionsoperation durchgeführt werden. Die Dauer der Anamnese betrug 2 bis 45 Jahre, im Schnitt 9 Jahre. Stirnhöhlenkomplikationen traten bei 8 Patienten auf. Bei 6 Patienten erfolgte ein extranasales Vorgehen über einen Killianschnitt, bei 2 Patienten eine Becksche Bohrung, bei 4 Patienten eine Mediandrai-

Tabelle 2. Tabelle der Anamnesen von 10 Patienten mit Fremdkörperreaktionen nach Salbenstreifentamponade in der Nasennebenhöhlenchirurgie

Alter und Geschlecht	Datum	Art der OP	Art der Tamponade	Histologische Zeichen der Fremdkörper-reaktion
36 m	7/81	Polypektomie	Salbenstreifen	keine
R. N.	3/92	PE	keine	ja
38 m	7/89	KH/Infund	Salbenstreifen	keine
B. K.	7/91	SBB/KH/Beck	Salbenstreifen	ja
17 m	3/90	Infund/SBB	Polyspectran	keine
L. R.	7/91	SBB/Beck	trockene Tamponade	ja
20 m	5/88	Polypektomie	keine	keine
A. G.	8/89	SBB/KH	Aureomycin	keine
	2/91	SBB/KH	Vaseline	ja
61 w	7/86	SBB/KH	Aureomycin	keine
E. S.	3/87	SBB/KH	Salbenstreifen	keine
	8/88	extranas. SBB (Duradefekt) (Duradefekt)	Aureomycin	keine
	4/89	(Duradefekt)	Aureomycin	ja
	6/90	endonasale SBB	Salbenstreifen	keine
	2/91	osteopl. SH/extranas. SBB	Merocel	keine
31 w	11/85	extranas. SBB	Salbenstreifen	keine
E. H.	7/87	extranas. SBB/Meddr.	Salbenstreifen	ja
	12/87	extranas. SBB	Salbenstreifen	ja
	6/88	extranas. SBB (Duradefekt)	Salbenstreifen	–
30 m	6/88	osteopl. SH/	Salbenstreifen	keine
J. M.	11/88	SBB/Meddr.	Aureomycin	ja
	6/89	extranas. SBB	Salbenstreifen	fraglich
	11/89	transmax. SBB	Salbenstreifen	fraglich
36 w	5/88	extranas. SBB/SH/KH	Salbenstreifen	keine
P. K.	9/88	extranas. SBB/SH/Meddr.	Aureomycin	keine
	4/89	endonas. SBB	Merocel	ja
	11/90		Polyspectran	–
62 m	1947	Caldwell-Luc	?	?
L. R.	1985	Polypektomie	?	?
	4/89	extranas. SBB/KH	Aureomycin	keine
	5/89	Meddr.	Aureomycin	ja
21 w	12/88	extranas. SBB/osteopl. SH	Aureomycin	keine
N. S.	3/92	osteopl. SH	trockene Tamponade	ja

nage und bei drei Patienten eine osteoplastische Stirnhöhlenoperation über einen Bügelschnitt. Bei 2 unserer 10 Patienten kam es zu einem Duradefekt nach der zweiten, bzw. dritten Revisionsoperation. Die Fremdkörperreaktionen wurden pathohistologisch bei 6 Patienten schon nach der ersten Revisionsoperation beschrieben. Bei den anderen wurden sie entweder nicht entsprechend gedeutet oder gar nicht entdeckt (Tabelle 2).

Diskussion

Unspezifische Fremdkörperreaktionen erkennt man pathohistologisch an Fremdkörperriesenzellen mit irregulär angeordneten multiplen Kernen, Histiozyten und Makrophagen, Hohlräume stellen Regionen dar, aus denen das Fremdkörpermaterial herausgelöst ist. Zum Teil finden sich solche Hohlräume auch in den Fremdkörperriesenzellen. Eine spezielle Form der Fremdkörperreaktion ist die sogenannte Myospherulose [3, 4]. Sie ist durch große pseudozystische Gebilde mit erythrozytenähnlichen Einschlußkörperchen, sogenannten Myospherulosekorpuskeln, gekennzeichnet [1, 2].

Die Fremdkörperreaktionen imponieren klinisch in Form entzündlicher Komplikationen, verzögerter Wundheilung, Granulationen und später in Form von Vernarbungen. Solche Granulome sind insbesondere aus der allgemeinen Chirurgie und der Zahnheilkunde [5] bekannt, wo sie oft keine großen Probleme bereiten. In der Nase können auch kleinste Fremdkörpergranulome zur Verlegung der Nebenhöhlen und zu dauerhaften Beschwerden insbesondere dann führen, wenn der Stirnhöhlenausführungsgang verlegt ist.

Es ist anzunehmen, daß zumindest einige der unerfreulichen Krankheitsverläufe nach Nasennebenhöhlenoperationen auf salbenstreifeninduzierte Fremdkörperreaktionen zurückzuführen sind. Zur Vermeidung empfehlen wir auf die Verwendung von Salbenstreifen bei der postoperativen Tamponade zu verzichten und statt dessen trockene Streifen zu verwenden. Bei allen Nachoperationen sollte der Pathologe auf die Möglichkeit einer Fremdkörperreaktion hingewiesen werden, da die histologischen Zeichen einer Fremdkörperreaktion nur vereinzelt anzutreffen sein können.

Literatur

1. De Schryver-Kecskemeti K, Kyriakos M (1977) Myospherulosis: an electron-microscopic study of a human case. Am J Clin Path 67:555−561
2. Mc Clatchie S, Warambo MW, Bremner AD (1969) Myospherulosis: a previously unreported disease? Am J Clin Path 51:699−704
3. Moore JW, Brekke JH (1990) Foreign body giant cell reaction related to placement of tetracyclin-treated polyactic acid: report of 18 cases. J Oral Maxillofac Surg 48:808−812
4. Paugh DR, Sullivan MS (1990) Myospherulosis of the paranasal sinus. ORL 103:808−813
5. Stewart CM, Watson RE (1990) Experimental oral foreign body reactions: commonly employed dental materials. Oral Surg Oral Med Oral Pathol 69:713−719

Chr. von Ilberg (Frankfurt/M.): Auch wir verzichten gerne auf die Applikation von fortlaufenden Tamponaden und beschränken uns auf die vordere Tamponade vom unteren Nasengang her. Ihre Erfahrung, daß Streifentamponaden oft Probleme machen, wenn man sie zieht, teilen wir sowohl bezüglich der Salbenstreifen als auch der trockenen Streifen. Für die Tamponade vom unteren Nasengang verwenden wir „Gummifingerling-Tamponaden", weil andere Tamponaden beim Ziehen hängen bleiben können. Man muß diese Tamponaden natürlich vor der Columella locker verknoten, um eine Aspiration bei der Maskenbeatmung in der Narkoseausleitungsphase zu vermeiden.

K. W. Albegger (Salzburg): Es ist richtig, daß möglicherweise auch Rückstände der Tamponadenstreifen selbst Fremdkörperreaktionen verursachen können. Dies bedeutet aber nicht, daß die Trägersubstanz von Salben, Cremes und Gelen und die Antibiotika nicht dafür verantwortlich zu machen sind. Gerade diese im Vortrag genannten Substanzen verursachen die Fremdkörperreaktion. Wir kennen die Reaktionen aus der Zahnheilkunde und der Chirurgie, wo die genannten Substanzen ja gerade ohne die Streifen verwendet werden und von invitro-Versuchen zur Pathogenese der Myospherulose.

58. W. Bachmann (Mannheim):
Die diagnostisch-therapeutische Auswertung rhinomanometrischer Messungen, ein neues auch computergeeignetes Verfahren

Die Grundlage jeder klinischen Beurteilung der nasalen Durchgängigkeit ist der Vergleich zwischen dem Meß- und Schätzwert auf Übereinstimmung. Die sich daraus ergebenden Konsequenzen lassen sich schnell und klar in einem Achsenkreuz mit dem Null-Punkt $V_{bds} = 700\,cm^3/s$ als operativen Grenzwert darstellen (Schema 1). Im Quadrant I besteht keine operative Indikation, da die guten Schätzwerte mit dem nicht-operativen Bereich übereinstimmen. − Quadrant III: Klare operative Indikation, da die schlechten Schätzwerte mit dem operativen Bereich korrelieren. − Im Quadrant II und IV besteht keine

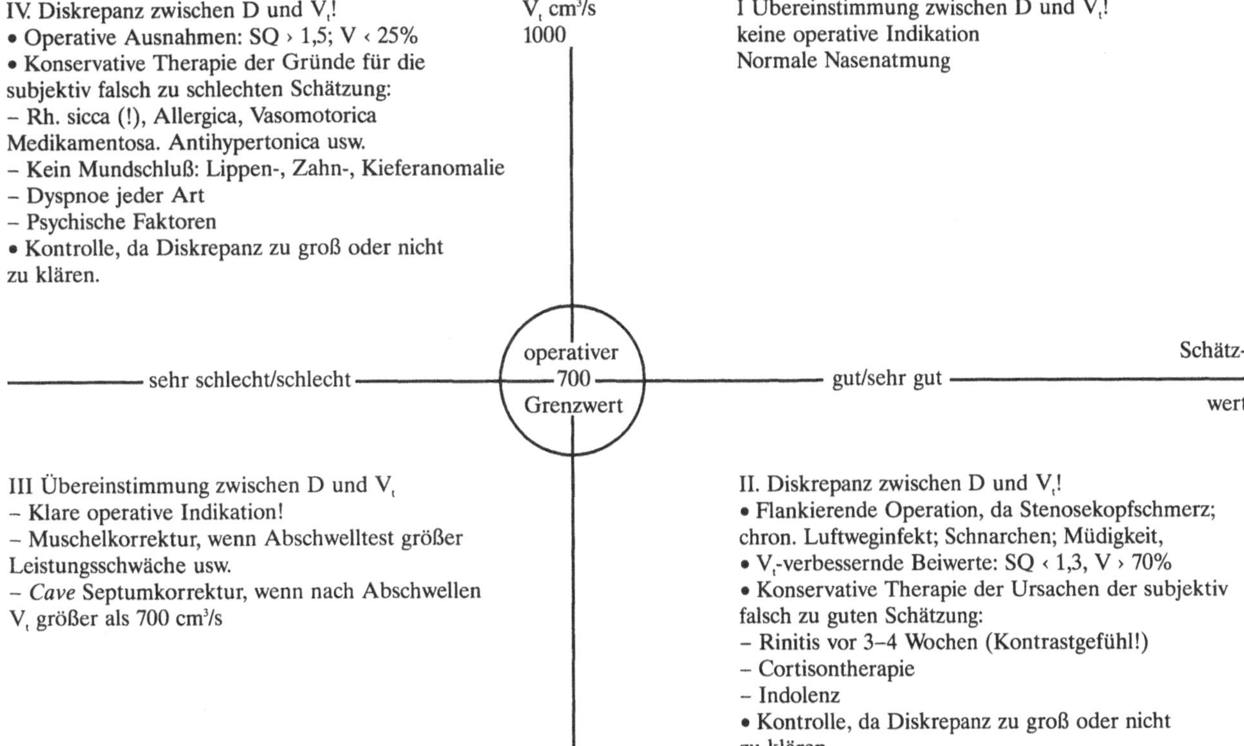

Übereinstimmung. Die Klärung der Ursachen ist therapiebestimmend: 1. Operationen sind Ausnahmen, da in II keine Klagen und in IV gute Meßwerte vorhanden sind. 2. Die konservative Therapie ist von den Ursachen für subjektive Fehlschätzungen und damit für eine Diskrepanz abhängig. Sie wirken verfälschend, da sie ohne Bezug zum nasalen Widerstand sind (Schema 1). 3. Sind weder ergänzende Beiwerte noch Gründe für eine subjektive Fehlschätzung nachweisbar, ist eine Kontrolle nötig. Dieses einfache Prinzip — Ermittlung eines therapiebestimmenden Quadranten — durch einen Vergleich zwischen Meß- und subjektivem Schätzwert ermöglicht eine neue Generation von Rhinomanometern: Diagnoseunterstützend, klein und portabel. Nach Eingabe der geschätzten Durchgängigkeit (D) erscheint auf dem Display online der therapiebestimmende Quadrant. Die diagnostische Arbeit reduziert sich dadurch auf die Abklärung der Ursachen einer Diskrepanz in den Quadranten II und IV. Dies ermöglicht unter anderem auch ein schnelles Screening am Arbeitsplatz.

A. Schapowal (Davos): Wie kommen Sie zu dem Grenzwert von 700 cm³/s nasaler Luftdurchgängigkeit für die OP-Indikation. Sehen Sie für diesen Wert Unterschiede nach den Parametern Alter, Körpergröße und Geschlecht wie bei den Lungenfunktionsparametern?

W. Bachmann (Schlußwort):
Der operative Grenzwert V_{bds} = 700 cm³/s ist ein Erfahrungswert von rund 1000 klinischen Fällen.

59. N. Bald, H. Lenders (Ulm):
Objektivierung allergischer Reaktionen bei der nasalen Provokation durch die akustische Rhinometrie — ein Fortschritt

Mit der akustischen Rhinometrie werden mittels eines hörbaren Clicks Querschnittsflächen in der Nase gemessen. Wir haben die akustische Rhinometrie bei 200 Patienten angewandt, um die Schleimhautreaktion bei der nasalen Provokation zu objektivieren.

Drei Reaktionstypen waren objektivierbar. 1. Schwellung und Ödem der Mukosa mit daraus resultierenden verminderten Nasenquerschnittsflächen und gleichzeitiger Beobachtung klinischer Reaktionen, wie Schleimsekretion, Niesreiz und/oder Juckreiz. 2. die Nasenschleimhaut zeigte keine allergische Reaktion und konstante Nasenquerschnittsflächen. 3. Abschwellen der Schleimhaut mit Hypersekretion und Vergrößerung der Nasenquerschnittsflächen, objektivierbar nur mit der akustischen Rhinometrie. Diese Art der vasomotorischen Reaktion war reproduzierbar durch Applikation von NaCl 0,9%-Lösung.

Da mit der akustischen Rhinometrie lokale Veränderungen der Nasenquerschnittsflächen festgestellt werden können, ist es notwendig, auch lokal, d.h. durch Auftragen der Lösung auf den Kopf der unteren Nasenmuschel, zu reizen.

Bei der endgültigen Beurteilung der durch die akustische Rhinometrie gewonnenen Kurven sind die folgenden Fehlermöglichkeiten zu berücksichtigen. Der Muschelzyklus hat die Reaktion beeinflußt, insbesondere bei Kindern mit einer Zyklusdauer von 50 Minuten bis 2,5 h. Deshalb müssen die nach der Testung vorliegenden Kurven in Relation zu den Ausgangswerten der akustischen Rhinometrie, die in der Akklimatisierungszeit von 20–30 min gewonnen wurden, beurteilt werden.

Die Begrenzung der akustischen Rhinometrie liegt im kritischen Wert einer Stenose mit falschen Querschnittsflächen dahinter. Konische Nasenadapter können eine Obstruktion der Nasenklappenregion verursachen. Die Querschnittsflächen der Na-

senklappenregion müssen während der wiederholten Messungen konstant bleiben, die anatomische Tatsache widerspiegelnd, daß sich in diesem Bereich keine schwellfähige Schleimhaut befindet. Veränderungen der Querschnittsflächen in diesem Bereich bei wiederholten Messungen sind auf Adapterfehler zurückzuführen.

Zusammenfassend erlaubt die akustische Rhinometrie eine sensitive Aussage über den Ort und das Ausmaß einer Schleimhautreaktion bei der nasalen Provokation.

W. Bachmann (Mannheim): Eine alleinige Messung des Muschelwiderstandes ist auch mit der Rhinomanometrie möglich. Es braucht nur ein stabilisierender Einsatz in das Vestibulum appliziert zu werden.

A. Schapowal (Davos): 1. Welche Kriterien machen Sie bei der Rhinometrie für einen positiven nasalen Provokationstest mit Allergenen für verbindlich, z.B. welchen Prozentsatz der Flächenveränderung nach Provokation im Vergleich zum Leerwert?
2. Wo sehen Sie Vorteile der Rhinometrie im Vergleich zur Rhinomanometrie bezüglich der nasalen Provokation mit Allergenen?

N. Bald (Schlußwort):
Wir haben keine prozentual festgelegten Grenzwerte erarbeitet, da jede Querschnittsveränderung – auch geringerer Art – meßbar wird und somit auch klinisch noch nicht relevante allergische Reaktionen objektivierbar sind.

60. Chr. Gammert, J. L. Scherrer (Zürich): Vergleichende experimentelle Prüfung moderner Rhinomanometer und eines akustischen Rhinometers

Die Frage, inwieweit sich rhinomanometrische Daten unterschiedlicher Meßgeräte miteinander vergleichen lassen, ist bisher noch nicht beantwortet worden. Wir haben deshalb 5 Rhinomanometer (RhinoComp RHC-1, Cintec, Schweden; RhinoDat K, Heinemann, Hamburg; Mercury NR 6-2, Mercury, Schottland; Rhinomanometer 200, Atmos, Lenzkirch; Rhinotest MP 500, Allergopharma, Reinbeck) untersucht sowie ein akustisches Rhinometer (Rhinoklack RK 1000, Stimotron, Wendelstein) getestet.

Die akustische Rhinometrie wurde an diversen rohrförmigen Objekten durchgeführt. Das Testsystem für die Rhinomanometer bestand aus einer „Kunstnase" aus Plexiglas und einer Kolbenpumpe, welche die Lungenatmung simulierte.

Die Rhinomanometer sind bezüglich ihrer unterschiedlichen Bausysteme in drei Gerätetypen aufzuteilen. Rhinodat und Mercury müssen an einen PC

angeschlossen werden. Das Rhinomanometer 200 und das Rhinotest MP 500 sind Kompaktgeräte, das Rhinocomp besteht aus drei Geräten.

Auch die eingebauten Widerstände unterscheiden sich. Bei dem Rhinodat wird eine Bienenwaben-Struktur, bei Mercury und dem RhinoComp ein Gitternetz vewendet. Der Widerstand beim Rhinomanometer 200 und Rhinotest ist eine Ringblende.

Die Streuung der Meßwert der einzelnen Geräte lag im Bereich von 0,4% und 7% um den Mittelwert.

Zum Vergleich der Meßkurven der einzelnen Rhinomanometer wurde zunächst die stationäre Strömung durch die „Kunstnase" gemessen und rechnerisch überprüft. Die dynamischen Kurven der unterschiedlichen Rhinomanometer konnten dann mit der stationären Bezugskurve verglichen werden.

Die dynamischen Kurven von Rhinodat, Merkury und Rhinocomp liegen mit einer Abweichung von 1% bis 11% bei 150 Pa nahe an der stationären

Bezugskurve. Die Kurven der Kompaktgeräte zeigen dagegen eine deutliche Abweichung von 30% bis 44%. Ein direkter Vergleich unter diesen Gruppen ist deshalb nur mit einem Umrechnungsfaktor von 1,4 möglich.

Deutliche Unterschiede bestehen in der Qualität und der Bedienungsfreundlichkeit der Geräte. Während beim Rhinodat ein komfortables, menuegesteuertes Programm vorliegt, ist die Bildschirmdarstellung des Mercury nicht gut. Bei den Kompaktgeräten sind die Programme, Service und Bedienungskomfort bis auf die kleinen LCD-Anzeigen gut. Das RhinoComp ist nicht mehr konkurrenzfähig.

Bei dem akustischen Rhinometer lagen die Meßabweichungen im Bereich der Nasenhaupthöhle bei 2% und im Epipharynx bei 15–20%.

Zusammenfassend kann festgestellt werden, daß die Streuung der Meßdaten aller genannten Rhinomanometer in einem für die Praxis akzeptablen Rahmen liegen. Ein direkter Vergleich der Meßdaten der Kompaktgeräte mit denen der übrigen Rhinomanometer ist jedoch derzeit nur mit einem entsprechenden Umrechnungsfaktor möglich. Bedienungskomfort der Rhinomanometer und Service-Leistungen sind unterschiedlich. Das akustische Rhinometer mißt in der Nasenhaupthöhle genau, im Epipharynx ungenau.

W. Bachmann (Mannheim): Sie vergleichen eine stationäre Strömung mit einer Wechselströmung wie sie in der Nase tatsächlich vorhanden ist. Warum benutzen sie keine geeichte Meßdüse, deren Kennlinie mit dem zu prüfenden Rhinomanometer verglichen werden kann? Wollen Sie die verwendete Methode als eine Art Eichsystem vorschlagen?

Chr. Gammert (Schlußwort):
Wir wollten die Rhinomanometer gerade nicht untereinander, sondern gegenüber einer neutralen Normgröße vergleichen. Wie die Berechnungen der Strömung durch die Kunstnase zeigen, besteht zwischen der stationären und der dynamischen Kurve bei Ruheatmung nur eine geringe Abweichung, die vernachlässigt werden kann. So besitzen wir durch dieses Modell in Form seiner stationären Kurve eine Bezugsgröße, mit welcher die Kennlinien der einzelnen Geräte deckungsgleich verlaufen müssen.

61. H. Lenders (Ulm):
Akustische Rhinometrie – Was wird tatsächlich gemessen?

Mit der akustischen Rhinometrie werden mittels eines akustischen Signals Querschnitte in der Nase gemessen. An Nasenmodellen wurde die Lage der gemessenen Querschnitte bestimmt. Hierbei finden sich die Isotemporalen des Meßsignales annähernd parallel zur Nasenklappe. Die Korrelation der gemessenen Querschnitte mit den tatsächlichen Querschnitten erfolgt an Schnitten von Nasenmodellen. Die Abweichung der gemessenen mit den berechneten Querschnitten liegt für die Nasenhaupthöhle im Bereich von 3%, für den Nasopharynx im Bereich von maximal 17%. Die Annahme, daß die Lage der berechneten Querschnitte annähernd parallel zur Nasenklappe liegt, wird durch diese Ergebnisse bestätigt.

Die Normkurve von 134 nasengesunden Probanden zeigt, daß der kleinste Querschnitt (I-Zacke) der gesamten Nasenhöhle im Bereich des Isthmus nasi liegt. Die zweite Enge – strömungsdynamisch etwas größer als der Isthmus nasi – befindet sich im Bereich des vorderen Muschelkopfes und der Septummuschel. Charakteristische Meßkurven für Muschelhyperplasie, Choanalatresie, Adenoidhyperplasie und Septumdeviation werden dargestellt. Eine Interpretation der Meßkurve setzt jedoch eine Inspektion der individuellen Anatomie voraus, da verschiedenartige pathologische Zustände ähnliche rhinometrische Meßkurven ergeben können.

Auch der Einfluß der verwendeten Nasenadapter auf das Meßergebnis für die vordere Nase wurde untersucht. Mit 12 verschieden großen konischen Nasenadaptern können 73% aller Patienten in unserem Kollektiv korrekt gemessen werden, ohne daß die Messung im Bereich der Nase wesentlich verfälscht wird. Nur anatomiegerechte Nasenadapter, die den Bereich der vorderen Nase nicht verändern, können die Querschnitte der vorderen Nase bei allen Patienten korrekt wiedergeben. Auch das wird an Beispielen gezeigt. Mit der akustischen Rhinometrie lassen sich nicht nur differentialdiagnostisch die unterschiedlichen Abweichungen der Nasenstrukturen von der Norm genauestens hinsichtlich Ort und Ausmaß messen, sondern auch die Effektivität rhinotherapeutischer Maßnahmen überprüfen.

W. Bachmann (Mannheim): 3 Fragen: 1. Ist Ihr Meßergebnis von einer stärkeren Rhinitis sicca abhängig? 2. Der Isthmus ist eine stark gebogene Fläche. Wieso sprechen Sie dann von parallelen Flächen? 3. Können Sie aus den gemessenen Querschnittsflächen eine Aussage zum vorhandenen Nasenwiderstand machen?

H. Lenders (Schlußwort):
1. Zur Frage der Meßgenauigkeit bei der Rhininitis sicca. Hierbei ist mit Fehlern in der Berechnung der Querschnitte durch veränderte Akustik zu rechnen.
2. Die Geometrie der berechneten Querschnittsfläche ist ein Paraboloid.

Hauptvortrag 1

62. H. Marquardt (Hamburg): Gesichertes zur Umwelttoxikologie

Einleitung

Jede Epoche kennt widrige Lebensbedingtheiten, auf die sich die der Menschheit innewohnende Existenzangst konzentriert. Zur Zeit steht die Furcht vor Schädigungen von Gesundheit und Umwelt durch Chemikalien im Vordergrund – zumindest in unseren hochzivilisierten Kulturkreisen. Zwar ist diese Angst vor den chemischen Wirkungsprinzipien nicht neu; „der Einbruch der Chemie in den Lebensraum des Menschen" heute kann aber nicht geleugnet werden und zwingt zu kritischer Auseinandersetzung.

In zukünftigen Geschichtsbüchern wird die zweite Hälfe unseres Jahrhunderts Eingang finden als die Ära der synthetischen Chemie. Beginnend in den 40er Jahren dieses Jahrhunderts haben wir eine explosive Entwicklung neuer industrieller Technologien und eine Integration synthetischer Chemikalien in unser persönliches Leben erfahren. Allein in den USA sind ca. 573 000 chemische Produkte im Gebrauch, und im täglichen Leben umgeben uns ca. 70 000 dieser Produkte mit steigender Tendenz (1000/Jahr). Während zunächst diese Chemie in unserem Leben als Gewinn positiv beurteilt wurde, betrachtet sie die Gesellschaft – aufgeweckt z.B. durch Rachel Carsons „Silent Spring" – heute mit Mißtrauen. Obgleich wir heute als Gesellschaft ein deutlich längeres und qualitativ reicheres Leben genießen, betrachtet die Öffentlichkeit Wissenschaft und Technologie nicht mehr als wertvolle Verbündete, sondern mehr oder weniger als Feinde der Natur.

Dieser Druck der Öffentlichkeit hat zunehmend zu immer strikterer Gesetzgebung hinsichtlich chemischer Exposition in der Umwelt und am Arbeitsplatz geführt: Wir alle können selbstverständlich gemeinsam nur begrüßen und fordern, daß das Wohl von Mensch und Umwelt weitestgehend geschützt wird. Unbestreitbar ist aber auch, daß die Industrie ermutigt werden muß, Forschung zur Entwicklung neuer Materialien zu betreiben, die von wirklichem Wert für uns alle sind. Die Risikoabschätzung, d.h. die Beurteilung des Risikos für die menschliche Gesundheit und Umwelt durch Exposition gegenüber Chemikalien, gerät zunehmend zwischen die Fronten dieser beiden Postulate. Dabei ist unser Bewertungssystem für Gefahrstoffe in eine Sackgasse geraten. Einerseits haben die bemerkenswerten Fortschritte der chemischen Analytik unzweifelhaft zu erhöhter Besorgnis, aber auch zu tiefem Mißtrauen seitens der Öffentlichkeit geführt.

Die moderne chemisch-analytische Technik ist heute in der Lage, die meisten synthetischen oder natürlichen chemischen Stoffe in fast unvorstellbar geringen Spuren zu bestimmen. Der Meldung solcher Befunde werden in der Regel Krankheitssymptome angefügt, die solche Stoffe bei Einwirkung hoher Dosen auslösen, ohne den Hinweis, daß zwischen analytisch ermitteltem Wert und krankmachender Dosis u.U. viele Zehnerpotenzen liegen. Ohne quantitative Wirkungsbetrachtung ist der Befund nichtssagend. Dies gilt auch in der ärztlichen Praxis. Andererseits aber hat die Toxikologie diesen Fortschritten der Analytik nicht immer folgen können: es ist unbestreitbar, daß trotz großen Erkenntnisgewinns in den vergangenen Jahren unser Wissen um die Mechanismen toxischer Wirkungen und unserer Fähigkeit zu quantitativer Risikobewertung begrenzt ist.

Diese Unsicherheiten werden – auch von Toxikologen – einerseits nur allzuoft vergessen bzw. verdeckt, andererseits aber übertrieben und dazu benutzt, Unsicherheiten und Ängste zu erzeugen bzw. zu steigern. Der findet am ehesten Glauben, der ein Risiko am schwärzesten malt (Geschäft mit der Angst). Es gibt jedoch auch Gründe und Anlässe für Gefährdung und Furcht: Smog-Katastrophen, Contergan, Minamata, Seveso etc. etc. Wo zwischen Furcht und Alarmruf auf der einen, Beruhigung und Bagatellisierung auf der anderen Seite liegt die Wahrheit?

Allgemeines zur Umwelttoxikologie

Die Toxikologie als Lehre von den Giften und Giftwirkungen beschreibt als angewandte Wissenschaft die chemisch-biologischen Wechselwirkungen mit akuter und chronischer gesundheitsschädlicher Auswirkung insbesondere auf den Menschen und versucht diese zu quantifizieren, um die Schäden zu erkennen, zu behandeln und möglichst zu verhüten. Damit ist dieses Fach gefordert, einen wesentlichen wissenschaftlichen Beitrag zur Präventivmedizin zu erbringen: Sicher kann man darüber streiten, inwieweit die Plethora der Chemie − Kosmetika, Waschmittel, Nahrungsmittelzusätze etc. etc. − überflüssig ist; eine solche Debatte aber ist irrelevant: diese Produkte sind Teil unseres Lebens und werden dies auch für die vorhersehbare Zukunft bleiben. Die Aufgabe der Toxikologie ist sicherzustellen, daß der Mensch keinem unnötigen Risiko durch Exposition gegenüber diesen Substanzen ausgesetzt wird. Dabei ist die Basis in der Toxikologie immer noch der Tierversuch, um prädiktiv im Sinne des vorbeugenden Gesundheitsschutzes ein Gefahrenpotential aufzeigen zu können. Sogenannte „alternative Methoden", an schmerzfreier Materie, die heute so publikumswirksam angepriesen werden, sind seit Jahren ein wertvolles Hilfsmittel, aber auch nicht mehr als ein Hilfsmittel.

Wichtigste Grundlage der Toxikologie ist die Erkenntnis des Paracelsus, daß es keine giftigen Substanzen gibt, sondern nur giftige Dosen (Anwendungen) von Substanzen. In seiner 3. Kärtner Defension hat Paracelsus klargemacht, daß Gift nicht mit Stoff schlechthin definiert werden kann, sondern daß ein und derselbe Stoff Gift und Nicht-Gift sein kann und daß „allein die Dosis macht, daß ein Ding kein Gift sei". Paracelsus folgend, muß man heute Gift als ein Wirkungsprinzip definieren, das an die chemische Materie und die Dosis gebunden ist. Als Toxikologen sind wir demzufolge mit dem Dilemma konfrontiert, daß − mit Ausnahme genotoxischer Verbindungen (siehe später) − eine Substanz (selbst Kochsalz; 100 g Kochsalz dürften tödlich sein) oberhalb einer Schwellenkonzentration toxisch aber unterhalb dieser Schwelle nicht-toxisch ist, und daß dieses Dilemma nur durch eine sorgfältige Analyse der zugrunde liegenden Wirkungsmechanismen und Bedingungen, unter denen die Toxizität entsteht, gelöst werden kann.

Diese Schwellenkonzentrationen werden in toxikologischen Untersuchungen als sogenannte „No-adverse-effect-level" (NOAEL) abgeleitet und führen unter Berücksichtigung von (Un)Sicherheitsfaktoren zu aus toxikologischer Sicht duldbaren menschlichen Expositionen (ADI − accepted daily intake).

Die Umwelttoxikologie, d.h. die Erfassung möglicher Gesundheitsgefährdungen durch Belastungen von Wasser, Boden und Luft, ist vor besonders schwierige Aufgaben und Probleme gestellt, handelt es sich dabei doch um die Frage nach biologischen Wirkungen im Niedrigst-Dosenbereich. Während die Toxikologie zunächst (1814, Orfila) akute Vergiftungen nach relativ hohen Expositionen behandelte, also Krankheitsbilder, die durch mehr oder weniger typische Symptombilder, charakteristischen Ablauf und klar erkennbaren zeitlichen Zusammenhang zwischen Stoffaufnahme und Krankheitsbeginn sowie durch weitgehende Reversibilität der Effekte und den eben beschriebenen Begriff des Schwellenwertes gekennzeichnet sind, ist die heutige Toxikologie ab den 50er Jahren weitgehend und die Umwelttoxikologie praktisch ausschließlich mit der chronischen Intoxikation und den Auswirkungen der Aufnahme von Spuren körperfremder Stoffe über lange Zeiträume befaßt. Zu dieser Entwicklung hat wesentlich die Erkenntnis eines neuen Typs toxischer Wirkung beigetragen, nämlich die Interaktion chemischer Stoffe mit dem genetischen Material.

Bei diesen genotoxischen Wirkungen − Mutagenese, Kanzerogenese (nach, dies sei betont und ich komme darauf sofort zurück, genotoxischen Substanzen) und vermutlich Immunotoxikologie − handelt es sich um grundsätzlich irreversible Schädigungen, die potentiell bereits bei geringsten Expositionen auftreten können. Gerade die (oft mehr theoretische) Möglichkeit, daß eine Langzeitexposition gegenüber Minimaldosen Krebs auslösen könnte, verursacht in der Öffentlichkeit Furcht und Unsicherheit, während wir alle wissen und akzeptieren, daß Chemikalien in hoher Dosierung und akut giftig sind:

− 5 von 100 000 Kindern sterben jährlich an akzidentiellen Vergiftungen insbesondere durch Haushaltschemikalien: Dieses Risiko ist bekannt.
− Die Mehrheit unserer Mitbürger hat Angst vor einem $5:10^6$-Risiko (wenn überhaupt existent), durch Asbest in einer Schule Krebs zu entwickeln und verlangt die sogenannte Asbest-„Sanierung", obwohl gerade dadurch erst wirkliche Asbest-Gefahren hervorgerufen werden können.

Die Beurteilung des Gefahrenpotentials von Kanzerogenen ist besonders schwierig. Zugegeben: Die Ursachen für die Umwandlung einer Normalzelle in eine Krebszelle sind vielfach, die zugrunde liegenden Wirkmechanismen weitgehend unbekannt, die Test-Assays in vieler Hinsicht inadäquat. Trotzdem gibt es Grundlagen und Maßstäbe für eine Risikobewertung.

Nach Paracelsus ist alles toxisch, wenn nur die Dosis hoch genug ist, d.h. die Exposition gegenüber Konzentrationen unterhalb eines Grenzwertes ist unbedenklich. Für einen Teil von Kanzerogenen, solchen, die mit dem genetischen Material interagieren, können derartige Grenzwerte z.Z. nicht definiert werden. Hier gilt der experimentell nicht bewiesene Grundsatz der stochastischen Wirkung, der besagt, daß mit sinkender Konzentration eines Schadstoffes zwar die Schadens-Wahrscheinlichkeit abnimmt, solange aber nicht Null wird, wie noch ein einziges Molekül vorhanden ist.

Für eine große Anzahl sogenannter nichtgenotoxischer Kanzerogene (die uns vielfach umgeben, z.B. Saccarin, aber auch chlorierte Kohlenwasserstoffe) gibt es jedoch keinen Grund, nicht der Regel des Paracelsus zu folgen. Wir können nicht mehr zusehen und für sinnvoll erklären, daß Testergebnisse, die mit z.T. exorbitanten Dosen erzielt wurden, in den ppb/ppt-Bereich der normalen Umweltkonzentrationen extrapoliert werden (ein Zuckerwürfel aufgelöst in der Außenalster). Darüber hinaus gehört zur Risikobewertung und Vergleich mit a) den Vorteilen, die mit ihnen verbunden sind, und b) mit ähnlichen aber unvermeidbaren Risiken. Pro Tag pro Zelle passieren im Organismus ca. 10^5 genetische Veränderungen spontan, ohne daß ein Schadstoff von außen einwirkt. Im Organismus eines jeden Menschen entstehen Kanzerogene aus Aminosäuren, Hormonen u.a. in Konzentrationen, die um den Faktor 1000 über denen von heiß diskutierten Schadstoffen liegen und vieles andere mehr. Ist es beunruhigend zu entdekken, daß das Isotop-enthaltende Kalium in unserem Organismus zu einer 1500fach größeren Strahlenbelastung als die Atmosphäre im 20-Meilen-Umkreis eines Kernkraftwerkes und zu einer 6fach größeren Belastung als ein transkontinentaler Flug führt (das Risiko eines häufigfliegenden Professors 5×10^5)?

Notwendigerweise mußte dieser kurze Überblick über die Grundlagen unseres Faches vereinfachend − ich hoffe, nicht zu einfach − sein. Vieles mußte ungesagt bleiben, erwähnt werden muß aber abschließend doch, daß die biologischen Auswirkungen von Substanzen-Gemischen (synergistisch-antagonistisch) weitestgehend unbekannt sind.

Umwelttoxikologie/HNO

Nach diesen Erläuterungen − eine (noch kürzere und unvollständigere) Diskussion der Berührungspunkte der Fächer HNO und Umwelttoxikologie. Offensichtlich spielen Luftverunreinigungen für Ihr Fach eine besondere Rolle: bei einer täglichen Lungenbelüftung von ca. 20000 Litern sind die Atemwege ihren Auswirkungen in besonderer Weise ausgesetzt.

Einleitend sei angemerkt, daß hinsichtlich der akuten Toxizität im Gebiet HNO, z.B. der Arzneimittelnebenwirkungen, die Risiken im allgemeinen kalkulierbar und relativ gering sind.

Kommen wir nun zu den Xenobiotika, den chemischen Substanzen in der Umwelt des Menschen, so muß zunächst festgehalten werden, daß eine Vielzahl dieser Stoffe, insbesondere praktisch alle chemischen Kanzerogene, metabolisch aktiviert, d.h. gegiftet werden müssen. Die Aktivität dieses Metabolismus ist außerordentlich variabel und z.B. auch

sehr organspezifisch. Dies u.a. bedingt die oft ausgeprägte Organ-Spezifität toxischer Wirkungen. Es ist inzwischen bekannt, daß die Nasenschleimhaut (zumindest der Ratte und des Hamsters) signifikante Kapazitäten für derartige metabolische Umwandlungen besitzt, die ihrerseits nicht nur toxische Wirkungen inhalativ aufgenommener Xenobiotika (Zytotoxizität/Kanzerogenität) vermitteln, sondern auch Geruchswahrnehmungen beeinflussen. Die Aktivität dieser Enzyme ist in der Nasenschleimhaut z.T. ungewöhnlich hoch: z.B. ist bei Ratten die Aktivität für Cytochrom-P-450-abhängige Anilin-Hydroxylierung in der Nasenschleimhaut 6mal größer als in der Leber. Diese Befunde mögen die Empfindlichkeit der Nasenschleimhaut von Ratte und Hamster für inhalative Kanzerogene erklären. Vergleichbare Untersuchungen für den Menschen fehlen weitgehend; Nasenschleimhaut-Tumoren finden sich jedoch vermehrt bei Rauchern und bei beruflich Holzstaubbzw. Chromat-exponierten Arbeitern. Auch auf den Geruch von Xenobiotika hat dieser Metabolismus Auswirkungen in allen Richtungen (Erzeugung und Abbau riechender Metabolite, Geruchsmodifizierungen): z.B. wird die spezifische Anosmie gegenüber Cyanid beim Menschen mit dem hohen Gehalt der Nasenschleimhaut an dem metabolisierenden Enzym Rhodanase erklärt. Natürlich haben diese Erkenntnisse auch Auswirkungen auf die Wirkungen inhalativer/intranasal applizierter Arzneimittel und Xenobiotika: z.B. reizen Kokain und Nikotin aber auch Diesel-Emissionen die Nasenschleimhaut und führen dort zur metabolischen Bildung des lokal-reizenden Formaldehyds. Es muß betont werden, daß Studien/Erkenntnisse dieser Art jüngeren Datums und noch außerordenlich limitiert sind.

Formaldehyd. Formaldehyd ist eine weitverbreitete industrielle Chemikalie (Nr. 23 in der Produktionsmenge) und die verbreitetste synthetisierte Luftkontaminante überhaupt. Die Substanz wird seit Anfang dieses Jahrhunderts in großen Mengen produziert und in erster Linie für die Herstellung von Kunstharzen und Kunststoffen verwendet und kann dadurch u.a. zu einer Luftbelastung von Innenräumen führen („indoor pollution" als eine zunehmend als bedeutungsvoll erkannte Gesundheitsgefährdung für den Menschen). Die Substanz wird aber auch im Säugerorganismus in kleinen Mengen als normales Stoffwechselprodukt gebildet und liegt dabei größtenteils in gebundener Form vor: im menschlichen Blut wurden ca. 2 ppm bestimmt. Es entsteht bei Verbrennungsprozessen (Autoabgase, Tabakrauch etc.) und wird als Desinfektionsmitel und Gewebe-Fixativ angewendet.

Neben den allgemein-toxischen (insbesondere lokalen Reizerscheinungen) und den allergenen Wirkungen steht Formaldehyd unter dem Verdacht, krebserzeugendes Potential zu besitzen: Die Substanz interagiert mit dem genetischen Material und induziert bei der Ratte unter lebenslänglicher inhalativer Gasexposition gegenüber hohen Konzentrationen irreversible Schädigungen und Plattenepithelkrebs in der Nasenhöhle. Die Senatskommission zur Prüfung gesundheitsschädlicher Arbeitsstoffe der Deutschen Forschungsgemeinschaft setzte den MAK-Wert („maximale Arbeitsplatz-Konzentration") 1987 auf $0,6\,mg/m^3$ fest und stufte den Stoff in die Klasse IIIB (krebserzeugendes Potential zu vermuten) ein.

Die Bedeutung der tierexperimentellen Ergebnisse hinsichtlich eines Krebs-Potentials der Substanz für den Menschen jedoch ist weltweit sehr umstritten: die hohe Krebsinzidenz bei Ratten nach einer Exposition gegenüber $14,3\,ppm$ (ml/m^3) Formaldehyd (die warnende Riech- und Geruchsschwelle für den Menschen liegt bei $0,3\,ppm$) und die erwiesene mutagene Wirkung der Substanz inkriminierte Formaldehyd-Exposition als signifikantes humankanzerogenes Risiko. Dagegen aber sprechen respirationsphysiologische Unterschiede zwischen Ratte und Mensch (im Gegensatz zum Mensch sind Nager obligate Nasenatmer), der Nachweis, daß signifikante DNA-Interaktionen und auch die Tumoren in der Ratte erst nach lokaler Gewebs-Läsion gesehen wurden und die Tatsache, daß — auch in der Nasenschleimhaut — Formaldehyd außerordentlich schnell detoxifiziert wird und systematisch keine toxischen Wirkungen zu entfalten scheint. Demzufolge muß die kanzerogene Wirksamkeit als zusammenhängend mit lokaler Ulzeration (beim Primaten ab $1\,ppm$) u.U. als „Fehlregeneration" im Sinne F. Büchners und damit Schwellenwert-abhängig gesehen werden. Diese — zugegebenermaßen — hypothetische Interpretation der experimentellen Formaldehyd-Kanzerogenese wird deutlich gestützt durch die größtenteils negativen Ergebnisse epidemiologischer Studien. Auch bei beruflich stark Exponierten ist eine erhöhte Krebsrate in den Atemwegen (inkl. Lungenkrebs) bisher nicht nachzuweisen (aus einigen Untersuchungen ergaben sich zwar gewisse Hinweise auf vermehrtes Auftreten einzelner Tumortypen, jedoch waren entweder Störgrößen nicht ausreichend kontrolliert oder die Fallzahlen zu gering, um daraus auf gesicherte Effekte schließen zu können).

Aufgrund der gegenwärtigen Datenlage muß demzufolge geschlossen werden, daß das menschliche Krebsrisiko nach geringer beruflicher und vor allem nach häuslicher Exposition nicht-existent bzw. so gering ist, daß es unobservierbar bleibt. Gemäß der gegenwärtig gültigen Risikoabschätzung müßten aufgrund der tierexperimentellen Daten und der derzeitigen Formaldehy-Luftkontamination 500 per 1 Million Frauen und 10000 per 1 Million Männer an Nasentumoren erkranken — tatsächlich aber werden 5 bis 10 Fälle per Million beobachtet. Es sei der Vollständigkeit halber angemerkt, daß es keine tierexperimentellen Hinweise für eine kanzerogene Wirksamkeit von Formaldehyd nach oraler Aufnahme gibt (es enthalten: 1 Apfel 5 Milligramm, Obst und Gemüse 4−20 Milligramm/Kilogramm, Kaffee ca. 50 Milligramm per kg).

Ohne Zweifel aber sollte die Exposition gegenüber Formaldehyd so weit als möglich minimiert werden: weitere Studien sind notwendig, um das humankanzerogene Potential der Substanz abzuklären, und an seiner co-kanzerogenen Wirkung kann nicht gezweifelt werden. In diesem Sinne gelten in der BRD z.Z. folgende Grenz- und Richtwerte:

Innenraumkonzentration:	$0,1\,ppm$ $(0,12\,mg/m^3)$
Arbeitsplätze:	$0,5\,ppm$ $(0,6\ \,mg/m^3)$
Kosmetika (vergleichende Vorschriften für Wasch-, Reinigungs- u. Pflegeartikel)	
Mundpflegemittel:	$0,1$ %
als Konservierungsstoff sonst.	$0,2$ %
Nagelhärter:	5 %
Deklarationspflicht:	ab $0,05$%

Angesichts dieser relativ beruhigenden Datenlage hinsichtlich des kanzerogenen Potentials von Formaldehyd sollte aber auch nicht aus den Augen verloren werden, daß Immun-Defizite verursachende Mutationen eine Folge auch sehr geringer Formaldehyd-Expositionen sein könnten und daß daher insbesondere das immuntoxische Potential der Substanz der Klärung bedarf.

Holzstäube. Die kanzerogene — auch humankanzerogene (inkl. Atemwege) — Wirksamkeit inhalativ aufgenommener Substanzen-Gemische ist umstritten.

1. Kürzlich wurden Diesel-Emissionen durch die Senatskommission zur Prüfung gesundheitsschädlicher Arbeitsstoffe der Deutschen Forschungsgemeinschaft in die Klasse IIIA2 eingestuft (starker Verdacht eines krebserzeugenden Potentials auch für den Menschen). Wenn auch mancherorts diskutiert wird, daß die tierexperimentelle Kanzerogenese (Lungentumoren) durch Diesel-Emissionen wesentlich eine Folge der Rußpartikel (Co-Kanzerogene) ist, so zwingt m.E. die gegenwärtige Datenlage zu der Bewertung, daß es sich bei Diesel-Emissionen um ein genotoxischen Substanzen-Gemisch mit einem Krebsrisiko auch für den Menschen handelt.

2. Epidemiologische Untersuchungen lassen keinen Zweifel daran, daß (berufliche) inhalative Exposition gegenüber Metall-Gemischen mit einem er-

höhten Risiko für Lungentumoren (Arsen, Beryllium, Chrom, Nickel) aber auch Nasen- und sinonasale Tumoren verbunden ist. Es sei angemerkt, daß neuere tierexperimentelle Daten insbesondere des Fraunhofer-Instituts für Toxikologie und Aeorosolforschung auch Kadmium als Lungen-Kanzerogen belasten.

Besondere Aufmerksamkeit hat in jüngster Zeit die potentielle humankanzerogene Wirkung von Holzstäuben (insbesondere Eichen-/Buchenholz) gefunden. Weltweit wurden 1985 fast 500 Mio. m^3 Holz verarbeitet. Aus Holzstaub, der bei der Bearbeitung sowohl einheimischer als auch tropischer Hölzer entstehen kann, werden nach Inhalation zahlreicher gesundheitsschädlicher Verbindungen im menschlichen Organismus freigesetzt (Kopfschmerzen, Übelkeit, chronische Bronchitis, Asthma, Rhinitis, Dermatitis). Hinsichtlich der Krebsgefährdung Holzstaubexponierter konnte weltweit bestätigt werden, daß abgesehen von Exposition gegenüber Asbest und einigen Pyrolyseprodukten die Zahl der bisher beschriebenen Adenokarzinome der Nase und der Nasennebenhöhlen bei Holzarbeitern die Anzahl aller Berufskrebserkrankungen, die jemals mit einem einzelnen krebserzeugenden Arbeitsstoff in Zusammenhang gebracht wurden, übertrifft. Experimentelle Untersuchungen zeigen, daß Holzstäube eine mutagene und kanzerogene Aktivität entfalten können.

Der erste Hinweis auf einen möglichen Zusammenhang zwischen Nasenkrebs und Holzstäuben-Exposition kam übrigens 1965 von den englischen HNO-Ärzten Macbeth und Headfield. Nach Schroeder et al. zeigen die Tumoren ein charakteristisches morphologisches Bild (den Adenokarzinomen des Magen-Darm-Traktes ähnelnd), werden aber aufgrund ihres versteckt liegenden konstanten Entstehungsortes (mittlerer Nasengang am Übergang zum Siebbein) und aufgrund der unspezifischen Frühsymptome (behinderte Nasenatmung, Nasenlaufen, Nasenbluten) oft erst im fortgeschrittenen Stadium diagnostiziert. Das Wachstum der Tumoren erfolgt lokal destruktiv, Metastasen (insbesondere regionäre Halslymphknoten) sind relativ selten, die kumulative Überlebensrate nach zwei Beobachtungsjahren betrug 65,1%, nach 5 Jahren 34,4%. Therapeutisch scheint nur eine operative Behandlung erfolgversprechend. Der Verdacht auf Holzstaub-induzierte Tumoren der Lunge, des Magen-Darm-Traktes und des hämatopoetischen Systems (Non-Hodgkin-Lymphone) weist darüber hinaus auf eine mögliche systemkanzerogene Wirksamkeit von Holzstäuben hin. Als Expositionszeiten sind 5 bis 40 Jahre berichtet, als Latenzzeiten durchschnittlich (mit großer Variation) 40 bis 45 Jahre.

Unter den verschiedenen Holzarten nehmen Eichen- und Buchenholz insofern eine Sonderstellung ein, als der Staub dieser Hölzer als besonders krebsgefährdend angesehen werden muß (Einstufung durch die Senatskommission zur Prüfung gesundheitsschädlicher Arbeitsstoffe der Deutschen Forschungsgemeinschaft IIIA1 als Träger eines humankanzerogenen Prinzips, das entweder obligat oder mit großer Regelmäßigkeit mit diesen Stäuben vergesellschaftet ist) im Gegensatz zu anderen Holzstäuben, die als IIIB eingestuft sind (ein nennenswertes krebserzeugendes Potential ist zu vermuten und bedarf der Abklärung).

Das krebserzeugende Prinzip in Holzstäuben verbleibt zur Zeit ungeklärt: neben den Hölzern bzw. natürlichen chemischen Substanzen im Holz (Benzochinone, Coniferylaldehyd etc.) und möglicherweise den Holz-Partikeln) beeinflussen Kontaminationen wie Holzschutzmittel (Pentachlorphenol, Formaldehyd etc.) aber auch Produkte kontaminierender Pilze etc. mit großer Wahrscheinlichkeit durch eine zusätzliche kanzerogene und darüber hinaus eine co-kanzerogene/tumorpromovierende Wirksamkeit die Tumorentstehung. Präventive Maßnahmen (entsprechende Absaugvorrichtungen) und Früherkennungen (Berufsanamnese) sind von wesentlicher Bedeutung. Im übrigen sind seit dem 1. 4. 1988 Adenokarzinome der Nasenhaupt- und Nasennebenhöhlen durch Stäube von Eichen- und Buchenholz in die Liste der Berufskrankheiten aufgenommen worden (in England bereits 1967).

Luftverunreinigung: Ozon. Ozon (O^3) entsteht aufgrund photochemischer (UV) Oxydationen von Luftverunreinigungen: Trotz großer Anstrengungen zur Reinhaltung der Luft und zur Begrenzung atmosphärischer Ozon-Konzentrationen lebt heute z.B. in den USA mehr als die Hälfte der Bevölkerung unter relativ hohen und steigenden Ozon-Belastungen (überschreitend z.B. die US-National Ambient Air Quality Standards 240 μ/m^3: z.B., Los Angeles an 100 Tagen/Jahr 400 μ/m^3). In Mitteleuropa liegen die Werte im allgemeinen niedriger (Hamburg: 1989 an einem Tag 268 μ/m^3).

Ozon ist ein natürliches Gas, das in der Stratosphäre (20000 μ/m^3, Gefahr in Flugzeugkabinen) und in der Troposphäre (2000 μ/m^3) vorkommend uns vor UV-Bestrahlung schützt (FCKW − Dia). Ozon ist eine außerordentlich reaktive oxydierende Substanz (bakterizid wirksam) und wirkt dadurch in toxischen Konzentrationen (400−600 μ/m^3) lokal reizend (bronchiale Irritationen mit Thoraxschmerz bei tiefer Einatmung, Tränenfluß, Husten, Kopfschmerzen, Beklemmungsgefühl, saurer Geschmack und Geruch). Die pulmonalen Irritationen können bei hoher Exposition bis zu Dyspnoe und Lungenödem führen. Insbesondere schränkt Ozon-Exposition die körperliche Leistungsfähigkeit ein. Konzentrationen ab 2000 μ/m^3 sind an ihrem intensiven Geruch (Geruchsschwelle 20–30 μ/m^3) erkennbar und verursachen heftige Kopfschmerzen (UV-Lampen in Kopiergeräten etc.). Chronische Exposition gegenüber kleineren Konzentrationen scheint insbesondere Raucher zu belasten. Der biochemische Wirkungsmechanismus dieser akuten Ozon-Toxizität ist unbekannt (Peroxydation von Zellmembran-Lipiden, Reaktion mit Zellmembran-Proteinen inkl. Enzym-Inaktivierungen). Unbekannt ist auch, worauf die für Ozon bekannte Adaptation und Toleranz der Lungen (relative Intensivität trotz anhaltender Exposition, verminderte Toxizität bei Re-Exposition) beruhen. Ozon wirkt darüber hinaus immunosuppresiv (erzeugt z.B. quasi eine Asthma-Bereitschaft) und führt zu irreversiblen Auswirkungen auf der Lunge; u.a. besteht damit die Möglichkeit, daß es kanzerogene und Emphysem-verursachende Prozesse stimuliert. Ozon wird z.Z. nicht als ein (Lungen)Karzinogen angesehen, obgleich die Substanz auch mit der DNS reagiert, also genotoxisch ist (rasche Ozonolyse).

Offensichtlich steht die Sensitivität gegenüber Ozon-Auswirkungen unter genetischer Kontrolle, es muß damit gerechnet werden, daß es hypersuszeptible Individuen gibt, die allerdings z.Z. zumindest noch nicht vorerkennbar sind. Diese und andere Fragen bedürfen dringend der Klärung durch experimentelle und klinische Studien. Zusammenfassend: Ab Ozonkonzentrationen von 360 μ/m^3 sind allgemeine Warnungen angebracht: auf sportliche Ausdauerleistungen u.ä. sollte dann verzichtet werden. Weitergehende Empfehlungen sind bei den in Mitteleuropa beobachteten Ozon-Konzentrationen nicht angebracht. Selbstverständlich sind alle möglichen Maßnahmen zu ergreifen, ein weiteres Ansteigen der Ozonkonzentrationen zu vermeiden bzw. sie zu senken.

Schlußbetrachtungen

Bei einer Betrachtung zu dem Thema „Umwelttoxikologie und das Fach HNO" spielen offensichtlich Luftverunreinigungen eine große Rolle: die Atemwege sind in besonderer Weise den Folgen der Luftverschmutzung ausgesetzt (die tägliche Lungenbelüftung beträgt etwa 20000 Liter Umgebungsluft) und die Gesundheitsgefährdung durch Luftverschmutzung selbst bei akuter Exposition steht außer Frage; man denke nur daran, daß der Tod von 3000 Menschen im Jahr 1952 in London einer Smog-Episode zugeschrieben werden muß. Selbstverständlich aber ist – auch im Bereich des Faches HNO – der Bezug zur Umwelt-Kontamination nicht auf die Atemwege beschränkt. So steht z.B. die exzessiv hohe Inzidenz

(jährliche Mortalität ca. 150/100000) für Oesophagus-Krebs in einigen nördlichen Provinzen der Volksrepublik China (z.B. Lin-Xian) mit Umwelt-Kontaminationen, möglicherweise mit einer Verunreinigung der Nahrungsmittel mit N-Nitroso-Substanzen, in Zusammenhang.

Die Skizzen zu einem Zusamenhang zwischen chronischer Umwelt-Kontamination und Gesundheit des Menschen (mit dem Fokus HNO) mußten notwendigerweise oberflächlich bleiben, die beträchtlichen Wissenslücken konnten nur angedeutet werden. Aus der Sicht des Toxikologen steht es aber außer Zweifel, daß unsere Gesellschaft die wissenschaftlichen und technologischen Fähigkeiten erworben hat, die notwendig sind, um potentielle chemische Gesundheitsgefährdungen zu erkennen und abzuwenden.

Zivilisation aber muß nicht nur gemessen werden an der Akquisition von Wissen, sondern insbesondere an der Applikation von Wissen: wir müssen heute unser Wissen „nur" anwenden, wenn wir uns dem Leben in einer unvermeidlich zunehmend chemischen Umwelt stellen. Im übrigen kann nicht oft genug betont werden, daß es ein Nullrisiko nicht geben kann. Ausschließen kann man das gesundheitliche Risiko eines chemischen Stoffes nur, wenn keine Exposition stattfindet. Es wird immer vermeidbare und unvermeidbare Schadstoffe geben. Die hier besprochenen Beispiele stehen für unzählige weitere. Es muß eine Güterabwägung – Schaden/Nutzen-Analyse – getroffen werden. Es ist dies übrigens keine Entscheidung, die in die Zuständigkeit der Wissenschaft fällt (es gibt jedoch mehr und mehr Hinweise dafür, daß man im politischen Raum diese Verantwortung scheut).

Vor diesem Hintergrund wird sich ergeben, daß wir dann, wenn wir Schadstoffe erkannt haben, eine Entscheidung darüber herbeiführen müssen, ob sie aus unserer Umwelt gebannt und wodurch sie ersetzt werden können. Bei manchen Stoffen werden wir zu der mindestens für den Augenblick nicht befriedigenden Feststellung kommen, daß wir auf absehbare Zeit noch keinen Ersatz haben. Dies bedeutet, daß wir den Umgang mit dem betreffenden Schadstoff unter sorgfältige Aufsicht stellen müssen. Das Verfahren hat aber einen großen Vorteil: die Entscheidung darüber liegt sozusagen zur Wiedervorlage vor, und wir sind aufgefordert, über den frühestmöglichen Ersatz und die Ablösung des zur Diskussion stehenden Stoffes nachzudenken. Darüber hinaus gibt es neben den bisher besprochenen bestimmbaren Risiken unbestimmbare (wenigstens z.Z.) Risiken, in deren Bewertung notwendigerweise subjektive und emotionale Gesichtspunkte einfließen (z.B. Zusammenwirken mehrerer Stoffe).

Nase II: Therapie

63. M. Linnarz, J. U. G. Hopf, H. Scherer (Berlin): Die endonasale und transnasale endoskopisch kontrollierte Lasertherapie

Bei der Behandlung der Polyposis nasi et sinuum bietet die endoskopisch kontrollierte Lasertherapie insbesondere bei der Rezidivpolyposis und Solitärpolypen eine ambulant durchführbare und nahezu unblutige Methode zur Wiederherstellung von Ventilation und Drainage der anhängenden Nasennebenhöhlensysteme. Von Vorteil ist hier der kontinuierliche Einblick in das Operationsgebiet und die Möglichkeit, in engen anatomischen Arealen wie z.B. Siebbein- oder voroperierten Kieferhöhlenostien dosiert und gezielt Gewebe abzutragen.

Zum einen ist die Blutungsgefahr durch den koagulierenden Effekt nahezu aufgehoben, zum anderen kann bei Bestehen einer rarifizierenden Ostitis eine Gefährdung der neuronalen Strukturen und des Weichteilgewebes der Orbita durch die Kenntnis der definierten Eindringtiefe vermieden werden.

Die sog. Laserpolypektomie ist keineswegs als alternatives oder konkurrierendes Verfahren zur bisherigen konventionellen endoskopischen Sinuschirurgie zu sehen. Es ist derzeit eine rein symptomatische Methode ohne signifikante Vorteile hinsichtlich der Dauer der Wundheilungsperiode und der Rekurrenz der polypösen Rhinosinusitis.

Sie ist damit unserer Auffassung nach ein adjuvantes Verfahren in der Nachsorge konventionell voroperierter Zustände bei chronisch polypöser Rhinosinusitis.

Unter den Rahmenbedingungen einer eingehenden bildgebenden Vordiagnostik wie der high-resolution-Computertomographie und der Unabdingbarkeit, durch geeignete Probeexzisionen vor dem Beginn der Lasertherapie die pathohistologische Unbedenklichkeit dieses neuen Therapieverfahrens sicherzustellen, wurden in den letzten drei Jahren 428 Patienten behandelt. Unter diesem ambulanten Behandlungsschema waren in diesem Zeitraum ein bis sechs therapeutische Sitzungen pro Patient notwendig, um das angestrebte Behandlungsziel zu erreichen.

In Ausnahmefällen, nämlich dann, wenn der Patient einen primär konventionellen Eingriff ablehnt oder einer Allgemeinanästhesie nicht zugänglich erschien, boten wir einen primär laserchirurgischen Therapieversuch an.

Hierbei konnten jedoch lediglich subjektive und objektivierbare Verbesserungen der Nasenluftpassage und des Riechvermögens sowie in beschränktem Maße der paranasalen Drainage erzielt werden.

Vor einem primär kurativen Einsatz der Laserpolypektomie ohne vorherige geeignete Sanierung der Infundibulumsituation muß jedoch dringend gewarnt werden. Dies rührt daher, daß bis zum heutigen Tage grundlegende Untersuchungen über eine gefahrlose simultane Abtragung von Weichteil- und Knochengewebe – und die Betonung liegt hierbei auf Knochengewebe – nicht existieren. Sollte ein System mit geeigneter Parameterkonfiguration gefunden werden, das bei genauer Dosierbarkeit und gut steuerbarer Eindringtiefe diese beiden biologischen Gewebe in gleicher Verläßlichkeit vaporisieren kann, so ist all das oben Gesagte neu zu überdenken.

Als weitere Indikation der endoskopisch kontrollierten Lasertherapie ist die Behandlung der benignen Nasenmuschelhyperplasie anzuführen. Beschränkt man sich auf die sogenannte „interstitielle Koagulation", so ist in keinem Fall ein signifikanter Vorteil zur monopolaren Kaustikbehandlung zu verzeichnen.

Der Vorteil unseres Behandlungsverfahrens ist beim bare-fiber-Einsatz in der Kombination der thermischen Effekte wie der Koagulation mit einer genauen, unter Sicht kontrollierten Vaporisation zu sehen, also der eigentlichen Abtragung und damit der sofortigen Größenreduktion. Dies betrifft im besonderen das hintere Ende der unteren und mittleren Nasenmuschel.

Der Effekt der Vaporisation wird ebenfalls bei der Wiedereröffnung membranös oder von Weichteilgewebe obstruierter paranasaler Ostien sowie der dauerhaften Durchtrennung postoperativer septoturbinaler Synechien oder anderer Vernarbungen ausgenutzt. Mukozelen lassen sich durch das geschickte Verdampfen ihrer Wandstrukturen bei restituierter Ostienweite ebenfalls dauerhaft therapieren.

Über den transnasalen Zugang lassen sich im Bereich des cranialen Epipharynx hyperplastische lymphatische Strukturen unkompliziert entfernen.

Für die endonasale und transnasale endoskopisch kontrollierte Lasertherapie verwenden wir einen MBB medilas 4060 Nd:YAG-Laser im Kontaktverfahren. Die Strahlungsapplikation erfolgt über flexible Quarzfasern (600 µm) sowohl im getakteten als auch im Dauerstrahlbetrieb. Für die Vaporisation werden hohe Laserleistungen zwischen 45 und 50 Watt mit Expositionszeiten zwischen 0,1 und 0,2 s und Expositionspausen von 0,3 bis 0,4 s gewählt. Sollen koagulative und thermische Effekte am Gewebe erzielt werden, kommen niedrige Laserleistungen von 10 bis 25 Watt im Dauerstrahlbetrieb zur Anwendung. Weiterhin ist ein Äsculap-Argon-Ionen-Laser mit flexiblen Quarzfasern (100 µm) – ebenfalls im Kontaktverfahren – in Gebrauch. Die Expositionszeiten betragen zwischen 0,2 und 0,5 s, die Expositionspausen 100 ms im getakteten mode.

Zwei starre Laserendoskope (Außendurchmesser 4,6 und 3,3 mm) und eine flexible aktiv steuerbare Faseroptik (Außendurchmesser 1,6 mm) mit integriertem Arbeitskanal stehen uns zur Verfügung.

E. Ludwig (Köln): 1. Wie bewerkstelligen Sie endoskopisch die Sauberhaltung der Lasersonde an Ihren optischen Flächen?
2. Sind Sie in der Lage, diesen Eingriff nur in ITN oder auch in LA im Hinblick auf die Komplikationsmöglichkeiten (wie z.B. Aspirationsgefahr) durchzuführen?
An unserer Klinik hat sich das Quarzschutzröhrchen in den letzten 15 Jahren sehr bewährt.
Liegen histologische Nachuntersuchungen nach Laserbehandlungen bezüglich der Abheilung der Schleimhäute vor?
Wir konnten jedenfalls nachweisen, daß nach vollständiger Reepithelialisierung in Form eines mehrschichtigen Plattenepithels, sich über eine Metaplasie, kinozilientragendes mehrreihiges Zylinderepithel ausbildet.

N. Staschke (Kaiserslautern): Führt die Schwärzung des Faserendes durch die starke Aufhitzung zu einer Zerstörung der Faser?
Haben Sie Erfahrungen mit Saphirspitzen?

F. J. Broicher (Köln): Seit 25 Jahren führe ich diese Operation in Lokal und ITN in klassischen Operationsmethoden durch, jetzt auch mit Laser endoskopisch. Hier stelle ich keine Verbesserung fest.
Wie steht es mit dem Heilungsverlauf? Er ist verlängert! Vernarbungen! Rezidive häufiger? Einziger Vorteil weniger Blutung. Kann klassische Op.-Methoden nicht ersetzen, auch nicht ambulant.

Th. Deitmer (Münster): Wie ist die Wundheilung unter der Lasertherapie?
Gerade der von Ihnen erwähnte YAG-Laser hat eine hohe Eindringtiefe. Besteht Gefahr für Orbita oder intracranielle Strukturen?
Wenn Sie in örtlicher Betäubung operieren, besteht die Gefahr einer Rauch-Schädigung an tiefen Atemwegen?

E. Kastenbauer (München): Sie haben sehr kritisch das Machbare Ihrer Methode dargestellt, sie hat ja einen sehr engen Indikationsbereich. Diese kritische Darstellung sollte auch nach außen erfolgen, da die Erfolgsrate bei der Behandlung der klassischen Siebbeinpolyposis dem herkömmlichen Verfahren nicht überlegen ist und Irritationen bei den Patients vermieden werden sollen.

M. E. Wigand (Erlangen): Nach dieser schönen und überzeugenden Darstellung der Möglichkeiten und Grenzen einer Lasertherapie polypöser Sinusitiden die Fragen: Kann man die Stirnhöhle erreichen? Wie gestaltet sich die Anwendung in Lokalanästhesie bei Kindern?

M. Linnarz (Schlußwort):
Die Laserbehandlung erfolgt in Oberflächenanästhesie, d.h. durch Einlage von mit Tetracain und Privin getränkten Wattetupfern. Sollte eine weitere Anästhesie notwendig sein, erfolgt sie mit Xylocain-Spray oder Gel. Behandlungsdauer pro Sitzung 20 bis 40 Minuten.
Die primäre Laserbehandlung der Stirnhöhle ist mit den vorhandenen Endoskopen nicht möglich, jedoch bei voroperierten Stirnhöhlen nach Infundibulotomie gelingt mit dem aktiv steuerbaren Mikroendoskop und dem Einsatz der 100 Mikrometer Argonfaser die Abtragung von Polypengewebe oder Vernarbungen im Bereich des Stirnhöhlenostiums.
Der Einsatz der Lasertherapie in Oberflächenanästhesie ist bei Kindern wegen der psychischen Belastung nur bedingt möglich. Der jüngste Patient mit Rachenmandelhyperplasie war 8 Jahre alt. Insgesamt muß man sagen, daß unseren Erfahrungen nach erst ab dem 11. bis 12. Lebensjahr eine entsprechende Behandlung erfolgen kann.
Zu Schädigungen wichtiger anatomischer Strukturen, wie Orbita, Schädelbasis und neuronaler Strukturen kommt es nicht. Die optische Eindringtiefe des Nd-YAG-Lasers liegt bei 2,5 bis 8,0 mm, je nach Art und Zusammensetzung des zu bestrahlenden Gewebes, und ist eine fixe Kenngröße. Erfolgt der Lasereinsatz in der Nähe gefährdeter Areale, so kann die effektive Wirktiefe durch Veränderung der Parameterkonstellation und das vorherige Schwärzen der Faser reduziert werden.
Es steht außer Frage, daß auch konventionelle NNH-Operationen ambulant durchgeführt werden können. Der Vorteil liegt jedoch in der exzellenten Übersicht des Operationssitus, ermöglicht durch blutungsarme bis blutungsfreie gezielte Volumenreduktion von obstruierendem Weichteilgewebe.
Die von uns benutzten Quarzfasern werden gassterilisiert. Saphirspitzen benutzen wir nicht, da sie voluminös, teuer sind und sich aufheizen.
Deutlich gemacht werden muß, daß wir strenge Indikationsstellungen zur endonasalen und transnasalen Lasertherapie haben.
Die Behauptungen in der Regenbogenpresse, daß nach Laserbehandlung Polypen nicht wieder auftreten, stammt nicht von unserer Arbeitsgruppe, Beschuldigungen hierzu weisen wir auf das schärfste zurück.

64. A. May, A. Weber, C. v. Ilberg, E. Meyer-Breiting (Frankfurt am Main): Nasennebenhöhlenoperationen bei Kindern mit kongenitalen Erkrankungen der oberen Luftwege

Chronisch entzündliche Erkrankungen der Nasennebenhöhlen im Kindesalter sind selten und gehen oft mit einer bronchopulmonalen Erkrankung einher. Prädisponierende Faktoren wie eine allergische Diathese, eine mechanische Behinderung der Nasenatmung, Immundefekte und genetisch bedingte Störungen der mucociliären Clearence können zu einer chronischen rezidivierenden Sinusitis oder auch zu einem sinubronchialen Syndrom führen. Insbesondere Kinder mit kongenitalen Erkrankungen, und chronischen rekurrierenden Infekten erfordern eine eingehende interdisziplinäre Abklärung durch Pädiater und Otorhinolaryngologen. Die Diagnostik umfaßt neben der pädiatrischen und otorhinolaryngologischen Untersuchung eine Endoskopie ggf. mit Biopsie, Computertomographie der Nasennebenhöhlen, Allergietestung, Cilienfunktionstest, Lungenfunktionstest, Immunoglobulinbestimmung und Histologie zur Bestimmung der Cilienultrastruktur. Die intensive konservative Therapie der Kinder mit regelmäßiger Physiotherapie, mukolytischer Therapie, Inhalationsbehandlung mit β-Sympathomimetika und frühzeitige antibiotische Therapie steht im Vordergrund. Die Indikation zur mikrochirurgischen Operation ist gegeben bei massiver nasaler Obstruktion, rezidivierenden eitrigen Erkrankungen und bronchopulmonalen Beschwerden. Eine regelmäßige Nachsorge muß sichergestellt sein. 15 Kinder im Alter zwischen 5 und 14 Jahren wurden wegen einer chronischen therapieresistenten Rhinosinusitis endonasal mikrochirurgisch operiert und 2 Jahre nachkontrolliert. Von 9 Kindern mit Mucoviscidose sind 5 Kinder 2 Jahre nach der Operation rezidivfrei. Von 2 Kindern mit primärer Ciliendyskinesie ist noch ein Kind nach 2 Jahren rezidivfrei. Ein Kind mit Woakes-Syndrom entwickelte rasche ausgeprägte Polypenrezidive nach der Operation. Von 3 Kindern mit Polyposis nasi unklarer Genese blieben 2 Kinder rezidivfrei. Die endonasale Mikrochirurgie ist eine Bereicherung der konservativen Therapiemaßnahmen bei Kindern mit kongentialen Nasennebenhöhlenerkrankungen. Ihr sind aber Grenzen gesetzt, die sich in auffälligen Rezidivraten widerspiegeln. Aus diesem Grund sollte eine Indikation zur Operation nur nach Ausschöpfung der konservativen Therapie festgelegt werden. Diese Entscheidung wird aber erleichtert durch ein geringes Komplikationsrisiko und geringe Agressivität dieser Operationstechnik. Zudem werden Deformitäten an dem kindlichen noch wachsenden Schädelskelett vermieden.

A. Schapowal (Davos): 1. Wie sieht Ihr Therapiekonzept zur Nachbehandlung nach Ethmoidektomien bei Kindern aus? Kann z.B. durch eine Dauermedikation von 200 µg Prednisonäquivalent nasal ein Rezidiv verhindert werden?
2. Eröffnen Sie bei Ethmoidektomie bei Kindern routinemäßig den Sinus sphenoidalis bei Verschattung im CT?

St. Maune (Oldenburg): L1-Antitrypsin existiert in über 60 Varianten. Liegen Ihnen Untersuchungen zur Phänotypisierung zur Bestimmung einer genetischen Disposition bei Ihrem Untersuchungsgut vor?

J. Theissing (Nürnberg): Kann wegen der Strahlenbelastung der ja kindlichen Patienten ggf. auf eine Ebene eine HR-CT verzichtet werden?

E. Kastenbauer (München): Auch wir operieren Kinder mit einer Mukoviszidosis, obwohl wir natürlich hier nur eine symptomatische Therapie vornehmen. Die Entwicklungsschübe dieser Kinder im beschwerdegebesserten Intervall sind nämlich sehr ermutigend.

A. May (Schlußwort):
1. Wir führen eine Nachbehandlung mit topischen Steroiden für 3 Monate durch sowie Kochsalzspülungen; eine systemische Cortisongabe wird wegen der hohen Infektanfälligkeit und unerwünschten Nebenwirkungen nur in Ausnahmefällen eingesetzt.
2. Kinder mit α_1-Antitrypsinmangel sind selten, ein Kind mit dieser Erkrankung wurde an unserem Zentrum nicht operiert.
3. Kinder mit ausgedehnter Polyposis nasi, insbesondere nach Voroperation können knöcherne Dehiszenzen an der Schädelbasis aufweisen. Dies rechtfertigt die Darstellung der NNH in zwei Ebenen, um präoperativ ein Maximum an Sicherheit zu erhalten.
4. Mukoviscidose − auffällig durch hohe Rezidivrate, deshalb keine radikale Chirurgie.
An unserem Zentrum wird erst nach Ausschöpfung der konservativen Maßnahmen operiert, und zwar endonasal mikrochirurgisch unter Schonung wichtiger anatomischer Strukturen.

65. M. Bartsch, R. Mösges, L. Klimek, G. Schlöndorff (Aachen): 5 Jahre Erfahrungen mit dreidimensionaler intraoperativer Bildverarbeitung

CAS (Computer Assisted Surgery) ist ein Meß- und Lokalisationssystem zur Korrelation eines dreidimensionalen CT-Modells mit dem Schädel des Patienten. Im Prinzip handelt es sich um einen Hochleistungsrechner sowie um einen passiven Gelenkarm. Durch die Kopplung beider Komponenten gelingt eine exakte Lokalisierung. Das System findet Anwendung als Orientierungshilfe in der Schädelbasis- und Nasennebenhöhlenchirurgie.

Seit 1987 wurde dieses Verfahren bei 213 HNO-ärztlichen Eingriffen sowie etwa 70 neurochirurgischen Operationen eingesetzt. Hierfür wurden vier Generationen in Meßtechnik und Bilddarstellung weiterentwickelter Systeme verwendet.

Zunächst zur Entwicklung der Meßtechnik: Am Anfang stand ein kompakter 5-Gelenk-Arm. Er arbeitete noch mit analogen Winkelgebern. Die Mechanik war relativ simpel. Aus diesem Grund war die Genauigkeit noch nicht zufriedenstellend.

Bei der ersten Weiterentwicklung handelte es sich um ein 6-Gelenk-Meßsystem mit digitalen Winkelgebern. In Laborversuchen lag die Abweichung bei den Messungen bei <0,6mm. Dieses System fand Einsatz in unserer multizentrischen Studie. Hieran waren mehrere Kliniken des In- und Auslandes beteiligt.

Zur Zeit ist ein industriell gefertigtes System verfügbar. Neben exakter Fertigung der Komponenten stand die Benutzerfreundlichkeit im Vordergrund.

Bei der neuesten Entwicklung handelt es sich um ein sogenanntes „berührungsloses Meßsystem". Die Übermittlung der Daten erfolgt mittels Infrarotsendern. Es haben bereits erste Anwendungen stattgefunden. Es traten dabei die prinzipiellen Probleme berührungsloser Meßverfahren zu Tage.

Nun zu den Weiterentwicklungen im Bereich der Bilddarstellung: Der Anfang bestand in der Darstellung fortlaufender axialer Schichten. Hierauf folgte die orthogonale Abbildung der drei Hauptachsen: axial − koronar − sagittal. Die Bildfolge lag bei acht Bildern pro Sekunde. Dies erlaubt einen Bildaufbau für den Operateur in „real-time". Neben der Verwendung von CT-Daten kamen jetzt auch Kernspin-Tomographien zur Anwendung, jedoch bestehen

hier prinzipielle Probleme der Anwendbarkeit wegen starker Randkanten-Verzeichnungen.

In der nächsten Stufe erfolgte die Einblendung eines sogenannten Vektors. Dieser gibt Einblick in Richtung der Wirkachse des Instrumentes in den Schädel − quasi wie in Linie einer Pinzette.

Zur Zeit verwenden wir eine 3D-Bildgestaltung. Diese Art der Darstellung kann die Orientierung verbessern. Eine reine Glaskopfdarstellung ist unseren Erfahrungen nach nicht sinnvoll.

Mit 147 Operationen lag der Schwerpunkt des Einsatzes im Gebiet der Nasennebenhöhlen und der Nasenhaupthöhle, jedoch wurden auch Operationen im Bereich der Rhinobasis und des Felsenbeines durchgeführt. Wir sehen die Hauptindikationen in der HNO bei folgenden Eingriffen:
− Endonasale Pansinusoperation
− Tumoroperationen der
  Nase
  Nasennebenhöhlen
  Orbita
  Schädelbasis bis in den retromaxillären Raum
− Einfügen von Implantaten
− Identifikation von Fremdkörpern
− Translabyrinthäre Entfernung von Akustikusneurinomen.

Es fand eine Folgeuntersuchung statt, bei der die Patienten auf die typischen Komplikationen der beschriebenen Eingriffe hin befragt und untersucht wurden. Hierbei fanden sich weder enzephalomeningeale noch orbitookuläre oder vaskuläre Komplikationen.

Die CAS-Methodik hat sich als Verfahren zur präoperativen Planung sowie zur intraoperativen Orientierung bei schwierigen Eingriffen im HNO-Bereich bewährt. Es zeigt sich eine Tendenz zu niedriger Komplikationsrate, jedoch läßt sich aufgrund der noch geringen Fallzahl eine vergleichende Aussage zum jetzigen Zeitpunkt nicht erbringen.

66. L. Klimek, M. Wenzel, R. Mösges, M. Bartsch (Aachen): Die operative Behandlung der endokrinen Orbitopathie mit Hilfe dreidimensionaler Operationsplanung und CT-gestützter intraoperativer Lokalisation

Die endokrine Orbitopathie wird beim Auftreten von Protusio bulbi mit progredientem Visusverlust durch Cortisontherapie, durch retrobulbäre Bestrahlung oder durch operative Maßnahmen behandelt.

Die Dekompression der Orbita ist das operative Verfahren der Wahl. Rhinochirurgisch wird hierbei eine Entlastung der Orbita zu den Nasennebenhöhlen geschaffen.

Für die Planung des endonasalen Zugangs hat sich die dreidimensionale Darstellung im computertomographischen Modell bewährt.

Anhand von neun Fällen aus dem eigenen Krankengut wird der Einsatz des CAS(Computer-Assisted-Surgery-)Systems für die dreidimensionale Planung und intraoperative Lokalisation bei Orbitadekompressionen vorgestellt.

Die Nachbeobachtungszeit beträgt bis 4 Jahre. In allen Fällen kam es zur gewünschten Verbesserung ophthalmologischer Parameter.

Das CAS-System (Computer-Assisted-Surgery) stellt das Operationsgebiet in Form von multiplanaren Schnittbildern einer errechneten 3D-Sequenz dar. In der Regel werden als Hauptachsenabschnitte die axiale, die koronare und die sagittale Ebene dargestellt. Daneben sind beliebige Schnitte durch das 3D-Modell möglich.

Es zeigte sich, daß neben der intraoperativen Bildgebung auch die Operationsplanung durch diese Darstellungsform wesentlich profitieren kann. Die hohe Bildfolgefrequenz des Systems von 12 Bildern/s nahe der Verschmelzungsfrequenz des Auges erlaubt ein Durchfahren des Operationsgebietes.

Neben der alleinigen Darstellung von drei orthogonalen Schnitten auf dem Bildschirm ist auch die zusätzliche Projektion der perspektivischen Sicht des verbleibenden Patientenschädels auf die Schnittfläche sowie der Ausschnitt eines beliebigen Fenster in der interessierenden Region des 3D-Modells möglich. Im Patientenmodell können zur Operationsvorbereitung beliebige Abstandsmessungen vorgenommen werden. Diese ermöglichen neben einer verbesserten Operationsplanung die Errechnung der Volumina betroffener Strukturen. Daneben können interessierende Zonen interaktiv verändert werden. Die Funktion „Hounsfieldfenster" erlaubt dem HNO-Chirurgen die dynamische Veränderung der Grauwertdarstellung der gezeigten Bilder. Hierdurch ist eine Filterung der CT-Primärdaten und durch Kontrastverstärkung z.B. eine Hervorhebung von verdickten Augenmuskelstrukturen im Bild möglich.

Intraoperativ erwies sich eine weitere Option als hilfreich, die sogenannte „Look-ahead"- oder Vorausschau-Funktion. Diese ermöglicht die Voraussicht in tieferliegende Bildebenen in beliebiger Entfernung zur Spitze des Meßinstrumentes. Bei endonasalem Vorgehen unter mikroskopischer oder endoskopischer Sicht kann somit „hinter" die aufgesehene Fläche geschaut werden.

Diese Optionen sowie die erhöhte intraoperative Sicherheit durch die exakte Vermessung des Operationsinstruments lassen CAS als hilfreiche Ergänzung bisheriger Operationsinstrumente erscheinen.

F. X. Brunner (Würzburg): Indikationsstellung zur transfrontalen bzw. endonasalen Dekompression. Wann transfrontal? Wann endonasal?
Bei über 200 in Würzburg von außen durchgeführten Eingriffen waren 3 Patienten vorher außerhalb von endonasal her voroperiert. Bei allen 3 Patienten war es nach der endoskopischen OP zu starken Vernarbungen mit erheblichen Motilitätsstörungen gekommen.

V. Schuran (Solingen): Wertigkeit der VEP's prae/postoperativ in Zusammenhang der operativen Behandlung der endokrinen Orbitapathie.

L. Klimek (Schlußwort):
Zu Herrn Brunner: Den transfrontalen Zugang wenden wir grundsätzlich bei ausgedehnten Orbitopathien mit Notwendigkeit der Entfernung des Orbitabodens an.
Zu Herrn Schuran: Es gibt zahlreiche Studien zur Verläßlichkeit der VEP zur Beurteilung der Optikusfunktion bei endokriner Orbitopathie. Die Bewertung dieses Untersuchungsverfahrens sollte jedoch sicherlich durch die Augenärzte erfolgen, so daß unsere Erfahrungen hiermit gering sind.

67. U. Göde, W. G. Hosemann, M. Sauer, M. E. Wigand (Erlangen): Autologe, freie Nasenmuscheltransplantate an der Frontobasis — histologische und klinische Untersuchungen

Traumatisch oder iatrogen entstandene, kleinere Durafisteln der Frontobasis lassen sich endonasal mit einem freien, autologen Schleimhautlappen aus der unteren oder mittleren Nasenmuschel unter endoskopischer Kontrolle verschließen.

1990 haben wir einen klinischen Erfahrungsbericht mit Nachbeobachtung von 18 Patienten über einen Zeitraum von 5 Jahren vorgelegt.

In der Literatur wird jedoch an der Zuverlässigkeit eines solchen operativ sehr einfachen Verschlusses gezweifelt. Neben anderen autoplastischen Materialien, z.B. freien Faszientransplantaten, werden gestielte Mukosa- oder Galea-Periostlappen, oder

homoioplastische Transplantate aus lyophilisierter Dura empfohlen. Um die Zuverlässigkeit und Einheilung von autologen Nasenmuscheltransplantaten genauer zu untersuchen, wurden klinische und tierexperimentelle Untersuchungen durchgeführt.

Bei 18 Patienten, bei denen wegen einer chronisch-diffusen Pansinusitis eine komplette, endonasale Sphenoethmoidektomie mit Entblößung der knöchernen Schädelbasis erforderlich war, wurde ein autologes, freies Nasenmuschaltransplant mit Fibrinkleber an die Rhinobasis geklebt und mit einem Gelatineschwamm abgedeckt. Die Transplantate wurden 2 bis 20 Tage postoperativ entnommen und in histologischen Stufenschnitten untersucht. Nach 2 Tagen zeigte sich eine zunehmende Gefäßthrombosierung, nach 4 Tagen stieß sich das Epithel ab. Ab dem 8. Tag waren Zeichen der Revaskularisierung zu beobachten. Die bindegewebige Umorganisierung begann am 10. Tag und war nach 3 Wochen weitgehend abgeschlossen. Die Transplantate hafteten nach 10 Tagen fest an der Frontobasis und zeigten eine Schrumpfung von max. 30%.

Um die Einheilung über einen längeren Zeitraum beobachten zu können, wurde in einer zweiten Untersuchungsreihe bei 22 Kaninchen in Narkose ein 2 mm großer Bohrlochdefekt an der Frontobasis gesetzt. Der Defekt wurde ebenfalls mit einem autologen, freien Nasenschleimhauttransplantat und Fibrinkleber verschlossen. Die Präparate wurden 2 Tage bis 3 Monate postoperativ histologisch untersucht. In Ergänzung zu obigen Beobachtungen zeigte sich eine ausgeprägte Knochenneubildung am Bohrkanal nach 14 Tagen. Nach 4 Wochen war der Defekt knöchern verschlossen und mit einem einfachen, mehrschichtigen Epithel bedeckt. Bei keinem Versuchstier gab es klinisch oder histologisch Hinweise auf eine Meningitis. Die Einheilung der Transplantate war auch bei stark gekrümmten Wundflächen problemlos. Nekrosen oder Abstoßungen der aufgelegten Mukosa waren nicht zu beobachten.

Die Zuverlässigkeit von autologen, freien Nasenmuscheltransplantaten bestätigte sich in den oben genannten Versuchen. Das Transplantat sollte ca. 30% größer als der zu deckende Defekt sein. Ein antibiotikahaltiger Salbenstreifen 10 Tage postoperativ zur Fixierung des Transplantates scheint empfehlenswert. Die beobachtete Knochenneubildung kann den langfristig festen Defektverschluß beschleunigen.

M. E. Wigand (Erlangen): Um Mißverständnisse auszuräumen: Bei endonasalen Ethmoidektomien wird die mittlere Muschel so weit wie möglich erhalten, stets z.B. ihre an die Riechspalte grenzende mediale Lamelle. Für die Gewinnung des freien Muko-Periost-Transplantates genügt es in der Regel, die freie untere Kante der Concha inferior zu resezieren und von eventuell anhaftenden Knochensplittern zu befreien. Bei postoperativen Kontrollen ist der sehr beschränkte Schleimhautdefekt kaum zu bemerken. Übrigens wird das Transplantat meist auf der Gegenseite entnommen.

Chr. v. Ilberg (Frankfurt/M.): Mich erstaunt die Großzügigkeit, mit der an Ihrem Hause mit dem Nasenmuschelgewebe umgegangen wird.
Für die Deckung derartiger Defekte, wie Sie sie schildern, genügt nach meiner Erfahrung in jedem Falle ein Lyodurapatch oder autologe Fascie. Lediglich bei großen Schädelbasisdefekten, z.B. im Rahmen der Tumorchirurgie, war nach Alternativen wie der Ihren zu verfahren.

W. Mann (Mainz): Knöcherne Obliteration des Defektes im Tierversuch zu beobachten, läßt einen Rückschluß auf Menschen nicht zu. Beim Menschen ist ein Defektverschluß durch Knochenneubildung nicht zu beobachten.

W. Heppt (Heidelberg): 1. Welche Anteile der unteren Muschel resezieren Sie bei Ihrem vorgestellten Operationsverfahren?
2. Wie häufig beobachten Sie bei den operierten Patienten postoperativ eine atrophische Rhinitis?

F. J. Broicher (Köln): Die Muscheltransplantation ist hervorragend und effektiv, auch mit Knochenkern.
Empfehlen Sie die Transplantation als Intervalloperation, oder nur und auch als Soforteingriff?

U. Göde (Schlußwort):
Zu Herrn von Ilberg: Es wird keineswegs eine totale Conchektomie durchgeführt, sondern eine sparsame Streifenconchotomie. Diese kann auch von der anderen Seite oder von einer Concha bullosa aus gemacht werden. Der besondere Vorteil der Methode liegt gerade darin, daß, falls intraoperativ eine Fistel beobachtet wurde, diese im selben operativen Eingriff gedeckt werden kann.
Da der Spontanverschluß solcher Fisteln in der Literatur nur 50% beträgt, sollte nicht zugewartet werden.
Zu Herrn Mann: Knochenneubildung kann nicht unbedingt auf den Menschen übertragen werden, jedoch sicherer Verschluß auch bindegewebig (auch physiologisch bindegewebige Spalten) möglich.
Zu Herrn Heppt: In keinem Fall konnte eine atrophe Rhinitis oder gar Ozaena beobachtet werden.
Zu Herrn Broicher: Die Deckung aufgetretener Defekte wird im selben operativen Eingriff durchgeführt. Die Patienten erhalten postoperativ ein Cephalosporin i.v.

68. F. Raquet, W. Mann (Mainz): Die lumbale Liquordrainage zur Prophylaxe von Liquorfisteln

Eine persistierende Liquorfistel kann durch bakterielle Kontamination zur Entwicklung einer Meningitis oder eines Abszesses führen und muß daher operativ verschlossen werden. Dazu ist die ausreichende Darstellung des Durarandes erforderlich. Wenn dies zu aufwendig oder anatomisch-technisch nicht möglich ist, oder wenn die völlige Abdichtung eines gesicherten Lecks nicht gewährleistet ist, besteht das Risiko einer Liquorfistel. In diesen Fällen können die chirurgischen Maßnahmen durch die lumbale Liquordrainage zur kontrollierten Druck- und Volumenentlastung ergänzt werden.

Anwendung und Ergebnisse dieser Methode sollen anhand des Patientenguts der Mainzer HNO-Universitätsklinik beschrieben werden.

Von 1989–1991 wurden 37 Patienten mit einer lumbalen Liquordrainage behandelt. In 3 Fällen wurde eine posttraumatische Liquorfistel operiert, bei 30 Patienten war ein im Felsenbein bzw. im Kleinhirnbrückenwinkel lokalisierter Tumor entfernt worden. Zweimal erfolgte ein Nasennebenhöhlen-Eingriff, zweimal wurde ein infratemporal lokalisierter Tumor entfernt. Die durchschnittliche Dauer der Drainage lag bei 7 Tagen. Bei allen Patienten wurde die Drainage perioperativ durch die Anaesthesisten gelegt. Dazu wurde ein 17-Gauge-Silikon-Katheter in Höhe L4/5 eingeführt und mit einem der Wirbelsäule entlanggeführten Ablaufsystem verbunden, das in einem Sammelbeutel mit Abflußöffnung endet. Im Liegen bleibt die Drainage geöffnet, in allen anderen Körperpositionen wird sie verschlossen, um eine zu hohe Liquorförderungsmenge zu vermeiden.

Täglich wurde die Zellzahl im Liquor kontrolliert, in zweitägigem Abstand wurde der Liquor mikrobiologisch untersucht. Als Fördermenge wurden 100–150 ml Liquor pro Tag festgelegt. Bei den 37 Patienten war durch den operativen Eingriff nicht sicher ein wasserdichter Dura-Verschluß erreicht worden. Bei 3 dieser Risikopatienten wurde postoperativ eine Liquorfistel beobachtet. Sie manifestierte sich zweimal als vorübergehendes subkutanes Liquorkissen und einmal als persistierende Rhinoliquorrhoe nach dem Verschluß einer bereits voroperierten traumatischen Liquorfistel, so daß ein Revisionseingriff nötig wurde. 19 Patienten tolerierten die lumbale Drainage komplikationslos. Befindlichkeitsstörungen im Sinne von lageabhängigen Kopfschmerzen, wie sie nach Eingriffen mit Liquorfluß häufig beobachtet werden, oder vom Lumbalgien traten vorübergehend bei 9 auf.

Bei 7 Patienten funktionierte das Drainage-System fehlerhaft. Bei einem Patienten wurde eine einseitige Abducensparese festgestellt, die sechs Tage nach Entfernung der Drainage, aufgetreten war und sich im Verlauf langsam zurückbildete.

Bei 8 Patienten kam es zu einer meningitischen Symptomatik, so daß eine antibiotische Therapie entsprechend Resistenzbestimmung eingeleitet wurde.

Zusammenfassend bedürfen Patienten mit einer lumbalen Liquordrainage einer Überwachung, wie sie auf jeder Normalstation möglich ist. Die Lumbaldrainage scheint mit einer Fistelrate von 3,8% im hier untersuchten Patientengut insbesondere bei Operationen von Akustikus-Neurinomen eine effektive und komplikationsarme Methode zur Prophylaxe einer Liquorfistel darzustellen.

G. Schlöndorff (Aachen): Veranlaßt durch unsere Neurochirurgen wird in Aachen ebenfalls bei Duradefekten die lumbale Liquordrainage durchgeführt. Die Ergebnisse sind überzeugend.

F. Raquet (Schlußwort):
Die Anwendung einer lumbalen Dauerdrainage zur Prophylaxe einer Liquorfistel ist eine sowohl national als auch international gut eingeführte Methode, die sowohl in HNO- als auch in Neurochirurgischen Kliniken angewandt wird. Im untersuchten Patientengut wurde nur in einem Fall eine Meningitis mit im Direktpräparat nachweisbarer massiver bakterieller Kontamination festgestellt. Zum Weg der Kontamination ist auch immer der operative Zugang zu berücksichtigen, da dort häufig der Infektion der Weg bereitet wird.

69. B. M. Lippert, J. A. Werner, P. Hoffmann, H. Rudert (Kiel): CO$_2$- und Nd:YAG-Laser: Vergleich zweier Verfahren zur Nasenmuschelreduktion

An der Kieler Klinik für Hals-, Nasen- und Ohrenheilkunde, Kopf- und Halschirurgie setzen wir seit 1987 sowohl den CO$_2$- als auch den Nd:YAG-Laser zur Muschelreduktion ein. Die Voraussetzung für eine erfolgreiche Lasertherapie ist, daß die Nasenatmungsbehinderung überwiegend auf eine starke Schleimhautschwellung zurückzuführen sein muß. Liegt ihr dagegen ein vergrößertes oder deviiertes Os turbinale zugrunde, führen wir eine konventionelle submuköse Turbinektomie durch.

Die Auswahl des Lasertyps hängt vor allem von der lokalen Ausprägung der Muschelhyperplasie ab. Wir setzen den CO$_2$-Laser ein, wenn die Nasenatmungsbehinderung besonders auf einem hyperplastischen Muschelkopf beruht. Ist dagegen die gesamte Muschelschleimhaut hyperplastisch, so entscheiden wir uns für den Nd:YAG-Laser oder für den kombinierten Einsatz beider Lasertypen.

Beiden Laserverfahren liegen unterschiedliche Behandlungsprinzipien zugrunde. Während mit dem CO$_2$-Laser die Muschelschleimhaut im Sinne einer Exzision oder Vaporisation abgetragen wird, induziert die Nd:YAG-Laserstrahlung aufgrund ihrer hohen Eindringtiefe eine Vaskulitis, der eine langwierige Vernarbung mit sekundärer Schrumpfung der Muschel folgt.

Die Behandlungstechniken sind für jeden Lasertyp verschieden:

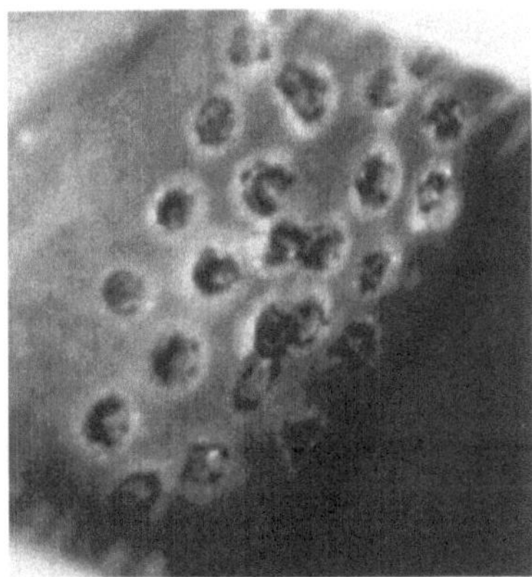

Abb. 1. Nasenmuschel unmittelbar nach CO_2-Lasertherapie. Man erkennt mehrere Laserspots am Muschelkopf

Mit dem CO_2-Laser setzen wir wenige Laserspots am hyperplastischen Muschelkopf (Abb. 1). Die Laserleistung beträgt hierbei 1 Watt, die Applikationsdauer 1 Sekunde. Die Laser-Applikation erfolgt unter dem Operationsmikroskop mittels eines Mikromanipulators.

Das Nd:YAG-Laserlicht wird im Gegensatz zum CO_2-Laser unter endoskopischer Kontrolle appliziert. Hierzu verwenden wir ein von uns entwickeltes Laser-Rhinoskop. Die Bestrahlung wird diffus über die gesamte Muschel im „non-contact"-Verfahren, mit geringen Leistungen von ca. 8 Watt durchgeführt. Der unmittelbare Effekt sollte überhaupt nicht oder bestenfalls in einer geringen Schleimhautabblassung erkennbar sein (Abb. 2). Eine Vaporisation oder Koagulation ist unbedingt zu vermeiden.

Der postoperative Verlauf ist unterschiedlich. Beim CO_2-Laser tritt bereits nach einer Woche eine Verbesserung der Nasenatmung ein, nach zwei Wochen ist der Effekt deutlich ausgeprägt. Im Gegensatz hierzu kommt es beim Nd:YAG-Laser zunächst zu einer deutlichen Zunahme der Nasenatmungsbehinderung. Nach der ersten Woche ist die Nasenatmung nahezu völlig aufgehoben. Erst nach 6–8 Wochen ist die Nasenatmung infolge relativ langsam ablaufender submuköser Vernarbungsprozesse gebessert.

Aus der Erfahrung mit inzwischen 120 laserchirurgischen Muschelreduktionen kann man zusammenfassend feststellen, daß sowohl mit dem CO_2- als auch mit dem Nd:YAG-Laser zwei weitere gute Verfahren zur Muschelreduktion verfügbar sind:

Der CO_2-Laser eignet sich hervorragend zur Reduktion eines vergrößerten Muschelkopfes, wobei der positive Effekt bereits nach wenigen Tagen ausgeprägt ist. Das Verfahren ist blutungs- und schmerzarm und läßt sich daher ambulant in Lokalanästhesie durchführen. Eine Nachbehandlung ist aufgrund der geringen Krustenbildung nicht notwendig.

Die Indikation für den Nd:YAG-Laser sehen wir bei einer in ihrem gesamten Verlauf vergrößerten Nasenmuschel, da durch das flexible Lichtleitersystem problemlos die ganze Muschel bestrahlt werden kann. Wie wir anhand histologischer Untersuchungen zeigen konnten, bleibt das respiratorische Flimmerepithel durch die Nd:YAG-Laserbehandlung weitgehend intakt. Die mukoziliäre Clearance der Muschelschleimhaut wird nicht beeinträchtigt. Ein Nachteil dieser Therapie liegt darin, daß der endgültige Therapieerfolg infolge des langfristigen Vernarbungsprozesses oft erst nach mehreren Monaten eintritt und der zeitliche Aufwand für Operation und Nachbehandlung im Vergleich zum CO_2-Laser doch erheblich größer ist.

E. Ludwig (Köln): Sie setzen mit dem CO_2-Laser an der unteren Nasenmuschel Spots mit einer Leistung von 1 Watt über 1 Sekunde. Wie lange ist die Laserdauer insgesamt pro Nasenmuschel?

B. Kottwitz (Kassel): Hoher materieller Aufwand zur Erreichung eines therapeutischen Zieles ist nur gerechtfertigt durch ein verbessertes therapeutisches Ergebnis.
Der CO_2-Laser zerstört das Epithel, der YAG-Laser zeigt Wirkung erst nach ca. 6 Wochen. Die vieltausendfache Muschelreduktion mit der Kaltkaustik — Nadel durch Stich in den Kopf der Muschel bis fast zum Muschelende ohne Berührung des Knochens hat sich jahrelang bewährt: epithelschonend und wirksam. Bestehen Vergleichsuntersuchungen?

B. Lippert (Schlußwort):
Zu Herrn Ludwig: Die von uns gewählte Laserleistung von 1 W über 1 s erscheint uns ideal, da es bei höheren Laserleistungen zu starken Krustenbildungen mit intensiver Nachpflege kommt, ohne den Effekt zu verbessern.
Zu Herrn Kottwitz: Vergleichende Untersuchungen zu konventionellen Verfahren haben wir nicht durchgeführt. Ich darf in diesem Zusammenhang auf die Literatur verweisen (z.B. Elwang, 1990). Der Laser schneidet hierbei sehr gut ab.

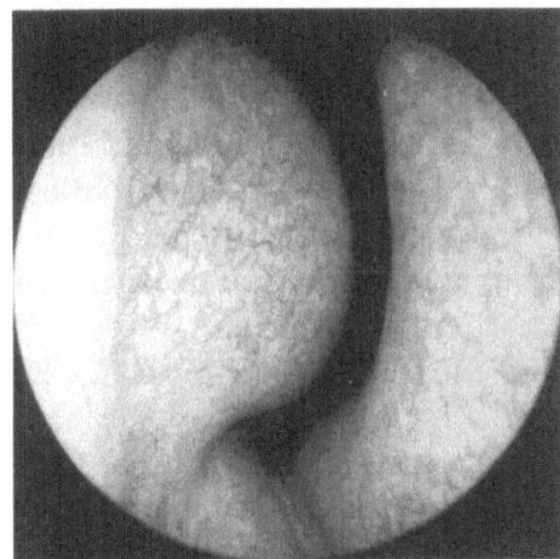

Abb. 2. Nasenmuschel unmittelbar nach Nd:YAG-Lasertherapie. Es zeigt sich kein sichtbarer Schleimhauteffekt

70. A. Weber, A. May, R. Knecht, S. Sauer (Frankfurt am Main): Die Concha bullosa und ihre Bedeutung für die Pathologie der Nasennebenhöhlen

Pneumatisationsvarianten des Sinus ethmoidalis sind aufgrund anatomischer Untersuchungen stärker in das Bewußtsein der Hals-Nasen-Ohren-Ärzte gedrungen. Eine der häufigsten anatomischen Variationen des Siebbeins ist die belüftete mittlere Nasenmuschel, die sogenannte Concha bullosa.

Von Januar 1990 bis Januar 1991 wurden in der radiologischen Gemeinschaftspraxis Halbsguth, Lochner, Kesselmann et al. an 337 Patienten computertomographische Untersuchungen der Nasennebenhöhlen zur Abklärung eines Infektes vorgenommen. Das Alter der Patienten lag zwischen 13 und 81 Jahren.

Für diese prospektive klinische Studie standen hochauflösende CT-Bilder in coronare und axialer Schnittführung zur Verfügung. Von 337 Patienten wiesen 98 (29,1%) eine Concha bullosa medialis auf, bei 239 Patienten konnte keine Concha bullosa festgestellt werden. Unsere weiteren Untersuchungen zeigten einen Pneumatisationsunterschied zu Gunsten der Patienten mit Concha bullosa.

Der mittlere transversale Durchmesser der mittleren Nasenmuschel war bei Patienten mit Concha bullosa im Durchschnitt um mehr als 1 mm größer als bei Patienten ohne Concha bullosa. Entsprechend fand sich für die Durchschnittswerte der Bulla ethmoidalis ein um 0,3 mm größerer Wert bei Patienten mit einer pneumatisierten Muschel. Auch die Transversaldurchmesser des Sinus frontalis fielen bei Patienten mit Concha bullosa um 1 mm größer aus als bei Patienten ohne Concha bullosa und waren besonders groß bei Patienten mit beidseitiger Concha bullosa. Eine Stirnhöhlenaplasie war nur in der Gruppe ohne Concha bullosa nachweisbar. Überdurchschnittlich häufig geht eine einseitige Concha bullosa mit einer nach der anderen Seite ausweichenden Septumdeviation einher. Pathologische Schleimhautveränderungen im vorderen Ethmoid fanden sich nicht signifikant häufiger bei Patienten mit Concha bullosa (68%) im Vergleich zu Patienten ohne Concha bullosa (65%). Auch eine Sinusitis frontalis war in der Gruppe mit Concha bullosa (26%) zu Patienten ohne bullöse Nasenmuschel (31%) nicht häufiger. Aus der vorliegenden Studie geht hervor, daß die Concha bullosa als Ausdruck einer guten Pneumatisation des Siebbeins und der Stirnhöhle anzusehen ist.

Eine Concha bullosa stellt eine Normvariante dar, die nicht per se pathologisch ist, sondern erst durch Hinzutreten anderer Faktoren wie überdimensionale Größe, hyperplastischer Processus uncinatus, große Bulla ethmoidalis oder eine Septumdeviation gewinnt sie pathologische Bedeutung.

71. J. Kainz, W. Anderhuber (Graz): Die Arteria carotis interna in ihrem Verlauf an der hinteren Rhinobasis: Anatomische Befunde und chirurgische Bedeutung

Aus rhinochirurgischer Sicht war das letzte Jahrzehnt geprägt von einem starken Ansteigen der Operationshäufigkeit von endonasalen Sphenoethmoidektomien, insbesondere von endoskopischen Techniken. Gleichzeitig ist aber auch die Anzahl an Operateuren stark angestiegen. Die in diesem Zusammenhang häufiger zu beobachtenden Komplikationen haben uns veranlaßt, eine besonders gefährliche herauszugreifen, nämlich die Verletzung der A. carotis interna (Aci). Vorliegende Studie versucht, die für den Grad der Vorwölbung der Arterie in die Keilbeinhöhle und damit für die Gefährlichkeit relevanten makro- und mikroanatomischen Faktoren aufzuzeigen. An 59 obduzierten Schädelhälften erfolgte die anatomische Präparation der Arteria carotis interna im Bereich der hinteren Rhinobasis. Innerhalb des Sinus cavernosus konnten 5 Verlaufsformen unterschieden werden: U-Form (29%), V-Form (22%), Arkusform (10%), Omegaform (17%) und Doppelsiphon (22%). Nach Eröffnung der Nasennebenhöhlen von oben her wurde die Breite der Keilbeinhöhle und der hinteren Siebbeinzellen erfaßt: 14,6 mm (8−20 mm) bei der U-Form, 13,9 mm (10−21 mm) bei der V-Form, 13,5 mm (10−16 mm) bei der Arkusform, 17,3 mm (13−24 mm) bei der Omegaform und 15,1 mm (10−23 mm) beim Doppelsiphon. Die Unterschiede sind statistisch nicht signifikant.

Es konnte zwischen einer ventralen und dorsalen Vorwölbung der Arteria carotis interna in die Keilbeinhöhle unterschieden werden. Eine ventrale Vorwölbung konnte in 46 von 59 Fällen (78%), eine dorsale in 15 von 59 (25%) gefunden werden. Die ventrale Vorwölbung betrug durchschnittlich 1,0 mm (dorsal 0,5 mm) bei der Arkusform, 1,1 mm (dorsal

0,8 mm) bei der Omegaform, 1,0 mm (dorsal 0,4 mm) beim Doppelsiphon, 0,8 mm (dorsal 0,1 mm) bei der V-Form und 1,6 mm (dorsal 0,4 mm) bei der U-Form.

Die knöcherne Wandstärke über der Arterie betrug 0,35 mm (0,1−0,7 mm) bei der Arkusform, 0,23 mm (0,0−0,6 mm) bei der Omega-Form, 0,3 mm (0,0−0,1 mm) beim Doppelsiphon, 0,29 mm (0,0−1,1 mm) bei der V-Form und 0,42 mm (0,0−3,0 mm) bei der U-form. Die Unterschiede zwischen den Siphontypen waren statistisch nicht signifikant.

An einzelnen, eindrucksvollen Präparaten wurden histologische Schnitte angefertigt.

Die Ausprägung der Krümmung beziehungsweise, der mehr oder weniger S-förmigen Wölbung der A. carotis interna ist bekanntermaßen altersabhängig. Dieser Studie zufolge konnte weder der Grad der Vorwölbung der Aci noch die knöcherne Wandstärke über die Arteria carotis interna in einen Zusammenhang mit der Form des Karotissiphons gebracht werden. Es konnte aber gezeigt werden, daß der Rhinochirurg mit einer Vorwölbung der Arteria carotis interna in die Keilbeinhöhle in 78% ventral und in 25% dorsal rechnen muß, weiters daß diese

Vorwölbung ventral 4 mm und dorsal sogar 7 mm betragen kann, weiters daß die Wandstärke über der Arteria carotis interna nur 0,1 mm betragen kann, beziehungsweise daß in 12% sogar eine knöcherne Dehiszenz an dieser Stelle vorliegt. Für die endonasale Sphenoethmoidektomie ergibt sich daraus, daß die Keilbeinhöhlenvorderwand soweit als möglich unten und medial perforiert werden muß, um nicht Gefahr zu laufen, die laterale Wand mit den sensiblen Strukturen: Arteria carotis interna und Nervus opticus zu verletzen.

H.-W. Mollenhauer (Bad Bergzabern): Mit Schrecken habe ich von der enormen Vielfalt der anatomischen Variationen im Verlauf der Carotis interna gehört.
Genügt zur ausreichenden Abklärung dieser Region praeoperativ die coronare Schichtung − wissen wir doch, daß eine Verletzung der Carotis interna zum excitus in tabula führt?

J. Kainz (Schlußwort):
Die Vorwölbung der Art. carotis int. und auch der N. opticus an der Keilbeinhöhle sind natürlich auch in der horizontalen CT-Schicht gut sichtbar. Da aber zur Operationsplanung für die FES auch die vordere Schädelbasis beurteilt werden muß, ist die coronare CT-Schichtung zu bevorzugen.

72. J. Lamprecht, St. Hegemann, St. Hauptmann, L. Klimek (Aachen): Vorteile der gebietsspezifischen Sektionstechnik durch den HNO-Arzt − Zugangswege, Selbstkontrolle, Ausbildung

Eine ausreichende Berücksichtigung hals-nasen-ohren-spezifischer Fragestellungen bei der Sektion findet im allgemeinen nicht statt. Dies gilt insbesondere für die Untersuchung des Gesichts- und Ohrschädels.

In Anlehnung an die Graeffsche Empfehlung zur Sektionstechnik haben wir ein Konzept entwickelt, das die übersichtliche Darstellung und En-bloc-Resektion aller für den HNO-Arzt relevanten Organe erlaubt. Seit Anfang 1991 übernehmen wir in enger Kooperation mit den Pathologen bei jedem Fall aus unserer Klinik die HNO-Sektion.

Die Technik gliedert sich in drei Schritte:
1. *Präparation von caudal*
   - Lösen der Haut von Halsweichteilen
   - Abtrennen der Luft- und Speiseröhre
   - Mobilisation des Mundbodens vom Unterkiefer
   - Abmeißeln des harten Gaumens vom Alveolarkamm
   - Mobilisation der Halsweichteile von der prävertebralen Faszie
2. *Präparation von cranial*
   - Durchtrennen der Schädelbasis quer in Höhe der äußeren Gehörgänge

   - Mobilisation des Nasennebenhöhlen-Systems bis zum Anschluß am Hartgaumen
   - Entnahme des Organpaketes
3. *Sektion des Organpaketes außerhalb der Leiche*
   - Eröffnung in der Medianen von vorne oder
   - Eröffnung in der Medianen von hinten oder
   - andere (quere, schräge) Sektion (z.B. entlang der Ohrtrompete).

Abwandlungen je nach Fragestellung und Ausdehnung pathologischer Prozesse sind möglich und üblich. Die Methode ist leicht erlernbar und benötigt in geübter Hand ca. eine halbe Stunde. Eine äußerlich erkennbare Veränderung der Leiche resultiert (nach Wiederverschluß der Schädelbasis) nicht.

Die Arbeit im Seketionssaal dient als Grundlage für eine fundierte Ausbildung vornehmlich der jungen Kollegen. Auch liefert sie Material für Präparierübungen nicht nur am Felsenbein, sondern auch im Bereich des Systems der Nasennebenhöhlen. Schließlich bietet diese Methode unerwartet gute Einblicke in morphologische und topographische Zusammenhänge und erlaubt die Betrachtung der Organe des Hals-Nasen-Ohren-Bereiches aus manchmal zwar ungewöhnlicher Perspektive, aber immer in einer Geschlossenheit, die unserem Fach nur zugute kommen kann.

W. Hosemann (Regensburg): Es erscheint mir fraglich, ob die gezeigte Sektionstechnik gewährleistet, daß das für die Ausbildung so wichtige vordere Siebbein im Präparat mit enthalten sein kann.

J. Lamprecht (Schlußwort):
Das vorderste Siebbein fällt der Notwendigkeit zum Opfer, die Leiche äußerlich intakt zu belassen. Dafür stehen die Präparierübungen in der Anatomie zur Verfügung. Das mindert jedoch nicht die prinzipiellen enormen Vorteile für die Ausbildung und Selbstkontrolle.

73. B. Freigang (Berlin): Das kavernöse Hämangiom der Orbita

Die pathologisch-anatomische Klassifikation der Angiome verdanken wir Virchow (1863). Er unterschied grundsätzlich kavernöse und razemöse Angiome. Die kavernösen Hämangiome bestehen aus großen Bluträumen, bei denen die Wände wabenförmig aneinander liegen und oft mehrere Lumina begrenzen. In der Regel haben sie neben trabekulären Bindegewebssträngen und glatten Muskelfasern eine gut ausgebildete Kapsel. Im umgebenden Fettgewebe liegen ektatische Venen, die nach Hood (1970) im Verlauf des Wachstums schrittweise mit in das Kavernom einbezogen werden können. Nosologisch handelt es sich um kongenitale Fehlbildungen der Gefäße (Schreck 1939), die durch ihre Lage im knöchernen Trichter der Orbita typische Symptome bereiten.

Ein sich langsam entwickelnder, schmerzloser Exophthalmus ist das Leitsymptom. Je nach Sitz des Tumors beobachtet man Verlagerungen des Bulbus oculi. Gelegentlich werden die Symptome mit einem Orbitatrauma in Verbindung gebracht. Plötzliche Verstärkung der Symptome durch Einblutungen in die Orbita sind nicht selten und stellen eine akute Gefahr für das Auge dar.

In unserem Krankengut, welches im Zeitraum 1985–1992 155 Orbitageschwülste umfaßt, waren ⅔ sekundäre und ⅓ primäre Orbitatumoren enthalten. Von den primären Tumoren stellten wiederum ⅓ (32,3%) Hämangiome dar. Große Sammelstatistiken (Palmer 1965, Mennig 1970, NI 1991) geben die Häufigkeit der Hämangiome unter allen Orbitatumoren zwischen 13,5% und 21,4% an. In der Orbita waren die Tumoren lateral selten medial vom N. opticus lokalisiert und reichten bis in den Muskelkonus hinein.

Durch die modernen bildgebenden Diagnostikverfahren sind die Beurteilung von Lage und Größe der intraorbitalen Geschwülste mit ihren Lagebeziehungen zu den Augenmuskeln und dem N. opticus sowie Hinweise auf ihre Dignität möglich geworden.

Die CT erlaubt die exakte Darstellung von Knochen- und Weichgeweben mit der genauen Topographie und bietet durch unterschiedliches Kontrastmittel-Enhancement Anhaltspunkte für den Tumortyp. Die Kavernome zeigen ein deutlicheres Enhancement gegenüber soliden Geschwülsten. Schwierig ist die Differenzierung zwischen entzündlichen Veränderungen wie der Myositis und echten Geschwülsten. Kleine Tumoren im Orbitaspitzenbereich mit Ausdehnung in den Canalis nervi optici werden schlecht erfaßt. Diese Nachteile hat die MRT nicht. Nach Blodi, Tse und Anderson (1986) können kleine Tumoren dargestellt und durch das unterschiedliche Signalverhalten der T1- und T2-Phasen von entzündlichen Reaktionen abgegrenzt werden. Zwicker, Langer und Grannemann (1988) betonen bei ihren Untersuchungen mit einer Oberflächenspule diese Vorteile der MRT und konnten eine verbesserte Detailerkennbarkeit erreichen.

In der Hand des versierten Untersuchers stellt die US-B-Bild-Sonographie der Orbita eine schnelle, wenig belastende, treffsichere Methode dar, die kavernöse Hämangiome durch ein hochgradig heterogenes Echo und gute Abgrenzbarkeit mit gelegentlichem Kapselnachweis charakterisiert. Für die Operationsplanung ist das „eingefrorene" US-B-Sonogramm jedoch nicht geeignet. Der Operateur müßte dann selbst in der dynamischen Untersuchung geübt sein, um sich ein komplexes Bild der Strukturen in der Orbita zu verschaffen. Hier ist die CT durch die unverzeichnete räumliche Darstellung noch die Methode der Wahl. Zur Beurteilung der postoperativen Heilung und zur Verlaufskontrolle ist die US-Sonographie jedoch den anderen aufwendigen Methoden vorzuziehen. Der Otorhinolaryngologe ist für die Orbitachirurgie aus zwei Gründen prädestiniert:

1. ist er mit dem Op-Mikroskop vertraut und durch tympanoplastische Operation mikrochirurgisch geübt,
2. beherrscht er die verschiedenen osteoplatischen Zugänge zur Orbita aufgrund seiner rhinochirurgischen und traumatologischen Erfahrungen.

Zu den osteoplatischen Orbitotomien benutzen wir die Feldmannsche Stichsäge und verschiedene Fräsen zur Erweiterung des Zuganges, wie es auch Glanz (1980) und Stoll (1984) beschrieben haben. Für die Exstirpation eines kavernösen Hämangioms kommen je nach Sitz nur die mediale oder laterale Orbitotomie wegen der relativ geringen Schädigungsmöglichkeiten in Frage.

Durch ein mikrochirurgisches Vorgehen werden die Komplikationen minimiert, sie sind vom Sitz und der Größe des Tumors abhängig. Ausdehnungen in den intrakonischen Bereich sind oft mit Paresen der Nervi oculomotorius, abducens und nasociliaris belastet. Durch Alteration der Arteria ophthalmica oder des Nervus opticus können auch Visusstörungen bis zur Amaurose auftreten. Wir mußten eine Amaurose bei einem ausgedehnten Hämangiom mit sekundärer Einblutung, eine inkomplette Okulomotoriusparese und drei isolierte Lähmungen des M. levator palpebrae bei 18 Orbitotomien konstatieren.

W. Mann (Mainz): Zugang zu Orbita mit Schnittführung in Haarmitte osteoklastisch oder osteoblastisch bereits 1953 von Welti u. Offret beschrieben. Extradural.

Onkologie II: Grundlagen

74. N. Homann, A. Schuhmann, Chr. Enders, H. Maier, H. Weidauer, F. X. Bosch (Heidelberg): Mutationsanalysen am Tumorsuppressorgen p53 in Tumoren des oberen Aerodigestivtraktes

Der gemeinsame Mechanismus aller Karzinogene besteht in der Tatsache, daß sie Mutationen in Zellen verursachen. Es sind hauptsächlich Mutationen in regulatorischen Genen, die zur Tumorentstehung und Progression führen. Diese Gene kann man in zwei Gruppen unterteilen, in Onkogene und in Tumorsuppressorgene. Letztere haben die Fähigkeit, Tumorwachstum zu supprimieren. Gemeinsames Charakteristikum aller Tumorsuppressorgene ist, daß sie erst durch Ausfall beider Allele inaktiviert werden.

Eine besondere Bedeutung hat das p53-Tumorsuppressorgen erlangt. Zum einen ist es die in menschlichen Tumoren häufigste genetische Alteration in Tumoren überhaupt, zum anderen hat das p53-Gen einige biologische Besonderheiten. Mutationen treten nicht über das gesamte Gen statistisch verteilt auf, sondern treffen besonders die Exons 5-8 und auch hier nur bestimmte Codons. Die Bereiche, auf denen diese Punktmutationen liegen, werden als hot-spots bezeichnet. Aufgrund dieser Tatsache läßt sich ein Größenunterschied des Transkriptes zwischen Mutante und Wildtyp normalerweise nicht feststellen. Anders dagegen beim Protein. Fast alle mutierten Proteine weisen eine erheblich elongierte Halbwertszeit auf und akkumulieren deshalb in der Zelle. Aufgrund dieser Besonderheit weist eine positive Antikörperreaktion auf eine entsprechende Mutation in der Zelle hin. Damit ist die Immunhistochemie eine ideale Methode, um ein unbekanntes Kollektiv an Tumoren nach Mutationen im p53-Gen zu untersuchen.

Wir haben 40 Plattenepithelkarzinome des oberen Aerodigestivtraktes mit dem monoklonalen Antikörper BP53-11 untersucht.

Dabei konnten wir in 22 Fällen (55%) eine positive Reaktion feststellen. Mit für die hot-spots spezifischen Primern amplifizierten wir anschließend mit der PCR-Methodik die entsprechenden DNA-Fragmente. Einen Unterschied in der Fragmentgröße zwischen Normalgewebe und Tumor, der für eine

größere Delektion sprechen würde, konnten wir in keinem Fall feststellen. Für die Validierung der Antikörperreaktion schlossen wir exemplarisch in einem Fall die direkte Sequenzierung an. Dabei konnten wir einen Basenaustausch von Cytosin zu Thymin feststellen, der einen daraus resultierenden Aminosäureaustausch von Arginin zu Glutamin bewirkte.

Unsere Untersuchungen mit dem p53-Antikörper haben wir auch auf dem Tumor benachbarte Schleimhäute ausgedehnt, die teilweise einen erheblichen Abstand zum Primärtumor aufwiesen. Von 15 Patienten, deren Primärtumor p53 positiv war, fanden sich bei 8 Patienten zumindest in einigen der untersuchten Schleimhäuten eine positive Antikörperreaktion. Diese positiven Zellen bildeten in einigen Fällen eine Spitze noch sehr kleiner dysplastischer Läsionen.

Diese Ergebnisse sind ein Indiz dafür, daß die p53-Mutation in HNO-Tumoren ein häufiges und oft sehr frühes Ereignis darstellt. Vor allem aber könnte ein immunhistochemisches Screening mit dem p53-Antikörper sich als bedeutsam für die Diagnose einer Feldkanzerisierung erweisen und prognostisch einsetzbar werden, um das Risiko für das Auftreten von Rezidiven und Zweittumoren abzuschätzen.

H. Weidauer (Heidelberg): Aufregend ist der Nachweis von p53-Mutation in klinisch scheinbar gesunder Schleimhaut. Haben Sie bei Leukoplakien und bei chronisch Tabakteerexponierten Patienten p53-Mutationen gesehen?

U. Ganzer (Düsseldorf): Gibt es einen quantitativen Zusammenhang zwischen der p53-Expression und der Angehrate des Gewebes auf der Nacktmaus?

N. Homann (Schlußwort):
Bei 8 von 15 Patienten mit bekannten Risikofaktoren konnte schon in Leukoplakien eine positive Antikörperreaktion nachgewiesen werden.
Mit Mikrodissektion, anschließender PCR und Sequenzierung sollte in Zweifelsfällen der Antikörpernachweis validiert werden.

75. W. J. Issing, S. Grams, W. J. Heppt, T. P. U. Wustrow, G. E. Diehl (München/Heidelberg): ERBB-2/HER-2 und seine Expression in Parotistumoren

In der medizinischen Lehrmeinung gilt Krebs als eine Störung der zellulären Wachstumskontrolle. Heute ist bekannt, daß eine Störung vorliegt, die in manchen Zellen durch Veränderung bestimmter Gene oder ihrer Expression hervorgerufen wird und somit diesen Zellen einen Wachstumsvorteil im Vergleich zu den umgebenden Zellen gibt. In den Tumoren sind somit normales Zellwachstum und regelrechte Zelldifferenzierung verloren gegangen. Krebszellen teilen sich immerfort und leben länger als normale Zellen.

Der Begriff Onkogen wurde erstmals im Jahre 1969 von Hübner und Todaro geprägt. Sie beschrieben ein Modell, in welchem Gene, die sonst für die normale Entwicklung in der Zelle verantwortlich sind, außer Kontrolle geraten und Tumoren erzeugen. Der entscheidende Punkt ist, daß nichttransformierende Retroviren diese zellulären Sequenzen aufnehmen können und somit zu transfomierenden Retroviren werden. Die zellulären Sequenzen wurden als Protoonkogene oder „c-onc" und die viralen Gegenstücke als „v-onc" bezeichnet.

Die Arbeitsgruppe um Robert Gallo isolierte 1978 erstmals einen Retrovirus, der mit einem malignen Geschehen beim Menschen in Verbindung gebracht werden konnte, der HTLV I (human T-lymphotropic virus I). Retroviren bestehen aus einem einsträngigen RNA-Genom, und der Prototyp eines vollständig transformierenden Virus ist der „Rous-Sarkomvirus" (RSV). Die Struktur seines Genoms kann als Modell für alle Retroviren stehen und umfaßt 3 virale Gene:

1. Das Kapsidprotein „gag" (group-specific antigen).
2. RNA-abhängige DNA-Polymerase, „pol" (reverse Transkriptase).
3. Das Hüllenantigen „env" (envelope), welches in der Membran, die das virale Kapsid umgibt, eingebettet ist und eine Bindung des Virus an Gastzellen während des Infektionszyklus vermittelt. An seinem 3′- und 5′-Ende finden sich LTR-Sequenzen (long terminal repeat), welche als Promotor und Verstärkungssequenzen agieren.

In der klinischen Medizin gibt es bereits 2 Tumorarten, deren molekularbiolgische Evaluierung einen Aufschluß über die Prognose und das weitere therapeutische Vorgehen gibt. Einerseits die Amplifizierung von „N-myc" in Neuroblastomen und seine Korrelation mit dem Stadium der Krankheit. Andererseits die Amplifizierung von „ERBB-2" (auch „neu" oder „HER-2" genannt) in Mammakarzinomen. ERBB-2 wurde 1985 von 4 Arbeitsgruppen unabhängig voneinander kloniert. Die Tatsache, daß Kentaro Semba dieses Gen aus einem Adenokarzinom der Glandula submandibularis kloniert hatte, brachte uns auf die Idee, ein größere Anzahl von Speicheldrüsentumoren auf die Expression dieses Gens zu untersuchen.

Es wurden 21 Parotistumoren auf die Expression von ERBB-2 untersucht. Als negative Kontrollen dienten fünf normale Parotisgewebe als auch NIH-3T3-Zellen. Als positive Kontrolle diente SK-BR-3, eine Mammakarzinom-Zellinie, die das ERBB-2-Gen etwa 20fach überexprimiert. Die 21 Parotistumoren unterteilten sich in 7 pleomorphe Adenome, 5 Plattenepithelkarzinome, 4 chronisch fibrosierende Sialadenosen, 3 Mukoepidermoidkarzinome sowie 1 Lymphom und 1 Zystadenolymphom. Den Geweben wurde RNA extrahiert und diese mittels Norther-Blot-Technik mit der Gesamtkodierungssequenz von ERBB-2 unter hochstringenten Bedingungen hybridisiert. Zur Beurteilung der aufgetragenen RNA-Menge wurde der Blot mit dem Glyzerinaldehyd-Phosphat-Dehydrogenase-Gen rehybridisiert.

In 2 der 7 pleomorphen Adenome zeigte sich eine deutliche Überexpression von ERBB-2. Da es in 3−5% der pleomorphen Adenome zu einer malignen Entartung kommen kann, schließt sich eine Langzeitbeobachtung dieser Patienten an. In einer kürzlich veröffentlichten Studie fand Stenman in 32% der untersuchten Speicheldrüsenkarzinome und 12% der pleomorphen Adenome eine hohe Expression von ERBB-2. Die follow-up-Daten belegen für die Karzinome eine Korrelation zwischen hoher ERBB-2-Expression und schlechter Prognose.

76. G. E. Diehl, T. Kleinjung, W. Gebhard, E. Kastenbauer, W. J. Issing (München): Zur Analytik von p53-Genmutanten in HNO-Tumoren

Das p53-Tumor-Suppressor-Gen liegt auf dem kurzen Arm des Chromosoms 17p. Die meisten bisher bekannt gewordenen Mutationen sind sog. „missense"-Mutationen und verteilen sich nicht gleichmäßig über das gesamte Gen. Betrachtet man das p53-Genprodukt, dann liegen diese Mutationen zwischen der Aminosäure 130 und 290. Sie konzentrieren sich besonders auf die vier Regionen zwischen den Aminosäuren 117-142, 171-181, 234-258 und 270-286 mit drei sog. „hot spots" im Bereich der Aminosäuren 175, 248 und 273.

Die Häufigkeit und Verteilung dieser Mutationen variiert zwischen den einzelnen Tumorgeweben. Möglicherweise sind hierfür die verschiedenen Mutagene, andere Bedingungen im umgebenden Gewebe oder ein unterschiedlicher Selektionsdruck verantwortlich.

Das p53-Wildallel unterdrückt die Transformation kultivierter Zellen durch Onkogene, stört das Wachstum transformierter Zellen und vermindert das tumorbildende Potential.

Verschiedene DNA-Viren sind an der Tumorgenese durch die Aktivierung einer oder mehrerer Onkogene beteiligt. Deren Onkogenprodukte können über eine Inaktivierung von p53 zur Entstehung von Tumoren führen.

Mutationen von p53 scheinen die häufigste genetische Veränderung menschlicher maligner Tumoren zu sein und wurden bisher bei den unterschiedlichsten Tumoren wie Kolon-, Bronchial-, Leber-, Nieren-, Ösophagus- und Hautkarzinomen nachgewiesen. Sie verhalten sich rezessiv gegenüber dem Wildallel. Liegt eine nicht karzinomatöse Zelle im heterozygoten Zustand mit einem mutierten Allel vor, dann besitzt diese Zelle einen Wachstumsvorteil. Die verschiedenen Mutationen besitzen unterschiedliche biologische und biochemische Eigenschaften, wobei die Art und Position der Mutation wahrscheinlich vom Zell- oder Gewebetyp abhängt. Wichtig für die Zellregulation ist besonders das Verhältnis Wild-Typ zu mutiertem Allel.

Zur Funktionsweise des p53-Tumor-Suppressor-Gens wird vermutet, daß entweder der Startkomplex zur DNA-Replikation oder die Transkription und somit der Übergang von der G1- in die S-Phase gestört wird.

Mit Hilfe der PCR-Technik und der Sequenzanalyse haben wir 23 HNO-Tumoren auf Punktmutationen des p53-Gens untersucht.

Die Tumoren stammten von 21 Männern und 2 Frauen im Alter zwischen 39 und 79 Jahren und einem Durchschnittsalter von 54 Jahren.

Den 3 Nichtrauchern und den 4 Personen, die nur gelegentlich Alkohol zu sich nahmen, standen ein mittlerer Nikotinverbrauch von 25−30 Zigaretten und ein mittlerer Alkoholkonsum von umgerechnet 2,5 l Bier pro Tag gegenüber. Drei Tumoren waren in der Mundhöhle, 7 im Oropharynx, 5 im Hypopharynx, 4 im Larynx und ein Tumor an der Unterlippe lokalisiert. In einem Fall lag das Rezidiv eines intraorbitalen Plattenepithelkarzinoms mit einer Filia im Bereich der Parotis, in einem anderen Fall die retroaurikuläre Filia eines Kalottenkarzinoms und in einem weiteren Fall die Wangen- und Parotisfilia eines Septumkarzinoms vor.

Die Zusammenstellung der TNM-Stadien ergab 4mal das Stadium T_1, 8mal das Stadium T_2, 3mal das Stadium T_3, 7mal das Stadium T_4, 7mal das Stadium N_0, 5mal das Stadium N_1, 8mal das Stadium N_2, 3mal das Stadium N_3 und 23mal das Stadium M_0. Bei einem Patienten, der in einer anderen Klinik voroperiert worden war, konnte das T-Stadium retrospektiv nicht mehr festgestellt werden. Die große Zahl an T_4-Stadien erklärt sich durch die Häufigkeit der Larynx- und Hypopharnyxkarzinome.

Die histologischen Untersuchungen erbrachten in 6 Fällen gering und in 17 Fällen mäßig differenzierte Plattenepithelkarzinome, die in 16 Fällen eine Verhornung aufwiesen.

Auf den ersten Blick überraschend, haben wir bis jetzt nur zwei p53-Mutationen gefunden, obwohl mit ca. 30−50% positiver Fälle gerechnet werden kann, wenn entsprechend vergleichbare Literatur zugrunde gelegt wird. In den beiden genannten Fällen, die jeweils Aminosäurereste im Exon 8 betreffen, wird verständlich, weshalb eine Strukturänderung auch zur Funktionsänderung bzw. zum Funktionsverlust führen kann. Im ersten Fall haben wir durch die Mutation von CD nach T eine Änderung der positiv geladenen Aminosäure Arginin in die ungeladene Aminosäure Cystein, im zweiten Fall entsteht durch die Mutation von G nach T ein an dieser Stelle nicht vorgesehenes Stoppkodon und damit ein verstümmeltes, funktionsloses Protein.

Die niedrige Zahl von uns entdeckter Mutationen kann aber auch eine weitere Bestätigung der erst kürzlich in einem Natureartikel von Sidransky und anderen belegten Annahme sein, daß p53-Mutationen tragende Tumorzellen erst im Laufe der Tumorentwicklung andere, p53-mutationsfreie Tumorzellen überwachsen müssen. Entscheidend für den Nachweis einer p53-Mutation wäre dann 1) der Zeitpunkt bzw. das Stadium, zu dem ein Tumor untersucht wurde, und 2) die angewandte Untersuchungsmethode. Ein direktes Sequenzieren der PCR-Produkte, wie wir es zur Beschleunigung des Verfahrens optimiert haben, wäre dann nicht aussagekräftig genug, wenn der Anteil der p53-Mutationen tragenden Tumorzellen an der Tumormasse noch gering wäre. In diesem Falle ist es nötig, vor der Sequenzierung zusätzlich den zeitaufwendigen Schritt des Klonie-

rens der PCR-Produkte einzuschieben. Als nächstes werden wir überprüfen, ob diese Sicht der Dinge zutrifft und vielleicht Verfahren entwickelt können, die zu einer weiteren Charakterisierung der Tumorstadien und damit zu einer sicheren Verlaufsprognostik beitragen.

77. W. Kelker, D. L. VanDyke, M. Worsham, T. E. Carey (Essen/Detroit): DCC als mögliches Tumor-Suppressor-Gen bei Plattenepithelkarzinomen

Die Entstehung solider Tumoren des Erwachsenenalters ist ein mehrschrittiger Prozeß, bei dem es zur Aktivierung von Protoonkogenen zu Onkogenen und zur Ausschaltung von Tumor-Suppressor-Genen kommt. Vogelstein hat bei Kolonkarzinomen mehrere genetische Veränderungen charakterisiert, die zur schrittweisen Entstehung maligner Tumoren führen. Eines der dabei gefundenen Tumor-Suppressor-Gene, das DCC Gen (DCC = Deleted in Colon Cancer), ist in der Region 18q21.3 des langen Armes von Chromosom 18 lokalisiert. Diese Region ist bei Plattenepithelkarzinomen sehr häufig von Deletionen betroffen. In unserer Serie von 23 Patienten mit Plattenepithelkarzinomen der Kopf-Hals-Region finden sich in 61% der Fälle Delektionen von Fragmenten des langen Armes von Chromosom 18, es ist insgesamt die zweithäufigste zytogenetische Anomalie bei diesen Tumoren. Die kürzeste gemeinsame überlappende Region der Elektionen ist 18q21-qter, enthält also das DCC-Gen. Da das DCC-Gen in Keratinozyten exprimiert wird, kommt es als Tumor-Suppressor-Gen bei Plattenepithelkarzinomen in Betracht. Um die Rolle dieses Genes bei Plattenepithelkarzinomen der Kopf-Hals-Region näher zu untersuchen, führten wir mit einer RFLP-Gensonde (p15-65) (RFLP = Restriktionsfragment Längen Polymorphismus) im Southern-Blot-Untersuchungen mit

Msp1 verdauter DNA aus Tumorbiopsien und Zellinien durch. Die RFLP-Gensonden können bei heterozygoten Patienten die beiden Allele unterscheiden, man kann somit den Verlust eines Alleles im Tumor erkennen, wenn man die Tumor-DNA mit normaler DNA des Patienten vergleicht. Dieser sogenannte Verlust der Heterozygotie im Tumor ist ein Hinweis auf den Verlust eines Tumor-Suppressor-Genes. Von 6 untersuchten Tumorpatienten waren 4 heterozygot und damit informativ, davon zeigten 2 einen Verlust der Heterozygotie im Tumor. Unter 19 untersuchten Zellinien von 17 verschiedenen Tumoren war nur eine Zellinie heterozygot. Da für die Zellinien kein entsprechendes Normalgewebe zum Vergleich zur Verfügung steht, läßt sich für den Einzelfall keine Aussage über den Verlust der Heterozygotie machen. Da mit einer Rate von 65% Heterozygotie zu rechnen ist, liegt aber für das Gesamtkollektiv statistisch signifikant ein Verlust der Heterozygotie vor.

Zusammenfassend schließen wir aus dem beobachteten Verlust der Heterozygotie für das DCC in Tumorbiopsien und Zellinien von Plattenepithelkarzinomen der Kopf-Hals-Region, daß dieses Gen bei der Entstehung oder Progression dieser Tumoren eine Rolle spielen könnte.

78. A. Stremlau (Würzburg): Polymorphismus der *myc*-Restriktionsfragmente in HNO-Tumoren und Normalgewebe

Protoonkogene steuern fundamentale Prozesse des Zellstoffwechsels, z.B. das Zellwachstum oder die Zelldifferenzierung. Das Produkt des Protoonkogens *myc* zeigt sich im Zellkern. Vor der DNA-Replikation ist es in hoher Konzentration nachzuweisen. Vermehrte Bildung von *myc*-Proteinen kann Zellen immortalisieren, sie können sich, anders als normale

Zellen, beliebig häufig teilen. Das *myc*-Protoonkogen wird aktiviert durch eine Amplifikation, eine Rearrangement oder eine verstärkte Expression.

Wir untersuchten den Status des *myc*-Gens in Proben von 19 Tumorpatienten; dazu wurde die DNA extrahiert, sowohl aus dem Primärtumor und den Metastasen als auch aus dem Normalgewebe und

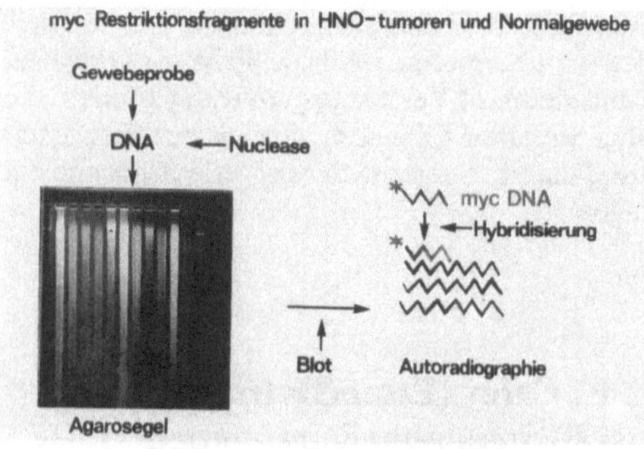

Abb. 1. DNA-Aufarbeitung und Hybridisierung mit c-*myc*

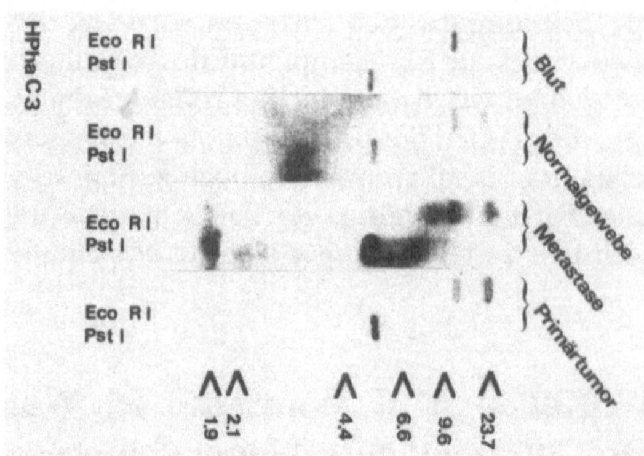

Abb. 2. c-*myc*-Restriktionsfragmente in Tumor- und Normalgewebe von Patient HPhaC3

dem Blut der Patienten. Mit Hilfe von Restriktionsendonukleasen wurde die DNA spezifisch gespalten, die gewonnenen Fragmente elektrophoretisch aufgetrennt und geblottet nach der Methode von Southern. C-*myc*-DNA wurde radioaktiv markiert und als Sonde zugegeben. Durch die Hybridisierung zwischen den *myc*-Sequenzen im Tumor und der zugegebenen Sonde wurden die *myc*-Restriktionsfragmente bestimmt (Abb. 1). Fünf der 19 untersuchten Patientenproben zeigten ein *myc*-Rearrangement. Wurde die DNA mit dem Restriktionsenzym Eco RI gespalten, erkannte man 2 Banden, die typische Bande bei 12,7 kb und eine zusätzliche größere Bande. Das Rearrangement trat auf im Primärtumor und in der Metastase, interessanterweise auch im Normalgewebe der Patienten. In der DNA aus dem Blut ließ sich die Veränderung jedoch nicht nachweisen. Es handelte sich um 3 Patienten mit Malignomen des Waldeyerschen Rachenrings und um 2 Patienten mit Hypopharynxkarzinomen (Abb. 2). Zur Kontrolle wurde die DNA von 20 gesunden Patienten untersucht. Bei einem Patienten zeigte sich ein *myc*-Rearrangement im

Blut und im Normalgewebe; die 19 anderen Patienten zeigten einen Normalbefund. Für das Rearrangement bieten sich zwei Erklärungsmöglichkeiten an:

1. Das Normalgewebe war von Tumorgewebe kontaminiert; diese Erklärung ist aber unwahrscheinlich, da beide Banden etwa die gleiche Konzentration haben.
2. Bei dem Rearrangement handelt es sich um eine frühe Stufe der Karzinogenese, die nicht in der DNA aus dem Blut, aber bereits im tumornahen Gewebe auftritt.

Arbeitsgruppen aus Japan und Indien konnten zeigen, daß ein Rearrangement im l-*myc*, einem der c-*myc* verwandten Gen, korreliert mit der Tumordifferenzierung in Mundhöhlenkarzinomen und der Metastasierungshäufigkeit in Nieren- und Lungenkarzinomen. Unsere Daten sind ein weiterer Hinweis, daß genetische Abweichungen nicht nur im Malignom vorliegen können, sondern daß auch histologisch unauffälliges Gewebe bereits molekulare Veränderungen aufweisen kann.

79. W. Bergler, G. Petroianu, A. Schadel (Mannheim): Vereinfachte S-Phasenzeitbestimmung bei Plattenepithelkarzinomen in vitro

Zellzyklusanalysen im Zusammenhang mit Chemotherapie hatten an Bedeutung verloren, da Synchronisationsversuche nicht zu den erwarteten Therapieerfolgen führten. Ein neuer Aspekt ergibt sich durch die Anwendung von Interferonen, die neben einer immunmodulatorischen Wirkung auch eine direkte Wirkung auf die Tumorzelle ausüben. Interferontherapien als Monotherapien sind weit hinter den Erwartungen zurückgeblieben, jedoch zeigten Kombinationstherapien mit Chemotherapeutika deutlich bessere Ergebnisse. In von uns durchgeführten

Screeningversuchen zeigte sich, daß eine synergistische Wirkung von der zeitlichen Abfolge der Applikation von Interferonen und z.B. Cisplatin abhängt. Um das Phänomen genauer zu untersuchen, sind zunächst Zellzyklusphasen und Zeiten zu analysieren. Der bis jetzt übliche H3-Thymidintest ist zeit- und arbeitsintensiv und erfordert den Umgang mit radioaktiven Stubstanzen. Eine Alternative bietet der Bromodeoxyuridintest, der auf den Einbau von BrdU in der Synthesephase basiert. Bei unserer Untersuchung wurden 2 Methoden vorgestellt, die eine relativ einfache Bestimmung der S-Phasenzeit erlauben. Verglichen werden die Ergebnisse mit der relativ genauen flowzytometrischen Methode, basierend ebenfalls auf den Einbau von BrdU. Larynxkarzinomzellen in Kultur in der logarithmischen Wachstumsphase werden mit $10\,\mu M$ BrdU versetzt und zwischen 2 und 10 Stunden lang markiert, so daß die Substanz in der S-Phase eingebaut werden kann. Die erste Methode besteht im Nachweis der markierten Zellen mit Hilfe der histochemischen APAAP-Färbung, wobei ein monoklonaler Antikörper gegen BrdU mit dem APAAP-Komplex gekoppelt wird, um so die positiven Zellen als Rotfärbung im Mikroskop zählbar zu machen. Die zweite Methode, S-Phasenmarkierte Zellen sichtbar zu machen, basiert auf einem ELISA, wobei die gemessene Extinktion der Anzahl der markierten Zellen proportional ist. Verglichen werden diese Werte mit den Werten gewonnen aus der Flowzytometrie mit doppelt markierten Zellen (BrdU und Propidiumjodid). Sowohl bei der APAAP als auch bei der ELISA-Methode kann durch eine Regressionsanalyse eine Gerade ermittelt werden, deren Schnittpunkt mit der Zeitachse der S-Phasendauer entspricht. Die gewonnenen Werte stimmen sehr gut mit den Werten aus der Flowzytometrie überein, allerdings zeigten die ELISA Werte durchweg $10-15\%$ geringere Werte. Abschließend läßt sich bewertend feststellen, daß die APAAP-Methode relativ einfach durchführbar ist, genaue Werte liefert, aber von einer mikroskopischen Auszählarbeit begleitet ist. Die ELISA-Methode ist wesentlich schneller und weniger arbeitsintensiv jedoch ungenauer und schlechter reproduzierbar und eignet sich deshalb eher als Screeningmethode. Die Flowzytometrie mit BrdU-Doppelmarkierung ist genau, liefert die meisten Informationen, aber unter erhöhtem apprativen und Arbeitsaufwand.

80. H. Bier, P. Koldovsky (Düsseldorf): Organkulturen der Trachealschleimhaut

In-vitro-Untersuchungen werden in aller Regel mit einem definierten Zelltyp durchgeführt, der dann in einer geeigneten Form der Adhäsions- oder Suspensionskultur gehalten wird. Neben den zahlreichen, vor allem praktischen Vorteilen besitzen derartige Zellkultursysteme jedoch einen entscheidenden Nachteil: die Zellen sind von ihrem isotopischen Nachbarschaftsgewebe isoliert, und somit entfallen die biologischen Interaktionen zwischen den unterschiedlichen Gewebekompartimenten. Diesem Erhalt der Gewebeintegrität kommt aber gerade für somatische, der normalen Wachstumsregulation unterworfenen Zellen eine entscheidende Bedeutung zu. Bei der sog. Organkultur werden deshalb die verschiedenen Gewebeanteile wie z.B. Funktions- und Bindegewebe in ihrer anatomischen und funktionellen Beziehung belassen, so daß die Explantate dem Ursprungsorgan weitgehend entsprechen. Für Wachstum, Differenzierung und Metabolismus von Epithelien kommt dem Stroma eine Schlüsselrolle zu, so daß sich die Organkultur als extrakorporales Modell zur Untersuchung von exogenen Faktoren im Rahmen der Karzinogenese anbietet. Für Organkulturen des menschlichen Trachealepithels mußten drei Parameter erarbeitet werden: die Gewebeexplantation, die Begasung und das Kulturmedium.

Von den verschiedenen Möglichkeiten einer biologisch inerten Unterlage für die Explantate hat sich für das vorliegende System Gelitta bewährt. Es ist über längere Zeit formstabil und erlaubt gleichzeitig einen intensiven Mediumkontakt mit der Explantatunterseite. Unter der Begasung mit Raumluft (21% O_2) traten keine Gewebenekrosen auf, so daß auf eine Sauerstoffsättigung verzichtet werden konnte. Für die Zusammensetzung des Kulturmediums muß berücksichtigt werden, daß es einerseits einer Anreicherung bedarf, andererseits müssen aber die Auswirkungen derartiger Zusätze auf das geplante Versuchsvorhaben berücksichtigt werden. So sollten Wachstums- und Differenzierungsfaktoren nur bedingt und dann in niedriger Konzentration eingesetzt werden, wenn das Experiment auf die Isolierung proliferierender Zellstrukturen hinarbeitet. Darüber hinaus können verschiedene Komponenten mit Karzinogenen interferieren und diese unter Umständen inhibieren. Zur Zeit verwenden wir als Grundmedium RPMI 1640 mit 10% FKS und 2mM Glutamin, dem für die ersten 12 Tage 10-6mM Östradio, $8\,\mu g/ml$ Insulin, $1,8\,\mu g/ml$ Hydrokortison und $25\,\mu g/ml$ Transferin zugesetzt werden.

Unter diesen Bedingungen können Organkulturen des menschlichen Trachealepithels für mindestens 8 Wochen kultiviert werden. Morphologisch ließ sich mit histochemischen und immunzytologischen Methoden die Bewahrung der Gewebeintegrität und der normalen Zellproliferation nachweisen. Das Ziel der Untersuchungen lag in der Etablierung eines in-vitro-Modells zur Bearbeitung von Fragestellungen zur Karzinogenese des menschlichen Atemwegepithels.

81. P. Koldovsky, H. Bier, U. Ganzer (Düsseldorf): Untersuchungen zur In-vitro-Kanzerogenese des menschlichen Atemwegepithels

Die bösartige Transformation ist ein mehrstufiger Prozeß, bei dem epigenetische und genetische Änderungen in somatischen Zellen entstehen. Dieser Prozeß steht unter dem Einfluß von unzähligen inneren und äußeren Einflüssen. Kanzerogene Noxen können diese genetischen Fehler induzieren, ihre natürliche Inzidenz erhöhen oder Reparaturmechanismen verhindern. Menschliche Zellen zeigen in in-vitro-Experimenten eine hohe Resistenz gegen kanzerogene Noxen. Die einzelnen Stufen der Transformation zeigen unterschiedliche genetische Stabilität. Tierexperimente beweisen 3 Phasen: Initiation, Promotion und Progression; wobei die erste und zweite als genetisch stabil bezeichnet wird. Nicht in allen Modellen und Experimenten am menschlichen Gewebe sind diese Phasen und ihre Folgen nachvollziehbar. Normale Zellen werden durch Differenzierung und Senescenz charakterisiert. Die Zellen, die diese genetische Kontrolle verlieren, bleiben bei einem bestimmten Differenzierungsgrad stehen und sind unsterblich. Es ist unbekannt, in wievielen Schritten dieser Prozeß abläuft. Einige Viren, wie z.B. SV 40, können menschliche Zellen immortalisieren. Die Selektion einer immortalisierten Zellinie dauert mehrere Monate. Mit der zweite Stufe wird die bösartige Transformation der immortalisierten Zelle erreicht. Dieser Prozeß kann relativ kurz sein und durch verschiedene genetische Noxen induziert werden.

Chemische Kanzerogene spielen die wichtigste Rolle bei der Entstehung der Tumoren des Atemwegsepithels (AWE). Deshalb arbeiten wir an einem Modell, wo das AWE extrakorporal unter dem Einfluß von relevanten kanzerogenen Stoffen transformiert wird. Die Methode der Wahl ist die Organkultur (OK). Aus einer Biopsie der Trachea wurden 12 OK mit AWE vorbereitet. Dieselbe Trachea diente auch zur Gewinung von Fibroblastenkulturen. Die OK wächst auf Würfeln aus Gelita, was eine einfache Handhabung ermöglicht. Die Hälfte der OK wird wiederholt Karzinogenen (Bp, MNNG, TPA) ausgesetzt. Nach 5–6 Wochen werden die OK teilweise unter die Nierenkapsel der nackten Maus (SRC) transplantiert und teilweise in Mischkulturen (MC) mit autologen Fibroblasten benutzt. Wir können die SRC und MC kombinieren. In der SRC entstehen an erster Stelle benigne Nodulen, die Strukturen des AWE enthalten können. Aus behandelten SRC entstehen solche Nodulen oft. SRC aus behandelten OK, die länger als 100 Tage wachsen, können weiter transplantiert werden. In einigen Fällen konnten in solchen Nodulen morphologische Änderungen des Epithels gesehen werden. Nur aus behandelten OK entstehen MC mit dreidimensionalen Strukturen, die länger als 200 Tage wachsen. Diese Kulturen können in SRC transplantiert werden. Nur langlebige MC, jedoch nicht alle, produzieren weiter übertragbare Nodulen. Auch hier kann man Änderungen in den Epithelelementen sehen. Bisher werden Biopsien von 4 Personen so behandelt. Die biologisch wichtigste Eigenschaft dieser Epithelzellen ist ihre Langlebigkeit. Die Kombination von SRC und MC erlaubte uns in allen 4 Fällen, solche Zellen länger als ein Jahr zu halten. Wahrscheinlich ist die Immortalisierung noch nicht erreicht, da kein klonales Wachstum nachweisbar ist.

82. S. Grams, C. Fraitzl, W. Gebhard, W. J. Heppt, W. J. Issing (München/Heidelberg): Expression von Retinsäurerezeptoren in Plattenepithelkarzinomen

Bei mehr als 85% der Malignome im Kopf- und Halsbereich handelt es sich um Plattenepithelkarzinome. Da klinische Forschungen bereits die günstige Auswirkung der Applikation von Vitamin A und Retinoiden auf Präkanzerosen und Karzinome gezeigt haben, interessieren wir uns für die molekularen Zusammenhänge des Wirkmechanismus. Als Retinoide bezeichnet man eine Gruppe von natürlich vorkommenden und synthetisch hergestellten Derivaten des Vitamins A. Sie regulieren die Morphogenese, die Entwicklung und das Wachstum einer Vielzahl von normalen Zellen. Darüber hinaus können sie die Entartung einer normalen Zelle hin zu einer Tumorzelle unterdrücken.

Der genaue Wirkmechanismus ist noch nicht bekannt. Man geht derzeit davon aus, daß die Retinoide durch passive Diffusion oder aktiven Transport mittels Retinoidbindeproteinen (CRABP) in den Zellkern gelangen und dort an freie Retinsäurerezeptoren (RAR) binden. Der Retinsäure-Rezeptor-Komplex kann sich zu Hetero- und Homodimeren zusammenschließen. Die Rezeptordimere ihrerseits binden an spezifische DNA-Binderegionen im Promotorbereich bestimmter Zielgenese. Dadurch wird eine Regulation der Genexpression auf der Ebene der Transkription erreicht. Unser spezielles Interesse gilt der Untersuchung der Expression der RAR in Plattenepithelkarzinomen im Vergleich zu normalen Zellen von Haut und Schleimhaut. Inzwischen sind vier verschiedene Rezeptoren bekannt, von denen drei RARα, β und γ eng mit den Thyroid- und Steroidhormonrezeptoren verwandt sind. Die Rezeptoren verfügen alle über eine identische DNA-Binderegion, unterscheiden sich jedoch in der Ligandenbinderegion. Dies bewirkt u.a. eine unterschiedliche Affinität der einzelnen Rezeptoren für unterschiedliche Retinoide. Als vierter Rezeptor ist erst vor kurzem der RXRα entdeckt worden. Dessen DNA-Sequenz unterscheidet sich deutlich von der der anderen drei Rezeptoren und ist nicht mit ihnen verwandt. Man spricht ihm die Rolle eines nukleären Helferproteins zu. Durch Heterodimerenbildung mit einem der anderen Rezeptoren könnte er eine effizientere DNA-Bindung des Komplexes und damit eine wirkungsvollere Genregulation ermöglichen.

Für den spezifischen Nachweis der Expression der RAR wurden Oligonukleotidprimer mit einer Länge von ca. 18–22 Basen hergestellt. Darüber hinaus wurde noch ein zusätzliches Primerpaar für β-Aktin synthetisiert, das uns als Versuchskontrolle diente.

Mit Hilfe der c-DNA-Synthese und der anschließenden Polymerase-Kettenreaktion (PCR) gelang es uns, das Expressionsmuster der RAR von Tumorzellinien und Plattenepithelkarzinomen aus dem Kopf- und Halsbereich auf der RNA-Ebene aufzuzeigen. RARβ und RARγ wurden gleichermaßen überall exprimiert. Das Verteilungsmuster von RARα und RXRα hingegen war sehr unterschiedlich. Teilweise war neben RARβ und RARγ nur RARα oder nur RXRα vorhanden, teilweise wurden alle vier Rezeptoren gleichzeitig exprimiert. In Zahlen ausgedrückt, wurde RARα in 50% und RXRα in 78,6% der untersuchten Tumorzellinien und Tumoren exprimiert. In den Kontrollversuchen von gesundem Gewebe von Haut und Schleimhaut waren stets alle 4 Rezeptoren gleichzeitig exprimiert.

Das Fehlen eines der Retinsäurerezeptoren auf der RNA-Ebene kann durch Veränderungen auf der DNA-Ebene, der Transkriptions-Ebene oder durch das Zusammenwirken mit anderen Regulationsfaktoren bewirkt werden. Das Verständnis der molekularen Zusammenhänge wäre letztlich die Voraussetzung für eine gezielte Verwendung von Retinsäurerezeptor-Expressionsprofilen bei der Entwicklung retinoidbasierender Behandlungsstrategien.

Onkologie III: Grundlagen

83. J. Kornfehl, A. Wilfing, M. Hermann, B. Grubeck-Loebenstein (Wien): Charakterisierung mononukleärer Zellen in Schilddrüsenkarzinomen

Während bei Malignomen verschiedenster Histologie die Tumorinfiltrierenden Lymphozyten (TIL) charakterisiert und gewisse Subpopulationen auch in Form einer adoptiven Immuntherapie therapeutisch genutzt werden, existieren bisher keine Untersuchungen über das Verhalten der TIL bei Schilddrüsenkarzinomen. Deshalb wurden Schilddrüsenkarzinome (follikulär n = 4; papillär n = 4; anaplastisch n = 2) und kontralaterales Normalgewebe sowohl immunhistochemisch als auch in funktionellen Versuchsanordnungen (Zytotoxizitäts- und Profliferationsassays) untersucht.

Auf Gefrierschnitten wurden mittels monoklonaler Antikörper und APAAP-Technik die Expression und die zelluläre Verteilung von T- und B-Zell-Antigenen, von aktivierungs-assozierten Antigenen (ICAM-1, LFA-3, CD25, MHC Klasse II) und eines Makrophagenmarkers (RM3/1) untersucht. Bei den Karzinomen variierte die Zahl der positiven Zellen per untersuchtem Antigen sowohl zwischen den Patienten, als auch innerhalb des Tumors (z.B. CD3: 78-1840 Zellen/mm^2, Mittelwert 469). In der Spearman-Rank-Korrelationsanalyse zeigte sich bei Karzinomen eine statistisch signifikante Korrelation von T-Zellen (CD3) mit HLA-DR+ und HLA-DQ+-Zellen ($p < 0,01$). Die ICAM-1- und LFA-3-Positivität korrelierten signifikant mit MHC-Klasse-II+-Zellen, sowie mit RM3/1+- und CD4+-Makrophagen ($p < 0,05$). Im Vergleich zum kontralateralen Lappen fand sich ein Anstieg von positiven Zellen bei allen untersuchten Antigen. Der Anstieg war jedoch nur bei CD8+-T-Zellen ($p < 0,05$) und bei CD4+-Makrophagen signifikant ($p < 0,05$; Students t-Test).

Nach dem enzymatischen Verdau der Gewebestücke wurden die intrathyreoidalen Lymphozyten durch unspezifische Stimulation expandiert und die etablierten T-Zell-Linien phänotypisiert. Sowohl bei den Tumoren als auch bei Normalgeweben fanden sich gemischte CD4+/CD8+-T-Zellpopulationen.

In weiterer Folge wurden diese T-Zell-Linien bezüglich ihrer proliferativen Eigenschaften und ihres zytotoxischen Potentials (Cr 51 Release) gegenüber neoplastischen autologen und allogenen Thyreozyten, allogenen Strumen und autologen und allogenen Normalgeweben untersucht. TIL-Linien zeigten keinen spezifischen proliferativen Response bei Stimulation mit autologen neoplastischen Thyreozyten. Im Cr51 Release fand sich keine spezifische Zytotoxizität, jedoch ein breites unspezifisches zytotoxisches Potential, sowie in den meisten Fällen eine NK-Aktivität gegenüber der NK-Target-Zell-Linie K562. Ähnliche Ergebnisse fanden sich jedoch auch bei jenen T-Zellinien, die aus dem kontralateralen Schilddrüsenlappen kultiviert wurden. Um das vorhandene zytotoxische Potential der Tumor-infiltrierenden Lymphozyten eventuell im Rahmen einer Immuntherapie nützen zu können, ist es nötig, das komplexe Interaktionsschema Effektor−Tumorzelle auch auf klonalem Niveau zu untersuchen.

84. B. Bettinger, M. Lörz, R. Knecht, C. v. Ilberg (Frankfurt/M.): T-Lymphozyten, T-akzessorische Zellen und Makrophagen bei Epitheldysplasien und invasiven Karzinomen des HNO-Bereiches

Ausgefallen.

85. R. Knecht, A. Klima, R. Bettinger, A. Weber (Frankfurt/M.): Verteilung von Lymphozytenfunktionsantigenen in HNO-Karzinomen

Die T-zellvermittelte Immunität stellt einen potentiellen Effektormechanismus gegen malignes Tumorwachstum dar. Die Aktivierung von T-Zellen induziert die Expression einer Reihe von Zelloberflächenmolekülen. Transferrin-, Interleukin-II-Rezeptoren und HLA-II-Moleküle werden vorübergehend exprimiert und stellen daher keine stabilen Aktivierungsmuster dar. Hingegen ist die Expression von Molekülen wie CD 45 RO nach Aktivierung und Prägung dauerhaft.

Wir haben bei 60 Plattenepithelkarzinomen des oberen Aeorodigestivtraktes tumorassoziierte T-Zellen immunhistochemisch mit Doppelmarkierungsmethoden bestimmt und ihre Relation zum Tumorzellzahl auf der Basis von 3000 Zellen in 30 Gesichtsfeldern pro Tumor bestimmt (400fache Vergrößerung, Rasterokular). Der Schwerpunkt lag in der Charakterisierung geprägter CD 45RO positiver T-Zellen im Tumor- und tumornahen Bereich.

Es zeigte sich eine positive Korrelation zwischen der CD-45-RO- und der CD-3-Expression auf tumorassoziierten T-Lymphozyten. 81% – 96% der CD-3-Lymphozyten waren mit dem CD 45 RO erkennenden UCHL-1-Antikörper (DAKO) markierbar. Die Infiltrationsdichte CD 45 RO positiver T-Zellen korreliert mit der Tumorzellproliferationsrate, ermittelt mit den Antikörpern Ki67 und PCNA. Tumoren oder Tumorareale mit einem Proliferationsindex von über 30% zeigten stellenweise eine Verdoppelung der Infiltratdichte d.g. T-Zellen gegenüber denen mit einem Index kleiner 5%. Tumoren bzw. Tumorabschnitte mit starker EGF- und Tranferrinexpression waren von einer größeren Zahl UCHL-1-positiver T-Zellen begleitet als solche mit niedriger Expression. Ferner zeigte ein Desmoplakingrading (Antikörper Boehringer), daß eine zunehmende Tumorzelldissoziation mit einer steigenden Anzahl CD-45-RO-positiver-T-Zellen einhergeht.

Die Untersuchungen zeigen, daß es sich bei tumorassoziierten Lymphozyten mehrheitlich um geprägte T-Lymphozyten handelt und daß die Infiltration korreliert erscheint mit Tumorproliferationspotenz und Tumorzellwachstumsfaktorrezeptorexpression ferner mit der Tumorzelldissoziation. Diese Tumoreigenschaften scheinen die Tumorantigenität widerzuspiegeln.

86. B. Clasen, W. Kaffenberger, D. v. Beuningen (Rotenburg/Wümme): Sind Kopf-Hals-Karzinome systemische Erkrankungen? – Funktionsmessungen an neutrophilen Granulozyten von Tumorträgern

Die Messung des „respiratory burst" neutrophiler Granulozyten spiegelt deren Fähigkeit wider, phagozytiertes Fremdmaterial mit Hilfe zytotoxischer, in der Hauptsache bioreduktiver Substanzen zu vernichten, und kann als Maß für die Funktionsfähigkeit der polymorphnukleären Blutzellen angesehen werden. Die Produktion bioreduktiver Substanzen verläuft dammbruchartig (burst) unter Verbrauch interzellulären Sauerstoffs (respiratory) und begründet unter anderem die bakteriziden und tumoriziden Eigenschaften des Granulozyten.

Bei 27 Patienten, die sich wegen eines fortgeschrittenen Kopf-Hals-Karzinoms einer simultanen Radiochemotherapie (konventionell fraktionierte Radiatio mit Mitomycin C und 5-Fluoruracil) unterzogen, zeigten prä-, intra- und posttherapeutische flußzytometrische Messungen des respiratory burst der neutrophilen Granulozyten nach Stimulation mit Phorbolmyristatacetat im wesentlichen zwei Antwortarten:

1. Ein Großteil der Patienten (74%) antwortete im Durchschnitt auf den Stimulus quantitativ normal (responder) wie entsprechende Kontrollpersonen, zeigte allerdings in 63% aller Proben Subpopulationen unterschiedlich hyperreaktiver Leukozyten, deren Hyperreagibilität auf eine vorangegangene in-vivo-Stimulierung hinweist.

2. Sieben Patienten zeigten keine Antwort (non-responder) auf den Stimulus vor und während der Therapie, zwei davon antworteten nach der Therapie. Die Analyse der Überlebensdaten ergab eine signifikant ($p < 0,02$) erniedrigte Überlebensdauer der non-responder (36 Wochen gegenüber mehr als 70 Wochen für responder).

Neben einer möglichen Bedeutung des respiratory burst als prognostischer Parameter bei der Tumorerkrankung stellt sich die Frage, ob die mangelhafte Leukozytenfunktion (bei Fehlen systemisch infektiöser und medikamentöser Ursachen) durch das Tumorleiden bedingt und somit Ausdruck einer Generalisierung der Erkrankung sein kann, und woher die hyperreaktiven Subpopulationen ihren primären Stimulus erhielten.

H. Maier (Heidelberg): Gibt es eine Korrelation zwischen „respiratoy-burst" und dem unterschiedlichen Auftreten cutaner und mucocutaner Nebenwirkungen unter Radiochemotherapie?

B. Clasen (Schlußwort):
Eine Korrelation ist nicht festzustellen, die respiratory-burst-Antworten sind völlig heterogen.

87. C. Herold-Mende, J.-P. Ouhayoun, H. Maier, F. X. Bosch (Heidelberg): Ungewöhnliche Intermediärfilamentmuster in HNO-Tumoren

Ein großes Problem bei Kopf-Hals-Tumoren stellt die hohe Rezidiv- und Metastasierungsrate dar. Wir untersuchten im Rahmen der Tumorzellprogression vor allem die Intermediärfilament-Genexpression. Ein auffälliges Ergebnis, das im Zusammenhang mit Invasion und Metastasierung stehen könnte, war, daß nahezu alle von uns untersuchten metastasierenden HNO-Tumoren zu den epitheltypischen Zytokeratinen auch das gewöhnlich in Fibroblasten gebildete Intermediärfilament Vimentin exprimierten.

Wir haben sowohl immunhistochemisch als auch mit Hilfe der in-situ-Hybridisierung auf der Ebene der m-RNA nachweisen können, daß in besser differenzierten Plattenepithelkarzinomen vereinzelte, vor allem peripher gelegene Tumorzellen neben dem embryonalen Cytokeratinen 8, 18 und 19 Vimentin koexprimieren. Dahingegen konnten wir in undifferenzierten Tumoren eine homogene Koexpression von einfachen Zytokeratinen und Vimentin in allen Karzinomzellen beobachten.

Auch in den dazugehörigen Lymphknotenmetastasen korrelierte das Ausmaß der Vimentin-Koexpression mit dem Differenzierungsgrad. Wir schließen daraus, daß das Phänomen der Vimentin-Koexpression kein direkter Marker für metastasierende Zellen ist, weil sonst alle Zellen in der Metastase aufgrund ihres klonalen Ursprungs Vimentin hätten koexprimieren müssen. Vielmehr scheint es sich bei der Zytokeratin-Vimentin-Koexpression um eine Umdifferenzierung der betreffenden Zellen zu einem mehr embryonalen mesenchymalen Zelltyp zu handeln. Man kann davon ausgehen, daß diese Zellen eine erhöhte Beweglichkeit besitzen und damit ein erhöhtes Metastasierungspotential. Ein prognostischer Einsatz der Vimentin-Koexpression wäre also vor allem für die besser differenzierten Primärtumoren denkbar, um anhand der Anzahl der Vimentin koexprimierenden Zellen die Wahrscheinlichkeit einer Metastasierung besser einschätzen zu können.

Ausgehend von der durch die Vimentin-Koexpression vermittelten erhöhten Beweglichkeit einzelner Tumorzellen vermuteten wir auch Veränderungen im Bereich der Zelladhäsion. Wir untersuchten die Expression der desmosomalen Proteine Desmoglein und Desmoplakin in denselben Tumoren. Entgegen der für normale Schleimhäute typischen Plasmamembranfärbung beobachteten wir in den von uns untersuchten Plattenepithelkarzinomen nur in wenigen Zellen eine eindeutige Plasmamembranfärbung, in vielen Tumorzellen dagegen nur ein schwaches, eher zytoplasmatisches Signal. Dies weist auf eine gestörte Zelladhäsion und damit wiederum auf eine erhöhte Mobilität der Tumorzellen hin. Auffälligerweise wurden Desmoplakine und Desmogleine nicht immer in denselben Arealen in demselben Maße exprimiert. Offensichtlich ist also auch der desmosomale Aufbau in sich erheblich gestört.

Neben Primärtumoren und Lymphknotenmetastasen haben wir unsere Untersuchungen auch auf tumorbenachbarte Schleimhäute ausgedehnt. Interessanterweise haben sich hier bei den desmosomalen Proteinen noch keine Änderungen in der Genexpression nachweisen lassen, während wir bereits in einigen tumorbenachbarten Epithelien die Neuexpression der einfachen Zytokeratine beobachten können. Dies spricht dafür, daß die Veränderungen im Intermediärfilamentmuster im Gegensatz zu den Veränderungen im Bereich der Zellkontakte ein frühes Ereignis in der Tumorprogression darstellen und dadurch als prognostisches Indiz für das Risiko eines Zweitkarzinoms herangezogen werden können.

88. A. Mahran, H. P. Sinn, I. A. Born, H. Maier, H. Weidauer (Heidelberg): Zur prognostischen Wertigkeit der Nucleolar Organizer Regions (NOR) beim Larynx- und Hypopharynxkarzinom; Vergleich des histologischen Gradings mit der AgNOR-Zahl

Karzinome des Larynx und des Hypopharynx weisen trotz modernem Tumorstaging und Subklassifikation eine große Varibialität im biologischen Verhalten auf. Durch Bestimmung des Malignitätsgrades können bei diesen Malignomen Wahrscheinlichkeitsaussagen zur Tumorbiologie und zur Prognose getroffen werden.

Wir untersuchten, inwieweit eine neuere histochemische Versilberungsmethode nukleolärer Kernproteine (AgNOR) geeignet ist, darüber hinausgehende prognostische Informationen zu liefern. AgNOR sind mit intranukleolären DNA-Schleifen (NOR, nucleolar organizer regions) assoziiert, an denen ribosomale RNA codiert und transkribiert wird, und korrelieren mit der Proteinsyntheserate sowie bei verschiedenen Malignomen (wie Mamma-, kolorektales Karzinom und maligne Lymphome) mit dem biologischen Verhalten. Unser Kollektiv beinhaltete 130 Patienten mit Larynx- und Hypopharynxkarzinomen, die mit kurativer Intention operiert wurden (ohne Vorbestrahlung und/oder Chemotherapie). In die statistische Auswertung einbezogen wurden 122 reine Plattenepithelkarzinome (davon WHO-Malignitätsgrad 1 : 13 Fälle, 2 : 62, 3 : 47).

Bei getrennter Analyse der Gesamtzahl der Nukleoli bzw. der großen AgNOR und der kleinen AgNOR bzw. der Satelliten (Mittelwert aus 100 Zellkernen bei 1000facher Vergrößerung) ergab sich eine große Streubreite der AgNOR-Zahl intratumoral (zwischen 0 und 30) und der AgNOR-Mittelwerte des Gesamtkollektivs (zwischen 1 und 15). Trotz dieser enormen Variabilität zeigte sich eine positive und statistisch signifikante Korrelation der kleinen AgNOR mit zunehmendem Invasionsstadium (entsprechend den pT-Kategorien der UICC, vgl. Tabelle 1). Die AgNOR-Mittelwerte differierten darüber hinaus, auch bei Berücksichtigung der pT-Kategorien, zwischen den verschiedenen Primärlokalisationen, wobei Tumoren im Sinus piriformis die höchsten Werte aufwiesen. Der Malignitätsgrad (nach WHO und semiquantitativ nach Jakobsson) korrelierte innerhalb der pT-Kategorien ebenfalls mit den Mittelwerten der AgNOR-Zählungen pro Tumor (siehe Tabelle 2). Über diese Beziehungen mit bekannten Prognosefaktoren hinaus ergaben sich jedoch bei Analyse der klinischen Verlaufsparameter (Rezidiv, Metastasen, Zweitkarzinom, Überleben), keine zusätzlichen Zusammenhänge.

Zusammengefaßt erweist sich die AgNOR-Zahl beim Larynx- und Hypopharynxkarzinom als ein den bekannten Prognosefaktoren untergeordneter Parameter ohne zusätzliche prognostische Aussagekraft.

Tabelle 1. Korrelation der AgNOR-Zahl zum pT-Stadium und zur Lokalisation

Lokalisation	Supraglottis	Glottis	S. piriformis	
AgNOR	7,88 (+4,03)	7,58 (+3,58)	8,23 (+3,86)	
Mitoserate	3,50	2,82	3,51	
pT (alle Tu)	pT1	pT2	pT3	pT4
AgNOR	6,56 (+3,20)	7,64 (+3,72)	8,15 (+3,81)	9,34 (+4,60)
Mitoserate	2,90	3,51	2,84	3,66

Tabelle 2. Korrelation der AgNOR-Zahl zum Grading nach WHO & Jakobsson

	G1	G2	G3
Grading (WHO)	G1 (n = 13)	G2 (n = 62)	G3 (n = 47)
AgNOR	7,56 (+3,54)	7,78 (+3,74)	8,26 (+3,82)
Mitoserate	1,57	3,10	3,80
Grading Jakobsson	G1 (n = 14)	G2 (n = 61)	G3 (n = 45)
AgNOR	6,60 (+3,50)	7,89 (+3,67)	8,37 (+3,88)
Mitoserate	1,55	3,01	3,98

H.-G. Schroeder (Marburg): Bekannterweise ist die Anfärbbarkeit der NORs abhängig von vielen verschiedenen Faktoren. Es ist dahar erforderlich, Färbezeitreihen-Untersuchungen durchzuführen, um die optimale Silberinkubationszeit zu ermitteln. Sind diese Untersuchungen bei Ihnen durchgeführt worden? Welche Zeiten konnten Sie für Ihre Tumoren als optimal ermitteln?

A. Mahran (Schlußwort):
Unser Tumormaterial wurde nach Dicke und Färbungszeit gruppiert — bis wir die max. bzw. idealste Färbung bei etwa 25 min Färbungszeit bei 3 mm Schnittdicken gefunden haben. Literatur zu diesem Punkt Rüschoff et al. 1990.

89. T. P. U. Wustrow, R. Hein, W. J. Issing, T. Krieg (München): Veränderte Chemotaxis in vitro kultivierter Karzinomzellen aus dem Kopf-Halsbereich durch molekulare Signalpeptide

Plattenepithelkarzinome im Kopf-Hals-Bereich zeigen eine frühere und häufige Metastasierungsfähigkeit in die regionären Halslymphknoten. Durch ausgedehnte Tumorresektionen mit hochdosierter postoperativer Bestrahlung sind heute für einige Tumorlokalisationen und -stadien bessere loko-regionäre Tumorkontrollraten möglich. Die krankheitsfreien Überlebensraten sind allerdings nicht im gleichen Maße gestiegen, da im Krankheitsverlauf die kumulative Rate der Fernmetastasen drastisch zunimmt. Um das krankheitsfreie Überleben von Patienten mit Kopf-Hals-Karzinomen zu verlängern, sind deshalb genauere Kenntnisse der Metastasierung von Plattenepithelkarzinomen dringend notwendig.

Damit eine Zelle sich aus dem Gewebeverband eines Tumors löst, sich in einem neuen Gewebe als Metastase einnistet und dort proliferiert, sind eine Vielzahl von verschiedenen zellbiologischen und biochemischen Abläufen nötig (Tabelle 1). Ein wesentlicher Schritt ist die Veränderung der Zellbewegungen. Biologisch sind verschiedene Formen der Zellbewegung zu unterscheiden (Tabelle 2). Die Tumorzellwanderung aus dem Gewebeverband wird beeinflußt durch eine Reihe von Faktoren (Tabelle 3). Experimentell sind hierbei zwischen einer Chemotaxis,

einer Chemokinese und einer Haptotaxis zu unterscheiden (Tabelle 4). In vivo sind für Schleimhautkarzinome eine Vielzahl von Hindernissen zu überwinden (Tabelle 5). Ziel unserer Versuche war es deshalb, unter kontrollierten Bedingungen die Chemotaxis von in vitro kultivierten Plattenepithelkarzinomzellen durch unterschiedliche Proteine zu studieren.

Tabelle 1. Metastasierung von Plattenepithelkarzinomen

Adhäsion an Basalmembranen
Sekretion von proteolytischen Enzymen
Tumorzellwanderung

Tabelle 2. Motilitätsformen von biologischen Zellen

1. passive Bewegung der Zelle
   Blutzellen (Erythrozyten, Thrombozyten etc.)
   Zellregeneration (Epithel, Endothel etc.)
2. Eigenbewegung der Zelle
   Muskelzellen, Herzmuskelzellen, Haarzellen im Innenohr
   (Myosin, Aktin, Veränderungen des Zytoskeletts)
3. Fortbewegung der Zelle (Zellwanderung)
   physiologische Situationen
   a. Geschlechtszellen (Fortpflanzung)
   b. embryonale Entwicklung
   c. Wachstum
   d. Gewebeveränderungen
   pathologische Situationen
   a. Wundheilung
   b. Entzündung
   c. Angiogenese
   d. Metastasierung

Tabelle 3. Tumorzell-Motilitätsfaktoren

1. extrazelluläre Matrixproteine
   Fibronektin
   Vitronektin = Epibolin = „serum spreading factor"
   Laminin
   Elastin
   Kollagen
2. autokriner Motilitätsfaktor (AMF)
3. Wachstums- und Differenzierungsfaktoren
   EGF
   PDGF
   FGF's
   TGF-β
   IGF-I
   G-CSF
   GM-CSF
4. Zelladhäsionsmoleküle
   L-CAM
   E-cadherin = Uvomorulin
   Integrine
5. Tumorzellfaktoren
   Krebszell-Chemotaxisfaktor
   MTLn3 (Faktor aus Rattenbrustdrüsenkarzinom)
6. Serumproteine
   Metalloproteinasen (Typ IV-Kollagenase, Stromolysin,
   Proteoglykanase)
   Migrations-Stimulationsfaktor (MSF)
   „Scatter factor" (SF)
   Leukozyten-Chemotaxisfaktoren
   f-Met-Leu-Phe (FMLP)
   aktivierte Complementpeptide
   Thrombozytenfaktor 4
   PAF
   Leukotriene

Tabelle 4. Tumorzellwanderung (Migration)

Chemotaxis = gerichtete Bewegung in Richtung
   eines Konzentrationsgradienten
Chemokinese = ungerichtete Bewegung
   ohne Konzentrationsgradienten
Haptotaxis = gerichtete Bewegung bedingt durch
   immobilisierte Faktoren an der Unterseite eines Filters

Tabelle 5. Zu überwindende Hindernisse bei der Metastasierung von Schleimhautkarzinomen

Basalmembran der Schleimhaut Gewebematrix subendotheliale Basalmembran Endothelzellschicht	im Bereich des Primärtumors
Endothelzellschicht subendotheliale Basalmembran Durchwanderung der Gewebematrix des Zielorgans	am Ort der Metastase

Es wurden hierzu eine Vielzahl von permanent kultivierten Plattenepithelkarzinomzellinien aus verschiedenen Lokalisationen im Kopf-Hals-Bereich verwendet. Als eine der Kontrollen dienten in vitro kultivierte menschliche Fibroblasten in der 6.–10. Passage. Die Versuche wurden mit Boyden-Kammern durchgeführt. Hierbei müssen die Zellen durch ein künstlich poröses Polycarbonatfilter in Richtung zu einer chemotaktischen Substanz wandern. Zusätzlich wurde die Invasionsfähigkeit dadurch untersucht, daß die Membranen mit verschiedenen Proteinen beschichtet wurden.

Zur Bestimmung der Chemokinese nach der Checkerboard Analyse wurden die chemotaktischen Substanzen in gleichen Konzentrationen in beide Kammerhälften appliziert, um die ungerichtete Zellwanderung auszumessen. Hierbei fand sich für Fibroblastenkonditioniertes Medium eine nur geringe Zellwanderung von etwa 10% des maximalen Konzentrationsgradienten, die der chemokinetischen Aktivität entspricht.

In Absolutwerten dargestellt wurde die größte chemotaktische Aktivität gegenüber Fibroblastenkonditioniertem Medium, sehr hohe Werte gegenüber Fibronektin und Laminin beobachtet. Die Zellinien aus dem Kehlkopf und der Wange zeigten die geringsten chemotaktischen Aktivitäten. Eine niedrige chemotaktische Aktivität fand sich gegenüber IL-1, während die gegenüber EGF sich im mittleren Bereich fand. Wurde die chemotaktische Kapazität bestimmt, so zeigten auffälligerweise die Zellinie aus dem Kehlkopf im Vergleich zu denen aus dem Oropharynx oder der Mundhöhle eine deutlich niedrigere Fähigkeit zur Chemotaxis. Dies war insbesondere für Laminin signifikant. Für die übrigen chemotaktisch aktiven Substanzen reagierten die Zellen auf die verschiedenen Stimuli sehr unterschiedlich.

Ebenso unterschieden sich die Zellinien hinsichtlich ihrer Invasionsfähigkeit durch eine Matrigel- (Kollagen-Typ-IV) oder Kollagen-Typ-I-Barriere. Die Invasionsfähigkeit durch eine Kollagen-Typ-I-Barriere lag für alle epidermalen Zellinien signifikant über der durch eine Kollagen-Typ-IV-Barriere. Die höchsten Werte wurden für Plattenepithelkarzinomzellinien aus dem Hypopharynx, dem Kehlkopf und der Halslymphknotenmetastase aus dem Gesicht beobachtet.

Diese Ergebnisse geben experimentelle Hinweise dafür, daß Plattenepithelkarzinome im Kopf-Hals-Bereich hinsichtlich ihrer unterschiedlichen Metastasierungseigenschaften untersucht werden sollten, um den Patienten, die durch Zellen mit einem hohen Metastasierungspotential besonders gefährdet sind, eine dem zellbiologischen Charakter ihrer Tumorzellen adjuvante oder eine aggressivere Behandlung zukommen zu lassen.

A. Stremlau (Würzburg): Werden die Larynxkarzinomzellinien HlaC 79, HlaC 78 in Dauerkultur gehalten oder greifen Sie auf einen tiefgefrorenen Pool zurück?

T. P. U. Wustrow (Schlußwort):
Wir verwenden Zellinien, die von der ursprünglichen Linie von uns rekloniert wurden. Von allen Zellen werden Proben tiefgefroren, auf die wir jeweils zurückgreifen.

90. C. Pettig, D. Jakschies, C. Fibich, P. v. Wussow, H. Deicher, E. Lehnhardt (Hannover): Das Interferon-induzierte Mx-Protein beim lymphoepithelialen Karzinom

Epstein und Barr gelang 1964 der elektronenmikroskopische Nachweis eines Virus aus der Herpesgruppe in Kulturen lymphoblastoider Zellen eines hochmalignen Non-Hodkin-Lymphoms, dem Burkitt-Lymphom. Dieses Epstein-Barr-Virus (EBV) besitzt extrem proliferative sowie mutagene Eigenschaften auf B-Lymphozyten. Da dieses Virus das pathologische Agens der infektiösen Mononukleose ist und in unseren Breiten ein hoher Durchseuchungsgrad vorliegt, stellt sich die Frage der Rolle des EBV beim lymphoepithelialen Karzinom.

Dieser Tumor ist häufig im Epipharynx lokalisiert und setzt sich histologisch aus einer epithelialen und lymphatischen Komponente zusammen. 1973 wiesen zur Hausen und Nonoyama die Anwesenheit von EBV-DNA in den lymphatischen Zellen dieses Tumor mittels DNA-Hybridisierung nach.

Eine spezifische humorale Immunantwort gegen das EBV bei Patienten mit einem lymphoepithelialen Karzinom vermuteten Henle et al. 1973, die eine Korrelation der Antikörperklasse IgA mit der Tumorgröße nachwiesen.

Als Antwort auf ein virales Geschehen kann der Organismus mit Hilfe der Interferone Einfluß auf den Krankheitsverlauf nehmen, wobei sich diese Glykoproteine durch antivirale, antiproliferative und immunregulatorische Eigenschaften auszeichnen.

Uns interessierte die Frage, ob Patienten mit einem lymphoepithelialen Karzinom ein aktiviertes Interferonsystem aufweisen.

Zur Beurteilung der Interferonaktivität verwendeten wir ein Immuno-Blot mit Bestimmung eines Interferon-induzierten Proteins, dem Mx-homologen Protein, wobei dieses Protein spezifisch durch die Typ-I-Interferone (IFN-α, β) induziert wird. Mit Hilfe monoklonaler Antikörper wird dieses Protein bei viralen Infekten in ficollgereinigten mononukleären Zellen (MNC) des Blutes nachgewiesen.

Wir untersuchten in einem Zeitraum von 6 Monaten 14 Patienten mit einem histologisch gesicherten lymphoepithelialen Karzinom auf Anwesenheit des Mx-homologen Proteins in den mononukleären Zellen des peripheren Blutes. Ferner wurde der Gehalt an IgG, IgM und IgA gegen EBV im Serum dieser Patienten bestimmt. Alle Patienten zeigten ein erhöhtes IgG, das IgM war in allen Fällen negativ. 71% (n = 10) wiesen erhöhte IgA-Spiegel auf, wobei dieses nach Tumorreduktion infolge der Therapie absank, wie wir es in anschließenden Kontrollen sahen.

Bei keinem der 14 Patienten war das Mx-homologe Protein nachweisbar. 2 der 14 Patienten wurden anschließend mit 10 Mill. I.U. rIFN-α-2b s.c. dreimal die Woche behandelt, wobei sich unter dieser Therapie deutliche Konzentrationen des Mx-homologen Proteins nachweisen ließen. Zum Vergleich untersuchten wir vier EBV-transformierte humane B-Zellinien. Zwei dieser Zellinien (SB-LEL, B 95-8) wiesen Produktion und Freisetzung von EBV auf und eine spontane Mx-Proteinbiosynthese war in diesen Zellen nachweisbar. Die beiden anderen Zellinien (DAUDI, RAMOS) zeigten keine Produktion von EBV, hier war kein Mx-Protein nachweisbar. Danach wurden alle 4 Zellinien mit 100 I.U. rIFN-α-2b versetzt und 48 Stunden inkubiert. Die Synthese des Mx-Proteins konnte bei SB-LE und bei B 95-8 nicht gesteigert werden, jedoch war bei Daudi und Ramos die Induktion der Mx-Synthese durch die exogene Interferongabe zu sehen.

Zusätzlich wurden mononukleäre Zellen von gesunden Probanden mit dem Überstand aller vier Zellinien versetzt. Nur durch die beiden EBV-produzierenden Zellinien war die Mx-Proteinsynthese in den mononukleären Zellen induzierbar.

Die Ergebnisse zeigen, daß EBV in den mononukleären Zellen die Synthese des Mx-homologen Proteins via Interferonaktivierung induziert. Bei Patienten mit einem lymphoepithelialen Karzinom ist keine Mx-Synthese nachweisbar, analog kann dieses an einer fehlenden Interferonaktivierung liegen.

Diese Befunde können zur Beantwortung der Frage beitragen, ob eine reduzierte Interferonaktivierung bei einzelnen Patienten nach EBV-Infektion zur Ausbildung eines lymphoepithelialen Karzinoms führen kann oder ob die von Littler et al. vertretene These, daß sich das EBV in den lymphatischen Zellen dieses Tumors nicht oder nur sehr gering repliziert, hiermit in Übereinstimmung zu bringen ist.

K. Terrahe (Stuttgart): Welche Mindestforderung würden Sie heute bei der klinischen Erfassung eines lymphoepithelialen Karzinoms erheben?
Welche serologischen, diagnostischen Schritte halten Sie für unerläßlich und ergiebig? Die qualitativen und quantitativen Nachweise der spezifischen Immunglobuline reichen doch wohl kaum aus.

C. Pettig (Schlußwort):
Das lymphoepitheliale Karzinom kann nur aufgrund einer histologischen Aussage gesichert werden.
Das LgA ist nur wegweisend, nicht pathognomonisch erhöht beim lymphoepithelialen Karzinom.
Histologisch kann durch Immunhistochemie die Diagnose weiter bestätigt werden.

91. O. Arndt, I. Bauer, J. Brock (Hamburg/Rostock): HPF-Infektion und chronisch hyperplastische Laryngitis — Eine Studie mit der Polymerase Chain Reaction (PCR)

Unter den Kopf-Hals-Tumoren ist das Larynxkarzinom die häufigste bösartige Geschwulst. Die Prognose hat sich in den vergangenen 20 Jahren nicht deutlich gebessert. Sie ist im wesentlichen vom Tumorsitz, dem Stadium, dem histopathologischen Untersuchungsbefund und dem Lymphknotenstatus abhängig. Eine Früherkennung ist deshalb von hervorragender Bedeutung. In jüngster Zeit wurde in der

Literatur vermehrt über das Zusammentreffen maligner HNO-Tumoren und HPV-Infektion berichtet. Bei der Entstehung von Plattenepithelkarzinomen des Hypopharynx, der Tonsille, der Zunge und des Larynx könnten HPV eine entscheidende Rolle spielen. So sind eine große Anzahl dieser Karzinome HPV 16/18 positiv. Die Angaben schwanken zwischen 10% und 75%. Da das Virus allein sein onkogenes Potential nicht entfalten kann, bedarf es zusätzlicher endogener und exogener Realisationsfaktoren. Von diesen Gesichtspunkten ausgehend wird die Frage nach dem Vorhandensein der o.g. HPV in Epithelveränderungen, die eine maligne Konversion durchlaufen können, immer aktueller. Läßt sich dann mit dem Nachweis der Viren eine Aussage über die Prognose der Läsion machen, hätte der Kliniker eine Möglichkeit, die Betreuung der Patienten effizienter zu gestalten. Derzeit ist kein potentes Mittel bekannt, um den Verlauf einer solchen Läsion vorauszusagen.

Ziel unserer Untersuchungen war es nun, die Frage eines Zusammenhanges zwischen dem histologisch gesichertem Bild einer chronisch hyperplastischen Laryngitis und HPV-Infektion zu klären. Weiterhin sollte unter dem zusätzlichen Blickwinkel des Einwirkens exogener Noxen wie Nikotin und Alkohol eine höher gefährdete Patientengruppe herauskristallisiert werden. Wir untersuchten 150 Patienten, 18 Frauen und 132 Männer mit einem Durchschnittsalter von ca. 51 und 55 Jahren, mit der PCR auf das Vorhandensein von HPV 6/11 und 16/18 DNA.

Die histologischen Bilder waren grob gesehen alle gleich. Es handelte sich um chronisch hyperplastische Laryngitiden. Von den 132 Patienten ließ sich 41mal, d.h. bei 31,1%, HPV DNA der Typen 6/11 und bei 81 (61,1%) HPY 16/18 nachweisen. 33mal (25%) ergab sich eine Doppelpositivität. Bei den Frauen waren 14 (77,7%) positive Befunde zu verzeichnen. Fünf (27,7%) HPV 6/11 positiven Patienten stehen zehn (55,5%) HPV 16/18 positive gegenüber. Eine Probe war hier doppelpositiv. Aus diesen Resultaten ergibt sich erstmals, daß humane Papillomviren in Geweben der chronisch hyperplastischen Laryngitis auffällig häufig anzutreffen sind. In Kontrollgeweben reizlosen Stimmbandepithels konnte kein HPV DNA nachgewiesen werden.

Im weiteren sollen die exogenen Faktoren, die vom Patienten bewußt gestaltet werden können, mit den Ergebnissen verflochten werden.

So war eine Differenzierung und Einengung der Patientenzahl möglich. Drei unserer Ansicht nach unterschiedlich für die Karzinomgenese gefährdete Patientengruppen konnten herausgefiltert werden.

I. HPV 16/18 positive Patienten:
    10 (55,5%) Frauen
    81 (61,4%) Männer

II. Raucher der Gruppe I:
    4 (22,2%) Frauen
    72 (54,5%) Männer

III. Regelmäßige Alkoholkonsumenten der Gruppe II:
    3 (16,6%) Frauen
    35 (26,5%) Männer

Die Gruppe II und III ist in ihrem Risiko, an einem Karzinom zu erkranken, als bedeutend höher einzustufen.

Der Beobachtungszeitraum ist kurz, aber man kann schon heute folgende Schlüsse ziehen: Von den Patienten der Gruppe I sind in 3,5 Jahren eine Frau und ein Mann an einem Karzinom erkrankt. In der Gruppe II waren es vier Männer und eine Frau, in der dritten Gruppe acht Männer. In der Gruppe der übrigen Patienten wurde ein Karzinom beschrieben.

92. R. Gutmann, J. Feyh, E. Kastenbauer (München):
Erhöhter interstitieller Druck bei HNO-Tumoren

Die Höhe des Drucks im Interstitium der Gewebe des Körpers bestimmt unter anderem die Freisetzung von Stoffen und Medikamenten aus den Kapillaren in das Interstitium. Der interstitielle Flüssigkeitsdruck ist in malignen Tumoren bei tierexperimentellen Studien im Vergleich zum Normalgewebe erhöht. Erhöhter interstitieller Druck geht einher mit verminderter Freisetzung antineoplastischer Substanzen in den Tumor.

Ziel dieser Studie war es, den interstitiellen Druck in Plattenepithelkarzinomen der Kopf-Hals-Region zu bestimmen und den gemessenen Druck mit dem Tumorvolumen zu vergleichen.

Die Messungen erfolgten an Zungen-, Lippen- und Gaumentumoren. Bei allen gemessenen Tumoren, bis auf einen gutartigen Tumor, war die Histologie vor der Messung bekannt: es wurden 19 Plattenepithelkarzinome und ein gutartiges Narbengewebe gemessen. Die Volumenbestimmung erfolgte mittels der in der präoperativen Routine durchgeführten Computertomographie bzw. Kernspintomographie.

Die interstitielle Druckmessung wurde mit Hilfe der sogenannten „wick-in-needle"-Technik durchgeführt. Dabei wird eine speziell präparierte, 0,6 mm dicke Nadel mit Nylonfasern gefüllt. Die Nadel selbst wird mit einem Polyäthylenschlauch an einen Druckwandler angeschlossen und das gesamte System mit steriler 0,9%iger NaCl-Lösung gefüllt. Das erhaltene elektrische Signal wird verstärkt und durch einen Schreiber aufgezeichnet.

Alle Plattenepithelkarzinome wiesen einen erhöhten interstitiellen Druck auf. Der höchste gemessene Druck fand sich in einem Tumor mit einem Volumen von 24 ml und betrug 33 mmHg. Außerdem zeigte sich eine deutliche positive Korrelation der Tumorgröße mit dem interstitiellen Druck. Diese Korrelation war statistisch signifikant ($R_{spearman}$ = 0,79; p < 0,001).

Der interstitielle Druck im gutartigen Narbengewebe betrug minus 3 mmHg und entsprach damit in etwa einem normalen interstitiellen Druck.

Unsere Ergebnisse zeigen, daß Plattenepithelkarzinome der Kopf-Hals-Region einen erhöhten interstitiellen Druck haben.

Der Vergleich des Tumorvolumens mit dem interstitiellen Druck zeigte eine postive signifikante Korrelation.

Diese Daten müssen noch in einem größeren Kollektiv bestätigt werden. Dabei wird sich auch zeigen, ob die Messung des interstitiellen Drucks eine prognostische Aussage über die Dignität eines Tumors liefern kann. Außerdem sollen künftige Studien helfen, Strategien zu entwickeln, um den interstitiellen Druck zu senken z.B. mit Hyperthermie, photodynamischer Therapie oder Radiatio, und um damit eine verbesserte Freisetzung tumortherapeutischer Medikamente in das Interstitium bösartiger Tumoren zu erreichen.

U. Ganzer (Düsseldorf): Wie sieht das Druckprofil vom Zentrum zur Peripherie des Tumors aus?

K. Terrahe (Stuttgart): Haben Sie auch Druckmessungen in medullären Karzinomen durchgeführt? Geht das überhaupt?

R. Gutmann (Schlußwort):
Zu Herrn Ganzer: In tierexperimentellen Studien zeigte sich eine Druckzunahme von außen nach innen. Daten von menschlichen Karzinomen liegen dazu noch nicht vor. In unsere Studien wurden nur kernspintomographisch/computertomographisch homogene Tumoren aufgenommen.
Zu Herrn Terrahe: Die interstitielle Druckmessung ist nur in soliden Tumoren möglich und meines Wissens noch nicht in medullären Tumoren untersucht worden.

93. F. Rolfs, P. Ch. Rausch, F. Schreiber, W. Neu (Göttingen): Gepulste Laserstrahlung in der Photodynamischen Therapie: Einfluß verschiedener Laserparameter

Als Lichtquelle in der photodynamischen Therapie dienen vornehmlich cw-Laser (continuous wave), die im Dauerstrichbetrieb arbeiten. Als alternative Lichtquelle kommen gepulste Lasersysteme in Frage, die energiereiche Einzelimpluse emittieren. Die Gesamtenergie läßt sich durch unterschiedliche Einzelimpulsenergien, Repetitionsraten und Bestrahlungszeiten variieren.

Als Lichtquelle verwendeten wir einen gepulsten Excimer gepumpten Farbstofflaser (Pulsbreite 20 ns, 630 nm). Ein entdifferenziertes Plattenepithelkarzinom des Larynx (HLAC 79) wurde in Serie auf thymusaplastische Nacktmäuse transplantiert. Die Angehrate der Tumoren liegt bei über 95%. Die Tumoren weisen bei hoher mitotischer Aktivität ein exponentielles Tumorwachstum auf.

7 Tage nach der Transplantation erhielten die Tiere bei einer Tumordicke von 0,4−0,5 cm und einem Durchmesser von 0,5−0,6 cm 5 mg/kg KG einer Hämatoporphyrinzubereitung (Photosan 3) intravenös verabreicht. Zwei Tage später wurden die Tumoren bei verschiedenen Laserparametern bestrahlt. Zwei Tage nach der photodynamischen Therapie wurden die Tiere (n = 110) getötet, deren Tumore histologisch zur Bestimmung der Tumornekrose untersucht wurden. Der andere Teil der Tiere (n = 76) wurde eine Woche nachbeobachtet, um das posttherapeutische Tumorwachstum zu bestimmen.

Während der Bestrahlung wurden über subkutan plazierte Mikrothermistorfühler die Temperaturanstiege gemessen. In vier Hauptgruppen mit je 5, respektive 4 Einstellungen wurden jeweils zwei Bestrahlungsparameter variiert. Zur Ermittlung der Tumornekrose wurden für jede Einstellung zwischen 5 und 7 Tiere behandelt. Zur Bestimmung des posttherapeutischen Tumorwachstums wurden pro Einstellung jeweils 4 Tiere behandelt. Als Kontrollgruppe dienten 8 unbehandelte tumortragende Tiere. In der Hauptgruppe A wurden bei gleicher Repetitionsrate und Bestrahlungszeit (25 Hz, 6 min) die Einzelimpulsenergie von 2−10 mJ variiert. Mit steigenden Einzelimpulsenergien und entsprechend höheren Leistungsdichten ($50-250\,\text{mW/cm}^2$) stiegen die Subkutantemperaturen um $1{,}25\,°\text{C}$ bis $3{,}75\,°\text{C}$ an. Sowohl histologisch als auch im Wachstumsverhalten zeigten sich keine signifikanten Änderungen gegenüber der Kontrollgruppe.

In der Gruppe B wurden bei gleicher Gesamtenergie und Repetitionsrate ($100\,\text{J/cm}^2$, 25 SHz) die Einzelimpulsenergien von $2-10\,\text{mJ}$ und die Bestrahlungszeiten von $33{,}3-6{,}6\,\text{min}$ verändert. Mit zunehmender Leistungsdichte ($50-250\,\text{mW/cm}^2$) stiegen die Subkutantemperaturen um $0{,}75-3{,}75\,°\text{C}$ an. In der Einstellung mit der geringsten Leistungsdichte und der längsten Bestrahlungsdauer fand sich eine Nekroserate von 91% und die stärkste Wachstumsverzögerung. Mit abnehmender Bestrahlungsdauer sind beide Kontrollparameter rückläufig.

In der Gruppe C wurden bei gleichbleibender Gesamtenergie, Bestrahlungsdauer und Leistungsdichte ($100\,\text{J/cm}^2$, 6 min, $280\,\text{mW/cm}^2$) die Einzelimpulsenergien und die Repetitionsrate variiert ($2-19\,\text{mJ}$, $139-28\,\text{Hz}$). Der Temperaturanstieg betrug zwischen 2,35 und $6{,}75\,°\text{C}$. Höhere Repetitionsraten bedingen etwas günstigere tumorzerstörende Effekte (Nekroserate 55 und 57% bei 139, respektive 70 Hz).

In der Gruppe D wurden bei gleicher Einzelimpulsenergie und gleicher Bestrahlungszeit die Repetitionsrate und damit die Leistungsdichte und die Gesamtenergie erhöht. Mit steigender Leistungsdichte bis auf $4590\,\text{mW/cm}^2$ kommt es zu einem maximalen Temperaturanstieg um $8\,°\text{C}$. Die Nekroserate liegt in dieser Einstellung um 78%, um in den anderen Einstellungen kontinuierlich abzufallen. Entsprechend verhalten sich die Wachstumskoeffizienten.

Wie diese Untersuchung mittels gepulstem Farbstofflaser zeigt, führen höhere Einzelimpulsenergien nicht zu einer Verstärkung des photodynamischen Effektes. Höhere Repetitionsraten bei gleicher Leistungsdichte und dementsprechend niedrigeren Einzelimpulsenergien führen zu stärkeren tumoriziden Effekten, verbunden allerdings mit höheren Temperaturanstiegen. Längere Bestrahlungszeiten bewirken die stärksten photodynamischen Effekte.

Die Bestrahlungszeit läßt sich auch bei gepulsten Lasern nicht durch eine Erhöhung der Leistungsdichte verringern, da ansonsten hyperthermische Effekte die photodynamische Wirkung überlagern.

Anatomie

94. A. Riederer, G. Grevers, Ch. Zietz, St. Knipping (München): Nervale Versorgung der Nasenschleimhautgefäße des Menschen — eine immunhistochemische Studie

Das Flimmerepithel, die seromukösen Drüsen und die verschiedenen Gefäße in den Nasenmuscheln des Menschen dienen zur Aufbereitung (Reinigung, Erwärmung und Befeuchtung) der Luft für die tiefen Atemwege. Trotz zahlreicher Studien zur nervalen Versorgung der Nasenschleimhaut ist zum gegenwärtigen Zeitpunkt noch keine abschließende Aussage über das Innervationsmuster endonasaler Gefäßstrukturen möglich. Im Rahmen eigener Untersuchungen zu diesem Thema sollte aus Gründen der Systematik zunächst die immunhistochemische Darstellung sämtlicher nervaler Strukturen erfolgen. Als adäquate neruronale Marker boten sich zwei, bereits in der Klinik erprobte Antikörper gegen die neuronenspezifische Enolase (NSE), ein Enzym der zentralen und peripheren Nervenzellen und gegen S-100, ein Protein der Schwannschen Zellen, an.

Das menschliche Nasenmuschelgewebe wurde direkt in Anschluß an die Entnahme in Formalin, gepuffertem Paraformaldehyd oder Bouin-Lösung fixiert und in Paraffin eingebettet. Dann erfolgte die Anfertigung von Serienschnitten, welche deparaffinisiert und rehydrisiert wurden. Die Präparate wurden anschließend alternierend mit einem monoklonalen bzw. polyklonalen Antikörper gegen NSE und mit einem polyklonalen Antikörper gegen das S-100 Protein inkubiert. Die entsprechenden Bindungsstellen wurden dann entweder mit der indirekten Immungold-Silberfärbung (IGSS), mit einem Avidin-Biotin-Enzymkomplex (ABC) (Chromogen: Amino-Ethylcarbazol) oder Alkalische Phosophatase anti-alkalische Phosophatase (APAAP)-Komplex (Chromogene: Fast Red bzw. Neufuchsin) — sichtbar gemacht und mit Hämalaun gegengefärbt. Zur Reaktionskontrolle wurden Gewebeschnitte

ohne Zugabe des Primärantikörpers, immunhistochemische Nervendarstellungen am menschlichen Dünndarm und histologische Färbungen (Hämatoxylin-Eosin) durchgeführt.

Mit Hilfe von NSE- und S-100-Antikörpern konnte das dichte Nervennetz der „Lamina propria mucosae" der menschlichen Nasenmuscheln dargestellt werden. In der Adventitia von Arterien und Arteriolen zeigte sich eine starke Immunreaktivität gegen NSE- bzw. S-100haltige Strukturen, dagegen war in der Adventitia von Venen bzw. Kapazitätsgefäßen mit den beschriebenen Verfahren keine Immunreaktivität nachzuweisen. Trotz dieser Befunde konnte unsere Arbeitsgruppe jedoch elektronenmikroskopisch feine Nervenstrukturen in unmittelbarer Nähe von nasalen Venen aufzeichen. Mit Antikörpern gegen das S-100-Protein und den verschiedenen immunhistochemischen Methoden wurden außerdem die seromukösen Drüsenstrukturen angefärbt.

Beide Antikörper erwiesen sich somit als geeignete neuronale Marker zur immunhistochemischen Darstelllung der nervalen Versorgung der Nasenschleimhautgefäße. Die Differenzierung des sympathischen, parasympathischen und peptidergen Innervationsmusters ist Gegenstand weiterer Untersuchungen.

V. Jahnke (Berlin): Wie erklären Sie, daß sich elektronenmikroskopisch keine nervalen Strukturen und damit kein Korrelat zu den immunhistochemischen Befunden nachweisen ließen?

A. Riederer (Schlußwort):
Da es sich um sehr feine Strukturen handelt, kann man trotz immunhistochemischer Verdeutlichung in Vergrößerungen bis ×400 diese Nervenfasern nicht erkennen. EM-Immunhistochemie ist geplant.

95. P. Agha-Mir-Salim, H.-J. Merker (Berlin): Elektronenmikroskopische Untersuchungen der Lamina propria der menschlichen Nasenschleimhaut

Einleitung

Die Lamina propria der menschlichen Nasenschleimhaut (NSH) ist die Schicht zwischen der subepithelialen Basalmembran und dem Periost oder dem Perichondrium der Nasenhaupthöhle. Diese auch als subepitheliales Bindegewebe bezeichnete Schicht besteht aus folgenden Elementen:

- Blutgefäße
- unmyelinisierte Nerven
- seröse und seromuköse Glandulae nasales
- Bindegewebszellen (Fibrozyten, Fibroblasten, Histiozyten)
- Kollagenfibrillen
- andere zelluläre Bestandteile wie Mastzellen, Makrophagen, basophile, eosinophile und neutrophile Granulozyten und Lymphozyten.

Funktionell besitzt diese Schicht wichtige Eigenschaften und Merkmale wie Versorgung des Epithels (Stoffaustausch), Stützgerüst für die gesamte Nasenschleimhaut und Bildung von nasalem Sekret in den Glandulae nasales.

Material und Methode

Es wurden 12 Biopsien der unteren Nasenmuschel elektronenmikroskopisch untersucht. Nach Fixierung in Tannin- oder Karnovskylösung wurden die Präparate nach den allgemein üblichen Methoden aufbereitet. Es wurden folgende Fallgruppen berücksichtigt:

- nicht entzündliche lappige Hyperplasie
- chronische allergische Rhinopathie
- primäre Ziliendyskinesie

Ergebnisse

In der Übersicht (Abb. 1) ist die typische Epithelstruktur der normalen NSH zu erkennen, welches der Basalmembran direkt aufliegt. Unter der dünnen Basallamina folgt eine breite Schicht unregelmäßig angeordneter Kollagenfibrillen, welche der lichtmikroskopischen Basalmembran entspricht. Der Übergang in das subepitheliale Bindegewebe ist nicht klar abzugrenzen. Unmyelinisierte Nerven, Makrophagen, eosinophile und neutrophile Granulozyten, Mastzellen und Lymphozyten waren in allen Präparaten nachzuweisen. Bei der allergischen Rhinopathie wurden in der Lamina propria vermehrt Mastzellen, Makrophagen, eosinophile Granulozyten und

Lymphozyten beobachtet. Die Blutkapillaren wirkten dilatiert und hatten eine große Anzahl von Fenestrae, es bestand ein interstitielles Ödem. Im Fall einer primären Ziliendyskinesie wurde eine größer Anzahl von Makrophagen und Lymphozyten gefunden. Morphologische Veränderungen an Drüsen oder eine Häufung bestimmter Zelltypen an Blutgefäßen oder Drüsen waren nicht nachweisbar.

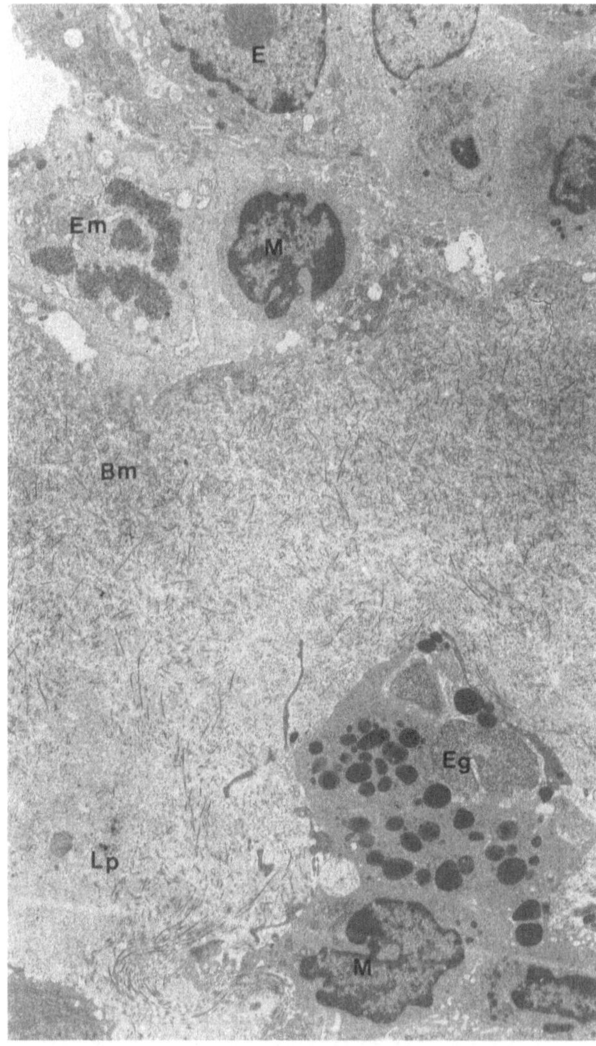

Abb. 1. Concha nasalis inferior. Das Epithel *(E)* auf der dünnen Basallamina ruhend, Mitosefigur einer Epithelzelle *(Em)*. Darunter eine breite Zone unregelmäßig angeordneter Kollagenfibrillen *(Bm)*, entsprechend der lichtmikroskopischen Basalmembran. Im subepithelialen Bindegewbe *(Lp)* befindliche Makrophagen (M) und ein eosinophiler Granulozyt *(eg)*. ×6000

Diskussion

Die Lamina propria der gesunden, menschlichen Nasenschleimhaut besteht aus einer Vielzahl sehr unterschiedlicher Komponenten. Das mechanische Stützgerüst wird durch Fibroblasten, Fibrozyten und dem Kollagenfasernetzwerk gebildet, welches, wie bereits berichtet wurde, hauptsächlich Kollagen Typ I, III, V und VI enthält. Blutgefäße gibt es in einer relativ großen Anzahl direkt subepithelial und um Drüsen. Die seromukösen Drüsen bilden einen großen Anteil der nasalen Flüssigkeit. Weitgehend unmyelinisierte Nerven kommen in dieser Schicht zur Darstellung, welche häufig in Drüsen- und Gefäßnähe anzutreffen sind. Andere zelluäre Bestandteile der Lamina propria der normalen NSH sind Lymphozyten, Makrophagen, eosinophile und neutrophile Granulozyten-Mastzellen. Maßgeblich beteiligt an pathologischen Veränderungen der NSH sind Mastzellen, eosinophile Granulozyten und Makrophagen.

Die Ergebnisse der normalen NSH entsprechen den zu erwartenden Befunden und stimmen mit den bisherigen Erkenntnissen überein. Die Lamina propria bei der chronischen, allergischen Rhinopathie weist charakteristische morphologische Veränderungen auf. Die für dieses Krankheitsbild typischen zellulären Bestandteile wie Mastzellen, Lymphozyten und eosinophile Granulozyten konnten vermehrt nachgewiesen werden. Die ultrastrukturellen Befunde der Lamina propria bei der primären Ziliendyskinesie entsprechen allgemeinen Entzündungszeichen.

96. N. Nitsche, M. Hilbert, H. P. Tümmler, P. Weber, O. Pastyr (München): Einsatz eines berührungsfreien computergestützten Orientierungssystems am Beispiel von Nasennebenhöhlenoperationen

Vorgestellt wird ein neuartiges System, welches die präoperative Planung, intraoperative Orientierung und postoperative Kontrolle anhand von präoperativ erstellten Schnittbildern (CT, MR) erlaubt. Während der präoperativen computertomographischen Untersuchung trägt der Patient metallische Eichmarken. Die Bilddatensätze werden einem Rechner eingegeben. Mittels einer kleinen Ultraschallsonde, die einem beliebigem Instrument aufgesetzt werden kann, werden unmittelbar vor oder während der Operation die Eichpunkte abgetastet und so dem Computer die räumliche Lage des Patienten mitgeteilt. Dabei werden die emittierten Ultraschallsignale durch eine fest installierte Antenne, welche drei räumlich definierte Mikrophone trägt, aufgefangen und die räumliche Position der Sonde zu den drei Mikrophonen über die unterschiedlichen Laufzeiten errechnet. Werden während der Operation Signale emittiert, so ruft der Rechner nach Decodierung und räumlicher Positionierung die entsprechende CT-Schicht auf und projiziert ein Fadenkreuz an die Stelle, die der Instrumentenspitze entspricht. Da der Zeitaufwand für die Rechenoperationen sehr gering ist, funktioniert das Verfahren im real-time-Modus.

Um die Zuverlässigkeit des Systems zu überprüfen, wurden 22 Schädel präpariert und über 400 Strukturen markiert. Alle Schädel wurden computertomographisch untersucht. Jeder einzelne Markierungspunkt wurde mit der Ultraschallsonde angefahren und das dazugehörige CT-Bild aufgerufen. Die anatomische Situation und die korrespondierende computertomographische Abbildung wurden miteinander verglichen und auf diese Weise die Genauigkeit des Systems bestimmt. Bei Verwendung von 2-mm-CT-Schichten wurde eine Genauigkeit von ±2mm erreicht.

Somit steht ein handliches System zur Verfügung, welches eine intraoperative Orientierung nicht nur in Nasennebenhöhlenbereich auch dann erlaubt, wenn die Übersicht durch Blutungen oder durch unübersichtliche Operationssitus verlorengegangen ist. Anders als durch optische Hilfsmittel ist nicht nur eine Orientierung anhand der Wundoberfläche möglich, sondern durch den „Blick dahinter". Da im Operationsbereich nur ein Platzbedarf von 10×2cm besteht, wird der Operateur durch das System nicht behindert. Der Ultraschallsender kann auf verschiedene Instrumente aufmontiert werden. Auf diese Weise wird den individuellen Operationsmethoden und Anforderungen Rechnung getragen. Neben dem Einsatz im Nasennebenhöhlenbereich stehen dem System eine Fülle von Indikationen offen.

H. Glanz (Gießen): Wie lösen Sie das Problem der Fixation des Schädels intraoperativ, bzw. wie kann der Schädel bewegt werden?

H. Günther (Stuttgart): Die Möglichkeiten der Markierungen der anatomischen Verhältnisse bringen sicher eine zusätzliche Sicherheit für Operateur und Patient, aber sie erschweren natürlich auch einfache Operationsmethoden im Hinblick auf forensische Fragen. Es könnte sein, daß solche aufwendigen Methoden verlangt werden auch für einfachere Operationsmethoden, die dann das sowieso strapazierte Gesundheitswesen noch unbezahlbarer machen.

U. Eysholdt (Erlangen): Was ist der Vorteil der Ultraschall-Ortung gegenüber einer elektromagnetischen Positionsberechnung wie bei der elektromagnetischen Artikulographie?

S. Agha-Mir-Salim (Berlin): Frage nach 3D-Darstellung des Datenmaterials, um eine besser Orientierung im OP-Gebiet zu erreichen.

J. A. Werner (Kiel): Sie haben in Ihrem Vortrag auf die Problematik einer Verschieblichkeit von Hautmarkierungen verwiesen. Welche Alternativen schlagen Sie vor?

N. Nitsche (Schlußwort):
Zu Frau Glanz: Prinzipiell ist eine Anwendung am nicht-fixierten Patienten möglich. Vorzuziehen wäre eine nicht-invasive

Fixierung oder eine Möglichkeit, den Patienten zu unterlagern, ohne neu zu eichen.
Zu Herrn Günther: Ähnlich wie beim CT ist durchaus denkbar, daß der Einsatz oder Nichteinsatz eines intraoperativen Orientierungssystemes forensische Bedeutung erlangt.
Zu Herrn Eysholdt: Elektromagnetische Positioniersysteme werden ungenau durch Metallgegenstände. Bei Annäherung an Metall sinkt die Genauigkeit auf schlechter als ±5, sofern der Abstand von 40 cm unterschritten wird.
Zu Herrn Agha-Mir-Salim: Natürlich ist eine 3D-Visualisierung prinzipiell möglich. Hier gibt es unterschiedliche Meinungen über die Sinnhaftigkeit, zumal im Regelfall, den Literaturangaben zufolge, keine zusätzlichen Informationen gewonnen werden.
Zu Herrn Werner: Haut-Eichmarken können zu Verschiebungen führen. Daher empfehlen wir die Markierungen an nicht-verschieblichen Punkten wie Gehörgängen oder Zähnen.

97. H. E. Eckel, A. Jerke, E. Stennert (Köln): Ein Beitrag zur morphometrischen Anatomie des Kehlkopfskeletts

Einleitung

Die morphometrische Anatomie beschreibt die Größenverhältnisse einzelner anatomischer Strukturen und ihre Verhältnisse zueinander. Die zunehmende Anwendung radiologischer und elektromyographischer Untersuchungen in der Diagnostik von Kehlkopferkrankungen und die Anwendung neuer Operationsverfahren erfordern eine genaue Kenntnis dieser Größenverhältnisse, wie sie etwa für die Anatomie des Ohres oder des Tracheobronchialbaumes bereits seit einiger Zeit verfügbar sind. Über die Größenverhältnisse der einzelnen Komponenten des knorpeligen Kehlkopfskeletts sind demgegenüber bisher nur wenige Mitteilungen vorgelegt worden (Waldeyer 1927, Balboni 1955, Minnigerode 1955, Isshiki 1977, Carter und Meyers 1979, Lang et al. 1984 und Friedrich und Kainz 1988).

Material und Methode

Die Kehlköpfe von 53 Verstorbenen (28 männlich, 25 weiblich) wurden während der Obduktion (4−64 Stunden post mortem) entnommen und ohne vorherige Fixierung weiterverarbeitet. Nach Vermessung des ganzen Organs mit anhängendem Zungenbein und oberen Trachealspangen erfolgten die Präparation der einzelnen Komponenten des Kehlkopfskeletts und ihre systematische Vermessung. Diese zielte nicht nur auf die Erhebung weniger, klinisch relevanter Parameter, sondern auf eine möglichst vollständige und detaillierte Beschreibung der Größenverhältnisse am gesunden adulten menschlichen Kehlkopf. So wurde ein umfangreiches, statistisch auswertbares Zahlenmaterial gesammelt, das Rückschlüsse auf die durchschnittlichen Größenverhältnisse erlaubt: Insgesamt erfolgten an jedem Präparat 94 Einzelmessungen, daneben wurden für jeden Fall Lebensalter, Körpergröße, Körpergewicht und Geschlecht registriert. Die Messungen erfolgten mit Hilfe eines Tastzirkels, einer Schieblehre, eines Lineals und eines Winkelmessers.

Ergebnisse

Von den 94 registrierten Meßstrecken wurden 12 am zusammenhängenden Präparat, 40 am Schildknorpel, 20 am Ringknorpel, 6 an den Stellknorpeln, 3 an der Epiglottis, 5 am Zungenbein und 8 an den oberen Trachealspangen erhoben. Insgesamt wurden so etwa 4800 Einzelmessungen durchgeführt.

Korrelationsanalysen an den Daten ergaben keine signifikanten Korrelationen einzelner Meßwerte mit Körpergröße, Gewicht oder Alter der Verstorbenen. Die Korrelationen zeigten vielmehr ausgeprägte interindividuelle Differenzen in den Ausprägungen der einzelnen Meßstrecken. Den bekannten Geschlechtsdimorphismus des Kehlkopfes fanden wir demgegenüber eindrucksvoll bestätigt. Untersuchungen zu möglichen Korrelationen einzelner Meßstrecken untereinander sind bislang noch nicht abgeschlossen. Eine befriedigend reproduzierbare Bestimmung der Länge und Breite der Stimmbänder und der Ausmaße von Glottis und laryngealen Atemwegen gelang mit der hier angewandten Methodik nicht.

Diskussion

Die Kenntnis der normalen morphometrischen Anatomie kann bei verschiedenen klinischen Aufgabestellungen hilfreich sein: Bei der Interpretation verschiedener bildgebender Verfahren, bei der Elektrodenapplikation zur elektromyographischen Untersuchung der Kehlkopfmuskulatur oder der translaryngealen Injektion von Medikamenten in die endolaryngeale Muskulatur (z.B. Botulinustoxin) und schließlich bei der Planung von bestimmten Kehlkopfoperationen. Eine vollständige Vermessung des menschlichen Kehlkopfes ist jedoch mit der hier gezeigten einfachen morphometrischen Methodik nicht möglich. Zusätzlich erforderlich sind Messungen an

Ganzorganschnitten (wie von Friedrich und Kainz erstmals durchgeführt) und Ausgußuntersuchungen der laryngealen Atemwege sowie Messungen an kehlkopfgesunden lebenden Individuen. Solche weiterführenden Untersuchungen erfolgen derzeit und stehen kurz vor dem Abschluß.

H. Claasen (Kiel): Zur Ergänzung: Aus anthropologischer Sicht sind die Größenunterschiede zwischen den Kehlköpfen der rheinischen und der fränkischen Bevölkerung erklärbar und brauchen nicht auf einem systematischen Fehler beruhen. In einer eigenen Untersuchung an prähistorischen, hallstattzeitlichen Skeletten (800–500 v. Chr.) aus der Oberpfalz und aus Baden-Württemberg traten signifikante Größenunterschiede hinsichtlich der Schädelmaße auf.

98. H. Claassen, J. A. Werner (Kiel): Anatomische Untersuchungen zur Faserdifferenzierung der menschlichen Kehlkopfmuskeln

Einleitung

An den quergestreiften Muskeln des Menschen können mit Hilfe enzymhistochemischer Methoden drei Fasertypen differenziert werden.

In Abhängigkeit vom pH lassen sich durch die klassische Myosin-ATPase-Reaktion die Fasertypen I, IIA und IIB unterscheiden. Eine weitere Nomenklatur stellt die Kontraktionsgeschwindigkeit der Muskelfasern sowie ihren Gehalt an oxydativen und glykolytischen Enzymen in den Vordergrund. Eine dritte Methode berücksichtigt die Ermüdbarkeit der jeweiligen Fasertypen. Die langsamen Typ-I-Fasern und die schnellen Typ-IIA-Fasern sind ermüdungsresistent. Einzig und allein die schnellen Typ-IIB-Fasern sind ermüdbar.

An den menschlichen Kehlkopfmuskeln M. thyreoarytaenoideus und M. cricoarytaenoideus post. gelang eine Untergliederung der Typ-II-Fasern bisher nicht. Um Funktionsweise und Funktionsstörungen dieser beiden stark beanspruchten Muskeln zu verstehen, ist es wichtig, den jeweiligen Prozentsatz an ermüdungsresistenten Typ-IIA-Fasern und ermüdbaren Typ-IIB-Fasern zu erkennen.

Material und Methode

In der vorliegenden Untersuchung gelang die Untergliederung der Typ II-Fasern mit Hilfe einer modifizierten, vom pH unabhängigen Myosin-ATPase-Reaktion. Hierbei wurde das Enzym Myosin ATPase zunächst gehemmt und anschließend reaktiviert. Als

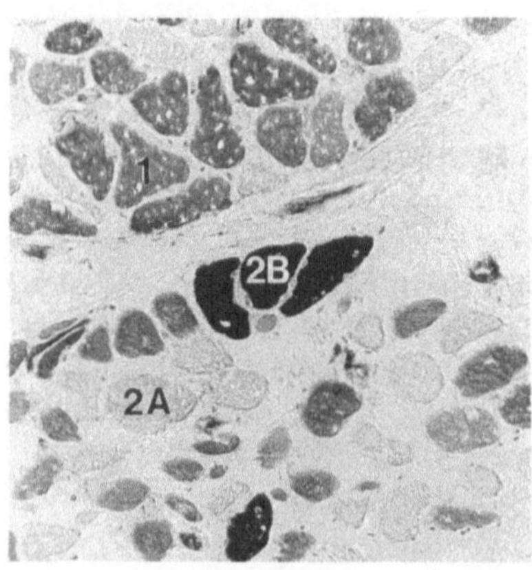

Abb. 1

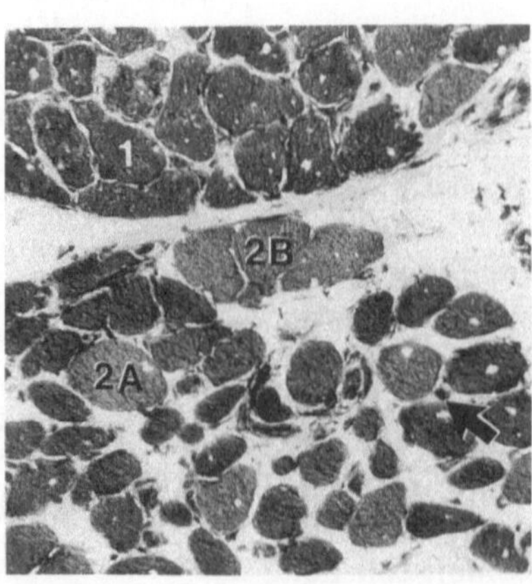

Abb. 2

Abb. 1 und 2. Folgeschnitte vom M. thyreoarytaenoideus aus jeweils identischen Muskelarealen

Abb. 1. M. thyreoarytaenoideus, inhibition reactivation myofibrillar ATPase technique: Typ I-Fasern = grau, Typ IIA-Fasern = hell, Typ IIB-Fasern = schwarz (×180)

Abb. 2. M. thyreoarytaenoideus, NADH-TR) + Uleux europyeus agglutinin I (UEA I): Typ I-Fasern = dunkelgrau, Typ IIA-Fasern und Typ IIB-Fasern = hellgrau, Darstellung der Kapillaren mit UEA I = dunkelgrau (Pfeil) (×180)

Material standen die Kehlköpfe von 11 laryngektomierten Patientinnen und Patienten im Alter von 39–72 Jahren zur Verfügung. An den Kehlkopfmuskeln wurden nach Einfrieren in flüssigem Stickstoff 10 µm dicke Kryostatschnitte hergestellt.

Ergebnisse

Die Verteilung der Fasertypen soll an Folgeschnitten des M. thyreoarytaenoideus demonstriert werden. Es wird sofort deutlich, daß eine Untergliederung der Typ II-Fasern mit Hilfe der modifizierten, vom pH unabhängigen Myosin ATPase-Reaktion gelingt, während dies bei der NADHTR-Reaktion zur Darstellung der oxydativen Enzyme nicht der Fall ist (Abb. 1, 2).

Beim M. thyreoarytaenoideus fiel der Anteil der schnellen, ermüdungsresistenten Typ-IIA-Fasern höher aus als beim M. cricoarytaenoideus post. Der M. cricoarytaenoideus post. hingegen hat unter allen Kehlkopfmuskeln den größten Anteil an Typ-I-Fasern. Schnelle ermüdbare Typ-IIB-Fasern kommen in beiden Muskeln nur selten vor.

Im Schrifttum fehlen bisher statistische Untersuchungen über Häufigkeitsunterschiede in der Fasertypzusammensetzung der Kehlkopfmuskeln. Wie der Median-Test in Verbindung mit dem exakten Fisher-Test zeigt, enthält der M. thyreoarytaenoideus signifikant mehr schnelle ermüdungsresistente Typ-IIA-Fasern als der M. cricoarytaenoideus post.

K. Jahnke (Essen): Frage der physiologischen und klinischen Relevanz; erwarten Sie z.B. eine andere Faserverteilung bei Sängern?

M. Claassen (Schlußwort): Die Variabilität der Fasertypen war von Patient zu Patient verschieden. Es gab Patienten mit relativ vielen Typ-IIB-Fasern im M. thyreoarytaenoideus (TA) und solche mit einem geringeren Prozentsatz. Eventuell haben Patienten, die leicht zu Funktionsstörungen des TA neigen, einen entsprechend höheren Prozentsatz an schnellen, ermüdbaren Typ-III-B-Fasern im M. thyreoarytaenoideus.

99. P. Franz, S. Aharinejad (Wien):
Die Microvascularisation von Larynx, Pharynx, Ösophagus und Trachea.
Eine rasterelektronenmikroskopische Vergleichsuntersuchung

Erwachsene Meerschweinchen (Cavia porcellus) beiderlei Geschlechts (200–250 g) und menschliches Material (Totgeburten) wurden zur Untersuchung herangezogen. Nach Thorakotomie und Kanülierung der Aorta erfolgte eine Perfusion mit heparinisierter Tyrode-Lösung, danach die Injektion eines Gemisches von Mercox CL-2B und monomerer Methylmethacrylsäure. Nach der Polymerisation wurden die Zielorgane isoliert und in 15% KOH mazeriert. Anschließend wurden die gereinigten Präparate in destilliertem Wasser eingefroren, gefriergetrocknet, mit Gold besputtert und in einem Cambridge Stereoscan 250 Rasterelektronenmikroskop untersucht.

Das subepitheliale Kapillarnetz der Pharynxschleimhaut bildet ein regelloses Maschenwerk. Dieses wird in Venolen der Lamina propria mucosae drainiert, die in ein dichtes Geflecht weitlumiger Venen der Submucosa münden. Die versorgenden Arteriolen erreichen direkt das subepitheliale Kapillarnetz. Die Epiglottis zeigt an der laryngealen Oberfläche ein dichtes, subepitheliales Kapillarnetz, an der pharyngealen Oberfläche dagegen ein weitmaschiges Kapillarnetz über einem auffallend stark entwickelten venösen Plexus. Die versorgenden und ableitenden größeren Gefäße verlaufen an den Seitenkanten zur Spitze der Epiglottis. Unter dem Epithel der Plica aryepiglottica setzt sich das Kapillarmuster der laryngealen Epiglottisoberfläche kontinuierlich fort. Weiter dorsal überkappt dieses Kapillarnetz unverändert die Aryhöcker. Über der gefäßfreien Region des Knorpelgewebes imponieren auffallend weitlumige Venengeflechte. Das subepitheliale Kapillarnetz der Plica vestibularis läßt kein regelmäßiges Muster erkennen. In der Tiefe setzen sich diese Kapillaren in ein nicht orientiertes Venengeflecht fort. An der Plica vocalis läßt sich eine längsorientierte Ausrichtung des subepithelialen Kapillarnetzes erkennen.

Bei Betrachtung der medialen Oberfläche der Stimmlippe erkennt man die drainierenden Venen, die in der Tiefe das Kapillargebiet des M. vocalis durchbrechen. Sie werden von geschlängelten Arteriolen begleitet, die das subepitheliale Kapillarnetz versorgen. Das Kapillarnetz des Muskels selbst zeigt das für Skelettmuskulatur typische Muster dicht gelagerter, parallel verlaufender Kapillaren. Bei Betrachtung der Plica vocalis von oben erkennt man unter den subepithelialen Kapillaren Reste des elastischen Materials, das sich der Mazeration teilweise entzieht. Im Bereich der vorderen Kommissur beobachtet man ein avaskuläres Areal zwischen den bei den Stimmlippenansätzen. An der Übergangszone Larynx – Trachea ändert sich das subepitheliale Kapillarmuster: es ist aus rechteckigen (Pars membranacea) sowie aus unregelmäßig (Pars fibrocartilaginea) geformten Einheiten zusammengestellt, die zur Längsrichtung der Trachea ausgerichtet sind. Insgesamt ist das subepitheliale Kapillarnetz der Trachea weniger dicht als jenes des Larynx. Im Bereich der Submukosa besteht ein ausgeprägtes Venengeflecht. Die zuführenden und ableitenden Gefäße durchbrechen die intercartilaginären Membranen, sie hängen mit den segmental angeordneten größeren Gefäßen in der Adventitia der Trachea zusammen. Auch im Ösophagus ist das subepitheliale Kapillarnetz zur Längsachse des Organs ausgerichtet. Arteriolen und Venolen der Lamina propria der Schleimhaut zeigen ebenso longitudinale Orientierung, erst die Venen des Submucosa bilden einen dichten Plexus.

Überraschend ist der Befund, daß die Mucosa des Larynx ein dichtes Gefäßnetz zeigt, im Gegensatz zur spärlich vaskularisierten Schleimhaut über den Trachealknorpelspangen. Das avasculäre Areal im Bereich der vorderen Kommissur wirkt als Barriere für das Übergreifen von Stimmbandtumoren auf die kontralaterale Seite: Diese wird meist auf dem Umweg über subglottisches Gebiet erreicht. Die starke Vaskularisierung der Schleimhaut über Epiglottis und Aryhöckern erklärt die schnelle Ausbreitung von Entzündungen in diesem Bereich.

H. Glanz (Gießen): Bei dem vaskulären Bereich in der vorderen Kommissur handelt es sich um die Region, die die Broylesche Sehne einnimmt. Die Broylesche Sehne ist die Verbindung beider Ansätze d. Ligg. vocalia am Schildknorpel.

J. A. Werner (Kiel): In den von Ihnen gezeigten rasterelektronenmikroskopischen Aufnahmen zur Gefäßarchitektur im Bereich der Glottisregion war das von Ihnen angesprochene gefäßfreie Areal in der vorderen Kommissur eindrucksvoll und zweifelsfrei zu erkennen. Aus eigenen transmissionselektronenmikroskopischen Untersuchungen zu in dieser Region lokalisierten Gefäßen möchte ich darauf hinweisen, daß die Schleimhaut im Bereich der vorderen Kommissur sowohl von Blutkapillaren als auch von initialen Lymphgefäßen, teilweise die Mittellinie überschreitend, durchzogen ist. Die in der Tiefe gelegene, von Frau Prof. Glanz angesprochene Broylsche Sehne war auch nach unseren Untersuchungen gefäßfrei.

P. Franz (Schlußwort):
Im Ansatzbereich der beiden Stimmbänder besteht ein nahezu gefäßfreies Areal, da hier das innere Perichondrium des Schildknorpels durch den Stimmbandansatz unterbrochen ist.

100. V. N. Shvalev, A. Lantsow, Y. Shvalev (Moskau, St. Petersburg): Altersveränderungen und pathologische Beschädigungen des respiratorischen Weges und der trophische Einfluß des adrenergischen Nervenplexus auf das Atmungssystem

Mit Hilfe der originalen Modifikation der Methode der lumineszenten Mikroskopie bei Anwendung der Lösung Glioxsalsäure wurden die adrenergischen Nervenplexus des Larynx bei Menschen, Kaninchen, Meerschweinchen und Ratten untersucht.

Die cholinergischen Nervenplexus wurden nach dem Verfahren von Karnovsky-Roots, die afferenten Endigungen mit Hilfe der Silberimprägnation und Elektronenmikroskopie untersucht. In der letzten Zeit wird die Methode der immunzytochemischen Untersuchungen des Neuropeptid Y verwendet.

Es wurde gefunden, daß adrenergische Nervenfasern im Larynx perivasal liegen. Zum ersten Mal wurde festgestellt, daß adrenergische Nervenendigungen in der Muskulatur des Larynx liegen.

Bei der lumineszenten Mikroskopie wurden Gruppen von Mastzellen erkennbar, die neben dem Larynx liegen.

In Experimenten stellte sich heraus, daß Verletzungen des Larynx zur Verminderung des Mediators in adrenergischen Nervenplexus führen, und damit wird der Einfluß auf dieses Organ verschlechtert.

Wie sich bei parallelen Untersuchungen der cholinergischen Nervenplexus und sensiblen Nervenendigungen herausstellte, werden zuerst die reaktiven und später die degenerativen Veränderungen dieser Nervenstruktur gesehen.

Die Degeneration entwickelt sich 72 Stunden nach dem Trauma. In der letzten Zeit wird zur besseren Heilung der Einfluß des Wechselstrommagnetfeldes mit unserem neuen Gerät „Magneter" als entzündungshemmendes Mittel verwendet.

101. K. Albegger, C. Hauser-Kronberger, G. W. Hacker (Salzburg): Neuropeptide in der menschlichen Zunge

Einleitung

Bekanntlich enthalten die Nervenfasern der Zunge Neuropeptide und Amine. So wurden bei Tieren vor allem Substanz P und Calcitonin Gene-Related Peptide (CGRP) nachgewiesen, deren Nervenfasern Netzwerke in den Geschmackspapillen und in Verbindung mit Tastkörperchen ausbilden. Über die peptiderge Innervation der menschlichen Zunge gibt es abgesehen von CGRP keine Untersuchungen. In Hinblick auf die möglichen physiologischen Wirkungen von Neuropeptiden bei der Geschmacks- und Tastempfindung, der lokalen Regulation des Blutflusses, der Sekretion und trophischen Funktionen erschien es uns von Interesse, das Vorkommen und die Verteilung von Peptiden in der Zunge des Menschen zu untersuchen. Besondere Aufmerksamkeit wurde dabei einem erst kürzlich isolierten VIP-verwandten Peptid, dem Helospectin gewidmet.

Material und Methoden

In der vorliegenden Studie wurde histologisch normales Operationsmaterial der Zunge von vier Patienten mit immunzytochemischen Methoden untersucht. Das frisch entnommene Gewebe wurde in Stefanini/Zamboni-Fixierlösung fixiert und anschließend in Phosphat-gepufferter Kochsalzlsöung (PBS) mit 15% Saccharose ausgewaschen. Anschließend wurden an Kryostatschnitten eine indirekte Immunfluoreszenzmarkierung und an Paraffinschnitten eine Immunogold-Silber-Färbung mit Autometallographie durchgeführt. Es wurden gut charakterisierte primäre Antikörper gegen die Peptide Vasoaktives Intestinales Polypeptid (VIP), Peptid Histidin Methionin (PHM), Helospectin, Neuropeptid Tyrosin (NPY), C-flanking Peptide of NPY (CPON), CGRP und Substanz P verwendet.

Zur Überprüfung der Spezifität wurden zusätzlich Präabsorptionstests mit synthetisierten Peptiden durchgeführt.

Ergebnisse

VIP-verwandte Peptide wurden in enger Verbindung mit Blutgefäßen und Drüsen dargestellt, was deren physiologische Wirkung als potentieller Vasodilatator auch in der Zunge unterstreicht. Auch das kürzlich aus der Speicheldrüse einer Krustenechse isolierte Peptid Helospectin, dem man ähnliche Funktionen wie VIP zuschreibt, konnten in der Zunge vor allem in enger Verbindung mit Blutgefäßen erstmals nachgewiesen werden. NPY und C-PON waren bevorzugt um Blutgefäße, besonders Arteriolen, lokalisiert. Doppelfärbungen zeigten, daß Substanz P und CGRP in einer Subpopulation der subepithelialen Nervenfasern, aber auch an Blutgefäßen und in Nervenfasern der Tastkörperchen colokalisiert sind. Es wurden auch Nervenfasern dargestellt, die nur CGRP, nicht aber CGRP enthielten.

Diskussion

Die Bedeutung von Neuropeptiden als lokale Neuromodulatoren und -regulatoren auch in der menschlichen Zunge sind unumstritten. Die genauen Funktio-

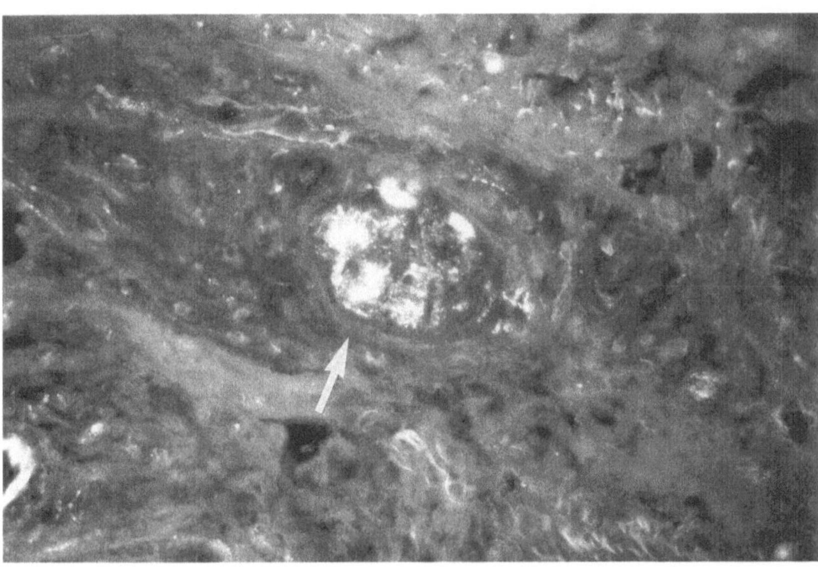

Abb. 1. Peptid Histidin Methionin (PHM)-immunreaktives Ganglion *(Pfeil)* in der menschlichen Zunge. Indirekte Immunfluoreszenzmethode, 14 µm dicker Cryostatschnitt; Originalvergrößerung 302×

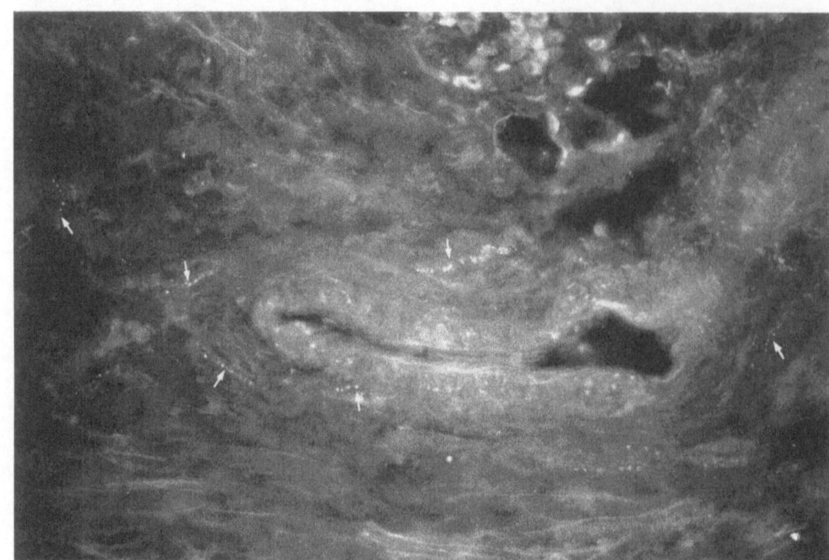

Abb. 2. Substanz P-immunreaktive Nervenfasern *(Pfeile)* um ein Blutgefäß in menschlicher Zunge. Indirekte Immunfluoreszenzmethode, 14 µm dicker Cryostatschnitt; Originalvergrößerung 302×

nen peptid-haltiger Nervenfasern im Normalgewebe und in pathologisch verändertem Gewebe der Zunge sind jedoch noch weitgehend ungeklärt. Möglicherweise agieren die in sensorischen C-Fasern vorkommenden Peptide CGRP und Substanz P als hochspezialisierte und -spezifische Mediatoren bei der Geschmacksempfindung, aber auch bei der Schmerzempfindung, wie es in anderen Geweben bereits bekannt ist.

VIP und die verwandten Peptide PHM und Helospectin regulieren den lokalen Blutfluß in Kooperation mit Acethylcholin, wobei sich deren Funktion in der Stimulationsfrequenz, der Zeitdauer und der Stärke unterscheidet. Möglicherweise haben sie auch Einfluß auf verschiedene Zellstrukturen des Gefäß-

systems. Ähnliches gilt auch für die vasokonstriktorisch wirkenden NPY und CPON. Ob alle diese Funktionen, die zum Teil an Tieren (Terenghi et al. 1986; Ichikawa et al. 1990) und in anderen Geweben festgestellt wurden, auch für die menschliche Zunge gelten, muß erst noch untersucht werden.

Literatur

Terenghi G, Polak JM, Rodrigo J, Mulderry PK, Bloom SR (1986) Calcitonin gene-related peptide-immunoreactive nerves in the tongue, epiglottis and pharynx of the rat: occurrence, distribution and origin. Brain Res 365:1−14

Ichikawa H, Matsuo S, Wakisaka S, Itotagawa T, Kato J, Akai M (1990) Leucine-enkephalin-, neurokinin A- and cholecystokinin-like immunoreactivities in the guinea pig tongue. Arch Oral Biol (England) 35:181−188

Vestibularis

102. M. Burian, M. Cartellieri, W. Gstöttner (Wien): Projektion sacculärer Primärafferenzen in den Hörkern

Die neuronale Tracertrechnik ist eine häufig angewandte Methode in der Neuroanatomie, um den Verlauf und die Projektion von Neuronen im Zentralnervensystem darzustellen. Es gibt verschiedene Substanzenklassen, die, wenn man sie auf einen Nervenstumpf aufträgt oder in ein Neuron injiziert, mittels axoplasmatischen Transports weitergeleitet werden und sich in der gesamten Nervenzelle verteilen. Mit Hilfe von geeigneten histochemischen Methoden kann man dieses Substanzen dann sichtbar machen und auf diese Weise den Axonverlauf und die Projektion darstellen.

Wir haben nun in einer Reihe von vorangegangenen Versuchen den Nervus vestibularis bzw. dessen Äste beim Meerschweinchen mit dem neuronalen Tracer Meerrettichperoxidase markiert, um die zentrale Projektion des Gleichgewichtsapparates in den Hirnstamm zu untersuchen. Im wesentlichen mit der Literatur übereinstimmend, konnten wir die Projektion in die vier großen Vestibulariskerne und deren zugeordneten kleinen Zellgruppen (x, y und z) sowie die primäre vestibulo-zerebelläre Projektion darstellen. Darüber hinaus konnten wir aber immer wieder ein Faserbündel sehen, das den Nucleus vestibularis descendens lateral verläßt, um den unteren Kleinhirnstiel herumläuft und parallel zur Stria acustica bis zu einer umschriebenen Zellgruppe zwischen Nucleus cochlearis dorsalis und Nucleus cochlearis posteroventralis zieht und dort mit Terminalen endet.

Im Laufe von weiteren Versuchen hatten wir den Verdacht, daß diese Fasern von der Macula sacculi kommen, d.h. sacculäre Primärafferenzen sind. Um diesen Verdacht zu bestätigen, haben wir nun mit neuen Tracern, sogenannten Fluoresceinfarbstoffen, diese Versuche wiederholt. Die Fluoresceinfarbstoffe DiI und DiA haben zwei entscheidende Vorteile: 1. können sie in postmortalem fixiertem Gewebe verwendet werden. Das heißt, daß der Transport nicht wie bei den meisten anderen Tracern in vivo erfolgt, sondern postmortal entlang von Lipidstrukturen der einzelnen Axone wandert. Das bringt den Vorteil, daß man (in fixiertem Gewebe) sehr genau präparieren kann und eine exakte Markierung ohne Diffusion des Tracers möglich ist. 2. können zwei verschiedene Tracer in ein und demselben Präparat verwendet werden, die mit unterschiedlichem Fluoreszenzfilter verschiedenfarbig zur Darstellung kommen. Mit dem Rhodaminfilter betrachtet, erscheinen die DiI-markierten Fasern leuchtend rot, DiA-Markierungen sind schwach rötlich und diffus sichtbar. Mit FITC kommen praktisch nur DiA-markierte Strukturen gelb zur Darstellung; DiI-Fasern sieht man praktisch nicht.

Es wurde nun mit DiI der Nervus saccularis und mit DiA der Nervus cochlearis markiert. In den Schnittpräparaten erkennt man mit dem FITC deutlich die primären cochleären Afferenzen, die zu einem überwiegenden Anteil in den ventralen Cochleariskern projizieren, in gelber Farbe. Jene Fasern, die über den descendierenden Vestibulariskern in den Cochleariskernkomplex laufen, sind mit dem FITC nicht zu sehen. Erst mit dem Rhodaminfilter erscheinen sie, wie alle anderen sacculären Afferenzen, rot. Aufgrund dieses Befundes können wir daher mit Sicherheit annehmen, daß sacculäre Fasern in den Hörkern projezieren. Ob es sich dabei um vestibuläre Afferenzen oder um Efferenzen handelt, kann derzeit noch nicht mit Sicherheit gesagt werden, soll aber Gegenstand weiterer Untersuchungen sein.

103. K.-F. Hamann, U. Weiss, G. Bauer, A. Ruile (München): Visuovestibuläre Interaktionen bei der Raumorientierung

Unter der Geradeausprojektion versteht man ein Grundphänomen der visuellen Orientierung, von dem sich Begriffe wie „rechts" und „links" ableiten.

Die Meßanordnung ist so aufgebaut, daß ein Proband über eine Fernbedienung auf einem Rundhorizont einen Punkt „geradeaus vor sich" einstellen

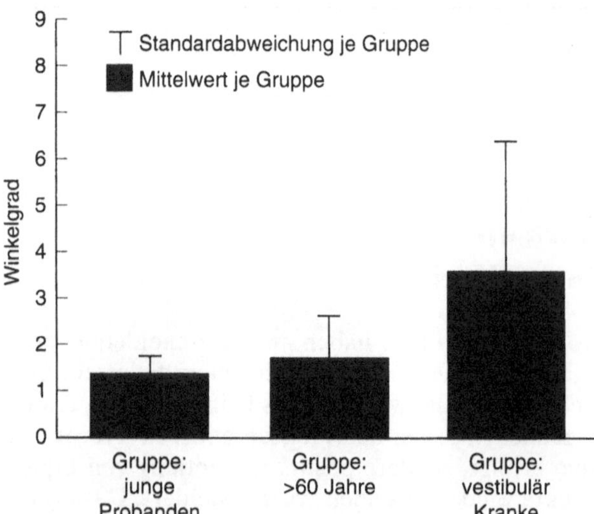

Abb. 1. Mittelwerte der Geradeausprojektionsabweichungen bei gesunden Probanden und vestibulären Patienten

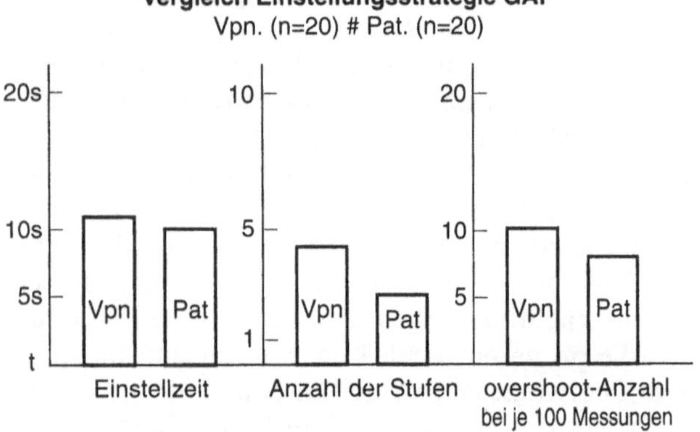

Abb. 2. Verschiedene Parameter der Einstellungsstrategie der Geradeausprojektion bei Gesunden und vestibulären Patienten. *GAP* = Geradeausprojektion, *Vpn.* = gesunde Versuchspersonen, *Pat.* = Patienten mit peripher-vestibulärer Erkrankung

kann. Schon in früheren Untersuchungen war gezeigt worden, daß sich die Geradeausprojektion systematisch durch einseitige vestibuläre Reizung wie auch durch rotatorische Reize beeinflussen läßt.

In der jetzigen Studie wurden Patienten mit peripher-vestibulären Störungen gesunden Probanden gegenübergestellt. Die Patienten wiesen, statistisch signifikant, deutlich höhere Abweichungen von der objektiven Geradeausprojektion auf (Abb. 1). Untersucht man die Einstellungsstrategie, mit der Probanden und Patienten ihre Zieleinstellung vornehmen, so lassen sich keine wesentlichen Unterschiede zwischen beiden Kollektiven feststellen. Die Zeitdauer bis zur Einstellung der endgültigen Geradeausprojektion ist bei den Patienten erstaunlicherweise sogar etwas kürzer. Für beide Gruppen gleich ist die Beobachtung, daß das Ziel nicht mit einem glatten Einstellvorgang erreicht wird, vielmehr tasteten sich die untersuchten Personen in Stufen an ihre Geradeausprojektion heran. Dabei traten im allgemeinen Unterschreitungen (undershoot) im Bezug zum Zielpunkt auf. Da es sich mit der Geradeausprojektion um ein primär visuelles Phänomen handelt, ist die Frage untersucht worden, inwieweit der Geradeauseindruck durch monokuläres Sehen beeinflußt wird. Bei gesunden Probanden wurde die Geradeausprojektion bei binokulärem Sehen verglichen mit Einstellungen, die bei einseitigem Augenschluß erzielt wurden. Die Einstellungen waren bei monokulärem Sehen nur geringfügig höher. Stärkere Abweichungen der Geradeausprojektion traten jedoch bei Patienten auf, die schon seit längerer Zeit hemianoptisch waren (Abb. 2).

Die vorgelegten Ergebnisse verdienen in zweierlei Hinsicht Beachtung. Aus der Sicht des Hals-Nasen-Ohren-Arztes ist die Tatsache, daß das vestibuläre System an einem so wichtigen Parameter wie der Geradeausprojektion beteiligt ist, insofern wichtig, als höchstwahrscheinlich viele von den Patienten geklagte Störungen der Raumorientierung („Schwindel") auf Störungen des Geradeauseindrucks zurückzuführen sind. Der andere Gesichtspunkt betrifft die allgemeine Frage, auf welche Informationen sich die Orientierung eines Individuums zur Umwelt, die Egozentrizität, stützt. Visuelle stehen sicherlich im Vordergrund, gewinnen aber erst durch zusätzliche, vestibulär gewonnene Informationen über Lage des Kopfes im Raum ihren endgültigen Wert.

W. Stoll (Münster): Wie wirkt denn ein rotatorischer oder vertikaler Reiz auf Patienten mit einer Hemianopsie?

K. F. Hamann (Schlußwort):
Auch *nach* rotatorischer Reizung kommt es zu Abweichungen der Geradeausprojektion, deren Richtung allerdings unterschiedlich war.

104. K. Helling, M. Westhofen (Hamburg): Vestibuläre Funktionstests bei Seefahrt: Experimentaluntersuchungen zur Pathogenese der Kinetose

Besonders in der Seefahrt stellt die Kinetose ein auch noch heute nicht befriedigend gelöstes Problem dar. Die führende Rolle des Vestibularapparates für die Entstehung der Kinetose gilt als unbestritten.

Als Ursache werden die Sinneskonflikttheorie, die Einwirkung von Corioliskräften und die Überstimulation des Vestibularapparates sowie die Otolithenmodulation des vestibulookulären Reflexes angeführt.

Die Berechnungen von Schiffsbewegungen zeigen, daß an Bord vor allem lineare und damit otolithenwirksame Beschleunigungen auftreten. Durch die Inkonstanz der Gravitation treten Veränderungen der Otolithenmodulation des vestibulookulären Reflexes auf.

Wir untersuchten deshalb während einer 14tägigen Seefahrt im Europäischen Nordmeer eine Gruppe von 12 Probanden. Drei waren seeunerfahrene Reisende die übrigen 9 professionelle Seeleute. Unter anhaltend schlechten Wetterbedingungen entwickelten 3 Probanden das Vollbild einer akuten Kinetose.

Alle Probanden unterzogen wir mehrfach demselben Testprogramm. Innerhalb der ersten drei Seetage erhoben wir Ausgangsbefunde, welche jeweils nach drei Tagen sowie am Ende der Fahrt kontrolliert wurden. Wir fahndeten hierbei nach Lage- und Lagerungsnystagmus mit der Frenzelbrille. Desweiteren erfolgte die elektronystagmographische Registrierung von Spontannystagmus, bicalorischer thermischer Erregbarkeit sowie frequenzgesteuerte Drehpendelprüfung. Die Otolithenfunktion wurde mittels Zeichentest und Drehung des Probanden um eine nicht vertikale Achse ermittelt.

Bei keinem Seefahrer ließ sich ein pathologischer Spontan- oder Provokationsnystagmus nachweisen. Die thermische Erregbarkeit war bei allen Untersuchten regelrecht. Die Messung des vestibulookulären Reflexes mittels frequenzabhängiger Drehpendelprüfung ergab signifikante Unterschiede zwischen kinetoseempfindlichen und -unempfindlichen Seefahrern. Während der Verstärkungsfaktor (gain) bei Kinetoseunempfindlichen nahezu unverändert blieb, zeigten die Empfindlichen unter der Entwicklung der akuten Kinetose eine deutliche Herabsetzung des Verstärkungsfaktors. Nach Ablauf eines Zeitintervalls von einer Woche stellten sich die Werte erneut auf das Ausgangsniveau ein (siehe Abb. 1, 2).

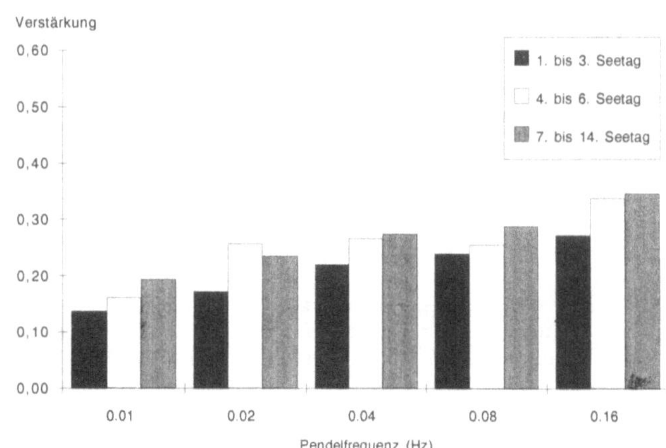

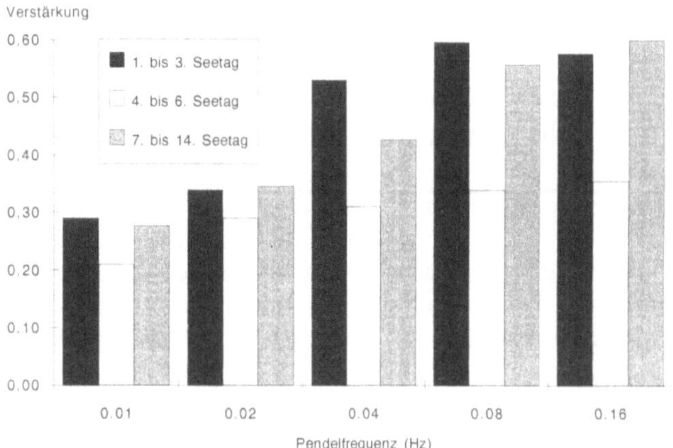

Abb. 2

Bei erfahrenen Seefahrern war ein hoher Grad an vestibulärer Kompensationsleistung von Beginn der Fahrt an erkennbar. Hingegen zeigten sich bei unerfahrenen, kinetoseempfindlichen Seefahrern anfänglich deutliche Zeichen einer vestibulären Dekompensation. Im Verlauf der Reise waren parallel zu subjektiven Beschwerbebesserungen Zeichen der vestibulären Kompensation erkennbar.

Unsere Untersuchungen zeigen, daß der Verlauf einer akuten Kinetose als Modell mit einer peripher vestibulären Läsion vergleichbar ist.

K. F. Hamann (München): Wie erklären Sie sich den nichtgeradlinigen Verlauf des Verstärkungsfaktors während der Seefahrt?

A. Schadel (Mannheim): 1. Fixierten die Probanden, insbes. die ungeübten „Seefahrer" die Linie?
2. Fahrt mit/oder ohne Schlingerschutz
Reaktionen mit Schlingerschutz wahrscheinlich, weil die Differenz zwischen ruhigem Erdboden und Schlingerbewegung schlechter kompensiert wird als die Differenz Erdboden und rollender sowie stampfender Schiffsbewegung.

Th. Eichhorn (Marburg): Hatten Sie die Möglichkeit, an verschiedenen Positionen auf dem Schiff Ihre Untersuchungen durchzuführen? Es wäre ja durchaus denkbar, daß die Ergebnisse auch von den vertikalen Auslenkungen der Schiffsbewegung abhängig sind und damit am Heck bzw. Bug anders ausfallen als am Schiffsschwerpunkt, wo man nur vergleichsweise geringe Auf- und Abwärtsbewegungen registriert.

R. G. Matschke (Recklinghausen): Welchen Einfluß messen Sie psychogenen Faktoren auf die 3 unerfahrenen Probanden zu? Bekanntermaßen haben die Stabilität der psychischen Lage und auch die Beschäftigung einen starken Einfluß auf die Ausprägung der Kinetose.

R. Rödel (Bonn): Wurden bei den Drehpendelprüfungen auf dem Schiff auch die zusätzlichen Linear-Bewegungen des Schiffes registriert und gegebenenfalls bei der Auswertung der Meßergebnisse berücksichtigt?

K. Helling (Schlußwort):
1. Wahrscheinlich liegen den Messungen zwei Effekte zugrunde. Kurzfristige Gainerniedrigung i.S. der akuten Kinetose. Langfristige Gainsenkung bei wiederholten Seefahrten.
2. Eine Schlingerdämpfung fand während der Fahrt nicht statt. Arbeitsbedingungen waren für alle Seeleute gleich.
3. Die Arbeitsbedingungen für see-erfahrene und see-unerfahrene Probanden waren gleich. Psychosomatische Kriterien wurden nicht speziell erfaßt.
4. Möglichkeiten zur Kintosevermeidung − wie Arbeiten auf Deck mit Horizontfixierung etc. − waren nicht gegeben, weil die Probanden als Wissenschaftler in ein festes Arbeitsprogramm eingeplant waren.
5. Messungen der Probanden an verschiedenen Schiffsorten waren nicht sinnvoll, weil die Probanden an vielen Orten auf dem Schiff arbeiteten.
6. Messungen mit Drehstuhl wurden zu Zeiten mit möglichst geringer Schiffsbewegung durchgeführt. Laborraum lag ungefähr im Schiffsschwerpunkt.

105. M. Westhofen (Hamburg): Otolithenfunktionstest durch Rotation um schräge Achse − Normierung und klinische Befunde

Die otologische Gleichgewichtsdiagnostik erfaßt bislang die Otolithenfunktion nicht hinreichend. Erkrankungen der Otolithenorgane sind bekanntlich in 30% der Fälle als alleinige und in 11% der otologischen Patienten als Teilursache für Schwindelbeschwerden anzusehen. Daher wurde die Schrägachsenrotation zusätzlich zu der schon früher beschriebenen statischen Kippung in die Routinediagnostik aufgenommen und auf ihre klinische Wertigkeit hin überprüft. 40 Probanden und 32 Patienten wurden dazu wie bei der konventionellen Drehprüfung bis auf eine Geschwindigkeit von 90°/s beschleunigt. Nach Abklingen des perrotatorischen Nystagmus wurde der drehende Stuhl auf einer motorischen Kippbühne um 10° seitlich gekippt. Dadurch erfährt der Patient während der Phase konstanter Drehgeschwindigkeit eine Linearbeschleunigung, deren Kraftvektor im Verlauf einer Drehung um 360° seine Richtung ändert. Bei Gesunden sind dabei periodische Augenbewegungen zu beobachten, die gleichphasig mit der Stuhldrehung auftreten und in den Maxima von Nystagmusantworten überlagert sind. Es wurden die maximalen Amplituden der Augenbewegungen und die Geschwindigkeit der langsamen Nystagmusphase für links- und rechtsgerichtete Nystagmen bestimmt. Die Befunde bei Rechts- und Linksdrehung sind bei Gesunden identisch. An 40 Gesunden wurden Nomogramme ermittelt, die einen Vergleich der Befunde bei Rechts- und Linksdrehung sowie eine quantitative Beurteilung der Nystagmusreaktion und langsamen Augenbewegungen zulassen. Bei 32 Patienten mit Beschwerden i.S. von Kipp- und Liftschwindel fanden sich in 34% Normalbefunde der thermischen Prüfung und der Schrägachsendrehung. In 14% waren einseitige Bogengangsausfälle mit regelrechten Befunden der Schrägachsenrotation kombiniert. In 52% fanden sich pathologische Befunde der Schrägachsenrotation, davon in der Hälfte der Fälle kombiniert mit pathologischen thermischen Reaktionen. Die Befunde der Schrägachsenrotation entsprechen damit den bereits früher gezeigten Befunden der subjektiven Vertikalen unter statischer Kippung. Bei Patienten mit Morbus Menière ergeben sich aus den Befunden eines Bogengangsausfalls und einer pathologischen Schrägachsenrotation Hinweise auf das Vorliegen einer beidseitigen Manifestation der Erkrankung. Dadurch wird in Einzelfällen die Indikation zu operativer Therapie bestimmt. Otogener Schwindel kann nur ausgeschlossen werden, wenn der Patient normale Befunde der Schrägachsenrotation bietet. Die an bislang 4 Patienten mit einseitig operativ bzw. durch Gentamicinapplikation ausgeschaltetem Labyrinth erhobenen Befunde lassen erkennen, daß linksseitige Funktionsausfälle zu eingeschränkter Nystagmusreaktion bei Linksdrehung und rechtsseitige Ausfälle zu eingeschränkten Reaktionen bei Rechtsdrehung führen. Weitere Klärung der Lateralität von Otolithenläsionen ist von der exzentrischen Rotation zu erwarten, die derzeit an der Hamburger Klinik erprobt wird.

K.-F. Hamann (München): Wie verhalten sich Ihre Normwerte zu Werten anderer Autoren?

W. Stoll (Münster): Wie können Sie erklären, daß bei dem vorgestellten Test tatsächlich nur die Otolithen stimuliert werden?

M. Westhofen (Schlußwort):
Zu Herrn Hamann: Die gezeigten Nomogramme sind analog zu den für die thermische Prüfung von der ADANO vorgeschlagenen erstellt, an 40 Gesunden ermittelt.
Vergleiche mit Literatur nicht möglich, da bislang die Schrägachsenrotation klinisch nicht beschrieben ist und nur kasuistische Einzeldaten vorliegen.
Zu Herrn Stoll: Nach Erreichen der Endgeschwindigkeit, somit fehlender Drehbeschleunigung und dem Verschwinden perrotatorischer Nystagmen, wird bei konstanter Drehgeschwindigkeit der Stuhl gekippt. Somit kann kein Bogengangs- und Otolithenreiz resultieren.

106. R. Leuwer, A. Just, F. Zanella, M. Westhofen (Hamburg): Zum Einfluß der Felsenbeintopographie auf die thermische Nystagmusantwort

Die thermische Prüfung ist seit langem integraler Bestandteil der Labyrinth-Funktionsdiagnostik. Die hohe Varianz nystagmographischer Befunde nach thermischer Prüfung erschwert deren Quantifizierung und klinische Deutung vor allem bei postoperativ veränderter Felsenbeinanatomie.

Durch die präzise Darstellung labyrinthärer Strukturen in der HR-Computertomographie gelingt seit neuestem die zuverlässige dreidimensionale Vermessung von Winkeln und Distanzen der Labyrinthstrukturen.

Ziel der vorliegenden Studie ist der quantitative Vergleich thermischer Reaktionen mit der individuellen Felsenbeintopographie. Hierzu wurde das Bildmaterial axialer HR-CTs von 21 Menièrepatienten und 10 Ohrgesunden aus den Rohdaten maximal vergrößert und schichtweise geometrisch vermessen. Diese Befunde wurden mit den automatisch analysierten Nystagmographiedaten der Patienten und Probanden verglichen. Ein Vergleich der Winkelbeziehungen zwischen den Bogengängen sowie der kürzesten Abstände zwischen äußerem Gehörgang und lateralem Bogengang ergab sowohl interindividuell als auch intraindividuell erhebliche Varianzen. Die Werte variierten zum Teil um das Doppelte. Die Mastoidpneumatisation war im untersuchten Kollektiv seitengleich.

Die Korrelation der Topographiedaten mit den Nystagmographiedaten wurde für jedes Ohr einzeln und im Seitenvergleich (Seitendifferenz der Nystagmen) überprüft. Als statistisches Verfahren diente der Kolmogoroff-Smirnoff-Test für unabhängige Stichproben.

Für keinen der verglichenen Parameter ergab sich statistisch eine signifikante Korrelation. Anhand der Ergebnisse läßt sich belegen, daß die Felsenbeinanatomie auch in pathologischen Fällen keine Auswirkung auf das Ergebnis der thermischen Nystagmusantwort hat.

Die große Varianz der Labyrinthtopographie würde eine ebenso große Varianz der spezifischen Reizantwort bei der thermischen Prüfung vermuten lassen. Die vorgelegten Ergebnisse zeigen, daß unterschiedlich große Reizantworten von der Felsenbeintopographie unabhängig sind. Vielmehr sind neurale vestibuläre Einflüsse in diesem Zusammenhang zu diskutieren. Daraus ergibt sich für die klinische Praxis, daß die quantitative Beurteilung der thermischen Prüfung in der Diagnostik des otogenen Schwindels größerer Zurückhaltung bedarf als bisher angenommen.

107. D. Nadjmi, H. Imgard, M. Westhofen (Hamburg): Experimentelle Untersuchungen zur Wärmeübertragung am Felsenbeinpräparat

Die thermische Labyrinthreizung dient der seitengetrennten Funktionsdiagnostik des Gleichgewichtsorgans. Zur Beurteilung postoperativer Schwindelzustände und ihrer nystagmographischen Befunde ist eine genaue Kenntnis der Wärmeübertragung und deren Beeinflussung durch die topographische Anatomie des Felsenbeins notwendig.

Drei physikalische Effekte kommen für die Wärmeübertragung in Frage:

Konduktion ist an das Vorhandensein einer Knochen- und Weichteilbrücke gebunden. Konvektion entsteht durch Teilchenbewegung infolge von Dichteänderungen. Wärmestrahlung erfolgt mit Lichtgeschwindigkeit durch luftgefüllte Anteile des Felsenbeins.

An einem Röhrenknochenmodell werden die physikalischen Effekte quantatitiv analysiert und ihr Anteil an der Gesamtwärmeübertragung beurteilt. An der Knochenscheibe wird die Wärmeleitgeschwindigkeit für kompakte Knochen mit $0,27\,mm^2$ bestimmt. Innerhalb des Röhrenknochens wird dann ein Kompartiment geschaffen, welches den operationsbedingten Defekt nach Antrotomie simuliert. Nach Entfernung der knöcherne Brücke, um die Wärmeleitung vollständig auszuschalten, erfolgte eine weitere Messung.

Die Versuche zeigen, daß Konvektion und Wärmestrahlung als die schnelleren Komponenten der Wärmeübertragung anzusehen sind, die Wärmeleitung jedoch den weitaus größten Anteil der Wärmemenge beträgt. Für Modellversuche ist das körperwarme Bad temperierter Luft weitaus überlegen.

Bei zurückhaltender Übertragung auf die Befundung postoperativer Nystagmusantworten bedeutet dies, daß bei antrotomierten Patienten eine früher einsetzende Kulminationsphase zu erwarten ist, die thermische Nystagmusantwort jedoch weniger intensiv ausfällt.

H.-G. Boenninghaus (Heidelberg): Sie kennen sicher die kürzlich erschienene Veröffentlichung von Herrn Feldmann, Münster, über die Bedeutung der Wärmestrahlung bei der thermischen Prüfung. Könnten Sie uns noch etwas darüber sagen, inwieweit die Ergebnisse Ihrer Untersuchungen mit denen von Feldmann übereinstimmen und inwieweit sie sich unterscheiden?

D. Nadjmi (Schlußwort):
1. In keinem der Fälle konnte nach Schaffung einer Höhle und somit erleichterten Bedingungen für Strahlung eine Zunahme der Temperatur nachgewiesen werden.
2. Um die Stimulationsbedingungen annähernd physiologisch zu halten, sollten die Versuche so durchgeführt werden, daß die hintere Gehörgangswand intakt bleibt.

108. Th. Eichhorn, G. Clemens (Marburg/Lahn): Die Beschreibung des vestibulären Richtungs- und Seitenüberwiegens durch mathematische Formeln

Elektronystagmographische Untersuchungen führen bei der thermischen wie auch rotatorischen Erregbarkeitsprüfung in aller Regel zu Befunden, die sich, den jeweiligen Untersuchungsphasen entsprechend, paarweise einander zuordnen lassen. In der vorliegenden Studie werden die aus der Literatur bekannten Vorschläge zur mathematischen Beschreibung der Seitenunterschiede der Nystagmusreaktionen miteinander verglichen.

Auf die nächstliegende Lösung des Problems, nämlich lediglich den Differenzbetrag der beiden gemessenen Reaktionsstärken anzugeben, wird nach fast übereinstimmender Ansicht der Vestibulogen weitgehend verzichtet, da diese Art des Vorgehens doch mit einer Reihe schwerwiegender Nachteile verbunden ist.

Wird aus den beiden korrespondierenden Nystagmusintensitäten einfach ein Quotient gebildet, so entspricht dies der Umwandlung der Werteunterschiede in ein Relativmaß. Gleichartige Erhöhungen wie auch Verringerungen der Zahlenwerte entweder nur im Zähler oder aber Nenner führen zu asymmetrisch unterschiedlichen Veränderungen des Quotienten. Darüber hinaus kann der Bruch die Werte Null oder Unendlich annehmen, wodurch eine weitere statistische Auswertung mittels Rechner erschwert wird.

Als drittes Verfahren kann die Differenz der abgeleiteten Nystagmusreaktionen im Zähler der Gesamtreaktion aus beiden Gleichgewichtsprüfungen im Nenner gegenübergestellt werden. Gleich große Veränderungen nach links- oder rechtsseitiger Spülung sowie Drehung führen hier zu einer symmetrisch gleichartigen, jedoch ebenfalls nicht linearen Entwicklung des Quotienten. Mit den möglichen Grenzwerten des Quotienten -1 und $+1$ kann bei der nachfolgenden Auswertung problemlos weiter gerechnet werden.

Die Kontroverse, welchem Berechnungsparameter bei der Beschreibung vestibulärer Imbalanzen der Vorzug zu geben ist, verliert an Bedeutung, wenn man sich die Tatsache bewußt macht, daß zwischen dem einfachen Quotienten und dem relativen Richtungs-/Seitenüberwiegen der Nystagmusantworten eine regelhafte Beziehung besteht.

In einer weithin akzeptieren Perzentilendarstellung (ADANO) werden die Absolutwerte der vergleichbaren Nystagmusreaktionen auf der Ordinate bzw. Abszisse aufgetragen. Das Verhältnis zweier Nystagmusintensitäten läßt sich dabei durch einen einzigen Punkt charakterisieren. Dessen Lage wiederum wird allein durch seinen Winkel zu den Achsen in einem Abstand zum Nullpunkt beschrieben, wobei der Winkel bereits ausreicht, das Verhältnis der Nystagmusantworten auszudrücken. Es kann gezeigt werden, daß dieser Winkel zu dem relativen Richtungs- bzw. Seitenüberwiegen in einer s-förmig, fast linearen Beziehung steht, wohingegen die Abweichungen zum einfachen Quotienten wesentlich deutlicher ausgeprägt sind.

Beide Berechnungsverfahren (einfacher Quotient, relatives Richtungs- bzw. Seitenüberwiegen) umgehen nicht einen letzten Nachteil, daß nämlich bei den nach seitengetrennter Stimulation nur in ein und dieselbe Richtung auftretenden Nystagmen, so wie es im Rahmen akuter Läsionen des Vestibularorgans üblicherweise vorkommt, eine darüber hinausgehende Differenzierung der Befunde nicht mehr möglich ist. So können einem auch weiterhin objektiv vorhandene Restitutionsvorgänge im Frühstadium einer Gleichgewichtserkrankung entgehen.

109. P. Küppers, M. Bach-Quang, R. Blessing (Lübeck): Die Posturographie — ein wertvolles Verfahren zum Therapiemonitoring beim Morbus Menière?

Ziel unserer Studie war es, zu ermitteln, ob die statische Posturographie als Verfahren zum Therapiemonitoring beim Morbus Menière infrage kommt. Die Menière-Therapie, um die es dabei geht, ist die kontinuierliche intratympanale Gentamicin-Infusion durch eine batteriebetriebene, tragbare Pumpe, die wir seit nunmehr 2 Jahren an unserer Klinik durchführen. Hierbei ist ein enges Therapie-Monitoring essentiell, wenn cochleotoxische Nebenwirkungen vermieden werden sollen. Wir führen deshalb täglich eine Fahndung nach Spontannystagmus mit der Leuchtbrille durch. Ferner erfolgt täglich ein Knochenleitungsaudiogramm sowie seit etwa einem Jahr täglich eine Posturographie. Es interessierte hierbei die Frage, wie sensitiv die Posturographie zum Nachweis der vestibulotoxischen Wirkung ist.

Wir führten insgesamt 22 Patienten unter Gentamicin-Therapie einer täglichen Posturographie zu. Das mittlere Alter betrug 49 Jahre. Zur Messung verwenden wir die Luzerner Meßplatte. Die Messung erfolgt in 3 Untersuchungssituationen, nämlich jeweils ohne und mit visueller Rückkopplung und mit rekliniertem Kopf.

Wir fanden, daß Posturographien mit geschlossenen Augen die aussagekräftigsten und am besten reproduzierbaren Befunde ergaben.

Ausgewertet wurde die Fläche der Schwankungen des Körperschwerpunkts während 30 s im Statokinesigramm. Eine signifikante Zunahme der Schwankungen unter der Therapie und eine Verlagerung des Körperschwerpunkts wurde als vestibulotoxische Gentamicin-Wirkung interpretiert.

Vergleicht man nun die Posturographie mit der Leuchtbrillenuntersuchung und dem Auftreten von Symptomen hinsichtlich des Nachweises der vestibulotoxischen Wirkung, kommt der Leuchtbrillenuntersuchung die höchste Sensitivität zu. Der Spontannystagmus trat im Mittel am 8. Tag nach Therapiebeginn auf. Symptome zeigten 20 Patienten meist in Form von leichtem Dauerschwindel. Der posturographische Nachweis gelang nur in 10 von 22 Fällen meist mit einem Tag Verzögerung zum Auftreten des Spontannystagmus. In keinem der Fälle gelang der vestibulospinale Nachweis des Wirkeintritts vor dem vestibulo-okulären.

Die Stärken der Methode liegen auf einem anderen Gebiet: Sie eignet sich gut zur Dokumentation der vestibulo-spinalen Kompensationsleitung. Außerdem setzen wir sie mit gutem Erfolg, z.B. bei den obigen Patienten zum Kompensationstraining mit visuellem biofeedback ein.

W. Stoll (Münster): Ihre Arbeit hat sehr eindrucksvoll demonstriert, daß die vestibulospinalen und vestibulookulären Reflexe völlig unabhängig voneinander arbeiten. Eine Erklärung für dieses Phänomen bietet die Evolution. Der vestibulospinale Reflex ist nämlich über 100 Mio. Jahre älter als der vestibulookuläre.

110. J. Ch. Engelke, M. Lebender, M. Westhofen (Hamburg):
Erkennung der pseudo-kalorischen Nystagmusreaktion durch rechnergestützte Nystagmusanalyse

Bei pathologischen Labyrinthprüfungen kommt es nicht selten zu einer pseudo-kalorischen Reaktion, das heißt, es werden Nystagmen registriert, die nicht thermisch induziert sind, sondern letztlich einen unspezifischen Provokationsnystagmus widerspiegeln. Der Nystagmusantwort fehlen in der Regel Kulmination und typischer Zeitverlauf. Um eine echte kalorische Reaktion von einer pseudo-kalorischen Reaktion unterscheiden zu können, konzentrierten sich die meisten Untersuchungen in den letzten Jahrzehnten auf Starkreiztechniken mit und ohne Lageänderung des Patienten. In unseren Händen hat sich die thermische Starkreizung mit 20° kaltem Wasser und Umlagerung des Patienten von der Rücken- in die Bauchlage als zuverlässig erwiesen. Dabei führt die Drehung des horizontalen Bogengangs um 180°, durchgeführt 30s nach Reizende, zu einer Umkehr der Nystagmusrichtung. Findet eine Nystagmusumkehr nicht statt, muß von einem Ausfall der Labyrinthfunktion ausgegangen werden. Eine in der konventionellen kalorischen Prüfung aufgetretene Nystagmusantwort auf der entsprechenden Seite muß in diesen Fällen als pseudo-kalorische Reaktion gewertet werden. Ziel dieser Untersuchung war es zu klären, inwieweit eine thermische Starkreizung mit lageabhängiger Untersuchung und rechnergestützter Analyse vorher nicht eindeutige Funktionsausfälle des Labyrinths aufdeckt und damit die Erkennung des pseudo-kalorischen Nystagmus zuläßt. 300 Patienten mit Schwindelbeschwerden wurden einer konventionellen kalorischen Prüfung unterzogen. Diese zeigte in einem Drittel der Fälle unklare Befunde. Bei diesen Patienten wurde zusätzlich eine thermische Starkreizung in Rücken- und Bauchlage durchgeführt. Die Ergebnisse der Starkreizuntersuchung wurde rechnergestützt analysiert und in ein anhand von 40 Gesunden erstelltes Nomogramm eingetragen. Es zeigte sich bei 59 von 100 Patienten ein Labyrinthausfall. Von diesen fand sich bei 27% in der kalorischen Standardprüfung eine kalorische Reaktion. Angesichts der klinischen Bedeutung der thermischen Labyrinthprüfung lassen diese Ergebnisse die routinemäßige Anwendung der thermischen Starkreizung in lageabhängiger Untersuchung in allen Fällen einer unklaren kalorischen Prüfung sinnvoll und notwendig erscheinen.

111. R. Kränzlein, U. Schubert, U. Reker (Kiel):
Tullio-Phänomen beidseits ohne Fistel

Die ältere Literatur enthält einige wenige verläßliche Einzelfallbeschreibungen von vestibulärem Nystagmus nach stärkeren Schallreizen bei Patienten mit Labyrinthfisteln. Bei drei Arbeitsgruppen finden sich Einzelfallbeschreibungen von Patienten ohne Fistel.

Die Autoren hatten das Glück, den Fall eines Tullio-Phänomens zu untersuchen, das von beiden Ohren her spiegelbildlich auszulösen war und bei dem keine Fistel bestand. Es handelte sich dabei um einen ehemaligen Berufspiloten, der ein Baro- und ein akustisches Trauma erlitten hatte, als sich beim Flug die Kabinentür öffnete. Die eingehende ohrenärztliche Untersuchung ergab völlig normale Verhältnisse. Mit Sinustönen konnten bei Intensitäten, die der Stapediusreflexschwelle entsprachen, ein subjektiver Schwindel, ein objektiver Körperschwindel mit Zucken sowie eine Scheindrehung eines fixierten Kreuzes ausgelöst werden. Bei Intensitäten, die 10 dB über der Stapediusreflexschwelle lagen, zeigte sich rechts und links spiegelbildlich eine rotatorische Augendeviation. Bei längerer Reizung mit Sinustönen, die 20 dB über der Stapediusreflexschwelle lagen, fand sich ein sofort einsetzender, rein rotatorischer Nystagmus, der sich während der akustischen Reizung langsam abschwächte. Nach Ende des Tones kam es zu einem kurzen, schwächeren und gegenläufigen Nystagmus. Die schnellste Reaktion mit einer Latenz von weniger als 50 ms folgte auf sehr schnell einsetzende Sinustöne mit einer Dauer von 100 ms. Mit jedem akustischen Reiz kam es zu einer deutlichen vertikalen Augenbewegung.

Die rotatorischen Augenbewegungen bei den drei in der Literatur genau dokumentierten Fällen und bei unserem Fall sind wahrscheinlich durch einen Otolithenreiz zu erklären. Eine direkte akustische Reizung der Otolithen ist aber nicht anzunehmen. Wahrscheinlich entsteht das Tullio-Phänomen bei unserem Patienten durch mechanische Berührung zwischen Fußplatte und Otolithen. Hier wäre an einen, im Rahmen interindividueller Schwankungen, sehr nah an der Stapesfußplatte liegenden Sacculus zu denken, daneben an eine Lockerung des Ringbandes durch das Barotrauma.

K. B. Hüttenbrink (Münster): Ich hatte einen ähnlichen Fall bei einem Patienten, der bei Valsalva extremen Schwindel bekam. Bei Tympantomie fand sich bei Berührung des Steigbü-

gels sofort starker Schwindel. Therapie: Paukenröhrchen, das Trommelfellverlagerungen verhindert.

R. Kränzlein (Schlußwort):
Auch bei unserem Fall konnte durch eine Änderung des Mittelohrdruckes eine vestibuläre Reaktion ausgelöst werden.
So waren Augenbewegungen beim Valsalva-Manöver und sogar durch Druck auf den äußeren Gehörgang auslösbar.

112. H. Aoki, M. Walger, O. Michel, E. Stennert (Tokyo, Köln): Die dreidimensionale computergestützte Rekonstruktion des Ductus reuniens nach mikroskopischer Dissektion

Der Ductus reuniens verbindet die Scala media der Cochlea mit dem Sacculus und stellt damit eine Verbindung der Endolymphräume von Cochlea und Vestibularisorgan her. In der Vergangenheit wurden die im Felsenbein eingebetteten Strukturen ausschließlich über die mikroskopische Präparation dargestellt.

Mit der computergestützten Rekonstruktion der komplexen Felsenbeinstrukturen steht erstmals ein Verfahren zur Verfügung, das den Verlauf und die Anatomie des Ductus reuniens in seiner dreidimensionalen räumlichen Ausdehnung anschaulicher erfassen läßt.

Unsere Untersuchung hat den Vergleich einer mikroskopisch durchgeführten Präparation des Ductus reuniens am menschlichen Felsenbeinpräparat mit seiner computergestützten Rekonstruktion zum Gegenstand.

10 menschliche Felsenbeine wurden unter einem Operationsmikroskop präpariert. Dabei wurde wie bei einer Radikalhöhlenanlegung vorgegangen. Die hintere Gehörgangswand und das Tegmen tympani wurden entfernt und das Promontorium abgeschliffen, um die Scala vestibuli an der Basalwindung der Kochlea freizulegen. Über eine feine Glaspipette wurde der endolymphatische Raum mit Hämatoxylin gefärbt.

Selbst nach Anfärbung konnte der Ductus reuniens in den meisten Felsenbeinpräparaten nicht vollständig dargestellt werden.

In einem zweiten Versuchsteil wurden menschliche Felsenbeine in Formalin fixiert und in EDTA dekalzifiziert. Nach Paraffineinbettung wurden koronare Serienschnitte von 0,01 mm angefertigt. Jeder zehnte Schnitt wurde auf einer Glasplatte fixiert und mit Hämatoxylin und Eosin gefärbt. Diese Schnitte wurden durch eine an ein Mikroskop befestigte Videokamera unter 40facher Vergrößerung aufgenommen. Das analoge Signal wurde digitalisiert und auf einem Computerbildschirm sichtbar gemacht. In jedem der Schritte wurden über ein Digitalisiertablett die Umrisse der sichtbaren anatomischen Strukturen umfahren und abgespeichert.

Die exakte räumliche Anordnung der einzelnen Schnitte wurde durch die Überlagerung der Referenzpunkte auf dem Bildschirm erreicht.

Anschließend wurde die dreidimensionale Rekonstruktion über den Rechner vorgenommen.

Auf dem Bildschirm ließen sich die anatomischen Lagebeziehungen zwischen dem Ductus reuniens und den anderen Strukturen deutlich darstellen. Durch eine unterschiedliche Farbkodierung können Ein- und Ausblendungen vorgenommen werden. Alle erfaßten Strukturen lassen sich mit Hilfe des Rechners im Raum drehen und ermöglichen so verschiedene Ansichten.

Morphometrische Messungen des Ductus reuniens an der Rekonstruktion ergaben an der engsten Stelle einen Durchmesser von 45 Mikrometern und eine Länge von 700 Mikrometern. Die Länge ist in Übereinstimmung mit dem ersten Bericht über den Ductus reuniens von Viktor Hensen (1835−1934), der Durchmesser wurde von ihm allerdings mit 225 Mikrometer gemessen.

Die mikroskopische Präparation ermöglicht die stereoskopische Darstellung der Anatomie des vestibulären Systems. Diese Darstellungsform besitzt die Nachteile, daß die anatomische Information nur vom Dissektor selber erfaßt werden kann und es sehr schwierig und zum Teil unmöglich ist, ohne Zerstörung alle interessierenden Strukturen simultan darzustellen. Selbst unter Anfärbung und höchster Vergrößerung unter dem Mikroskop sind feine membranöse Strukturen wie der Ductus reuniens kaum zu erfassen.

Mit der computergestützten dreidimensionalen Rekonstruktion können alle relevanten Felsenbeinstrukturen einschließlich des Ductus reuniens erfolgreich dargestellt werden. Damit besteht eine neue Möglichkeit zur besseren Didaktik der komplizierten Anatomie des Felsenbeins.

Nase III: Allergie/Immunologie

113. G. Rasp, H. Volland, A. Schneider, B. Wollenberg (München): Klinische und biochemische Parameter bei der Immuntherapie nasaler Allergien

Einleitung

Die Immuntherapie oder Hyposensibilisierungsbehandlung ist neben der Allergenkarenz die einzige Therapieform, die bei der allergischen Rhinopathie einen kurativen Anspruch erheben kann. Da im internationalen Schrifttum zumeist Studien aus rein allergologisch orientierten Einrichtungen vorliegen, war es unser Ziel, die Patienten aus der täglichen Praxis in der HNO-Heilkunde zu untersuchen. Überprüft wurden sowohl klinische, subjektive Parameter als auch objektivierbare laborchemische Befunde, um die Übertragbarkeit der Ergebnisse kontrollierter Studien in die tägliche Arbeit am Patienten zu prüfen. Hierzu wurden zufällig ausgewählte Patienten der Klinik retrospektiv untersucht.

Material und Methoden

In der vorliegenden Studie wurden die Daten von 42 Patienten, die sich einer Immuntherapie wegen allergischer Rhinopathie unterzogen, untersucht. Bei 20 Patienten wurden Serumproben vor und nach der Therapie analysiert. Die klinischen Daten wurden anhand eines Fragebogens mit logischen Fragen, Beschwerdegraden von 1–6, entsprechend der deutschen Schulnotenskala und einer visuellen Analogskala erhoben. Bei allen Patienten wurde ein Pricktest mit handelsüblichen Testlösungen durchgeführt. In den Serumproben wurden Gesamt-IgE, allergenspezifische IgE, SX1 (Screeningtest), allergenspezifisches IgG4 (alle CAP-FEIA, Pharmacia, Freiburg) und Gesamt-IgG mit den Subklassen IgG1-4 (Immundiagnostik, Bensheim) bestimmt.

Ergebnisse

Es zeigt sich eine ausgewogene Altersverteilung mit dem Mittel bei 28 Jahren, an Allergenen dominieren Gräserpollen und Milben, gefolgt vom Baumpollen und Kräutern. Die durchschnittliche Therapiedauer betrug 3 Jahre, Nebenwirkungen ernster Natur traten nur bei einem Patienten auf. 68% der Patienten hatten einen sehr guten bis befriedigenden Therapieerfolg (Abb. 1). Für Milben und Gräser ergibt sich

ein gleicher Erfolg, geringgradig besser für Baumpollen. Das Lebensalter und die Art der Nebenwirkungen haben keinen entscheidenden Einfluß, bei der Therapiedauer ist ein Zeitraum von zwei Jahren und mehr günstiger. Die Immuntherapie beeinflußt alle Symptome der allergischen Rhinopathie in gleicher Weise (Abb. 2). Bei erfolgreicher Behandlung war eine Abnahme der Reaktion im Pricktest und eine

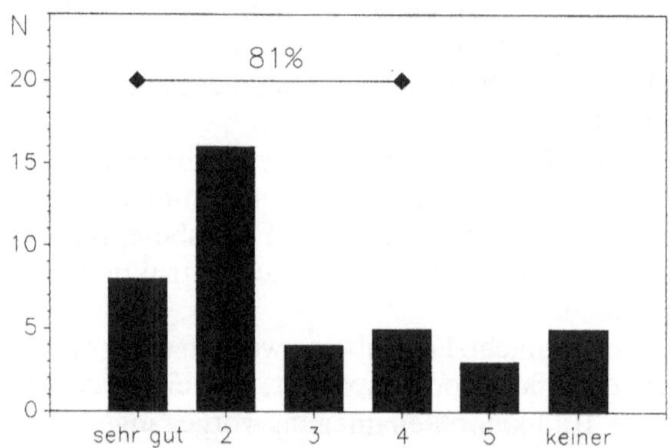

Abb. 1. Therapieerfolg der Hyposensibilisierung bei der allergischen Rhinopathie nach subjektiven Symptomen

Abb. 2. Prä- und posttherapeutische Einzelsymptome bei der Immuntherapie nasaler Allergien

Verminderung des Titers des Suchtests SX1 nachweisbar. Die Gesamt-IgE-Werte blieben konstant, wohingeben bei Behandlungserfolg ein geringerer Anstieg des spezifischen IgE zu verzeichnen war. Eine erfolgreiche Behandlung ging mit einem Anstieg des spezifischen IgG und IgG4 einher, wohingegen die unspezifischen IgG keine signifikante Änderung zeigten.

Diskussion

In der Studie bestätigen sich die bekannten Phänomene bei der Atemwegsallergie unter spezifischer Hyposensibilisierung. Im besonderen sei betont, daß die Immuntherapie auch bei Milbenallergien einen guten Erfolg zeigt und auch das Lebensalter im Bereich zwischen dem 20. und 50. Lebensjahr den Erfolg nicht beeinflußt. Andererseits lassen die heute gängigen Laborverfahren noch keine prospektive Aussage über einen möglichen Therapieerfolg zu. Insgesamt kann die Hyposensibilisierung als ein Verfahren mit guten Erfolgen bei allen Symptomen von Atemwegsallergien bei richtiger Indikation und Durchführung Patienten von Ihren Beschwerden befreien.

H. Enzmann (Berlin): Sie erwähnten eine Spätreaktion als Komplikation. Wir sollten unterscheiden zwischen Spättypreaktion und Spätphasenreaktion, außerdem sollten wir die Möglichkeit einer spät einsetzenden Soforttypreaktion durch verzögerte Allergenresorption berücksichtigen.

G. Rasp (Schlußwort):
Bei der Patientin handelte es sich um die Spätphase der allergischen Sofortreaktion Typ I nach Coombs und Gell.

114. U. Hauser, C. Bachert, U. Ganzer (Düsseldorf): Die Hyposensibilisierung führt zur Hemmung von Entzündungszellen

Bei der Behandlung allergischer Erkrankungen stellt die spezifische Hyposensibilisierung (HS) neben der Allergenkarenz den einzigen kausalen Therapieansatz dar. Ihre Wirksamkeit ist in zahlreichen Studien nachgewiesen, das zugrundeliegende Wirkprinzip ist jedoch nach wie vor unbekannt.

Die vorliegende Untersuchung führten wir an 21 Gräserallergikern als randomisierte, doppelblinde HS-Studie durch. Dabei wurden 14 Probanden mit einer Depot-Gräsermischung therapiert, wogegen 7 Kontrollprobanden Plazebo-Injektionen erhielten. Vor und nach der Therapie sowie in der Saison gewannen wir Zellmaterial durch wiederholte Nasenbürstungen. Mittels immunhistochemischer Methoden konnten IgE-positive Zellen (IgE+) dargestellt werden, während Eosinophile (EOS) konventionell HE-gefärbt wurden. Ebenfalls vor und nach Therapie wurde eine 6stufige, titrierte nasale Provokation (NPT) vorgenommen und parallel hierzu am Unterarm ein titrierter Pricktest in 4 Stufen durchgeführt. IgG- und IgE-Bestimmungen erfolgten während der gesamten Studie. In Saison wurde täglich ein Symptomkalender geführt sowie die freigestellte Begleitmedikation dokumentiert. Ergänzend registrierten wir den Pollenflug.

Der Vergleich der Symptom-Scores wies im Mai, dem Monat mit der höchsten Pollenbelastung, ein signifikant niedrigeres Beschwerdeniveau für die Therapierten auf. Gleichzeitig benötigte die Placebo-Gruppe signifikant mehr Medikamente, ohne jedoch das niedrigere Beschwerdeniveau der Verum-Gruppe zu erzielen. Die Provokationstests ergaben einen signifikanten Abfall der Reagibilität. Nach Therapie war im Prick-Test eine 7fach höhere Allergenkonzentration nötig, um eine vergleichbare Quaddel zu erzeugen. Auch bei der NPT stieg der Anteil der Allergiker, die größere Allergendosen zur Auslösung einer positiven Reaktion benötigten, deutlich an. Das spezifische IgG und IgE wies unter Therapie einen signifikanten Anstieg auf, um in Saison erneut abzufallen. Während IgE − auf das Ausgangsniveau sank, konnten bei IgG noch signifikant erhöhte Spiegel nachgewiesen werden. Auch auf zellulärer Ebene waren eindeutige Therapieeffekte zu verzeichnen. Vor der artefiziellen Allergenexposition ließen sich beide Zelltypen erwartungsgemäß nur in geringer Zahl nachweisen. Ein Einwanderer war erst nach Allergenkontakt erkennbar. Über einen Zeitraum von 8 Stunden kam es als Ausdruck der allergischen Spätphase zu einer beachtlichen Zunahme sowohl von EOS als auch von IgE+. Gerade dieser Einstrom in der Spätphase scheint durch die HS beeinflußbar. Obwohl die Unterschiede nicht signifikant ausfielen, war erkennbar, daß der Einstrom beider Zellpopulationen tendenziell gehemmt wird. Sehr viel deutlicher trat dieser inhibitorische Effekt unter der höheren Allergenbelastung in Saison zutage. Mit zunehmender Expositionsdauer kam es bei den Nichtbehandelten zu dem bekannten Anstieg der Zellzahlen. Gänzlich anders verhielten sich die Hyposensibilisierten, bei denen statt des Anstiegens sogar eine Abnahme beider Zelltypen beobachtet werden konnte. Hierbei ergaben sich ab Saisonmitte signifikante Unterschiede. Offensichtlich ist der inhibitorische Effekt der HS um so stärker ausgeprägt, je höher die Allergenbelastung ausfällt.

Zusammenfassend läßt sich feststellen, daß die Hemmung des Einstroms von Entzündungszellen einen neuen Aspekt im Verständnis des Wirkmechanismus der HS darstellt. Neben dem positiven klinischen Effekt auf die Sofortphase wird auch die Spätphase günstig beeinflußt. Dies erscheint besonders wichtig, da sie das Bindeglied zur Ausbildung chronisch entzündlicher Erkrankungen darstellt. Es bleibt zu untersuchen, inwieweit sich aus diesen Erkenntnissen zuverlässige Kriterien zur Wirkungsbeurteilung oder zur Patientenselektion ergeben.

E. Kastenbauer (München): Welchen Einfluß hatten die Hyposensibilisierungsmaßnahmen auf die Lungensymptomatik bzw. auf das Asthma bronchiale?

U. Claas (Kassel): In dem Vortrag wird die Hyposensibilisierung auf dem Ergebnis des Pricktests begründet. Haut- und nasale Provokationstets stimmen nicht oft überein. Bei der auf den nasalen Provokationstest gestützten Hyposensibilisierung ist der klinische Erfolg deutlich höher als bei der auf den Pricktest gestützten.
– Nasal über 80%
– Pricktest 40–60%

U. Hauser (Schlußwort):
1. Im Rahmen dieser Untersuchung wurde die Lungenfunktion nicht gesondert erfaßt, so daß hierzu keine Aussage zu machen ist.
2. Es ist vollkommen richtig, daß vor Durchführung einer so aufwendigen Therapie eine intensive Diagnostik vorgeschaltet sein sollte. Wegen der bekannten Diskrepanz zwischen Prick-Tetst und NPT führen wir stets beide Verfahren durch. Eine Immuntherapie empfehlen wir nur für die Allergene, die zusätzlich zum Prick-Ergebnis auch im NPT als relevant angesehen werden können.

115. H. Riechelmann, J. Maurer, J. Dany, W. Mann (Mainz): Laser-Doppler-Flowmetrie der Nasenschleimhaut

Die Laser-Doppler-Flowmetrie (LDF) ist ein modernes Verfahren zur Untersuchung der Mikrozirkulation der Nasenschleimhaut. Es basiert auf dem Prinzip, daß an bewegten Zellen eines Gewebes reflektierter Laser eine Frequenzverschiebung durch den Doppler-Effekt erfährt. Bewegte Zellen eines Gewebes sind Blutzellen. Der relative Anteil des frequenzverschobenen reflektierten Lichtes entspricht daher dem relativen Anteil an Blutzellen unter der Sonde. Die mittlere Geschwindigkeit der Blutzellen läßt sich aus den physikalischen Eigenschaften des Dopplerverschobenen reflektierten Lichtes errechnen. Der kapillare Blutfluß entspricht dem Produkt aus relativem Blutvolumen und mittlerer Blutzellen-Geschwindigkeit.

Wir haben untersucht, 1. welche Abschnitte des komplexen nasalen Gefäßbettes mit der LSF erfaßt werden, 2. welche Störgrößen LDF-Messungen an der Nasenschleimhaut beeinflussen und 3. welche LDF-Werte bei nasengesunden Normalprobanden gemessen werden und wie stark diese Werte streuen.

Die Messungen erfolgten jeweils mit dem Laserflo BPM403A Laser-Doppler-Blutperfusionsmonitor und der Nadelsonde P433 (Fa. TSI, St. Louis) sowie mit dem Periflux PF3 mit der Endosonde PF309 (Fa. Perimed, Stockholm).

An einem blutperfundierten Schlauchmodell wurden die Blutfließgeschwindigkeiten von 0 bis 60 mm/s variiert und die registrierten LDF-Werte ausgewertet. Es zeigte sich bei Fließgeschwindigkeiten zwischen 0,6 und 6 mm/s, also Blutfließgeschwindigkeiten, die denen im Kapillarbett entsprechen, ein linearer Zusammenhang zwischen gemessenem Blutfluß und tatsächlichem Blutfluß. Bei niedrigeren oder höheren tatsächlichen Blutfließgeschwindigkeiten wurden mit der LDF keine verläßlichen Werte gemessen.

Nasenschleimhaut verschiedener Dicke wurde zwischen die Laser-Doppler-Sonde und das Schlauchsystem gebracht und die maximale Schleimhautdicke bestimmt, bei der noch verläßliche LDF-Signale erhalten werden konnten. Es zeigte sich, daß Veränderungen der Blutfließgeschwindigkeit im Schlauchmodell durch bis zu 2,2 mm dicke Nasenschleimhaut registriert werden konnten. Der überwiegende Teil der mit der LDF an der Nasenschleimhaut gemessenen Signale stammt aus den oberflächlichen 1,5 mm. In diesem Bereich befinden sich der subepitheliale und periglanduläre Gefäßplexus sowie nasale Sinusoide. Die Frage, ob mit der LDF der Funktionszustand der nasalen Sinusoide erfaßt wird, wurde durch den kombinierten Einsatz der LDF und der aktiven anterioren Rhinomanometrie bei 6 gesunden Probanden untersucht. Clonidin, ein $\alpha 2$-Adrenergikum, wurde in Konzentrationen von 0,0001 bis 1 mmol/l nasal appliziert. Es zeigte sich, daß bei niedrigen Clonidin-Konzentrationen der kapillare Blutfluß um durchschnittlich 60% abnahm, während sich keine Veränderungen des nasalen Atemwegswiderstandes zeigten. Erst bei hohen Clonidin-Konzentrationen verringerte sich der nasale Atemwegswiderstand als Ausdruck sich entleerender Sinusoide, der kapillare Blutfluß veränderte sich jedoch nicht mehr. Die nasalen Sinusoide werden also mit der LDF nicht erfaßt, entweder weil sie zu tief liegen, oder weil die Blutfließgeschwindigkeiten in den Sinusoiden zu langsam sind.

Zu den Faktoren, die die Ergebnisse der LDF beeinflussen, gehören vorangegangene körperliche Anstrengung, Raumtemperatur, Vigilanz, Schmerzreize, Bewegungen der LDF-Sonde sowie der Andruck der LDF-Sonde auf der Nasenschleimhaut. Dem Andruck der LDF-Sonde kommt besondere Bedeutung zu, da er sich während einer Messung durch An- oder Abschwellen der Nasenschleimhaut ändern kann. Mit einem durch einen Servomotor gesteuerten Sondenadapter wurde der Einfluß des Sondenandrucks auf die gemessenen LDF-Werte untersucht. Es werden zu niedrige Werte gemessen, wenn die Sonde nicht direkten Kontakt mit der Nasenschleimhaut hat. Bei einem Sondenandruck zwischen 0,03 und 0,2 N/mm^2 werden im wesentlichen konstante Meßwerte registriert. Überschreitet der Sondenandruck 0,2 N/mm^2, nehmen der gemessene kapillare Blutfluß und das gemessene relative Blutvolumen bis zu einem Andruck von 0,4 N/mm^2 (Schmerzgrenze) parallel um ca. 45% ab. Bei LDF-Messungen an der Nasenschleimhaut darf die Sonde den direkten Kontakt zur Nasenschleimhaut nicht verlieren und der Sondenandruck 0,2 N/mm^2 nicht übersteigen.

Bei 15 nasengesunden Probanden wurden der kapillare Blutfluß an drei aufeinanderfolgenden Tagen auf der gleichen Nasenseite am Kopf der unteren Nasenmuschel gemessen. Es zeigte sich eine erhebliche intraindividuelle und interindividuelle Streuung der gemessenen Werte. Der Mittelwert aller Messungen war 82 ± 34 Perfusionseinheiten, der mittlere intraindividuelle Variationskoeffizient betrug 35%, der interindividuelle Variationskoeffizient 41%.

Zusammenfassend mißt die LDF den kapillaren Blutfluß im subepithelialen und periglandulären nasalen Gefäßplexus. Der Funktionszustand der nasalen Sinusoide wird nicht erfaßt. Der Sondenandruck darf 0,2 N/mm^2 nicht übersteigen, die LDF-Sonde darf während der Messung den Kontakt zur Nasenschleimhaut nicht verlieren. Bei Normalpersonen findet sich eine erhebliche intra- und interindividuelle Streuung.

V. Jahnke (Berlin): Wie ist es zu erklären, daß Clonidin den kapillaren Blutfluß beeinflußt und diese mit morphologisch nachweisbaren Volumenveränderungen einhergehen müßte, rhinomanometrisch aber keine Veränderung auftritt?

R. Siegert (Lübeck): Mich hat gewundert, daß Sie bei kraftlosem Andruck der Laser-Doppler-Sonde eine Verfälschung der Signale gefunden haben, da man von der Laser-Doppler-Flußmetrie der Haut weiß, daß eine berührungslose Messung und Abstandsänderungen bis zu einigen Millimetern keinen nennenswerten Einfluß auf die Signalhöhe haben. Wie können Sie das erklären?

E. Kastenbauer (München): Das Laserflow-System hat eine Eindringtiefe von 2−2,2 mm, der Druck der Meßsonde auf den Muschelkopf kann also die Meßergebnisse durch die Kompression der Gefäße verfälschen. Wie sichern Sie bei jedem Probanden die gleichen Meßbedingungen mit einem Null-Andruck?

H. Riechelmann (Schlußwort):
Zu Herrn Jahnke: Wahrscheinlich, weil die Blutfließgeschwindigkeiten zu langsam sind.
Zu Herrn Siegert: Auch an der Haut sind LDF-Messungen ohne Sondenkontakt problematisch. Ohne direkten Kontakt kommt es leicht zu Bewegungsartefakten, außerdem werden zu niedrige Werte gemesssen.
Zu Herrn Kastenbauer: In der Regel bleibt auch bei An- oder Abschwellen mit dem von uns benutzten flexibel gelagerten Adapter der Sondenkontakt erhalten und übersteigt 0,2 N Andruckkraft nicht. Wenn die Andruckkraft 0,2 N übersteigt, muß die Sonde mit dem Sonomotor zurückgefahren werden.

116. L. v. Klitzing, R. Siegert, K. Valdorf, J. Wustrow (Lübeck): Frequenzanalytische Untersuchungen von Laser-Doppler-Flußsignalen der physiologischen und medikamentös beeinflußten nasalen Vasomotion

Einleitung

Der Begriff „Vasomotion" bezeichnet das Phänomen spontaner und autonomer rhythmischer Änderungen des Kontraktionszustandes der glatten Muskulatur kleiner arterieller Gefäße der Haut. An menschlichen Schleimhäuten wurden zwar vereinzelt ebenfalls Schwankungen der Mikrozirkulation beobachtet, nähere Kenntnisse über eine evtl. Vasomotion in der Schleimhaut liegen jedoch bisher nicht vor.

Die *Ziele* der vorliegenden Studie bestanden darin, ein Verfahren zum Nachweis der physiologischen Vasomotion in der Nasenschleimhaut zu entwickeln, die Signalmuster der Vasomotion einer detaillierten Analyse im Vergleich zu anderen Schleimhaut- und Hautarealen zu unterziehen und mögliche Veränderungen der Signalmuster unter medikamentöser Stimulation mit einem Sympathikomimetikum und Histamin sowie als Vergleich physiologischer Kochsalzlösung zu untersuchen.

Material und Methoden

Untersucht wurde die Mikrozirkulation der Nasenschleimhaut von 40 gesunden Probanden unter standardisierten Bedingungen. In der *ersten* Meßreihe wurde die Mikrozirkulation der Nasenschleimhaut mit der Mikrozirkulation der Mundschleimhaut sowie der Haut von Stirn und Ohrläppchen verglichen. In der *zweiten* Serie wurde die Mikrozirkulation der Nasenschleimhaut vor sowie nach Provokation mit 0,5 ml physiologischer Kochsalzlösung, 0,5 ml Nasivin als Sympathikomimetikum entsprechend 0,25 mg Oxymetazolinhydrochlorid und 0,085 mg Histamin in 0,5 ml physiologischer Kochsalzlösung untersucht. Die Mikrozirkulation wurde mit Hilfe der Laser-Doppler-Flußmetrie gemessen. Die Datenauswertung umfaßte u.a. Signalanalysen der mikrozirkulatorischen Schwankungen mit Darstellung der Frequenz- und Leistungsspektren (FFT-Analyse) sowie der dominierenden Frequenzen und der Veränderungen der Signalmuster vor und nach den o.g. medikamentösen Stimulationen.

Ergebnisse

Die *erste* Meßserie zeigte, daß die Verteilung der Häufigkeiten relativer Energiemaxima in der Nasenschleimhaut signifikant von dem Vasomotionsmuster der Ohrläppchen- und Stirnhaut differiert. Die *zweite* Meßreihe ergab, daß Nasivin eine deutliche Frequenzerhöhung und Histamin eine signifikante Reduktion der nasalen Vasomotion bewirkt.
Zusammenfassend lassen sich die Ergebnisse dieser Studie folgendermaßen bewerten:

1. Mit Hilfe der Laser-Doppler-Flußmetrie und einer speziellen Signalanalyse ist es gelungen, die physiologische Vasomotion der Nasenschleimhaut nachzuweisen und erstmalig näher zu analysieren.
2. Es wurden spezifische Frequenzmuster der Nasenschleimhaut gefunden, die sich signifikant von Frequenzmustern der Hautvasomotion unterscheiden.
3. Die Frequenzmuster reagieren empfindlich auf medikamentöse Provokationen.

117. H. Enzmann, St. Schoch (Berlin): Nichtallergische Rhinosinusitis und Eosinophilie

Bei voll ausgebildeter Symptomatik gehören zur Analgetikaintoleranz die Polyposis nasi, das Asthma bronchiale, die Urticaria und lebensbedrohliche anaphylaktoide Reaktionen auf nicht-steroidale Antiphlogistika bzw. nicht zentral wirksame Analgetika und einige Nahrungsmittel bei einer ausgeprägten Gewebs-, Sekret und Bluteosinophilie. Sie ist eine zusätzliche, auf eine bereits vorhandene Atemwegserkrankung erworbene Pseudoallergie. Von Abrami, Lermoyez und Widal 1922 als Idiosynkrasie aufgefaßt, erkannten Samter und Beers − nicht zuletzt aufgrund der damals neuen, chemisch völlig anders als die Acetylsalicylsäure konfigurierten Schmerzmittel − daß es sich nicht um eine Stoffunverträglichkeit − Idiosynkrasie − handelt, sondern daß diese Erkrankung mit einem pharmakologischen Mechanismus zu erklären sein müßte. Pharmakologische Wirkungen gehen aber nicht nur von chemisch-synthetischen, sondern auch von Naturprodukten aus − und hierher gehören, hier viel zu wenig beachtet, unsere Nahrungsmittel.

Ein Kriterium zwischen einer toxisch-nerval ausgelösten Atemwegsreaktion durch einen banalen Reiz oder im Gegensatz hierzu der pharmakologisch bedingten Intoleranzreaktion könnte die Eosinophilie sein, wenn sie durch Diät und Provokation beeinflußbar ist. Wir untersuchten die Sekreteosinophilie

der Nase − da unsere Patienten verständlicherweise die Hauptmanifestation der Erkrankung an der Nase hatten und diese Untersuchungstechnik beliebig oft, ohne Schaden zu setzen, wiederholbar ist.

Die erhobenen Befunde bei der Untersuchung des Nasensekretes sind sehr von der gewählten Technik abhängig, deshalb einige Worte hierzu: Wir verwendeten vorgefertigte, sterile Wattetupfer, die im unteren Nasengang bis zum Nasopharynx vorgeschoben und dann, die untere Muschel berührend, zurückgezogen wurden. Die an der Watte haftenden Zellen, im wesentlichen Leukocyten, die bereits in der oberflächlichen Schleimschicht, der tapis roulante, abtransportiert werden, wurden sofort auf ein Deckglas und dieses schnell auf den vorgefärbten Objektträger (Testimplets von Boehringer Mannheim) aufgebracht. Der mikroskopische Befund muß innerhalb 15 Minuten bis 4 Stunden erhoben werden.

Uns bekannte Patienten mit einer Analgetikaintoleranz wurden mit der Bitte um eine Kontrolluntersuchung angeschrieben. Zuerst wurde gefragt, ob die Patienten eine Diät eingehalten hatten und der erste Nasenabstrich entnommen, in der Folge U1 bezeichnet. Es wurde dann eine strenge Diät für eine Woche vereinbart, anschließend der 2. Abstrich entnommen, der mit U2 gekennzeichnet wurde. Es erfolgte dann die orale Provokation, je nach Indikation

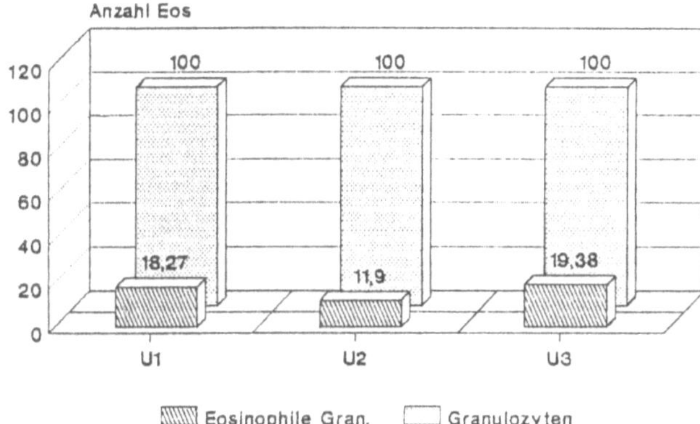

Abb. 1. U1 − Ausgangswert; U2 − nach einer Woche verschärfter Diät; U3 − 4 Stunden nach Provokation

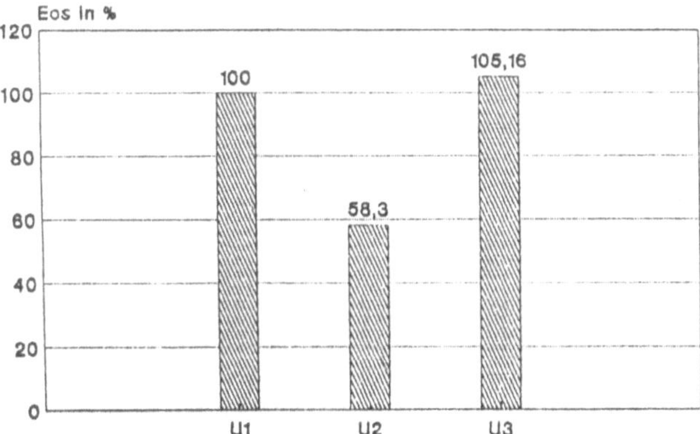

Abb. 2. Bezeichnungen wie in Abb. 1. Weitere Erklärung siehe Text

mit Acetylsalicylsäure, Orangensaft, einmal mit Apfelsaft. Vier Stunden später wurde der 3. Abstrich − U3 − entnommen.

Natürlich wurde auch Eosinophileneiter beobachtet, die interindividuelle Streuung der erhaltenen Werte bei der angewendeten Technik bei einem Durchschnittswert von 18,27% (U1 in Abb. 1) ist damit groß und kann nur teilweise mit der inkonstant eingehaltenen Diät erklärt werden. Weitere wissenschaftliche Arbeit ist nötig, um die starke Streuung der Werte zu erklären und damit die klinische Aussagekraft für den Einzelfall zu erhöhen. Gleichwohl erkennt man die Abnahme der Eosinophilie durch die Diät und den Wiederanstieg nach der oralen Provo

kation. Dies wird besonders deutlich, wenn man die prozentuale Veränderung vom Ausgangswert beobachtet (Abb. 2). Die Veränderungen waren auf dem 5%-Niveau, verteilungsfrei geprüft, signifikant (Wilcoxon-Test).

Nach unseren Untersuchungen ist die Sekreteosinophilie der Nase von der Umwelt − Nahrungsmittel und Pharmaka − wesentlich beeinflußt. Deshalb ist die Bezeichnung Intrinsic Rhinitis in Anlehnung an Intrinsic Asthma irreführend. Für Kollegen ohne rhinologisch-allergologische Spezialkenntnisse ist sicher der Name „NARES" (Nicht Allergische Rhinitis mit Eosinophilensyndrom) geeignet. Hat man die Diagnose aufgrund einer gezielten Anamnese, eines oralen oder nasalen Provokationstests gestellt, sollte dies in der Krankheitsbezeichnung erkennbar sein. Für diese Fälle schlage ich die Bezeichnung „PARES", Pseudoallergische Rhinitis mit Eosinophilensyndrom, vor.

A. Schapowal (Davos): Die NARES ist meiner Meinung nach als Erscheinungsform der vasomotorischen Rhinitis zu sehen. In 10% der Fälle findet sich eine Analgetikaintoleranz, in der Regel etwa 3 Jahre nach Auftreten der Erkrankung. Häufig kommen dann Intoleranzreaktionen auf Alkohol und Nahrungsmittel sowie auf Lebensmittelzusatzstoffe und Medikamente hinzu. Doch finden sich auch nicht-allergische Rhinitiden mit Eosinophilie ohne nachweisbare Intoleranzreaktionen. Neben den Eosinophilen müssen Aktivierung von T-Lymphozyten, direkte Komplementfreisetzung und Veränderungen des Stoffwechsels weiter untersucht werden, ehe neue Krankheitsdefinitionen verbindlich gemacht werden können.

S. Maune (Oldenburg): Bei Entzündungsreaktionen sind bekanntlich zelluläre und flüssige Affektoren beteiligt. Im Mediatorenschenkel handelt es sich um genetisch fixierte und zum Teil variierende Proteine. Sind Ihnen familiäre Häufungen in Ihrem Krankengut aufgefallen und welche Nebenerkrankungen beobachten Sie?

H. Enzmann (Schlußwort):
Da wir in den letzten Jahren Fortschritte in der Diagnostik gemacht haben, können wir heute ganz gezielt aus dem „großen Topf" NARES die analgetikaintolerante Pseudoallergie diagnostizieren. Diese neuen diagnostischen Verfahren (orale und nasale Provokation, inhalative Provokation) machen einen neuen Namen, nämlich „PARES", nötig.
Zu Herrn Schapowal: Sie haben die Methode der nasalen Provokation mit Aspisol wesentlich mitentwickelt. Ich halte den neuen Namen PARES eben für erforderlich, um die von Ihnen erwähnten „vasomotorischen Rhinitiden mit Eosinophilie" unklarer Ätiologie von der Analgetikaintoleranz abzugrenzen.
Zu Herrn Maune: Nach der Literatur ist die Analgetikaintoleranz nur unwesentlich genetisch bedingt, auch wenn Zwillinge mit dieser Erkrankung beschrieben sind. Die Analgetikaintoleranz ist eine erworbene Zweitkrankheit.

118. M. Wayoff, D. A. Moneret-Vautrin, V. Hsieh, B. Veyrent-Montaut (Nancy): Nicht-allergische Rhinitis mit sekretorischer Eosinophilie

Das Vorkommen von Eosinophilen in den Nasensekretionen ist seit langem bekannt. Dies wurde als bezeichnend für eine Allergie gehalten. Gleichzeitig hat die methodische Studie der nasalen Zytologie das Auftreten hochgradiger Eosinophilien gezeigt und die Abgrenzung einer neuen klinischen Entität erlaubt: Die nicht allergische Rhinitis mit sekretorischer Eosinophilie oder N.A.R.E.S., vorgeschlagen von Jacobs (1981).

Um dieses neue Syndrom näher zu bestimmen, haben wir 52 Fälle von chronisch-inflammatorischer Rhinitis methodisch untersucht. Diese Population wurde mit Hilfe klinischer und paraklinischer Kriterien in 2 Gruppen geteilt: Wir konnten 7 Fälle − dies entspricht 13,5% − abgrenzen, die der Definition von NARES entsprachen. Dieser Prozentsatz entspricht der allgemeinen epidemiologischen Inzidenz von NARES. Die klinische Untersuchung zeigt, daß sich NARES durch ein höheres Durchschnittsalter sowie durch die Ernsthaftigkeit des klinischen Score auszeichnet, der mit Hilfe der Mittel folgender klinischer Symptome kalkuliert wird: Niesanfälle, Rhinorrhoe, Obstruktion, Anosmie und Pruritus. Tatsächlich tritt die Anosmie sehr frühzeitig auf, auch wenn keine Polypen oder radiologischen Veränderungen vorliegen. Selbstverständlich wurden nur die Beobachtungen mit streng negativem allergologischen Befund zur Charakterisierung der reinen Form von NARES verwendet, um eventuelle Mischformen auszuschließen. Die sekretorische Eosinophilie ist ein Marker, der die Individualisierung einer Gruppe chronisch-inflammatorischer, nicht allergischer Nasenschleimhautentzündungen gestattet, im übrigen charakterisiert durch die schwache oder fehlende Wirkung von Antihistaminika und die Notwendigkeit des Einsatzes lokaler Kortikoide.

Wie kann die Anwesenheit dieser Eosinophilen erklärt werden? Sie sind übrigens viel zahlreicher als im Rahmen einer Allergie vom Typ I. Offensichtlich handelt es sich um eine Störung entzündlicher Reaktionen, vergleichbar mit Asthma, welches als „chronisch-desquamative Bronchitis mit Eosinophilen" bezeichnet wurde. Handelt es sich um eine Erkrankung begleitet von einer Eosinophilie oder aber um eine Pathologie der Eosinophilen? Der Aktivationszustand von Eosinophilen ist charakterisiert durch Membranmarker (BB10), aber sie sind in den Sekretionen nicht häufig degranuliert, und die Charcot-Leyden'schen Kristalle sind selten.

Wir haben bis jetzt mehr als 100 Fälle von NARES beobachtet. In einigen Fällen konnten wir der Entwicklung einer Rhinitis zur ausgeprägten Polyposis und Asthma folgen. Die Assoziation von Asthma ist auch schon von Anfang an möglich.

Die beginnenden Formen haben den Aspekt einer banalen vasomotorischen Rhinitis. Die Chronizität, die Therapieresistenz und das frühzeitige Auftreten einer Anosmie müssen den Verdacht dieser Diagnose erwecken, die im übrigen den Ausschluß einer Allergie vom Typ I und die systematische zytologische Untersuchung der Nasensekretionen erfordert. In einigen Fällen konnten wir sogar das Auftreten einer chemischen Intoleranz beobachten. Das Interesse einer frühzeitigen Diagnosestellung beruht auf der Einleitung einer lokalen Kortikotherapie, um die Entwicklung zu Polyposis nasi und Asthma zu verhindern beziehungsweise zu verzögern. NARES wartet noch auf eine physiopathologische Erklärung, dennoch können wir einen evolutiven Zusammenhang vorschlagen: ausgehend von bestimmten vasomotorischen Rhinitiden, begünstigt durch Hyperadrenergie, Streßfaktoren und Luftverschmutzung. Die Rolle der Interleukine in der monozytären Differenzierung und der nichtallergischen Aktivierung der Eosinophilen bleibt noch zu bestimmen.

P. Federspil (Homburg): Sie haben große Erfahrungen mit dem neueren „NARES". Können Sie uns bereits jetzt Angaben zu Prognose des nicht behandelten oder behandelten „NARES" machen? Sie haben uns Untersuchungsergebnisse über die Zytologie im Nasensekret mitgeteilt. Haben Sie auch histologische Untersuchungen der Nasenschleimhaut ihrer Patienten durchgeführt?

M. Wayoff (Schlußwort):
In manchen Fällen von NARES kann die Bluteosinophilie in sehr signifikanter Weise erhöht sein, und diese variiert im Rahmen der evolutiven Schübe. Die Anwesenheit von Eosinophilen in den Sekretionen und/oder der Mukosa hat sicherlich eine sehr große pathogenetische und prognostische Bedeutung für diese chronisch-inflammatorischen Rhinitiden. Nach unserer Erfahrung kann sich NARES im Laufe mehrerer Jahre zur Triade Aspirin-Intoleranz mit Asthma und Polyposis nasi entwickeln. Die epitheliale Barriere scheint eine wichtige Rolle zu spielen.
Wenn die Eosinophilen zahlreich in den Sekretionen aufscheinen, kann das Chorion der Mukosa relativ arm an diesen Zellen sein und umgekehrt − so wie im Falle der Polyposis − wenn das Chorion reich an Eosinophilen ist, findet man diese weniger zahlreich in den Sekretionen. Man hat den Eindruck, als ob die inflammatorischen Phänomene die Permeabilität des Epitheliums modifizierten.

Hauptvortrag 2

119. J. Schramm, K. Müller, M. Taniguchi, U. Pechstein (Bonn): Intraoperatives Monitoring bei Prozessen im Bereich der Schädelbasis, des Kleinhirnbrückenwinkels und großer cerebraler Gefäße

Einführung und Begriffsbestimmung

Die Entwicklung der bildgebenden Diagnoseverfahren (CT, MR, DSA) sowie der elektrohpysiologischen Diagnostik (evozierte Potentiale) und die gleichzeitige Weiterentwicklung mikrochirurgischer Operationstechniken haben die Chirurgen dem Ziel, Prozesse im Bereich nervaler Strukturen unter Schonung der Funktion zu operieren, vielfach näher gebracht [3]. Mit dem neurophysiologischen intraoperativen Monitoring steht ein Instrumentarium zur Verfügung, das das Risiko neurologischer Defizite bei solchen Eingriffen weiter reduzieren hilft [1, 2, 3].

Unter intraoperativem neurophysiologischen Monitoring verstehen wir die elektrophysiologische Darstellung und Registrierung neurologischer Funktionen während des Operierens. Dabei werden vor allem drei wesentliche Ziele verfolgt:

1. nervale Strukturen (Hirnnerven) im OP-Situs aufzufinden und sicher zu identifizieren,
2. die Funktion nervaler Stukturen (Hirnnerven, Hirnstamm, Cortex) zeitecht und kontinuierlich zu überwachen,
3. das operative Vorgehen zu optimieren, indem dem Operateur die Möglichkeit gegeben wird, bei sich andeutenden oder eingetretenen, im frühen Stadium aber oft noch reversiblen Funktionsstörungen seine OP-Taktik zu ändern und so eine irreversible Schädigung zu vermeiden.

Methodik

Einige Verfahren des intraoperativen Monitorings sind inzwischen so weit entwickelt, daß sie mit überschaubarem technischen Aufwand ohne Behinderung oder Verzögerung des operativen Ablaufs eingesetzt werden können. Als wichtige allgemeine Voraussetzung sind geeignete Anästhesieverfahren (z.B. i.v.-Narkose, kontinuierliche Pharmakaapplikation anstelle von Bolusgaben etc.) zu erwähnen. Etablierte, in unserer Klinik in der Routine eingesetzte Modalitäten des intraoperativen Monitorings

bei Operationen im Bereich der Schädelbasis werden im folgenden einzeln erläutert:

Akustisch evozierte Potentiale (AEP) kommen vor allem zur Überwachung der Hörfunktion bei Akustikneurinomen mit erhaltenem nützlichen Gehör, aber auch bei anderen Prozessen im Kleinhirnbrückenwinkel (KHBW) mit anatomischer oder funktioneller Beeinträchtigung des N. cochlearis zur Anwendung. Daneben dienen sie zur Überwachung der Hirnstammfunktion, beispielsweise bei sehr großen Akustikusneurinomen oder vertebrobasiliären Aneurysmen. Wir applizieren Sog- oder Druck-Clicks mit einer Reizintensität von 95 dB bei einer Reizfolgefrequenz von 21,3 Hz und einer Reizdauer von 0,1 ms über schlauchförmige Kopfhörer, Vertäubung des kontralateralen Ohrs mit weißem Rauschen (20 dB schwächer als die Reizintensität) und Ableitung vom Vertex gegen das ipsilaterale Ohrläppchen bei einer Mittelungszahl von 1500 bis 3000.

Nerven-Aktionspotentiale (NAP) vom N. cochlearis können das AEP-Monitoring der Hörfunktion ergänzen, sofern zwischen Tumor und Hirnstamm anatomisch genügend Raum für die intraoperative Plazierung der Ableitelektrode verblieben ist und der Zugang durch die hintere Schädelgruppe gewählt wird. Die Reizung ist mit der für die AEP identisch. Die Ableitung erfolgt über eine Silberdrahtelektrode, die durch ein kleines, mit physiologischer Kochsalzlösung getränktes Wattestück auf dem Nerven per Adhäsion fixiert wird. Die Referenzelektrode ist ebenfalls am ipsilateralen Ohrläppchen fixiert; gemittelt werden müssen 100 bis 200 Messungen.

Elektromyographie (EMG) dient intraoperativ der Lokalisation und dem Funktionsdauermonitoring bei Prozessen im Bereich motorischer Hirnnerven. Insbesondere ist das EMG der Gesichtsmuskulatur bei KHBW-Prozessen und bei neurovaskulärer Dekompression von gesichertem Wert. Die EMG-Ableitung von Erfolgsmuskeln des interessierenden motorischen Hirnnerven − beim N. facialis verwenden wir die Ableitung von den Mm. orbicularis oculi et oris – erlaubt zunächst die Identifizierung des Nervs im Operationsfeld mittels Reizung durch eine Stimulationselektrode (evozierte Muskelaktionspotentiale). Zusätzlich wird während der gesamten Operationsdauer kontinuierlich die spontane EMG-Aktivität abgeleitet. Weniger Erfahrungen als beim N. facialis liegen mit dem Monitoring anderer motorischer Hirnnerven vor. Es können je nach Lokalisation des operativ anzugehenden Prozesses im Bereich der Schädelbasis sowohl von Augenmuskeln für die oculomotorischen Hirnnerven als auch von Zungen- und Schlundmuskulatur für die kaudalen Hirnnerven erfolgreich elektromyographische Potentiale abgeleitet werden. Zur Reizung werden für die evozierten Muskelaktionspotentiale Impulse konstanter Spannung (1 bis 2,5 V) von 0,2 ms Dauer bei einer Stimulationsfrequenz von 0,5 Hz verwendet, die mit einer monopolaren Stimulationselektrode (Kathode) im OP-Situs appliziert werden. Anode ist eine Nadel im Wundrand.

Somato-sensibel evozierte Potentiale (SEP) werden bei Prozessen mit Nähe zum Hirnstamm oder zur Medulla oblongata (große Akustikusneurinome, andere KHBW-Tumoren oder Meningeome im Bereich des Foramen magnum), bei Tumoren der Schädelbasis, die große hirnversorgende Gefäße berühren oder einschließen, bei Prozessen im Hirnstamm oder Rückenmark (Cavernome) und bei Hirngefäßoperationen (Aneurysmen, Angiome, A. carotis-Desobliterationen) sowie bei Gefäßocclusionen verwendet. Die Reizung erfolgt über Plattenelektroden am Handgelenk (N. medianus) mit Reizen einer Stärke von 20 mA und einer Dauer von 0,3 ms bei einer Reizfolgefrequenz vom 5,3 Hz; abgeleitet wird am Kopf mittels Nadelelektroden über dem Gyrus postcentralis (C3′, C4′ gegen FPZ). Die erforderliche Mittelungszahl schwankt zwischen 250 und 500 Einzelmessungen.

Elektroenzephalographie (EEG) kann bei Prozessen, die die A. carotis interna betreffen sowie bei der Embolisation gefäßreicher Schädelbasisprozesse nützlich sein. Das Auftreten von EEG-Foci kann auf akute, operationsbedingte Ischämie hinweisen, vor allem aber zeigt die Ausbildung des „Burst-Suppression-EEG" an, daß eine hirnprotektive Barbituratkonzentration erreicht wurde.

Ergebnisse und Diskussion

Bei der Resektion von Akustikusneurinomen mit präoperativ nützlichem Gehör trat intraoperativ eine Latenzverzögerung der Welle V der AEP regelmäßig auch bei postoperativ erhaltenem Gehör auf. Auch ein Verlust der Welle V war häufig reversibel, teils schon intraoperativ, beispielsweise durch geänderte Plazierung des Hirnspatels, teils aber auch erst Stun-

den postoperativ. Das Gehör war dann jeweils auch erhalten. Dagegen korreliert der Verlust der Welle I gut mit einer irreversiblen Hörschädigung. Das Nervenaktionspotential scheint auf die Schädigung des N. cochlearis rascher, und zwar mit der Ausbildung eines Schädigungspotentials oder auch mit einem Potentialverlust zu reagieren. Die Reversibilität der Schädigung wird ebenfalls früher, nämlich durch ein wieder normalisiertes Aktionspotential, angezeigt. Das NAP kann somit hilfreich sein, um schädigende Operationsschritte zeitig zu erkennen und die Operationstaktik gegebenenfalls zu ändern. Die Lokalisation des N. facialis mittels EMG-Monitoring kann bei einem von einem großen Akustikusneurinom ausgewalzten N. facialis, bei Verdrängung des Nervs an untypische Stelle oder bei intratumorösem Verlauf interessant sein. Im weiteren kann das Auftreten von Spontanaktivität, die zweckmäßigerweise durch Anschluß eines Lautsprechers „hörbar" gemacht wird, den Operateur warnen, wenn der Nerv durch operative Manipulationen gereizt wird. Der Potentialverlust bei der Ableitung corticaler SEP, beispielsweise bei temporärer Unterbindung großer hirnversorgender Gefäße, zeigt eine sich anbahnende – hier ischämische – Schädigung an, die bei rascher Wiederherstellung der Blutversorgung meist reversibel ist. Ein überraschender Verlust der SEP nach Aneurysmaclippung kann auf eine ungewollte Zirkulationsstörung, etwa durch eine stenosierende Clip-Setzung, hinweisen.

Schlußfolgerungen

Das intraoperative Monitoring bietet die Möglichkeit, nervale Funktionen während gefährdender Operationsabschnitte zu überwachen und durch frühzeitige Alarmierung des Operateurs bei sich abzeichnender Schädigung einen bleibenden Funktionsverlust abzuwenden. Zwar sind bis heute sowohl falsch positive Befunde (intraoperative bleibende Potentialstörungen ohne bleibende, klinisch relevante neurologische Defizite) als auch, seltener, falsch negative Ergebnisse (postoperative Funktionsstörung ohne intraoperative Potentialveränderung) möglich, doch ist der Nutzen des Monitorings für die fest etablierten Anwendungsgebiete heute nicht mehr zu bestreiten [2, 3]. Neuere Monitoringsmodalitäten, wie z.B. motorische evozierte Potentiale (MEP), befinden sich gegenwärtig in der Erprobung.

Literatur

1. Daube JR, Harper CM (1989) Surgical monitoring of cranial and peripheral nerves. in: Desmedt JE (ed) Neuromonitoring in surgery. Elsevier, Amsterdam New York Oxford, S 115–138

2. Kartush J, Bouchard K (eds) (1992) Neuromonitoring in otology and head and neck surgery. Raven Press Ltd., New York
3. Schramm J, Möller AR (eds) (1991) Intraoperative neurophysiologic monitoring in neurosurgery. Springer, Berlin Heidelberg New York Tokyo

Th. Lenarz (Tübingen): Ich möchte als Ergänzung zu der von Herrn Schramm hier vorgestellten Hirnstammaudiometrie als Methode zur intraoperativen Funktionskontrolle des Gehörs die Elektrocochleographie vorstellen. Es handelt sich um eine dem Ohrenarzt leicht zugängliche Methode, die folgende Vorteile gegenüber der BERA aufweist:

1. Die cochleären Mikrophonpotentiale (CM) spiegeln ausschließlich die Funktion der Cochlea, das Summenaktionspotential des Hörnervs (CAP) die des Hörnervs wieder. Läsionen des Hörnervs sowie Störungen der cochleären Blutzufuhr machen sich sofort und spezifisch durch Amplitudenabnahme, Latenzzunahme oder im Extremfall, einen kompletten Potentialverlust bemerkbar.
2. Die Veränderungen sind spezifischer im Sinn einer Schädigung des Gehörs als die der Hirnstammpotentiale, die durch mehrere unspezifische Faktoren wie Eröffnen der Dura, Liquorabfluß oder Temperaturveränderungen (mit-)verursacht werden können.
3. Die Mittelungszeit ist wesentlich kürzer als bei der BERA. Damit liegt ein quasi Online-Verfahren vor, das ohne wesentlichen Zeitverzug die Kontrolle des Funktionszustandes erlaubt. Im Gegensatz zu dem direkt vom Hörnerven abgeleiteten Aktionspotential ist es auch bei großen Tumoren und von Beginn der Operation an ableitbar.
4. Die prognostische Aussagekraft ist höher, wie anhand der Tabelle erkennbar ist. So bedeutet eine Amplitudenabnahme bzw. -verlust des CAP häufiger einen relevanten postoperativen Hörverlust als gleichartige Veränderungen der Welle V der Hirnstammpotentiale.

Die Elektrocochleographie kann einfach mit einer transtragalen Elektrode durchgeführt werden.

Nase III (Fortsetzung): Allergie/Immunologie

120. A.-J. Tasman, I. A. Born, W. J. Heppt (Heidelberg): Zytologie der Nasenschleimhaut: Grundlagen/Normalbefunde

Obwohl eine breite Palette an Untersuchungen die Diagnostik von Nasenerkrankungen verfeinert hat, läßt sich eine große Zahl an Rhinitiden nicht klassifizieren. Dies spiegelt u.a. Lücken im Verständnis der Pathophysiologie. Die Nasenzytologie erweitert die diagnostischen Möglichkeiten. Sie erlaubt einen Einblick in das Geschehen auf zellulärer Ebene.

Zur Abstrichentnahme hat sich die stumpfe Kürette bewährt. Als Entnahmeort eignet sich die untere Nasenmuschel. Die gewonnenen Zellen werden auf einem Objektträger ausgestrichen (u. U. in einem Tropfen physiologischer Kochsalzlösung oder Pufferlösung) und luftgetrocknet. Die Färbung nach Pappenheim erlaubt eine gute Differenzierung der zellulären Elemente. Einfacher und schneller – wenngleich auf Kosten der Haltbarkeit – ist die Färbung mit vorgefärbtem Objektträger. Lichtmikroskopisch wird zunächst die Zellzahl beurteilt und ein repräsentativer Ausschnitt gesucht ($\times 40 - \times 100$),

um schließlich die zellulären Elemente zu differenzieren ($\times 400 - \times 1000$). Im Abstrich der gesunden Nase sind in erster Linie Flimmerzellen und Becherzellen (Verhältnis 5:1) sowie Basalzellen zu sehen. Auch in der gesunden Nase finden sich vereinzelt Vertreter der zellulären Immunabwehr, v.a. neutrophile Granulozyten. Anhand von histologischen Schnittpräparaten wird gezeigt, daß der Basalzellgehalt stark abhängig ist von der Zellsammeltechnik. Der Basalzellgehalt des Abstrichs sollte zurückhaltend beurteilt werden.

Mit einem ausreichend leistungsfähigen Lichtmikroskop, vorgefärbten Objektträgern oder einfachen Färbevorrichtungen lassen sich einfach, schnell und kostengünstig gut beurteilbare Präparate herstellen, die einen Einblick in die zelluläre Zusammensetzung der Nasenschleimhaut und des Nasensekretes erlauben.

121. W. Heppt, I. A. Born, A. J. Tasman (Heidelberg): Zytologie der Nasenschleimhaut II: Pathologische Befunde

Die Mikroskopie des Nasenabstriches ist in seiner Interpretation von einer Vielzahl von Faktoren abhängig. Neben grundlegenden Unterschieden zwischen den einzelnen Zellsammeltechniken und Aufbearbeitungsverfahren sind vom Untersucher Zeitpunkt der Abstrichentnahme, aktuelle Beschwerdesymptomatik, Medikamenteneinnahme, begleitende Untersuchungsbefunde und pathophysiologische Überlegungen zu berücksichtigen. Entscheidend bei der Auswertung eines zytologischen Präparates sind jedoch Erfahrung und Geduld des Untersuchers.

Basierend auf einer etwa fünfjährigen Erfahrung an weit über 1000 Patienten sowie prospektiv durchgeführten histologischen und mikrobiologischen Vergleichsuntersuchungen an 137 Patienten mit bakterieller, viraler oder allergischer Rhinitis wird der Stellenwert der Nasenzytologie demonstriert. Vermehrt Mischkolonien von Bakterien, massiv neutrophile Granulozyten, aber auch Monozyten und Ma-

krophagen, verstärkte Epitheldegeneration sowie intrazelluläre Einschlußkörper kennzeichnen eine behandlungsbedürftige bakterielle Rhinitis. Im Unterschied hierzu findet man bei Nasengesunden nur spärlich, normalerweise extrazellulär gelegene Keime und keine entsprechende Reaktion der zellulären Immunabwehr.

Bei Vorliegen einer viralen Rhinitis ist das Zellbild durch viele abgeschilferte, degenerativ veränderte Epithelzellen gekennzeichnet, wobei die Flimmerzellen typischerweise zwischen dem 2. und 4. Krankheitstag Zilien und angrenzende Zytoplasmaanteile verlieren (= Ziliozytophorie). Daneben findet man Riesenzellen, Einschlußkörper und Hofbildungen sowie eine lymphomonozytäre Infiltration. Zu beachten ist, daß die virale Rhinitis nur in der Frühphase zytologisch nachweisbar ist, da sie in der Spätphase normalerweise von einer bakteriellen Superinfektion überlagert ist.

Bei Inhalationsallergien variiert das Zellbild in Abhängigkeit vom Vorliegen einer saisonalen bzw. perennialen Rhinitis.

Der Pollenallergiker weist während der Flugphase neben einer vermehrten Zellabschilferung, eine Becherzellhyperplasie, Vakuolisierung der Epithelien und leukozytäre Reaktion mit auffälliger Anhäufung eosinophiler Granulozyten auf. Wenige Wochen nach Abklingen der Pollenflugphase normalisiert sich das Zellbild.

Bei perennialen Allergien findet man in der Anfangsphase ein der saisonalen Allergie vergleichbares Zellbild. Dauert die Erkrankung fort, kommt es zu einem Überwiegen von neutrophilen Granulozyten sowie von Zellen der lymphomonozytären Reihe. Das Oberflächenepithel reagiert im Rahmen der chronischen Entzündungsreaktion entweder im Sinne einer Epithelhyperplasie oder einer Plattenepithelmetaplasie.

Gerade am Beispiel chronischer Rhinitiden wird deutlich, daß keineswegs für alle Rhinitiden pathognomonische Zellbilder existieren und der Stellenwert der Methode nicht überschätzt werden darf. Die Nasenzytologie ist nur ein Mosaikstein, der andere Untersuchungsverfahren in der rhinologischen Diagnostik ergänzt. Ihre Bedeutung wird in Zukunft jedoch zunehmen, da durch den forcierten Einsatz der Immunzytologie eine weitere Verbesserung der Differentialdiagnostik der Rhinitis zu erwarten ist.

V. Jahnke (Berlin): Die Aussagefähigkeit der Nasenschleimhaut-Zytologie hängt sicher entscheidend von der Qualität des Untersuchers ab, so daß der Einsatz in der Routinediagnostik wohl nicht generell zu empfehlen ist. Was sind Ihre Indikationen für die Zytologie als ergänzende Methode? Wie steht es mit dem zytologischen Nachweis von basophilen Granulozyten, deren Migration an der Epitheloberfläche wesentlich bei der akuten allergischen Reaktion ist und welche durch die Zytologie massenhaft gezeigt werden müßte.

A. Schapowal (Davos): Wie häufig ist ein Zilienverlust bei der viralen Rhinitis zu sehen? Wie schnell erholt sich das Flimmerepithel der Nase wieder? Kann die Zilienfunktionsstörung bei häufig rezidivierenden Rhinitiden im Rahmen einer chronischen entzündlichen, nicht-allergischen Erkrankung der Atemwege als wichtiger Baustein im Verlauf dieser Erkrankung gesehen werden?

E. Kastenbauer (München): Herr Heppt, Sie können mit der Exfoliativ-Zytologie zwar eine Rhinitis-Typisierung, aber keine quantitative Aussage machen, wie diese im Vortrag 122 (Prem) erfolgte.

W. Heppt (Schlußwort):
Zu Herrn Jahnke: Die Durchführung zytologischer Nasenabstriche sollte fester Betandteil der Primärdiagnostik sowie der Verlaufsbeobachtung aller Rhinitiden sein, da wertvolle Informationen über das aktuelle Zustandsbild der Nasenschleimhaut gewonnen werden können. Zum Nachweis metachromatischer Zellen, d.h. von Mastzellen und basophilen Granulozyten müssen Spezialfärbungen wie die Toluidinblaufärbung eingesetzt werden.
Zu Herrn Schapowal: Nach histologischen Studien, z.B. von Hilding, kommt es bereits 1 Woche nach Ablauf einer viralen Rhinitis zur völligen Epithelregeneration.
Zu Herrn Kastenbauer: In der Routinediagnostik erfolgt eine semiquantitative, in wissenschaftlichen Fragestellungen eine quantitative Auswertung der Zellen (bezogen auf 100 ausgezählte Zellen). Die in meinem Referat aufgeführten charakteristischen Zellbilder beruhen allesamt auf quantitativen Analysen sowie histologischen und mikrobiologischen Vergleichsstudien.

122. B. Prem, C. Bachert (Düsseldorf):
Immunkompetente Zellen in der menschlichen Nasenschleimhaut – ein Vergleich zwischen Allergikern und Nichtallergikern

Es sprechen immer mehr Erkenntnisse dafür, daß immunkompetente Zellen wie z.B. Makrophagen und T-Lymphozyten verschiedener Subpopulationen sowie aktivierte Endothelzellen für die Regulation der allergischen Entzündung verantwortlich sind. Da die Zahl der Lokalisation der immunkompetenten Zellen Aussagen über Unterschiede zwischen allergischer und normaler Nasenschleimhaut ermöglichen können, haben wir von 31 Allergikern und 19 Kontrollpersonen Nasenschleimhautbiopsien von der unteren Muschel gewonnen. Die Biopsien wurden sowohl konventionell histologisch als auch immunhistochemisch unter Verwendung einer Palette von monoklonalen Antikörpern gefärbt. Makrophagen wurden mit den Antikörpern CD68, 27E10, 25F9, RM3/1, T-Lymphozyten mit CD4, CD8 und CD25, IgE-positive Zellen mit mono-IgE und Endothelzellen mit ELAM-1 sowie Endothel- und Epithelzellen mit ICAM-1 gefärbt.

Diese Untersuchungen zeigen erstmalig, daß die allergische Entzündung durch die Einwanderung von aktivierten Makrophagen (27E10-positive Zellen) charakterisiert ist. Andere Makrophagensubpopulationen sind entweder nur tendenziell bei Allergikern vermehrt (CD68- und RM3/1-positive Zellen) oder kommen bei Allergikern und Gesunden gleich häufig vor (25F9-positive Zellen).

CD1-positive Zellen waren nur in einem Präparat eines Allergikers zu finden, während alle anderen Präparate keine derartigen Zellen aufwiesen.

In der Schleimhaut der Kontrollpersonen waren CD4- (T-Helferzellen) und C8-positive Zellen (T-Suppressorzellen) etwa gleich häufig zu finden, während sich in Saison und bei den perennialen Allergikern ein Anstieg der T-Helferzellen zeigte. Zudem fand sich eine positive Korrelation von r = 0,77 zwischen CD25- und EG2-positiven Zellen, d.h. zwischen aktivierten T-Lymphozyten und aktivierten Eosinophilen. Dies weist darauf hin, daß aktivierte eosinophile Granulozyten von aktivierten T-Lymphozyten durch Zytokine reguliert werden.

Während der allergischen Entzündungsreaktion können Zytokine die Expression von Adhäsionsmolekülen wie z.B. ELAM-1 und ICAM-1 stimulieren. An den allergischen Schleimhäuten war eine deutlich erhöhte Anfärbbarkeit von Endothelzellen mit ELAM-1 sowie Endothel- und Epithelzellen mit ICAM-1 zu verzeichnen, was darauf hinweist, daß tatsächlich eine vermehrte Adhäsion und Penetration von Entzündungszellen in das Gewebe stattfindet. Diese Befunde zeigen deutlich die Unterschiede zwischen Schleimhautproben von Allergikern und Nichtallergikern in Bezug auf das Auftreten von immunkompetenten Zellen und Adhäsionsmolekülen, die zum Verständnis der allergischen Entzündungsreaktion in der Nase beitragen können.

A. Schapowal (Davos): Eigene Untersuchungen an Nasenpolypen von Patienten mit perennialer allergischer, perennialer nicht-allergischer Rhinitis zeigen ohne signifikante Unterschiede eine T-Lymphozyten-Aktivierung und ein inverses CD4:CD8-Verhältnis. Sehen Sie vor diesem Hintergrund die T-Lymphozytenaktivierung in der Tat als pathognomonisch für die allergische Rhinitis an, oder ist dies nicht vielmehr im Rahmen der Entzündungsreaktion zu sehen, wie es auch bei nicht-allergischen chronischen Rhinitiden vorkommt?

S. Maune (Oldenburg): Das CD-System ist sehr vielfältig. Nach welchen Gesichtspunkten haben Sie Ihre Auswahl getroffen?

B. Prem (Schlußwort):
Zu Herrn Schapowal: Unsere Untersuchungen grenzen nicht verschiedene Erkrankungen ab, sondern zeigen die allergische Reaktion als Entzündungsreaktion an.
Zu Herrn Maune: Auswählung der CD-Antikörper nach Aktivierungsantikörpern.

123. H.-G. Schroeder, H. Ziegler, A. Bittinger, O. Kleinsasser (Marburg): Histologische und zytologische Untersuchungen der Nasenschleimhaut im Vergleich

Obwohl der Zusammenhang zwischen der Entstehung bösartiger Tumoren der inneren Nase und berufsbedingter Exposition gegenüber Holzstäuben schon über 27 Jahre bekannt ist, besteht bis heute Unklarheit über das eigentliche karzinogene Prinzip. Aus guten Grunde führt die Holz-Berufsgenossenschaft ein größeres Forschungsprojekt durch, in dessen Rahmen die Einflüsse verschiedener Holzarten und unterschiedlicher, bei der Holzverarbeitung verwendeter Zusatzstoffe auf die Nasenschleimhaut untersucht werden sollen.

Von der Holz-BG ausgesuchte Kontrollpersonen und Probanden mit definierter, dem Untersucher aber noch nicht bekannter Exposition wurden an der Marburger Univ.-HNO-Klinik untersucht mit besonderer Berücksichtigung morphologischer Veränderungen der inneren Nase.

In diesem Zusammenhang sollte gleichzeitig geprüft werden, ob die zytologische Untersuchung des Nasenabstriches als Screening-Methode zur Aufdeckung von Tumorvorstadien geeignet ist. Die von der mittleren Muschel entnommenen Biopsien wurden histologisch untersucht und mit den Zytologien, die von derselben Stelle gewonnen wurden, verglichen.

Bei der histologischen Untersuchung der Biopsien von 117 Personen fanden sich folgende unterschiedliche Veränderungen der Nasenschleimhaut: Normale Nasenschleimhaut (21,4%), Zylinderzellhyperplasie (20,5%), kuboide Metaplasie (11,1%), squamöse Metaplasie (18,8%) und Mischformen der vorangegangenen Typen (28,2%).

Bei der Auswertung wurde berücksichtigt, wie der histologisch beschriebene Epitheltyp sich im zytologischen Befund widerspiegelt. In über der Hälfte der Fälle stimmte der zytologische Befund mit der histologischen Epithelklassifizierung nicht überein.

In sechs weiteren Fällen wurden histologisch beschriebene Dysplasien zytologisch nicht nachgewiesen, oder zytologisch diagnostizierte Dysplasien erwiesen sich histologisch als falsch positiv. Insgesamt ergab sich uns eine Übereinstimmung der Befunde in 44,5%.

Die Nasenzytologie scheint als Screening-Methode bei der Suche nach berufsbedingten Nasenkrebsen oder deren Vorstufen nicht geeignet zu sein, die endoskopische Untersuchung der inneren Nase mit gezielter Biopsie zu ersetzen.

W. Heppt (Heidelberg): Welche Färbemethode haben Sie bei Ihren zytologischen Präparaten eingesetzt?
Grundsätzlich sollte bei der Beurteilung eines Nasenabstriches in der Routinediagnostik die Differenzierung metaplastischer, dysplatischer oder gar maligner Zellveränderungen erfahrenen Zytopathologen überlassen werden.

H.-G. Schroeder (Schlußwort):
Die histologischen Präparate wurden mit Haematoxilin-Eosin gefärbt, die zytologischen Präparate nach der Methode Papanicolau. Da auch wir uns der Problematik der Beurteilung von Metaplasie und Dysplasie im zytologischen Präparat bewußt sind, hat die Beurteilung unser Co-Autor Herr Bittinger vom Institut für Pathologie unserer Universität als erfahrener Zytopathologe übernommen.

124. B. Wollenberg, A. Wollenberg, G. Rasp, T. Bieber (München): In-situ-Expression des High affinity Receptors FcεRI für IgE auf Langerhans-Zellen in der nasalen Mucosa

In der Pathophysiologie der Erkrankungen des atopischen Formenkreises, dem atopischen Ekzem, allergischem Asthma bronchiale und der Rhinokonjunctivitis allergica spielt die Langerhans-Zelle (LZ) eine zentrale Rolle. Diese Schüsselrolle erklärt sich durch die Funktion der LZ, die als einzige der antigenpräsentierenden Zellen naive T-Zellen stimulieren kann. Dieser Mechanismus der Antigenpräsentation kann entweder direkt oder in sehr viel stärkerem Maße IgE abhängig vermittelt werden. Bei der IgE-Vermittlung wird vermutet, daß hierbei hauptsächlich ein bestimmter Receptor für IgE der FcεRI eine bedeutende Aufgabe hat, der bislang nur auf dermalen LZ nachgewiesen werden konnte.

Um die kontroverse Diskussion zu klären, ob LZ in der nasalen Mucosa vorhanden sind oder nicht, haben wir bei Routineoperationen der Nase die Conchotomie-Präparate gesammelt, zu dünnen Kryostatschnitten aufgearbeitet und über die APAPP-Färbung mit einem gegen CD1a gerichteten Antikörper gefärbt. Langerhans-Zellen finden sich im Epithelium und in geringerer Zahl in der Lamina propria, speziell in der subepithelialen Schicht und rund um das Drüsengewebe. Die genaue Lokalisation wurde an Serienschnitten mehrerer Conchen herausgearbeitet. Es zeigt sich eine deutliche Anreicherung der Zellen an der Oberseite der Conchen. Dies würde dem Hauptteil der Luftkonvektion entsprechen, der den größeren Anteil der Aeroallergene über die Oberseite der Muschel zur Regio olfactoria führt, als durch den unteren Nasengang.

Bis vor kurzem war die Expression des FcεRI nur auf Basophilen und Mastzellen bekannt, vor etwa einem halben Jahr wurde von der Münchener Gruppe unter Prof. Bieber et al. der Rezeptor auf dermalen LZ beschrieben.

Mittels einer Immunfluoreszenz-Doppelfärbung läßt sich die Coexpression des CD1a und des FcεRI auf einer Zelle zeigen.

Da die Langerhans-Zellen als einzige der antigenpräsentierenden Zellen eine Sensibilisierungsreaktion auslösen können, ist es naheliegend, daß sie in den Grenzepithelien des Organismus, wie Haut, Nase, Lunge, an deren Oberfläche der Kontakt mit den Antigenen der Umwelt aufgebaut wird, vorhanden sind. Da die Nase die entscheidende Kontaktstelle zur immunologischen Verarbeitung von Aeoroallergenen darstellt, sind in der nasalen Mucosa Langerhans-Zellen präsent. Die Antigenpräsentation an naive T-Zellen kann entweder direkt oder in 100−1000fach stärkerer Reaktion IgE-vermittelt erfolgen. Durch Blockierungsexperimente des CD 23 und eBP konnte gezeigt werden, daß der Hauptanteil der Bindung des spezifischen IgE über den FcεRI stattfindet. Die Erstbeschreibung des FcεRI auf nasalen LZ bedeutet einen weiteren Schritt auf dem Wege der pathogenetischen Aufklärung der atopischen Erkrankungen.

125. C. Bachert, M. Seyfarth, S. Plümpe (Düsseldorf/Rostock): Zellbotenstoffe (Zytokine) im Nasensekret nach Allergenexposition

Die allergische Entzündungsreaktion an der Nase ist durch das Einströmen von Entzündungszellen wie etwa den basophilen, neutrophilen und eosinophilen Granulozyten gekennzeichnet. Die Gefäßadhärenz und -penetration sowie die Differenzierung und Aktivierung dieser Entzündungszellen im Gewebe unterliegt nach in-vitro-Befunden der Regulation durch Zellbotenstoffe (Zytokine), die von Makrophagen und T-Lymphozyten, aber auch von Epithel- und Endothelzellen freigesetzt werden können. In dieser

Untersuchung an 12 Patienten mit einer saisonalen Rhinitis und 5 Kontrollprobanden zeigen wir am Modell der extrasaisonalen nasalen Allergenprovokation erstmals, daß verschiedene Zytokine im Nasensekret mittels Lavagetechnik und ELISA nachweisbar sind.

Bereits vor Allergenexposition waren die Zytokine Interleukin (IL) 4 (12 $\pm$ 9 pg/ml Mittelwert $\pm$ SEM), IL 6 (18 $\pm$ 14 pg/ml) und IL 8 (172 $\pm$ 43 pg/ml) in der Lavageflüssigkeit der Allergiker signifikant erhöht. IL 1β (14 $\pm$ 6 pg/ml) und IL 6 (31 $\pm$ 24 pg/ml) zeigten einen signifikanten Anstieg bereits eine Stunde nach Provokation; sie gehören in die Gruppe der proinflammatorischen Zytokine und induzieren u.a. die Expression von Adhäsionsmolekülen am Gefäßendothel und die Aktivierung von T-Lymphozyten. IL 8, ein neutrophilaktivierendes Protein (NAP-1), erreicht 7 Stunden nach Allergengabe ein Maximum (268 $\pm$ 117 pg/ml) und verursacht in Verbindung mit der Freisetzung von IL 1β die bekannte Neutrophilie. Als Ausdruck der Aktivierung von T-Zellen waren hohe IL 2-Level (bis 3100 pg/ml) 4 bis 12 Std. nach Provokation meßbar. Die T-Zell-Produkte IL 3 und IL 4 waren nur bei den Allergikern, nicht bei den Kontrollprobanden nachzuweisen (Maximalwerte für IL 3 228 pg/ml, für IL 4 183 pg/ml). Beide Interleukine spielen eine besondere Rolle bei der Aktivierung von basophilen und eosinophilen Granulozyten.

Unsere Befunde zeigen, daß Zytokine in der nasalen Lavage nachweisbar sind, und belegen, daß die Allergenprovokation in Verbindung mit der Lavagetechnik und dem Nachweis von Interleukinen mittels ELISA ein brauchbares Modell für die Untersuchung der Regulation allergischer Entzündungsreaktionen durch Zellbotenstoffe darstellt.

126. B. Hafner, H. Riechelmann, W. Mann (Mainz): Ca^{2+}- und ATP-Abhängigkeit isolierter humaner respiratorischer Epithelien

Die Bewegung der Zilien respiratorischer Zellen beruht auf einer Verschiebung benachbarter Mikrotubuli des Axonemas. Das energieliefernde Enzym ist eine dyneinständige, Calcium-abhängige ATPase. Die Konzentration des freien cytosolischen Calciums reguliert die Enzymaktivität dieser ATPase und damit die ziliare Aktivität.

Von jeweils 6 nasengesunden Probanden wurden für die Versuche respiratorische Epithelien vom Nasenboden gewonnen und in eine Mikroperfusionskammer eingebracht. Die Zellen in der Kammer wurden unter einem Interferenzkontrastmikroskop dargestellt und auf Video aufgenommen. Die ziliare Frequenz wurde in Zeitlupe ausgewertet.

Wurde die Kammer mit einer Elektrolytlösung ohne Calcium (Baxter) durchspült, sistierte die ziliare Aktivität nach 60 Minuten. Wurden der Lösung dann Ca^{2+}-Ionen zugeführt, begannen die Zilien wieder zu schlagen. Wurde die Kammer mit Ca^{2+}-haltiger Ringer-Lsg. durchspült, so nahm die ziliare Aktivität über 5 Stunden von 9,5 auf ca. 6 Hz ab (Abb. 1). Extrazelluläres Calcium gelangt über verschiedene Ca^{2+}-Kanäle in die Zelle. Nifedipin, das spannungsabhängige Calciumkanäle blockiert, vermindert auch in hohen Dosen die ziliare Aktivität nur um ca. 30% (Riechelmann et al. (1990) Eur. Arch. Otorhinolaryngol 248:35−39). Das dreiwertige Ion Lanthanum blockiert praktisch alle transmembranösen Calciumfluxe. Wurden die respiratorischen Zellen in calciumhaltigem Medium Lanthanum in aufsteigenden Konzentrationen ausgesetzt, zeigte sich eine dosisabhängige Hemmung der ziliaren Aktivität. Bei einer Konzentration von 50 mmol/l Lanthanum zeigte sich eine gleiche Abnahme der ziliaren Aktivität wie in Ca^{2+}-freier Lösung.

Natriumfluorid setzt bei verschiedenen Säugetierzellen Calcium aus intrazellulären Calciumspeichern frei. Gibt man der Ca^{2+}-freien Baxterlösung Natriumfluorid zu, so hält sich die Frequenz des Zilienschlages über die ersten 10 min auf hohen Werten, um dann um so rascher abzufallen. In Baxterlösung ohne Natriumfluorid ist der Frequenzabfall steiler, die Zilien schlagen aber über einen längeren Zeitraum (Abb. 2).

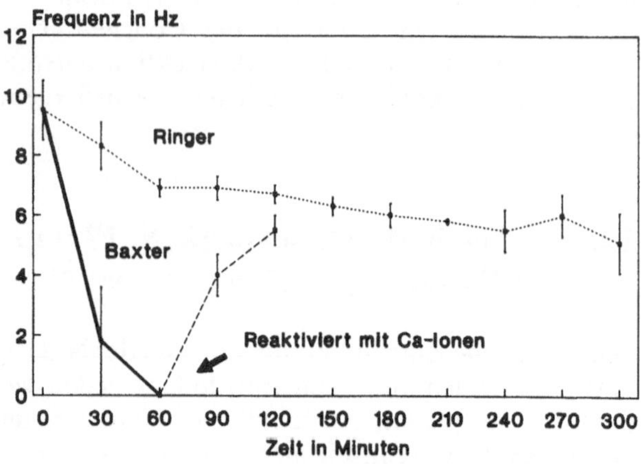

Abb. 1

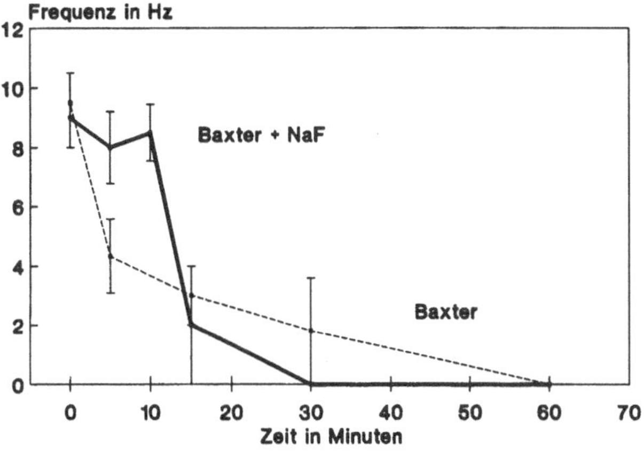

Abb. 2

Neben Ca^{2+} scheinen andere Faktoren für die Erhaltung der ziliaren Aktivität wichtig zu sein. Im Zellkulturmedium RPMI 1640 sind zusätzlich zu Ringer-Lsg. Glukose, verschiedene Aminosäuren und ein Bicarbonatpuffer enthalten. Verwendet man RPMI 1640 als Spüllsg., läßt sich eine Erhöhung der ziliaren Aktivität um durchschnittlich 1–2 Hz erzielen. Der Zusatz von ATP zu RPMI 1640 bringt eine weitere Erhöhung der ziliaren Frequenz um ca. 4 Hz. Die Dosiswirkungskurve für ATP zeigt, daß der frequenzsteigernde Effekt des ATP bei einer Konzentration von 1 bis 10 µmol/l einsetzt und auch bei höherer Konzentration nicht mehr nennenswert zunimmt.

Zusammenfassend ergibt sich folgendes Bild: respiratorische Epithelien sind auf exogene Calciumzufuhr angewiesen. Extrazelluläres Calcium gelangt über verschiedene Kanäle in die Zelle. Diese Calciumkanäle sind durch Lanthanum blockierbar. Natriumfluorid entleert die intrazellulären Calciumspeicher der respiratorischen Epithelien und kann so auch in calciumfreiem Medium über kurze Zeit eine hohe Zilienfrequenz unterhalten. Extrazelluläres ATP steigert in calciumhaltiger Lösung die ziliare Aktivität.

127. F. Bootz, G. Reuter, W. Giebel (Tübingen): Mukoziliare Aktivität von frei transplantiertem respiratorischem Epithel

Für die freie Transplantation von respiratorischem Epithel ist neben der epithelialen Auskleidung die Funktion der regenerierten Flimmer- und Becherzellen von besonderer Bedeutung. Eine normale Zilienmotilität ist sowohl an einen geordneten Zilienaufbau (9 + 2-Struktur) als auch an eine Schleimsekretion definierter Zusammensetzung gebunden.

Bei unseren Versuchen wurde von einem Spendertier respiratorisches Epithel des Nasenseptums auf die Faszie des M. rectus abdominis beim Empfängertier übertragen. Als Versuchstiere wurden Inzuchtratten (Lewis-Ratten) verwendet, da sie sich zur Verpflanzung von homologem Gewebe eignen. Sechs Wochen nach der Transplantation wurden die Tiere betäubt, anschließend getötet und das transplantierte Gewebe über dem M. rectus abdominis exponiert. Das respiratorische Epithel wurde quer eröffnet und der darin befindliche Schleim gegeben und analysiert. Schließlich wurde das Präparat halbiert, damit ein Teil zur Bestimmung der Flimmeraktivität, der andere zur histologischen Untersuchung herangezogen werden konnte.

Lichtmikroskopisch erkennt man in der Transplantatregion einen Hohlraum, der mit respiratorischem Epithel ausgekleidet ist. Im Lumen befindet sich Schleim, der sich durch die PAS-Färbung intensiv rot anfärbt, als Nachweis von Muko- bzw. Glykoproteiden. Auch die Becherzellen zeigen bei der lichtmikroskopischen Betrachtung eine rote Färbung.

Bei der elektronenmikroskopischen Untersuchung finden sich in den regenerierten Becherzellen reichlich Sekretgranula, die in Form von Konglomeraten über die apikale Zelloberfläche abgesondert werden. Die Becherzellen besitzen ein ausgeprägtes rauhes endoplasmatisches Retikulum und Golgi-Feld. Die Flimmerzellen weisen einen reichlichen Besatz an regelrecht konfigurierten Zilien auf (9 + 2-Struktur) (Abb. 1), am apikalen Zellpol befinden sich die dazugehörigen Basalkörperchen und Mitochondrien in großer Zahl.

Bei Messungen der Flimmerfrequenz der normalen Nasenschleimhaut der Ratte ergibt sich an 34 verschiedenen Tieren ein Mittelwert von 7,5 Hz. Die Bestimmung der Flimmerfrequenz der transplantierten respiratorischen Epithels von neun Präparaten ergibt einen durchschnittlichen Wert von 7,0 Hz (20,5 °C ± 1,5 °C). Mit Hilfe der digitalen Bildsubstraktion der parallel angefertigen Videoaufnahmen kann die Zilienbewegung am Übergang vom Epithel zur Nährlösung dokumentiert werden. Die Bewegung der Zilien stellt sich hell gegenüber dem nicht bewegten dunklen Hintergrund dar.

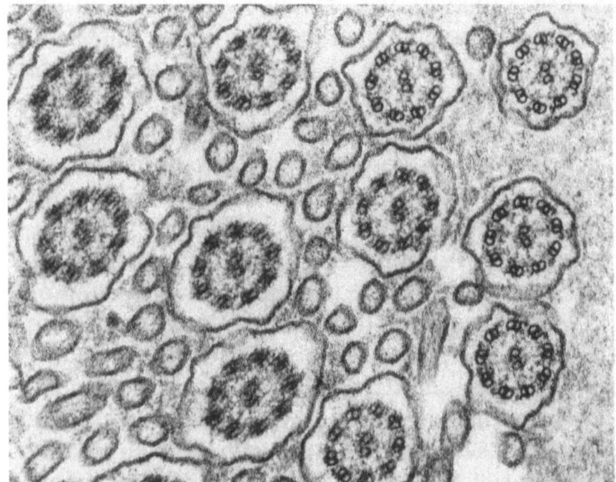

Abb. 1. Zilien im Querschnitt mit normaler 9 + 2-Konfiguration der Tubuli. Vergrößerung 96 900×

Die Analyse des Sekretes erfolgt an denselben Tieren, bei denen auch das Gewebe zur Bestimmung der Flimmerfrequenz entnommen wurde. Zur Kontrolle dient normales Nasensekret, das von den jeweils selben Tieren gewonnen wurde.

In der Micro-Disc-Laurell-Elektrophorese (Antigen-Antikörper-Überwanderungselektrophorese) finden sich bei der Untersuchung des Sekretes aus dem Transplantat 3 Proteinfraktionen. Neben IgA und IgG ist Albumin vorhanden. Im Nasensekret zeigt sich eine ähnliche Verteilung wie im Sekret aus dem Transplantat. Neben den drei bekannten Proteinfraktionen ist im Nasensekret in geringer Menge Transferrin nachweisbar. Die Verteilung der Proteinfraktionen im Serum weicht von der im Nasen-

Tabelle 1. Ergebnisse der quantitativen Immunglobulinbestimmung

	IgA (mg/dl)	IgG (mg/dl)	IgA/IgG
Transplantatsekret (n = 9)	766,8	85,2	9,1
Nasensekret (n = 10)	1502,3	162,4	9,4
Serum (n = 10)	333,5	1210,2	0,33

sekret bzw. im Sekret aus dem Transplantat deutlich ab. Der Hauptbestandteil ist Albumin, IgG ist bei den Immunglobulinen deutlich höher als IgA. Daneben sind weitere, hier nicht relevante Proteinfraktionen nachweisbar. Die Ergebnisse der quantitativen Immunglobulinbestimmung gehen aus Tabelle 1 hervor.

Die freie Transplantation von respiratorischem Epithel bei der Ratte in eine Region, die kein Flimmerepithel trägt, führt zu einer Regeneration aus den Stammzellen; das Epithel nimmt die mukoziliare Aktivität wieder auf. Diese Ergebnisse können für Rekonstruktionen von Flimmerepithel tragenden Regionen wie z.B. dem Kehlkopf oder der Trachea von Bedeutung sein.

Th. Deitmer (Münster): Der letztendliche Beweis einer intakten mucociliaren Funktion geschieht durch Transportnachweise. Hätten Sie neben den vielen guten und schwierigen Methodiken Ihrer Studie nicht einen einfachen Tuschetransport unter dem OP-Mikroskop beobachten können?

F. Bootz (Schlußwort):
Die Strecke des transplantierten Gewebes war zu kurz, um den Transport von Tuschepartikeln nachzuweisen.

Kehlkopf I: Stimmrehabilitation

128. W. Schneider, S. R. Wolf, B. Eichhorn (Erlangen): Bilaterale Rekurrensparese nach Strumektomie: Bedeutung der Elektromyographie für Prognose und Therapie

In einer retrospektiven Studie wurden 50 Patienten mit beidseitigen Stimmbandparesen nach Schilddrüsenoperationen analysiert, die zwischen 1988 und 1991 in der Universitäts-HNO-Klinik untersucht und behandelt wurden. Bei allen Patienten führten wir eine elektromyographische Untersuchung der gelähmten Stimmlippen (bevorzugt endolaryngeal aus den Mm. vocales) durch, um die Prognose der Stimmbandparesen einzuschätzen und das weitere therapeutische Vorgehen zu unterstützen. Ließ sich zumindest einseitig eine kräftige Willküraktivität eventuell auch mit spärlicher pathologischer Spontanaktivität nachweisen, schätzen wir die Prognose als günstig ein. Zeigte sich demgegenüber keine Willküraktivität oder nur einseitig geringe Willküraktivität und reichlich pathologische Spontanaktivität, stuften wir die Prognose als ungünstig ein. Da drei Patientinnen interkurrent verstorben sind und an fünf Patienten frühzeitig eine einseitige Laterofixation durchgeführt wurde, können wir die EMG-Befunde von 42 Patienten dem klinischen Verlauf gegenüberstellen.

Bei 19 von 22 Patienten mit günstiger Prognose trat eine zumindest einseitige Funktionsrückkehr ein. 14 Patienten benötigten keine operative Therapie, fünf Patienten mußten temporär tracheotomiert werden. In den drei Fällen mit nichtzutreffender Prognose mußte eine Patientin laterofixiert werden, während die zwei anderen keine operative Therapie benötigten. 22 von 24 Patienten mit ungünstiger Prognoseeinschätzung zeigten in der Nachuntersuchung keine Funktionsrückkehr. Bei den zwei Patienten mit unzutreffender Prognose war keine operative Therapie notwendig. Insgesamt erwies sich die Prognoseeinschätzung in 37 von 42 Fällen als richtig. Die Kehlkopfelektromyographie ermöglicht somit eine zuverlässige Prognoseabschätzung bei beidseitigen Rekurrensparesen. Falls die Elektromyographie auf eine ungünstige Prognose hinsichtlich einer spontanen Funktionsrückkehr hinweist, kann in Einzelfällen eine Laterofixation auch frühzeitig, also vor Ablauf von sechs bis acht Monaten, erfolgen. Eine spontane Funktionsrückkehr trat bei der Hälfte der 46 Patienten auf, so daß vor einer generellen frühzeitigen Laterofixation gewarnt werden muß. Steht keine Elektromyographie zur Verfügung, bleibt bei Patienten mit ausgeprägter Ruhedyspnoe nur eine frühzeitige Tracheotomie übrig.

F. Frank (Wien): Mir fehlten in Ihrem Referat die Aussagen über
1. die Stimmlippenstellung und
2. die Glottisweite.
Sie sprachen auch von „Restbeweglichkeit". Wenn eine „Restbeweglichkeit" vorhanden ist, dann besteht sicher keine Parese. Ich ersuche Sie um Stellungnahme.

J. Gubitz (Köln): Bei 24 Patienten mit Rekurrensparese wurde eine ungünstige Prognose gestellt, bei 2 Patienten jedoch eine spontane Ausheilung beobachtet. Dies entspricht einer Fehldiagnose-Quote von ca. 10%. Bei 4 Patienten wurde unter diesen Voraussetzungen eine frühzeitige Laterofixation (4–6 Wochen nach Paresebeginn) durchgeführt! Ist dieses therapeutische Vorgehen angesichts der o.g. Fehlerquote medizinisch vertretbar?

W. Schneider (Schlußwort):
Zu Herrn Frank: Die Stimmlippenstellung war unterschiedlich zwischen Pos. I und II; die Glottisweite war ebenso unterschiedlich zwischen 2 und 4 mm: eine Restbeweglichkeit lag bei der genannten Patientin nach erfolgter Reinnervation 15 Monate postoperativ vor, die anderen Patienten hatten keine Restbeweglichkeit der Stimmlippen.
Zu Herrn Gubitz: Die vorgelegte Studie sollte nachweisen, daß eine generelle frühzeitige Laterofixation abzulehnen ist. In Einzelfällen, wenn der Patient z.B. einer Tracheotomie ablehnend gegenübersteht, könnte bei ungünstiger Prognosestellung durch die Elektromyographie auch frühzeitig eine Laterofixation erfolgen.

129. W. F. Thumfart, C. Pototschnig, J. Gubitz, I. Schneider (Köln): Differenzierung cortikal magnetstimulierter Muskelaktionspotentiale von magnetstimulierten Reflexen im Kehlkopf

Einleitung

Die Magnetstimulation erlaubt eine corticale, cisternale oder periphere Induktion von Muskelaktionspotentialen motorischer Hirnnerven. Intraoperative Magnetstimulationen zeigten überraschenderweise Reflexantworten ähnlich den schon 1981 dargestellten elektrostimulierten Reflexen des N. laryngeus superior (Thumfart 1981). Die Laufzeiten wurden dabei mit Werten zwischen 22 und 25 ms gemessen. Ludlow et al. hatten durch die gleiche Stimulation einen zweiten, späteren Reflex nach einer Laufzeit von 45–50 ms erfaßt (Ludlow et al. 1991). Ähnliche Latenzen wurden bei eigenen intraoperativen magnetstimulierten Ableitungen beobachtet. Dieser zweite Reflex scheint vergleichbar dem R2-Anteil des trigeminofazialen Reflexes, der ebenfalls nach ca. 40 ms auftritt. Zur Klärung der entscheidenden Frage, ob nicht auch die cortical magnetstimulierten Potentiale in Wahrheit Reflexen entsprechen, wurde zunächst eine Abschirmung bei Fazialismessungen versucht. Hier sind jedoch die Kern- und auch peripheren Reflexgebiete zu eng benachbart, um zuverlässige Aussagen machen zu können. Ein besseres Modell stellt der N. vagus dar, da hier der Reflexrezeptor in Form des N. laryngeus superior extrakraniell weit genug von der Schädelbasis entfernt liegt, um mit einer antimagnetischen Aluminiumplatte bei cortikaler und cisternaler Stimulation abgeschirmt zu werden.

Methodik und Material

Die EMG-Ableitung erfolgte teils intraoperativ unter Verwendung der bipolaren Minidrahtelektroden aus dem M. vocalis als N. recurrens-Repräsentant und dem M. cricothyreoideus als N. laryngeus superior-Repräsentant, teils am wachen, oberflächenanästhesierten Patienten in der lupenendoskopischen Applikationstechnik (Thumfart 1978). Die seitenmarkierten Minielektroden werden mit kleinen Krokodilklemmen an den Vorverstärker des Elektromyographen (Tönnies TESY II) angeschlossen. Zunächst wird nach Spontanaktivitäten als Zeichen einer degenerativen Parese gesucht, die dann nur in der Frühphase der Lähmung noch eine periphere Magnetstimulation zulassen. Willküraktivitäten, die nach Abklingen der Relaxation als Zeichen einer nur neurapraktischen Lähmung zu beobachten sind, machen die Induktion magnetstimulierter Potentiale wie bei intakter Innervation wahrscheinlich. Artefakte, z.B. durch falsche Elektrodenlage, müssen ausgeschlossen werden, da dann keinerlei Potentialinduktion zu erwarten ist.

Zur zuverlässigen magnetischen Abschirmung der peripheren Vagusanteile wurde zunächst eine Aluminiumlochplatte versucht, die jedoch keinerlei Magnetinduktion durch komplette Unterbrechung des Magnetfeldes, verbunden mit einem hörbaren Knall, erlaubte. Daraufhin wurde eine einseits konkave Halbplatte aus Aluminium konstruiert, die sich den Rundungen des Kopf- und Halsbereiches optimal anpassen läßt und eine Magnetstimulation der cortikalen und cisternalen endokraniellen Vagusanteile zuließ. Die Abschirmung konnte dabei proximal in Stirnbereich oder distal im Unterkiefer-Hals-Bereich angelegt werden.

Ergebnisse

Die intraoperative Ableitung von Muskelaktionspotentialen im Kehlkopf nach Magnetstimulation mit kleiner Reizspule ließ im Anticus bei zervikaler Stimulation die bekannten frühen und späten Potentiale ähnlich der Elektrostimulation erfassen. Gelegentlich, aber nicht regelmäßig, kam es zum Auftreten sehr später Potentiale nach 50 bis 55 ms Laufzeit. Vergleichbare Potentiale waren am wachen Patienten auch nach corticaler Magnetstimulation zu beobachten. Ausnahmsweise traten sehr späte Potentialantworten von über 40 ms auch bei corticaler Reizung auf, vorwiegend bei neurapraktischer Lähmung. Meist waren nur die bekannten cisternal magnetstimulierten Potentiale ohne Reflexe zu realisieren. Nur bei zervikaler Magnetstimulation waren die späten Reflexantworten analog den über den N. laryngeus superior laufenden elektrostimulierten Reflexen zu beoachten.

Die proximale Abschirmung ließ bei kortikaler Magnetstimulation den frühen Reflexantworten vergleichbare Potentiale erfassen. Eine frühe, früher beschriebene Induktion von kortikalen Reizantworten war nicht zu beobachten.

Die kortikale Magnetstimulation mit distaler zervikaler Abschirmung ließ demgegenüber frühe und späte Reizantworten registrieren, wobei offensichtlich nicht nur eine kortikale, sondern auch zisternale Reizung erfolgte. Überraschend war das Auftreten der späten reflexartigen Reizantworten, die auch bei cisternaler Reizung und distaler Abschirmung zu erfassen waren.

Schlußfolgerungen

Die kortikale, zisternale und zervikale Magnetstimulation des Vagussystems eignet sich hervorragend zur Differenzierung verschiedener Läsionsorte bei Recurrensparesen. Die entsprechenden Abschirmungen des afferenten Vagussystems mit antimagnetischen Aluminiumplatten konnten nachweisen, daß sowohl zisternale als auch periphere Anteile des N. vagus bei kortikaler Stimulation mit erfaßt werden. Dies führt zu ähnlichen Reflexen, wie sie nach Elektrostimulation des N. laryngeus superior mit endolaryngealer Ableitung erzielt wurden. Noch nicht erklärbar sind die offenbar auch bei magnetischer Abschirmung zu beobachtenden späten Reflexe nach bis zu 5 ms Laufzeit, ähnlich dem trigemino-fazialen Reflex, die weitere zentralnervöse Vorgänge zu repräsentieren scheinen und noch weiterer Untersuchungen bedürfen.

G. Leineweber (Höxter): Die Abschirmung der Magnetwellen durch die Aluminiumplatten erscheint mir provisorisch. Sind Messungen physikalischer Art durchgeführt worden. Streustrahlung, abschirmende Wirkung von ca. 10 cm?

M. Heß (Berlin): Aus Tierversuchen ist bekannt, daß verschiedene sensible und sensorische Reize (Trigeminus, NC VIII) Kehlkopfreflexe (muskulär) auslösen. Konnten Sie diese Störungen ausschließen?

W. F. Thumfart (Schlußwort):
Zu Herrn Leineweber: Die Abschirmfunktion der Aluminiumplatten gegen magnetische Entladungen ist bereits einfach über den Vorverstärker des Elektromyographen nachzuweisen: es kommt kein Reizeinbruch durch, wenn die Platte zwischen Reizpaddel und Vorverstärker liegt.
Zu Herrn Heß: Die Magnetstimulation reizt ohnehin alle motorischen Hirnnerven, so daß lediglich die Abschirmung peripherer Anteile und des Erfolgsorganes einen unbeabsichtigten Reflex unterdrückt.

130. A. Brückner, L.-P. Löbe (Halle): Helium-Gas-Perfusion — eine Methode zur Bestimmung hypopharyngo-oesophagealen Druckes nach Laryngektomie

Die Methoden zur Oesophagusdruckmessung sind ausgehend von der Tatsache, daß der subglottische Druck im linearen Zusammenhang mit dem Oesophagusdruck steht, schon von Kronecker u. Melzer (1883) mit Ballonkatheter, Fyke u. Code (1955) mit mechanoelektronischem Druckwandler und Winans u. Harris (1967) mit wasserperfundiertem Katheter beschrieben.

1982 wurde in Graz ein verbessertes System mit einer Gasperfusion von Rehak entwickelt. Dieses Prinzip wurde zur hypopharyngealen Druckmessung mittels Durchzugsmanometrie nach Waldek angewandt (Abb. 1).

Über einen 3 mm starken naso-oesophagealen Katheter wird Helium kontinuierlich mittels einer compliancelosen Perfusionspumpe perfundiert. Durch eine Motorwinde wird der Katheter mit einer definierten Rückzugsgeschwindigkeit, die der Schreibgeschwindigkeit entspricht, retrograd bewegt. Dabei werden die aktuellen Druckwerte kontinuierlich registriert.

Es wurden für die vergleichende Untersuchung zur Beurteilung der Stimmrehabilitation 30 Ventilprothesen-Sprecher, 50 Oesophagus-Sprecher, 10 SERVOX-Sprecher und eine Vergleichsgruppe von 50 stimmgesunden Patienten untersucht. Dabei wurden folgende Ruhedruckwerte im Oesophagus ermittelt (Abb. 2).

Im unteren Oesophagussphinkter stiegen die Ruhedrücke bei den „guten" Oesophagus-Sprechern im Vergleich zu Stimmgesunden auf mehr als das Doppelte (2,3−5,1 kPa). Die niedrigsten Werte ergeben sich hier für die Ventilprothesen-Sprecher von 2,4 kPa, gefolgt von den SERVOX- und „schlechten" Oesophagus-Sprechern. Im tubulären Oesophagus bleiben die negativen Drücke von −0,6 kPa unbeeinflußt von Laryngektomie und Rehabilitationsart.

Im oberen Oesophagussphinkter fallen die Druckwerte nach Laryngektomie auf die Häfte oder noch weiter im Vergleich zu den Stimmgesunden ab.

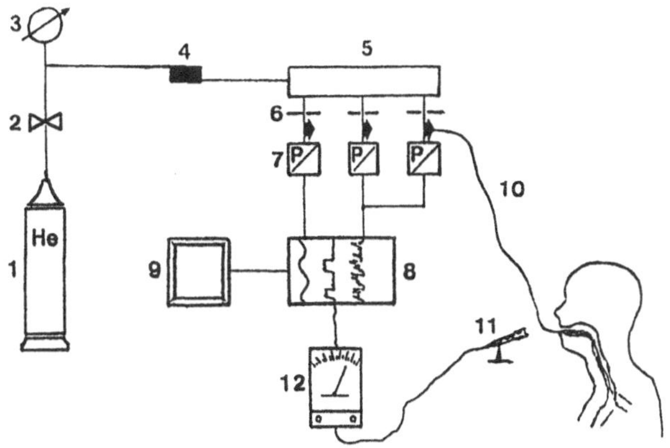

Abb. 1. Schaltbild der Ösophagusmanometrie

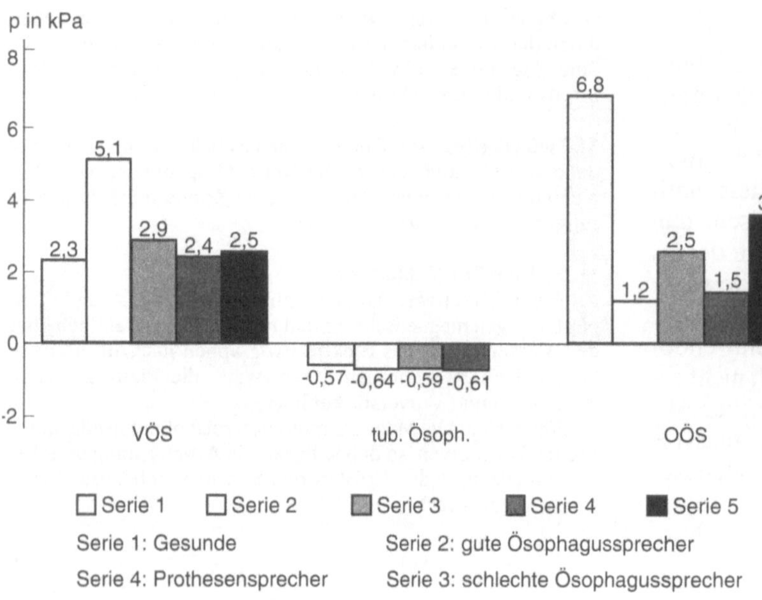

Abb. 2. Druckwerte im UÖS, tub. Ösophagus und OÖS bei den verschiedenen Stimmrehabilitationsgruppen

Die „guten" Oesophagus- ebenso wie die Prothesen-Sprecher haben einen geringeren oberen Oesophagussphinkter-Druck als die „schlechten" Oesophagus- und SERVOX-Sprecher.

Die Funktion der Pseudoglottis wirkt bei den Prothesen-Sprechern ähnlich wie bei den „guten" Oesophagus-Sprechern, wobei es im Verlauf des logopädischen Trainings zu einem permanenten Druckabfall kommt.

Der Hauptindikator für die Qualität der Stimme bei kehlkopflosen Patienten ist offensichtlich der Ruhedruck im hypopharyngo-oesophagealen Segment.

Zusammenfassend läßt sich feststellen, daß diese meßtechnisch einfache und den Patienten wenig belastende Oesophagus-Manometrie eine Methode zur prä- und postoperativen Erfolgsbeurteilung für die Stimmrehabilitation ist.

M. Münzel (Hamburg): Wie erklären Sie sich die Beobachtung, daß nach Laryngektomien der Druck im Bereich des unteren Oesophagusspinkters anstieg?

F. Frank (Wien): Sie haben die Untersuchungen von van den Bergh in Ihrem Referat angeführt. Wir wissen von diesem Autor, daß Luft, welche über die erste Enge im Oesophagusbereich abgeschluckt wird, für die Oesophagusersatzstimme verloren ist. Haben Sie bei Ihrem Druckmessungen auch Erkenntnisse in dieser Richtung gefunden?

W. F. Thumfart (Köln): Haben Sie die Hyperfunktion des oberen Oesophagus-Sphinkters nachweisen können, wie sie bei pharyngo-oesophagealen Schluckstörungen nach Laryngektomie vor allem bei Wegnahme von Hypopharynxanteilen zu beobachten war?

A. Brückner (Schlußwort):
Der Druck im unteren Oesophagusanteil erhöht sich nach Laryngektomie, weil die logopädische Nachbehandlung die Injektions- bzw. Insufflationsmethode der Luft in den Oesophagus fördert. Dabei erhöht sich der Druck besonders bei den guten Oesophagus-Ersatzstimmsprechern.

131. R. Bergbreiter, M. Ptok, G. Sesterhenn, R. Arold (Stuttgart/Tübingen) Untersuchungen zur Wertigkeit von Aufsprechmaterialien für die Sonographie in der phoniatrischen Praxis

Heiserkeit ist ein subjektiver Eindruck, in den verschiedene Dinge eingehen wie Periodizitätsschwankungen und Beimengungen aperiodischer Geräusche.

Zur Untersuchung des Stimmschalles sind aber objektive, reproduzierbare und zuverlässige Testverfahren wünschenswert.

Die Aufzeichnungen des Stimm-/Schalldruckes im Zeitverlauf und dessen konsekutive, computergesteuerte Auswertung, z.B. durch „Fast-Fourier-Transformation", bietet für eine solche objektive Stimmdiagnostik eine wertvolle Hilfe.

In der Literatur finden sich viele Hinweise zur mathematischen Analyse der Schalldruck-Zeit-Relation, es existiert aber im deutschsprachigen Raum keine allgemeine Empfehlung für ein zu untersuchendes Aufsprechmaterial.

In der vorliegenden Studie wurde anhand der Angaben in den jeweiligen Untersuchungen das dort verwendete Aufsprechmaterial für seine Tauglichkeit für Stimmschallanalysen überprüft.

Stimmgesunde Probanden und Patienten der phoniatrischen Ambulanz phonierten entsprechend den in der Literatur zu findenden Angaben das Aufsprechmaterial. Die dann digitalisierten Stimmproben wurden nach der Methode der Autokorrelationstechnik (Reker, Wesselmann) und dem Heiserkeitstest nach Sesterhenn untersucht.

Am Beispiel der Heiserkeit, definiert als nicht harmonische Anteile im abgestrahlten Stimmschall-material, scheint der Vokal „a" für die Bestimmung des Heiserkeitsgrades ausreichend zu sein.

Die Ergebnisse zeigen, daß das Aufsprechmaterial hinsichtlich der zu untersuchenden Stimmstörung und den zu untersuchenden Parametern ausgewählt werden muß.

F. Frank (Wien): Haben Sie nur Vokale untersucht oder haben Sie auch Konsonant-Vokal-Konsonantfolgen und Vokal-Konsonat-Vokalfolgen untersucht? Wir wissen ja, daß Vokale und Konsonanten, in Lautfolgen gesprochen, sich gegenseitig beeinflussen.

R. Bergbreiter (Schlußwort):
Noch nicht, sind Gegenstand zukünftiger Studien bei der Untersuchung von dynamischen Sprachmaterialien.

132. P. Zwirner, T. Murry, G. E. Woodson (Göttingen, San Diego): Therapie der spasmodischen Dysphonie mit Botulinum Toxin: Unilaterale versus bilaterale Injektionen

Die spasmodische Dysphonie ist eine der schwersten Sprechstörungen, charakterisiert durch unwillkürliche Spasmen der laryngealen Muskulatur, welche intermittierend die Phonation behindern und zu Stimmaussetzungen führen. Bisherige Therapieansätze sind unbefriedigend. Neuerdings wird eine symptomatische Therapie mittels Botulinum-Toxin-Injektionen mit vielversprechendem Erfolg eingesetzt.

Wir injizierten 24 Patienten mit spasmodischer Dysphonie (Adduktortyp) Botulinum Toxin Typ A (Oculinum) in den M. thyreoarytenoideus: 13 Patienten unilateral und 11 bilateral. Die Injektionen erfolgten perkutan durch das Ligamentum conicum unter simultaner elektromyographischer Kontrolle. Stimmproben gehaltener Phonationen der Vokalqualität [a] wurden mittels eines computergestützten Verfahrens akustisch analysiert. Folgende akustischen Parameter wurden untersucht: Standardabweichung der Grundfrequenz (SDFO), Jitter, Shimmer, Signal-Rausch-Verhältnis (SRV) und der neu definierte „voice break"-Faktor (VBF). Der VBF ist die Anzahl von „voice breaks" geteilt durch die maximale Phonationszeit, dabei ist ein „voice break" ein Signalstop mit einer Länge größer als 2 Schwingungsperioden geteilt durch die Grundfrequenz. Zusätzlich untersuchten wir die mittlere Strömungsrate mittels eines standardisierten Verfahrens. Die Untersuchungen wurden jeweils eine Woche vor, eine Woche nach und einen Monat nach der Injektion durchgeführt. Ferner analysierten wir in 2wöchigem Abstand eine Kontrollgruppe von 11 stimmgesunden Personen zur Ermittlung der intraindividuellen Variabilität sowie zur Erhebung von Normalwerten der Verfahrensweisen.

Ergebnisse

1. Akustische Parameter zeigten eine signifikante Stimmverbesserung an, aber abnormale Charakteristika im Vergleich zu Normapersonen blieben bestehen.
2. Bei unilateraler Injektionstechnik traten die Verbesserungen der akustischen Parameter im wesentlichen bereits nach einer Woche auf. Bei bilateraler hingegen war nur der VBF nach einer Woche signifikant reduziert, während SDFO, Jitter, Shimmer und SRV erst nach einem Monat deutlich erniedrigt waren.
3. Die mittlere Luftstromrate war vor Therapie signifikant niedriger, eine Woche nach Therapie signifikant höher als bei Normalpersonen, einen Monat nach Therapie sank sie fast auf Normalwerte.
4. Im Vergleich zu unilateraler war eine Woche nach bilateraler Injektion die mittlere Luftstromrate jedoch mehr als doppelt so hoch; nach einem Monat waren die Werte bei beiden Injektionsraten nicht mehr wesentlich verschieden.

Die Ergebnisse bestätigen unsere klinische Beobachtung, daß die bilateral injizierten Patienten nach Injektion als Nebenwirkung eine heisere, verhauchte

Stimme aufweisen können, die stärker ausgeprägt ist und länger andauert als bei unilateral injizierten Patienten. Unabhängig vom Injektionsmodus zeigt sich der therapeutische Effekt von BOTOX, d.h. eine Reduktion der laryngealen Spasmen, bereits innerhalb der ersten 48 Stunden. Hier ist der „voice break"-Faktor als akustischer Parameter besonders zur Dokumentation der Stimmverbesserung geeignet.

Unsere Studie demonstriert, daß Botulinum-Toxin-Injektionen eine effektive Behandlungsform für die spasmodische Dysphonie darstellen.

H. Weerda (Lübeck): Wie lange hält eine Injektion vor?

W. F. Thumfart (Köln): Ihre Daten sind grundlegend beispielhaft.
Die bilaterale transkutane Methode wurde von Neurologenseite her in USA durchgeführt mit der Besorgnis, bei Applikation größerer Mengen Luftnot zu erzeugen.

Die in Köln angewandte transorale lupenendoskopische Applikation kommt mit sehr kleinen Mengen lateral aus, die Wirkung ist nach 1 Woche optimal.

P. Zwirner (Schlußwort):
Zu Herrn Weerda: Die Wirkung des Toxin hält 4 bis 6 Monate an. Bei einer Patientin klang der Effekt sogar erst nach 8 Monaten ab. Bei wiederholten Injektionen ist es nicht erforderlich, die Toxinmenge zu erhöhen, sondern – im Gegenteil – es scheint, als ob die Dosis reduziert werden kann. Wir sind bei den laryngealen Injektionen in der glücklichen Lage, relativ geringe Toxinmengen – im Vergleich z.B. zu den 10- bis 20fach höheren Dosen zur Therapie des Torticollis – für den therapeutischen Effekt zu benötigen. Auch entwickelte bisher keiner unserer Patienten Antikörper gegen BOTOX und wurde therapierefraktär.
Zu Herrn Thumfart: Ich stimme Ihnen zu, daß die bilaterale Injektion sicherlich den Vorteil hat, geringere Toxinmengen zu benötigen. In Abhängigkeit vom Schweregrad der Symptome beim Patienten verwendeten wir 5 bis 30 Einheiten unilateral und 1,5 bis 2,5 Einheiten pro Seite bei den bilateralen Injektionen.

Kehlkopf II: Stimmrehabilitation

133. I. F. Herrmann, G. J. Verherke (Groningen):
Verbesserungen bei der primären und sekundären Stimmrehabilitation

Manuskript nicht eingegangen.

134. M. Hess, M. Gross, S. Horlitz (Berlin/Dormagen):
Individuelle Anpassung von Trachealklappen bei laryngektomierten Patienten mit Stimmprothese

Mit einer Tracheostomaklappe lassen sich bei stimmprothetisch versorgten Laryngektomierten die Vorteile der Phonation mit Lungenluft und freihändigem Sprechen kombinieren. Die Vorteile der Anwendung der Trachealklappe liegen somit zum einen in einer physisch bequemeren Art der Kommunikation und zum anderen in einer psychisch akzeptableren Erscheinungsform, da eine Hand beim Sprechen nicht stetig auf die „Behinderung" weist. Relativ häufig stellt die mangelhafte Abdichtung der Trachealklappe ein Problem dar. Dies ist der Fall, wenn der Klappenring nicht in ganzer Breite rundherum spannungsfrei aufliegt und/oder der Adhäsivstoff nicht hält. Häufig ist die ungenügende Adaptation durch eine unregelmäßige Hautoberfläche um das Stoma herum bedingt.

Zur besseren Adaptation der Trachealklappen an die jeweilige peristomale Hautoberfläche haben wir ein Abgußverfahren mit einem schnell polymerisierenden Silikon verwendet. Mit Baysilex Zweikomponenten-Silikon läßt sich innerhalb weniger Minuten ein Abguß herstellen. Weitere Verarbeitungsschritte im Abgußverfahren – dazu müssen Inter-Negative erstellt werden, die dann individuell noch abgeändert werden können – ermöglichen schließlich die millimetergenaue Herstellung eines individuellen Adapters. Der endgültige Adapter wird aus Silikonkautschuk (Fa. Kryolan, Berlin) hergestellt. Silikonkautschuk ist nicht toxisch, elastisch, formstabil, läßt sich gut reinigen, leicht zu verarbeiten, färbbar und preisstabil. Bei Bedarf kann Drahtgeflecht zur Stabilisierung mit eingegossen werden.

Durch eine individuelle Anpassung von Trachealklappen kann in fast allen Fällen das Problem des luftdichten, spannungsfreien Verschlusses gelöst werden, so daß die Kommunikation des Patienten erleichtert wird. Aber auch in den Fällen, in denen der Patient Schwierigkeiten mit dem Stomaverschluß mit dem Finger hat, kann durch individuelle Adaptervariation eine Verbesserung erreicht werden. Auch wenn die Herstellung ein wenig Geschick mit dem Umgang mit diesen Materialien erfordert, ist ein relativ schnelles Erlernen dieser Fertigkeiten möglich.

Realisierbar ist der druckdichte Verschluß mit dem neuen Adapter durch Ankleben mittels Adhäsivstoff oder durch Befestigung mit elastischen Bändern um den Hals (bei Klebstoffunverträglichkeit). Mit der individuellen Anpassung von Trachealklappen konnte in vielen Fällen eine zufriedenstellende Situation für den Patienten, in wenigen Fällen zumindest eine wesentliche Verbesserung der Abdichtung und somit ein erleichterter Umgang mit der Trachealklappe erzielt werden.

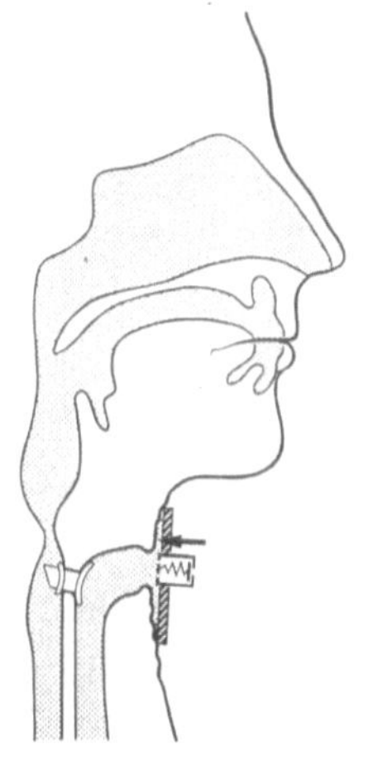

Abb. 1. Standardmäßige Adaptation

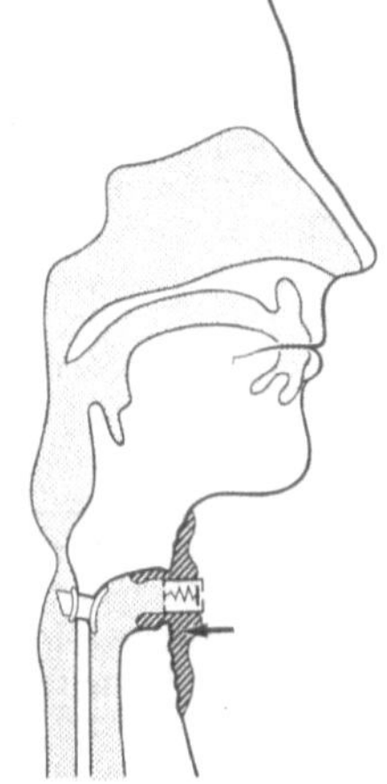

Abb. 2. Individuelle Anpassung

135. S. Remmert, K.-H. Ahrens, G. Müller, H. Weerda (Lübeck): Jejunum-Siphon in der Rehabiliation des Laryngektomierten und Laryngo-Pharyngektomierten

Seit der ersten Laryngektomie durch Billroth 1873 ist die Stimmrehabilitation das Kernproblem der sozialen Wiedereingliederung der Patienten. Die operative Wiederherstellung der Stimmfunktion basiert auf dem Prinzip der Shunt-Bildung zwischen Trachea und Hypopharynx. Dabei haben die verschiedenen Techniken z.B. nach Staffieri, Conley, Asai, Kormon und anderen Autoren einen epithelisierten Shunt zum Ziel, kommen aber wegen ihrer hohen Komplikationsrate nur selten zur Anwendung.

In unserer Klinik setzen wir seit einiger Zeit zur operativen Stimmrehabilitation nach Laryngektomie das von Ehrenberger 1984 inaugurierte Jejunum-Sprechsyphon ein. Bei gleichzeitiger Entfernung des Larynx, des Hypopharynx und zusätzlichen Resektionen im Bereich des Oropharynx haben wir diese Methode erweitert, um den Schlund und den Sprechsiphon in einer Sitzung aus einem überlangen Jejunumsegment zu rekonstruieren.

Die Vorteile dieser Operationsmethode bestehen in:

1. Einzeitige Rekonstruktion des Speiseweges und eines Sprechsiphons.
2. Schnelle Rehabilitation.
3. Gutes funktionelles Ergebnis.
4. Fingerfreies Sprechen mit Tracheostomaventil nach Herrmann.
5. Eindeutige Verbesserung der Lebensqualität der Patienten.

H. J. Meyer (Stuttgart): Das Rekonstruktionsprinzip des Siphons bedingt, daß das Jejunumstück, das den Pharynx vervollständigt, anisoperistaltisch eingenäht wird. Haben Sie dadurch bedingte Schluck- und Passagestörungen beobachtet?

K. Ehrenberger (Wien): Die schöne Demonstration des Sprechsiphons bestätigt unsere 8jährige Erfahrung mit der problemlosen chirurgischen Stimmrehabilitation mit dieser jejunalen Transplantationstechnik. Entscheidend für die Aspirationsfreiheit ist die Steilheit des Winkels an der hypopharyngealen Anschirrstelle des Darmsiphons.

M. Handrock (Hamburg): Führen Sie die Siphonmethode auch bei der einfachen Laryngektomie durch, obwohl weniger aufwendige Methoden zur Stimmrehabilitation bestehen?

St. Remmert (Schlußwort):
Bei gleichzeitiger Rekonstruktion von Hypopharynx und Sprechsiphon wird der Hypopharynx mit isoperistaltisch gerichtetem Darm rekonstruiert.

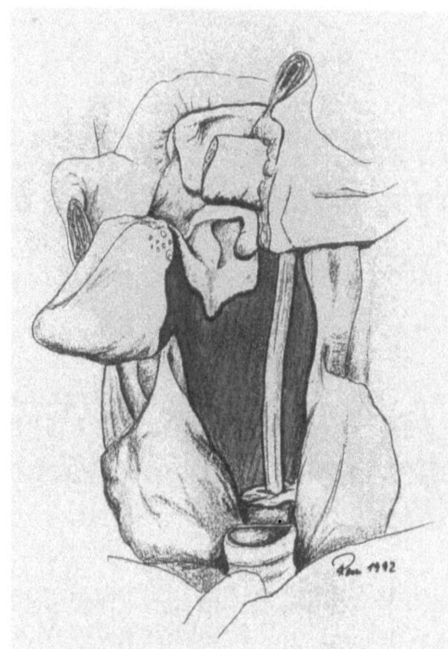

Abb. 1. Resektionsdefekt nach totaler Pharyngo-Laryngektomie

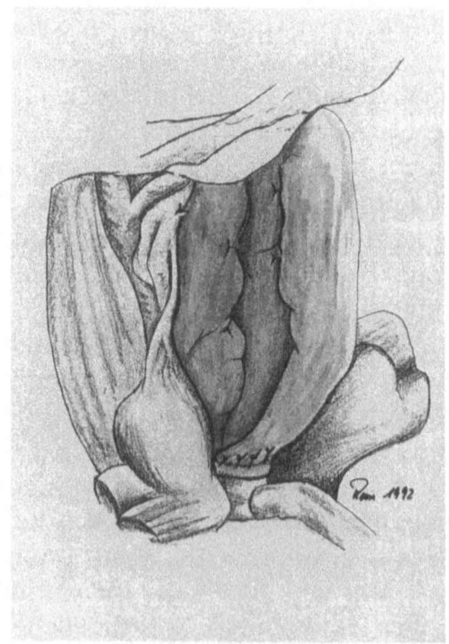

Abb. 2. Rekonstruktion des Hypopharynx und Aufbau eines Sprechsiphons mit einem Jejunumsegment

136. H.-J. Meyer, K. Terrahe, W. Schmidt (Stuttgart): Subtotale Laryngektomie und innervierter Stimmshunt, eine willkommene Alternative zur Kehlkopf-Totalexstirpation

Die Kombination einer subtotalen Laryngektomie mit einem innervierten Stimmshunt wurde 1974 von Mozolewski und 1980 von Pearson beschrieben. Das Rekonstruktionsprinzip des innervierten Stimmshunts besteht darin, daß aus dem nach subtotaler Laryngektomie verbleibenden Kehlkopfrest ein enger Verbindungs-Kanal zwischen Trachea und Pharynx geformt wird. Der Patient bleibt also Kanülenträger. Er hat aber die Fähigkeit behalten, ohne Stimmprothese zu sprechen. Vor einer Aspiration ist er durch den rekonstruierten Sphinkter des Stimmshunts geschützt. Damit dieser Sphinkter funktioniert, muß der nach subtotaler Laryngektomie verbleibende Kehlkopfrest aus mindestens einem Arytaenoidknorpel mit angrenzender Ringknorpelplatte, dem gleichseitigen N. laryngeus recurrens und Teilen des davon versorgten Stimmbandes bestehen. Zur Komplettierung des Stimmshunts ist häufig zusätzliche Mukosa aus der Umgebung oder als freies Transplantat erforderlich. Wir haben das skizzierte Prinzip der subtotalen Laryngektomie mit Bildung eines Stimmshunts seit Februar letzten Jahres bei bislang 24 Patienten verwirklicht. Insgesamt wurden 5 transglottische Stimmbandcarcinome, 6 Carcinome der laryngealen Epiglottisfläche mit Befall eines Aryknorpels und/oder einseitig transglottischem Wachstum, 5 Karzinome der Vallekel mit Befall der lingualen Epiglottisfläche und auch des angrenzenden Zungengrundes sowie 8 Karzinome des Sinus piriformis reseziert.

Um bei diesen recht unterschiedlichen, onkologischen Ausgangssituationen das Prinzip des innervierten Stimmshunts realisieren zu können, wurden insgesamt 3 Rekonstruktions-Variationen verwendet: In 14 Fällen wurde die klassische Pearson-Technik angewendet. Der Stimmshunt wurde also aus dem Kehlkopfrest und einem kaudolateral gestielten Transpositionslappen der angrenzenden Pharynx-Mukosa gebildet. Diese Variante eignet sich für die transglottischen Stimmbandkarzinome, für supraglottische Larynxkarzinome mit Befall eines Aryknorpels oder einseitig transglottischem Wachstum und für kleinere Karzinome der Vorder- und Seitenwand des Sinus piriformis. Nach Resektion von Karzinomen der Vallekel mit Befall der lingualen Epiglottisfläche und auch des angrenzenden Zungengrundes kann man den Stimmshunt − in Anlehnung an Mozolewski − aus beiden Aryknorpeln und Teilen der Stimm- und Taschenbänder formen. Diese Variante kam bisher viermal zur Anwendung. Bei ausgedehnten Karzinomen des Sinus piriformis und auch der Vallekel-Zungengrund-Region läßt sich der innervierte Stimmshunt unter Verwendung eines mikrovaskulär reanastomosierten Jejunumtransplantates realisieren. Der Jejunumpatch wird dabei in 2 Darmwandinseln aufgeteilt: die kleinere Insel dient zu Vervollständigung des Stimmshunts, die größere zum Wiederaufbau des Pharynx. Diese von uns entwickelte Rekonstruktions-Variante haben wir in bisher 6 Fällen verwendet. An postoperativen Komplikationen mußten wir eine Pneumonie, eine gastrointestinale Blutung mit Folgekomplikationen, einen Herz-Kreislauf-Stillstand und 8 Wundheilungsstörungen hinnehmen.

Mit einer Ausnahme können sich alle unsere Patienten annähernd normal ernähren. In insgesamt 7 Fällen tritt dabei gelegentlich bis häufig Flüssigkeit in die Trachea. Bei bisher 9 Patienten konnte durch die Anpassung eines ESKA-Herrmann-Tracheostomaventils unser Rehabilitationsziel einer fingerfreien Sprache mit einer Lautstärke bis zu 85 dB erreicht werden.

137. H.-G. Beniers, H.-J. Schultz-Coulon (Neuss): Langzeitergebnisse der stimmlichen Sofortrehabilitation nach Laryngektomie

Angesichts des durch Kehlkopf- und Stimmverlust hervorgerufenen schweren psychischen Traumas sollte eine möglichst umgehende Stimmrehabilitation von höchster Priorität sein. Eine unmittelbar postoperative Stimmrehabilitation ist heute durch das Einsetzen einer Stimmprothese möglich. Im Gegensatz zu den USA wird die Stimmprothese in der Bundesrepublik jedoch kaum verwendet.

Da bekannt ist, daß die Stimmprothese das Erlernen der Oesophagus-Ersatzstimme nicht behindert, haben wir in den letzten Jahren unsere Laryngektomiepatienten mit dem Ziel einer stimmlichen Sofortrehabilitation nach folgendem Konzept versorgt: bereits intraoperativ wird unmittelbar nach Kehlkopfexstirpation ein tracheooesophagealer Shunt entsprechend der Blom-Singer-Methode gelegt; gleichzeitig wird eine Myotomie des Constrictor pharyngis durchgeführt. 9−10 Tage später erhält der Patient die Stimmprothese, mit der er am besten sprechen kann. Anschließend beginnt der logopädische Unterricht zum Erlernen der Oesophagus-Ersatzstimme. Im Verlaufe dieses Unterrichts entscheidet der Patient, mit welcher der möglichen Ersatzstimmen er in Zukunft sprechen möchte.

Nachdem wir insgesamt 45 Patienten nach diesem Konzept behandelt haben, hat es uns interessiert, wieviele Patienten ihre Stimmprothese wieder aufgeben bzw. zu einer anderen Ersatzstimme greifen. Nach einer Beobachtungszeit von 1−5 Jahren ergab sich folgendes Bild: mit Ausnahme eines Patienten, bei dem die Stimmprothese infolge einer postoperativen Hypopharynxstenosierung nicht funktionierte, gelang allen unseren Patienten, d.h. fast 98%, unmittelbar nach Einsetzen der Stimmprothese eine für eine lautsprachliche Verständigung ausreichende Stimmbildung. Nach dem anschließenden logopädischen Unterricht behielten 29 Patienten, d.h. 64,5%, ihre Stimprothese, um die lautere und verständlichere Sprachqualität der Stimmprothese zu nutzen. 5 Patienten, das sind 11%, benutzen die Stimmprothese und die Oesophagusersatzstimme situationsabhängig alternativ, wobei sie immer dann die Stimmprothese verwenden, wenn sie etwas größere Stimmlautstärken produzieren müssen. Nur 6 Patienten (etwa 13,5%) bevorzugen die Oesophagus-Ersatzstimme, weil ihnen der Umgang mit der Prothese aus den verschiedensten Gründen zu lästig wurde. 10 Patienten (22%) mußten zu einer elektrischen Stimmhilfe greifen, da sie weder mit der Stimmprothese umgehen noch die Oesophagus-Ersatzstimme erlernen konnten.

Bei 15% unserer Patienten kam es während des Tragens der Stimmprothese zu Komplikationen: bei 3 Patienten entwickelten sich während der postoperativen Strahlenbehandlung so starke Granulationen im Bereich des tracheooesophagealen Shunts, daß die Prothese vorübergehend entfernt und später wieder gelegt werden mußte. Bei einem anderen Patienten kam es zur deutlichen Aspiration durch den Shunt, die ebenfalls zur vorübergehenden Entfernung der Prothese zwang. Schließlich beobachteten wir in einem weiteren Fall eine hartnäckige entzündliche Infiltration im Bereich von Tracheostoma und Shunt; auch bei diesem Patienten wurde die Prothese wieder entfernt und nach Abheilen der entzündlichen Veränderungen neu eingesetzt. 6 Patienten passierte es, daß ihre Stimmprothese nach Entlassung aus dem Krankenhaus versehentlich von ihnen selbst oder von anderer Hand entfernt wurde. Da sich nach Prothesenentfernung der tracheooesophageale Shunt in wenigen Stunden spontan schließt, war bei all diesen Pa-

tienten eine erneute Blom-Singer-Punktion in Narkose mit Einsetzen eines neuen Stimmventils erforderlich.

Bemerkenswert an diesen Beobachtungen erscheint uns vor allem die Tatsache, daß fast ⅔ unserer Patienten ihre Stimmprothese behalten wollten bzw. wollen, obwohl diese Art der Stimmrehabilitation mit verhältnismäßig vielen Schwierigkeiten und Komplikationen bis zu wiederholten Narkosen mit Neueinsetzen der Kanüle erkauft werden muß. Offenbar ist der phonetische Vorteil, den die Stimmprothese bekanntermaßen gegenüber Oesophagusstimme und vor allem Elektrolarynx bietet, so groß, daß die Patienten nicht darauf verzichten möchten: die Stimme mit der Stimmprothese ist zwar rauh und heiser wie die Oesophagus-Ersatzstimme, sie ist jedoch sehr viel lauter, und Redefluß, dynamischer und melodischer Akzent behalten ihren individuellen Charakter, d.h. die Art zu sprechen erscheint dem Gesprächspartner nicht als fremd, oder, mit anderen Worten: die Stimme ist auch als Ausdrucksmittel der Persönlichkeit wiederhergestellt.

Schon allein aus diesem Grunde scheint sich demnach der routinemäßige Einsatz der Stimmprothese zu lohnen, jedoch gibt es weitere Vorteile, die für die Stimmprothese sprechen: erstens stellt das Einsetzen einer Stimmprothese operativ keinen nennenswerten Mehraufwand dar, zweitens ist es für einen Patienten von großem psychologischen Vorteil, wenn er bereits 9−10 Tage nach der Operation wieder einigermaßen sprechen kann, und drittens kann man einem Patienten mit dem Soforteinsetzen der Prothese nicht schaden, denn sie hindert ihn nicht, andere Stimmbildungsmechanismen zu erlernen und läßt sich auf Wunsch jederzeit mühe- und gefahrlos entfernen, da sich der tracheooesophageale Shunt in kurzer Zeit spontan schließt.

Unter diesen Gesichtspunkten erscheint uns die Stimmfrührehabilitation mit der Prothese mit zusätzlichem logopädischen Unterricht zum Erlernen der Oesophagus-Ersatzstimme das zur Zeit nutzbringendste Rehabilitationskonzept zu sein, so daß wir auch in Zukunft daran festhalten möchten.

S. Schönicher-Thier (Salzburg): Sollte man nicht eine Radiatio abwarten und dann erst sekundär eine Prothese einsetzen? Welche vorbereitenden Untersuchungen sind bei einer sekundären prothetischen Versorgung der Sprechversager (Ö-Spr.) notwendig zur Indikation einer evtl. Myotomie?

H. P. Zenner (Tübingen): Ihr Konzept ist weitgehend identisch mit unserer Vorgehensweise in Tübingen. Es hat folgende 3 Vorteile:

1. Das Selbstbestimmungsrecht des Kranken wird gewahrt; es ist nicht in die ausschließliche Entscheidungsbefugnis des Arztes gestellt, welche Art der „Reha" gewählt wird.

2. Die Frührehabilitation hat enorme psychosoziale Vorteile für den Patienten, die man ihm nicht vorenthalten darf.
3. Die sekundäre Technik ist bekanntlich mit einer Komplikationsrate von ca. 30% bei bestrahlten Patienten verbunden (zumeist Shuntinsuffizienz). Die Sofortversorgung umgeht dieses Problem.

H. G. Beniers (Schlußwort):
Radiation abzuwarten, paßt nicht in unser Konzept der Frührehabilitation. Myotomie gehört unbedingt zur erfolgreichen Rehabilitation. Mit der sekundären Methode haben wir wenig, aber durchaus erfolgreiche Erfahrungen; als Voruntersuchung führen wir, wenn notwendig, den Insufflationstest durch.

138. H. Iro, J. Gulden, U. Pröscel (Erlangen): Langzeitergebnisse Glottis-erweiternder Eingriffe bei beidseitiger Stimmlippenparese

Im Rahmen einer retrospektiven Untersuchung wurden 150 Patienten nach operativen Eingriffen bei beidseitiger Stimmlippenparese begutachtet. Es handelte sich um 120 Frauen und 30 Männer im mittleren Alter von 58 (19−76) Jahren. Es wurden nur Patienten in die Studie aufgenommen, bei denen ein Kehlkopf-Befund mindestens 18 Monate postoperativ erhoben werden konnte. Die mediane Nachbeobachtungszeit betrug 6 (1,5−18) Jahre. Die Auswertung erfolgte bei 110 Patienten anhand eines aktuellen Befundes, bei 40 Patienten anhand der Krankenakte.

Bei 116 der 150 Patienten wurde eine extralaryngeale Laterofixation durchgeführt. Hierbei wurde in 80% (92/116) die von Schobel beschriebene Operationstechnik, bei 15% (18/116) das Operationsverfahren nach Kelly und bei 6 Patienten (5%) eine Operation nach Mündnich durchgeführt.

Bei 34 bei 150 Patienten wurde ein endolaryngeales Operationsverfahren gewählt. Hierbei wurden 10 Patienten (30%) nach der von Kleinsasser beschriebenen Technik, 13 Patienten mittels Vokalisauslösung und partieller Arytaenoidektomie (38%), 7 Patienten mittels alleiniger Vokalisauslösung (20%) und 4 Patienten (11%) mittels des CO_2-Lasers operiert.

Innerhalb der beiden Gruppen ergaben sich − teils aufgrund der kleinen Fallzahlen − keine Unterschiede hinsichtlich des Operationserfolges.

Vergleicht man die Gruppe der extralaryngeal operierten Patienten mit den endolaryngeal versorgten Patienten, so zeigt sich das extralaryngeale Verfahren bezüglich der Atemverhältnisse tendenziell den endolaryngealen Op-Techniken überlegen bei einer mittleren Glottisweite von 3,8 mm (extralaryngeal) und 3,2 mm (endolaryngeal). Dieser Trend konnte statistisch jedoch nicht abgesichert werden. Allerdings waren die über einen extralaryngealen Zugang operierten Patienten in einem deutlich höheren Prozentsatz (31% gegenüber 12%) mit ihrer Sprache unzufrieden.

Lediglich bei 7% (8/116) der extralaryngeal versorgten Patienten war ein Dekanülement nicht möglich, nach endolaryngealer Op-Technik konnte ein Dekanülement in 12% (4/34) nicht durchgeführt werden.

K. Terrahe (Stuttgart): Eine Gegenüberstellung extra- und endolaryngealer Glottiserweiterung sollte die anatomischen Varianten des Kehlkopfes nicht außer Acht lassen. Manche Operationen gelingen nicht, ob von außen oder innen durchgeführt, da der Kehlkopfquerschnitt ungünstig ist und verursacht, daß eine Stimmbandverlagerung keinen erweiternden Effekt hat.

W. F. Thumfart (Köln): Die hohe Zahl der Laterofixationen beeindruckt. Die von uns bevorzugte endolaryngeale Laser-Erweiterung des Kehlkopfes kann aber gerade darauf verzichten, eine Tracheotomie anzulegen. Wie kommt es zur hohen Zahl der Tracheotomien beim endolaryngealen Vorgehen?

H. Iro (Schlußwort):
Bei der Differentialindikation zwischen endo- oder extralaryngealer Technik kommt der anatomischen Situation große Bedeutung zu, insbesondere Winkel des Schildkorpels und Weite des subglottischen Raumes.
Verschlechterung der Stimme durch Ödeme oder Narbenschrumpfung möglich bei endolaryngealem Verfahren, bei extralaryngealen Verfahren durch Zug der Fäden auch eine Verbesserung der Stimme möglich.

139. J. Sieron, Th. Thein, H. S. Johannsen, St. Haase (Ulm): Die funktionelle Rehabilitation von Patienten nach partieller und totaler Glossektomie. Eine prospektive Studie an 58 Patienten

Maligne Tumoren der Mundhöhle werden gewöhnlich durch radikale chirurgische Behandlung, Strahlentherapie, Chemotherapie oder eine Kombination dieser Methoden behandelt. Die Behandlung dieser Tumoren verursacht außer kosmetischen Defekten auch signifikante funktionelle Beeinträchtigungen.

Die postoperativen Folgezustände wie Kau- und Schluckstörungen, fehlende Reinigungsfunktion der Mundhöhle und Geschmacksstörungen schränken die Lebensqualität des Patienten ein. Aber auch Artikulationsstörungen mit Beeinträchtigung der Kommunikationsfähigkeit sind als Funktionseinbußen hinreichend bekannt.

Nach erfolgter Operation ist es erforderlich, den Patienten nicht nur regelmäßig onkologisch zu betreuen, sondern auch Sorge dafür zu tragen, daß die operativ bedingten Funktionseinbußen durch entsprechende Rehabilitationsmaßnahmen behandelt werden.

Diese Studie nahm sich zum Ziel, die subjektiven Einschätzungen der eingeschränkten Funktionen durch standardisierte Untersuchungsmethoden zu objektivieren und die Ergebnisse mit den angewandten operativen Techniken zu vergleichen. Durch die Anwendung regionaler Lappentechniken sind gute funktionelle Resultate möglich, ohne daß auf eine radikalchirurgische Vorgehensweise verzichtet werden muß.

Es wurden 58 Patienten untersucht, die im Zeitraum von 1986 bis 1991 an malignen Tumoren der Zunge operiert wurden. Der Behandlungsabschluß lag bei Patienten ein halbes Jahr oder länger zurück. Alle Patienten waren zum Untersuchungszeitpunkt

rezidivfrei. Neben den subjektiven Kriterien, erhoben mit einem standardisierten Fragebogen, wurde zusätzlich ein Telefontest zur Überprüfung der Verständlichkeit durchgeführt. Weiterhin erfolgte eine objektive und subjektive Analyse von Zungenmotorik, Sensorik und Sensibilität. Im Anschluß daran erfolgte eine computergestützte Sprachanalyse zur akustischen Auswertung der auf Tonband gesprochenen Ein- und Zweisilber.

Die Artikulationsbeeinträchtigung betraf überwiegend diejenigen Patienten, bei denen eine Nahlappenverschiebeplastik mit späterer Zungenlösung durchgeführt wurde. Die besten Ergebnisse wurden durch die Anwendung lokaler Lappentechniken erreicht. Dadurch kann bereits intraoperativ eine funktionelle Rehabilitation bei der chirurgischen Behandlung von Zungenkarzinomen eingeleitet werden.

Nach erfolgter Operation ist es wichtig, die Funktionseinbußen frühzeitig zu erfassen bzw. durch einen standardisierten Untersuchungsgang aufzudecken, um eine notwendig werdende Artikulationstherapie zur Verbesserung der Kommunikationsfähigkeit frühestmöglich einzuleiten. Im Rahmen dieser Therapie ist es möglich, die Defizite aufzuarbeiten, falsche Schluckbewegungsmuster zu korrigieren und motorische Restbewegungen zu optimieren.

140. K. Hörmann, N. Stasche, S. Drumm (Kaiserlautern): Jet-Ventilation — Erfahrungen bei 200 CO_2-Lasereingriffen am Kehlkopf

Der CO_2-Laser findet zur Behandlung benigner und maligner Kehlkopf-Erkrankungen immer mehr Verbreitung. Wegen der besseren Übersicht einerseits und der Gefahr eines Tubusbrandes andererseits, ist der Einsatz der tubuslosen Jet-Ventilation eine mögliche Alternative.

Ziel dieser retrospektiven Studie war es, Probleme der Routineanwendung und mögliche Komplikationen der Methode zu überprüfen.

In der HNO-Klinik im Klinikum Kaiserslautern wurden vom 01. 01. 1989 bis 31. 12. 1991 523 Stützautoskopien durchgeführt, dabei wurde 248mal der CO_2-Laser angewendet. In 86% wurde eine Hochfrequenz-Jet-Ventilation mit proximaler Düse durchgeführt, in 14% wurde mit Laserprotected-Tubes gearbeitet. Die Jet-Ventilation wird mit dem Universal-Jet-Ventilator AMS 1000 der Firma Acutronic Medical Systems Stimotron durchgeführt. Als CO_2-Laser benutzten wir den Medilas 1020 der Firma Sharplan mit einer maximalen Ausgangsleistung von 20 Watt.

Zum Lasereinsatz an Oropharynx, Kehlkopf und Trachea setzen wir routinemäßig das Kleinsas-

serrohr, das Spreizlaryngoskop nach Weerda, das Tracheoskoprohr nach Rudert sowie den Mayer-Davis-Spatel ein.

In der Literatur sind verschiedene Komplikationen der Jet-Ventilation beschrieben worden. Eine Hohlorganverletzung mit der Gefahr eines generalisierten Emphysems, eine Explosion des Narkosegasgemisches sowie die Verschleppung von Tumormaterial in die tiefergelegenen Atemwege konnten wir bei unseren 248 Fällen nicht beobachten. Durch die im Jet-Gerät integrierte Narkosegasbefeuchtung wurde die Austrocknung der Schleimhäute vermieden.

Eine Blutaspiration trat 17mal auf, dies machte sich immer in einem Absinken der pulsoxymetrisch gemessenen Sauerstoffsättigung bemerkbar. Wie Goldhill 1990 zeigen konnte, wird das Ergebnis der Pulsoxymetrie jedoch nicht durch eine Bildung von Carboxy-Hämoglobin aus dem Laserschmauch eingeschränkt. Eine sichere Beherrschung der Blutaspiration ist somit durch pulsoxymetrisches Monitoring und durch eine einfach zu bewerkstelligende, flexible

Bronchoskopie mit anschließender Lavage durch das liegende Laryngoskoprohr möglich. Besonders erwähnen möchten wir noch, daß es durch die Erhitzung der Ankopplungsstücke des Jet-Systems bei 2 Patienten zu Hautverbrennungen kam, als diese auf dem Brustkorb der Patienten abgelegt wurden. Weitere, nicht Jet-bedingte Komplikationen, wie Bronchospasmus und Zahnverlust traten bei insgesamt 5 Patienten auf. Postoperative Komplikationen wie Nachblutung, Stridor, Glottisödem, Anticholinerges Syndrom und Fossa canina-Abszeß konnten wir in 7% der Fälle beobachten. Zusammenfassend ist die Hochfrequenz-Jet-Ventilation mit Narkosegasbefeuchtung unter kontinuierlichem pulsoxymetrischen Monitoring und Möglichkeit der flexiblen Bronchoskopie mit Lavage eine extrem sichere, komplikationsarme und optimale Übersicht garantierende Voraussetzung einer onkologisch sinnvollen CO_2-Laser-Chirurgie des Larynx.

J. G. Heidelbach (Dresden): Die hier vorgestellten Erfahrungen werden mit supraglottischer Positionierung der Sonde gemacht. Die berichteten Komplikationen dabei sind erschreckend hoch.
Wir verfügen über Erfahrungen mit der Jet-Ventilation seit vielen Jahren. Bei subglottischer Positionierung der Sonde (Metallsonden!) ist eine Aspirationsgefahr ausgeschlossen, das Venturi-Prinzip wird praktisch nicht wirksam. Selbstverständlich kann die Sonde sehr variiert und temporär auch entfernt werden (Apnoe). Die von mir gemachten Erfahrungen werden experimentell geprüft und bestätigt (Aspiration, Venturi).

T. B. v. Westernhagen (Oldenburg): Eine Alternative zu dem Jet-Ventilator bildet der Chest-Respirator, der auf dem Prinzip der Eisernen Lunge arbeitet. Kennen Sie das Gerät und haben Sie damit Erfahrung?

H. Weerda (Lübeck): Die normofrequente Jet-Ventilation wurde in den 70er Jahren in Freiburg für die Larynxchirurgie entwickelt. Sie geben 150–250 Hz an, für manche Schulen geht die High frequence erst bei 300 Hz an.

W. Steiner (Göttingen): Wir verfügen über Erfahrungen mit der Jet-Ventilation bei Lasereingriffen seit 1979, bevorzugen jedoch die Intubationsnarkose. Nur relativ selten sehen wir eine Notwendigkeit für eine primäre oder sekundäre intubationslose Mikrolaryngoskopie, z.B. zur Laserabtragung subglottischer Papillome oder von sich weit nach subglottisch erstreckenden Karzinomen.
Warum wenden Sie die Jet-Ventilation so häufig an; angesichts von 15 Blutaspirationen und anderen Nachteilen kann ich Ihre großzügige Indikationsstellung nicht nachvollziehen.

K. Ehrenberger (Wien): Haben Sie Erfahrungen und welche mit der tubuslosen Jet-Ventilation?

K. Hörmann (Schlußwort):
Zu Herrn Heidelbach: bei distalem Jetten Tubusignationsgefahr – Platzprobleme.
Zu Herrn v. Westernhagen: Mit Chest-Respirator (Eiserne Lunge) keine Erfahrungen.
Zu Herrn Weerda: Gerät erlaubt bis 500 Jet/min, keine eigenen Erfahrungen mit sehr hoher Jet-Frequenz.
Zu Herrn Steiner: Platzprobleme und Tubusbrandgefahr bei ITN, brandsichere Tuben erst seit kurzer Zeit verfügbar.
Zu Herrn Ehrenberger: „Tubuslose Jet-Ventilation" mit beschriebenen Geräten und Instrumenten möglich.

Innenohr I: Immunologie

141. M. Schreiner, E. Wilmes (München):
Untersuchungen zur Innenohrbeteiligung bei Morbus Wegener

Bei einem Viertel aller Patienten mit Wegenerscher Granulomatose (WG) kommt es im Verlauf der Erkrankung zu einer Mitbeteiligung des Innen- oder Mittelohres. Als Ursache hierfür wurde bisher eine granulomatöse Entzündung der Schleimhaut oder im Rahmen der generalisierten Vaskulitis ein Mitbefall der Innenohrgefäße angenommen.

Dem vorliegendem Bericht liegt eine Untersuchung der Felsenbeine zweier Patienten zugrunde, die an einer generalisierten, ACPA-positiven WG verstorben sind. Beide Patienten wiesen im Reintonaudiogramm neben einer Schalleitungsschwerhörigkeit von 20 dB auch eine Schallempfindungsschwerhörigkeit von bis zu 60 dB im Hochtonbereich auf. Bei der histologischen Untersuchung des in Stufenschnitten aufgearbeiteten Materials zeigte sich im Mittelohr neben einem sero-mukösen Erguß eine granulierende Entzündung der Paukenschleimhaut bei intaktem Trommelfell. Das Innenohr wies keinerlei lichtmikroskopisch sichtbaren Veränderungen auf. Die Untersuchung der Innenohrgefäße ergab keinerlei Anhalt für eine floride oder abgelaufene Vaskulitis. Somit konnte zumindest in diesen beiden Fällen gezeigt werden, daß die Beteiligung des Innenohres bei der WG nicht auf eine granulomatöse Entzündung oder auf eine Vaskulitis zurückzuführen ist. Inwieweit immunologische Veränderungen im Innenohr eine Rolle spielen, müssen weitere Untersuchungen zeigen.

R. Höing (Münster): Daß im Mittelohr nur granulierendes, nicht jedoch granulomatöses Gewebe gefunden wird, kann ich bestätigen. Bei allen Fällen in Münster gelang es regelmäßig nicht, eine Wegenersche Granulomatose durch Mittelohrbiopsien nachzuweisen. Im Innenohr fand Friedberg 1973 eine Fibrinausschwitzung in der Perilymphe. Haben Sie dies auch gefunden?

M. Schreiner (Schlußwort):
Fibrin konnte in unseren beiden Fällen nicht nachgewiesen werden.

142. R. Lessmeister, R. Hauser (Freiburg):
Immunologische Aspekte der chronisch rezidivierenden Polychondritis aus HNO-ärztlicher Sicht

Die chronisch rezidivierende Polychondritis oder sog. „relapsing polychondritis" ist eine mit ca. 300 in der Weltliteratur beschriebenen Fällen seltene Erkrankung, die in erster Linie durch eine episodische, rekurrierende Entzündung cartilaginärer Strukturen charakterisiert ist.

Sie ist eine meist tödlich verlaufende Systemerkrankung wahrscheinlich des immunologischen Formenkreises. Wegen der Vielgestaltigkeit ihrer Symptomatik hat man sich zur Diagnosefindung auf einige empirische Kriterien geeinigt. Dabei müssen mindestens 3 der Kriterien (McAdam 1976) bilaterale Ohrmuschelchondritis, nasale Chondritis, d.h. Sattelnase, Polyarthritis, Augenentzündungen (Konjunktivitis, Keratitis, Skleritis, Episkleritis, Uveitis), cochleäre und/oder vestibuläre Dysfunktion und/oder Chondritis der Atemwege vorhanden sein. Außerdem sollte eine Knorpelbiopsie typische histologische Merkmale aufweisen wie ein entzündliches perivaskuläres Zellinfiltrat, eine Chondrozytendegeneration und Granulationsgewebe.

In 25 Jahren wurden unserer Klinik 7 Patienten im mittleren Alter von 59 Jahren zugewiesen, die alle schon über Jahre Symptome zeigten, ohne daß die eigentliche Diagnose erkannt wurde.

Diese Erkrankung, die sich meist im Alter zwischen 35 und 45 Jahren manifestiert, tritt zwar zunächst durch die cartilaginären Erstsymptome in Erscheinung, die Prognose wird jedoch ganz wesentlich von der extracartilaginären Beteiligung bestimmt.

Aufgrund ihrer geringen Häufigkeit gibt es heute keine gezielten Therapiestudien. Die Frage ist deshalb offen, ob durch das frühzeitige Einsetzen einer gezielten immunsuppressiven Therapie auch die langfristige Prognose der Erkrankung entscheidend verbessert werden kann.

Wie der Weltliteratur zusammenfassend zu entnehmen ist, tritt in nahezu 90% aller chronisch rezidivierenden Polychondritiden oft gerade im Frühstadium die meist beidseitige, rezidivierende, oft nur transiente Ohrmuschelchondritis auf. Dieses „Leitsymptom" der Erkrankung sollte deshalb sehr ernst genommen werden, um eine möglichst früh einsetzende Therapie zu ermöglichen.

Die häufigste klinische initiale Manifestationsform der Erkrankung war auch bei unseren 7 Patienten die beidseitige Ohrmuschelchondritis. Was zur späten Zuweisung und zur verzögerten Diagnosefindung bei diesen Patienten geführt hat, ist sicherlich auf die grundsätzliche Schwierigkeit zurückzuführen, daß aufgrund der Ohrmuschelchondritis alleine die Diagnose chronisch rezidivierende Polychondritis gar nicht gestellt werden kann, darüber hinaus die Ohrmuschelchondritis nur episodisch auftritt und gewöhnlich innerhalb von 5–10 Tagen wieder verschwindet. Dies wird dann verständlicherweise als Erfolg einer eventuellen systemischen Therapie mit Antibiotika und lokalen Maßnahmen angesehen. Für den Arzt scheint bestätigt, daß es sich um eine einfache Ohrmuschelperichondritis handelte.

Da also die eigentliche Erstsymptomatik meist transient ist und dabei das akute Erkrankungsbild der Ohrmuschelchondritis weit im Vorgergrund steht, ist es nicht verwunderlich, daß möglicherweise bereits zu diesem Zeitpunkt weitere Symptome, wie z.B. eine nasale Chondritis, Augensymptome, Polyarthropathien oder cochleovestibuläre Beteiligungen nicht in unmittelbarem klinischen Zusammenhang mit der Ohrmuschelchondritis gesehen werden, die Diagnosefindung wird hierdurch verzögert. Die Verzögerung der Diagnosefindung veranschaulicht unsere Grafik (Abb. 1) in eindrücklicher Weise. Bei der Anzahl der durchgemachten Ohrmuschelchondritiden wurden die anamnestischen Angaben zugrundegelegt, wobei die Patienten befragt wurden, wann erstmalig und wie häufig eine beidseitige Ohrmuschelentzündung bei ihnen aufgetreten war. Ein Patient ist hier nicht berücksichtigt, da er zum Zeitpunkt der Befragung an pulmonalen Komplikationen der Erkrankung verstorben war.

Es zeigt sich eine deutliche Beziehung zwischen der Anzahl der durchgemachten Ohrmuschelchondritiden und der Dauer bis zur definitiven Diagnosefindung. Nimmt die Anzahl der Ohrmuschelchondritiden zu, so wird die endgültige Diagnose früher gestellt. Betrachtet man z.B. Patient 1, so waren immerhin ca. 32 Ohrmuschelchondritiden vorausge-

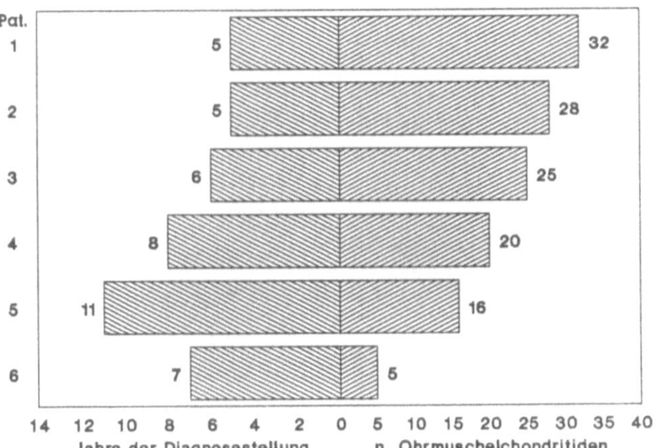

Abb. 1

gangen, bis man dann erst nach ca. 5 Jahren die Diagnose sichern konnte.

Betrachtet man die labormedizinischen Befunde, so fallen neben sonst großer individueller Variabilität der immunologischen Parameter im wesentlichen zwei Laborwerte auf. Zum einen die unspezifische, in 6 von 7 Fällen teils über Jahre bestehende, unklare Erhöhung der Blutsenkungsgeschwindigkeit (Mittelwert 58 mm/h n.W.), zum anderen die in 3 von 7 Fällen deutlich erhöhten Antikörper gegen Typ-II-Kollagen, die derzeit für einen zusätzlich zur Klinik wichtigen immunologischen Hinweis auf die Erkrankung gehalten werden. Typ-II-Kollagen wird nämlich in cartilaginären Strukturen gefunden.

Wichtiger noch für den HNO-Arzt dürfte jedoch sein, daß sich bereits im Frühstadium der Erkrankung außer der Ohrmuschelchondritis auch häufig weitere Ohrbeteiligungen fanden. Immerhin 3 unserer Patienten hatten rezidivierende Hörstürze durchgemacht.

Während des Verlaufes der IO-Erkrankung einer Patientin wurde am linken Ohr 5 Jahre vor der Beteiligung auch des rechten Ohres die Diagnose einer akuten Schallempfindungsschwerhörigkeit mit vollständiger Ertaubung gestellt. Diese Ertaubung besteht unverändert.

Das Audiogramm des rechten Ohres von 1977 zeigt ein noch ein altersentsprechend normales Hörvermögen mit einer Hörschwelle von ≤15 dB bei den Standardfrequenzen der Reintonaudiometrie. Im November 1985 kam es zu einem akuten IO-Hörverlust, der sich in den Tagen danach trotz rheologischer Therapie zunehmend verschlechterte, bis nach Stellung der Diagnose eine Behandlung mit Cortison und Azathioprin eingeleitet wurde. Hierunter stabilisierte sich das Hörvermögen wenigstens im Tief- und Mitteltonbereich innerhalb von 15 Tagen wieder.

Trotz der konsequenten Weiterführung der immunsuppressiven Therapie in geringer Dosierung mit Prednison und Azathioprin über Jahre verschlechterte sich das Hörvermögen bis 1991 langsam weiter, so daß nun ein Schrägabfall der Hörkurve ab 20 dB bei 65 Hz bis auf 100 dB bei 2 kHz besteht.

Zusammenfassend können wir festhalten, daß im Falle der chronisch rezidivierenden Polychondritis die zunächst klinisch im Vordergrund stehende Ohrmuschelchondritis häufig von zahlreichen anderen Symptomen begleitet wird, was prinzipiell eine frühzeitige Diagnosefindung ermöglichen sollte. Durch eine entsprechend früh einsetzende immunsuppressive Therapie könnte die Progredienz der Erkrankung, insbesondere die letztlich meist letale bronchopulmonale Beteiligung, mit großer Wahrscheinlichkeit hinausgezögert oder sogar vermieden werden.

143. M. Bolten, P. Berger, M. Wafaie, A. Laubert (Hannover): Die zelluläre Immunreaktion auf Collagen II vor und nach Innenohreröffnung

Erste theoretische Überlegungen zur immunologischen Innenohrschwerhörigkeit liegen schon mehr als 30 Jahre zurück. Bereits 1958 postulierte Lehnhardt eine immunologische Ursache für die Sukzessivertaubung. Erst 1979 griff McCabe die These einer autoimmunen Genese bei bestimmten Formen der Innenohrschwerhörigkeit wieder auf und führte den Lymphozytenmigrationsinhibitionstest gegen humanes Innenohrgewebe durch. 1983 wurde erstmals der Lymphozytentransformationstest gegen humanes Innenohrantigen von Hughes und Mitarbeitern beschrieben. Im gleichen Jahr gelang es Yoo et al. durch systemische Immunisierung von Ratten mit Collagen Typ II eine Innenohrschwerhörigkeit zu induzieren und physiologisch und histomorphologisch zu objektivieren. Berger et al. wiesen 1989 bei Patienten mit ungeklärter Innenohrschwerhörigkeit mit dem Lymphozytentransformationstest eine gleichstarke Reaktion auf humanes Innenohrantigen und Collagen II nach. Diese Ergebnisse unterstützen die These, daß Collagen II eine wichtige antigene Substanz der autoimmunen Innenohrschwerhörigkeit ist, 1985 beschrieb Harris eine kontralaterale Hörminderung bei 1,3% der Patienten, die translabyrinthär operiert worden waren. Pathogenetisch diskutierte er eine Sensibilisierung des Immunsystems auf körpereigene Innenohrstrukturen.

Wir stellten uns die Frage, ob es nach Eröffnung des Innenohres zu einer Sensibilisierung des Immunsystems auf Collagen II kommt.

Bei 10 Cochlear-Implant-Patienten wurde dazu die zelluläre Immunantwort auf Collagen II mit dem Lymphozytentransformationstest vor und nach der Operation untersucht. Die Cochlear-Implant-Operation als gewollter innenohreröffnender Eingriff stellt dabei ein Modell für die Läsion des Innenohres dar. Als Kontrollgruppe dienten 10 nichtoperierte Patienten mit beidseits progredienter Innenohrschwerhörigkeit unklarer Ätiologie.

Nach Eröffnung des Innenohres, im Mittel 50 Tage, zeigte sich bei 2 Patienten ein positiver Stimulationsindex, das heißt eine positive Reaktion des Immunsystems auf Collagen II. Bei insgesamt 9 von 10 Patienten war nach Innenohreröffnung eine Zunahme des Stimulationsindex zu verzeichnen. Bei den nichtoperierten Patienten ergaben sich am Ende des Untersuchungszeitraumes, im Mittel 51 Tage, keine nennenswerten Unterschiede zum Ausgangswert.

Die Ergebnisse unterstützen die These einer Demaskierung von Collagen II im Innenohr nach Innenohrläsion. Die Exposition von Collagen II mit nachfolgender Sensibilisierung des Immunsystems wäre dann die Pathogenese für die Sukzessivertaubung und möglicherweise als Erklärungsmodell für die autoimmune Innenohrschwerhörigkeit heranzuziehen.

Vischer (1991) spricht von „Cortison sensiblen" Innenohrschwerhörigkeiten mangels geeigneter immunologischer Tests. Der Lymphozytentransformationstest kann hier vielleicht eine „diagnostische Lücke" schließen.

144. E. Bachor, C. S. Karmody (Regensburg/Boston): Poliomyelitis am Innenohr? Eine histopathologische Untersuchung

Poliomyelitis kann durch Polio- und Non-Polio-Viren hervorgerufen werden und die gesamte Neuroachse befallen, bevorzugt jedoch die Vorderhornzellen des Rückenmarks.

Wir untersuchten die Felsenbeine eines 26 Monate alten Mädchens mit einem paralytischen Syndrom unbekannter Ätiologie. Nach dem klinischen und pathologischen Bild lag vermutlich eine Enterovirusinfektion vor.

Die Felsenbeine wurden in der Celloidin-Technik verarbeitet, horizontal geschnitten und lichtmikroskopisch untersucht. Es zeigte sich ein fast komplette Atrophie der cochleären Ganglienzellen, mit ca. 50% erhaltener inneren Haarzellen und 75% äußeren Haarzellen. Die Ganglienzellen des vestibulären Systems und des G. geniculi waren ebenfalls reduziert. Im Sacculus, Utriculus und im apikalen Bereich des Ductus cochlearis fand sich ein leichter endolymphatischen Hydrops.

In früheren audiometrischen Untersuchungen (McConnell F, Batson R (1962) Arch Otolaryngol (Chicago) 76:32−37) wurde bereits ein Höverlust bei Poliomyelitis beobachtet und eine „retrocochleäre" Ursache postuliert. Dies wird durch unsere histopathologischen Ergebnisse unterstützt. Die einzige frühere Felsenbeinuntersuchung bei Poliomyelitis ergab eine subdurale Blutung als Hauptbefund (Kelemen G (1955) Arch Otolaryngol (Chicago) 62:602−10). Unsere Untersuchung scheint ein seltenes Beispiel für eine isolierte neurale Degeneration der Hörbahn zu sein, deren Ätiologie vermutlich viral ist.

145. M. Rogowski, B. Gloddek, U. H. Roos, G. Reiss (Hannover/München): Funktionelle Aspekte der autoimmunologisch induzierten Labyrinthitis am Tiermodell

Für eine spezielle Form der Innenohrschwerhörigkeit, die Sukzessivertaubung des zweiten Ohres, hat Lehnhardt bereits 1958 eine immunologische Genese diskutiert.

Den Nachweis einer zellvermittelten Autoimmunkrankheit des Innenohres konnten wir in einem Tiermodell mit Inzuchtmeerschweinchen nach Transfer von radioaktiv markierten Lymphozyten erbringen, da sich diese in der Cochlea unbehandelter Tiere wiederfanden. Die transferierten Lymphozyten stammten von Meerschweinchen, bei denen eine durch das Fremdprotein KLH ausgelöste Labyrinthitis bestand. In der vorliegenden Arbeit wurde der o.g. Versuchsansatz benutzt, um mit Hilfe transitorisch evozierter otoakustischer Emissionen (TEOAE) und der Rasterelektronenmikroskopie (REM), den schädigenden Effekt der immigrierten Lymphozyten zu dokumentieren.

Für dieses Experiment wurden Inzuchtmeerschweinchen benutzt. Die Spendertiere wurden in 2 Gruppen mit unterschiedlichem Immunisierungsprotokoll eingeteilt. Gruppe A bestand aus 11 Tieren, die zunächst intradermal gegen das Fremdprotein KLH sensibilisiert und später zusätzlich intracochleär mit KLH belastet wurden. Gruppe B erhielt KLH nur intradermal und bestand aus 7 Tieren. 6 unbehandelte Tiere dienten als Kontrolle. 7 Tage nach Auslösen der Labyrinthitis bei Gruppe A und Boosterung bei Gruppe B wurde von allen Tieren Blut entnommen. Die Lymphozyten wurden separiert und langsam intrakardial in die unbehandelten Empfängertiere injiziert.

Die Messung der TEOAE erfolgte sowohl vor dem Zelltransfer als auch in Zeitintervallen von 1 bis 3 Monaten danach. Eingesetzt wurde das von Kemp entwickelte Meßsystem ILO 88. Bei narkotisierten Tieren wurde die TEOAE mittels einer in den äußeren Gehörgang plazierten Neugeborenensonde gemessen. Die Reizung erfolgte mit einer definierten Clickstimulusgruppe. Zur Auswertung kamen lediglich Messungen mit einer Sondenstabilität von mehr als 80%. Für eine positive cochleäre Antwort wurde eine Reproduzierbarkeit von mindestens 60% gefordert. Die REM-Untersuchungen des Innenohres erfolgten ebenfalls in Zeitintervallen von 1 bis 3 Monaten nach dem Zelltransfer. Die TEOAE waren vor dem Zelltransfer bei 21 untersuchten Ohren der Gruppe A ableitbar. Nach dem Zelltransfer konnten TEOAE nur noch bei 10 Ohren registriert werden, d.h. lediglich bei etwa 50%. Nach dem Zelltransfer auf die Gruppe B fanden sich ebenso wie in der Kontrollgruppe ohne Behandlung keine signifikanten Veränderungen der Emissionsbefunde. Die REM-Befunde korrelierten sehr gut mit den Otoemissionen. Während sich in der Basalwindung ein normales Bild mit 3−4 Reihen äußeren Haarzellen zeigte, konnten in den oberen Windungen der Cochlea bei der Gruppe A immer wieder deutliche Haarzellverluste gesehen werden. Diese Verluste wurden vor allem in der 3. Reihe der äußeren Haarzellen beobachtet.

Die Ergebnisse zeigen, daß gegen Cochleagewebe sensibilisierte Lymphozyten tatsächlich einen schädigenden Effekt ausüben. Dabei scheinen besonders die äußeren Haarzellen der primäre Ort der Läsionen zu sein, zumal der Ausfall von TEOAE morphologisch mit dem Untergang äußerer Haarzellen korreliert. (Die Arbeit wurde mit freundlicher Unterstützung der Alexander von Humboldt-Stiftung durchgeführt).

L. Schreiner (Gräfelfing/München): Wir haben an der Münchener Klinik vor über 30 Jahren folgende Tracer-Untersuchungen an mehreren Kaninchen durchgeführt:
Nach Entfernung der Fußplatte träufelten wir dosiert radioaktiven Phosphor in die Perilymphe der einen Seite; anschließend erfolgte die Messung der Radioaktität in der Perilymphe des anderen Ohres sowie in Liquor und Blut.
Hierbei ergab sich überraschenderweise, daß die Konzentration in der Perilymphe des anderen Ohres wesentlich höher lag als zur gleichzeitig erfolgten Messung im Blut und Liquor.
Weitere Untersuchungen mit Jod 131-markierten Albuminen oder mit markierten Mitochondrien zeigten dieselben Ergebnisse. Stupp (Düsseldorf) und andere Autoren haben damals unsere Versuche bestätigt. Trotzdem sind diese Ergebnisse in Vergessenheit geraten, offenbar weil sie zu aufregend waren und dieses Phänomen nicht erklärt werden konnte. Ich freue mich, daß unsere damaligen Resultate im weitesten Sinne jetzt mit anderen Methoden ihre Bestätigung erhalten haben. Auf nur immunologischem Wege können diese Effekte sicherlich auch nicht erklärt werden.

B. Gloddek (Schlußwort):
Zu Herrn Schreiner: Der „Schreiner"-Effekt ist uns aus der Literatur bekannt. Diese Arbeit hat absichtlich versucht, diesen Effekt zu umgehen durch das Benutzen von 2 verschiedenen Versuchstieren für jedes untersuchte Ohr.
Folgende Studien werden dem „Schreiner"-Effekt auch von immunologischer Seite nachgehen.

146. B. Gloddek, T. Koch (München/Hannover): Zellvermittelter Transfer einer autoimmunologischen Labyrinthitis

Immunantworten des Innenohres spielen eine entscheidende Rolle für den Schutz der Cochlea vor eindringenden Erregern einerseits sowie für das Auslösen von pathologischen Zuständen und Hörverlust des Innenohres andererseits. Tritt eine Spätertaubung des letzten hörenden Ohres wie zum Beispiel nach Felsenbeinfraktur des anderen Ohres auf, so ist möglicherweise eine Autoimmunerkrankung mit rezirkulierenden Gedächtniszellen gegen Cochlea-Gewebe eine der Ursachen. Dieser Pathomechanismus wurde bei der entzündlichen Mitreaktion des gesunden Auges vor allem nach traumatischer Zerstörung des Gegenauges gezeigt und ist als sympathische Ophthalmie bereits bekannt.

Wie wir bereits im letzten Jahr berichteten, wandern vorwiegend sensibilisierte Lymphozyten des Blutstromes zum Labyrinth während einer Immunantwort des Innenohres. Diese Untersuchung sollte die Fähigkeit von sensibilisierten Lymphozyten aufzeigen, auch in Abwesenheit von Antigen eine Autoimmunerkrankung zu vermitteln. Die Resultate und das damit mögliche Tiermodell einer zellvermittelten Autoimmunerkrankung des Innenohres wird im Licht einer sympathischen Cochleolabyrinthitis diskutiert werden.

Für dieses Experiment wurden Inzuchtmeerschweinchen vom Stamm 13 benutzt. Spendertiere wurden in 2 Gruppen mit unterschiedlicher Immunisierung unterteilt. Die experimentelle Gruppe A wurde zuerst gegen das Fremdprotein KLH intradermal sensibilisiert, und dann wurden beide Innenohren mit KLH belastet. Die Tiere der Kontrollgruppe B erhielten KLH nur intradermal ohne eine Innenohrinfektion. 7 Tage nach Auslösen der Labyrinthitis wurden von allen Tieren ca. 10 ml Blut entnommen.

Die Lymphozyten wurden über Ficoli-Hypaque isoliert, auf 5×10^7 Zellen in 2 ml eingestellt und mit radioaktivem Chrom 1 h markiert. Diese markierten Lymphozyten wurden dann langsam intracardial in unbehandelte Empfängertiere injiziert. 3 Tage nach dem Zelltransfer wurden die Meerschweinchen geopfert und ihre Halslymphknoten, Milz, Haut, Dünndarm, Blut und Felsenbeine entnommen und gewogen. Die Radiaktivität dieser Organe wurde umgehend in einen Gamma-Zähler bestimmt. Die resultierende Aktivität wurde als Prozentsatz der Ausbeute der Gesamtradioaktivität ausgedrückt. Die Felsenbeine und anderen Organe beider Versuchsgruppen wurden histologisch aufgearbeitet mit besonderem Augenmerk auf das Ausmaß der zellulären Infiltration und die Lokalisation radioaktiv markierter Zellen in der Cochlea.

Die Felsenbeine wurden in 4% Formalin/Essigsäure fixiert, dekalzifiziert in EDTA, Paraffin-eingebettet und für Lichtmikroskopie geschnitten. In der Dunkelkammer wurden die Objektträger in eine Photoemulsion getaucht und 2 Wochen lang exponiert. Anschließend wurden die Schnitte entwickelt und mit H&E gegengefärbt.

Ergebnisse

Die meisten transferierten Zellen wurden in der Milz gefunden, unabhängig von der Versuchsgruppe. Ein unspezifisches Migrationsverhalten der Zellen konnte dadurch ausgeschlossen werden, da in den Kontrollorganen wie Dünndarm und Haut nur etwa 1/10 der Aktivität von der in den Felsenbeinen vorhanden war. Die Radioaktivität der Halslymphknoten überschritt die erwartete unspezifische Aktivität, was ihre Filterfunktion für diese Zellen anzeigen könnte. Alle Felsenbeine der experimentellen Gruppe A wiesen signifikant mehr Aktivität auf als die der Kontrollgruppe B mit einem Verhältnis von 5 zu 1.

12 von 14 histologisch untersuchten Cochleae zeigten eine milde zelluläre Infiltration mit Neutrophilen und Lymphozyten, wogegen nur 1 von 10 Kontrollohren eine Invasion von Immunozyten aufwiesen. Die meisten markierten Zellen wurden in der basalen Windung der Scala tympani der experimentellen Gruppe gefunden. Keine markierten Lymphozyten waren in den Kontrollohren und in sämtlichen anderen Organen auszumachen. Auch in und um die modiolaren Spiralgefäße waren markierte Zellen gegenwärtig.

Zusammenfassung und Diskussion

Diese Studie wurde durchgeführt, um die Fähigkeit sensibilisierter Lymphozyten aufzuzeigen, eine experimentelle Labyrinthitis zu vermitteln bei nativen Versuchstieren ohne antigene Stimulation. Die Ergebnisse zeigen deutlich, daß Lymphozyten von Spendertieren mit einer Labyrinthis in der Lage sind, diese Erkrankung auf unbehandelte Empfängertiere zu übertragen, während Meerschweinchen mit Spenderzellen von Tieren, die intradermal gegen KLH immunisiert wurden, keine Labyrinthitis aufwiesen. Diese Beobachtung konnte die Hypothese eines spezifischen Wanderungsverhaltens von gegen Innenohrgewebe sensibilisierten Lymphozyten zeigen. Das experimentelle Design und die histologischen Resultate geben Evidenz für ein Tiermodell mit einer sympathischen Cochleolabyrinthitis. Der Versuchsansatz imitiert eine Infektion, Trauma oder Operation der Cochlea einer Seite und die folgende Erkrankung der Gegenseite, wie sie beim Menschen beobachtet werden kann. Eine autoimmunologische Genese, wie bei der sympathischen Ophthalmie, ist vermutlich die Ursache dieser kontralateralen Labyrinthitis mit folgendem Pathomechanismus: Lymphozyten werden durch die Exposition mit Proteinen in der Cochlea bei Infektion, Trauma oder Operation gegen diese sensibilisiert, die dann als Antigen wirken und als fremd erkannt werden. Diese Zellen rezirkulieren dann als Gedächtniszellen in den Blutstrom — in unserem Experiment die Spenderzellen — und erreichen das andere Innenohr mit der Folge einer Entzündungsreaktion und Zerstörung des Organs dort — wie im Tierexperiment bei den unbehandelten Empfängertieren gezeigt.

Weitere Studien mit diesem Tiermodell werden die zellulären Subtypen, die diese Krankheit vermitteln, aufzuzeigen haben und die ablaufenden funktionellen Veränderungen durch elektrophysiologische Untersuchungen bestätigen.

Innenohr II: Hörsturz/Tinnitus

147. B. Korves, S. Wolf, L. Klimek, J. Lamprecht (Aachen): Generalisierte Mikroangiopathie beim Hörsturz? Videofluoreszenz-Angiographie des Augenhintergrundes

Dem Hörsturz kann eine vaskuläre Ursache zugrunde liegen. Da jedoch die Gefäßversorgung des Ohres nur erschwert einsehbar ist, untersuchten wir im akuten Geschehen die Durchblutungssituation eines benachbarten Sinnesorganes: des Auges. Dieses wurde mit Hilfe der Videofluoreszenz-Angiographie durchgeführt.

Das Prinzip der Methode beruht auf der kontinuierlichen Registrierung von intravenös appliziertem Kontrastmittel. Das Erscheinen des Fluoreszeins in der retinalen Arteriole und Venole wird aufgezeichnet und ausgewertet.

Hierbei sind zwei Meßwerte von Bedeutung: Die Arm-Retina-Zeit (ART) ist die Zeit zwischen Injektion des Farbstoffes in die Armvene und erstem Auftauchen in der Arteriole der Netzhaut. Dieser Wert erlaubt eine grobe Einschätzung der Makrozirkulation des zuführenden Gefäßsystems. Die arterio-venöse Passagezeit (AVP) ist die Zeit, die zwischen dem ersten Einstrom des Fluoreszeins in einer Netzhautarteriole und dem Erscheinen in der korrespondierenden Vene vergeht. Der Wert ist ein Maß für die Qualität der retinalen Mikrozirkulation. Die Durchschnittswerte, ermittelt bei einer Kontrollgruppe von 75 gesunden Probanden, liegen für ART bei $11,2 \pm 3,3$ s und für die AVP bei $1,45 \pm 0,4$ s. Als eindeutig pathologisch gelten Werte über 22 s für die ART und über 2,3 s für die AVP. Die Untersuchung wurde bei 17 Patienten mit akutem Hörverlust durchgeführt. Es wurde immer das Auge der betroffenen Seite untersucht. Dem Patienten durfte vorher kein rheologisch wirksames Präparat verabreicht worden sein.

Durchschnittlich lag die Arm-Retina-Zeit ART für diese Patienten bei $11,8 \pm 5,4$ s. Somit ergab sich kein signifikanter Unterschied zu den Mittelwerten der Kontrollgruppe. Mit einer AVP von $1,83 \pm 0,25$ s wurde eine geringfügig verlängerte retinale Passagezeit vermittelt, die jedoch nicht als hämodynamisch pathologisch eingestuft werden kann.

Wir möchten deshalb die Antwort auf die Frage nach einer generalisierten Mikroangiopathie beim Hörsturz verneinen.

148. R. Hagen, P. Kraus, A. Utz, J. Frömel (Würzburg): Neue Aspekte zur Wertigkeit und Indikationsstellung rheologischer Maßnahmen beim Hörsturz

Therapeutisches Ziel verschiedener Behandlungsansätze beim Hörsturz ist eine Verbesserung der Innenohrdurchblutung. Neben einer Sympathikolyse und der Gabe vasoaktiver Substanzen liegt der Schwerpunkt der meisten Therapieansätze in einer Verbesserung der Fließeigenschaften des Blutes, um so indirekt die Mikrozirkulation auch im Innenohrbereich zu optimieren.

Nur bei wenigen Krankheitsbildern läßt sich eine Besserung klinischer Symptome eindeutig definierten rheologischen Maßnahmen zuordnen: bei der Polyglobulie bzw. Polyzythämie eine Reduktion der stark erhöhten Blutviskosität durch eine isovolämische Hämodilution, bei Paraproteinämien eine Reduktion der extrem hohen Plasmaviskosität durch eine Plasmapherese oder bei einer Sichelzellkrise ein Erythrozytenaustausch zur Eliminierung pathologisch rigider Erythrozyten. Zur Klärung der Frage, ob beim Hörsturz erhöhte rheologische Parameter vorliegen und somit möglicherweise mit ursächlich sind, wurde bei 156 Hörsturzpatienten eine Analyse der rheologischen Parameter durchgeführt. Untersucht wurden Plasma- und Vollblutviskosität, Erythrozytenaggregation und Erythrozytenrigidität. Dabei ergaben sich im Durchschnitt Normalwerte, so daß eine systemische rheologische Erkrankung bei den meisten Hörsturzpatienten auszuschließen ist. Die Frage, ob bei normalen rheologischen Parametern eine weitere Verbesserung der Fließeigenschaften möglich oder sinnvoll ist, ist unter den Hämorheologen noch nicht eindeutig geklärt. Vielfach wird der circadiane Verlauf der Viskosität (2 tageszeitliche Gipfel, ausgeprägte nächtliche Viskositätsabnahme) nicht berücksichtigt, was zu einer Fehlinterpretation der Ergebnisse, aber auch zu einer falschen Behandlungsstrategie führen kann. Günstig wäre auch bei Hörsturzpatienten eine prätherapeutische Abklärung der rheologischen Ausgangsparameter. Ein Hämatokrit von ca. 40% wird von den meisten Hämorheologen als optimal angesehen, so daß bei vielen Hörsturzpatienten eine isovolämische Hämodilution (gezielter Aderlaß mit Volumensubstitution) wesentlich erffektiver wäre als eine rein hypervolämische Gabe. Die für Bereiche der Mikrozirkulation besonders entscheidende Plasmaviskosität läßt sich durch eine hypervolämische Hämodilution nur unwesentlich beeinflussen, insbesondere zeigt sich der nächtliche Tiefstwert als stabile endogene Größe. Wird eine Reduktion der Plasmaviskosität angestrebt, kann dies besonders effektiv durch die Gabe von Fibrinolyse-Präparaten erreicht werden, bei Patienten mit Verdacht auf eine autoimmunologische Genese kommt eine Plasmapherese in Betracht, die ebenfalls eine zufriedenstellende Absenkung der Plasmaviskosität bewirkt. Bei rein hypervolämischer Gabe sollten die Infusionen vor dem Anstieg der Viskosität am Vormittag (Infusionsbeginn 9.00) und vor dem Anstieg am Spätnachmittag (Infusionsbeginn 15.00) erfolgen, eine Anlegen der Infusion in den Abend- oder Nachtstunden ist aus rheologischen Gesichtspunkten wenig sinnvoll. Dextranpräparate sollten neben der Gefahr einer allergischen Reaktion auch aufgrund ihres negativen Einflusses auf die Plasmaviskosität und die Erythrozytenaggregation nicht mehr zum Einsatz kommen. Die Rolle der Thrombozyten und Leukozyten sowie die klinische Bedeutung der Endothelfaktoren sind wissenschaftlich v.a. im Hinblick auf einen therapeutischen Einsatz noch nicht endgültig geklärt.

W. Ristow (Frankfurt/M.): Sind bei Ihren Patienten auch Stellatum-Anästhesien verabfolgt worden? Bei manchen Fällen ist dies sicher erfolgreich.

H. G. Boenninghaus (Heidelberg): Aus Ihrem Vortrag muß ich entnehmen, daß Infusionen mit Dextran wohl nicht sinnvoll sind. Infusionen mit HAES scheinen am Vormittag weiter vertretbar zu sein. Meine Frage: Wie behandeln Sie in Würzburg Hörstürze — auch unter Berücksichtigung juristischer Aspekte?

C. Desloovere (Frankfurt/M.): Sie halten wie wir eine Hämodilutationstherapie bei Patienten mit normalen rheologischen Werten (Hämatokrit, Viskosität) für nicht erfolgversprechend. Würden Sie dann auch diese Patienten nicht mehr einer Infusionstherapie unterziehen und wie wir an unserer Klinik ambulant behandeln?

U. Claas (Kassel): Der Hörsturz darf nicht nur rheologisch betrachtet werden. Einzelbeobachtungen zeigen auf mögliche andere Ursachen hin: Intimaschwellungen als Folge allergischer Prozesse — 1 Patientin bekommt nach dem Essen von Käse reproduzierbar bds. einen Hörsturz, ein anderer nach dem Essen von Pannaden um Fleisch und in Soßen (Asperg. oryzae und niger? Allergie) Antihistaminika helfen sofort, den Hörsturz zu beseitigen.

R. Hagen (Schlußwort):
Rheomacrodex führt zu einer Erhöhung der Plasmaviskosität und wirkt somit „rheologisch" ungünstig und wird daher von uns nicht mehr eingesetzt.
Kernpunkt unserer Studie war das Kapitel „Rheologie", ein Ergebnis ist, daß in der Regel keine systemische Störung vorliegt. Unsere Behandlung richtet sich nach den Meßergebnissen der rheologischen Messungen.
Zweites Ergebnis ist die Frage, ob bei normalen rheologischen Werten eine „übernormale" Verbesserung der Fließeigenschaften möglich ist, ist derzeit in Diskussion der Hämorheologen. Unseren Meßergebnissen zufolge führt eine klassische Infusionsbehandlung bei normalen Werten nur zu geringen rheologischen Effekten, die hinter der spontanen Variation zurückbleiben.
Auch der Verlauf der Plasmaviskosität spricht gegen rheologische Genese.
Die Vielfalt der möglichen Ursachen eines Hörsturzes ist bekannt, bei etlichen unserer „Versager" fanden wir Hinweise auf ein infektiöses Geschehen.

149. C. Desloovere, R. Knecht, B. Rosemann, R. Schmidt, D. Bömer, G. Hoffmann, B. Böckler (Frankfurt/M.): Hyperbare Sauerstofftherapie bei therapieresistenten Hörstürzen

Die üblichen medikamentösen Behandlungsmethoden des Hörsturzes zielen auf eine Verbesserung der Mikrozirkulation der Cochlea mit Erfolgsraten zwischen 60 und 80% (Weinaug, 1985). Darin enthalten sind auch die Spontanremissionsrate, die von Weinaug (1985) mit 68% angegeben wurde. Die verbleibenden Hörstürze galten bisher als therapieresistent. Ziel dieser Studie war es zu überprüfen, ob bei diesen

Patienten mit persistierendem Hörverlust und/oder Tinnitus durch eine hyperbare Sauerstofftherapie weitere Verbesserungen erzielt werden können.

Alle Patienten, bei denen trotz einer 14tägigen Infusionstherapie mit Hydroxyethylstärke und Pentoxifyllin sowie Kortisongabe keine oder keine ausreichende Besserung des Hörvermögens und des Tinnitus eintrat, wurden in die Studie aufgenommen. Eine Beeinflussung der Ergebnisse durch die Spontanremission ist nicht anzunehmen, da frühestens 14 Tage nach dem Hörsturz die Sauerstofftherapie eingeleitet wurde. Ursprünglich wurden die Patienten nach einem Randomisierungsschema entweder einer hyperbaren Sauerstofftherapie zugeführt (Akutgruppe) oder nicht weiter behandelt (Kontrollgruppe). Die Patienten der Kontrollgruppe, die nach 3 Monaten keine spontane Besserung des Hörvermögens oder des Tinnitus angaben (80%), wurden danach ebenfalls mit hyperbarem Sauerstoff behandelt (Spätgruppe). Da bei einer ersten Überprüfung die Ergebnisse der Spätgruppe sehr schlecht waren im Gegensatz zur Akutgruppe, wurde die Randomisierung aufgegeben und alle weiteren Patienten in die Akutgruppe aufgenommen. Die hyperbare Sauerstofftherapie erfolgt im Sportmedizinischen Institut der Uniklinik in einer Therapiekammer der Fa. Dräger mit Sitzplätzen für 6 Personen. In der Kammer wird ein Druck von 1,5 bar erzeugt, einer Tauchtiefe von 5 m entsprechend. Die Patienten werden dann angewiesen, über eine Maske reinen Sauerstoff zu atmen. Auf ambulanter Basis erfolgen je nach Therapieerfolg 10 bis 20 Sitzungen von 45 min, 5 Sitzungen pro Woche. Bei diesem Druck ist das Risiko eines Barotraumas gering. Bei 4 Patienten (7%) mußte die Therapie deswegen ausgesetzt werden.

Zur Auswertung der Ergebnisse werden folgende Parameter herangezogen: Audiogramm vor und nach der HBO-Therapie, tägliche subjektive Angaben über die Lautheit des Tinnitus auf einer Skala von 10 (Tinnitustagebuch), audiometrische Bestimmung der Frequenz und der Intensität des Tinnitus und Maskierbarkeit mit weißem Rauschen. Letztere Parameter haben sich jedoch als wenig nützlich erwiesen.

Abbildung 1 zeigt die Ergebnisse qua Hörvermögen und Tinnitus in der Akut- und Spätgruppe. Der Unterschied im MHG (mittlerer Hörgewinn für die Frequenzen 500, 1000, 2000 und 4000 Hz in dB) zwischen beiden Gruppen ist statistisch asignifikant auf einem Niveau von 0,005. Bei Betrachtung der Hörverbesserung in Abhängigkeit des Intervalls bis zur Sauerstofftherapie (Abb. 2) nimmt der MHG kontinuierlich mit Tiefpunkt nach dem 4. Monat ab. Die Besserungsrate beim Tinnitus liegt bis zum 4. Monat unverändert um 60%, nach dem 4. Monat jedoch bei

	Akutgruppe (<3 Monate)	Spätgruppe (>3 Monate)
	$\bar{x} \pm s/\sqrt{n}$	$\bar{x} \pm s/\sqrt{n}$
MHG	5,9 ± 2,1 dB*	−1,1 ± 1,2 dB*
Anteil Pat. mit einem		
MHG von mehr als 10 dB	25%	0%
mehr als 2ß dB	11%	0%
Anteil Pat. mit		
Besserung des Tinnitus	64%	27%
n	36	11

Abb. 1. Verbesserung des Hörvermögens und des Tinnitus unter hyperbarer Sauerstofftherapie.
MHG: mittlerer Hörgewinn für die Frequenzen 500, 1000, 2000 und 4000 Hz. * $p < 0{,}005$

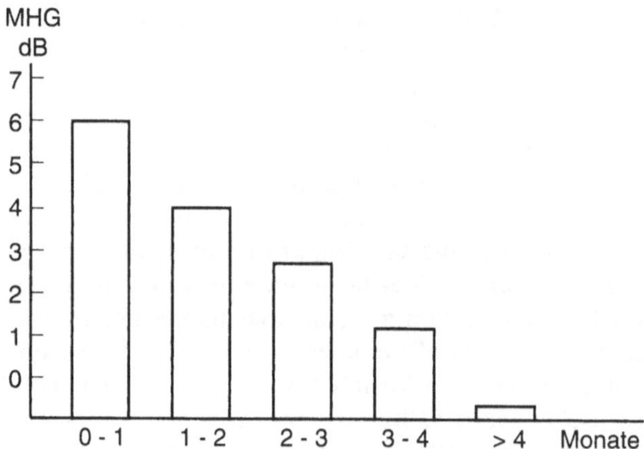

Abb. 2. Hörverbesserung unter hyperbarer Sauerstofftherapie in Abhängigkeit vom Intervall bis zur Therapie.
MHG: mittlerer Hörgewinn für die Frequenzen 500, 1000, 2000 und 4000 Hz in dB

16%. Das bedeutet, daß die von uns ursprünglich bei 3 Monaten gesetzte Grenze auf 4 Monate verlegt werden muß.

Zusammenfassend zeigen unsere Ergebnisse, daß innerhalb der ersten 4 Monate nach dem Hörsturz, trotz erfolgloser durchblutungsfördernder Infusionstherapie und Cortisongabe, unter hyperbarer Sauerstofftherapie noch eine deutliche Hörverbesserung und Verbesserung des Tinnitus erzielt werden konnte. Die mittlere Beobachtungszeit nach der hyperbaren Sauerstofftherapie beträgt 5 Monate. Eine erneute Verschlechterung des Tinnitus oder Hörvermögens trat nicht auf.

G. Esser (Düsseldorf): Haben Sie Erfahrungen bei chronischem Tinnitus?

Ch. Lamm (München): Warum nur 0,5 bar Überdruck, obwohl Erfahrungen der Tauchmedizin bei 1,8 bar Überdruck keine großen Unterschiede in der Nebenwirkungsrate zeigen?

Die Wirkungen bei Erhöhungen des Überdruckes liegen in tierexperimentellen Ergebnissen vor.

R. Hagen (Würzburg): In Ihrem Vortrag haben Sie keine Vergleichsgruppe ohne Sauerstofftherapie aufgeführt. Wie aus zahlreichen Arbeiten bekannt, kommt es jedoch noch Monate bis Jahre nach dem Hörsturz zu Spontanremissionen; eine endgültige Wertung Ihrer Ergebnisse ohne Kontrollgruppe ist somit nicht zulässig.

K. Schorn (München): Viele Patienten zeigen auch nach Beendigung der Infusionsbehandlung mit Cortison innerhalb 3 Monaten noch eine ordentliche Hörverbesserung. Haben Sie eine Doppelblindstudie durchgeführt, war die Verbesserung *ohne* hyperbare O_2-Therapie zu erkennen?

Chr. Desloovere (Schlußwort):
Zu Frage 1: Wir führen zur Zeit bei Patienten mit chronischem Tinnitus eine randomisierte Doppelblindstudie durch (hyperbare Sauerstofftherapie im Vergleich zur Preßluftbehandlung). Die Ergebnisse liegen noch nicht vor.
Zu Frage 2: Wir haben nur mit 1,5 bar behandelt, da wir damit auf eine niedrigere Komplikationsrate hoffen. Es ist aber denkbar, daß bei höheren Drücken bessere Ergebnisse erreicht werden können.
Zu Frage 3: Eine Kontrollgruppe haben wir nur retrospektiv ausgewertet.

150. F. Scheibe, H. Haupt, C. Ludwig (Berlin): Intensitätsabhängige Unterschiede in der Wirkung von Lärm auf den Sauerstoffpartialdruck des Innenohres

Störungen der cochleären Mikrozirkulation, verbunden mit lokaler Hypoxie, werden bekanntlich als ein wesentlicher pathogenetischer Faktor für bestimmte Formen der Innenohrschwerhörigkeit angenommen, ohne daß für eine vaskuläre Ätiopathogenese gesicherte wissenschaftliche Erkenntnisse vorliegen. Es gibt bisher nur wenige direkte cochleäre Durchblutungs- und Sauerstoffmessungen unter Lärmbelastung und die erzielten Befunde sind kontrovers. Wir haben uns deshalb systematisch mit der akuten Wirkung von Lärm auf die Mikrozirkulation, die Oxygenierung und die Funktion der Cochlea beschäftigt. In diesem Beitrag wird darüber berichtet, wie sich unterschiedliche akustische Intensitäten während und nach der Belastung auf den Sauerstoffpartialdruck (pO_2) in der Perilymphe und die Funktion der Cochlea auswirken.

Als Versuchstiere dienten ohrgesunde Meerschweinchen ($230-480\,g$) in Chloralose-Urethan-Narkose, die kontrolliert (endexpiratorisches CO_2, Blutgase) beatmet und kreislaufüberwacht (Körpertemperatur, Blutdruck, Herzfrequenz) wurden. Die Tiere wurden in 4 getrennten Gruppen mit Breitbandrauschen von 85 dB SPL bzw. mit einem 10-kHz-Reinton von 90, 105 oder 125 dB SPL 1 h kontinuierlich im geschlossenen System belastet. Unbelastete Tiere dienten als Kontrollgruppe. Die intracochleäre pO_2-Messung erfolgte polarografisch mit Hilfe sauerstoffsensitiver Nadelelektroden in der Perilymphe der basalen Scala tympani. Vor und nach jeder pO_2-Messung wurden die Cochleatemperatur bestimmt sowie der Mikrofonpotential(MP)-Frequenzgang und das Summenaktionspotential (SAP) des Hörnerven vom runden Fenster abgeleitet.

Obwohl die Wirkung von Lärm auf den perilympathischen pO_2 interindividuell erheblich variierte, zeigten sich deutliche intensitätsabhängige Unterschiede. Bei den moderaten Intensitäten von 85 und 90 dB SPL kam es zu einer signifikanten Zunahme des mittleren Perilymph-pO_2 um annähernd 20% vom Ausgangswert. Bei 105 dB SPL resultierte im Mittel keine wesentliche Änderung. Dagegen verursachte die intensive akustische Belastung mit 125 dB SPL eine signifikante mittlere Abnahme um rund 20%. Die pO_2-Änderungen traten im Verlauf der akustischen Belastung graduell auf und normalisierten sich danach (30 min) nicht, was dafür spricht, daß sie nicht auf vorübergehende Mechanismen zurückzuführen sind. Die cochleäre Temperatur sowie der systemische Zustand der Tiere (Blutdruck, Herzfrequenz, Blutgase) änderten sich während der gesamten Versuchsdauer (rund 2 h) gegenüber den Kontrolltieren nicht signifikant. Die Amplituden des MP und SAP waren nach der Belastung mit 125 dB SPL erwartungsgemäß drastisch reduziert, während die geringeren Intensitäten keine bleibende Funktionseinbuße verursachten.

Die vorliegenden Untersuchungen bestätigen und erweitern unsere bisherigen Befunde, daß akustische Überlastung im Einklang mit anderen Untersuchern (Lamm et al. 1988; Thorne u. Nuttall 1989) die intracochleäre Oxygenierung signifikant erniedrigt. Darüber hinaus konnten wir erstmals nachweisen, daß moderate akustische Belastung ($85-90\,dB$ SPL) den perilymphatischen pO_2 signifikant erhöht. Diese Befunde sind im Einklang mit der funktionellen Antwort der Cochlea und sprechen dafür, daß die intracochleäre Oxygenierung für die Funktion des

Innenohres eine wichtige Rolle spielt. Die pO$_2$-Änderungen sind, wie unsere eingangs genannten Durchblutungsmessungen zeigen, wahrscheinlich maßgeblich vaskulärer Natur. Inwieweit sie auch metabolisch bedingt sind, bedarf weiterer Untersuchungen.

Ch. Lamm (München): 1. Techn. Grundlagen sind nicht genannt − Sonden mit 10−15 µm Dicke − nach MP/Baumgärtel verursachen mechanische Schädigungen, die keine genaue Messung mehr zulassen.
2. Durch cochleäre Blutflußmessung mit Laserdoppler konnte eine vasculäre Ursache bei Breitbandrauschen bei 125 dB SPL für den pO$_2$-Abfall ausgeschlossen werden, da der LOBF eher anstieg als abfiel.
3. Der pO$_2$ unter Lärmbelastung bei 85 dB Anstieg unerheblich, da nach den Erfahrungen anderer Experimentatoren 90 dB SPL Kurzzeitbreitbandrauschen keinen Einfluß auf die Hörpotentiale hat.

G. Esser (Düsseldorf): *Frage 1.* Sie berichteten von Schwankungen der pO$_2$ zwischen den einzelnen Versuchstieren bei einem Beschallungspegel von 105 dB. Haben Sie dafür Ursachen finden können, wie z.B: Unterschiede im Gefäßnetz der Stria vascularis?

Frage 2. Bei Pegeln von 85 und 95 dB konnten Sie einen höheren pO$_2$ nachweisen als unter Ruhebedingungen. − Kann man diesen Befund so deuten, daß sehr hohe kurze Schallimpluse vom moderat vorbelasteten Ohr besser „verkraftet" werden als nach relativer Ruhe?

F. Scheibe (Schlußwort):
Zu Herrn Lamm: Für die polarographische pO$_2$-Messung wurden glasummantelte Nadelelektroden eigner Herstellung mit meßaktiver Gold- bzw. Platinspitze (Durchmesser 13−20 µm) verwendet. Eine detailierte methodische Beschreibung, die kürzlich publiziert wurde, war in diesem Vortrag aus zeitlichen Gründen nicht möglich. Das gilt auch für die Darstellung früherer intracochleärer pO$_2$-Messungen anderer Autoren. Wir führen die von uns gefundene lärmbedingte pO$_2$-Abnahme aufgrund unserer parallel durchgeführten cochleären Laser-Doppler-Blutflußmessungen auf cochleäre Durchblutungsänderungen zurück. Diese Ursache unterstellen wir nicht den Befunden von Lamm et al.
Zu Herrn Esser: Unsere Untersuchungen erlauben keine Aussage hinsichtlich einer besonderen interindividuellen Varibialität in der cochleären Gefäßversorgung, da wir die Gefäßhistologie nicht untersucht haben.
Wenn man daran denkt, bei der Hörprüfung von Säuglingen durch moderate akustische Stimulation zunächst eine erhöhte Oxygenierung des Innenohres zu erzielen, ist jedoch zu berücksichtigen, daß im vorliegenden Tiermodell ein wirksamer Oxygenierungseffekt eine längere Expositionszeit erfordert (1 h).

151. H. Lutz, K. Jahnke (Heidelberg/Essen):
Permeabilitätsänderungen der cochleären Blut-Perilymph-Schranke nach Gabe von hyperosmolarem Sorbitol

Obwohl in den letzten 3 Jahrzehnten immer mehr Krankheitsbilder mit cochleären Symptomen differenziert werden konnten, sind die medikamentösen Behandlungsmöglichkeiten noch nicht ausreichend weit entwickelt. Ein wesentlicher Grund für diese Diskrepanz dürfte die eingeschränkte Durchlässigkeit der Blut-Perilymph-Barriere darstellen. Diese Schranke ist inzwischen durch viele Studien gut charakterisiert und ähnlich morphologisch und funktionell der Blut-Hirn-Barriere. Sie limitiert die Höhe des Wirkspiegels eines Präparats in der Perilymphe und damit die Einflußnahme auf pathologische Vorgänge im Innenohr. Versuche, die Schrankendurchlässigkeit beispielsweise durch Schleifendiuretika oder medikamentös induzierte arterielle Hypertonie zu erhöhen, sind Ansatzpunkte neuerer Untersuchungen.

In dieser mophologisch-funktionellen Studie sollte geprüft werden, ob unter hyperosmolaren Bedingungen eine erhöhte Schrankendurchlässigkeit erreicht werden kann. Dies liegt aufgrund experimenteller Untersuchungen aus der Hirnforschung nahe. Dort führten Kombinationsbehandlungen mit verschiedenen osmotisch wirksamen Substanzen zu einer erhöhten Konzentration von Aminoglykosiden im Hirnparenchym. Folgende Mechanismen der gesteigerten Gefäßpermeabilität wurden hierfür bislang verantwortlich gemacht: erhöhte Durchlässigkeit im Bereich der Zonulae occludentes, vermehrte Mikropinozytose, Kanalbildung und Passage durch geschädigtes Endothel (Abb. 1).

Für diese Untersuchung wurde Sorbitol, ein wenig lipophiler sechswertiger Zuckeralkohol gewählt. Dieser ermöglicht in 40%iger Infusionslösung einen raschen, hohen Anstieg der Serumosmolarität. 1−30 Minuten nach verschiedenen Dosen (1−8 g/kg KG i.v. und i.a.) des Osmotherapeutikums wurden 39 Innenohren von Meerschweinchen zur Präparation für die Licht- und Elektronenmikroskopie entnommen. Die Beurteilung diskreter morphologischer Veränderungen der Zellmembranoberflächen und der Zellkontakte erfolgte nach Anwendung der Gefrierätztechnik. Applikation des Tracers Meerettich-Peroxidase (MPO) diente dem Nachweis der Richtung des Stofftransports.

Alle untersuchten Innenohren zeigten licht- und elektronenmikroskopisch ein ausgeprägtes dosisabhängiges Ödem der Stria vascularis. Darüber hinaus

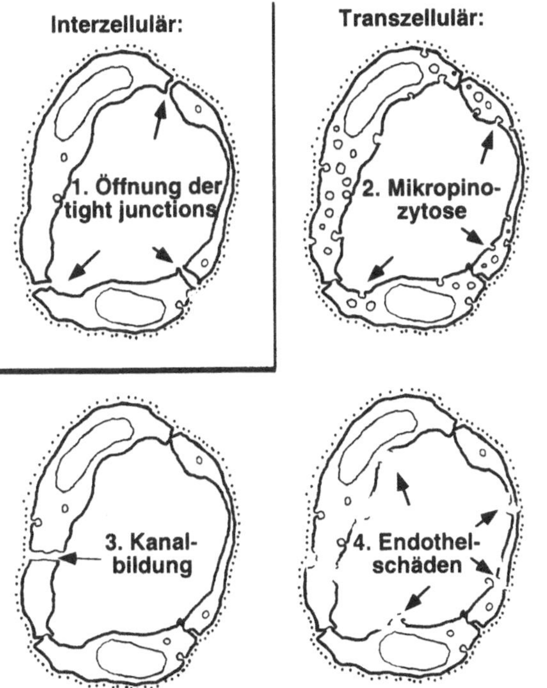

Abb. 1. In der Hirnforschung bisher beschriebene 4 Mechanismen der Permeabilitätsänderung von endothelialen Schranken. *1* erhöhte interzelluläre Durchlässigkeit, *2–4* gesteigerte transzelluläre Passage

traten perikapilläre Flüssigkeitsansammlungen in den dem Perilymphraum zugehörigen Geweben auf. Mit den Flüssigkeitsverschiebungen trat, wie nach Anwendung der Gefrierätztechnik gezeigt, eine Zunahme des Vesikeltransports im Endothel von Gefäßen der Stria vascularis und der Blut-Perilymph-Schranke auf. Ein erhöhter Transport des Tracers MPO durch die Kapillaren konnte hingegen nicht gesichert werden. Transendotheliale Kanalbildung wurde ebenfalls nicht beobachtet. Nach hohen Sorbitoldosen traten schwere Endothelschäden, jedoch überwiegend ohne transzellulären Shunt auf. Ein osmotisch bedingtes vollständiges Öffnen oder Zerreißen der Zonulae occludentes wurde aber selbst unter diesen Bedingungen nicht nachgewiesen. Dies galt auch für die Zellkontakte des Epithels der Stria vascularis. Dort stellte die Marginal- und die Basalzellschicht eine intakte Barriere zum Endo- bzw. Perilymphraum hin dar. Mit der Gefrierätztechnik konnte die Unversehrtheit der Zonulae occludentes gegenüber der bis zu 7fachen therapeutischen Dosis bestätigt werden.

Zusammenfassend zeigte sich, daß nach hyperosmolarem Sorbitol im Bereich der Stria vascularis und der Blut-Perilymph-Barriere ausgeprägte Permeabilitätsänderungen mit Flüssigkeitsverschiebungen auftraten. Dieser Vorgang ging überwiegend mit einer Steigerung der Mikropinozytose einher. Makromoleküle wie der Tracer MPO waren dabei nicht wesentlich betroffen. Deshalb scheinen zukünftige Studien mit niedermolekularen Pharmaka und gleichzeitig applizierten hyperosmolaren Substanzen am ehesten aussichtsreich. Die vorgelegten morphologisch-funktionellen Ergebnisse lassen eine Kombination von Osmotherapeutika mit ototoxischen Substanzen nicht ratsam erscheinen.

152. D. Höhmann (Würzburg): Verwendung eines niederfrequenten Maskers zur Hydropsdiagnostik — Abgrenzung gegenüber anderen Mittelohr- und Innenohrpathologien

Die Diagnose eines endolymphatischen Hydrops wird in der Regel aufgrund klinischer Symptome gestellt. Schwierigkeiten bereitet die Ermittlung objektiver Parameter, um dieses Krankheitsbild von anderen Innenohrerkrankungen abzugrenzen.

In der vorliegenden Untersuchung wurde die Technik des „low frequency acoustic biasing", also die Verwendung eines niederfrequenten Maskers in ihrer Wertigkeit zur Erfassung von Störungen der cochleären Mikromechanik bei tierexperimentell erzeugten Krankheitsbildern überprüft. Eine Kettenunterbrechung im Mittelohr, ein cochleärer endolympathischer Hydrops im Frühstadium und eine ototoxische Innenohrschädigung konnten histologisch und elektrophysiologisch objektiviert werden.

Ein niederfrequenter Biasing-Ton (Masker) von 52 Hz wurde als kontinuierliches Signal erzeugt. Tone bursts von 1, 2, 4 und 8 kHz wurden zu einem spezifischen Zeitpunkt während der 52-Hz-Sinusschwingung generiert und in 8 verschiedenen Phasen mit einer jeweiligen Phasendifferenz von 45° angeboten. Die Intensität des Biasing-Tones und der tone bursts wurde zwischen 50 und 120 dB SPL gewählt.

Nach statistischer Überprüfung (unverbundener T-Test, zweifaktorielle Varianzanalyse Anova) ließ sich belegen, daß die Technik dieses „low frequency acoustic biasing" die Unterscheidung der untersuchten Kollektive unabhängig von bekannten klinischen Parametern anhand elektrocochleographischer Meßparameter erlaubte. Mit der für den konfirmatorisch

Tabelle 1.

Kettenunterbrechung

	kHz	1	2	4	8
Kontrolle	MW	97,2	80,9	46,1	75,4
90/100	STR	95,6	99,1	25,8	78,5
dB SPL	MW	2,5	4,0	50,5	3,9
	STR	13,0	15,9	115,7	3,3
	T-Test				

Varianzanalyse

	kHz	1	2	4	8
Kontrolle	MW	67,5	66,1	53,6	44,9
90/90	STR	40,1	48,9	59,2	53,5
dB SPL	MW	3,9	3,7	2,6	4,1
	STR	3,2	2,9	1,6	3,9
	T-Test	$<0,01$	$<0,2$		

Varianzanalyse A (Gruppen) $p < 0,02$

	kHz	1	2	4	8
Kontrolle	MW	88,4	76,1	63,4	75,7
90/110	STR	69,7	86,7	66,5	65,2
dB SPL	MW	21,1	3,2	6,0	6,3
	STR	11,2	3,7	6,2	7,4
	T-Test				

Varianzanalyse

	kHz	1	2	4	8
Kontrolle	MW	105,0	172,0	37,9	38,6
100/100	STR	70,8	170,2	21,5	14,9
dB SPL	MW	11,5	9,7	5,0	5,8
	STR	10,7	7,0	6,5	8,2
	T-Test	$<0,01$	$<0,005$		

Varianzanalyse A (Gruppen) $p < 0,01$ B (Meßreihen) $p < 0,02$ AB (Interaktion) $p < 0,05$

	kHz	1	2	4	8
Kontrolle	MW	110,6	208,5	83,3	62,8
100/110	STR	70,8	267,5	48,7	46,9
dB SPL	MW	14,4	8,7	6,2	5,6
	STR	13,5	5,0	4,8	7,0
	T-Test	$<0,01$			

Varianzanalyse A (Gruppen) $p < 0,02$

experimenteller Hydrops

	kHz	1	2	4	8
Kontrolle	MW	115,5	77,7	40,9	77,9
90/100	STR	99,3	101,2	26,0	76,5
dB SPL	MW	52,5	27,5	25,7	26,7
	STR	56,0	24,1	24,2	29,3
	T-Test				

Varianzanalyse B (Meßreihen) $p < 0,02$

	kHz	1	2	4	8
Kontrolle	MW	70,2	57,3	32,1	60,4
90/90	STR	38,5	52,0	30,2	57,3
dB SPL	MW	25,5	22,7	11,0	13,5
	STR	13,2	8,4	8,3	6,8
	T-Test	$<0,05$			

Varianzanalyse A (Gruppen) $p < 0,02$

	kHz	1	2	4	8
Kontrolle	MW	99,5	76,2	61,4	70,7
90/110	STR	65,6	86,4	67,7	59,7
dB SPL	MW	38,3	36,4	39,4	46,0
	STR	19,0	26,3	28,6	56,1
	T-Test				

Varianzanalyse

	kHz	1	2	4	8
Kontrolle	MW	108,6	167,8	42,6	55,0
100/100	STR	83,1	192,3	17,4	31,1
dB SPL	MW	62,3	23,4	19,4	34,2
	STR	49,8	7,8	19,9	22,6
	T-Test				

Varianzanalyse

	kHz	1	2	4	8
Kontrolle	MW	120,7	170,6	66,3	67,3
100/110	STR	61,7	189,9	49,3	39,6
dB SPL	MW	54,9	43,5	48,4	65,5
	STR	31,8	43,9	55,3	72,5
	T-Test	$<0,05$			

Varianzanalyse

Gentamycin-Intoxikation

	kHz	1	2	4	8
Kontrolle	MW	156,6	136,7	54,9	115,3
90/100	STR	98,2	110,7	27,9	89,8
dB SPL	MW	62,1	102,2	79,3	73,9
	STR	21,3	35,6	65,9	54,7
	T-Test	$<0,05$			

Varianzanalyse B (Meßreihen) $p < 0,02$ AB (Interaktion) $p < 0,01$

	kHz	1	2	4	8
Kontrolle	MW	75,8	94,8	22,8	24,0
90/90	STR	46,9	75,0	8,4	4,4
dB SPL	MW	49,4	78,0	45,7	80,1
	STR	13,7	64,1	29,4	45,7
	T-Test				

Varianzanalyse B (Meßreihen) $p < 0,02$ B (Interaktion) $p < 0,05$

	kHz	1	2	4	8
Kontrolle	MW	128,7	131,2	95,1	104,8
90/110	STR	74,0	95,3	78,3	62,9
dB SPL	MW	98,2	135,3	123,5	191,1
	STR	30,1	64,1	169,6	158,8
	T-Test				

Varianzanalyse

	kHz	1	2	4	8
Kontrolle	MW	138,3	214,2	30,2	34,8
100/100	STR	85,2	217,3	8,4	6,3
dB SPL	MW	94,3	105,0	72,3	143,6
	STR	46,5	18,4	26,2	150,2
	T-Test				

Varianzanalyse B (Meßreihen) $p < 0,05$ AB (Interaktion) $p < 0,05$

	kHz	1	2	4	8
Kontrolle	MW	121,4	214,7	92,3	68,6
100/110	STR	70,3	220,2	50,5	35,6
dB SPL	MW	144,9	221,5	243,9	214,7
	STR	64,1	216,6	255,7	276,4
	T-Test				

Varianzanalyse

statistischen Ansatz benutzten Intensitäts-Kombination von 90/100 dB SPL für Testton/52 Hz-Sinuston (Masker) konnten nicht für alle Meßparameter signifikante Unterschiede zwischen den Untersuchungsgruppen nachgewiesen werden. Um die Gruppenunterschiede varianzanalytisch belegen zu können, war eine Intensität von wenigstens 100 dB SPL für den 52-Hz-Sinuston notwendig, wobei die Differenz zum Testton 10 oder 20 dB SPL betragen mußte.

Das frühe Stadium eines experimentell erzeugten endolymphatischen Hydrops ließ sich mit einer gering ausgeprägten Modulationsspanne des Summationspotentials ($<50\,\mu$Volt) und einer reduzierten positiven SP-Amplitude mit phasenverschobenem Maximalwert gegenüber den Kontrollkollektiven identifizieren. Die cochleären Mikrophonpotentiale zeigten während der Testphasen gegenüber den anderen Kollektiven eine nur gering ausgeprägte Suppression ihrer Amplitude und keinen Modulationseffekt. Das Modulationsverhalten der Reizantworten konnte in Beziehung zum histologischen und zu vermutenden mikromechanischen Zustand der Basilarmembran und des cortischen Organes gesetzt werden und erlaubte eine Validierung der Meßtechnik.

Die Technik des „low frequency acoustic biasing" erlaubte nicht nur, die für einen endolymphatischen Hydrops spezifischen Veränderungen, sondern auch Störungen der Mikromechanik der Cochlea nach Intoxikation mit Gentamycin zu erfassen. Hieraus ergeben sich potentielle Möglichkeiten der klinischen Anwendung dieser Technik.

Tabelle 1 zeigt die Darstellung der Mittelwerte der Modulationsspannen der CAP-Amplituden (minimaler bis maximaler Wert) (MW) mit einfacher Standardabweichung (STR = Streuung) für die Meßreihen bei 1, 2, 4 und 8 kHz der Kollektive mit Kettenunterbrechung, experimentellem Hydrops und Gentamycin-Intoxikation.

Gegenüberstellung der Kontrollkollektive zu den Testkollektiven für die Testton-Kombination von 90/100 dB SPL, 90/90 dB SPL, 90/110 dB SPL, 100/100 dB SPL und 100/100 dB SPL. Statistische Ergebnisse für den T-Test und die zweifache Varianzanalyse (A = Gruppenunterschiede, B = Unterschiede in den Meßreihen, AB = Interaktion, entspricht Verlaufsunterschieden).

153. A. Philipp, F. Brassel (Hannover):
Aktueller Stand der Diagnostik und Therapie des pulssynchronen Tinnitus

Der pulssynchrone Tinnitus kann neben den in unserem Fachgebiet häufigeren Ursachen ätiologisch auch auf ein Duraangiom hinweisen. Dabei handelt es sich um arteriovenöse Mißbildungen im Bereich der Dura mit Drainage in die Sinus oder cortikale Venen.

Als Leitsymptom dominierte in unserem Patientenkollektiv von 14 Duraangiomen bei 12 Patienten der pulssynchrone Tinnitus, gefolgt von Zephalgien. Die Auskultation und Kompression typischer versorgender oder drainierender Gefäße erhärtete klinisch den Verdacht auf eine arteriovenöse Mißbildung. Die audiologische Diagnostik ergab nur in zwei Fällen anhand einer pulssynchronen Impedanzänderung ohne reduzierte Compliance Hinweise auf ein Duraangiom. Die transkranielle Dopplersonographie zeigte in 10 Fällen einen erhöhten Flow. In den nachgestellten bildgebenden Untersuchungsverfahren sahen wir bei 12 der 14 Patienten im Kernspintomogramm, bei 10 der 14 Patienten im hochauflösenden Computertomogramm nach Kontrastmittelgabe im Bereich des Tentoriums pathologische Gefäße. In 2 Fällen konnte die Diagnose eines Duraangioms erst angiographisch gestellt werden.

Daher sollte zum Ausschluß eines Duraangioms bei unauffälligen Schichtbildverfahren und fortbestehendem klinischen Verdacht eine digitale Subtraktionsangiographie als invasive Diagnostik erfolgen.

Eine kombinierte neurochirurgisch, neuroradiologisch endovaskuläre Therapie erfolgte bei 2 Patienten. Die anderen wurden primär embolisiert, in der Regel mehrfach. Bei allen Patienten kam es zu einer deutlichen Reduktion des pulssynchronen Tinnitus, 10 der 14 Patienten waren nach der Behandlung symptomfrei.

Therapeutisch gilt bei den Duraangiomen die Embolisation alleine oder in Kombination mit einem neurochirurgischen Eingriff als Behandlungsmethode der Wahl.

154. G. Goebel, W. Hiller (Prien):
Erfassung psychologischer Aspekte des chronischen Tinnitus mit Hilfe eines Tinnitus-Fragebogens

Psychologische Aspekte des chronischen Tinnitus werden zunehmend diskutiert. Für klinische und wissenschaftliche Zwecke ist ein tinnitusspezifisches und systematisch evaluiertes Meßinstrument erforderlich, das Auskunft geben kann, wie und wie ausgeprägt die Betroffenen emotional und gedanklich unter ihrem Tinnitus leiden. Psychoakustische Techniken haben hier nur begrenzten Wert, da Lautstärke und Frequenz des Tinnitus bekanntermaßen nur gering mit dem Grad der psychischen Beeinträchtigung zusammenhängen.

Einer der international bekanntesten Fragebogen zur Erfassung psychischer Beschwerden bei Tinnitus-Betroffenen ist der in Großbritannien entwikkelte sogenannte Tinnitus-Fragebogen (TF) von Hallam et al. (1988). Wir entwickelten eine deutsche Version des TF[1], die seit 1987 routinemäßig allen Tinnitus-Patienten in der Klinik Roseneck (Prien am Chiemsee) bei Aufnahme und Entlassung zum Ausfüllen vorgelegt wird (siehe Abb. 1).

Zu einer ersten Evaluierung der deutschen TF-Version zogen wir eine Stichprobe von 138 Patienten

TINNITUS - FRAGEBOGEN

Ziel der folgenden Fragen ist es herauszufinden, ob Ihre Ohr- oder Kopfgeräusche Einflüsse auf Ihre Gefühle, Verhaltensweisen oder Einstellungen haben.

Kreuzen Sie bitte für jede Aussage die zutreffende Antwort an; es ist für jede Frage nur eine Antwort möglich.

Name: _______________

Vorname: _______________

Alter: _______________ Geschlecht: _______________

Datum: _______________

	stimmt	stimmt teilweise	stimmt nicht
1. Manchmal kann ich die Ohrgeräusche ignorieren, auch wenn sie da sind	☐	☐	☐
2. Ich kann keine Musik genießen wegen der Ohrgeräusche	☐	☐	☐
3. Es ist unfair, daß ich unter meinen Ohrgeräuschen zu leiden habe	☐	☐	☐
4. Ich wache in der Nacht wegen meinen Ohrgeräuschen häufiger auf	☐	☐	☐
5. Ich bin mir der Ohrgeräusche vom Aufwachen bis zum Schlafengehen bewußt	☐	☐	☐
6. Die Meinung und Einstellung zu den Ohrgeräuschen beeinflussen nicht das Quälende daran	☐	☐	☐
7. Meistens sind die Ohrgeräusche ziemlich leise	☐	☐	☐
8. Ich mache mir Sorgen, daß mich die Ohrgeräusche in einen Nervenzusammenbruch treiben	☐	☐	☐
9. Wegen der Ohrgeräusche habe ich Schwierigkeiten zu sagen, woher andere Töne kommen	☐	☐	☐
10. Die Art, wie die Ohrgeräusche klingen, ist wirklich unangenehm	☐	☐	☐
11. Ich habe den Eindruck, daß ich den Ohrgeräuschen nie entkommen kann	☐	☐	☐
12. Wegen der Ohrgeräusche wache ich morgens früher auf	☐	☐	☐

	stimmt	stimmt teilweise	stimmt nicht
13. Ich mache mir Sorgen, ob ich jemals in der Lage sein werde, mit diesem Problem fertigzuwerden	☐	☐	☐
14. Wegen der Ohrgeräusche ist es für mich schwieriger, mehreren Menschen gleichzeitig zuzuhören	☐	☐	☐
15. Die Ohrgeräusche sind die meiste Zeit laut	☐	☐	☐
16. Ich mache mir wegen der Ohrgeräusche Sorgen, ob mit meinem Körper ernstlich etwas nicht in Ordnung ist	☐	☐	☐
17. Wenn die Ohrgeräusche andauern, wird mein Leben nicht mehr lebenswert sein	☐	☐	☐
18. Aufgrund der Ohrgeräusche habe ich etwas von meinem Selbstvertrauen verloren	☐	☐	☐
19. Ich wünsche mir, jemand würde verstehen, was das überhaupt für ein Problem ist	☐	☐	☐
20. Egal was ich tue, die Ohrgeräusche lenken mich ab	☐	☐	☐
21. Es gibt nur ganz wenig, was man tun kann, um mit den Ohrgeräuschen fertig zu werden	☐	☐	☐
22. Die Geräusche machen mir manchmal Ohren- und Kopfschmerzen	☐	☐	☐
23. Wenn ich mich niedergeschlagen oder pessimistisch fühle, scheint das Ohrgeräusch schlimmer zu sein	☐	☐	☐

———➤ Bitte Blatt wenden

Abb. 1. Seite des zweiseitigen Tinnitus-Fragebogens (TF) (G. Goebel, W. Hiller, R. S. Hallam, Klinik Roseneck, Prien am Chiemsee, 1991)

mit ein- oder beidseitigen Tinnitus heran. Es handelte sich um 91 Männer und 47 Frauen (Durchschnittsalter 48,0 ± 9,7 Jahre, min 20, max 74 Jahre) mit einer Tinnitusdauer von mindestens einem Jahr (im Mittel 6,5 ± 7,4 Jahre). Anamnestisch standen die Ohrgeräusche im Zusammenhang mit Lärmschäden, Knalltraumen, Hörstürzen, HWS-Syndromen, stomatognathen Störungen, Otosklerose, M. Menière und anderen Erkrankungen. In der Stichprobe befand sich auch eine kleine Gruppe von Patienten, die zwar Tinnitus angaben, jedoch nicht über außergewöhnliche Schwierigkeiten damit im alltäglichen Leben berichteten (diese Patienten waren aufgrund anderer Störungen in der Klinik aufgenommen worden).

Bei einer sorgfältig durchgeführten Faktorenanalyse des aus 52 Items bestehenden TF (Hiller und Goebel 1992) ließen sich sechs Hauptdimensionen tinnitusbezogener Beschwerden identifizieren. Sie ermöglichen die Bildung folgender TF-Testskalen: I Emotionale Beeinträchigung (E = Emotional Distress), II Kognitive Beeinträchtigung (C = Cognitive Distress), III Penetranz des Tinnitus (I = Intrusiveness), IV Schlafstörungen (SI = Sleep Disturbances), V Hörprobleme (A = Auditory Perceptual Difficulties), VI Somatische Beschwerden (So = Somatic Complaints). Durch Summenbildung zugehöriger Items kann ein Score (Summenwert) für jede Skala berechnet werden. Durch Verrechnung aller Skalen kann zusätzlich ein globaler Schweregrad der psychischen Tinnitusbelastung ermittelt werden (Gesamtscore zwischen 0 und 84 Punkten). Für sämtliche Skalen ermittelten wir eine gute bis sehr gute interne Konsistenz bzw. Reliabilität (Cronbach's Alpha = 0,78–0,94; vgl. im einzelnen Goebel und Hiller 1992).

Ermutigend sind ferner erste Daten zur Validität des TF. Im Rahmen unserer klinischen Diagnostik wurde tinnitusbetroffenen Patienten unabhängig vom TF die Aussage „Der Tinnitus stört mich zwar, aber ich habe mich damit abgefunden" vorgelegt (Brinkmann, Fragebogen der Deutschen Tinnitus-Liga). Patienten, die die Aussage für sich verneinten (somit also eher in nicht-bewältigter oder „dekompensierter" Form unter ihrem Tinnitus litten) zeigten im TF durchgängig höhere (d.h. pathologischere) Skalenwerte als Patienten mit einer zustimmenden Reaktion auf obige Aussage. Am deutlichsten zeigte sich dies in den Skalen C, E und I sowie im Gesamtscore des TF (vgl. Tabelle 1).

Der Erfolg der anschließend durchgeführten multimodalen verhaltensmedizinischen Therapie (Goebel et al. 1992) bestätigt die Hypothese, daß eine kognitiv und emotional ausgerichtete Vorge-

Tabelle 1. Gruppenunterschiede im Tinnitus-Fragebogen (TF) für Patienten, die auf die Aussage „Der Tinnitus stört mich zwar, aber ich habe mich damit abgefunden" verneinend bzw. zustimmend reagierten (Skalenabkürzungen im Text)

Skalen	hat sich nicht mit T. abgefunden (n = 107)	hat sich mit T. abgefunden (n = 28)	Gruppen-vergleich	erklärte Varianz
C + E	M = 27,2 s = 8,4	M = 16,6 s = 7,4	t = 6,11[a] $df = 127$	$r^2 = 0,23$
C	M = 11,0 s = 3,6	M = 5,8 s = 3,1	t × 6,96[a] $df = 128$	$r^2 = 0,27$
E	M = 163 s = 5,2	M = 10,8 s = 5,0	t = 5,01[a] $df = 131$	$r^2 = 0,16$
I	M = 13,2 s = 3,1	M = 10,0 s = 4,2	t = 4,54[a] $df = 130$	$r^2 = 0,14$
A	M = 7,9 s = 4,0	M = 6,0 s = 3,7	t = 2,26[a] $df = 131$	$r^2 = 0,04$
Sl	M = 4,7 s = 2,7	M = 3,9 s = 2,8	t = 1,42 $df = 127$	$r^2 = 0,02$
So	M = 3,1 s = 2,2	M = 2,7 s = 2,0	t = 0,68 $df = 128$	$r^2 = 0,00$
TF-Gesamt-score	M = 56,2 s = 16,3	M = 40,4 s = 14,9	t = 4,38[a] $df = 118$	$r^2 = 0,14$

M = Mittelwert; s = Standardabweichung.
[a] t-Werte signifikant bei $\alpha = 0,05$ (einseitiger Test).
Erklärte Varianz = Anteil der durch beide Gruppen erklärten Gesamtvarianz der einzelnen Skalen.

hensweise zu einer Entlastung der organisch verursachten Tinnitus-Problematik führen kann.

Aufgrund der genannten Befunde kann der TF als Evaluierungsinstrument in klinischen und grundlagenbezogenen Studien mit Tinnitus-Patienten empfohlen werden. Gegenüber globalen Beurteilungskriterien oder wenigen Einzelfragen dürfte der TF aufgrund seiner psychometrischen Qualitäten überlegen sein. Entsprechende Vergleichsstudien werden derzeit von uns durchgeführt. Ferner ist geplant, die an der Klinik Roseneck durchgeführte multimodale verhaltensmedizinische Therapie des komplexen chronischen Tinnitus mit Hilfe des TF zu evaluieren. Durch andere psychologische Meßverfahren sind für diesen therapeutischen Ansatz bereits Effekte im Sinne einer psychischen Entlastung demonstriert worden (Goebel et al. 1992).

---

[1] Es ist vorgesehen, den Tinnitus-Fragebogen (TF) im Verlag Hans Huber, Bern, zu verlegen.

Plastische Chirurgie I

155. H.-J. Schulz-Coulon (Neuss):
Die endonasale Brückenlappenplastik und ihre Modifikationen

Berichtet wird über Erfahrungen und Modifikationsmöglichkeiten der erstmals 1989 publizierten sogenannten endonasalen Brückenlappentechnik zum Verschluß von Septumdefekten (Schultz-Coulon 1989). Das technische Prinzip der Methode wird einleitend kurz skizziert: Ablösen bzw. Trennen beider Mukoperichondriumblätter des gesamten Septums; zusätzlich Ablösen des Mukoperiostes vom Nasenboden und von der lateralen Wand des unteren Nasenganges auf der einen Seite und vom Nasendach auf der Gegenseite. Anschließend Bildung von 2 Brückenlappen, und zwar auf der einen Seite durch Longitudinalincision entlang der Lateralwand des unteren Nasenganges und auf der Gegenseite durch Längsincision entlang des Nasendaches. Nach bilateralem Verschluß der Schleimhautdefekte Rekonstruktion des knorpeligen Septumdefektes mit autogenem Knorpeltransplantat, entweder aus noch vorhandenen Septumresten oder aus Ohrmuschel oder Rippe (Abb. 1).

Von anderen, insbesondere von dem von Fairbanks (1970) verwendeten Verfahren unterscheidet sich die geschilderte Technik in 2 Punkten: erstens strebt das Verfahren ausschließlich den bilateralen Verschluß der Schleimhautdefekte an, und zweitens wird für die lückenlose Auffüllung des Knorpelde

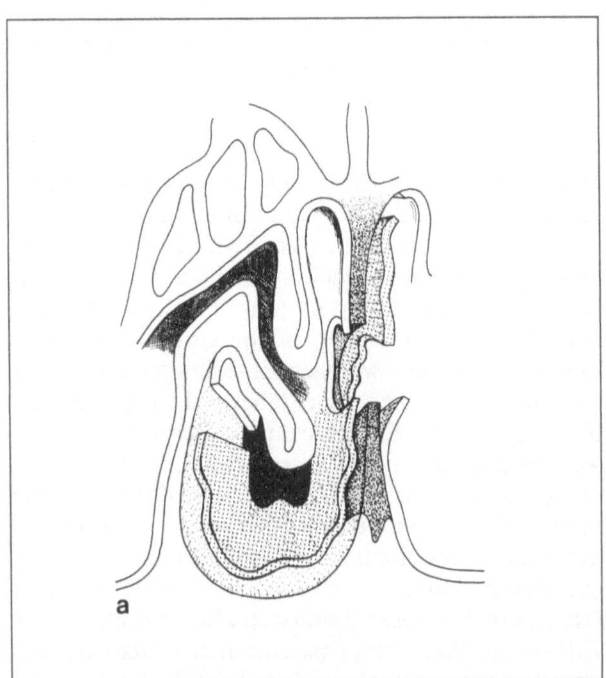

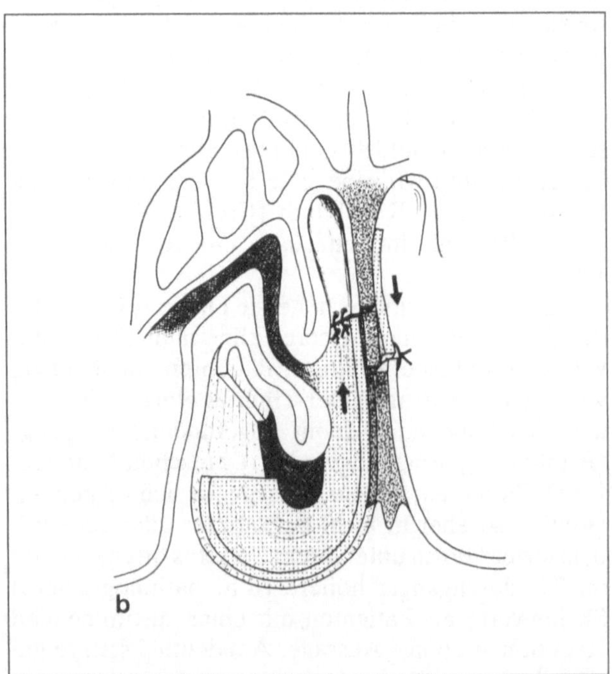

Abb. 1a, b. Brückenlappentechnik schematisch. **a** Mukoperiochondrium bzw. Mukoperiost sind auf der rechten Seite vom Septum und Nasenboden, auf der linken Seite vom Septum und Nasendach abgelöst. Die Brückenlappen sind bereits durch Längsincision an der Lateralwand des unteren Nasenganges rechts bzw. entlang des Nasendaches links gebildet worden. Vor dem Verschluß des Schleimhautdefektes muß auch das Mukoperichondrium der Gegenseite, d.h. links unten bzw. rechts oben, vom Septum und Nasenboden bzw. Nasendach gelöst werden. **b** Die Schleimhautdefekte sind durch entsprechendes Verschieben der Brückenlappen verschlossen worden. Der Knorpeldefekt ist mit einem autogenen Knorpeltransplantat aufgefüllt.

fektes grundsätzlich autogener Knorpel verwendet, so daß evtl. postoperative Nahtdehiszenzen spontan über dem Knorpel zugranulieren können.

Folgende Modifikationen sind möglich: geschieht es beim Trennen der Schleimhautblätter, daß der Schleimhautdefekt auf der einen Seite größer wird als auf der anderen, so lassen sich auf der Seite mit dem größeren Defekt 2 Brückenlappen vom Nasenboden und Nasendach präparieren, die den Defektverschluß spannungsfrei ermöglichen. Liegt der Defekt weit ventrocranial, d.h. in der Nähe des Nasenrückens, so daß sich hier nur schwer Verschiebelappen präparieren lassen, so gelingt bei kleinen und mittelgroßen Defekten der Verschluß auch allein durch bilaterale Brückenlappen vom Nasenboden.

Sehr große Defekte verlangen auf jeder Nasenseite je 2 Brückenlappen ober- und unterhalb des Defektes.

Liegen große Defekte sehr weit vorn, so kann die Brückenlappentechnik durch das Vorgehen nach Meyer und Berghaus (1983) ergänzt werden, indem man die Lateralknorpel vom Septum abtrennt und so für eine weitere Mobilisierung von Nasenschleimhaut sorgt.

Insgesamt wurden bisher 48 Patienten operiert mit deutlichem Überwiegen der Männer (38/10) und einem Altersgipfel in der 4. und 5. Lebensdekade. Bei 28 Patienten lag ein iatrogener Defekt vor, bei den anderen Patienten blieb die Ätiologie unbekannt. Die Defektgröße variierte von 5 × 5 cm, bei 10 Patienten war der Defekt größer als 3 cm im horizontalen Durchmesser. Bei 45 Patienten (93,75%) gelang der Defektverschluß komplikationslos. 3 Patienten (1 Mann, 2 Frauen) entwickelten einen Rezidivdefekt, woran mindestens in 2 Fällen sehr wahrscheinlich fehlerhafte und übermäßige postoperative Manipulationen an der Nase seitens der Patienten die Schuld trugen. Bemerkenswerterweise gehörten alle 3 Patienten in die Gruppe mit unbekannter Defektätiologie, so daß als Ursache der Heilungsstörung auch idiopathische trophische Schäden der Schleimhaut zu diskutieren sind. Die Zeit bis zur vollständigen Ausheilung variierte bei den 46 erfolgreichen Fällen zwischen 2 und 12 Wochen. Häufig wurden kleine postoperative Nahtdehiszenzen beobachtet, die jedoch Dank des interponierten Knorpeltransplantates mit Ausnahme der 3 Rezidivfälle problemlos zugranulierten. Insgesamt bescheinigen diese Ergebnisse der Brückenlappentechnik eine relativ hohe Zuverlässigkeit.

Literatur

1. Fairbanks DN (1970) Closure of large nasal septal perforations. Arch Otolaryngol 91:403−406
2. Meyer R, Berghaus A (1983) Closure of perforation of the septum including a single-session method for large defects. Head Neck Surg 5:390−400
3. Schultz-Coulon HJ (1989) Das Brückenlappenkonzept zum Verschluß großer Septumdefekte. HNO 37:123−127

A. Berghaus (Berlin): Wir haben bei den zuletzt operierten Fällen statt Knorpel Temporalisfaszie mit Erfolg verwendet. Haben Sie damit auch Erfahrung?

H.-J. Schultz-Coulon (Schlußwort):
Die Verwendung von Faszie entspricht dem Verfahren von Fairbanks, der damit ebenfalls sehr gute Ergebnisse erzielte. Andere Autoren, z.B. Rettinger, sahen mit Faszie wohl weniger zufriedenstellende Resultate. Ich selbst habe Faszie bisher nicht verwendet, da ich der Stabilität von autogenem Knorpel mehr traue.

156. W. Draf (Fulda):
Das juvenile Angiofibrom −
Aktuelle Aspekte zur Diagnostik und chirurgischen Behandlung

Seit 01. 02. 1979 bis 30. 04. 1992 haben wir an unserer Klinik insgesamt 313 Prozesse der Schädelbasis operiert. Von den 75 Neubildungen der vorderen Schädelbasis waren 14 juvenile Angiofibrome. Klinisch stand bei unseren ausschließlich männlichen Patienten am häufigsten die Behinderung der Nasenatmung im Vordergrund, rezidivierende Epistaxis war nur in 4 Fällen das Leitsymptom. Bei 2 Patienten hatten ausgedehnte Nasenrachenfibrome zu einer Asymmetrie des Gesichtsschädels geführt. Klinische und radiologische Symptomatik sind so eindeutig, daß wir seit 10 Jahren eine präoperative Biopsie nicht mehr durchgeführt haben.

Therapie der Wahl ist zweifelsfrei die vollständige operative Entfernung. Wir haben bisher alle Tumoren, auch sehr große, chirurgisch entfernt.

Als wichtigste Unterstützung der Operation sind anzusehen:

1. Die präoperative superselektive Angiographie und Embolisierung.
2. Eine exzellente anästhesiologische Betreuung während und nach dem Eingriff.
3. Der Cell-Saver, der es erlaubt, das vom Patienten abgesaugte Blut zu filtrieren und sofort zurückzutransfundieren.

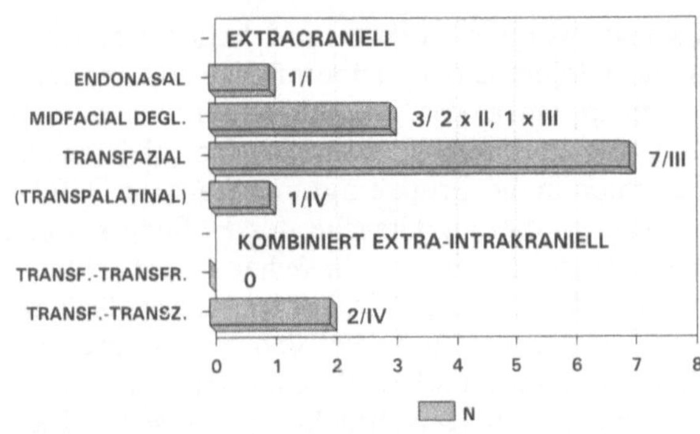

Abb. 1. Angiofibrom, Operationszugänge

GÜNSTIGES AESTHETISCHES ERGEBNIS	**11**
TOTALE TUMORENTFERNUNG	**13**
ERHALTUNG	
GESICHSSCHÄDELSKELETT	**11**
N. INFRAORBITALIS	**12**
ABLEITENDE TRÄNENWEGE	**13**
VISUS	**3/3**

Abb. 2. Juveniles Angiofibrom, Ergebnisse (n = 14)

4. Kombination von Makro- und Mikrochirurgie.
5. Die Anwendung osteoplastischer Techniken mit Replantation temporär entfernter Mittelgesichtsknochenanteile.

Abbildung 1 zeigt die zur Verfügung stehenden Zugangswege. Die arabischen Zahlen bedeuten die Häufigkeit der Anwendung in unserem Krankengut, die römischen Zahlen die Klassifikation der jeweiligen Tumoren nach Fisch. Am häufigsten benutzten wir das Midfacial Degloving und den transfazialen Zugang über eine laterale Rhinotomie. Die transpalatinale Eröffnung führen wir wegen der schlechten Übersicht nicht mehr durch. Zu der von Fisch empfohlenen infratemporalen Technik konnten wir uns wegen des relativ weiten Weges zum Tumor und dessen Entstehungsort bisher nicht entschließen. Kombinierte Zugänge kommen nur in Ausnahmefällen in Betracht.

Behandlungsziele sind:

1. Eine unauffällige Schnittführung.
2. Die totale Tumorentfernung.
3. Die Erhaltung von Gesichtsschädelskelett, N. infraorbitalis, ableitenden Tränenwegen und Visus − falls präoperativ eingeschränkt − sowie
4. ein geringstmöglicher Blutverlust.

Am Beispiel der Entfernung eines extrem großen juvenilen Angiofibroms Klassifikation IV wurde das Vorgehen im einzelnen besprochen.

Die erzielten Ergebnisse an unserem Krankengut sind akzeptabel (Abb. 2). Bei dem einzigen Rezidiv handelte es sich um einen Patienten, bei dem mit einem Computertomographen der ersten Generation die Ausdehnungsbestimmung des Angiofibroms noch nicht genügend präzis erfolgen konnte, so daß ein kleinerer Tumorzapfen in der Fossa pterygopalatina trotz intraoperativer Schnellschnittuntersuchung bei der Resektion nicht berücksichtigt wurde.

Eine ausführliche Publikation ist in der Oto-Rhino-Laryngologia Nova vorgesehen.

D. Adler (Heidelberg): Führen Sie auch bei kleinen Angiofibromen eine praeoperative Embolisation durch?

Th. Lenarz (Tübingen): Haben Sie Erfahrungswerte zur Einheilrate des passager entfernten Knochenteils des Mittelgesichtes bei Zugang über ein Midfacial Degloving? Ich habe öfters eine fibrotische Umwandlung gesehen.

A. Beigel (Kiel): Als Folge des Mundvorhofschnittes können oft Narben auftreten, die eine spätere prothetische Versorgung der Patienten erschweren. Dies kann m.E. mit dem von Härle angegebenen Zahnfleischrandschnitt vermieden werden. Haben Sie ähnliche Erfahrungen bei Ihrem großen Patientengut gemacht?

W. Draf (Schlußwort):
Zu Herrn Adler: Wir führen in jedem Fall eine superselektive Angiographie durch. Bei sehr kleinen Tumoren verzichten wir aber auf die Embolisierung.
Zu Herrn Lenarz: Die Wiedereinheilungsrate des Knochendeckels beim „midfacial degloving" war bei unseren Patienten 100%. Knochennekrosen haben wir nicht gesehen.
Zu Herrn Beigel: Bei Anwendung osteoplastischer Techniken ist die Heilung des Mundvorhofschnitts problemlos. Gegen die spezielle Schnittführung nach Härle ist selbstverständlich nichts einzuwenden. Sie ist aber nicht erforderlich und zeitlich aufwendiger.

157. F. Schauss, W. Draf, M. Ellers (Fulda):
Das kavernöse Hämangiom im Kopf-Hals-Bereich:
Problemorientierte Behandlungsmöglichkeiten

Kavernöse Hämangiome zeichnen sich histologisch durch dünnschichtige dilatierte Gefäße, umgeben von Bindegewebsstroma, aus. Klinisch erscheinen sie violett und blassen bei Druck ab.

In den Jahren 1986 bis 1991 behandelten wir 36 Hämangiome im Kopf-Hals-Bereich. In 11 Fällen lag ein kavernöses Hämangiom vor.

Die Diagnostik stützt sich neben der Klinik auf die Kernspintomographie, das CT bei Knochen- oder knochennahen Prozessen und die Angiographie zur Beurteilung der hämodynamischen Aktivität. Therapeutisch ist unserer Meinung nach eine generelle Neigung zur Intervention nicht gerechtfertigt. Bei entsprechenden Fällen ist ein abwartendes Verhalten vertretbar.

Behandlungsbedürftig sind hingegen Komplikationen wie Blutungen und Ulzerationen, Funktionseinschränkungen und problematische Lokalisationen.

An unserer Klinik haben sich 3 Therapiemodalitäten bewährt:

1. Der Neodym-YAG-Laser bei nicht zu ausgedehnten Schleimhauthämangiomen
2. Laser und Operation bei oberflächlichen und tiefen Hämangiomen
3. Die alleinige Operation bei tiefliegenden oder ausgedehnten Hämangiomen.

Hier sind 2 Punkte besonders hervorzuheben:

Der Einsatz eines cell-savers, welcher die abgesaugte Flüssigkeit auffängt, das Blut filtriert und retransfundiert, hat sich bei zu erwartender starker Blutung sehr bewährt. Manche Eingriffe, insbesondere an der Schädelbasis, sind nur mit cell-saver möglich.

Neben der Tumorexstirpation müssen plastischrekonstruktive Techniken, die zur funktionellen und ästhetischen Rehabilitation der Patienten führen, beherrscht werden.

Dies wird erläutert mit der Demonstration einer jungen Frau mit einem Hämangiom der Wange bis in die Flügelgaumengrube, eines 54jährigen Patienten mit einem Hämangiom der Parotis und der Fossa infratemporalis, eines Jungen mit einem Clivushämangiom und eines Mannes mit einem Hämangiom der Schädelkalotte.

Zusammenfassend bestehen die Ziele einer problemorientierten Behandlung aus Entfernung des Tumors, Erhaltung der Funktion unter Berücksichtigung der Ästhetik. Dazu stehen dem HNO-Chirurgen eine verbesserte Diagnostik in Zusammenhang mit der Wahl unterschiedlicher Therapieverfahren und der Anwendung moderner Techniken zur Verfügung.

Plastische Chirurgie II: 3D-Chirurgie im Kopf- und Halsbereich
Hauptvortrag 3

158. A. Pommert, M. Riemer, T. Schiemann, R. Schubert, U. Tiede, K. H. Höhne (Hamburg):
Mathematik und Modelle zur 3D-Bilddarstellung

Einleitung

Die klassischen bildgebenden Verfahren in der Medizin haben die Einschränkung, daß sie nur ein zweidimensionales Abbild der eigentlich dreidimensionalen Wirklichkeit erzeugen. Ein konventionelles Röntgenbild zeigt eine Überlagerung aller abgebildeten Strukturen. Schnittbilder aus der Computer-Tomographie (CT) oder der Magnetresonanz-Tomographie (MR) sind zwar weitgehend überlagerungsfrei, zeigen aber jeweils nur eine Schicht des zu untersuchenden Objekts. Ähnlich ist die Situation in der Mikroskopie, wo sich eine überlagerungsfreie Darstellung ebenfalls nur für planare Schichten erreichen läßt.

Eine Sequenz räumlich aufeinanderfolgender Schichten enthält zwar potentiell die Information über die 3D-Struktur des abgebildeten Objektes, ihre Erschließung ist jedoch nur durch eine „mentale Rekonstruktion" durch den Beobachter möglich, die ein besonderes Vorstellungsvermögen und große Erfahrung erfordert. Es liegt deshalb nahe, nach Verfahren zu suchen, die eine räumliche Darstellung der 3D-Struktur medizinischer Objekte und ihre Erforschung durch Drehen, Schneiden, Durchleuchten etc. ermöglichen. Solche Verfahren sind der Gegenstand der 3D-Bildverarbeitung. Die räumliche Bildsequenz wird dabei als Volumen aufgefaßt, und bestimmte Aspekte dieses Volumens (wie z.B. Oberflächen) werden auf eine Bildebene projiziert.

Bilder werden bei der Erzeugung und Verarbeitung mit digitalen Rechnern als Matrizen von Grauwerten (Intensitäten) repräsentiert. Die einzelnen Elemente eines 2D-Bildes werden als Pixel (picture element), die eines 3D-Bildvolumens als Voxel (volume element) bezeichnet.

Methode

Für die 3D-Darstellung medizinischer Objekte steht heute eine breite Vielfalt an unterschiedlichen Verfahren zur Verfügung. Um ein bestimmtes Objekt aus einem Datenvolumen darzustellen, müssen prinzipiell die folgenden Aufgaben gelöst werden:

- Bestimung der darzustellenden Objekte im Datenvolumen (Segmentation)
- Projektion eines ausgewählten Aspekts (z.B. der Objekt-Oberflächen) auf die Bildebene
- realistische Darstellung der Objekte (Beleuchtung und Schattierung)

Diese Schritte werden in den nachfolgenden Abschnitten genauer betrachtet. Dabei wird insbesondere auf den Unterschied zwischen den sogenannten oberflächen- und den volumenbasierten Verfahren eingegangen. Weiterführende Darstellungen finden sich z.B. in [5, 10, 14, 18].

Segmentation. Der Segmentation fällt die Aufgabe zu, ein Datenvolumen in einzelne Regionen zu zerlegen, die in sich homogen, von ihren Nachbarn klar unterscheidbar sind und anatomischen Objekten entsprechen. Im CT ist diese Aufgabe relativ einfach: Hintergrund, Fettgewebe, Weichteile und Knochen haben jeweils charakteristische Grauwertbereiche, so daß zur Auswahl einer dieser Klassen die Angabe eines unteren und/oder oberen Schwellwertes ausreicht. Ein Voxel repräsentiert z.B. genau dann Knochen, wenn seine Intensität oberhalb des Schwellwertes für diese Gewebeklasse liegt.

Im MR ist die Situation sehr viel schwieriger, weil es hier keine eindeutige Zuordnung von Gewebeklassen und Intensitätsbereichen gibt. So liegen z.B. Teile des Stützgewebes im gleichen Grauwertbereich wie die graue Gehirnmasse. Für die Segmentation solcher Daten wurden verschiedene Verfahren entwickelt, die sich in drei Klassen einteilen lassen: die punktbasierten Verfahren klassifizieren ein Voxel allein aufgrund seines Grauwertes, wobei in der Regel mehrparametrige Datensätze (z.B. T1- und T2-gewichtet) herangezogen werden [3]. Die kantenbasierten Verfahren suchen nach Bereichen mit starken lokalen Grauwertänderungen, wie sie typischerweise an der Grenze von verschiedenen Gewebetypen vorkommen. Genannt sei etwa der Marr-Hildreth-Operator [1]. Die regionenbasierten Verfahren betrachten verschiedene Eigenschaften einer Region wie z.B. das Verhältnis von Oberfläche und Rauminhalt. Häufig werden auch Kombinationen dieser Ansätze verwendet. Neben der automatischen Segmentation, die häufig noch Fehler aufweist, findet neuerdings auch die interaktive Segmentation mit Hilfe schneller, einfacher Operatoren verstärkte Beachtung [9].

Oberflächenbasierte Verfahren. Die ersten Verfahren für die 3D-Darstellung orientierten sich noch stark an den in der Computer-Graphik und im Computer Aided Design (CAD) üblichen Techniken. Der wesentliche Schritt dieser sogenannten oberflächenbasierten Verfahren ist die Extraktion der Daten, die die Oberfläche der darzustellenden Objekte beschreiben. Nur diese Information wird anschließend für die Darstellung genutzt. Häufig wird eine Oberflächenrepräsentation aus kleinen Polygonen, z.B. Quadraten [4] oder Dreiecken [12], aufgebaut.

Ein wesentlicher Vorteil der oberflächenbasierten Verfahren besteht in der oft sehr hohen Datenreduktion im Vergleich zur Volumenrepräsentation, die sich sowohl auf den Speicherbedarf als auch auf die Rechenzeiten günstig auswirkt. Darstellungen aus verschiedenen Blickrichtungen können so sehr schnell erzeugt werden. Ein weiterer Vorzug besteht darin, daß die große Zahl von Standard-Soft- und -Hardware aus der Computer-Graphik für die Darstellung direkt verwendet werden kann. Auf der anderen Seite wird bei der Oberflächenrekonstruktion nur ein kleiner Teil der vorhandenen Informationen genutzt. Weil über das Innere einer Struktur keine Information mehr vorliegt, können z.B. keine Schnitte gemacht werden. Dies bedeutet natürlich für medizinische Anwendungen eine ganz wesentliche Einschränkung.

Volumenbasierte Verfahren. Bei den volumenbasierten Verfahren wird eine 3D-Darstellung direkt und ohne Umwege über eine Oberflächenrepräsentation aus dem Datenvolumen berechnet. Der wesentliche Vorteil dieses Ansatzes besteht darin, daß alle Informationen aus den ursprünglichen Tomogrammen während der Erzeugung der 3D-Bilder erhalten bleiben. Auf diese Weise können alle Parameter wie z.B. Schwellwerte, die nich von Anfang an klar sind, während einer Sitzung interaktiv verändert werden. Außerdem lassen sich so beliebige Kombinationen aus Oberflächen, Schnitten etc. darstellen. Diese Verfahren sind deshalb ideal für die Untersuchung eines Datenvolumens geeignet [7]. Der erhöhte Speicher- und Rechenzeitaufwand verliert heute durch die zunehmende Leistungsfähigkeit der Rechner ständig an Bedeutung.

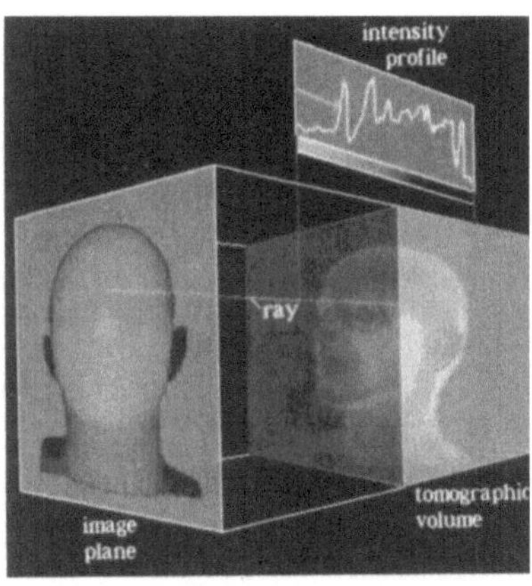

Abb. 1. Prinzip des Strahlwurfverfahrens (ray casting) bei der volumenbasierten 3D-Darstellung. Die obere Kurve zeigt den Intensitätsverlauf entlang des Sichtstrahls

Für die Projektion des Datenvolumens auf die Bildebene existieren wiederum verschiedene Verfahren. Als besonders flexibel und leistungsfähig hat sich das Strahlwurfverfahren (ray casting) erwiesen: ausgehend von einer Bildebene wird für jeden Bildpunkt ein Sichtstrahl senkrecht zu dieser Ebene in den Datenwürfel geworfen. Der Strahl läuft dabei so lange, bis er an eine Stelle kommt, wo ein vorgegebener Schwellwert überschritten wird (Abb. 1). Damit ist die Oberfläche gefunden. Je nach Wahl des Schwellwertes kann man so z.B. die Haut- oder die Knochenoberfläche bestimmen. Statt eines Schwellwertes kann auch eine von einem Segmentationsverfahren erzeugte Objektmarke verwendet werden. Um einen Schnitt in das Datenvolumen darzustellen, wird der Schnittpunkt vom Strahl mit einer gewählten Ebene berechnet und der originale Grauwert an dieser Stelle auf die Bildebene projiziert.

Als nächstes stellt sich die Frage, wie eine Oberfläche realistisch dargestellt werden kann. Ein erster Ansatz ist in Abb. 1 zu erkennen: danach werden alle Punkte um so heller dargestellt, je dichter sie an der Bildebene liegen. Die Nase erscheint z.B. deutlich heller als die weiter hinten liegenden Ohren. Das entstehende Bild erlaubt bereits, die dargestellten Formen grob zu beurteilen. Die heute verwendeten Schattierungsverfahren gehen demgegenüber von einem komplizierten Ansatz aus, bei dem genau berechnet wird, wieviel Licht von einer Beleuchtungsquelle an der Oberfläche des Objektes zum Betrachter reflektiert wird. Die entstehenden 3D-Bilder sind sehr viel realistischer und zeigen eine Vielfalt an Details. Für dieses Verfahren ist es erforderlich, an jedem Punkt der Oberfläche die Oberflächenneigung zu berechnen. Ein bewährtes Verfahren ist die Verwendung des lokalen Grauwert-Gradienten, der die

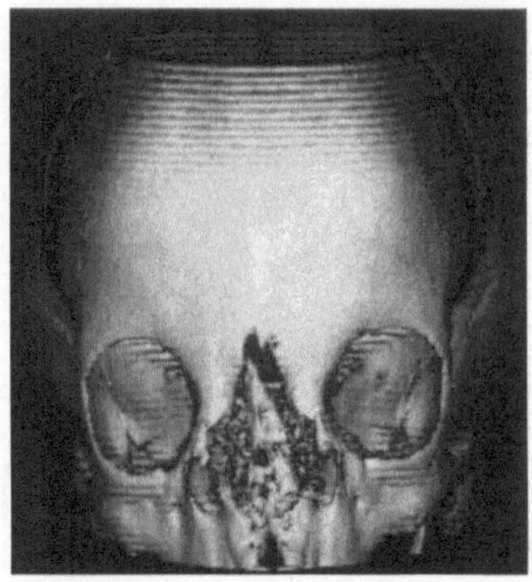

Abb. 2. 3D-Darstellung eines Patienten mit einer medianen Gesichtsspalte aus CT. Deutlich sichtbar sind die Auswirkungen der Spalte auf das Nasenskelett

Richtung der stärksten Grauwertveränderung anzeigt [7]. Alle im folgenden behandelten Darstellungen sind nach diesem Prinzip erzeugt worden. Die vorgestellte Technik läß sich noch erheblich erweitern, so kann man z.B. verschiedene Organe, die mit verschiedenen Schwellwerten gefunden wurden, unterschiedlich einfärben und damit deutlicher unterscheiden.

Anwendungen

3D-Darstellungen von CT-Daten werden heute in ganz unterschiedlichen Bereichen wie der craniofacialen Chirurgie, der Unfallchirurgie, der Orthopädie und der Strahlentherapie klinisch eingesetzt [6]. Die bisherige Erfahrung zeigt, daß diese Verfahren vor allem für die Planung therapeutischer Eingriffe

eine wesentliche Hilfe darstellen. In der craniofacialen Chirurgie (Abb. 2) sind 3D-Darstellungen in einigen Kliniken bereits in die routinemäßige Operationsvorbereitung einbezogen [17, 19, 22]. In anderen Bereichen wie der HNO-Heilkunde (Abb. 3) wird ihre Anwendbarkeit derzeit untersucht [11].

Für MR-Daten stehen die Schwierigkeiten bei der Segmentation derzeit noch einer breiteren klinischen Anwendung im Wege. Die 3D-Darstellung beschränkt sich daher meist auf beliebig geführte Schnitte in das Datenvolumen (sogenannte Reformatierungen), wobei die leicht mit einem Schwellwert zu bestimmende Hautoberfläche als Orientierungshilfe dargestellt wird [20]. Im experimentellen Stadium befindet sich derzeit die kombinierte Darstellung von Weichteilen aus MR und Gefäßen aus der MR-Angiographie für die Planung neurochirurgischer Eingriffe [2, 6, 13].

Außerhalb der Krankenversorgung ergeben sich Anwendungen z.B. in der medizinischen Ausbildung. Der in Abbildung 4 dargestellte 3D-Atlas beruht auf einem hochaufgelösten MR-Volumen, bei dem ca. 200 verschiedene Bestandteile des Kopfes segmentiert und benannt wurden [8]. Ein Student kann so beliebige Regionen am Bildschirm „freipräparieren" und sich die anatomischen und funktionellen Bestandteile anzeigen lassen.

Schlußfolgerungen und Ausblick

Die 3D-Darstellung entwickelt sich immer mehr zu einem wertvollen Hilfsmittel in vielen Bereichen. Der Trend geht dabei eindeutig von oberflächenbasierten zu volumenbasierten Verfahren, die eine echte interaktive Untersuchung eines Datenvolumens ermöglichen. Die längeren Rechenzeiten wer-

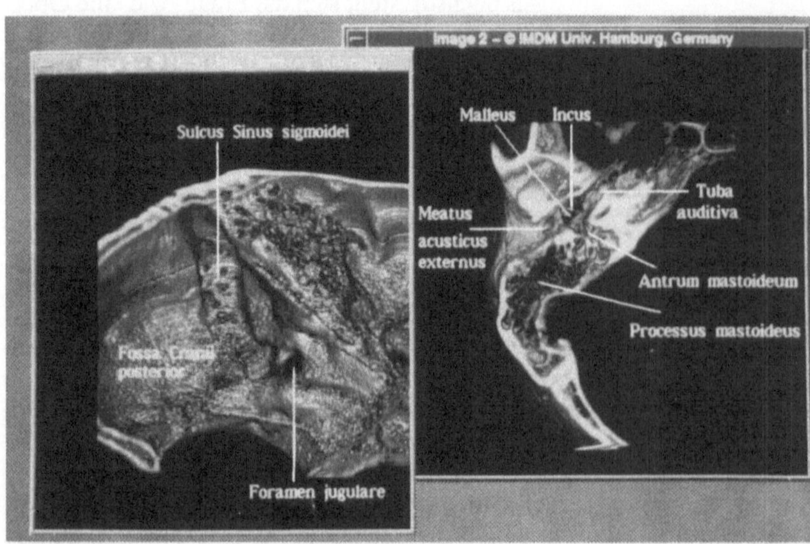

Abb. 3. 3D-Darstellung eines Felsenbeins aus CT. Links: Außenansicht, rechts: Schnitt durch das Objekt

Abb. 4. 3D-Anatomischer Atlas aus MR. Das Datenvolumen kann aus beliebigen Richtungen betrachtet und beliebig geschnitten werden. Durch „Anklikken" der Oberfläche eines Objekts wird die entsprechende Region automatisch farbig markiert und beschriftet

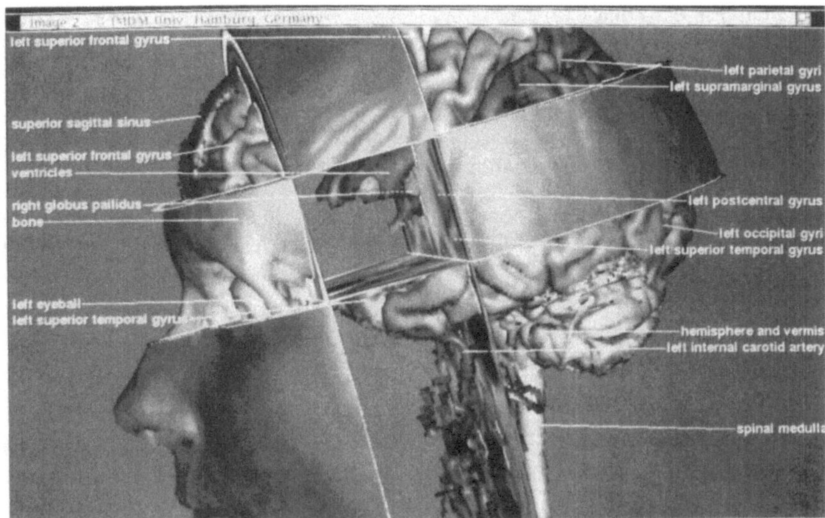

den durch bessere Rechner dabei immer mehr verkürzt.

Derzeit sind eine Reihe von Forschungsrichtungen zu erkennen. Eine wesentliche Fragestellung ist die Wiedergabetreue der 3D-Darstellungen in Abhängigkeit von Aufnahmeparametern und verwendeten Verarbeitungsalgorithmen. Sie wird derzeit eingehend untersucht [15, 16, 18].

Ein noch nicht befriedigend gelöstes Problem ist in vielen Fällen die Segmentation. Wie dargestellt wurde, existieren hier sehr unterschiedliche Ansätze, so daß auch hier Fortschritte zu erwarten sind. Ein weiterer Forschungsgegenstand ist der Entwurf leicht zu verstehender, benutzerfreundlicher Bedienoberflächen.

Über die reine Visualisierung hinaus bieten die 3D-Verfahren auch die Möglichkeit zu einer interaktiven Operationssimulation am Bildschirm. Für Anwendungen in der craniofacialen Chirurgie existieren bereits experimentelle Systeme [21]. In der ferneren Zukunft sind auch Verbindungen aus 3D-Darstellung und „virtueller Realität" denkbar.

Danksagung. Die Abbildungen entstanden in Zusammenarbeit mit Prof. Dr. W.-J. Höltje (Nordwestdeutsche Kieferklinik), Dr. R. Leuwer (Hals-Nasen-Ohren-Klinik) und Prof. Dr. W. Lierse (Anatomisches Institut). Die für den anatomischen Atlas verwendeten Rohdaten wurden uns von Siemens Medizintechnik, Erlangen, zur Verfügung gestellt. Wir danken der Werner-Otto-Stiftung, Hamburg, für die Unterstützung unserer Arbeit.

Literatur

1. Bomans M, Höhne KH, Tiede U, Riemer M (1990) 3D-segmentation of MR-image of the head for 3D-display. IEEE Trans Med Imaging MI-9, 2:177–183

2. Cline HE, Lorensen WE, Souza SP, Jolesz FA, Kikins R, Gerig G, Kennedy TE (1991) 3D-surface rendered MR images of the brain and its vasculature. J Comput Asist Tomogr 15, 2:344–351

3. Gerig G, Martin J, Kikinis R, Kübler O, Shenton M, Jolesz FA (1991) Automating segmentation of dual-echo MR head data. In: Colchester ACF, Hawkes D (eds) Information Processing in Medical Imaging, Proc IPMI '91, Springer, Berlin 175–187

4. Herman GT, Liu HK (1979) Three-dimensional display of human organs from computed tomograms. Comput. Graphics Image Process 9:1–2

5. Höhne KH (1990) Bildverarbeitung. In: Hutten H (ed) Biomedizinische Technik 3: Signal- und Datenverarbeitung, Medizinische Sondergebiete. Springer, Berlin, 29–56

6. Höhne KH, Bomans M, Pflesser B, Pommert A, Riemer M, Schiemann T, Tiede U (1992) Anastomic realism comes to diagnostic imaging. Diagn Imaging 1:115–121

7. Höhne KH, Bomans M, Pommert A, Riemer M, Schiers C, Tiede U, Wiebecke G (1990) 3D-visualization of tomographic volume data using the generalized voxel-model. Visual Comput 6, 1:28–36

8. Höhne KH, Bomans M, Riemer M, Schubert R, Tiede U, Lierse W (1992) A 3D anatomical atlas based on a volume model. IEEE Comput Graphics Apl 12, 4:72–78

9. Höhne KH, Hanson WA (1992) Interactive 3D-segmentation of MRI and CT volumes using morphological operations. J Comput Assist Tomogr 16, 2:285–294

10. Kaufman A (ed) (1991) Volume visualization. IEEE Computer Society Press, Los Alamitos, CA

11. Leuwer R, Wiebecke G, Siepmann G, Höhne KH (1990) Klinische Anwendung der computertomographischen 3D-Darstellung des Felsenbeins. In: Archives of Oto-Rhino-Larngology, Archiv für Ohren-, Nasen- und Kehlkopfheikunde: Verhandlungsbericht 1990, Teil II. Springer, Berlin, 81

12. Lorensen WE, Cline HE (1987) Marching Cubes: A high resolution 3D surface construction algorithm. Comput Graphics 21, 4:163–169

13. Pommert A, Bomans M, Höhne KH (1992) Volume visualization in magnetic resonance angiography. IEEE Comput Graphics Apl 12, 5:10–12

14. Pommert A, Bomans M, Riemer M, Tiede U, Höhne KH (1992) Volume visualization in medicine: Technique and applications. In: Hagen H et al. (eds) Scientific Visualization. Springer, Berlin
15. Pommert A, Höltje WJ, Holzknecht N, Tiede U, Höhne KH (1991) Accuracy of images and measurements in 3D bone imaging. In: Lemke HU et al. (eds) Computer assisted radiology, Proc CAR '91. Springer, Berlin, 209–215
16. Rusinek H, Noz ME, Maguire GQ, Kalvin A, Haddad B, Dean D, Cutting C (1991) Quantitative and qualitative comparison of volumetric and surface rendering techniques. IEEE Trans on Nucl Sci 38, 2:659–662
17. Schubert R, Höltje WJ, Tiede U, Höhne KH (1991) 3D-Darstellungen für die Kiefer- und Gesichtschirurgie. Radiologe 31:467–473
18. Tiede U, Höhne KH, Bomans M, Pommert A, Riemer M, Wiebecke G (1990) Investigation of medical 3D-rendering algorithms. IEEE Comput Graphics Appl 10, 2:41–53
19. Vannier MW, Marsh JL, Warren JO (1984) Three dimensional CT reconstruction images for craniofacial surgical planning and evaluation. Radiology 150, 1:179–184
20. Vogl TJ (1991) Kernspintomographie der Kopf-Hals-Region. Springer, Berlin
21. Yasuda T, Hashimoto Y, Yokoi S, Toriwaki JI (1990) Computer system for craniofacial surgical planning based on CT images. IEEE Trans Med Imaging MI-9, 3:270–280
22. Zonneveld FW, Lobregt S, van der Meulen JCH, Vaandrager JM (1989) Threedimensional imaging in craniofacial surgery. World J Surg 13:328–342

H. Jung (Koblenz): Bei der 3D-Darstellung hat sich heute die Holographie in Technik und bildender Kunst als eine gute Methode erwiesen. Haben Sie auch eigene Erfahrungen mit diesem neuen 3D-Medium gesammelt?

A. Pommert (Schlußwort): Keine Erfahrungen, da bisher sicher sehr aufwendig und teuer. Sicherlich interessant.

Hauptvortrag 4

159. G. Grevers, Th. Vogl (München): Klinische Entwicklung der 3D-Tomographie

Die Zweidimensionalität moderner bildgebender Verfahren (CT und MRT) bereitet bei der Darstellung komplexer topographischer Zusammenhänge immer wieder Probleme der „dreidimensionalen Umsetzung". Die Möglichkeit, solche Strukturen dreidimensional zu rekonstruieren, stößt daher auf großes Interesse; intensive Bemühungen auf diesem Gebiet geben den 3D-Rekonstruktionsverfahren in einigen Fachdisziplinen bereits heute eine aussagefähige diagnostische Wertigkeit. Bereits etablierte Verfahren sind die dreidimensionale Gefäßdarstellung, die 3D-Darstellung intrakranieller Neubildungen sowie Oberflächenrekonstruktionen, insbesondere von Knochen und Gelenken.

Bereits Mitte der 80er Jahre haben wir an der Münchener Klinik damit begonnen, multiplanare Darstellungen auf der Basis hochaufgelöster computertomographischer Schichtaufnahmen am Leichenfelsenbein zu erstellen (Grevers et al. 1988, 1989, 1990a). Anlaß für diese Untersuchungen war die, trotz verbesserter Aufnahmetechnik der CT, immer noch unbefriedigende Abbildung der komplizierten Felsenbeinanatomie in der 2D-Technik. Die Ergebnisse dieser Arbeiten haben wir erstmals auf unserer Jahrestagung 1987 in Nürnberg vor- und zur Diskussion gestellt (Grevers et al. 1988) und später auch als Originalarbeit publiziert (Grevers et al. 1989). Aufgrund verschiedener Imponderabilien (räumliche Auflösung, Bildqualität, Form der darzustellenden Objekte) waren die Ergebnisse unbefriedigend, so daß sich schon an der Normalsituation keine nennenswerten Zusatzinformationen erzielen ließen (loc. cit.). Entsprechend gering wurde die klinische Relevanz für pathologische Fragestellungen, wie z.B. Frakturverläufe im Felsenbeinbereich, eingeschätzt und deshalb die 3D-CT in dieser Region auch wieder verlassen. Trotz zahlreicher Publikationen, auch jüngeren Datums, zur Wertigkeit der 3D-CT für traumatologische Krankheitsbilder im Gesichtsschädelbereich und an der vorderen Schädelbasis (De Marino et al. 1986; Ernsting et al. 1987; Grivas et al. 1988) oder auch im Larynx (Zinreich et al. 1988; Meglin et al. 1991) halten wir die Aussagefähigkeit der multiplanaren CT auch bei diesen Fragestellungen für begrenzt. Diese Einschätzung wird auch von Grodd et al. (1987) vertreten; die Autoren kommen allerdings zu dem Schluß, daß die 3D-CT als Bereicherung in der rekonstruktiven Therapieplanung, d.h. zur Anfertigung maßstabgerechter Kunststoffstücke als alloplastischer Knochenersatz oder Prothesen, anzusehen ist; sie weisen gleichzeitig auf die hohe Strahlenbelastung der Untersuchung hin, die sich durch dünne, sich überlappende CT-Schichten zur Verbesserung der räumlichen Auflösung ergibt. Fukuta et al. (1990) haben die Wertigkeit des sog. „mirror imaging" auf der Basis von 3D-CT-Datensätzen für die präoperative Beurteilung kranio-fazialer Deformitäten untersucht und dahingehend relativiert, daß dieses System zwar durchaus zusätzliche Informationen liefern kann, die Aussagefähigkeit für bestimmte Fragestellungen jedoch im Einzelfall immer in enger Kooperation mit dem Operateur geprüft werden muß. Auch Marsh und Vannier (1983, 1989) messen der 3D-CT eine diagnostische Bedeutung bei der Beurteilung kranio-fazialer Fehlbildungen zu.

Wir haben uns der zweiten modernen Bildgebungstechnik, der Kernspintomographie, zugewandt, um eine mögliche Verbesserung der konventionellen 2D-MRT-Technik durch die Dreidimensionalität zu prüfen (Grevers et al. 1989, 1990b). Hierzu wurde von einer interdisziplinären Arbeitsgruppe aus Radiologen, HNO-Ärzten und Mathematikern ein 3D-Rekonstruktionsalgorithmus entworfen und weiterentwickelt, der auf der Basis zweidimensionaler, kernspintomographischer Sequenzen die Erstellung von 3D-Modellen in verschiedenen Regionen des Kopf-Hals-Bereiches ermöglicht. Durch die Kombination mit der Magnetresonanzangiographie (MRA) konnte der Indikationsbereich noch erweitert werden. Die den 3D-MRT-Rekonstruktionen zugrundeliegenden 2D-MRT-Untersuchungen wurden zunächst an einem 1,0-T-, seit Ende 1989 an einem 1,5-T-Kernspintomographen Magnetom (Siemens) an 20 Probanden und bis heute (Stand Mai 1992) 43 Patienten mit verschiedenen Krankheitsbildern im Kopf-Hals-Bereich durchgeführt (Tabelle 1).

Tabelle 1. Aufstellung der Patienten, die mittels 3D-MRT untersucht wurden, nach Regionen im Kopf-Hals-Bereich geordnet (n = 43)

Schädelbasis	n = 19
Akustikusneurinom	7
Fazialisneurinom	1
Vagusneurinom	1
Glomus tympanicum Tumor	4
Glomus jugulare Tumor	2
Mukoepidermoidkarzinom	1
Cholesteatom	1
ossif. Fibrom	1
aggr. Fibromatose	1
Gesichtsschädel	**n = 24**
Karzinom	
– Nasenhöhle	2
– Nasennebenhöhlen	5
– Nasopharynx	4
– Nase	2
Ästhesioneuroblastom	2
pleomorph. Adenom	1
Leiomyosarkom	2
Osteom	1
Pindborg-Tumor	1
Mukozele	1
Lymphom	1
Trauma	2

Die Meßdaten wurden mit einer Kopfspule (25 cm Durchmesser) oder einer Oberflächen-Halsspule aufgenommen. Um ein befriedigendes Signal-Rausch-Verhältnis zu erreichen, die Bewegungsartefakte zu minimieren und die Gefäße mit maximalem Grauwert darzustellen, wurde eine speziell von Siemens entwickelte 3D-Flash-Sequenz verwendet. Das TR/TE betrug 40/15 (bzw. 30/12) der Flipwinkel 40°, und die Schichtdicke der 128 Schnitte variierte je nach Größe des Kopfes/Halses von 1,0 bis 1,5 mm. Nach Ende der Untersuchung wurden die Meßdaten auf eine „Workstation" übertragen und dort weiterverarbeitet.

Im Gegensatz zur 2D-Technik, bei der während der Messung relativ dünne Schichten von 5–10 mm Dicke angeregt werden, wird beim 3D-Verfahren ein Volumen von 50–400 mm selektiv aufgenommen. Während der Messung wird die Summe aller Signale aus diesem Volumen empfangen. Die Anzahl der Kodierschnitte des Phasenkodiergradienten beträgt 128. Das Signal wird aus allen Voxels des gesamten Volumens empfangen und nicht nur aus einzelnen selektiven Schichten, wobei diese Messung wegen der langen Meßzeit merkbar empfindlich auf Bewegungen reagiert. Daher kam eine spezielle Sequenz zur Anwendung, welche die Bewegungsartefakte minimiert. In Abhängigkeit von der Läsion wurde entweder die Kopfspule oder die Oberflächen-Halsspule verwendet. Als Grenzmarke erwies sich der Mundboden als sinnvoll. Lag die Läsion kranial dieser Marke, wurde die Kopfspule, kaudal die Halsspule eingesetzt. Alle untersuchten Personen wurden vor und nach Gabe des Konstrastmittels Gd-DTPA untersucht.

Ziel der 3D-Rekonstruktion ist es, die Läsion oder Teile von ihr zusammen mit dem komplett dargestellten Kopf abzubilden. Dazu wird der dreidimensionale Kopf „aufgeschnitten", um einen Einblick auf die tieferliegenden Regionen zu ermöglichen. Der Ausschnitt sollte dabei ausreichend groß sein, um die interessierenden Strukturen in ihrer Beziehung zur Nachbarschaft gut zu erkennen und ausreichend beurteilen zu können. Das Fenster im Kopfmodell sollte andererseits möglichst viele der oberflächlichen Bereiche belassen, um die Orientierung bezüglich Lage und Verlauf der interessierenden Struktur zu gewährleisten und somit den dreidimensionalen Eindruck zu vermitteln. Nach zahlreichen Vorversuchen hat sich folgende Rekonstruktionsmethodik bewährt:

Als erstes werden Schnittbilder ausgewählt, die eine gute Beurteilbarkeit der zu untersuchenden Abschnitte ermöglichen. Es wird dann ein Rahmen definiert, der die interessierenden Strukturen begrenzt. Um den Einblick in diese Region beim späteren dreidimensional rekonstruierten Modell zu erhalten, ist es erforderlich, die Strukturen, die in den anderen, oberhalb des ausgewählten Schnittes liegenden Schichten enthalten sind, auszublenden. Nachdem der Datenwürfel nun entsprechend bearbeitet ist, wird er dreidimensional rekonstruiert. Dazu kommt ein sogenanntes „ray-tracing"-Verfahren zur Anwendung, bei dem Strahlen, die von einem frei wählbaren Blickpunkt ausgehen, den Datenwürfel nach Oberflächenstrukturen abtasten und darstellen. Da die Oberflächenstrukturen über dem Fenster ausgeblendet sind, erkennen die Strahlen die Strukturen innerhalb des Ausschnittes als Oberfläche des Kopfes und bilden diese entsprechend ab. Mit Schattierungen und Grauwertverschiebungen können weitere plastische Eindrücke vermittelt werden.

Mit Hilfe einer neuen Rechenanlage konnte die Rekonstruktionszeit stark reduziert werden; dadurch wurde es möglich, eine größere Anzahl von Patienten in das Untersuchungskollektiv aufzunehmen; außerdem waren die Rekonstruktionsparameter, abhängig von der Läsion, standardisierbar. Es war nun

Abb. 1a, b. Weiterentwicklung der 3D-Technik mit eingeblendetem „Scout", der den exakten Verlauf der Schnittebene zeigt. **a** Das Bild zeigt ein Keilbeinmeningeom in der sagittalen Aufsicht, **b** beim gleichen Patienten wurden in dieser Darstellung 2 Schnittebenen abgebildet, die gut voneinander abgrenzbar sind

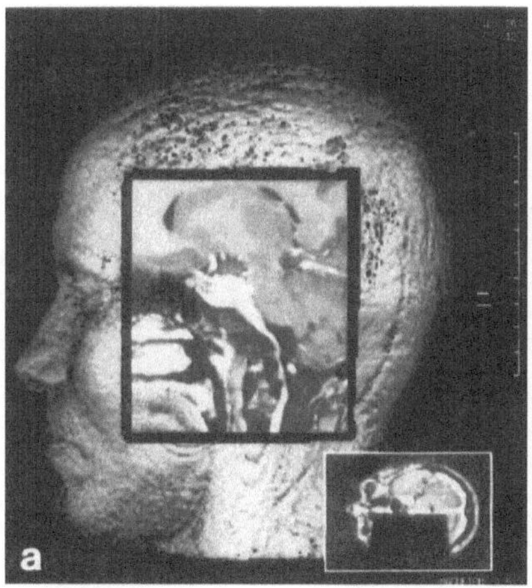
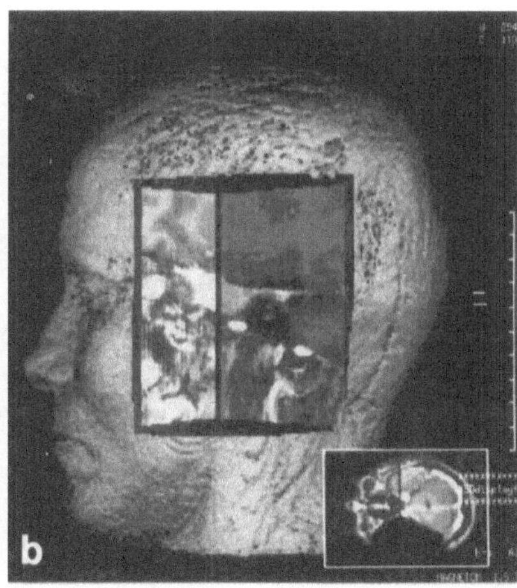

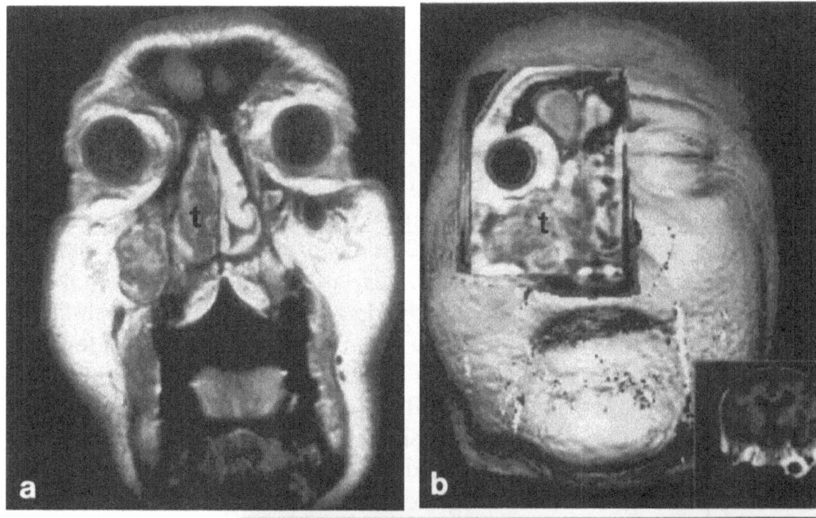
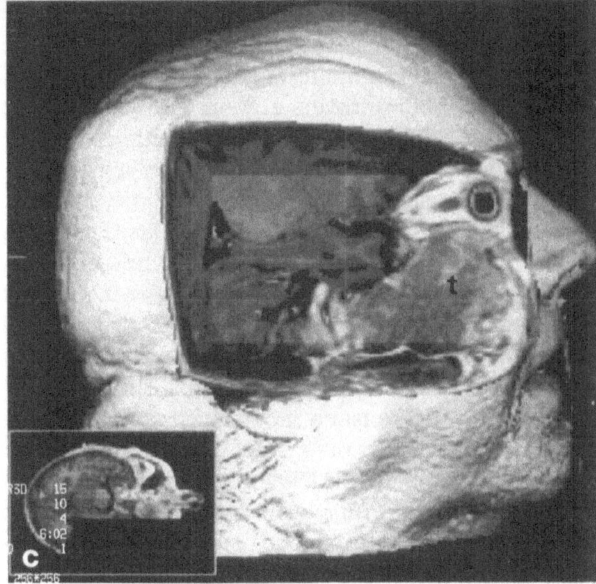

Abb. 2a, b, c. 2D-Bild **(a)** und koronares **(b)** bzw. sagittales **(c)** 3D-Bild bei einem Patienten mit Plattenepithelkarzinom, ausgehend vom rechten Sinus maxillaris (t = Tumor)

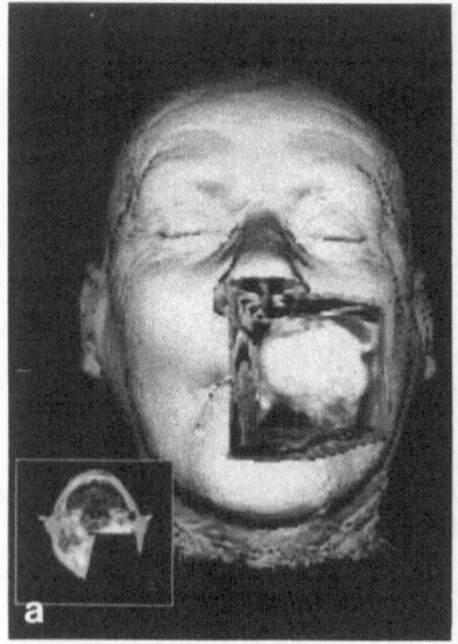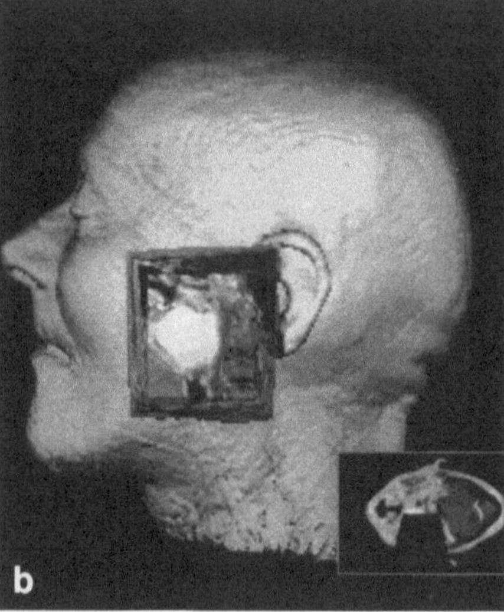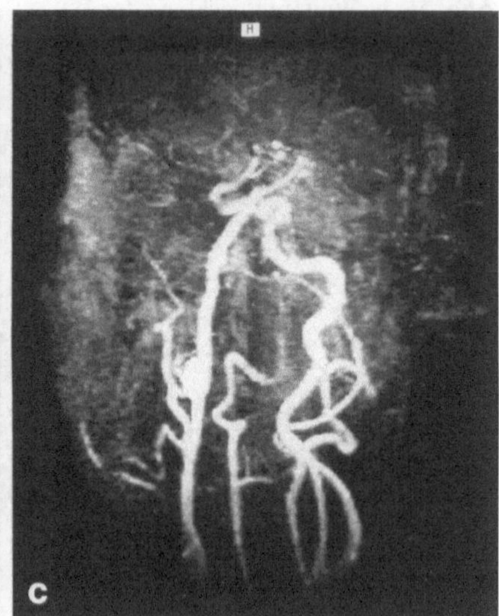

Abb. 3a, b, c. Ausgedehnter Rezidivtumor (pleomorphes Adenom) ausgehend vom linken, tiefen Parotislappen in der koronaren (a) und sagittalen (b) und 3D-Darstellung. (c) In der simultan durchgeführten Magnetresonanzangiographie zeigt sich die Verlagerung der großen Gefäße durch den Tumor

auch möglich, mehrere Ebenen (z.B. frontal und sagittal oder 45°-Ebenen) unter Verbesserung der Detailauflösung und unter Verwendung von Schattierungen, die einen ausgezeichneten Tiefencharakter aufwiesen, in die Rekonstruktion zu integrieren. Um die exakte Lage der Ebenen zueinander darzustellen, befindet sich am unteren Bildrand ein kleines Fenster („Scout") mit einem Querschnitt des Kopfes, in dem die Lage der Ebenen exakt dargestellt wird.

In der MRT-Diagnostik von Läsionen im Kopf-Hals-Bereich sind bisher noch keine dreidimensionalen Untersuchungstechniken vorgestellt worden. Für diese Fragestellungen weist das von uns eingeführte 3D-Rekonstruktionsverfahren neue Aspekte für die Diagnostik, insbesondere an der Schädelbasis, auf (Vogl et al. 1990; Grevers u. Vogl 1991; Vogl 1991; Vogl et al. 1991). Die Voruntersuchungen konnten zeigen, daß Größe, Form und Orientierung des ausgewählten Fensters entscheidende Parameter für die Wertigkeit der 3D-Darstellung sind. Die Größe des Fensters sollte, unabhängig von Lage und Ausdehnung der Raumforderung, für jeden Patienten anders festgestellt werden, um eine optimale Ausnutzung der Technik zu gewährleisten. Weiterhin muß der Blickpunkt des Betrachters auf den Kopf, abhängig von der Lage des Fensters, gewählt werden. Zur Darstellung der Ausdehnung und des Verlaufes einer Neubildung kann es von Vorteil sein, den Blickpunkt so zu wählen, daß eine der drei Hauptachsen des Kopfes einen Winkel von 45° gegenüber der Blickrichtung aufweist, wobei vorher ein Fenster festzule-

gen ist, das exakt an der Kante des Datenwürfels endet. In diesem Fall werden die anatomischen Strukturen in 2 Ebenen, z.B. frontal und sagittal, als Schnitt dargestellt. Bei dieser Form der Schnittführung ergab sich bei der anfänglichen Rekonstruktionstechnik die Problematik, daß die Schnittkante der beiden Ebenen nur schwer abgrenzbar war. Bei der neuen Methode wird mit Hilfe des zusätzlich eingeblendeten „Scouts" die Schnittführung eindeutig dargestellt und somit eine Vielzahl von Ansichten problemlos und anschaulich realisierbar (Abb. 1–4). Da außerdem noch eine Reduktion der Meß- sowie Rekonstruktionszeit mit gleichzeitiger Vereinfachung des Rekonstruktionsverfahrens erreicht wurde, dürfte die 3 D-MRT in dieser modifizierten Form in absehbarer Zeit als bildschirmunterstützte Operationsplanung anwendbar sein. Außerdem besteht die Möglichkeit der Simulation operativer Eingriffe, so daß auch ein Einsatz als Lehrmittel in der chirurgischen Ausbildung denkbar wäre. Trotz dieser optimistischen Perspektive muß weiterhin an einer Verbesserung der Bildqualität gearbeitet werden, um längerfristig einen routinemäßigen, klinischen Einsatz dieser immer noch sehr zeit- und kostenaufwendigen Technik rechtfertigen zu können. Leider ist bis heute die, wenn auch deutlich verbesserte, Abbildungsqualität der 3D-Darstellung dem 2D-Bild immer noch unterlegen, da bei der rechnerischen Umsetzung Information verloren geht. Ein weiterer wichtiger Schritt in dieser Richtung wird die Anwendung T2-gewichteter Flash-Sequenzen sein,

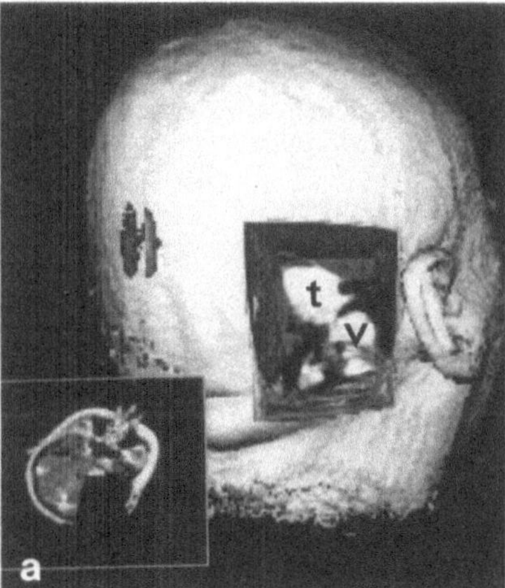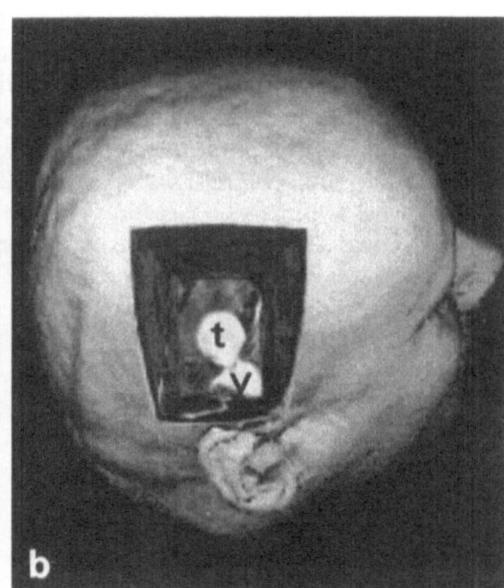

Abb. 4a, b. AKN (intra-extrameatal) in verschiedenen Projektionen. Beachten Sie die topographische Beziehung zwischen Tumor *(t)* und hochstehendem Bulbus Venae jug. *(V)*

um die Sensitivität und Spezifität der „schnellen" Bildgebung zu verbessern.

Zusammenfassend ergeben sich zum gegenwärtigen Zeitpunkt folgende Vorteile der Münchener 3D-MR-Technik für die Diagnostik, insbesondere von Raumforderungen in der Nähe der Schädelbasis:

1. Die 3D-MR-Technik liefert dem Kliniker wichtige Zusatzinformationen in der Operationsplanung und -ausbildung durch die Möglichkeit der Simulation am Monitor. Von besonderem Vorteil gegenüber dem 2D-Datensatz ist hierbei die Möglichkeit, interessierende Strukturen aus jedem gewünschten Blickwinkel einzublenden.
2. Die Kombinationsmöglichkeit mit der MRA erlaubt eine überlegene Darstellung der klinisch oft entscheidenden topographischen Beziehung zwischen Gefäßen und umgebenden Weichteilstrukturen oder Neubildungen.

Literatur

1. De Marino DP, Steiner E, Poster RB, Katzberg RW, Hengerer AS, Hermann GT, Wayne WS, Prosser DC (1986) Three-dimensional computed tomography in maxillofacial trauma. Arch Otolaryngol Head Neck Surg 112:146
2. Ernsting N, Zeitler E, Theissing J, Imhof K (1987) Technik und Ergebnis der Computertomographie der Rhinobasis und der Orbita mit multiplanaren Rekonstruktionen. Fortschr Röntgenstr 146:376
3. Gillespie JE, Isherwood I, Barker GR, Quayle AA (1987) 3-D reformations of computed tomography in the assesment of facial trauma. Clin Rad 38:523−526
4. Fukuta K, Jackson JT, Mc Ewan CN, Meland NB (1990) Three-dimensional imaging in craniofacial surgery: a review of the role of mirror image production. Eur J Plast Surg 13:209−217
5. Grevers G, Wiechel R, Vogl Th, Wittmann A (1988) Der aktuelle Stellenwert multiplanarer Abbildungen für die Mittelohrdiagnostik. Arch Otorhinolaryngol (Suppl II):98
6. Grevers G, Wittmann A, Vogl Th, Wiechell R (1989) Untersuchungen zur multiplanaren Darstellung des Felsenbeins. Erste Ergebnisse. Laryngo-Rhino-Otol 68: 392−395
7. Grevers G, Wittmann A, Vogl T, Mannweiler E, Wiechell R (1990a) Die rechnergestützte Bearbeitung computertomographischer Sequenzen anatomischer Felsenbeinpräparate. Verh Anat Ges 83 Anat Anz Suppl 166:277−278
8. Grevers G, Wilimzig C, Vogl T, Laub G (1990b) Eine neue Methode zur 3D-Rekonstruktion im Kopf-Hals-Bereich. Laryngo-Rhino-Otol 69:187−190
9. Grevers G, Vogl Th, Vilimzig C, Laub L (1990) Zur Aussagefähigkeit der 3D-KST-Rekonstruktion am Beispiel eines ausgedehnten Parotisadenoms. Laryngo-Rhino-Otol 69:389−393
10. Grevers G, Wilimzig C, Vogl T, Laub G (1990) Weiterentwicklung der 3D-KST-Rekonstruktionstechnik im Kopf-Hals-Bereich. Laryngo-Rhino-Otol 69:653−656
11. Grevers G, Assal J, Vogl T, Wilimzig C (1991) Three-dimensional magnetic resonance imaging in skull base lesions. Am J Otolaryngol 12:139−145
12. Grevers G, Vogl Th (1991) Die Bedeutung der Kernspintomographie für das HNO-Fach. In: HNO Praxis Heute, Bd. 11. Ganz H, Schätzle W (Hrsg) Springer, Berlin Heidelberg New York
13. Grivas A, Manson PN, Vannier MW et al. (1988) Posttraumatic orbit evaluation by three-dimensional surface reconstruction. Computer Med Imaging Graph 12:47−57
14. Grodd W, Dannenmeier B, Peterson D, Gehrke E (1987) Drei-dimensionale (3-D) Bildrekonstruktionen von Gesichtsschädel und Schädelbasis in der Computertomographie. Radiologe 27:502−510
15. Harms SE, Muschler G (1986) Three-dimensional MR imaging of the knee using surface coils. J Comput Assist Tomogr 10 (5):773−777
16. Isherwood I (1988) Neue Entwicklungen in der Computertomographie. In: Moderne Bildgebung. Stand der Technik. J Lissner (Hrsg) Ueberreuter Wissenschaft, Wien Berlin
17. Marsh JL, Vannier MW (1983) The „third dimension" in craniofacial surgery. Plast Reconstr Surg 71:759

18. Marsh JL, Vannier MW (1989 Three-dimensional surface imaging from CT scans for the study of craniofacial dysmorphology. J Craniofac Genet Dev Biol 9:61−75
19. Meglin AJ, Biedlingmaier JF, Mirvis SE (1991) Three-dimensional computerized tomography in the evaluation of laryngeal injury. Laryngoscope 101:202−207
20. Vogl Th, Wilimzig C, Grevers G, Laub G, Lissner J (1990) 3D-Rekonstruktionen bei Raumforderungen im Kopf-Hals-Bereich. Fortschr Röntgenstr 152, 3:253−258
21. Vogl Th (1991) Kernspintomographie der Kopf-Hals-Region. Springer, Berlin Heidelberg New York
22. Vogl Th, Wilimzig C, Assal J, Grevers G, Lissner J (1991) 3D MR imaging with Gd-DTPA in head and neck lesions. Eur Radiol 1:151−157
23. Zinreich SJ, Mattox DE, Johns ME et al. (1988) 3-D for cranial facial and laryngeal surgery. Laryngoscope 98:1212−1219

Hauptvortrag 5

160. A. Laubert (Hannover):
CAD/CAM — Einsatz für Operationsplanung und Implantatdesign

Einleitung

Form- und funktionserhaltende Operationstechniken bilden die Grundlage der Gesichtschädelchirurgie.

Die plastisch-rekonstruktive Chirurgie kennt primäre und sekundäre Rekonstruktionsmethoden. Bei der primären Rekonstruktion knöcherner Strukturen stehen die osteosynthetischen Verfahren im Vordergrund. Kosmetisch-funktionell unbefriedigende Ergebnisse bedürfen sekundärer Restaurationsmethoden mittels z.B. freier oder mikrovaskulär-anastomosierter, autogener Knochentransplantation, konservierter allogener Knochen-Knorpeltransplantate und alloplastischer Implantate. Die Vielzahl der Rekonstruktionsmethoden ist — wie häufig — ein Indiz für die Unzulänglichkeiten der verschiedenen Techniken.

Bis heute werden die verschiedenen Transplantate und Implantate entweder intraoperativ vollständig hergestellt oder industriell vorgefertigte Serienprodukte (Implantate) intraoperativ individuell modelliert.

Die präoperative Herstellung individueller Implantate ist ohne Kenntnis von Maßen, Form und Konfiguration der Knochenformationen und -defekte undenkbar. Die Entwicklung moderner bildgebender und bildverarbeitender Verfahren ist mit dieser Problemlösung eng verknüpft.

In diesem Zusammenhang sind zwei digitale bildgebende Verfahren hervorzuheben: Die Computertomographie (seit Anfang der siebziger Jahre) und die Kernspintomographie (seit Mitte der achtziger Jahre) (Mees u. Vogl 1989). Sie sind heute aus der täglichen Routinediagnostik nicht mehr wegzudenken.

Nachfolgend soll lediglich auf die Computertomographie als primäre Datenquelle für die nachgeordneten digitalen bildverarbeitenden Verfahren eingegangen werden.

Die 2D-Computertomographie arbeitet im Gegensatz zur konventionellen Röntgendiagnostik nicht mit Filmschwärzungen durch ionisierende Röntgenstrahlung auf einem Film mit Verstärker-

folie, sondern mit der Rekonstruktion gemessener Schwächungswerte eines beweglichen Röntgenstrahlenbündels. Dazu umkreist eine Röntgenröhre mit einem schmal eingeblendeten Röntgenstrahl in einer Ebene den Patienten einmal pro Aufnahme. Gegenüberliegend kreist ein Detektorsystem mit, das die Schwächung der Röntgenstrahlung im durchstrahlten Körperabschnitt registriert. Die Digitalisierung der Bilddaten ermöglicht Darstellungen (z.B. verschiedene Fenstereinstellungen, coronare und sagittale Rekonstruktionen). Diese Rekonstruktionen liefern ausschließlich zweidimensionale Schichtbilder. Die dreidimensionale Interpretation der komplexen Anatomie und Pathologie des Patienten bleibt eine integrative Leistung des Betrachters.

Dreidimensionale Rekonstruktionen von CT-Datensätzen (3D-CT) sind schon seit 1977 bekannt (Hermann u. Lin 1977). Aber erst die Entwicklung leistungsfähiger Computer ermöglicht, dank kurzer Rechenzeiten und hervorragender Bildqualität, den routinemäßigen Einsatz der 3D-Bildverarbeitung in der Diagnostik. Für die Entwicklung eines dreidimensionalen-perspektiven Bildes aus dem 2D-CT-Datensatz sind grundsätzlich drei Schritte notwendig:

1. Erkennung der Oberflächenkontur des geschichteten Objektes (Konturfindung) und mathematische Definition in ein dreiachsiges Koordinatensystem.
2. Rechnerische Entfernung verdeckter Objektstrukturen.
3. Die dargestellten Oberflächenpunkte erhalten in Abhängigkeit von der Entfernung des Betrachters einen Grenzwert, das Objekt wird schattiert.

Diese Bedingungen sind mit den verschiedenen 3D-Programmen realisiert. Damit gelingt eine bessere Beurteilung der topographischen Beziehungen verschiedener Oberflächensegmente zueinander und ist eine vielversprechende Ergänzung des bildgebenden diagnostischen Repertoires. Letztlich ist es aber eine dreidimensional-perspektivische Objektdarstellung in einem zweidimensionalen Bild, weshalb man genauer von einer Pseudo-3D-CT-Darstellung sprechen sollte (Leuwer et al. 1990).

Ein wirklich überzeugender räumlicher, dreidimensionaler Eindruck gelingt nur am Bildschirm bei Rotationen des Objekts in Echtzeit mit Hilfe von 3D-CAD-Programmen (CAD = Computer Aided Design; Batnitzky et al. 1981) am Graphikcomputer (sog. „digitale Modelle") oder eben bei naturgetreuen „realen Modellen", die mittels CAD/CAM-Technik (Computer Aided Design/Computer Aided Manufacturing) gefertigt werden (Laubert et al. 1990, 1991).

Ist die (Pseudo)-3D-Methode computertomographischer Schichtfolgen ein etabliertes Verfahren in der Diagnostik und Gegenstand verschiedener wissenschaftlicher Fragestellungen, steckt die operativ-therapeutische Nutzbarmachung rechnergestützter Verfahren noch in den „Kinderschuhen" − und das −, obwohl uns die Industrie schon seit Jahren die „Behandlung von Materialien" mit Hilfe der Computertechnik demonstriert.

Heute wird kein Auto mehr ohne Computer konstruiert (CAD) und gefertigt (CAM) sowie mittels CNC-Werkzeugmaschinen (Computer Numeric Control) hergestellt, wobei sämtliche Logistik- und Produktionsabläufe durch das CIM-System (Computer Integrated Manufacturing) gesteuert und überwacht werden.

Was ist CAD/CAM?

CAD (Computer Aided Design) ist als computergestütztes Konstruieren am Graphikcomputer zu umschreiben. Mit einem CAD-Programm lassen sich graphische Elemente (z.B. Punkt, Linie, Kreis, Kegelschnitte, Kurven, Flächen, Festkörper) an definierbaren Koordinaten im Raum erzeugen. Man unterscheidet CAD-Datenmodelle (Obermann 1992):

A. 2D-Modell. Dabei wird eine ebene Darstellung einer Konstruktion erzeugt, die die Dimension der Tiefe nicht berücksichtigt. Es entsteht ein Abbild der Konstruktion, nicht aber die wahre Ausdehnung im Raum. Das Modell wird vorrangig zur Erstellung von technischen Zeichnungen verwendet.

Beispiel: Ein Würfel würde in diesem Modell als Viereck erscheinen.

B. 2½D-Drahtmodell (Wire-Frame-Model, Kantenmodell, Konturmodell; vgl. Abb. 3). Eine Konstruktion wird mit Hilfe von Kanten dargestellt. Die Kanten werden an ihren wahren Positionen im Raum konstruiert. Diese Konstruktion ist zwischen den Kanten nicht beschrieben. Dieses Modell wird meist zur Erstellung von Zeichnungen mit mehreren Darstellungsansichten eingesetzt.

Beispiel: Ein Würfel wird durch die Kanten beschrieben dargestellt.

C. 3D-Flächenmodell (Surface-Model; vgl. Abb. 4). Die Konstruktion wird durch ihre Kanten und Oberflächen (Regel- und Freiformflächen) beschrieben, das heißt durch ihre Geometrie. Dieses Modell wird zur geometrischen Komplettbeschreibung von Konstruktionen und als Basis für das CAM-System benutzt.

Beispiel: Der Würfel wird durch die Kanten und Flächen − also mit seiner Form beschrieben. Er wäre allerdings hohl.

D. 3D-Volumenmodell (Solid-Model, Festkörpermodell). Eine Konstruktion wird durch ihre Geometrie und ihren Inhalt komplett beschrieben. Unsere Umwelt ist dreidimensional, sie besteht aus Volumina. Das Volumenmodell ist darum die genauere Nachbildung der Wirklichkeit, denn sie beinhaltet auch die Informationen für z.B. Festigkeitsberechnungen.

Beispiel: Ein Würfel wird durch die Form und Materialeigenschaften beschrieben.

Mit dem CAD-Systemen ist also nicht nur eine Übertragung der Zeichnungserstellung vom Reißbrett auf den Bildschirm verbunden, die neuen CA-Technologien ermöglichen,

— bessere Produkte zu finden, weil viele Leistungsvarianten am Bildschirm durchgespielt werden können
— aufwendige und langwierige Versuche zu vermeiden und durch Computersimulation zu ersetzen
— Berechnungen schneller und exakter durchzuführen
— eine Datendurchgängigkeit zwischen Konstruktion und Fertigung.

CAM (Computer Aided Manufacturing) bedeutet rechnerunterstützte Fertigung. Ein CAM-Programm berechnet auf der Basis eines 3D-CAD-Flächenmodells die Verfahrwege für die CNC-Werkzeugmaschinen, um die Konstruktion in ein reales Teil umzusetzen. Abhängig von Konstruktion, Material und Aufgabenstellung können dies z.B. Dreh-, Fräs- oder Laserbearbeitungen sein.

Vorteile der CA-Techniken gegenüber den konventionellen Verfahren sind unter anderem

— die Zeitersparnis (von der Konstruktion bis zum realen Produkt)
— die Simulation der Bearbeitung am Bildschirm
— daß der Ablauf der Fertigung kontrolliert wird und Kollisionen an komplexen Teilen bereits am Bildschirm erkannt und somit im Vorfeld vermieden werden können.

Rechnergestützte Konstruktion und Fertigung von Modellen zur Operationsplanung

2D-CT-Bilder stellen anatomische und pathologische Strukturen dar; die 3D-CT-Bilder ermöglichen darüber hinaus die topographische Zuordnung und werden analog den Konstruktionen in CAD-Systemen häufig als „digitale Modelle" bezeichnet. Rechnerintern ist die dreidimensionale Objektbeschreibung vorhanden, auf dem Computer-Bildschirm ist auch mit den Hilfsmitteln der Perspektive, der Stereomethoden und der 3D-Realzeitbewegung (Computeranimation) lediglich ein räumlicher Eindruck zu erreichen, die Darstellung bleibt zweidimensional. Erst das reale, physikalische Modell „zum Anfassen" besitzt die „echte" dritte Dimension und unmittelbare Plastizität, d.h. die visuell-virtuelle Darstellung wird visuell-taktil.

Die Wertschätzung dreidimensionaler, plastischer Modelle „zum Anfassen und Begreifen" komplexer − nicht nur − anatomischer Strukturen wird belegt durch die Herstellung dreidimensionaler Modelle auf der Basis zweidimensionaler Schnittbilder bereits im 19. Jahrhundert. Dazu wurden von Schnittbildern Scheiben entsprechender Schnittdicke und -kontur ausgeschnitten und paßgenau aufeinander geschichtet, so daß ein naturgetreues Objektmodell entstand (His 1880, 1885).

Dieses Rekonstruktionsverfahren ist in der Medizin durch Einführung der Computertomographie wieder aktuell und für verschiedene Anwendungsbereiche wiederentdeckt worden (Burri et al. 1979, Vannier u. Marsh 1985, Reumann et al. 1985).

Auch im Ingenieurwesen, z.B. im Automobilbau, findet diese Methode Anwendung (Klingler 1981). Zusammen mit der dort eingesetzten modernen, rechnerintegrierten Technologie zur Konstruktion und Fertigung (CAD/CAM = Computer Aided Design/Computer Aided Manufacturing, CIM = Computer Integrated Manufacturing) lassen sich Knochenmodelle auch automatisch mit CNC-Maschinen (CNC = Computer Numeric Control) auf der Basis von CT-Daten herstellen (Reumann et al. 1985, 1987).

Die Kombination und Verknüpfung verschiedener Methoden der Bereiche

- Bildgebung (z.B. CT, MRI)
- Bildverarbeitung (z.B. Konturfindung durch z.B. Schwellenwert, Gradientenbildung, Simulation des visuellen Systems)
- CAD/CAM (z.B. Scheiben-, Freiformflächen-, Volumenmodellierung)
- CNC (z.B. Fräsen, Laserschneiden)

erlaubt es, unterschiedliche Verfahrensketten zu installieren, mit der Möglichkeit, ein breites Spektrum von Modellen herzustellen.

Die realen Modelle für die chirurgische Rekonstruktion basieren heutzutage auf den digitalen Primärdaten von Computer- und (seltener) der Kernspintomographie.

Unterschiede in der Konstruktionsweise im CAD/CAM-System zielen auf die Verwendung verschiedener CNC-Werkzeugmaschinen.

Toth et al. (1988), Brix und Lambrecht (1987) sowie Schmitz et al. (1989) benutzen für die Herstellung individueller realer Modelle eine CNC-Fräsmaschine. Fertigungstechnisch kann aber auch eine rechnergestützte Laserschneidmaschine verwendet werden (Reumann et al. 1985, 1987; Laubert et al. 1990, 1991). Die unterschiedlich gefertigten Modelle scheinen hinsichtlich ihrer Geometrie äquivalent zu sein − entsprechende Vergleiche liegen allerdings nicht vor. Die Modell-Materialien unterscheiden sich dagegen erheblich: Die gefrästen Modelle bestehen beispielsweise aus weichen Kunststoffen wie z.B. aus Styropor und Polyurethan. Mit der Laserschneidemaschine können Modelle grundsätzlich aus einem breiten Spektrum von Materialien bis hin zum Edelstahl hergestellt werden; als besonders praktikabel haben sich aus unserer Erfahrung solche Modelle erwiesen, bei denen zunächst eine Form für den anschließenden Guß gefertigt wird. Als Materialien werden z.B. Gießholz und -harz verwendet, grundsätzlich sind aber alle gießfähigen Werkstoffe einsetzbar. Am ausgehärteten Modell sind dann z.B. Operationssimulation mit entsprechendem Instrumentarium (z.B. orthopädisch-unfallchirurgische Fragestellungen bei komplizierten Frakturen und Umstellungsosteotomien; Giebel et al. 1985) und Implantatabdruck von Hand möglich.

Wir haben uns zur rechnergestützten Herstellung von individuellen Modellen für die Lasertechnologie entschieden, die folgend im Einzelnen dargestellt werden soll (Abb. 1):

Das 3D-Objekt (Patient) wird dazu von der Computertomographie (GE 9800) in Schichten (z.B. 3-mm-Schichten) mit 2D-Konturen erfaßt, die mit der 2D-Laserschneidmaschine als Scheiben gefertigt werden können. Diese Komplexitätsreduzierung von einer 3D- auf eine 2D-Modellierung erlaubt den Einsatz von 2D-Computer-Graphik-Systemen als Schnittstellen (Abb. 2), an die Laserschneidmaschinen konzeptionell wie andere Computer-Graphik-Endgeräte, z.B. Plotter, betrieben werden können (Reumann et al. 1987).

Die interessierenden Konturlinien der 2D-CT werden noch interaktiv von Hand schichtweise in den Graphikcomputer eingegeben und digitalisiert. Die Umrisse der CT-Schichten werden als Randlinien von Scheiben aufgefaßt, deren Stärke der CT-Schichtdicke entspricht. Die Koordinaten der er-

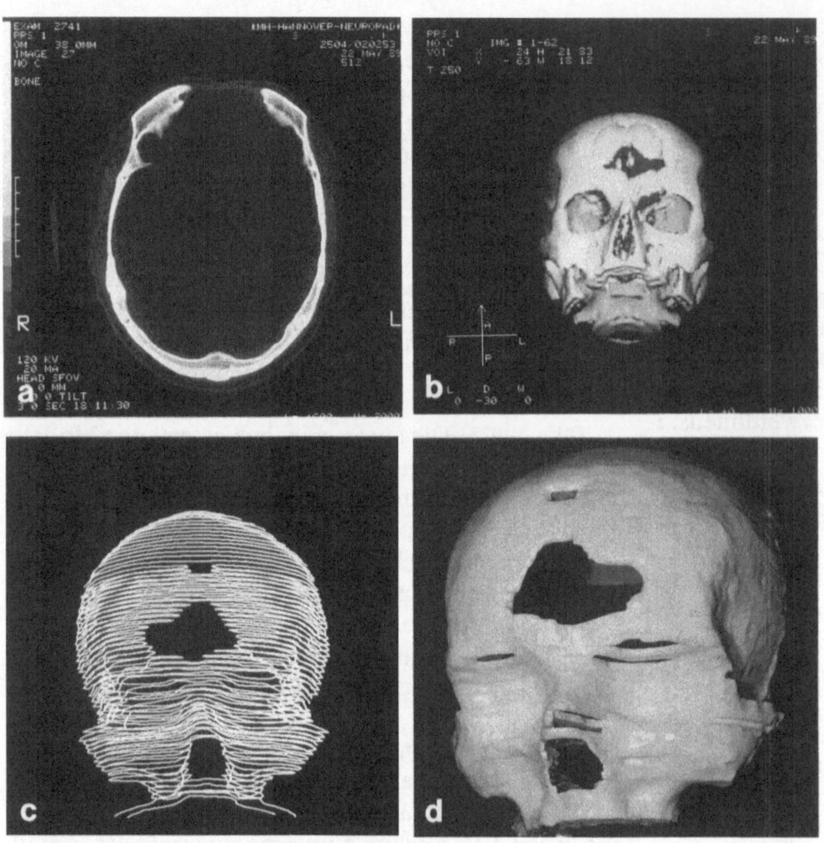

Abb. 1a–d. Herstellung eines Schädelmodells mit großem Knochendefekt im Stirnbein: **a** 2D-CT, **b** 3D-CT, „digitales" Modell, **c** 2½D, „digitales" Modell im Graphikcomputer, **d** dreidimensionales, reales, physikalisches Schädelmodell

zeugten Konturlinien von z.B. Knochen- oder Weichteilstrukturen dienen zur Ansteuerung der Lasermaschine (Fa. Behrens) durch den Rechner. Sie schneidet Scheiben entsprechend der Konturlinien und der Dicke der CT-Schichten. Die Oberflächen sind entsprechend der Schichtdicke stufig. Durch Interpolationen lassen sich Zwischenschichten erzeugen und die Flächen glätten. Wir haben diese Methode „Finite-Scheiben-Modellierung" genannt. Die Scheiben werden dem Original entsprechend paßgenau aufeinander befestigt, so daß ein originalgetreues dreidimensionales Modell entsteht. Die beim Laserschneiden der Scheiben gleichzeitig entstehenden komplementären Paßschablonen können in ihrer Gesamtheit auch als Gußform dienen.

Diese naturgetreuen Modelle stellen individuelle, dreidimensionale 1:1-Kopien der abgebildeten Strukturen dar. Sie erlauben

1. eine *exakte Operationsplanung* durch die unmittelbare räumliche und plastische Veranschaulichung von Anatomie und Pathologie, z.B. bei Knochendefekten, ausgedehnten Mittelgesichtstumoren und craniomaxillofazialen Anomalien (Brix u. Lambrecht 1987, Guyuron u. Ross 1989; Laubert et al. 1990, 1991).
2. eine *Operationssimulation* durch die Bearbeitung mit üblichem chirurgischen Instrumentarium. Operative Eingriffe lassen sich am Modell simulieren und anschließend gezielt auf den Patienten übertragen (Giebel et al. 1985, Guyuron u. Ross 1989).

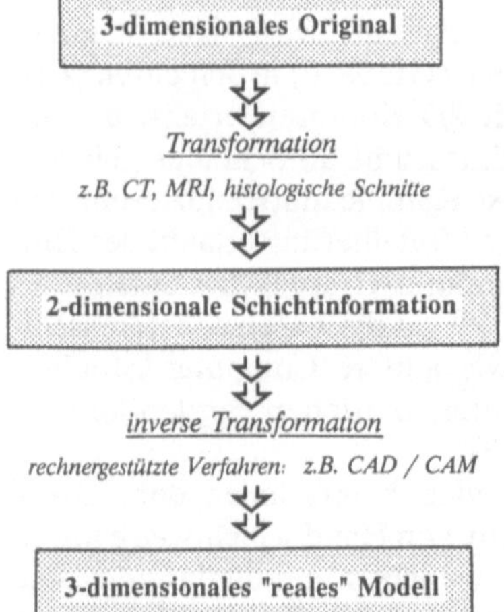

Abb. 2. Schema zur Modellherstellung: 3D/2D-Transformation und 2D/3D-Inversion als Konstruktionsvorschrift

3. ein *Implantdesign* festzulegen. Die Konstruktion und Herstellung von Implantaten kann sowohl konventionell von Hand als auch rechnergestützt mittels CAD/CAM erfolgen (Aldinger et al. 1984, Toth et al. 1988, Laubert et al. 1990).

Rechnergestützte Konstruktion und Fertigung von individuellen Implantaten zur chirurgischen Rekonstruktion großer Knochendefekte

Die Methoden zur Füllung großer Knochendefekte sind mannigfaltig, ebenso die verwendeten Materialien. Gewebe für autogene Transplantate wird zunächst intraoperativ gewonnen und – wie alloplastische Materialien für Implantate – dann in den vollständig dargestellten und freigelegten Knochendefekt eingearbeitet.

Ein naturgetreues Modell kann die chirurgische Rekonstruktion mit Implantaten erleichtern:

1. Soll *autogenes* Gewebe verwendet werden, erfolgt zunächst die Gewebeentnahme und dann seine Bearbeitung *intraoperativ* am sterilisierten Modell. Der Knochendefekt am Operationssitus wird erst anschließend freigelegt und das autogene Transplantat eingesetzt. Vorteil der Methode wäre, daß der Knochendefekt nicht zuerst in Form und Größe identifiziert und nicht über das notwendige Maß hinaus freigelegt werden muß, was eine geringe Knochen- und Weichteiltraumatisierung und damit ein besseres Implantatlager zur Folge hat. Die kurze Operationszeit am Operationssitus mindert zusätzlich die Infektionsgefahr.
2. Allogenes, xenogenes und *alloplastisches* Material kann *präoperativ manuell* am Knochenmodell entsprechend bearbeitet und modelliert werden, wobei – wie im Modellbau nicht ungewöhnlich – mehrere Implantate angefertigt werden und das geeignetste ausgewählt werden kann; ein unter Umständen zeitlich, materiell und finanziell aufwendiges Verfahren.
3. *Alloplastisches Material* kann *präoperativ computergestützt* mittels *CAD/CAM-System* und entsprechender CNC-Werkzeugmaschine gefertigt werden, nachdem die Geometriedaten des Implantates im Graphikcomputer (CAD-System) generiert wurden. Die rechnergestützte Konstruktion des Implantates ermöglicht viele *digitale Varianten* am Bildschirm, bis die beste Implantatgeometrie gefunden ist, d.h. die Visualisierung im Graphikcomputer ersetzt die aufwendige und langwierige Herstellung verschiedener „realer" Implantate. Letztlich wird bei dieser Verfahrensweise ein reales Modell allerdings überflüssig.

Für die rechnergestützte Konstruktion von individuellen Implantaten (Abb. 3 u. 4) werden die schon vorhandenen CT-Daten in ein professionelles Computer-Aided-Design (CAD)-System zur Freiformflächenkonstruktion (CONTROL DATA ICEM DDN) eingegeben, das heißt, die knöchernen Strukturen des Patienten-Schädels liegen digital im Graphikcomputer vor und können visualisiert werden. Als Referenz für die zu konstruierende Implantatgeometrie kann

- ein „Standardschädel" dienen, dessen Konturen nach dem Computertomogramm im CAD-System schichtweise mit dem Defekt überlagert werden,
- der komplementäre Knochenanteil der Gegenseite in den Defekt „gespiegelt" werden,
- die Implantatgeometrie frei konstruiert werden.

Vorder- und Hinterwand bilden dann eine Serie geschlossener Konturlinien, die als Stützdaten für eine darüberliegende Freiformfläche (interaktiv) dienen. Auf der Basis der Daten des „digitalen Implantates" im 3D-CAD-Flächenmodell berechnet ein CAM-Programm (CONTROL DATA ICEM DDN) automatisch die Verfahrwege für eine CNC-Werkzeugmaschine. Eine computergesteuerte Fräsmaschine beispielsweise fertigt das physikalische Implantat als Modell aus Kunststoff und/oder als reales Implantat aus einem biokompatiblen, alloplastischen Material.

Alloplastische Materialien

Nicht alle alloplastischen Hartmaterialien sollen hier genannt und ebenso sollen die biologischen Eigenschaften nicht im einzelnen diskutiert werden. Dazu sei auf die Referate „Transplantation und Implantation in der Kopf-Hals-Chirurgie" in Archiv für Hals-Nasen-Ohren-Heilkunde Suppl I (1992) verwiesen.

Die Regeln der Implantologie und die Anforderungen für Biomaterialien gelten uneingeschränkt auch für rechnergestützte, mittels CAD/CAM hergestellte Implantate aus alloplastischem Material. Verfahrenstechnische Voraussetzung ist allerdings die zusätzliche maschinelle Bearbeitbarkeit des zu verwendenden Materials. Als biologische Eigenschaften derart großer Implantate als Hartgewebeersatz (Knochen) sind allgemein folgende zu nennen:

- gute Biokompatibilität, auch im Hinblick auf die Langzeitergebnisse
- Bioaktivität, das heißt ein fester Verband zwischen Implantatmaterial und Knochen im Sinne einer Osteointegration
- Korrosions- und Formstabilität.

Diese allgemeinen Grundsätze berücksichtigend haben wir individuelle Implantate aus folgenden porösen Biomaterialien computergesteuert gefertigt:

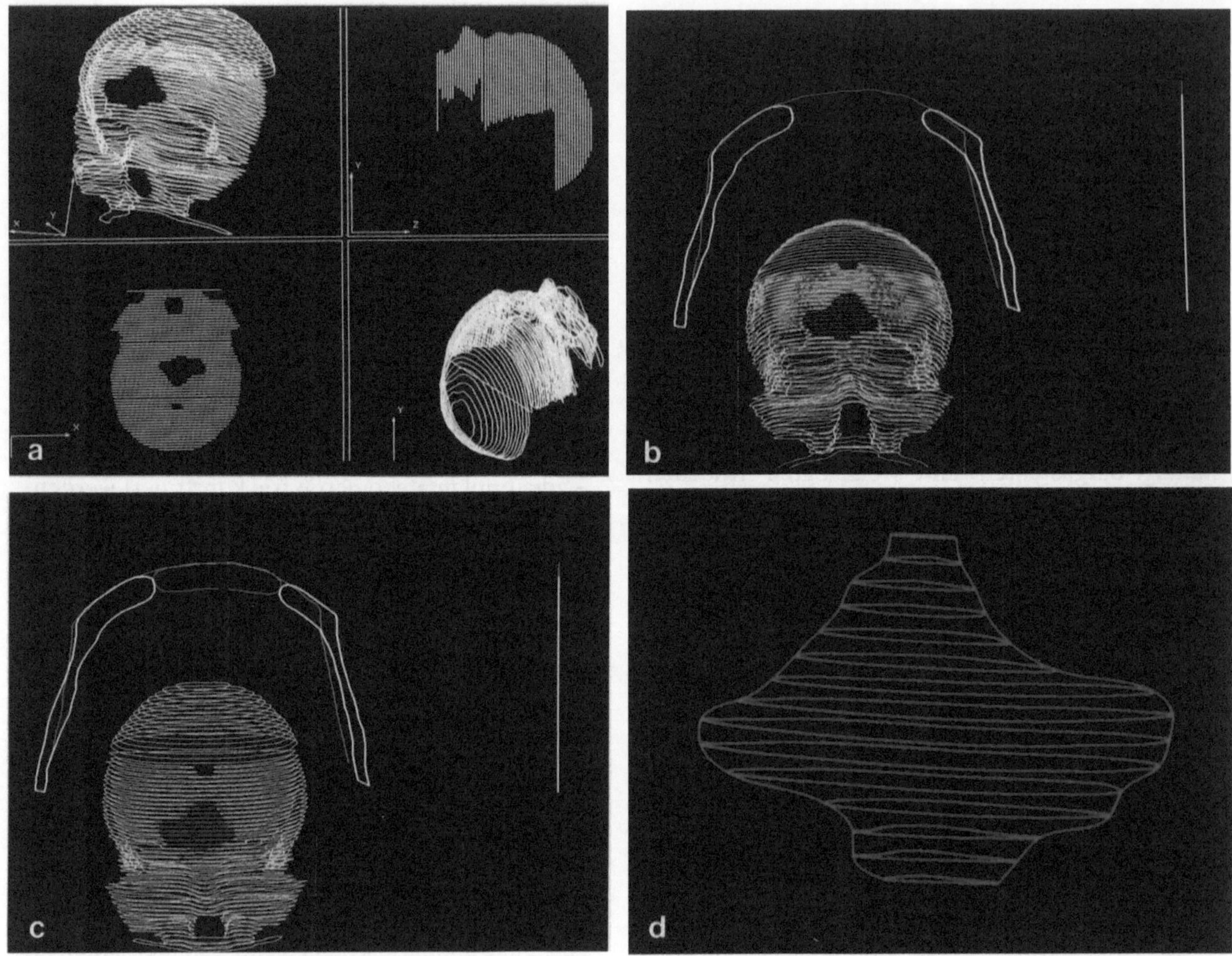

Abb. 3a–d. 2½D-CAD-Modellierung des Implantates am Graphikcomputer: **a** 2½D, „digitales" Schädelmodell mit Knochendefekt in vier Ansichten, **b** eine Schicht des 2½D-Schädelmodells wird mit der entsprechenden Schicht eines Referenzschädels *(grün)* überlagert. Unten alle Schichten dargestellt, **c** Konstruktion von Implantat-Vorderwand *(gelb)* und Hinterwand *(rot)* in einer Schicht. Unten alle Schichten dargestellt, **d** Stützdaten des „digitalen" Implantatmodells

Hydroxylapatit. Poröses Hydroxylapatit ist in Aufbau und Zusammensetzung der anorganischen Knochengrundsubstanz wohl am ähnlichsten; seine guten biologischen Eigenschaften sind allgemein anerkannt (Grote et al. 1986a und b; Berghaus 1992). Die maschinelle Bearbeitung solch großer Blöcke aus Hydroxylapatit-Keramik erwies sich noch als problematisch. Bei wiederholten Fräsvorgängen zerbrach das Material wegen seiner keramikspezifischen Sprödigkeit, so daß die einzelnen Fragmente schließlich mit Fibrinklebstoff verklebt werden mußten.

Polyethylen. Poröses Polyethylen ist ebenfalls ein bewährtes Implantatmaterial (Berghaus 1985, 1988). Individuelle Prothesen aus diesem Kunststoff sind problemlos mit numerisch gesteuerten Werkzeugmaschinen herzustellen.

Spongiosametall. Dabei handelt es sich um einen spongiös-metallischen Implantatkörper aus einer formstabilen, körperverträglichen Metallegierung aus Kobalt-Chrom-Molybdän. Die porös-spongiose Struktur wird durch ein besonderes Schleudergußverfahren erreicht und ermöglicht so ein Einwachsen von Bindegewebs- und Knochenstrukturen und damit eine Osteointegration, obwohl es sich um eine bioinerte Metallegierung handelt (Krüger et al. 1985, Hahn et al. 1987). Dies vorwiegend in der Orthopädie als Knochenerstaz im Wirbelsäulen- und Extremitenbereich eingesetzte poröse Metallimplantat erschien uns trotz seiner Gitterarchitektur im Gesichtsschädelbereich – im Vergleich zu den anderen Implantatmaterialien – relativ schwer, so daß wir ein Implantat aus Spongiosametall (Firma S+G-Implants Lübeck) gefertigt, aber nicht implantiert haben.

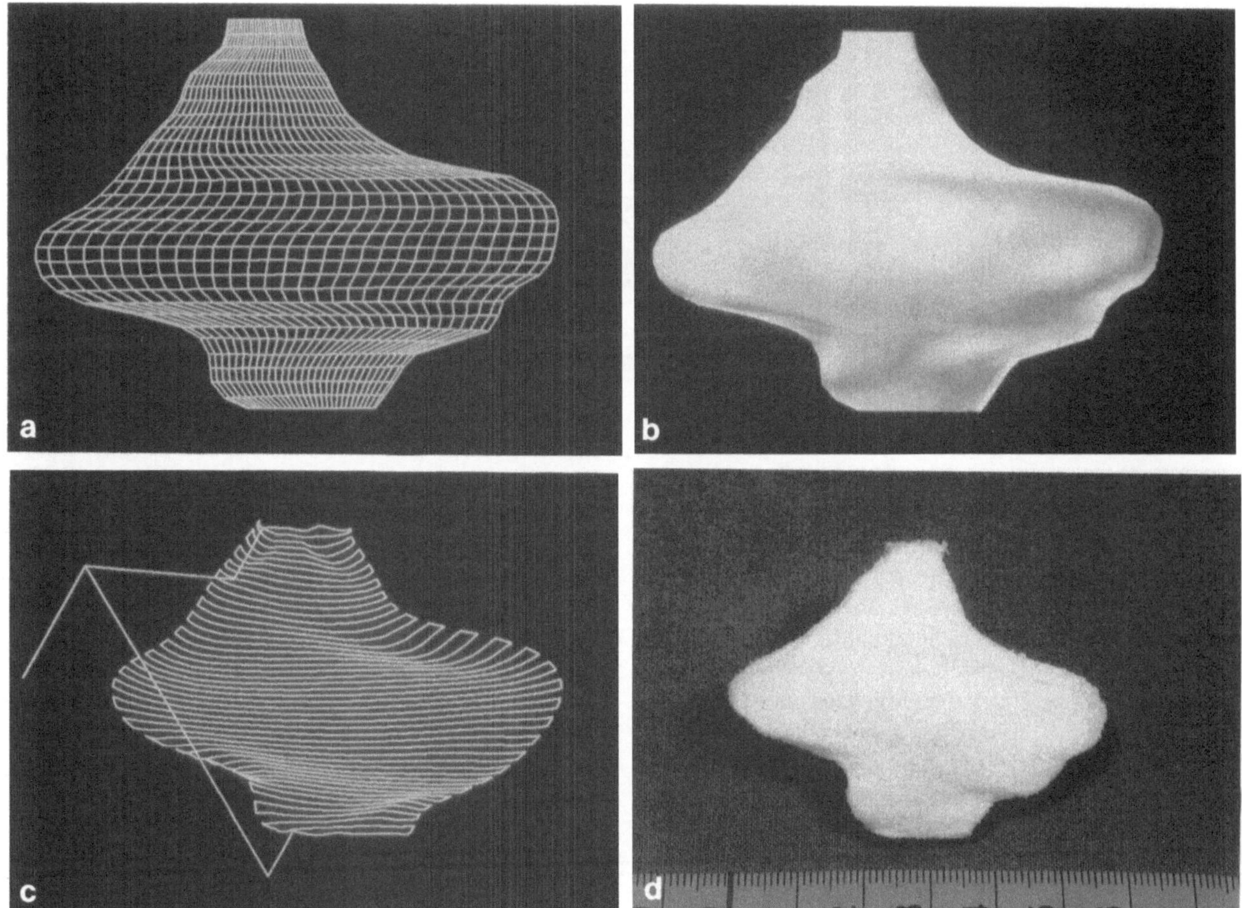

Abb. 4a–d. 3D-Modellierung des Implantates: **a** CAD: 3D-Freiformflächen, **b** CAD: 3D-schattiertes „digitales" Implan-tatmodell, **c** CAM: Verfahrwege für die CNC-Fräsmaschine, **d** rechnergestützt hergestelltes Implantat aus Polyethylen

Andere Implantatmaterialien (z.B. Methymeth-acrylate, Glasionomerzement) haben wir aus unter-schiedlichen Gründen nicht benutzt. Große Blöcke aus Aluminiumoxid-Keramik sind nach unseren vor-läufigen Erfahrungen ebenfalls nicht maschinell be-arbeitbar. Eigene fertigungstechnische Erfahrungen mit Glaskeramiken haben wir zur Zeit noch nicht; nach Beleites et al. (1988) soll die Glaskeramik (Jena) maschinell zu bearbeiten sein.

Ergebnisse

Nach CT-Daten haben wir bis jetzt acht Modelle, sechs Implantatmodelle und ebenfalls sechs Implan-tate mittels CAD/CAM-Einsatz konstruiert und her-gestellt.

Zwei Modelle wurden lediglich zur besseren Operationsplanung gefertigt:

Das Schädelmodell einer 10jährigen Patientin zeigte eindrucksvoll den großen Nasen- und Nasen-nebenhöhlentumor (Histologie: Rhabdomyosar-kom) infolgedessen das Mädchen beidseitig erblin-dete.

Im zweiten Modell war ein riesiger Schilddrüsen-tumor (Histologie: papilläres Schilddrüsenkarzi-nom) mit ausgedehnter retrosternaler Ausdehnung und deutlicher Verlagerung sowie starker Kompres-sion der Trachea einer 89jährigen Patientin zu sehen, die erst wegen Luftnot stationär behandelt wurde.

Die anderen sechs Schädelmodelle wurden ei-nerseits zur besseren plastischen, dreidimensionalen Darstellung großer Knochendefekte in Stirn- und Jochbeinbereich rechnergestützt hergestellt. Ande-rerseits waren sie gleichsam Nebenprodukt bei der computergesteuerten Konstruktion und Fertigung des Implantats. Wir haben zunächst jeweils Implan-tatmodelle aus Kunststoff gefertigt, um ihr Design – das heißt Größe, Form und Konfiguration am Schä-delmodell – überprüfen zu können (Abb. 5).

Erst danach erfolgte die computergesteuerte Herstellung des Implantates aus alloplastischem Ma-terial (Hydroxylapatit, Polyethylen, Spongiosame-tall).

Der Zwischenschritt zur Herstellung eines Im-plantatmodells kann vermutlich künftig entfallen,

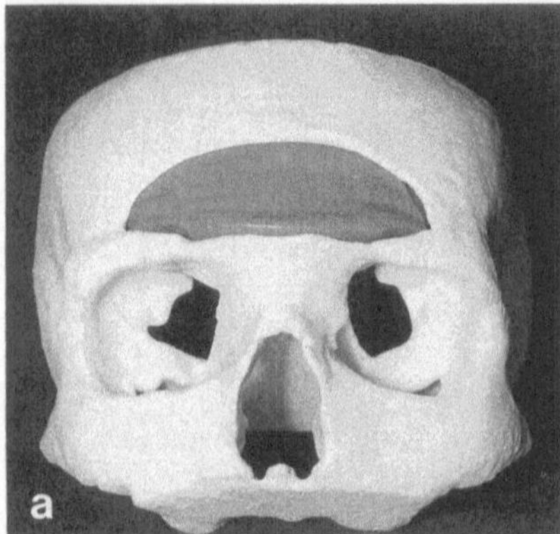
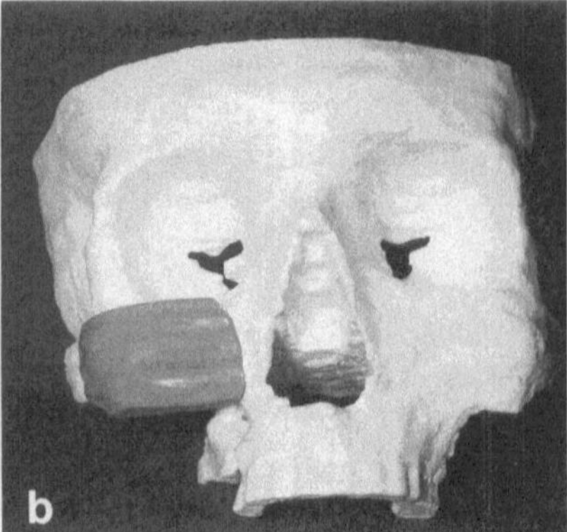

Abb. 5a, b. Schädel- und Implantatmodelle bei großen Knochendefekten im Stirn- (**a**) und Jochbeinbereich (**b**)

was im Sinne der Aufwandsminimierung das Ziel sein sollte. Gegenwärtig dient dieser Schritt jedoch in willkommener Weise der interdiziplinären Kommunikation zwischen Operateur, Radiologen und Ingenieur.

Die fertigungstechnische Qualität der Modelle kann für die hier beschriebenen Anwendungsbereiche hinsichtlich plastisch-dreidimensionaler Darstellung als zunächst hinreichend betrachtet werden; Operationssimulation und manuelle Implantat-Herstellung am CAM-Modell wären ebenfalls möglich. Die metrische Identität von Modell und Original ist exemplarisch in einem im Soll-Ist-Vergleich untersucht worden: Die mittlere Abweichung beträgt 0,8 mm (Reumann et al. 1987). Der visuelle Eindruck

geometrischer Identität zwischen Modell und Original ist damit meßtechnisch bestätigt.

Die Operationen, vor allem die Implantation der Prothesen, waren problem- und komplikationslos. Die Implantate paßten genau in die Knochendefekte, für ihre Fixation reichte meist der Fibrinklebstoff. Als operative Zugangswege sind der coronare Hautschnitt nach Unterberger und das „Midfacial degloving" zu nennen.

Die ästhetisch-kosmetischen Ergebnisse sind sicher als gut zu bezeichnen. Die exakten Rekonstruktionen der Knochenstrukturen belegen die zum Teil nach der Operation angefertigten 2D- und 3D-Computergraphiken (Abb. 6).

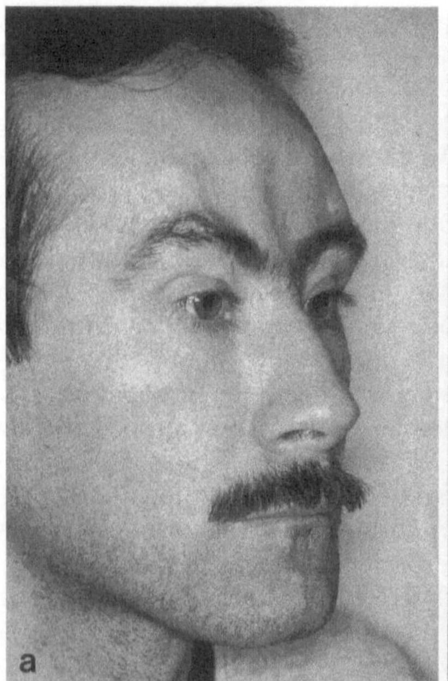
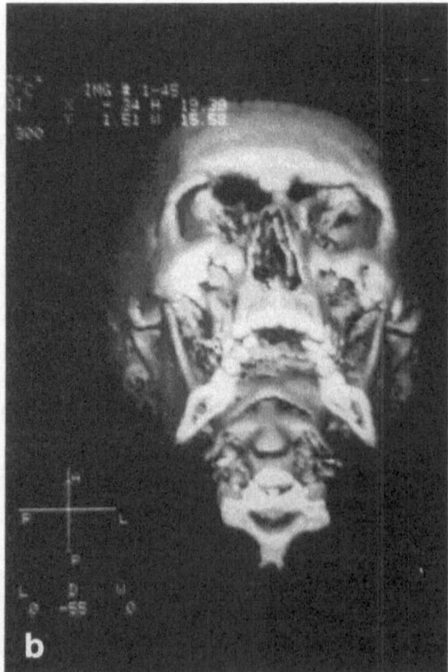
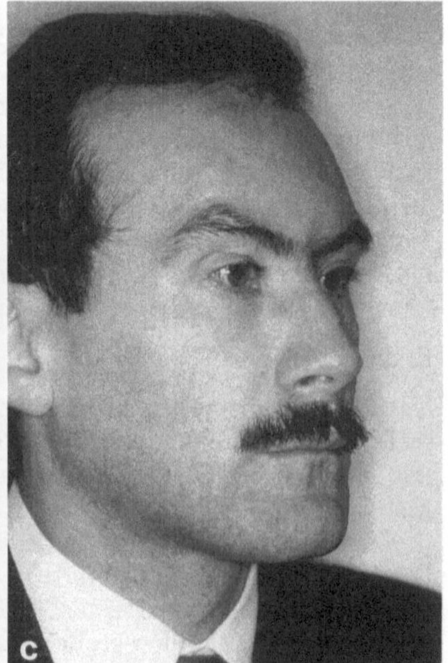

Abb. 6a–c. Patient mit großem Knochendefekt der Stirnhöhlenvorderwand: **a** vor der Rekonstruktion, **b** 3D-CT nach der Rekonstruktion, **c** nach der Rekonstruktion

Schlußfolgerungen und Ausblick

Die auf CT-Daten basierenden rechnergestützt hergestellten „physikalischen Modelle" sind bei speziellen Fragestellungen eine sinnvolle Bereicherung der präoperativen Diagnostik und der exakten Operationsplanung. Das dreidimensionale, reale Modell des Originals erlaubt dem Operateur eine Operationssimulation und manuelle Implantat-Herstellung am Modell.

Die rechnergestützte Konstruktion und Herstellung von Implantaten mittels CAD/CAM-Einsatz sehen wir zur Zeit als alternatives Verfahren zu den etablierten Rekonstruktionsmethoden bei großen Knochendefekten.

Vorteile dieser Methode:
1. Die Konstruktion und Herstellung des Implantats sowie die Überprüfung des Implantatdesigns am Graphikcomputer-Bildschirm und am realen Schädelmodell werden in die präoperative Phase verlegt, was die Operationszeit verkürzt und bessere kosmetische Ergebnisse erwarten läßt.
2. Die Verfahrenskette CT – Graphikcomputer (CAD/CAM) – CNC-Werkzeugmaschine ist – abhängig von Aufgaben- und Fragestellung – variierbar.
3. Biokompatible Implantatmaterialien mit poröser Architektur können präoperativ individuell und maschinell exakt hergestellt werden, was eine gute Osteointegration bei gleichzeitig kurzer Operationszeit und gutem postoperativen Ergebnis verspricht.

Die Eleganz der Methode liegt in der nicht invasiven Informationserhebung (CT), der Datenverarbeitung im Graphikcomputer und der computergesteuerten Herstellung von individuellen Modellen und Implantaten in der präoperativen Phase, kürzer gesagt: 2D-Computertomographie – individuelles Implantat aus porösem Biomaterial. Der Graphikcomputer ist damit auch zu einem „Instrument" des Chirurgen geworden. Gleichzeitig ist damit aber auch ein Schritt von der „chirurgisch-individuellen Einzelfertigung" über Verwendung von „industriellen Serienprodukten" hin zur „individuellen Massenfertigung" getan – ein Widerspruch nach herkömmlicher Denkweise.

Neue Varianten der beschriebenen Verfahrensketten zur rechnergestützten Konstruktion und Herstellung von individuellen Modellen und Implantaten sind bereits denkbar:

1. Als Informationsquelle sind z.B. auch die digitalen Daten der 3D-Sonographie vorstellbar.
2. Als eine weitere CNC-Werkzeugmaschine kann die Laser-Stereolithographie eingesetzt werden.

Dabei wird die Fähigkeit monomerer Kunststoffe genutzt, unter UV-Licht zu polymerisieren. Zur Modellherstellung mit Hilfe des Stereolithographie-Verfahrens könnten die ohnehin bei der CAD-Konstruktion generierten Geometriedaten herangezogen werden. Voraussetzung ist allerdings, daß das CAD-System einen Treiber für die Laser-Sterolithographie-Maschine besitzt, was für manche bekannte CAD-Systeme bereits zutrifft. Der Laserstrahl zeichnet dabei computergesteuert auf der Oberfläche eines flüssigen Photopolymers die im CAD-System erzeugten Konturen nach. Die vom UV-Licht getroffenen Moleküle härten aus. Schichtweise wird so das Modell auf einer Trägerplattform aus der mit flüssigem Kunststoff gefüllten Prozeßkammer von unten nach oben aufgebaut. Vorteile dieser Technologie sollen einerseits die Schnelligkeit und Präzision der Modellherstellung sein, anderersetis erfüllt diese Maschine die Anforderungen eines Modellierungskonzeptes, das auch „finite sclice modelling" genannt wird (Reumann et al. 1985). Es ermöglicht, einerseits sehr komplexe anatomische Strukturen mit sonst nicht erreichbaren Hinterschneidungen zu erzeugen und andererseits Objekte mit filigranen Hohlräumen, wie z.B. das Nasennebenhöhlensystem, am Schädelmodell herzustellen. Auch die Darstellung komplexer Splitterbrüche im realen Modell wäre damit besser zu erreichen.

Mit der Neuartigkeit und daher Seltenheit der verwendeten Techniken zur Modellherstellung sind die derzeit noch hohen Kosten verbunden. Die kostenlose und schnelle Verfügbarkeit sogenannter „public domain software" über Computernetze sowie die rasant schnelle Hardware-Entwicklung werden möglicherweise mit zur Kostensenkung beitragen. Im DTP-Bereich (Desk Top Publishing) sind System und Service bereits zu niedrigen Kosten erhältlich. Eine ähnliche Entwicklung könnte es in Analogie für einen DTM-Bereich (Desk Top Manufacturing) geben.

Diese Beispiele zeigen, wie in der Wissenschaft überraschende interdisziplinäre Zusammenhänge entstehen. Auf diesem neuen Gebiet ist nur der Wandel von Dauer, und die einzigen Grenzen sind hier die der menschlichen Phantasie. So muß man kein Prophet sein um vorherzusagen, daß der Graphikcomputer und seine Möglichkeiten zur technisch-wissenschaftlichen Visualisierung komplexer Probleme und Zusammenhänge in den nächsten Jahren verschiedene Operationstechniken beeinflussen wird, was dann als „computerunterstütztes Operieren" (CAS = Computer Aided Surgery) bezeichnet werden wird.

Zusammenfassung

Die 3D-Computertomographie vermittelt zwar räumliche Aspekte, weshalb sie auch als „digitale Modelle" bezeichnet werden; letztlich bleibt sie aber ein zweidimensionales Bild. Erst das reale, physikalische Modell „zum Anfassen" besitzt die „echte" dritte Dimension und unmittelbare Plastizität, d.h. die visuell-virtuelle Darstellung wird visuell-taktil.

Die Integration bildgebender Verfahren (CT, MRI), Bildverarbeitung, rechnergestützte Konstruktion (CAD/CAM; Computer-Aided-Design/ Computer Aided Manufacturing) und Fertigung mittels CNC(Computer Numeric Control)-Werkzeugmaschinen ermöglicht die präoperative Herstellung individueller Modelle und Implantate zur Rekonstruktion großer Knochendefekte für die operative HNO-Heilkunde.

Auf patientenspezifischen, 2D-computertomographischen Primärdaten basierend werden rechnergestützt Modelle im Graphikcomputer generiert und mittels computergesteuerter Laserschneidmaschine gefertigt. Die naturgetreuen Modelle sind individuelle, dreidimensionale 1 : 1-Kopien der abgebildeten Strukturen. Sie erlauben eine exaktere Operationsplanung, eine Operationssimulation und ggf. bei großen Knochendefekten ein Implantatdesign festzulegen.

Für die rechnergestützte Konstruktion des Implantatdesigns eignet sich ein professionelles CAD-System zur Freiformflächen-Konstruktion, das dann mittels CAM-Programm und CNC-Fräsmaschine automatisch hergestellt wird. Die Vorteile dieses Verfahrens liegen in der präoperativen, rechnergestützten Konstruktion und automatischen Fertigung individueller Implantate zur Rekonstruktion großer Knochendefekte und der gleichzeitigen Verwendung poröser, alloplastischer Biomaterialien (Hydroxylapatit, Polyethylen), die eine Osteointegration ermöglichen. Neben einer kurzen Operationszeit sind auch bessere anatomisch-funktionelle Ergebnisse zu erwarten.

Der Graphikcomputer ist damit auch zu einem „Instrument" des Chirurgen geworden.

Zu Dank verpflichtet bin ich den Herren Dipl.-Ing. Dr. Reumann (Regionales Rechenzentrum Niedersachsen der Universität Hannover), Herrn Dipl.-Ing. S. Schumacher (Firma Computer Project Unlimited) sowie Herrn Prof. Dr. H. Becker (Direktor der Neuroradiologie der Medizinischen Hochschule Hannover) für ihre Mitarbeit.
Für die Unterstützung sei der Firma Richards, Hamburg, und der Firma Effner, Berlin, gedankt.

Literatur

Aldinger G, Fischer A, Kurtz B (1984) Computergestützte Herstellung individuell-anatomischer Endoprothesen. Z Orthop 122:733–736

Batnitzky S, Price HI, Nong Cook P, Cook LT, Dwyer III SJ (1981) Three-dimensional computer reconstruction from surface contours for head CT examinations. J Comput Assist Tomogr 5:60–67

Beleites E, Gundziol H, Höland W (1988) Maschinell bearbeitbare Glaskeramik für die Kopf-Hals-Chirurgie. HNO-Praxis 13:121–125

Berghaus A (1985) Porous polyethylene in reconstructive head and neck surgery. Arch Otolaryngol 111:154–160

Berghaus A (1988) Porrcon implant and fan flap: A concept for reconstruction of the auricle. Facial Mastic Surg 5:451–457

Berghaus A (1992) Alloplastische Implantate in der Kopf- und Halschirurgie. Arch Oto Laryngol Suppl I:53–95

Brix F, Lambrecht JF (1987) Individuelle Schädelmodellherstellung auf der Grundlage computertomographischer Informationen. Fortschr Kiefer Gesichtschir 32:74–77

Burri C, Claes L, Gerngroß H, Mathy R jun (1979) Total internal hemipetrectomy. Arch Orthop Traumat Surg 94:219–226

Giebel G, Mildenstein K, Reumann K (1985) Fertigung von Knochenmodellen nach Computer-Tomographie-Daten zur Verwendung in Chirurgie und Orthopädie. Biomed Technik 30:111–114

Grote JJ, van Blitterswijk CA, Kuijpers W (1986a) Hydroxyapatite ceramic as middle ear implant material: Animal experimental results. Ann Otol Rhinol Laryngol Suppl 123:1–5

Grote JJ, van Blitterswijk CA (1986b) Reconstruction of the posterior auditory canal wall with a hydroxypatite prothesis. Ann Otol Rhinol Laryngol Suppl 123:6–9

Guyuron B, Ross RJ (1989) Computer-generated model surgery. An exacting approach to complex craniomaxillofacial disharmonies. J Craniomaxillofacial-Surg 17:101–104

Hahn HJ, Vierhout PAW, Bosma R (1987) Das spongiös-metallische Implantat – eine Alternative zur Knochenspaneinpflanzung bei der ventralen interkorporellen lumbalen Spondylodese. Med Orthopädische Technik 107:218–221

Herman GT, Lin HC (1977) Display of three dimensional information in computed tomography. J Comput Assist Tomogr 1:155–160

His WC (1880) Anatomie menschlicher Embryonen. Heft I: Embryonen des ersten Monats. Leipzig

His WC (1885) Anatomie menschlicher Embryonen. Heft III: Zur Geschichte der Organe. Leipzig

Klingler H (1981) Reißbrett-Autos. Die Entwicklung der dreidimensionalen Meßtechnik im Automobil-Karosseriebau. Chip-Special 3:94–99

Krüger M, Henßge EJ, Sellin D (1985) Gegossene spongiös-metallische Implantate im Tierversuch. Z Orthop 123:962–965

Laubert A, Reumann K, Becker H (1990) Rechnergestützte präoperative Konstruktion und Herstellung individueller alloplastischer Implantate. Arch Oto Rhino Laryngol Suppl 2:143

Laubert A, Weinel P, Bernhards J (1991) Zur Differentialdiagnose der akuten rhinogenen Erblindung im Kindesalter. Arch Oto Rhinol Laryngol Suppl 2:172–173

Leuwer R, Wiebecke G, Siepmann G, Höhne RH (1990) Klinische Anwendung der computertomographischen 3D-Darstellung des Felsenbeins. Oto Rhino Laryngol Suppl II:81

Mees K, Vogl Th (1989) Computertomographie und Kernspintomographie des Gesichtsschädels und des Halses. Oto Rhino Laryngol Suppl 1:1−40

Obermann K (1992) CAD/CAM-Handbuch. CAD CAM Verlag für Computergraphik GmbH München

Reumann K, Giebel G, Mildenstein K (1985) Manufacturing models of biomedical objects via CAD/CAM and GKS. Computer Graphics Forum 4:375−382

Reumann K, Braukhoff J, Semran H, Becker H, Giebel G, Neukam FW (1987) Rechnerintegrierte Fertigung und Validierung von Modellen biomedizinischer Objekte. In: Computer Assisted Radiology, Lemke HN, Rhodes ML, Jaffee CC, Felix R (eds), CAR 87 Springer:424−433

Schmitz HJ, Tolxdorff Th, Honsbrock J, Fritz Th, Gross U (1989) 3D-based computer assisted manufacturing of individual alloplastic. Implants for cranial and maxillofacial osteoplasties. In: Computer Assisted Radiology, Lemke HN, Rhodes ML, Jaffee CC, Felix R (eds) CAR 89 Springer:390−395

Toth BA, Ellis DS, Stewart WB (1988) Computer designed prothese for orbitocranial reconstruction. Plast Reconstr Surg 81:315−324

Vannier W, Marsh JL (1985) 3D-Imaging aids skull surgeons. Computer Graphics World:49−52

Hauptvortrag 6

161. H. J. Schmitz (Aachen):
Chirurgische Rekonstruktion an der Schädelbasis mit Hilfe der 3D-Analyse
(mit Videoeinblendung)

Manuskript nicht eingegangen.

Plastische Chirurgie III

162. K. Sommer, St. Remmert, R. Siegert, H. Weerda (Lübeck): Präoperative Diagnostik und postoperative Nachsorge bei Gewebetransplantationen mit mikrovaskulären Anastomosen

Der Erfolg einer Gewebetransplantation mit mikrovaskulären Anastomosen, die sich besonders zur Wiederherstellung von Defekten in der Mundhöhle, im Larynx und Pharynx eignet, ist von einer umfangreichen präoperativen Diagnostik sowie von einer sorgfältigen intra- und postoperativen Transplantatüberwachung abhängig. Im Rahmen der präoperativen Vorbereitung nimmt neben der bildgebenden Tumordiagnostik und der Abklärung der Narkosefähigkeit des Patienten die Untersuchung der Halsgefäße mit der Duplex-Sonographie eine wichtige Rolle ein. Wir versorgten 21 Patienten mit insgesamt 4 Radialis- und 18 Jejunumtransplantaten zur Defektdeckung. Da die Transplantate oft nicht gut optisch kontrolliert werden können, wählten wir zur Transplantatüberwachung die nicht invasive Laser-Doppler-Flow-Methode mit einer integrierten akustischen Alarmvorrichtung. Der akustische Alarm wurde ausgelöst, wenn die Perfusion-units um 50% über eine Dauer von 30 min abfielen. Die Laser-Doppler-Flow-Sonde wurde mit der Schleimhaut des Transplantates vernäht und je nach dessen Lage entweder über das Tracheostoma oder den Nasopharynx und die Nase nach außen geführt. Die Lage der Sonde wurde zweimal täglich kontrolliert. Bei dieser Überwachungsmethode wurde von insgesamt 13 kontrollierten Transplantaten einmal der Alarm ausgelöst. Bei der Revisionsoperation fanden wir eine venöse Thrombose an der Anastomosenstelle. Nach Neunaht der Gefäßverbindung erholte sich das Transplantat, und die Perfusion-units kehrten zu den Ausgangswerten zurück.

Zusammenfassend möchten wir feststellen, daß zu einer erfolgreichen mikrogefäßanastomosierten Transplantation eine aussagefähige bildgebende Diagnostik inklusive Duplex-Sonographie der Halsgefäße sowie ein Ausschluß von Risikopatienten gehört. Ein ausreichendes postoperatives Patienten-Monitoring und eine kontinuierliche Transplantatüberwachung mit dem Laser-Doppler-Flow ermöglichen bei Komplikationen ein rechtzeitiges chirurgisches Eingreifen und somit die Vermeidung eines Transplantatverlustes.

V. Schwipper (Münster): Sie haben bei der präoperativen Diagnostik den Einsatz des Duplex-Scanners beschrieben. Meines Erachtens eignet sich dieses kombinierte Gerät aus B-Echo- und Doppler-Sonographie exzellent für die Diagnostik der großen Halsgefäße, nicht aber zur Darstellung der Spendergefäße für Mikrolappen am Hals. Das Lumen der A. thyreoidea superior ist zu klein, um seinen Verlauf und seine Länge im Duplex-Scanner darzustellen.

K. Sommer (Schlußwort):
Mit dem Duplex-Sonographiegerät können Gefäße mit einem Durchmesser bis zu 1mm nachgewiesen werden. Die Duplex-Sonographie ist sehr hilfreich zur Diagnostik am auch kleinkalibrigen Halsgefäß zur präoperativen Diagnostik anschließbarer Halsgefäße und damit der Vorbereitung von mikrogefäßanastomisierten Transplantaten.

163. B. Mayer, H. v. Baeyer, U. Kaiser, K. Stahl (Berlin): Extrakorporales Kreislaufsystem für die warme Vitalkonservierung eines freien mikrochirurgischen Lappens

Ziel der extrakorporalen warmen Perfusion eines freien Lappens ist die Verpflanzung freier Lappen in Bereiche ohne geeignete Gefäßanschlüsse, die Konditionierung freier Lappen vor der Implantation, die permanente Kontrolle nach der Verpflanzung und die erstmalige Einrichtung eines standardisierten Forschungsmodells freier Lappen über den direkten Zugriff zum arteriellen und venösen Lappengefäß, insbesondere für Untersuchungen des Stoffwechsels freier Lappen und deren pharmakologische Beeinflussung.

Das von v. Baeyer für die warme Nierenperfusion entwickelte extrakorporale Kreislaufsystem wurde auf die besonderen Verhältnisse freier, mikrochirurgischer Lappen umgestellt. Die Vorderpfote von 17 Schweinen diente als experimentelles in-vitro-System eines freien osteomuskulokutanen Lappens. Als Perfusionsflüssigkeit wurde MCDB 153-Medium gewählt, das mit Newborn-Kälberserum, L-Glutamin und Penicillin sowie Streptomycin gemischt wurde. Diese wäßrige Lösung als physikalischer Sauerstoffträger konnte benutzt werden, weil bei ersten Perfusionen mit autogenem Vollblut die Berechnung des Sauerstoffverbrauchs ergab, daß bei entsprechenden Flußvolumina so eine ausreichende Sauerstoffzufuhr möglich ist. Langzeitperfusionen mit Vollblut sind wegen der hohen Hämolyserate durch die Rollerpumpen nicht durchführbar. Der experimentelle Sauerstoffträger Perfluorotributylamin („FC 43") hat sich auch nicht bewährt, nach zehnstündiger Perfusion waren elektronenmikroskopisch Läsionen an Gefäßendothelien und Muskelgewebe zu sehen. Die Oxygenierung erfolgt in wäßriger Phase, in einem zweiten Kreislauf wird physiologische Ringer-Lactat-Lösung als „Dialysat" durch einen Dialysefilter mit Polysulfon-High-Flux-Membranen gepumpt. Die Oxygenierung des „Dialysats" erfolgt in einem Topf, in den der Sauerstoff geleitet

wird. Durch dieses Verfahren wird zugleich die Perfusionsflüssigkeit von niedermolekularen Substanzen entgiftet.

Funktioneller Parameter der Vitalität war der Sauerstoffverbrauch. Er wurde als arterio-venöse Differenz während der ersten und letzten Stunde des extrakorporalen Kreislaufanschlusses bei Perfusion mit autogenem Vollblut gemessen.

Bis zur Anmeldung dieses Vortrags war nach einer warmen Perfusionsdauer von 75 h noch ein normaler Sauerstoffverbrauch gemessen worden. Die Perfusionsdauer wurde danach laufend erhöht. Der Sauerstoffverbrauch betrug bei atmosphärischem Druck 0,0003 ml O_2/min/g (Median) bei einer Temperatur von 21 °C.

Zur Reduktion einer Keimbesiedelung wird der Lappen bei der Perfusion in einem sterilisierbaren Spezialtopf mit Verschluß gelagert, regelmäßig erfolgten Spülungen der Oberfläche. Der Lappentopf liegt in einer Laminar-airflow-Sterilbank. Der Druck in der Lappenarterie und im extrakorporalen Kreislauf wird laufend gemessen.

Die bisherigen maximalen Konservierungszeiten freier Lappen in kalten kardioplegischen Lösungen bei 1–6 °C, sind also schon um ein Mehrfaches übertroffen.

164. A. Löffler, R. Siegert, Ch. Yang, H. Weerda (Lübeck): Immunhistochemische und biochemische Untersuchungen zum Kollagenstoffwechsel experimentell expandierter Haut

Bisher ist nur wenig bekannt über die Umbau- und Wachstumsprozesse, die eine Gewebeexpansion in der Dermis bewirkt. Die Zielsetzung dieser Arbeit war es, Veränderungen in der Zusammensetzung und Lokalisation der Kollagentypen (Typ I, III und V) in expandierter Haut zu analysieren. Uns interessierte insbesondere die Fragestellung, ob und in welchem Zeitraum die Expansion eine vermehrte Kollagensynthese bewirkt.

Als Versuchstiere dienten ausgewachsene Hunde, denen jeweils sechs Expander im Rumpfbereich implantiert wurden. Vier dieser Expander wurden nach bestimmten Expansionsprotokollen gefüllt. Die Haut über den anderen beiden Expandern sowie nicht operierte Haut dienten als Vergleichsareale. Die Zeiten vom Expansionsbeginn bis zur Gewebeentnahme reichten von zwei Stunden bis über vier Monate.

Die Gewebeproben wurden nach drei Methoden aufgearbeitet:

1. Die biochemische Kollagenextraktion, die durch Pepsinverdau des Gewebes erfolgte. Die Kollagentypen wurden durch Gelelektrophorese voneinander getrennt und die optische Dichte der Proteinbande mit Hilfe eines Video-Densitometers quantifiziert.
2. Die immunhistochemischen Untersuchungen erfolgten an Paraffinschnitten mit polyklonalen Antikörpern gegen Typ-I-, Typ-III- und Typ-V-Kollagen.
3. Im Dot-Blot führten wir mit Hilfe sogenannter Antisense-Gensonden den quantitativen Nachweis von spezifischer m-RNA für die alpha-1-Ketten der Prokollagene I und III.

Ergebnisse

Immunhistochemisch liegen Typ-I- und Typ-V-Kollagen sowohl in expandierter Haut als auch in den Vergleichsarealen gleichmäßig verteilt in allen

Schichten der Dermis vor. Die Lokalisation von Typ-III-Kollagen kann sich nach längerer Expansion von ca. 14 Tagen Dauer insofern verändern, als sich in einigen Fällen im Stratum papillare und im oberen Stratum reticulare deutlich weniger Typ-III-Faserbündel darstellen als in den jeweiligen Vergleichspräparaten.

Die Implantation eines Silikonexpanders führt zu einer vermehrten Kollagensynthese, auch wenn diese Expander nicht gefüllt werden. In den expandierten Arealen steigert sich die Kollagensynthese nochmals durch den spezifischen Reiz der Hautdehnung. Dabei ist für Kollagen I erst nach 9 Tagen Expansion und für Kollagen III erst nach 16 Tagen eine erhöhte Syntheserate nachweisbar.

Die physiologische relative Zusammensetzung der Kollagentypen in der Dermis bleibt durch die Neusynthese unbeeinflußt.

Mit diesen Untersuchungen ist erstmals auf molekularbiologischer Ebene der Nachweis gelungen, daß es durch den Stimulus der Gewebeexpansion zu einer vermehrten Synthese von Kollagen und somit wahrscheinlich zu einem echten Wachstum der Haut kommt. Das dermale Wachstum benötigt relativ viel Zeit, weshalb Expansionen mit dem Ziel der Hautzunahme mehrere Wochen durchgeführt werden sollten.

E. Kastenbauer (München): 1. Wie sieht die Haut makroskopisch nach einer Expansion von Monaten aus? Behielten Sie nach der Entfernung des Expanders den Hautüberschuß oder kam es wieder zur Retraktion oder Glättung des expandierten Hautareals?
2. Haben Sie feingewebliche Untersuchungen an der gedehnten Haut vorgenommen? Wie sahen die Kollagenfibrillen aus?
3. Haben Sie die Kapsel um den Expander histologisch untersucht?

R. Siegert (Lübeck): Gestatten Sie mir als Coautor noch eine Anmerkung: Wir haben im Rahmen des Gesamtprojektes auch elektronenoptische Untersuchungen der Dermis durchgeführt. Dabei zeigten sich – bis auf vereinzelte Nekrosen bei sehr aggressiven Expansionsprotokollen – keine morphologischen Veränderungen der Kollagenstruktur.

A. Löffler (Schlußwort):
1. Die metrischen Messungen innerhalb der Versuchsreihen haben einen Zuwachs von Haut ergeben, der nur zum Teil elastisch reversibel war.
2. Das Kapselgewebe wurde gesondert untersucht, es ist von anderer molekulärer Beschaffenheit als die darüberliegende Haut: es enthält signifikant mehr Typ-III- und Typ-V-Kollagen.

165. F. P. Schwerdtfeger, J. Gosepath (Trier): Skalprekonstruktion mit Hautexpander

Ein 10jähriger Junge erlitt bei einem Verkehrsunfall ein Polytrauma. Schwere Schädel- und Thoraxverletzungen machten zuerst chirurgische und neurochirurgische Operationen notwendig. Das erstversorgende Op-Team deckte abschließend große Hautdefekte der Schläfe notdürftig mit freien Hauttransplantaten vom Gesäß. Nachdem der Junge sich wider Erwarten gut erholte, wurde erst durch die Eltern die Aufmerksamkeit der Ärzte auf die kosmetische Entstellung gelenkt. Tatsächlich fehlte die behaarte Kopfhaut über und vor dem Ohr fast auf der gesamten Schläfenbeinschuppe.

Die plastisch-chirurgische Versorgung solcher Defekte ist möglich mit streifenförmigen gestielten Skalplappen von retroaurikulär oder mit haartragenden Minitransplantaten in Kreisform. Die Skalplappen sowohl als die Minitransplantate führen aber gerade bei Kindern zu extrem breiten haarlosen Narbensträngen im Entnahmeareal. Außerdem ist bei beiden Techniken der Gewinn an behaarter Kopfhaut äußerst gering. Bei der Streifenplastik entsteht immer eine unnatürlich wirkende Randzone mit oft falscher Wuchsrichtung der Haare. Bei den Minitransplantaten ergeben sich zwangsläufig große Lükken, die eine kurze Haartracht unmöglich erscheinen lassen.

Mit der Expander-Methode bieten sich neue Möglichkeiten der Haatransplantatgewinnung unter Beachtung einiger Grundregeln:

1. Im vorliegenden Fall eines männlichen Patienten ist unbedingt durch familienanamestische Befragung, besser noch Beobachtung, eine frühzeitige familiäre Glatzenbildung auszuschließen. Da sich verpflanzte Haare lebenslänglich wie an ihrem Ursprungsort verhalten, muß ausgeschlossen werden, daß sie schon im Alter von 25–30 Jahren wieder verschwinden und somit der ursprüngliche halbseitig skalpierte Zustand doch fast lebenslang besteht.
2. Expander müssen lange genug Zeit für die Dehnung im Entnahmeareal haben. Behandlungen mit Expandern dürfen nicht unter Zeitdruck stehen. 4 Monate gelten als unbedingt erforderlich, um eine relativ spannungsfreie Transplantation mit einem maximalen Verschiebelappen zu erreichen. Kleine Füllungsvolumina und weniger Zeit führen zu signifikant schlechteren Resultaten.

3. Die Füllmenge der Expander darf zwar um ¼ überschritten werden, ohne daß der Beutel platzt, aber trotzdem muß diese Füllung mit sehr viel Behutsamkeit vorgenommen werden, so daß niemals nach Einzelfüllungen Spannungen auf der Implantatdecke etwa zu Zirkulationsstörungen führen. Trophische Schäden besonders der Haarbälge lassen sonst bleibende Alopezieareale oder noch schlimmer Nekrosezonen befürchten, die erheblich das Endresultat gefährden.

Im vorliegenden Fall wurden jeweils ein Expander occipital und ein weiterer parietal in Kopfmitte plaziert und wöchentlich um 10−20 ml bis auf jeweils 480 ml nachgefüllt. Beide Expander enthielten bei Implantation bereits 160 bzw. 150 ml Kochsalzlösung. Nach 4 Monaten wurden die beiden Expander entfernt, und das gewonnene Skalpmaterial wurde in den Defekt der Schläfe spannungsfrei eingenäht und auf der Kopfhaut mit Humanfibrinkleber (Beriplast) fixiert. Das sehr empfindliche große Transplantat sollte keinesfalls unterbluten, da hierdurch die Ernährung gestört würde, und es sollten vom Haarbo-den möglichst keine Störungen auf einzelne Haarwurzeln einwirken. Deshalb darf keine Redondrainage verwendet werden, sondern es sollte eine großflächige Verklebung auf der Unterlage erfolgen.

Abschließend sei eine kritische Betrachtung des erzielten Resultats empfohlen: man sieht deutlich, daß die gewonnenen Areale auch bei excessiver Expandertechnik nicht den Vermutungen beim Implantateinbau entsprechen. Trotz ausreichender Vermehrung von behaarter Haut liegt die Haargrenze hinter der natürlichen etwas zurück. Hier wird bei erhöhten kosmetischen Ansprüchen des Erwachsenen später noch eine Reihe von Minitransplantaten erforderlich werden.

H. Weerda (Lübeck): Bei Ihrer recht langen Expansion gibt es sicher eine ausgeprägte Kapsel. Wie gehen Sie diese Kapsel an?

F. P. Schwerdtfeger (Schlußwort):
Wir resezieren die Kapsel prinzipiell, weil wir festgestellt haben, daß sich so ein postoperativ oft lästig lang andauerndes Serom unter dem Transplantat vermeiden läßt. Auch hierbei hilft übrigens die Fibrinklebervernetzung von Unterlage- und Auflagefläche.

166. G. Kuth, M. Bücheler, R. Mösges, L. Klimek (Aachen): Eine neue DIN-orientierte Methode zur Naht- und Wundfestigkeitsprüfung in der Plastischen Chirurgie

Zur Prävention unschöner Narbenbildung wird beim Wundverschluß möglichst dünnes Nahtmaterial eingesetzt, welches zudem früh entfernt werden sollte, um eine Epithelisierung der Einstichkanäle zu verhindern. Wann können die Fäden nach einem facelifting oder einer Lidplastik entfernt werden? Welche Fadenstärke ist zu wählen? Zur Beantworung dieser Fragen wurden in der experimentellen Chirurgie Zugversuche durchgeführt. Der ersten Untersuchung zur Wundfestigkeit stammen von Paget 1853. Ein motorbetriebener Tensiometer wurde zuerst von Howes et al. 1929 eingesetzt.

Mit folgender an der DIN 53455 orientierter Methode für Zugversuche können Naht- und Wundfestigkeitsprüfungen durchgeführt werden.

Das besondere an dieser Versuchsanordnung ist die Kombination aus:

1. einer Universalprüfmaschine (Tensiometer)
2. der besonderen Probenform (Abb. 1) und
3. den Spezialklemmen.

In die Universalprüfmaschine wird die zu untersuchende Probe eingespannt. Danach wird auf die Probe Zug ausgeübt und die wirkende Kraft über eine Kraftmeßdose aufgenommen. Eine Hantelform der Probe hat gegenüber der Streifenform den Vorteil, daß die Haut nicht im Bereich der Klemmen einreißt, sondern sich die Zugkraft auf die Naht konzentriert.

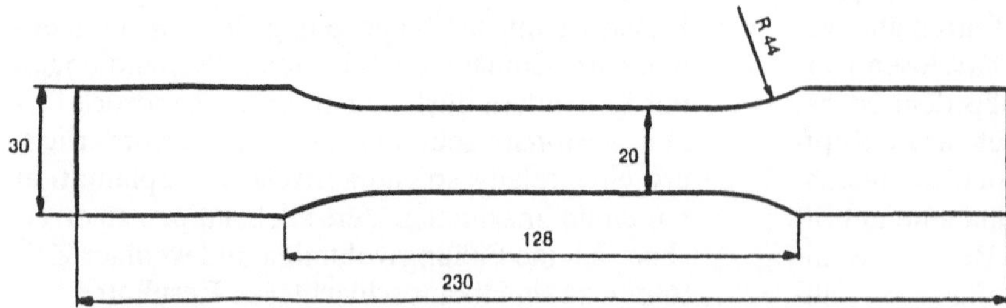

Abb. 1. Normprobe für Zugversuche in der experimentellen Chirurgie nach DIN 53455

Die Spezialklemmen werden in der Materialprüfung zur Folienreißfestigkeitsprüfung eingesetzt. Bei den bisher verwandten Klemmen sind immer wieder Proben im Bereich der Backen dieser Klemmen eingerissen. Dadurch, daß sich die Probe in den Spezialklemmen selbst bekneift, konnte dieses Problem gelöst werden.

Mit diesem Versuchsaufbau läßt sich die Zugfestigkeit einer Naht oder Narbe bestimmen. Bei der Ermittlung der sog. Bruchfestigkeit wird dagegen nicht die Dicke der Wundlefzen berücksichtigt. Wir plädieren daher für die Bestimmung der Zugfestigkeit, da es einen Unterschied macht, ob man ein Stück Papier oder Pappe auseinanderreißt.

An einem Beispiel aus unseren Untersuchungen läßt sich eine altbekannte Tatsache meßtechnisch verifizieren.

Polypropylen 4-0	n = 15
Stichanzahl von Einzelknopfnähten auf 2 cm Probenbreite	Zugfestigkeit in N/cm^2 Mittelwerte ± Standardabweichung
2	51 ± 13
3	63 ± 15
4	81 ± 23

Erwartungsgemäß nimmt die Nahtfestigkeit mit der Anzahl der Stiche zu. Meßtechnisch besonders interessant ist hier jedoch der für Biomaterialien niedrige mittlere Variationskoeffizient von nur 25%, der bei einer größeren Anzahl von Versuchen weiter gesenkt werden kann.

Seit über 100 Jahren werden in der experimentellen Chirurgie Zugversuche zur Wundheilungsforschung durchgeführt. Aufgrund eines bisher fehlenden Standards lassen sich die Ergebnisse nur eingeschränkt miteinander vergleichen.

Mit der dargestellten DIN-orientierten Methode zur Naht- und Wundfestigkeitsprüfung gibt es unseres Erachtens nach nun einen Ansatz, mit dem in der Wundheilungsforschung reproduzierbare Untersuchungen durchgeführt werden können.

H. Weerda (Lübeck): Bei der von Ihnen eingesetzten DIN-Norm braucht man viel Haut, die sicher im Lid-Bereich nicht zu gewinnen ist. Kann man bei kleinen Hautstücken diese Untersuchungen auch machen, oder reichen nicht die vergleichenden Untersuchungen verschiedener Nahttechniken für die Feststellung der Wundfestigkeit aus?

G. Kuth (Schlußwort):
Mit der dargestellten DIN-orientierten Methode können die unterschiedlichen im HNO-Gebiet relevanten Probengrößen untersucht werden.
Wir wollen mit dieser Applikation ein Verfahren vorstellen, mit dem reproduzierbare Zugfestigkeitsprüfungen durchgeführt werden können.
„Relative" Meßergebnisse genügen nicht für Vergleichsbeurteilungen unterschiedlicher Untersucher. Diesen Anspruch erfüllt die vorgestellte DIN-Methode.

167. R. Metzler, A. Schadel, W. Bergler (Mannheim): Rekonstruktion von Oro- und Hypopharynxdefekten mit Muschel-Faszienlappen

Im Rahmen der operativen Therapie von Oro- und Hypopharynxtumoren entstehen Gewebedefekte, für deren anatomisch/funktionelle Rekonstruktion wir unterschiedlichste gefäßgestielte Muskellappen bzw. auch das gefäßanastomosierte Jejunuminterponat verwenden.

Die myokutanen Pektoralis- und Latissimusdorsi-Lappen weisen in der Regel ein ausgeprägtes subkutanes Fettpolster auf. Auf diesem Fettpolster gleitet die Hautinsel wie auf einer Verschiebeschicht. Deshalb ist es häufig erforderlich, einerseits das subkutane Fettpolster auszudünnen, weil der Insellappen sonst häufig zu großvolumig gerät, und andererseits werden Fixationsnähte zwischen Hautinsel und Muskelansatz notwendig, damit dem Abgleiten der Hautinsel von der ernährenden muskulären Basis vorgebeugt werden kann. Die Hautinsel verändert damit jedoch ihre Konfiguration und bereitet deshalb häufig Schwierigkeiten bei der exakten anatomischen Interposition. Anfang 1991 haben wir eine 48jährige Patientin mit einem T3-Zungenkarzinom versorgt. Bei eingeschränkter Narkosefähigkeit (Z.n. Endokarditis und Lungenembolie) haben wir uns für den schnell zu präparierenden Pektoralislappen entschieden. Die präparierte Hautinsel lag vollständig auf dem Lig. costoxiphoideum. Wir haben deshalb auf die Hautinsel verzichten müssen und lediglich den Muskel-Faszienlappen für die Rekonstruktion verwendet. 10 Tage post-op. zeigte sich weder eine Wundheilungsstörung noch eine Fistel, so daß mit der Nahrungsaufnahme (Tee, Breikost) begonnen und nach 3 Wochen post-op. die Strahlentherapie eingeleitet wurde. Dieser komplikationslose Verlauf veranlaßte uns, in der Zwischenzeit weitere 14 Patienten mit T2−T4 Oro-, Meso- und Hypopharynxkarzinomen gezielt nur mit einem reinen Pektoralis-Muskel-Faszienlappen zu versorgen.

Der postoperative Verlauf war in allen 14 Fällen unauffällig. 10 Tage post-op. wurde mit der Nahrungsaufnahme begonnen, obwohl die Muskellappen jeweils noch nicht mit Schleimhaut bedeckt waren und sich noch nicht konsolidiert hatten. Auch in den folgenden Tagen traten keine Wundheilungsstörungen auf, so daß die Strahlentherapie eingeleitet werden konnte.

Der reine Pektoralis-Muskel-Faszienlappen war in allen Fällen deutlich besser der jeweiligen anatomisch/funktionellen Situation anzupassen, weil er problemlos an Länge, Breite und Stärke korrigiert werden konnte. Der jeweilige Entnahmedefekt auf der Brustwand konnte ohne Schwenk- oder Rotationslappen primär geschlossen werden.

Dieser sehr schnell und operationstechnisch ohne Besonderheiten zu entwickelnde reine Muskellappen des M. pectoralis ist eine einfach und schnell zu präparierende Alternative zu den myokutanen Insellappen.

D. Collo (Hamburg): Zur Defektdeckung des Pharynx ist der Faszienanteil des Pektoralislappens entscheidend.
Es muß also die Pektoralisfascie erhalten werden.

E. Kastenbauer (München): Das kurative Element Ihres vorgestellten Faszien-Muskellappens ist natürlich die Faszie.

C. Herberhold (Bonn): Verfügen Sie über feingewebliche Untersuchungen der neuen Oberflächen in der Phase der Einheilung?

S. Remmert (Lübeck): Warum wählen Sie als Hautschnitt zur Präparation des Pektoralislappen einen vertikalen Schnitt von der Clavicula zur Mamille?
Dieser Schnitt verhindert eine sekundäre Entwicklung eines Deltopektorallappens, der doch nach postoperativer Bestrahlung und möglichen Hautnekrosen zur äußeren Bedeckung genutzt werden kann?

R. Metzler (Schlußwort):
Die Entscheidung zur ersten Transplantation eines Muskelfaszienlappens des M. pectoralis entstand aus einer klinischen Notwendigkeit.
Der gute postoperative Verlauf veranlaßte uns bis zum jetzigen Zeitpunkt, 14 weitere Patienten gezielt mit M. pectoralis-Faszienlappen zu versorgen.
Histologische Nachuntersuchungen zur Epithelisierung des Lappens haben wir nicht vorgenommen.
Fälle der postoperativen Radionekrosen im Hautbereich haben wir nicht beobachtet.

Innenohr III: Grundlagen

168. J. Maurer, H. Riechelmann, A. Beck, W. Mann (Mainz): Tierexperimentelle Anwendung des Ca^{++}-Antagonisten Diltiazem bei Lärmbelastung — elektrophysiologische Daten

Der protektive Effekt von Ca^{++}-Antagonisten auf das Myokard ist bereits seit längerer Zeit bekannt und wird therapeutisch und prophylaktisch auch ausgenutzt. In früheren Untersuchungen unserer Arbeitsgruppe konnte eine solche protektive Wirkung auf das Corti'sche Organ auch tierexperimentell am Modell des Knalltraumas beim Meerschweinchen durch die Untersuchung der kochleären Histopathologie nachgewiesen werden. Die jetzige Untersuchung wurde durchgeführt, um festzustellen, ob tierexperimentell bei andersartigen Lärmtraumen ebenfalls eine positiver Effekt der Ca^{++}-Antagonisten festzustellen ist.

In diese Studie wurden insgesamt 24 gesunde Meerschweinchen einbezogen. Die Tiere wurden dann in 6 Gruppen eingeteilt. Gruppe 1 erhielt keine Medikamente und wurde nicht beschallt. Gruppe 2 erhielt Diltiazem in einer Dosierung von 15 mg/kg/24 h aufgeteilt auf zwei Dosen täglich subkutan über 13 Tage. Gruppe 3 wurde über 10 Tage täglich 3 h einem Breitbandrauschen in einer Lautstärke von 90 dB SPL ausgesetzt und erhielt keine Medikamente. Gruppe 4 wurde in der gleichen Weise einem Breitbandrauschen ausgesetzt und erhielt ab dem 3. Tag (Tag 0) vor der Beschallung Diltiazem in der angegebenen Dosierung. Gruppe 5 wurde über 10 Tage täglich für 3 h mit einem Breitbandrauschen einer Lautstärke von 110 dB SPL beschallt. Gruppe 6 wurde wie Gruppe 5 beschallt und erhielt zusätzlich ab Tag 0 die Behandlung mit Diltiazem in einer Dosis von 15 mg/kg KG, aufgeteilt in zwei Einzeldosen.

Bei allen Tieren wurden vor Versuchsbeginn die Hörschwellen für die Frequenzen 0,5 Hz, 1 kHz, 2 kHz, 4 kHz, 6 kHz und 8 kHz durch Ableitung der akustisch evozierten Potentiale ermittelt. In diesen Frequenzen wurden die Kurven der AEP's mit Reizlautstärken von 80, 70, 60, 50, 40, 30, 20 und 10 dB nHL aufgezeichnet. Als Hörschwelle wurde nach Tange 1989 die Lautstärke angegeben, bei der die Wellen I und III gerade nicht mehr erkennbar waren. Danach erfolgten die Behandlung mit Diltiazem und die Beschallung, wie für die einzelnen Gruppen angegeben. Nach Ende der Behandlung wurden am Tag 13 die Hörschwellen erneut für die oben genannten Frequenzen mit Hilfe von akustisch evozierten Potentialen bestimmt.

In den Ergebnissen zeigte sich, daß in der Gruppe der Normaltiere, die weder medikamentösen noch physikalischen Einwirkungen ausgesetzt waren, die Kurven der mittleren Hörschwellen am Versuchsanfang und am Versuchsende gleich verliefen. Die hier ermittelten Ergebnisse waren auch mit denen anderer Autoren vergleichbar. In der Gruppe der Kontrolltiere, die nur mit Diltiazem behandelt worden waren, fanden wir sowohl vor wie auch nach der Medikamentapplikation ähnlich verlaufende Kurven.

Die Tiergruppe, die an 10 aufeinanderfolgenden Tagen mit 90 dB Breitbandrauschen behandelt worden war, zeigte vor Versuchsbeginn einen ähnlichen Kurvenverlauf wie die Normal- und auch die Kontrollgruppe. Am Versuchsende jedoch war ein deutliches Absinken der Hörschwelle in den unteren Frequenzen um etwa 10 dB, in den höheren Frequenzen um 20–30 dB zu verzeichnen. Wurde die gleiche Beschallung bei Tieren vorgenommen, die ab dem 3. Tag vor der Beschallung mit Diltiazem behandelt worden waren, so zeigte sich, daß die Hörschwellen im wesentlichen unverändert blieben.

Bei den Tieren, die zehn Tage lang je 3 Stunden mit 110 dB Breitbandrauschen beschallt worden waren, zeigte sich ebenfalls ein Absinken der Hörschwelle nach der Beschallung um etwa 10 dB im unteren Frequenzbereich und um etwa 20–30 dB im oberen Frequenzbereich. Die Hörverluste waren nicht höher als in der Gruppe, die mit 90 dB behandelt worden war. In der Gruppe, in der die Tiere vom dritten Tag vor der Beschallung an mit Diltiazem behandelt worden waren, konnten in allen Frequenzen mittlere Hörverluste von 10 bis 15 dB beobachtet werden.

Es konnte also gezeigt werden, daß Diltiazem alleine nicht zu einer Änderung der Hörschwelle führt. Unter standardisierten Versuchsbedingungen wurde ein protektiver Effekt des Ca^{++}-Antagonisten auf die Cochlea deutlich. Es darf daraus geschlossen werden, daß Ca^{++} eine Bedeutung in der Entstehung des akustischen Traumas hat. Die Wirkung war bei der geringeren Lautstärke deutlicher als bei der höheren Lautstärke. Dies erlaubt den Rückschluß, daß möglicherweise metabolischen Veränderungen durch akustische Überreizung durch Gabe von Ca^{++}-Antagonisten vorgebeugt werden kann. Außerdem kann daraus gefolgert werden, daß durch die Beschallung mit 10 × 3h 110dB neben den durch Diltiazem beeinflußbaren metabolischen Veränderungen auch noch andersartige Schädigungen am Cortischen Organ entstehen.

Th. Janssen (München): Lassen sich die Hirnstammpotentiale wirklich so frequenzspezifisch auslösen? Zumindest im Tieffre-

quentenbereich ist die Gewinnung einer Aussage über den Hörverlust problematisch. Hier ergaben sich ja auch keine signifikanten Änderungen.

H. P. Zenner (Tübingen): Wie stellen Sie sich den Mechanismus des Diltiazems im Innenohr vor?

J. Maurer (Schlußwort):
Zu Herrn Janssen: Unsere Ergebnisse haben in den tiefen Frequenzen ja ähnliche Hörschwellen gezeigt. Dies hängt evtl. mit der schlechteren frequenzspezifischen Meßbarkeit der FAEP im Tieftonbereich zusammen.
Zu Herrn Zenner: Durch akustische Überlastung kommt es in den Haarzellen zu einer erhöhten (Ca^{++}), die zu Funktionsminderung und letztendlich auch Zelltod führen kann. Dieser Ca^{++}-Überladung kann durch Calcium-Antagonisten vorgebeugt werden.

169. M. Ptok, R. Pujol, R. A. Altschuler, H.-P. Zenner (Tübingen, Montpellier, Ann Arbor): Die Expression von Neuronen-spezifischer Enolase in äußeren Haarzellen der fötalen Meerschweinchen-Cochlea

Im ausgereiften Innenohr von Säugern übernehmen die inneren Haarzellen (iHz) die Aufgabe der mechanoelektrischen Schall-Transduktion, während die äußeren Haarzellen (äHz) durch ihre kontraktilen Fähigkeiten die Wanderwellenbewegung der Basilarmembran verstärken. Die Eigenschaft der äHz, sich kontrahieren zu können, ist insbesondere für das Sprachverständnis und die Diskriminationsfähigkeit wichtig. Die kontraktilen Fähigkeiten lassen sich bei äHz der Meerschweinchencochlea ab dem 52. Gestationstag nachweisen (basale äHz). Bei apikalen äHz wurde, entsprechend einem basoapikalen Entwicklungsgradienten, erst 4 bis 5 Tage später eine Kontraktilität gefunden (Pujol et al. 1991). Es ist zu vermuten, daß neben morphologischen Veränderungen, die zeitlich mit dem Einsetzen der Motilität korrelieren, sich auch der Metabolismus der äHz ändert. In der vorliegenden Studie wurde untersucht, ob die Neuronen-spezifische Enolase (NSE) ein Marker für Veränderungen im Stoffwechsel der Zellen, die mit der funktionellen Ausreifung einhergehen, sein könnte. Die Enolase ist ein glykolytisches Enzym, das aus verschiedenen Untereinheiten, den α-, β- und γ-Untereinheiten, gebildet wird. Die αα-Enolase ist die Form, die hauptsächlich in sich entwickelnden Zellen vorkommt. Während der Zellreifung ändert sich dann die Expression der Enolaseformen zu zellspezifischen Enolaseformen. In neuronalen Zellen, Zellen des diffusen endokrinen Systems sowie den Langerhans-Zellen wird die γγ-Enolase exprimiert. Diese (stabile) γγ-Form wird auch als Neuronen-spe-

zifische Enolase bezeichnet und kann die Glykolyse im sauren neuronalen Milieu vermitteln.

Für die hier vorliegende Untersuchung wurden Cochleae von Embryonen vom 35.–65. Gestationstag (GT) verwendet. Die Cochleae wurden nach Dissektion mit Paraformaldehyd fixiert, und anschließend wurden Häutchen-Präparate bzw. Gefrierschnitte angefertigt. Diese wurden mit polyklonalem Serum gegen NSE inkubiert. Die Bindungsstellen wurden mit der Immunfluoreszenz bzw. Immunperoxydasemethode visualisiert. Hierbei zeigte sich, daß auch äHz NSE bis zum 50. GT exprimieren. Während nach diesem Zeitpunkt die basalen äHz NSE-negativ sind, bleiben zumindest einige apikale äHz bis zum 63. GT NSE-positiv. Danach war eine eindeutige NSE-Immunoreaktivität nur noch in den inneren Haarzellen nachzuweisen.

Diese Ergebnisse sind mit den Ergebnissen von Dechesne und Pujol (1986) sowie Whitlon und Sobkovicz (1990) kongruent, die nachwiesen, daß bei Mäusen in den ersten 14 Lebenstagen die äHz ebenfalls NSE-positiv sind. Nach Abschluß der funktionellen Ausreifung verlieren sie dann ihre NSE-Expression. Bei adulten Meerschweinchen konnte NSE bisher nur in den inneren Haarzellen, nicht jedoch in den äHz der reifen Meerschweinchencochlea gefunden werden. Die hier berichtete Eigenschaft äHz, vorübergehend NSE zu exprimieren, stimmt tempororegional mit dem Erwerb der kontraktilen Eigenschaft überein. Von Whitlon wurde vermutet, daß NSE insbesondere in den Metabolismus der Synapsen involviert ist. Dies könnte bedeuten, daß eine gesteigerte Intensität der NSE-Immunreaktivität eine synaptische Reifung im Corti'schen Organ widerspiegelt. So ist denkbar, daß der Beginn der efferenten cholinergen Innervation für einen Wechsel im glykolytischen Metabolismus der äHz verantwortlich ist. Interessant ist weiterhin, daß iHz, die ja vermutlich keine Kontraktionsfähigkeit haben, NSE-postiv bleiben.

Somit steht mit NSE-Antikörpern ein Marker für den Reifungsgrad von äHz zur Verfügung.

W. Schwalev (Moskau): Untersuchen Sie den adrenergischen nerventerminalen Plexus oder nicht?

M. Ptok (Schlußwort):
Ziel der Studie war die Untersuchung neuronaler Eigenschaften der äußeren Haarzellen. Die Haarzellen, so lassen sich unsere Ergebnisse zusammenfassen, exprimieren zunächst die LL-Isoenzymform der Enolase, dann die $\gamma\gamma$-Form. Korrelierend mit dem Erwerb der Kontraktilität findet eine Niederregulierung der NSE-Expression statt. Möglicherweise ist für den zweiten Wechsel die efferente cholinerge Innervation verantwortlich. Nervenfasern wurden aber nicht untersucht.

170. H.-G. Kempf, U. Zimmermann, H.-P. Zenner (Tübingen): Einfluß der Glutaraldehydfixierung auf Form und Zustand isolierter äußerer Haarzellen

Fixative beeinflussen sowohl die Makro- wie auch Mikrostruktur fixierten Gewebes. Insbesondere um funktionelle Experimente auf ultrastruktureller Ebene beurteilen zu können, ist es notwendig, eine rationale Basis für den Fixationseffekt zu besitzen. Aus diesem Grunde bestimmten wir zunächst an isolierten, vitalen äußeren Haarzellen (OHC) des Meerschweinchens die Zellkörperlänge und den Kutikularplatten/Zellkörperwinkel (KP/ZK-Winkel) in windungsabhängiger Präparation. Zusätzlich erfolgte die zeitabhängige Bestimmung dieser Parameter an Kaliumchlorid- und Kaliumgluconat- präinkubierten Haarzellen. In weiteren Schritten erfolgte eine konzentrationsabhängige Glutaraldehydfixierung ($10^{-10}\%$ bis 2%) mit hypo-, iso- und hyperosmolaren Fixierungslösungen. Der Schrumpfungsindex sowie der KP/ZK-Winkel der isolierten OHC wurde bestimmt.

Ergebnisse

Die Länge der vitalen isolierten OHC betrug zwischen 41,5 µm in der basalen und 103,7 µm in der apikalen Windung (Tabelle 1). Der KP/ZK-Winkel betrug durchschnittlich 106° ± 4,2° über alle Windungen (n = 324 Zellen, Windung 1−4) ohne statistisch signifikante Differenz zwischen den 4 Windungen (t-Test). Die Glutaraldehyfixierung führt zu einer Schrumpfung der OHC, wobei der Effekt von der GA-Konzentration und der Osmolarität abhängig ist. Der Schrumpfungsindex beträgt zwischen 34% für hypoosmolare, 15% für isoosmolare und 5% für hyperosmolare Lösungen. Der KP/ZK-Winkel wird dabei durch die Fixierung nicht beeinflußt (n = 114 Zellen, Winkel 103,5°−111,0°, kein statistisch signifikanter Unterschied). Nach Kaliumchloridinkuba-

Tabelle 1. Länge und Kutikularplatte/Zellkörper-Winkel isolierter äußerer Haarzellen (nativ)

Wd.	Zahl	Länge [µm]	KP/ZK-Winkel [°]
1	77	66,4 ± 13,7	105,6 ± 6,6
2	43	81,9 ± 14,1	107,7 ± 8,3
3	83	83,6 ± 11,8	107,4 ± 8,4
4	80	83,8 ± 9,3	106,1 ± 13,3

tion (137 mmol/L) der OHC schrumpfen die Zellen um durchschnittlich 8,1% gegenüber der Ausgangslänge und der CP/ZK-Winkel nimmt auf durchschnittlich 97,0° ab entsprechend einer Kippung der Kutikularplatte nach unten. Nach Kaliumgluconat-Inkubation ergibt sich nach primärer Zellverkürzung nach 5 min eine Zellverlängerung um durchschnittlich 5,3%, wobei 70% der untersuchten Zellen reagierten. Der KP/ZK-Winkel ist nach 5 min auf durchschnittlich 110,7° erhöht, entsprechend einer Kippbewegung nach oben. Nach Fixierung findet sich bei den vorbehandelten Zellen bis auf eine generelle Schrumpfung keine Änderung der gemessenen Parameter.

Schlußfolgerung

Eine Zellfixierung führt zu deutlichen Veränderungen von Form und Zustand der isolierten OHC. Der KP/ZK-Winkel wird davon jedoch nicht betroffen. Funktionelle Veränderungen, die durch Kaliumchlorid- und Kaliumgluconat-Inkubation induziert wurden, ließen sich nach Fixierung weiter nachweisen. Die Fixationseffekte sollten bei ultrastrukturellen Analysen isolierter OHC, insbesondere nach funktionellen Experimenten, unbedingt berücksichtigt werden.

171. S. Preyer, C. Schwarz, A. H. Gitter, H.-P. Zenner (Tübingen):
Rezeptorpotential isolierter äußerer Haarzellen

Der Transduktionsvorgang der auditorischen Haarrezeptorzellen bei Submammaliern, Mammaliern und dem Menschen ist bis heute nicht bis ins letzte Detail geklärt. Für die Annahme eines gemeinsamen fundamentalen Transduktionsmechanismus aller Vertebratenhaarzellen sprechen die weitgehend identische Organisation und molekulare Grundstruktur des Haarbüschels, das einmalige Ionenmilieu, das allen untersuchten Spezies gemeinsam ist, sowie die Hemmbarkeit der Transduktion durch ototoxische Aminogylkosidantibiotika.

Äußere Haarzellen der Meerschweinchen-Cochlea wurden isoliert und in Na^+-Hanks-Nährlösung bei Raumtemperatur in Kurzzeitkultur gehalten. Das Membranpotential wurde mit Glaskapillaren, die mit KCl-Ringerlösung gefüllt waren, mit Hilfe der Patch-Clamp-Technik bestimmt. Gleichzeitig wurde mit Hilfe einer zweiten Glaskapillare (Öffnungsdurchmesser von $3-5\,\mu m$) das Stereozilienbündel der Haarzellen um $1°-31°$ ausgelenkt. Über eine dritte Glaskapillare konnte durch Mikroinjektion Dihydrostreptomyzin zugegeben werden.

Bei Auslenkung des Stereozilienbündels in positiver Richtung (d.h. in Richtung des längsten Stereoziliums, bzw. in situ zur Außenrichtung der Cochlea) reagierten 15 von 46 untersuchten Zellen (entspricht 33%) mit einer reizinduzierten Depolarisation von 0,7 bis 5,5 mV ($2,1 \pm 1,4$ mV, MW ± SD). Auslenkung in der Gegenrichtung führte zu keiner Änderung des Membranpotentials, insbesondere zu keiner Hyperpolarisation.

Da die Zellen in Na^+-reichem Hank'schem Kulturmedium gehalten wurden und das Ruhemembranpotential der Zellen mit $-62,9$ mV ± 5,4 mV, MW ± SD) positiver als das K^+-Gleichgewichtspotential war, muß die reizinduzierte Depolarisation unter unseren Versuchsbedingungen von einem Natriumeinstrom getragen worden sein. Eine Dauerauslenkung des Haarbündels führte zu einer Dauerdepolarisation der Zellen; dies ist durch eine Adaptation des Transduktionskanales zu erklären. Voraussetzung für eine gute Reaktion der Zellen auf die mechanische Stimulation war eine lichtmikroskopisch intakte Morphologie des Stereozilienbündels. Das

Ruhemembranpotential der Zellen, die auf die mechanische Stimulation mit einer reizinduzierten Depolarisation reagierten, unterschied sich statistisch nicht signifikant vom Ruhemembranpotential der Zellen, die keine Reaktion zeigten. Es fand sich keine statistische Korrelation zwischen der Größe der reizinduzierten Änderung des Membranpotentials und dem Ruhemembranpotential der Zellen. Durch die Zugabe von $68\,\mu M$ Dihydrostreptomyzin konnte die Rezeptorzellantwort auf die mechanische Stimulation reversibel komplett aufgehoben werden.

Die Ergebnisse zeigen, daß ein großer Teil der von uns isolierten äußeren Haarzellen unter Kurzzeitkulturbedingungen funktionsfähige Mechanorezeptoren sind. Als experimentelles Modell bieten sich daher isolierte äußere Haarzellen zur Untersuchung des Transduktionsmechanismus von Mammaliern auf zellulärer Ebene an. Darüber hinaus kann mit Hilfe dieses Modells der Einfluß von klinisch gebräuchlichen ototoxischen Substanzen auf den Tranduktionsvorgang untersucht werden.

Th. Janssen (München): Sie berichten über einen richtungsselektiven Transduktionsprozeß bei der äußeren Haarzelle. Aus in-vivo-Messungen der Rezeptorpotentiale (z.B. Russel u. Sellick) wissen wir, daß diese Form der Einweggleichrichtung nur bei der inneren Haarzelle vorliegt.

R. Pfalz (Ulm): Das Rezeptorpotential entsteht wahrscheinlich am deflektierten Sinneshaar und erfährt dann einen Abfall mit der Zeit und mit der Entfernung vom Entstehungsort. Können Sie schon etwas sagen, wie der zeitliche und örtliche Gradient sich auswirken und ob an der Synapse noch das Rezeptorpotential ausreicht, um die afferente Faser zu triggern?

S. Preyer (Schlußwort):
Zu Frage 1. Es war für uns auch überraschend zu finden, daß äußere Haarzellen nur auf Deflektion ihres Haarbündels in positiver Richtung mit einer Depolarisation reagierten und daß Stimulation in der Gegenrichtung keine Hyperpolarisation bewirkte. Es ist möglich, daß dies bei Stimulation mit höheren Frequenzen anders ist.
Zu Frage 2. Es wurden bislang keine Untersuchungen zum Potentialgradienten in der Rezeptorzelle durchgeführt. Ob die Depolarisation von (im Mittel) 2,1 mV ausreichend ist, um eine Reaktion an der Synapse am basalen Zellpol zu bewirken, wurde noch nicht untersucht, wäre aber über eine Messung der Membrankapazitätsänderung mit der Patch-Clamp-Technik möglich.

172. R. Klinke, C.-P. Richter, T. Vossieck (Frankfurt/M.): Frühe Veränderungen des Transduktionsprozesses nach intracochleärer Gabe von Streptomycin

Untersuchungen von Ohmori (Biomed. Res. 7, (1986) 105–107) an isolierten Haarzellen zeigten, daß Streptomycin wahrscheinlich die apikalen Kanäle der Haarzelle, die Transduktionskanäle, blokkiert. Diese primäre Streptomycinwirkung hat nichts mit dessen chronischen Wirkungen (Schacht (1986) Hear Res 22:297–307) zu tun. Mit Streptomycin, das in die Scala media appliziert wird, könnte man den Transduktionsstrom über die apikale Haarzellmembran verändern, um mit Einzelfaserableitungen vom Ganglion cochleare den Tranduktionsprozeß zu studieren.

Unsere Experimente an Tauben sollten daher die Wirkungen von Streptomycin auf den Transduktionskanal und den Transduktionsprozeß in vivo untersuchen.

Die Anatomie des Innenohrs bei Vögeln (Schwartzkopff et al. (1960) Biol Zentralblatt 5:607-625) unterscheidet sich von der der Säuger. Wie bei Säugern finden sich die drei Kompartimente des Innenohres, die Scala media mit der kaliumreichen Endolymphe, die Scala vestibuli und die Scala tympani mit der natriumreichen Perilymphe.

Ein Unterschied zum Säuger ist das Tegmentum vasculosum. Es ist eine zottige Struktur, die in ihrer Funktion die Reissner-Membran und die Stria vascularis des Säugers kombiniert. Unterschiedlich sind auch der Bau und die Anordnung der Haarzellen, sowie deren Innervation (Takasaka und Smith (1971) J Ultrastruct Res 35:21–65).

Mit einer Glaskapillare (Durchmesser etwa 15 µm) wurde das Tegmentum vasculosum penetriert. Mit dieser Elektrode wurde das endocochleäre Potential gemessen. Gleichzeitig konnte durch Druck Streptomycin in die Scala media injiziert werden. Volumenänderungen durch die Injektion endolymphartiger Lösungen in der Scala media führen beim Vogel nicht wie beim Säuger zur Veränderung des Hörvermögens. Kontrollversuche mit endolymphartigen Lösungen zeigten, daß Einzelfaseraktivitäten, sowie Summenaktionspotentiale (CAPs) nicht signifikant verändert wurden. Der Vogel ist somit geeignet, die Wirkungen von Pharmaka auf den Transduktionsprozeß zu studieren. In den vorliegenden Versuchen wurden Lösungen mit einer Konzentration von 1 mmol/l und 2 mmol/l Streptomycin in 24 mmol/l KHCO$_3$ und 135 mmol/l KCl injiziert. Die Osmolarität war 330 mosmol/l und der pH 7,4.

Mit einer herkömmlichen Mikro-Elektrode im Rezessus scalae tympani werden simultan Einzelfaseraktivitäten vom Ganglion cochleare abgeleitet.

Applikation von Streptomycin führte zu einer Abnahme der spontanen Aktivität der Einzelfasern. Die prozentuelle Abnahme war unterschiedlich und konnte nicht mit der gegebenen Menge an Streptomycin korreliert werden.

Auch die schallevozierte Aktivität nahm ab. Mit Anhebung der Ratenschwelle kam es zu keiner Verschiebung der Bestfrequenz, wie dies nach Applikation von TEA zu beobachten war.

Die Untersuchung von infraschallsensiblen Fasern zeigte, daß die Phasenbeziehung der Spikes der Faser erhalten bleibt. Die Anzahl der Spikes nimmt aber ab. Infraschall-sensible Fasern weisen in der schallevozierten Aktivität keine Tuningkurven auf. Bei akustischer Stimulation ändern sie ihre mittlere Entladungsrate nicht, doch wird die Momentanrate sinusförmig moduliert. Das Auftreten der Spikes steht in einer festen Phasenbeziehung zum Stimulus.

Zusammengefaßt kommt es nach Gabe von Streptomycin in die Scala media zu folgenden Veränderungen:
1. Abnahme der Spontanaktivität von Einzelfasern
2. Verlust der kurzen Inter-Spike-Intervalle
3. Anhebung der schallevozierten Ratenschwelle
4. Bei infraschall-sensiblen Fasern kommt es zur Abnahme der Spikeraten. Die Phasenbeziehung der Spikes bleibt erhalten.

Streptomycin, das in die Scala media injizieren wird, blockiert primär die Transduktionskanäle. Nach dem Block der Transduktionskanäle sollte die Haarzelle hyperpolarisieren und die Spontanaktivität abnehmen. Die schallevozierte Aktivität sollte reduziert werden, da durch den Verschluß der Transduktionskanäle keine Depolarisation der Haarzelle erfolgen kann. Die Ratenschwelle sollte erhöht sein. Alle Voraussagen wurden in den Experimenten beobachtet. Man kann erwarten, daß in den Versuchen nur die Transduktionskanäe verschlossen waren, denn Untersuchungen an Infraschallfasern zeigten, daß die Phasenbeziehung der Reizantwort unverändert war, die Anzahl der Spikes pro Sekunde aber abnahm. Das kann durch einen Block der apikalen Transduktionskanäle erklärt werden.

Durch den Vergleich der Streptomycinwirkungen mit der Wirkung anderer Pharmaka wird es möglich sein, weitere Aufschlüsse über die Transduktionskanäle und das Übertragungsverhalten der Haarzelle zu gewinnen.

(Mit Unterstützung der DFG, SFB 45)

H. P. Zenner (Tübingen): 1. Sie haben eine Abflachung der Tuning-Kurve gezeigt. Wird bei der Taube ein cochleärer Verstärkermechanismus geschädigt?
2. Führt die Beeinträchtigung der Infraschallempfindlichkeit zu einer Orientierungslosigkeit der Taube?
3. Ist der Streptomycin-Effekt reversibel, was man ja bei Schädigung des Transduktionsprozesses erwarten würde?

J. Strutz (Regensburg): Das Innenohr der Vögel ist bekanntlich deutlich unterschiedlich aufgebaut als das Corti-Organ der Säugetiere. Haben Sie eine Markierung mit einem Tracer durchgeführt, um den Ort der Termination der Afferenz an den 3 unterschiedlichen Haarzell-Typen zu klären?
Sahen Sie keinen unterschiedlichen Effekt zwischen einem low-spontaneous rate-Neuron und einem high-spontaneous rate-Neuron?

R. Pfalz (Ulm): Die Verflachung der Tuning-Curves müßte — beim Menschen — die Schwellen absenken, aber die der Frequenzunterschiedsschwelle verschlechtern, auf keinen Fall Rectruitment zur Folge haben. Vielleicht könnte man es am Menschen prüfen.

C.-P. Richter (Schlußwort):
Zu Herrn Zenner: 1. Ein Unterschied zum Säuger könnte beim Vogel ein Filtermechanismus sein, der auf den Eigenschaften der basolateralen Membran beruht.
2. Langzeitwirkungen von Streptomycin, wie sie von Schacht 1986 beschrieben wurden, sind nicht vergleichbar mit den frühen Wirkungen von Streptomycin. Die schnellen Wirkungen treten innerhalb weniger Sekunden nach Gabe des Pharmakons auf und erwiesen sich in in-vitro-Versuchen als reversibel. Da aus anatomischen und experimentellen Gründen keine Dauerperfusion der Scala media von Vögeln möglich war, konnte die Reversibilität nicht getestet werden.
3. Das physiologische Verhalten von Infraschallneuronen ist elektrophysiologisch durch Einzelfaserableitung gut zu beschreiben. Infraschallneurone werden bei Vögeln gefunden und zeigen bei akustischer Stimulation kein Frequenztuning. Die mittlere Rate war konstant. Bei akustischer Stimulation kam es zu einem phasenbezogenen Auftreten der Spikes. Über die funktionelle Bedeutung ist noch wenig bekannt.
Zu Herrn Strutz: 1. Einzelfaserfärbungen von J. Smolders (Frankfurt) zeigten, daß ein Großteil der akustischen Neurone Afferenzen von THCs sind.
2. Es konnte kein Unterschied zwischen hoch oder nieder spontan aktiven Neuronen gefunden werden.
Zu Herrn Pfalz: Recruitment-Untersuchungen sind bei Vögeln nicht durchzuführen, so daß es sicherlich eine interessante Fragestellung für den klinisch tätigen Kollegen ist.

Ototoxizität

173. F. Hoffmann, C. Beck, Chl. Beck (Freiburg): Subablative intratympanale Gentamicintherapie bei M. Menière

Die bisher erfolgreich praktizierte intratympanale Gentamicintherapie des einseitigen M. Menière bis zum Auftreten einer vestibulären Symptomatik weist den prinzipiellen Nachteil einer ausfallsbedingten verzögerten Rekonvaleszenz und damit einer limitierten Einsetzbarkeit bei Patienten mit eingeschränkter Kompensationsfähigkeit auf. Deshalb wählten wir in einem modifizierten Applikationsschema eine mittlere Dosierung (7 Tage 2 × 12mg Gentamicin/die) bei unverändert intratympanaler Applikation mit dem Ziel, eine graduelle, nicht ablative Vestibularisschädigung zu induzieren, ohne den bisherigen guten klinischen Erfolg zu beeinträchtigen. Wir führten eine prospektive Studie bei 20 Patienten mit einem posttherapeutischen Beobachtungszeitraum von 2 Jahren durch.

Voraussetzung waren ein erfolgloser konservativer Therapieversuch, der Ausschluß eines retrocochleären Schadens und eine mittlere oder starke Behinderung nach der Klassifikation des „American Committee on Hearing and Equilibrium" 1985. Diese Arbeit (Otolaryngol Head Neck Surg 10/85 Vol. 93) wurde der Auswertung unserer Studie zugrundegelegt.

Ergebnisse

50% der Patienten wurden im Verlauf des posttherapeutischen Beobachtungszeitraums dauerhaft beschwerdefrei. 45% fühlten sich nach der Therapie lediglich gering behindert. Tonaudiometrisch zeigte sich ein durchschnittlicher Hörgewinn von 10dB. Von den 7 Patienten, die nach der Therapie schlechter hörten, hatten 5 bereits vor der Therapie einen überdurchschnittlichen Hörverlust aufzuweisen. Die stark vorgeschädigte Cochlea scheint eine gesteigerte Vulnerabilität gegenüber der applizierten Noxe zu besitzen.

60% der Patienten waren vor der Therapie kalorisch seitengleich gut erregbar, 40% zeigten eine Untererregbarkeit der erkrankten Seite im Vergleich zum kontralateralen asymptomatischen Labyrinth. Die zuvor seitengleich gut erregbaren Vestibularorgane wiesen nach den Gentamicin-Instillationen eine kalorische Untererregbarkeit der therapierten Seite auf und befanden sich somit in dem beabsichtigten Zustand einer graduellen Schädigung. Die posttherapeutisch zu beobachtenden Vestibularisausfälle (40%) rekrutierten sich aus den zuvor auf der betroffenen Seite kalorisch untererregbaren Patienten. Nur bei 1 Patienten wurde der Ausfall eines zuvor seitengleich gut erregbaren Vestibularorgans mit gleichzeitiger Ertaubung beobachtet.

55% zeigten eine komplette und weitere 40% eine substantielle Kontrolle der Anfallsrate gemäß den Kriterien des „American Committee on Hearing and Equilibrium". Diese korreliert exakt mit der subjektiven posttherapeutischen Einschätzung der Patienten, in der sich 95% nicht oder nur geringgradig behindert fühlten.

Es ist gelungen, bei Patienten mit prätherapeutisch seitengleich gut erregbaren Vestibularorganen durch Gentamicin eine nur subablative Vestibularisschädigung bei kompletter bzw. substantieller Kontrolle der Anfallsrate zu erzeugen. Es wird zu prüfen sein, ob eine weitere konsequente Dosisreduktion eine weitere Limitierung der vestibulären Ausfallsrate bei unverändert gutem klinischen Verlauf ermöglicht.

W. Mann (Mainz): Wie sind die Ergebnisse der Studien von Herrn Lange, Herrn Beck und Schmidt und Herrn Blessing im Vergleich zu Ihren Untersuchungen mit niedriger Dosierung.

G. Lange (Wuppertal): Es ist sicher eine sehr gute Idee, die Dosis des Gentamicins bei der intratympanalen Therapie des Morbus Menière niedrig zu halten. Dasselbe versuchen wir selbst auch und haben dabei Erfolg. Hatten Sie Patienten, welche sehr schnell auf die Gentamicingaben reagieren und schon nach 2 oder 3 Tagen Innenohrsymptome zeigten? Hören Sie in solchen Fällen mit den Instillationen auf, um das Innenohr nicht unnötig zu belasten? – Haben Sie Fälle beobachtet, welche nicht nur eine, sondern mehrere Gentamicincyklen benötigten, ehe ihr Innenohr ausreichend reagierte?

K. Schorn (München): Sie haben, verglichen mit anderen Autoren, sehr gute Therapieerfolge. Hängt dies möglicherweise auch damit zusammen, daß Sie nur jüngere Patienten behandelt haben, die gut kompensieren können, oder daß die Erkrankung im Anfangsstadium war, da die Tonaudiogramme ein relativ gutes Gehör zeigten?

A. Kollar (München): Wenn ich Sie richtig verstanden habe, haben Sie auch Patienten mit normalem Gehör behandelt. Unter 22 Patienten haben Sie 1 Ertaubung beobachten können, d.h. praktisch 5%.
Darf man mit einem so hohen Risiko der Ertaubung die Gentamicin-Therapie anwenden?

G. Gavalas (Athen): Verwenden Sie Ihr Therapie-Schema auch bei Patienten, die eine menièriforme Symptomatologie aufweisen, im Hintergrund aber haemodynamische Störungen oder eine Vertebralis-Basilaris-Insuffizienz haben?

F. Hoffmann (Schlußwort):
Zu Herrn Mann: Mindestens gleichwertige Ergebnisse im Vergleich mit anderen Autoren bei jedoch erhaltener vestibulärer Resterregbarkeit der ursprünglich seitengleich gut erregbaren Patienten. Evtl. Dosisreduktion bei untererregbaren Patienten.
Zu Herrn Lange: Innerhalb der 2 Jahre keine Mehrfachtherapie. Unsicherheitsgefühl nach 2−3 Tagen, dann Ausfallssymptomatik.
Zu Frau Schorn: Durchschnittsalter 54 Jahre, Anamnesedauer 7−20 Jahre.
Zu Herrn Kollar: Will man das Ertaubungsrisiko ausschließen, darf man den M. Menière überhaupt nicht behandeln.

174. R. Blessing, P. Küppers, H.-W. Mahlo (Lübeck): Ergebnisse der kontinuierlichen Gentamycin-Infusion beim M. Menière

Manuskript nicht eingegangen.

175. P. Kurt, M. Löw, P. Federspil, A. Koch (Homburg/Saar): Experimentelle Untersuchungen zur Ototoxizität des Cisplatin

Ziel der Untersuchungen war es, im Tierversuch an der Ratte zu ermitteln, ob sich durch die Aufteilung der Tagesgesamtdosis Cisplatin in kleinere Einzeldosen eine Minderung der Ototoxizität erreichen läßt und in welchen Zeiträumen die cochleären Schäden auftreten. Zusätzlich sollte durch die Auswertung der Histocochleogramme der unbehandelten Kontrolltiere Aufschluß über das normale Histocochleogramm der Ratte gewonnen werden. In 3 Versuchsreihen wurden Gruppen von Tieren während einer unterschiedlichen Anzahl von Tagen Cisplatin als Einzeldosis oder als aufgeteilte Dosis verabreicht. Eine weitere Gruppe blieb unbehandelt. Während des Versuches wurde regelmäßig das Hörvermögen mittels Preyerreflex überprüft. Nach einer unterschiedlich langen Wartezeit wurden die Cochleae der Versuchstiere entnommen und histocochleographisch ausgewertet. Zur Erfassung ausgeprägter Nierenschäden wurde bei allen Tieren der Kreatininwert bestimmt.

Im ersten Versuch wurden 8 Gruppen von Versuchstieren untersucht. 2 Gruppen erhielten 3 Tage lang morgens 2 mg/kg KG Cisplatin, bzw. morgens und abends 1 mg/kg KG intramuskulär injiziert. Analog wurden jeweils 2 Gruppen über 5 bzw. 7 Tage therapiert. Aufgrund hoher Mortalität wurden die über 7 Tage behandelten Ratten bereits 14 Tage nach Versuchsbeginn untersucht, während bei den restlichen Tieren die Untersuchung erst am 28. Tag erfolgte.

Im zweiten Versuch wurden 9 Gruppen gebildet. 6 Gruppen erhielten Cisplatin an 5 aufeinanderfolgenden Tagen. Je 3 Gruppen bekamen eine Einmaldosis von 2 mg/kg KG Cisplatin intramuskulär appliziert, den anderen 3 Gruppen wurde die gleiche Menge Cisplatin fraktioniert in einer morgendlichen und einer abendlichen Injektion verabfolt. Die 3 restlichen Gruppen blieben zur Kontrolle unbehandelt. Nach einem Zeitraum von 9, 21, und 35 Tagen wurde jeweils eine Gruppe mit Einmaldosis, eine Gruppe mit aufgeteilter Dosis und eine Kontrollgruppe untersucht. Der letzte Versuch wurde mit 6 Tiergruppen durchgeführt.

Analog zum zweiten Versuch wurde ein ⅓ der Tiere mit einer Einmaldosis von 2 mg/kg KG Cisplatin und ein ⅓ der Tiere mit einer fraktionierten Dosis über 5 Tage behandelt. 2 Kontrollgruppen blieben unbehandelt. Die Tiere wurden nach 10 bzw. 28 Tagen untersucht.

Nach Auswertung der Untersuchungsergebnisse konnten folgende Feststellungen getroffen werden:

− Durch den Einfluß von Cisplatin werden die äußeren Haarzellen der basalen Cochlea bevorzugt und in ihrem Ausmaß dosisabhängig zerstört. Die interindividuelle Schwankungsbreite ist sehr hoch.
− Die inneren Haarzellen bleiben weitgehend intakt.
− Nach 4−7 Tagen, im Anschluß an die Therapie, sind die Haarzellschäden schon deutlich ausgeprägt. Es findet sich kein Anhalt für eine Spätototoxizität.

– Eine Aufteilung der Tagesdosis in Therapieschemata hoher Dosierung über 5 Tage zeigt keinen signifikanten Effekt auf die Ototoxizität.
– Es findet sich keine Korrelation zwischen der Höhe des Kreatininwertes und dem Ausmaß der Haarzellschäden.
– Bei den Kontrolltieren finden sich nur sehr geringe Schäden, hauptsächlich in der Spitzenwindung.

R. Pfalz (Ulm): Können Sie sagen, wieso die Basalwindung am meisten betroffen war? Meerschweinchen haben ja einen weit offenen Aquädukt, der basal einmündet. Beim Menschen, je älter er wird, verschließt sich der Aquädukt fast immer. Wie kommt das Cisplatin hinein? Über die Stria vielleicht?

P. Kurt (Schlußwort):
Zwei Entstehungsmechanismen zur bevorzugten Schädigung der basalen Windung werden in der Literatur angegeben:
1. Ein höherer Blutfluß in diesem Bereich der Cochlea. 2. Eine höhere Stoffwechselaktivität, die die Zellen vulnerabler machen könnte.

176. W. Delb, S. Feilen, A. Koch, P. Federspil (Homburg/Saar): Vergleichende experimentelle Untersuchungen zur Ototoxizität des Cisplatin und des Carboplatin

Einleitung

Die Anwendung des bei fortgeschrittenen Kopf-Hals-Tumoren und anderen Indikationen als effektiv geltenden Zytostatikums Cisplatin wird durch seine Ototoxizität aber auch durch seine Nephrotoxizität eingeschränkt. Mit dem Carboplatin steht nun seit einigen Jahren eine verwandte Substanz zur Verfügung, bei der in verschiedenen Studien bei ähnlicher Wirksamkeit eine signifikant niedrigere Nebenwirkungsrate festgestellt wurde.

Die vorliegende Arbeit wurde konzipiert, um das ototoxische Potential des Carboplatin im Vergleich zum Cisplatin besser abschätzen zu können. Dabei wurden das in vielen Studien erprobte Meerschweinchenmodell verwendet.

Material und Methoden

38 Meerschweinchen mit positivem Preyerschen Reflex und normalen hirnstammaudiometrisch gemessenen Hörschwellen wurden, wie in Tabelle 1 angegeben, in Gruppen eingeteilt und mit den entsprechenden Medikamenten behandelt. In Gruppe 2, also der höher dosierten Cisplatingruppe, in der ursprünglich eine Behandlung von 10 Tagen beabsichtigt war, mußte die Medikamentenapplikation nach 8 Tagen beendet werden, da bereits 4 Tiere gestorben waren und der Allgemeinzustand der restlichen Tiere

stark reduziert war. Vor und zwei Wochen nach der Behandlung wurden die Hörschwellen hirnstammaudiometrisch bestimmt.

Nach der letzten Messung wurden die Tiere getötet. Von den Cortischen Organen dieser Tiere wurden Oberflächenpräparate angefertigt und der Prozentsatz an degenerierten Haarzellen ausgezählt.

Ergebnisse

Sowohl in Gruppe 1 als auch in Gruppe 2 war bei p < 0,01 der Haarzellschaden signifikant größer als in der höher dosierten Carboplatingruppe in der insgesamt 90 mg Carboplatin/kg KG gegeben worden waren (Abb. 1). In der letztgenannten Gruppe waren die Schäden in der Basalwindung jedoch signifikant höher als in der Kontrollgruppe, so daß auch in der höherdosierten Carboplatingruppe von einer ototoxischen Schädigung ausgegangen werden muß.

Tabelle 1. Gruppeneinteilung der Versuchstiere

Gruppe 1:	Cisplatin	1 mg/kg KG für 10 Tage	(n = 8)
Gruppe 2:	Cisplatin	1,5 mg/kg KG für 8 Tage	(n = 8)
Gruppe 3:	Carboplatin	6 mg/kg KG für 10 Tage	(n = 8)
Gruppe 4:	Carboplatin	9 mg/kg KG für 10 Tage	(n = 8)
Gruppe 5:	Kontrolle ohne Behandlung		(n = 6)

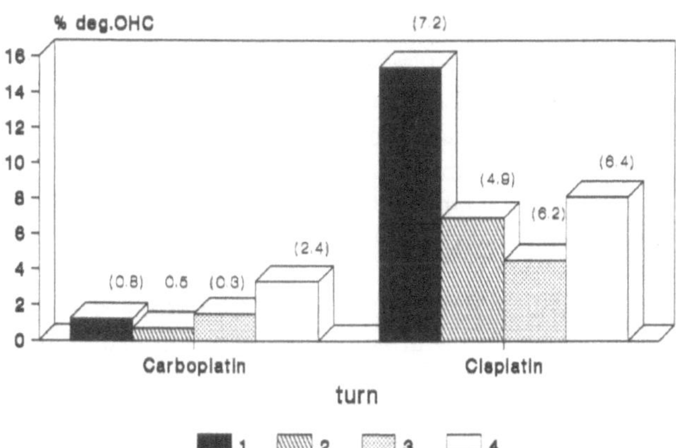

Abb. 1. Prozentsatz an degenerierten Haarzellen in Gruppe 2 (12 mg Cisplatin/kg KG) und Gruppe 4 (90 mg Carboplatin/kg KG). *Zahlen in Klammern:* Standardabweichungen

Diskussion

Unsere Ergebnisse belegen klar, daß die Ototoxizität des Carboplatin deutlich unter der des Cisplatin liegt. Dies entspricht sowohl den vorhandenen klinischen Erfahrungen als auch den experimentellen Ergebnissen von Taudy et al., während Schweitzer et al. beim Meerschweinchen keine morphologischen Schäden nach Carboplatineinwirkung sahen.

Nach unseren klinischen Erfahrungen und experimentellen Ergebnissen hat diese Substanz jedoch ein gewisses eigenes ototoxisches Potential, das auf Gewichtsbasis beim Meerschweinchen etwa 9 ml niedriger liegt als das des Cisplatin. Da auch andere Nebenwirkungen mit Ausnahme der Myelosuppression nach den vorhandenen klinischen Studien deutlich geringer ausgeprägt sind und die klinischen Erfolge in den meisten Indikationen mit denen des Cisplatin vergleichbar sind, stellt Carboplatin eine brauchbare Alternative zum Cisplatin insbesondere in den Fällen dar, in denen Cisplatin infolge eines erhöhten Ototoxizitätsrisikos oder wegen vorbestehender Nierenschäden nicht einsetzbar ist.

M. Ptok (Tübingen): 1. Haben Sie − neben den windungsabhängigen Unterschieden bei der Schädigung der äußeren Haarzellen − auch reihenabhängige Schädigungsmuster beobachten können?
2. Durften die Tiere ad libidum fressen, und hatten Sie eine bestimmte Diät angesetzt?

M. Jäckel (Berlin): 1. Bei Behandlung mit der höheren Cisplatindosis mußten Sie die Therapie vorzeitig beenden, da toxische Effekte in Erscheinung traten. Welcher Art waren diese Nebenwirkungen?
2. Woher wissen Sie, daß Sie für die Spezies äquitoxische Dosen beider Substanzen miteinander verglichen haben?

P. Federspil (Schlußwort): Wir bedanken uns für den kritischen Hinweis auf die Frage der Äquitoxizität der verabreichten Medikamente. In der Auswertung unserer Ergebnisse haben wir die Gruppe, in der die hohe Allgemeintoxizität des Cisplatins auftrat, nicht berücksichtigt. Obwohl ein Vergleich der niedrigdosierten Cisplatingruppe mit den Carboplatingruppen von der Toxizität her möglich ist, hatten wir weitere Versuchsreihen mit niedrigeren Dosierungen vorgesehen, die jedoch bisher am Einwand der Tierschutzkommission scheiterten.

177. G. Fürst, J. Maurer, A. Beck, M. Wolfensberger (Mainz): Ototoxische Wirkung von Amikacin bei verschiedenen Dosierungsregimen

Von allen Aminoglykosiden ist Amikacin am widerstandsfähigsten gegen eine Inaktivierung durch bestimmte Enzyme. Amikacin ist daher oft wirksamer gegen Gentamycinresistente grammegative Bakterienstämme.

Die breite Anwendung der Aminoglykoside wird eingeschränkt durch ihre nephrotoxischen und ototoxischen Nebenwirkungen. Es wurde immer wieder nach Wegen gesucht, die antibiotische Wirksamkeit dieser Medikamente auszunutzen und die Nebenwirkungen dabei so gering wie möglich zu halten.

In neuerer Zeit mehrten sich die Hinweise, daß diese Nebenwirkungen durch eine Verabreichung der täglichen Gesamtdosis in einer einmaligen Gabe mit einer geringeren Nephro- und Ototoxizität verbunden sind. Dabei scheint sich nichts an der antibakteriellen Wirksamkeit dieser Medikamente zu ändern.

Es wurde daher, um diese Vermutung der geringeren Ototoxizität zu prüfen, eine Untersuchung an Meerschweinchen durchgeführt. Insgesamt wurden 18 Meerschweinchen in die Studie einbezogen. Bei allen Tieren wurde vor Beginn der Medikamentenapplikation die Hörschwellen zwischen 0,5 kHz und 8 kHz durch Ableitung der frühen akustisch evozierten Hirnstamm-Potentiale ermittelt. Dazu wurden die AEP-Kurven in den untersuchten Frequenzen mit in 10er-Schritten abnehmenden Lautstärken ab 80 dB aufgezeichnet.

Als Hörschwelle wurde nach Tange die Lautstärke angenommen, bei der Welle I und III nach Jewett gerade nicht mehr erkennbar waren.

Danach wurden die Tiere in 3 Gruppen zu jeweils 6 Tieren aufgeteilt. Gruppe 1 diente als Kontrollgruppe, Gruppe 2 erhielt 150 mg/kg KG/24 h Amikacin aufgeteilt in 2 Tagesdosen zu 75 mg/kg KG i.m., Gruppe 3 erhielt 150 mg/kg KG/24 h Amikacin in einer Tagesdosis i.m. Am 21. Therapietag wurden erneut Hörschwellen bestimmt. Danach wurde die Hälfte der Tiere jeder Gruppe zur Gewinnung der kochleären Histopathologie getötet. Die übrigen Tiere erhielten dann keine Medikamente mehr. Bei ihnen wurden nach weiteren 10 Tagen die Hörschwellen noch einmal bestimmt.

In den Ergebnissen zeigt sich, daß bei der 2 × 75 mg/kg KG/24 h Amikacinapplikation ein stärkeres Absinken der mittleren Hörschwellen und damit eine größere Hörschädigung in allen Frequenzen im Gegensatz zu der 1 × 150 mg Amikacinapplikation vom Versuchsbeginn bis zum Tag 21 auftrat.

Bei beiden Dosierungsschemen war der mittlere Hörschwellenabfall in den höheren Frequenzen ausgeprägter als in den niedrigeren Frequenzen.

Die Messung der mittleren Hörschwellen 10 Tage nach Absetzen der Medikamente zeigte sowohl bei der einmaligen als auch bei der zweimaligen Amikacingabe nur einen unbedeutenden Hörschwellenabfall. Bei 8 kHz war bei beiden Dosierungen der Hörschwellenabfall am stärksten ausgeprägt.

K. Schorn (München): Ich muß Ihnen mein Kompliment aussprechen, mit Hilfe der ERA Hörschwellen in 6 Frequenzen bestimmt zu haben. Welche Apparatur haben Sie verwendet, welche Narkose eingesetzt und wie lange haben Sie für die Untersuchung gebraucht?

P. Federspil (Homburg): Ihre Untersuchungen sind sehr aktuell, und insbesondere erscheint Amikacin das Aminoglykoid-Antibiotikum, das in erster Linie für die Einmal-Applikation in Frage kommt, weil seine Nephrotoxizität sehr gering ist. Vor etwa 10 Jahren habe ich Untersuchungen zu dieser Problematik unter Verwendung des Histocochleogramms publiziert und konnte nachweisen, daß die bis dahin vorliegende Meinung, eine Erhöhung der Ototoxizität durch Einmal-Verabreichung der AA, nicht richtig war. Sind Ihre Ergebnisse statistisch signifikant?

K. Jatho (Amerang/Lübeck): Die an den Endorganen des VIII. Hirnnerven wirksame Neurotoxizität hat sich vom Streptomycin über Neo-, Genta-, Kanamycin und andere Mycine nun auch für Amikacin fortgesetzt und dürfte künftig auch für weitere Mycinderivate zu erwarten sein. Diese selektive Nebenwirkung macht eine bestimmte molekulare Gruppenstruktur wahrscheinlich, die eine spezifische Affinität zu Aminosäuresequenzen bei der Proteinsynthese der RNS haben muß. Könnte dann etwa durch Austausch über ein Enzym oder eine Gen-Reparatur das otoneurotoxische Prinzip molekularbiologisch abgefangen werden? Ist vielleicht bekannt, ob die Molekularbiologie auf diesem Gebiet schon Forschungsergebnisse anzubieten hat?

G. Fürst (Schlußwort):
Zu Frau Schorn: 1. Wir verwendeten ein Nikolit-Compact-4-Gerät mit einem von uns für diese Untersuchung eigens zusammengestellten Untersuchungsprogramm.
2. Die Messungen dauerten 2 Stunden pro Tier.
3. Wir verwendeten eine Kombinationsnarkose aus Ketanest und Rompun.
Zu Herrn Jatho: Hier muß ich auf die von Zenner und Schacht durchgeführten Untersuchungen verweisen. Molekulare Untersuchungen waren nicht Gegenstand unserer Untersuchungen.
Zu Herrn Federspil: Die Unterschiede zwischen den verschiedenen Dosierungen waren signifikant (für p = 0,1).

178. A. A. Lanzow (St. Petersburg): Die Schwerhörigkeit bei der Atherosklerose

Studien an pathologisch-anatomischen und experimentellem Material haben bei der Atherosklerose eine kombinierte Schwerhörigkeitsform nachgewiesen. Veränderungen in den Mittelohrstrukturen führen zu Übertragungsschwierigkeiten der Schallenergie. Im Innenohr sind die Stria vascularis und das Ganglion spirale überwiegend betroffen.

Bei dieser Krankheitserscheinung findet sich eine fortschreitende beiderseitige Schwerhörigkeit. Die Patienten weisen eine asymmetrische Hörstörung auf, wobei die Knochenleitung erhalten bleibt. Audiometrisch findet sich eine Differenz zwischen Luftleitungs- und Knochenleitungskurve, die in zwei Typen, horizontal oder schräg abfallend, vorkommen. Patienten mit einer atherosklerotischen Schwerhörigkeit haben keine Dissoziation zwischen dem Verständnis für Flüstersprache und Umgangssprache. Eine charakteristische Erscheinung sind graue oder gelb-graue Flecken am Trommelfell bei erhöhter Rigidität. In der Regel ist die Verbreitung dieser Flecken asymmetrisch, wobei sie größere Flächen am Trommelfell des schlechteren Ohres besetzen.

Von großem Interesse ist die von uns festgestellte remittierende Schwerhörigkeit, die bei 14,3% der untersuchten Patienten beobachtet wurde. Wir haben sie als Anfangserscheinung einer Insuffizienz der Labyrinthdurchblutung gedeutet.

Behandlungsmaßnahmen bei der atherosklerotischen Schwerhörigkeit sind: diätetisch und medikamentös.

179. G. Gavalas, J. Vathilakis, G. Dokianakis (Athen): Unsere Aspekte über die reine otosklerotische Empfindungsschwerhörigkeit

Die reine cochleäre Otosklerose (rkO) stellt eine Erkrankung dar, über die Unklarheiten und Meinungsverschiedenheiten im Weltschrifttum herrschen. Aufgrund eigener Beobachtungen wollen wir in dieser Arbeit zum Problem der rkO-Stellung nehmen.

Während der letzten 12 Jahre haben wir über 10000 Patienten mit Otosklerose untersucht. 7,6% davon waren Fälle mit reiner Innenohrschwerhörigkeit. Alle Patienten mit rkO waren familiär belastet. Die mit Otosklerose befallenen Verwandten wurden audiologisch, röntgenologisch und/oder operativ diagnostiziert. Die Analyse der audiometrischen Kurven ergab alle Typen der Otosklerose, der rkO einbegriffen. Patienten mit rkO entwickelten niemals eine MO-Komponente während ihres Verlaufs. Die häufigste audiometrische Kurve war diejenige mit Befall der mittleren Frequenzen. Ohrgeräusche wurden nur in 9% der Fälle angetroffen und niemals pulsierenden Charakters. Röntgenschichtaufnahmen oder CT-scan haben nur in 38% otosklerotische Veränderungen an der Labyrinthkapsel nachweisen können. Die Tympanogramme und die Reflex-Auslösbarkeit waren wie erwartet. Aus dem Obengenannten läßt sich ersehen, daß die rkO eine Tatsache und nicht Phantasie ist, wie sich Schuknecht gefragt hat. Dafür spricht auch die Tatsache, daß es Fälle bei uns gegeben hat, bei denen ein Ohr reine Innenohrschwerhörigkeit aufwies und das andere Ohr MO-Otosklerose, die operativ gesichert wurde. Was die Häufigkeit betrifft, glauben wir, daß die rkO öfters vorkommt, als viele Autoren meinen. Statistische Ergebnisse werden beeinflußt durch die Tatsache, daß viele Fälle übersehen werden.

Dies, weil in einigen Ländern Otosklerose eine seltene Erkrankung darstellt und einige Fälle anderen Ursachen zugezählt werden (z.B. akustisches Trauma, kochleärer Hydrops, Altersschwerhörigkeit). Auf der anderen Seite scheint es, daß die rkO nicht immer wegen eines direkten oder indirekten Befalles der Innenohrfunktion durch den otosklerotischen Herd entsteht, wie einige Autoren behaupten. Sie sind der Meinung, daß auch in Fällen, die keinen otosklerotischen Herd nachweisen lassen, in Wirklichkeit nicht doch ein Herd da ist. Sie meinen, daß rekalzifizierte Herde von der Umgebung der normalen Labyrinthkapsel röntgenologisch nicht zu unterscheiden seien, die Herde liegen in Regionen, die röntgenologisch nicht aufspürbar sind oder letzten Endes handelt es sich um Innenohrschäden anderer Ursache. Wir halten es für selbstverständlich, solche Fälle anzuerkennen. Wie ist es aber möglich, daß

alle von uns untersuchten Fälle, dauernd ein stummes Verlaufsstadium aufwiesen, in schwierigen anatomischen Regionen, speziell bei Patienten mit beschleunigter Gehörverschlechterung? Wie kann man sich einen anderen ätiologischen Faktor vorstellen, wenn wir Angehörige derselben Familie mit den charakteristischen audiometrischen Kurven untersuchen und die Anamnese keinen Hinweis auf eine andere Ursache ergibt? Die meisten Fälle der rkO, die familiär belastet sind, charakteristische audiometrische Kurven haben – nicht unbedingt symmetrisch – mit langsamen Verlauf, negativen röntgenologischen Befunden bei wiederholten Aufnahmen, die Reflex-Auslösbarkeit wie erwartet vorhanden ist, gute Verständlichkeit und selten Ohrgeräusche zeigen, gehören zu einer besonderen Erkrankungsform der Otosklerose.

Sie stellen wahrscheinlich eine Gruppe dar, die mit einem anderen Erbmechanismus übertragen wird, so daß die Innenohrstrukturen in einer Weise, die wir nicht kennen, direkt geschädigt wird. Diese Fälle, die sich manchmal als Hörsturz zeigen, weisen keine hydropischen Phänomene oder vestibuläre Symptomatologie auf, und die Therapie mit NaF bleibt immer erfolglos.

K. Jatho (Amerang/Lübeck): Die Diagnose und Bestätigung einer otosklerotischen Empfindungsschwerhörigkeit, der eine Sklerose der Labyrinthkapsel mit Veränderung ihrer Form zugrunde liegen soll, stellt uns vor erhebliche Schwierigkeiten. Dabei sind jegliche Formen anderer endogener und exogener Ursachen und solcher aus der Berufsanamnese zu eliminieren. Zumindest muß auch daran gedacht werden, daß eine Innenohrsklerose vortäuschende Presbyakusis erheblichen Streuungen unterliegen kann, in der die individuell recht unterschiedliche Alterung zum Ausdruck kommt. Sollte auch dieser Gesichtspunkt Berücksichtigung gefunden haben?

G. Gavalas (Schlußwort):
Die innere cochleäre Otosklerose kommt häufiger zwischen 30–40 Jahren in unserem Krankengut vor. Wir haben aber auch spätauftretende Fälle, d.h. zwischen 50–60 Jahren, die oft eine Altersschwerhörigkeit vortäuschen.

Thermoläsion

180. S. Jovanovic, A. Berghaus, H. Scherer, U. Schönfeld (Berlin): Klinische Erfahrungen mit dem CO_2-Laser in der Stapeschirurgie

Die Stapesplastik ist nicht nur einer der erfolgreichsten Eingriffe unseres Fachs, sondern zugleich einer der gefährlichsten für das Innenohr. Daraus ergibt sich das Bestreben, die Technik der Stapeschirurgie einer kritischen Analyse zu unterziehen, um die mit dieser Operation verbundenen Gefahren so gering wie möglich zu halten.

Um die Gefahr einer Schädigung der Mittel- und Innenohrstrukturen durch Manipulation mit konventionellen Instrumenten zu verringern, erfolgt bei uns die Perforation der Fußplatte und die Abtragung der Suprastrukturen mit dem CO_2-Laserstrahl. Dadurch soll berührungsfrei eine präzise und kontrollierte Bearbeitung der Mittelohrstrukturen erreicht werden.

Perkins führte 1980 den Argon-Laser, Lesinski 1989 den CO_2-Laser in die klinische Stapeschirurgie ein. Seit dieser Zeit wird die Anwendung dieser Laser in verschiedenen Publikationen diskutiert.

Einer der großen Vorteile des CO_2-Lasers ist seine hohe Absorption in Perilymphe mit daraus resultierender geringer Eindringtiefe der Strahlung im Gewebe von nur 0,01 mm.

Der aufgrund der längeren Wellenlänge und der schlechten Strahlqualität in der Vergangenheit mangelhaft fokussierbare CO_2-Laserstrahl kann heute mit hochpräzisen Mikromanipulatoren (z.B. 710 Acuspot der Fa. Sharplan) bis auf eine Mikrofleckgröße von ca. 160 µm bei einer Brennweite von 250 mm fokussiert werden. Damit sind Werte erreicht, die dem Argon- und KTP-Laser entsprechen und feinstes mikrochirurgisches Arbeiten erlauben.

Basierend auf unseren an Felsenbeinpräparaten und im Cochleamodell gewonnenen Daten haben wir für die Stapedotomie mit dem CO_2-Laser für den Zeiss-Opmilas- und Sharplan 1030- und 1041-Laser effektive Parameter ermittelt. Betriebsart war Dauerstrich. Als günstigste Pulsdauer erwies sich die kürzeste Zeit von 0,05 s bzw. 0,1 s. Die Wahl der Leistungen bewegte sich zwischen 1 und 8 W.

Zur Reduzierung der thermischen Effekte der CO_2-Laserstrahlung empfehlen wir eine Perforation der Fußplatte mit mehreren versetzt applizierten Einzelschüssen mit geringer Leistung, kurzer Pulsdauer und kleinem Strahldurchmesser.

Unsere klinische Erfahrungen stützten sich bisher auf 29 Patienten, bei denen eine Stapesplastik mit dem CO_2-Laser durchgeführt wurde. Davon in zwei Fällen Revisionsoperationen bei Zustand nach Stapedektomie und Einsetzen einer Drahtbindegewebsprothese nach Schuknecht. In den beiden Revisionsfällen konnte die Prothese berührungslos mit dem CO_2-Laserstrahl vom Bindegewebe vollständig befreit und extrahiert werden. Das teils knöchern, teils bindegewebig bedeckte ovale Fenster konnte dann sicher mit dem CO_2-Laserstrahl perforiert und eine neue Prothese eingesetzt werden.

Die mittleren Schallempfindungsschwerhörigkeiten bei 29 Patienten mit Otosklerose vor und nach CO_2-Laser-Stapedotomie verdeutlichen, daß sowohl unmittelbar nach dem Eingriff, am ersten postoperativen Tag, als auch drei Wochen danach keine nennenswerte Verschlechterung der mittleren Schallempfindungsschwerhörigkeit nach CO_2-Laser-Stapedotomie vorlag (Abb. 1, 2).

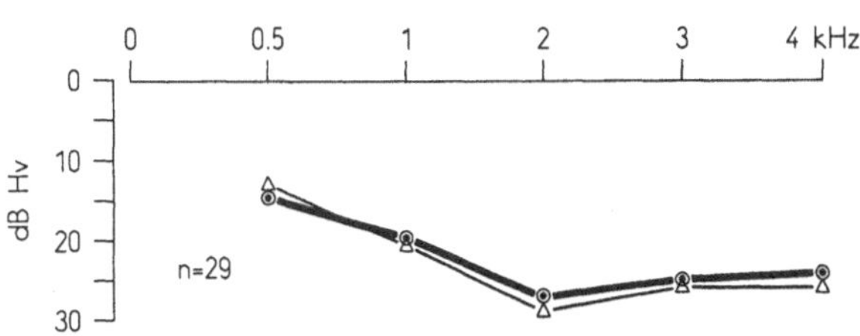

Abb. 1. Mittlere Schallempfindungsschwerhörigkeit bei 29 Patienten mit Otosklerose vor und nach CO_2-Laser-Stapedotomie. ●— präoperativ; △— 1 Tag postop.

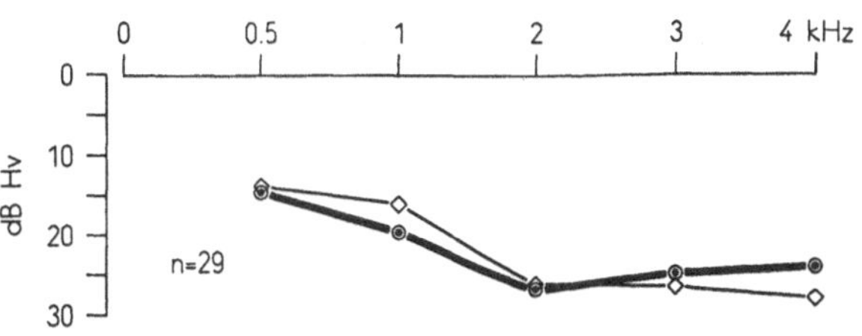

Abb. 2. Mittlere Schallempfindungsschwerhörigkeit bei 29 Patienten mit Otosklerose vor und nach CO_2-Laser-Stapedotomie. ●— präoperativ; ◇— 3 Wo. postop.

Unsere Ergebnisse verdeutlichen die Vorteile der CO$_2$-Laser-Stapedotomie. Es ist eine berührungsfreie, präzise und kontrollierte Bearbeitung der Mittelohrstrukturen möglich. Das Risiko der Kettenluxation, insbesondere der Fußplattenmobilisation, der sog. „flottierenden Fußplatte" und eine Schädigung benachbarter Mittel- und Innenohrstrukturen ist bei der vorgestellten Eingrenzung der Energieparameter praktisch ausgeschlossen. Der CO$_2$-Laser scheint sich insbesondere in schwierigen anatomischen Situationen, vor allem bei Revisionsoperationen, zu bewähren. Sein Einsatz in die Stapesplastik scheint damit zu einer Optimierung dieses hochpräzisen Eingriffs zu führen und läßt eine Senkung der Inzidenz der Innenohrschädigungen erwarten. Nachteile der CO$_2$-Laser-Stapedotomie sind der höhere apparative Aufwand und das z.Z. noch ungünstige Preis-Leistungs-Verhältnis der Laser.

Betrachtet man aber den Fortschritt auf dem Gebiet der Laseranwendung, so kann man deutlich den Weg hin zu immer kleineren, immer spezieller auf eine Anwendung zugeschnittenen Lasern und immer fähigeren Geräten mit einem günstigeren Preis-Leistungs-Verhältnis erkennen. Es ist zu erwarten, daß in Zukunft Laser am Operationsmikroskop eingekoppelt oder im Mikroskop integriert zum selbstverständlichen Instrumentarium eines operativ tätigen Hals-Nasen-Ohren-Arztes gehören.

181. R. Pfalz, N. Bald, R. Hibst (Ulm): Eignung des Erbium:YAG-Lasers für die Mittelohrchirurgie

Der Er:YAG-Laser ist der ideale Knochenlaser, da seine Emission (2,94 µm) mit der Knochenabsorption zusammenfällt (Nuss et al. 1988). Die volle Absorption bewirkt Ausstoßung des Gewebeabtrags, wie ein Raketentreibsatz, was den akustischen Impuls (um 1 ms) erzeugt und keine Objekterhitzung aufkommen läßt: Keine Carbonisation, glatte Kraterränder, Koagulationszone unter 20 µm, wenig Gewebeverlust beim Schneiden.

Um die fast atraumatischen Eigenschaften zu nutzen, muß man die thermischen und akustischen Nebenwirkungen kennen. Die Versuche fanden im Institut für Lasertechnologie in der Medizin in Ulm statt. Der gepulste (250 µs) Er:YAG-Laser (Quantronix), Fokus 200 µm, Brennweite 50 mm) hat bis 400 mJ Intensität.

Thermisch: Frische, isolierte Ossicula vom Rind werden mit der Thermokamera, Probeye 3100, Hughes, Calif., thermisch abgebildet, 20 Temperaturstufen wählbar. Das erste Bild kommt nach ½₅ s. Der Ort wird auf ⅛ mm genau abgetastet. Nach einem 50-mJ-Impuls ist im Kraterzentrum die Maximaltemperatur 48 °C, Abkühlzeit 600 ms. Die Vergleichszahlen für Argon- und CO$_2$-Laser sind 335 °C/ 3900 ms bzw. 420 °C/1000 ms. Erst nach Abkühlung kann der nächste Impuls angewendet werden, ohne das Objekt aufzuheizen. Der Er:YAG-Laser erscheint vergleichsweise als kalter Laser für Ossicula

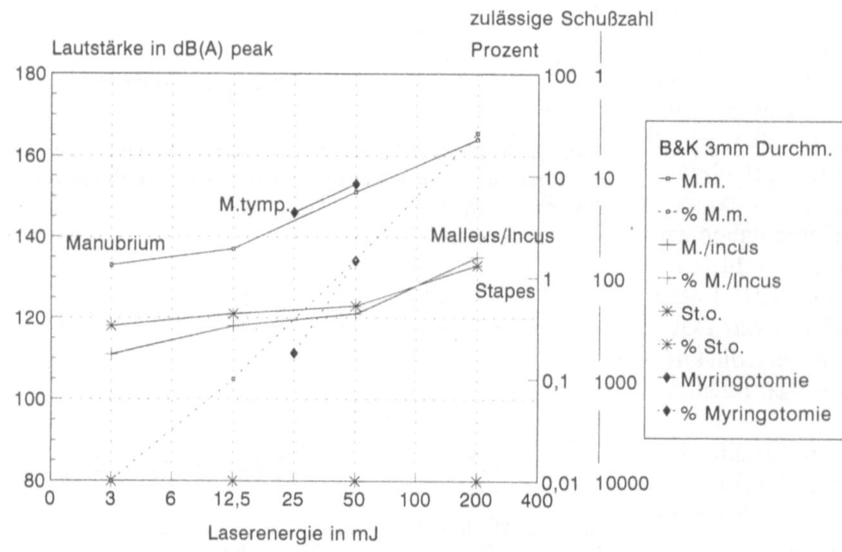

Abb. 1. Durchgezogene Linien: dB(A) peak, gestrichelte Kurven: Prozent der verbrauchten Risikoreserve für 1 Schuß bzw. zulässige Gesamtschußzahl, siehe Text

und Fußplatte geeignet. Für die Stapedotomie hat der Er:YAG-Laser einen weiteren Vorteil: Er dringt nicht in Perilymphe ein.

Akustisch: Zur Messung der Schallimpulse beim Lasern öffnen wir beim Rind in vitro das frische Mittelohr von medial. Alles bleibt intakt. Das 3-mm-Mikrophon im abgeschlossenen Gehörgang registriert über Oscillograph und Drucker den Schallimpuls, dessen Höhe und Dauer bestimmt werden. Coles et al. 1968 haben für das Hörrisiko bei Impulsschall allgemeine Grenzkurven angegeben, die durch die Arbeit von Pfander 1971/74 die Basis der Richtlinien der Deutschen Bundeswehr bildeten und bei Soldaten tausendfach bewährt sind. Abbildung 1 gibt in der rechten Ordinate die zulässige Schußzahl bis zur Hörrisikogrenze nach Coles/Pfander an. Die Ablationsschwelle ist am frischen Stapes 2 mJ, am Amboß 4 mJ. Bei Verdoppelung der Laserenergie werden die Impulse 2−5 dB lauter. Materialabtrag und Impulsübertrag sind lineare Funktion der Laserenergie (Hibst 1992). Die unteren beiden Kurven für Lasern an der Fußplatte und am Amboßkörper liegen bei 120−134 dB und gestatten bei der Kürze der Impulse über 10000 Schuß. Ein Bohrkanal von 0,2 mm braucht für 1 mm Vorschub 24 Schuß, für den ganzen Amboßkörper rund 100 Schuß, für die normale Fußplatte 2 Schuß, zum Abtrag von 1 mg 500−600 Schuß. Die oberen Kurven haben so hohe Gipfel, daß trotz der Impulskürze die Schußzahl eingeschränkt ist, wie die gestrichelten Kurven zeigen. Zur Perforation des Hammergriffs (M.m.) sind 45 Impulse zulässig, man braucht aber nur 3−4. Für die Myringotomie (M.t.) braucht man 1 Impuls (50 mJ), erlaubt wären 68. In Bezug auf das chirurgische Erfordernis ergeben sich vom Trommelfell bis zur Fußplatte keine Arbeitsbeschränkungen.

Der Er:YAG-Laser ist zwar der ideale Knochen-Laser, da seine Emission mit der Knochenabsorption zusammenfällt. Er geht aber als einziger Mitte-Infrarotlaser nicht durch Glas! Erst nach Untersuchung der anderen glasgängigen Knochenlaser (Thullium-, Holmium-, Cobalt-Magnesium-Fluorid-Laser) wird einer von ihnen zu empfehlen sein.

H.-J. Foth (Kaiserslautern): Haben Sie bei der Verwendung unterschiedlicher Energien der Laserpulse einen Zusammenhang mit der Schallintensität messen können?
Nach dem Raketenmodell sollte der Impulsübertrag auf die Gehörknöchelchen mit der Menge des abspritzenden Materials und somit der Pulsenergie ansteigen.

F. Pfander (Bremen): Herr Prof. Pfalz hatte mich gebeten, zur Frage der akustischen Belastung bei der Laser-Anwendung am Steigbügel Stellung zu nehmen.
Bei den von Herrn Pfalz gemessenen Spitzendrucken von 132 dB mit Wirkzeiten von wenigen ms liegt die akustische Belastung unter dem von meinen Mitarbeitern und mir erarbeiteten Grenzpegeldiagramm, zumal man berücksichtigen muß, daß Herr Pfalz die Messungen direkt am Steigbügel vorgenommen hat, während dem Grenzpegeldiagramm Messungen vor dem Gehörgangseingang zugrundeliegen.
Bei vergleichenden Messungen vor dem Ohr und vor dem Trommelfell ergibt sich durch die Resonanzwirkung des Gehörgangs eine Erhöhung um etwa 5−10 dB. Die Messungen vor dem Gehörgang liegen also im Durchschnitt zwischen 5 und 10 dB niedriger.
Als 2. Punkt ist zu berücksichtigen, daß die Frequenzanalyse bei den von Herrn Pfalz gemessenen Spitzendrucken zwischen 3000 und 6000 Hz liegt, was für das Innenohr eine besonders empfindliche Region darstellt. Sollten also bei den Eingriffen in Ausnahmefällen Abwanderungen der Hörschwelle, d.h. eine TTS im Hochtongebiet vorhanden sein, so bildet sich diese erfahrungsgemäß innerhalb von 10 min zurück, nur in Ausnahmefällen kann die Rückwanderungszeit bis zu 3 h dauern.

R. Pfalz (Schlußwort):
Es ist günstig, daß unsere Auswertung nach Pfander/Coles noch 5−10 dB weiter im sicheren Bereich bezüglich des Hörrisikos (PTS) ist. − Im Gegensatz zu Pfander sind in den Laserimpulsen akustisch die Frequenzen nur um 6 kHz vorrangig, keine tiefen Anteile. Ob wir beim Laser mit ER:YAG aus diesem Frequenzunterschied mehr Schaden zu erwarten haben, müssen Testversuche zeigen. − Beim Er:YAG steigt als f (I) mit Steigerung der Lichtenergie nicht wie erwartet die dB (A)p.-Zahl an. Dies liegt an Energieverlusten durch Aufklärung, chemisch endotherme Prozesse (Verbrennung, Dampf) und vektorielle Verluste. Je flacher ein Krater, um so weniger Vorschub des Objektes. Beim Argon-Laser hingegen stieg bei Verdoppelung der Energie der akustische Impuls um 5 dB (erwartet wurden theoretisch 6 dB).

182. R. Fischer, U. Schönfeld, S. Jovanovic, P. Jaeckel (Berlin): Thermische Belastung des Innenohres durch verschiedene Lasertypen bei der Laser-Stapedotomie

Die Stapedotomie mit dem Laser ist nach ersten klinischen Erfahrungen praktikabel und verspricht Vorteile gegenüber einer mechanischen Stapesperforation. Bisher wurden hauptsächlich CO_2- und Argon-Laser im getakteten cw-Betrieb erprobt. Zur Vermeidung thermischer und mechanischer Innenohrschäden müssen geeignete Lasertypen ausgewählt, die Strahlparameter optimiert, d.h. die für eine ausreichende Stapes-Perforation (∅ ca. 0,5−0,6 mm) erforderlichen Leistungssdaten und die daraus resultierende Erwärmung empfindlicher cochleärer Strukturen minimiert werden.

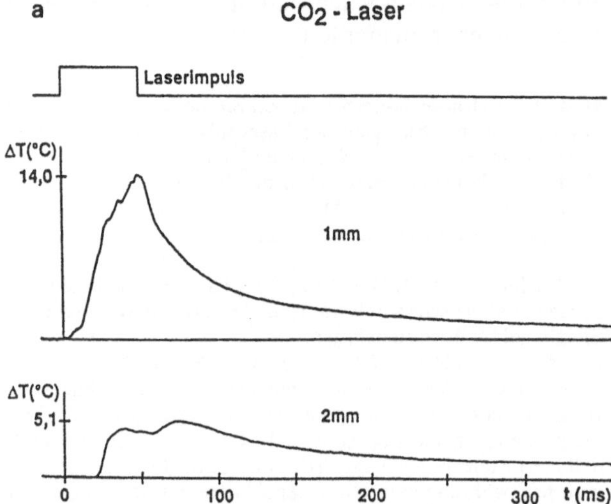

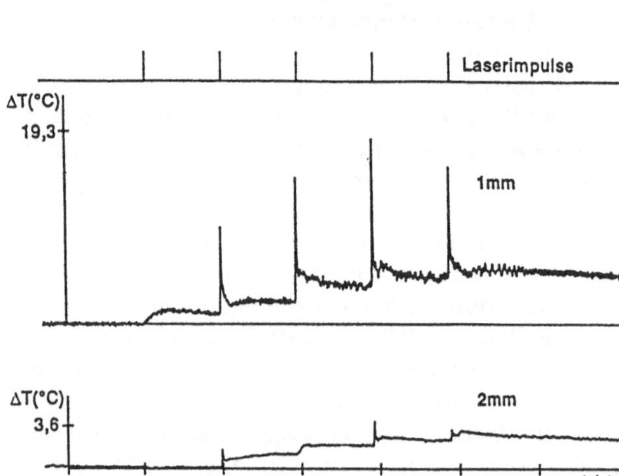

Abb. 1a, b. Zeitverlauf $\Delta T(°C)$ der Temperaturerhöhung der Flüssigkeit in der Cochlea im senkrechten Abstand von der Perforation von 1 mm und 2 mm. **a** CO_2-Laser: cw-Laserimpuls

$P = 8\,W$, $t_D = 50\,ms$, **b** Er:YSGG-Laser: Laserpuls $E = 5 \times 100\,mJ$, $t_D = 500\,\mu s$/Einzelpuls

Bekannte in-vitro-Untersuchungen anderer Arbeitsgruppen mit stark differierenden Meßmethoden und Anordnungen zeigen erhebliche Unterschiede. Die angegebenen Temperaturerhöhungen reichen von unter 3 °C beim CO_2-cw-Laser bis zu 175 °C beim Argon-Laser mit hoher Leistungsdichte.

In dieser Studie werden die lokalen Temperaturerhöhungen in einem kalorisch-physiologischen angenäherten Cochleamodell mit 5 Lasertypen unter realen Perforationsbedingungen der Stapesfußplatte dargestellt:

I) kontinuierlich strahlende CO_2-Laser
   a) cw-getaktet;
   b) im Pulser-Mode (200 Hz) getaktet
II) kurzgepulster Laser
   a) Excimer; b) Ho:YAG-Laser;
   c) Er:YSGG-Laser

Das Modell besteht aus Acrylglas mit einem Volumeninhalt von 0,1 ml ($\varnothing = 3\,mm$, $1 = 14\,mm$) gefüllt mit auf 37 °C temperierter physiologischer Kochsalzlösung und mit Liquor. Die Stapesfußplatte wurde durch ein 90 µm dickes Kompaktaplättchen mit besser definiertem, etwa äquivalentem Perforationsverhalten beim Laserbeschuß ersetzt. Die Temperaturerhöhungen wurden in Abständen von 1 mm, 2 mm und 3 mm senkrecht hinter den Perforationsstellen mit einem NiCr-Ni-Thermoelement geringer Wärmekapazität und Ansprechzeit ($\varnothing = 250\,\mu m$, $t_w < 10\,ms$) gemessen.

Der Temperaturzeitverlauf der lokalen cochleären Erwärmung (Abb. 1a) zeigt beim CO_2-Laser (8 W, 50 ms) einen schnellen Anstieg, der in 1 mm

Tiefe nach 10 ms bis 15 ms beginnt und nach 25 ms den halben Maximalwert erreicht. In 2 mm Tiefe beginnt der Anstieg nach ca. 20–25 ms und erreicht bereits nach 25 ms den Halbwert.

Daraus ergeben sich die Geschwindigkeiten für die thermische Konvektions-Kernströmung von max. 0,1 m/s, im Mittel 0,07 m/s.

Im weiteren Zeitverlauf zeigt sich ein Temperaturgipfel nach ca. 50 ms (etwa am Laserimpulsende) der sich manchmal in einige mehr oder weniger ausgeprägte relative Temperaturmaxima aufspaltet, hervorgerufen durch turbulente Sekundärströmungen mit naturgemäß nicht stabil reproduzierbaren Wärmeaustausch- und Mischvorgängen (Abb. 1a). Diese Deutung wird durch Videoaufnahmen von induzierten Luftbläschen mit einer Hochgeschwindigkeitskamera gestützt, die ähnliche Strömungsvorgänge und -geschwindigkeiten ergeben. Die erreichten lokalen Temperatursteigerungen liegen im Mittel (5 Meßwerte) in 1 mm Abstand bei 14 °C, in 2 mm Abstand bei 8,6 °C, im dargestellten Fall des ausgeprägten Doppelgipfels bei 5,1 °C.

Beim Er:YSGG-Laser (Abb. 1b) ist der schnelle Temperaturanstieg nach jedem Einzelpuls vergleichbar mit dem CO_2-Laser im gerafften Zeitmaßstab. Deutlich dominieren der jeweils 1. Gipfel und ein stufenförmiger Anstieg der jeweiligen „Umgebungstemperatur", die auf verstärkte turbulente Durchmischung der Perilymphe schließen läßt. Die Spitzentemperaturerhöhungen nach dem 5. Impuls betragen in 1 mm und 2 mm Tiefe im Mittel 19,3 °C und 3,6 °C. Die Mischtemperaturen ca. 5 °C und 2 °C, die über mehrere Sekunden langsam abklingen.

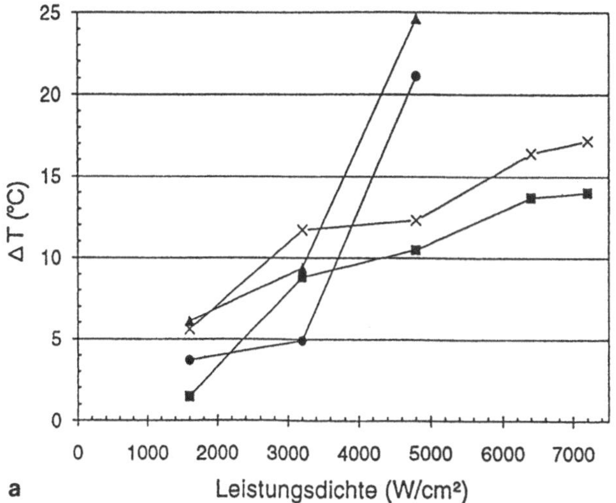

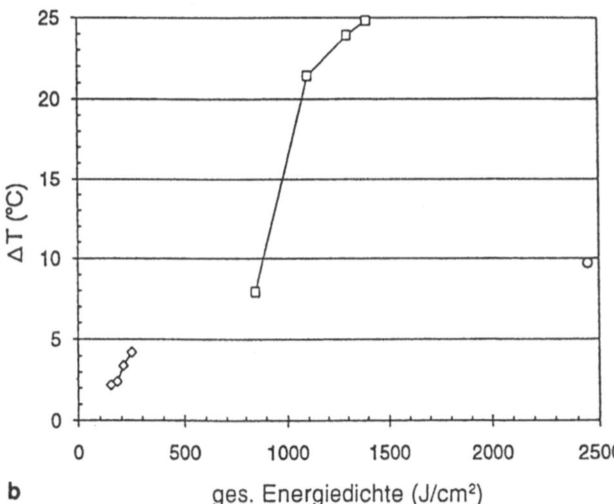

Abb. 2a, b. Temperaturerhöhungen (Medianwerte aus 5 Meßpunkten) der Cochleaflüssigkeit im senkrechten Abstand von 2 mm hinter der Perforation bei verschiedenen Leistungsdaten. **a** $CO_2$1-Laser: $\Delta T(°C)$ in Abhängigkeit der Leistungsdichte. *cw*: P = 4 – 18 W; Fokus 0,56 mm; —■— t = 50 ms —×— t × 100 ms. *Pulser:* P = 4–12 W; Fokus 0,56 mm; —●— t = 50 ms —▲— t = 100 ms, **b** kurzgepulste Laser: $\Delta T(°C)$ in Abhängigkeit der Energiedichte. —○— Excimer: 13 mJ/Puls; Fokus: 0,58 mm. —□— Ho:YAG: 200–33ß mJ/Puls; Fokus: 0,55 mm. —◇— Er:YSGG: 70–115 mJ/Puls; Fokus: 0,55 mm

Die Maximaltemperaturen beim CO_2-Laser zeigt Abbildung 2a für verschiedene Leistungsdichten und Impulsdauern. Gesteigerte Leistungsdichte hat bei allen Systemen eine Anhebung der Temperaturinkremente zur Folge. Die Erwärmungen bei den kurzgepulsten Lasern (Abb. 2b) sind durch die unterschiedlichen für eine hinreichende Perforation benötigte Pulsanzahl und somit Gesamtenergiedichte geprägt. Die geringsten Temperaturmaxima ergeben sich mit <4°C beim Er:YSGG-Laser.

Um eine Gefährdung tieferliegender cochleärer Strukturen auszuschließen, scheint ein Einsatz des CO_2-Lasers bei geringen Leistungsdichten und kurzen Impulsdauern und der Er:YSGG-Laser am besten geeignet. Eine erhebliche kurzzeitige Temperaturüberhöhung (über 100°C) ist unmittelbar an der Perforationsstelle hinter der Fußplatte nicht vermeidbar und führt sicher zu eng lokalisierbaren Irritationen der Perilymphe, die jedoch nicht direkt nachweisbar waren. Die empfindlichen sensorischen Gewebestrukturen des Innenohres liegen in größeren Entfernungen und werden lediglich durch den Argon-Laser gefährdet.

R. Pavelka (Wiener Neustadt): Wie können Sie die Diskrepanz erkären, daß bei gepulstem Laser-Mode die Δt wesentlich stärker ansteigen als bei nicht gepulstem Laser?
Der gepulste Lasermode wird ja üblicherweise verwendet, weil der Temperaturabfall ins Nachbargewebe stärker ist als bei continuous mode.

U. Schönfeld (Schlußwort):
Der Pulser-Mode des CO_2-Lasers ist ebenfalls ein Dauerstrich-Laser-System im getakteten Betrieb, welches innerhalb einer Impulsdauer mehrere Impulse (200 Hz) mit 1 ms Dauer und vierfacher Leistungsüberhöhung ausgibt. Es handelt sich somit nicht um ein kurzgepulstes System, das per definitionem mit Impulszeiten im µs- bis ns-Bereich arbeitet.

Zentrale Hörbahn

183. M. Walger, H. Diekmann, M. Laska, H. von Wedel (Köln): Auswirkungen peripherer Hörstörungen auf die Reifung akustisch evozierter Potentiale beim Meerschweinchen

Während der frühen Entwicklungsphase des Gehörs können sowohl genetische als auch nichtgenetische Einflußfaktoren wie zum Beispiel Lärm, Antibiotika oder auch Schalleitungsstörungen schädigende Einflüsse auf die Reifung des Hörbahnsystems und damit auf die Sprachwahrnehmung und -entwicklung ausüben.

Im Rahmen der Früherfassung derartiger Hörstörungen bei Säuglingen und Kleinkindern kommt der Registrierung akustisch evozierter Potentiale eine große Bedeutung zu. Aus diesem Grunde wurde in den vorgestellten Modelluntersuchungen der Einfluß von schalleitungs- und innenohrbedingten Hörstörungen auf die Reifung von *Hirnstammpotentialen (HSP), Potentialen mittlerer Latenz (MLR)* sowie der *binauralen Interaktion (BI)* des Hirnstamms bei Meerschweinchen untersucht. Diese *partielle Deprivation* erfolgte sowohl bei jungen als auch adulten Tieren.

I) durch vierwöchigen mon- oder binauralen Gehörgangsverschluß und
II) durch 24stündige Belastung mit 110 dB SPL rosa Rauschen.

Im Vergleich zu einem unbehandelten Vergleichskollektiv wurde eine engmaschige Kontrolle überschwelliger Potentialparameter (Erregerschwellen, Latenzen, Interpeaklatenzen) vorgenommen. Die Analyse zeigte dabei nicht nur signifikante Veränderungen der normalen Reifungsvorgänge, sondern auch die besondere Plastizität zentraler Hörbahnabschnitte in der empfindlichen Entwicklungsphase nach der Geburt.

Schalleitungsbedingte Deprivation

Während der zweiten und dritten Lebenswoche führte ein vierwöchiger mon- und binauraler Gehörgangsverschluß zu einer signifikanten, aber vorübergehenden Reifungsverzögerung der I/V Interpeaklatenzen der *HSP* auf der deprivierten Seite. Bei monauralem Gehörgangsverschluß war die offene Seite unbeeinflußt.

Im Falle der *BI* der *HSP* konnten signifikante Reifungsverzögerungen besonders der späten Komponente DN_2 in beiden Deprivationsformen bei jungen Meerschweinchen bereits ab der ersten Lebenswoche beobachtet werden. Nach Wiedereröffnung der Gehörgänge war jedoch bei monaural deprivierten Tieren im Gegensatz zur binauralen Gruppe ein dramatischer Reifungsverlauf der Latenzen von DN_2 und DP_1 zu beobachten, der das Niveau der Kontrolltiere um ca. 0,5 ms signifikant unterschritt.

Die *MLR*-Komponenten waren nur bei binaural deprivierten Tieren, hier jedoch später und dauerhafter als die *HSP*-Interpeaklatenzen beeinflußt. Im Falle der frühen *MLR*-Komponente N_a war die Latenz bis zum Ende des Untersuchungszeitraumes signifikant höher. Ein monauraler Gehörgangsverschluß hatte dagegen keinen Einfluß auf die Reifung der *MLR*.

Daß diese Veränderungen lediglich in der frühen Entwicklungsphase des Gehörs zu beobachten waren, zeigen die Ergebnisse der mon- und binauralen Deprivationen von Adulttieren. Bei gleicher Behandlung konnten keine signifikanten Änderungen der untersuchten Parameter festgestellt werden.

Innenohrbedingte Deprivation

Die Analyse der Auswirkungen innenohrbedingter Deprivation durch 24stündige Belastung mit 110 dB SPL rosa Rauschen zeigte neben einer starken individuellen Schwankungsbreite die größere Empfindlichkeit des sich entwickelnden Gehörs gegenüber Lärmeinfluß. So lagen die TTS- und PTS-Werte Click-evozierter HSP- Erregungsschwellen bei Jungtieren mit 62 dB (TTS nach 2 Tagen) bzw. 30 dB (PTS nach 90 Tagen) signifikant über den Adultwerten (TTS = 46 dB nach 2 und PTS = 25 dB nach 90 Tagen).

Wie auch durch schalleitungsbedingte Deprivation konnte nach 24 stündigem Lärmeinfluß eine vorübergehende Entwicklungsverzögerung anhand erhöhter I-V-Interpeaklatenzen der *HSP* sowie eine dauerhaft erhöhte Latenz insbesondere der frühen

MLR-Komponente N_a nachgewiesen werden. Die Auswertung der *BI* steht noch aus.

Die beschriebenen Veränderungen sowohl durch schalleitungs- als auch innenohrbedingte Deprivation konnten bei gleich behandelten Adulttieren nicht nachgewiesen werden. Dies unterstreicht die besonders hohe Empfindlichkeit sowie auch die neuronale Plastizität des Hörbahnsystems gegenüber schädigenden Einflüssen während kritischer Phasen der Hörbahnreifung.

184. A. Keilmann (Mannheim):
Einfluß einer Schalldeprivation auf die Hörbahnreifung bei der Ratte

Die klinische Erfahrung zeigt, daß der Erfolg einer Hörgeräteversorgung beim konnatal schwerhörigen Kind vom Versorgungszeitpunkt abhängt; das bestmögliche Sprachverständnis setzt eine rechtzeitige Versorgung voraus. Man nimmt an, daß eine akustische Deprivation die Hörbahnreifung behindert.

Zur experimentellen Überprüfung dieser Annahme wurden Ratten von der Geburt bis zum 21. Lebenstag in einer schallisolierten Kammer aufgezogen, zusätzlich wurden vom 7. bis 21. Lebenstag die Gehörgänge durch Nähte und die Einlage eines Salbenstreifens verschlossen, was eine zusätzliche breitbandige Schalleitungsschwerhörigkeit von 30 dB ergibt. (Die Ratte wird taub geboren, hört etwa ab dem 12. Lebenstag, nach dem 21. Lebenstag bessern sich die Hörschwellen nicht mehr). Die Gehörgangsligaturen wurden täglich kontrolliert und alle 2−3 Tage erneuert. Vor und nach dem Lösen der Gehörgangsligaturen und danach alle drei Tage wurden mit der Hirnstammaudiometrie mit Clicks, 1-, 8- und 16-kHz-Tonpulsen die Hörschwelle und ipsi- und kontralateral die Latenzen der Wellen I, II, III und IV bestimmt und Potentiale mittlerer Latenz abgeleitet. Nach Aufhebung der Deprivation war die Schalleitungsstörung voll reversibel, so daß die I−IV-Latenz, die Passagezeit des Hirnstamms, als davon unbeeinflußt angesehen werden kann.

Lediglich direkt nach dem Lösen der Gehörgangsligaturen ergaben sich für die deprivierten Tiere signifikant schlechtere Schwellen bei 8 und 16 kHz, sonst blieben die Schwellen während des Untersuchungszeitraums für beide Gruppen von Tieren gleich.

Die I−IV-Latenzen für Clicks, 1-, 8- und 16-kHz-Tonpulse wurden ipsi- und kontralateral bestimmt, ipsi- und kontralateraler Wert unterschieden sich aber nicht. Bei der Beschallung mit Clicks errechnete sich vom 24. bis 36. Lebenstag eine statistisch signifikante Differenz zwischen normalen und Versuchstieren zugunsten der normalen. Die geringsten Unterschiede ergab die Untersuchung mit 1-kHz-Tonpulsen: nur vom 30. bis 36. Lebenstag ergab sich eine statistisch signifikante Differenz. Bei Beschallung mit 8- und 16-kHz-Tonpulsen waren die Latenzen vom 21. bis 33. Lebenstag bei den Versuchstieren statistisch signifikant länger.

Bei der Ableitung der akustisch evozierten Potentiale mittlerer Latenz wiesen die Latenzen eine so große Varianz auf, daß kein statistisch signifikanter Unterschied zwischen normalen Tieren und Versuchstieren vorlag.

Nach dem 36. Lebenstag hatten sich alle Latenzen auf die Werte bei den Normaltieren verkürzt.

K. Schorn (München): Untersuchungen von verschiedenen Autoren, z.B. Eggermont, haben gezeigt, daß die Hörbahnen vorwiegend in den ersten 12 Lebenswochen reifen. Das würde bedeuten, daß Hörgeräte in den ersten Lebenstagen angepaßt werden müssen. Halten Sie es aufgrund Ihrer Erfahrungen, Ihrer Literaturkenntnisse und Ihrer Ergebnisse für bewiesen, daß die Anpassung von Hörgeräten bei hochgradig Schwerhörigen am Ende des 1. Lebensjahres zu spät ist, weil bei Gutachterfragen daraus Konsequenzen gezogen werden sollen?

G. Esser (Düsseldorf): Eine akustische Deprivation führt ja auch beim Menschen nicht zu einem Gehörverlust im Tonschwellen-Audiogramm. Es muß nach Berichten aus der Hirnforschung (z.B. Singer et al., Frank) mit Schäden der Gehörbahn (nicht voll ausgebildete Netzwerke, fehlendes Abschalten nicht benötigter neuraler Verbindungen usw.) gerechnet werden. Haben Sie auch morphologische Untersuchungen durchgeführt und evtl. solche Schäden gesehen?

R. G. Matschke (Recklinghausen): Wie Ihnen bekannt ist, verläuft die Reifung der menschlichen Hörbahn in zwei wesentlichen Schüben „in utero" und im 1. Lebensjahr. Da der Foetus bereits „in utero" Hörerfahrung hat, im ersten Lebensjahr aber postnatal ganz andersartige Hörempfindungen zu verarbeiten hat, meine Frage an beide Vortragenden, wieweit sich überhaupt die Versuche auf die Verhältnisse beim Menschen übertragen lassen.

M. Walger (Schlußwort):
Natürlich kann man aus den Tierexperimenten nicht direkt auf die kritischen Phasen der Hörbahnreifung beim Menschen schließen. Ich denke jedoch, daß eine möglichst frühzeitige Hörgeräteanpassung bereits im ersten Lebenshalbjahr erfolgen sollte, um möglichst frühzeitig eine akustische Stimulation der Hörbahn zu erreichen. Morphometrische Untersuchungen wurden von uns nicht durchgeführt.

A. Keilmann (Schlußwort):
Zu Frau Schorn: Zweifellos wäre es wünschenswert, alle schwerhörigen Kinder möglichst früh zu versorgen. Ein Kind

am ersten Tag nach der Geburt zu versorgen, stößt aber auch auf praktische Probleme. Viele Kinder gelangen ja auch nicht rechtzeitig zur Diagnosestellung. Soweit mir bekannt ist, wird ein Arzt, der ein Kind erst mit einem Jahr versorgt, nicht juristisch zur Rechenschaft gezogen.

Zu Herrn Esser: Morpholog. Untersuchungen haben wir noch nicht ausgewertet.

Zu Herrn Matschke: Natürlich besteht ein Unterschied zwischen der Hörbahnreifung bei der Ratte und der beim Menschen. Da wir eine angeborene Schallempfindungsschwerhörigkeit imitieren wollten, wählten wir die Ratte, die ihre Hörfähigkeit erst postnatal erwirbt, um rechtzeitig mit der Deprivation beginnen zu können.

185. W. Maier, J. Strutz, D. M. Vogt, W. B. Spatz (Freiburg): Parvalbumin und Cytochromoxidase: Studien zur hypoxischen Vulnerabilität auditorischer Kerne

Kindliche Schwerhörigkeiten als Folge perinataler Asphyxie können als anatomisches Korrelat hypoxisch bedingte Schäden in auditorischen Zentren des Hirnstammes aufweisen (Hall 1954; Leech 1977). Wir untersuchten in Kernen der zentralen Hörbahn von Neonaten und Adulten des Neuweltaffen Callithrix jacchus histochemisch die Aktivität des mitochondrialen Enzyms Cytochromoxidase (CO) als Maß für den zellulären Metabolismus, und immunhistochemisch die Expression des Kalzium-bindenden Proteins Parvalbumin (PV), dem zytoprotektive Eigenschaften gegenüber einem hypoxisch bedingten Kalzium-Überschuß zugeschrieben werden (Nitsch 1990; Desphande 1987).

Cochlearis-Kerne: Beim adulten Affen ist der dorsale Cochlearis-Kern (DCN) durch eine gleichmäßig hohe CO-Aktivität des Neuropils und der Perikaryen ausgezeichnet. In Teilen des ventralen Kerns (VCN) fallen dagegen CO-aktive Perikaryen (u.a. Octopus- und große sphärische Zellen) im nahezu ungefärbten Neuropil auf. Die PV-Immunhistochemie zeigt in DCN und VCN eine moderate Färbung des Neuropils mit vielen Axonendigungen, von dem sich verschiedene Typen PV-reaktiver Perikaryen deutlich abheben. Neonate Affen weisen gegenüber den Adulten im DCN eine etwas geringere CO-Aktivität auf bei gleich hoher CO-Aktivität im VCN, insbesondere den Octopus- und sphärischen Zellen. Dem steht beim Neonaten eine deutliche erhöhte PV-Immunreaktivität des Neuropils gegenüber, von dem sich die PV-reaktiven Zellsomata nicht so klar abheben wie beim Adulten.

Obere Olive: Beim adulten Affen dominiert in einigen Kernen (MTB, VTB, MSO) eine ausgeprägte CO-Aktivität in den Perikaryen, die auch eine starke PV-Expression aufweisen. In anderen Kernen (DMPO, LSO) zeigt vor allem das Neuropil CO-Aktivität, zusammen mit moderater PV-Färbung, von der sich nur wenige PV-reaktive Zellen abheben. Die Neonaten unterscheiden sich bezüglich der CO-Aktivität kaum vom Adulten. Im Vergleich zu adulten Affen (Abb. 1) war jedoch beim neonaten Tier eine stark gesteigerte PV-Immunreaktivität des Neuropils der gesamten Olive zu beobachten (Abb. 2), durch die die Grenzen der einzelnen Kerne fast völlig verwischt wurden.

Colliculus Inferior (CI): Beim adulten Tier zeichnet sich vor allem der Zentralkern durch hohe CO-Aktivität und moderate PV-Immunreaktivität des Neuro-

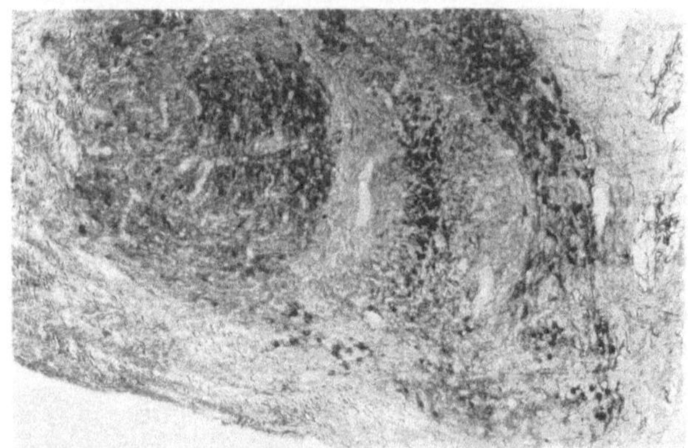

Abb. 1. Parvalbuminexpression adultes Tier (obere Olive)

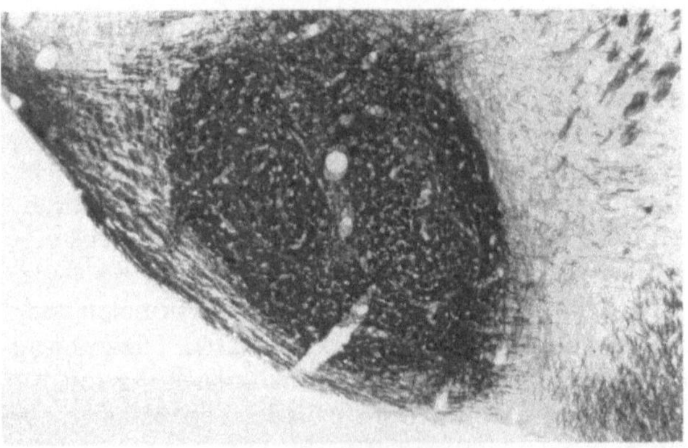

Abb. 2. Parvalbuminexpression neonates Tier (obere Olive)

pils aus. PV-reaktive Zellen sind insbesondere im Zentralkern nachweisbar. Beim Neonaten ist die CO-Aktivität deutlich vermindert, wodurch sich der Zellkern nur undeutlich von den anderen colliculären Strukturen unterscheidet. Wiederum ist PV im Neuropil des Neonaten gegenüber dem Adulten erhöht.

Die beim Neonaten gegenüber dem Adulten nur im DCN und CI verringerte CO-Akvitität weist darauf hin, daß die anderen Strukturen bereits bei der Geburt einen hohen Reifegrad erreicht haben. Dies ist mit der Vorstellung einer erhöhten Vulnerabilität gegen hypoxische Einwirkungen gut vereinbar, ebenso die Vorstellung, daß die in den meisten Strukturen beim Neonaten beobachtete verstärkte PV-Expression einen Schutzmechanismus gegen hypoxisch bedingten Kalzium-Überschuß darstellen könnte.

Bei sehr unreif geborenen Nagetieren entwickelt sich PV-Immunaktivität erst mehrere Tage nach der Geburt (Seto-Ohshima 1990). Ob dies allgemein mit dem geringeren Reifegrad zusammenhängt, oder ob bei Nagern die Gefahr perinataler hypoxischer Schädigungen geringer ist als bei Callithrix, dessen Neonaten (in der Regel Zwillinge) das höchste relative Geburtsgewicht aller Affen aufweisen (Wettstein 1963), muß offen bleiben.

186. Th. Lenarz, R. L. Snyder, C. E. Schreiner, (Tübingen, San Francisco): Effekte elektrischer Langzeitstimulation auf das auditorische System der Katze

Cochlear-Implants werden zunehmend als Rehabilitationsmaßnahme bei tauben Kindern eingesetzt. Um die Folgen akustischer Deprivation gering zu halten, soll die Implantation möglichst kurz nach dem Zeitpunkt der Ertaubung erfolgen. Neben diagnostischen Problemen zur Verifizierung einer Taubheit und Problemen der Biosicherheit wie Kopfwachstum, rezidivierenden und persistierenden Mittelohrinfekten und Reimplantation stellt sich die Frage nach den Auswirkungen einer elektrischen Langzeitstimulation auf das sich entwickelnde, noch nicht ausgereifte auditorische System. Neben der Stimuluskonfiguration und der Stimulusstärke spielen die Elektrodenkonfiguration sowie die Strategie der Signalverarbeitung eine wesentliche Rolle.

Um die elektrophysiologischen und morphologischen Effekte einer Langzeitreizung zu erfassen, wurde ein tierexperimentelles Modell an neugeborenen, durch Neomycin i.m. (50 mg/kg/Tag) ertaubten Katzen etabliert. Im Alter von 4 Wochen wurde eine intracochleäre 4-Kanal-Elektrode 10 mm in die Scala tympani durch das runde Fenster eingeführt. Der maximale Elektrodenabstand betrug 4 mm. Zur Langzeit-Stimulation wurden die apikale Elektrode benutzt und ladungsausgeglichene biphasische Rechteckpulse verwendet. Die Stimulusstärke wurde 6 dB über die E-BAEP-Schwelle eingestellt, Kontrollableitungen der E-BAEP wurden alle 4 Wochen vorgenommen. Die anderen Elektrodenkombinationen dienten als interne Kontrolle bei den Abschlußexperimenten mit Einzelzellableitung und multi unit-Responses aus dem Colliculus inferior und primären auditorischen Cortex. Dabei wurden Spatial Tuning Curves (STC), d.h. die Antwortschwelle als Funktion der Penetrationstiefe der Ableit-Elektrode, aufgenommen. Als Kontrolle dienten neonatal ertaubte, implantierte, aber nicht chronisch stimulierte Tiere sowie akut ertaubte erwachsene Tiere, bei denen nur ein Akutversuch mit elektrischer Stimulation durchgeführt wurde. Die Werte wurden mit denen bei akustischer Stimulation verglichen.

Die Tiere wurden anschließend intravital fixiert, die Cochleae mit anhängendem N. acusticus sowie das Gehirn entnommen. Die Cochleae wurden nach der Block Surface-Technik aufgearbeitet, die Scala tympani, die Basilarmembran, die Dendriten, Zellkörper und Axone des N. acusticus morphometriert. Das Volumen des Nucleus cochlearis wurde anhand von Stufenschnitten mit nachfolgender 3D-Rekonstruktion bestimmt.

Im Vergleich zu den nicht-stimulierten Tieren fand sich bei chronischer Elektrostimulation in den der Elektrode zuzuordnenden, basalen Abschnitten der Cochlea eine signifikant höhere Anzahl morphologisch erhaltener, also intakter Ganglienzellen, wenngleich die Zelldichte deutlich unter der normalhörender Vergleichstiere lag. Mit zunehmender Stimulationsdauer nahmen die Unterschiede zu und dehnten sich auch auf die nicht direkten Elektrodenkontakt aufweisenden apikalen Cochleaabschnitte aus. Im Vergleich zu nicht stimulierten Tieren wies der AVCN des Nucleus cochlearis ein größeres Volumen aus. Diese morphologischen Befunde werden als positiv trophischer Effekt der Elektrostimulation gewertet, der die nach Ertaubung einsetzende, progressive aufsteigende neuronale Degeneration zumindest reduziert oder sogar auf einem höheren Niveau zu stoppen vermag.

Elektrophysiologisch finden sich unter akustischer Stimulation schmale STC, wobei die charakteristische Frequenz mit zunehmender Eindringtiefe zunimmt. Die räumliche Repräsentation weist dabei eine scharfe Trennung der verschiedenen Frequenzen auf. Bei akuter Ertaubung findet sich im Vergleich zur akustischen Stimulation eine wesentlich breitere STC (bezogen auf die Breite der STC bei 6 dB über der elektrischen Antwortschwelle). Die Breite ist abhängig vom Elektrodenabstand, die Lage der STC-Spitze von der Position der Elektroden entlang der Basilarmembran: apikal gelegene Elektroden bei geringerer Penetrationstiefe als basal gelegene. Bei neonatal ertaubten, jedoch nicht chronisch stimulierten Tieren finden sich räumlich ähnlich umgrenzte STC, wobei die apikalen Elektroden eine schmalere zentrale Repräsentation beanspruchen als die basalen. Die STC lassen sich an ihrer Spitze deutlich voneinander trennen. Ein anderes Bild zeigt sich für die chronisch stimulierten Tiere. Hier finden sich wesentlich breitere STC, vor allem für die zur Langzeit-Stimulation verwendeten apikalen Elektroden. Die STC verschwimmen ineinander, die räumliche Trennung der ausgeweiteten zentralen rezeptiven Felder scheint aufgehoben. Zusätzlich findet sich ein zweites, oberflächlicher gelegenes Antwortminimum, so daß die Neurone ihr charakteristisches Tuning-Verhalten verloren haben. Diese Ausweitung der zentralen Repräsentation elektrisch stimulierter Cochlea-Anteile ist gleichbedeutend mit einer schlechteren Frequenzauflösung.

Diese Befunde zeigen sehr deutlich die durch elektrische Langzeitstimulation induzierten elektrophysiologischen Effekte, die keineswegs eine Nachbildung der unter akustischer Stimulation ablaufenden Reifungsvorgänge erkennen lassen. Sie zeigen ein spezifisches Entwicklungsmuster auf, das in deutlicher Abhängigkeit von der Elektrodenkonfiguration und den Stimulusparametern steht.

Neben den oben beschriebenen positiven trophischen Effekten induziert die chronische Elektrostimulation Veränderungen, die auf die Plastizität des reifenden auditorischen Systems zurückzuführen sind. Sie belegen eindrucksvoll die Möglichkeit, aber auch die Notwendigkeit einer möglichst frühzeitigen Cochlear-Implantation.

J. Strutz (Regensburg): Haben Sie bei Ihren morphometrischen Untersuchungen der auditorischen Kerne neuronspezifische Unterschiede nachweisen können? So ist bekannt, daß die globular cells und die large spherical cells viele, die multipolar cells wenig Afferenzen vom N. VIII erhalten.
Sahen Sie Unterschiede morphologischer Art in Bezug auf tonotrope Areale in stimulierten und nichtstimulierten Tieren?

Th. Lenarz (Schlußwort):
Die neuronenspezifische Aufarbeitung des Nucleus cochlearis sowie die tonotope Aufarbeitung wurden nicht durchgeführt. Dies ist erforderlich, um die im Gesamtvolumen nur geringen Unterschiede zwischen stimulierter und nicht stimulierter Seite zu differenzieren.

187. D. Gnadeberg, R. D. Battmer, E. Lehnhardt (Hannover): Ein Integritätstest zur Funktion des Nucleus Mini 22 Cochlear-Implant-System

Mit größerer Verbreitung des Cochlear-Implants steigt auch die Wahrscheinlichkeit eines Systemdefektes. Insbesondere bei Kleinkindern bleibt es zunächst dahingestellt, ob die Funktionsstörung das Implantat betrifft oder ob sie durch einen Schaden im peripher- oder zentralneuralen Anteil der Hörbahn verursacht ist. Auch eine psychogene Hörstörung ist nicht von vornherein auszuschließen.

Die Integrität des Gesamtsystems Patient/Implantat kann technisch durch die Abteilung eines dem Reizstrom äquivalenten Potentials von der Kopfhaut überprüft werden; die Intaktheit der peripherneuralen Hörbahnanteile läßt sich anhand des elektrisch ausgelösten Stapediusreflexes und der elektrisch evozierten Hirnstamm- und oder Hirnrindenpotentiale nachweisen.

Zur Registrierung sowohl des reizäquivalenten Potentials als auch der Hirnstamm- und Hirnrindenpotentiale benötigt man einen Mittelungsrechner mit Cochlear-Implant-Reizgebung sowie einen EEG-Verstärker. Zur Ableitung des elektrisch evozierten Stapediusreflexes wird alternativ das Ausgangssignal einer herkömmlichen Impedanzmeßbrücke (ZO 73 der Fa. Madsen) auf den AD-Wandlereingang des Mittelungsrechners gegeben.

Für die Ableitung des reizäquivalenten Potentials sind die Filtergrenzen möglichst weit zu wählen z.B. 100 bis 20 000 Hz; bei der Registrierung der elektrisch evozierten Potentiale gelten die gleichen Filtergrenzen wie bei der akustischen ERA. Die Stimulation erfolgt für das reizäquivalente Potential und für die Hirnstammpotentiale mit Einzelreizen; für die Hirnrindenpotentiale und den Stapediusreflex werden Pulsfolgen von 0,5 bzw. 1,5 s Dauer und einer Reizfrequenz von 250 Hz verwendet.

Die Ableitung des reizäquivalenten Potentials zeigt eine Mischung aus der Hochfrequenzeinstreuung des Übertragungssignals und dem eigentlichen reizäquivalenten Potential. Alle Ausschläge der HF-Einstreuung gehen in dieselbe Richtung, während das Reizpotential dem *biphasischen* Stimulus des Implantates entspricht (Abb. 1a). Im Falle einer Fehl-

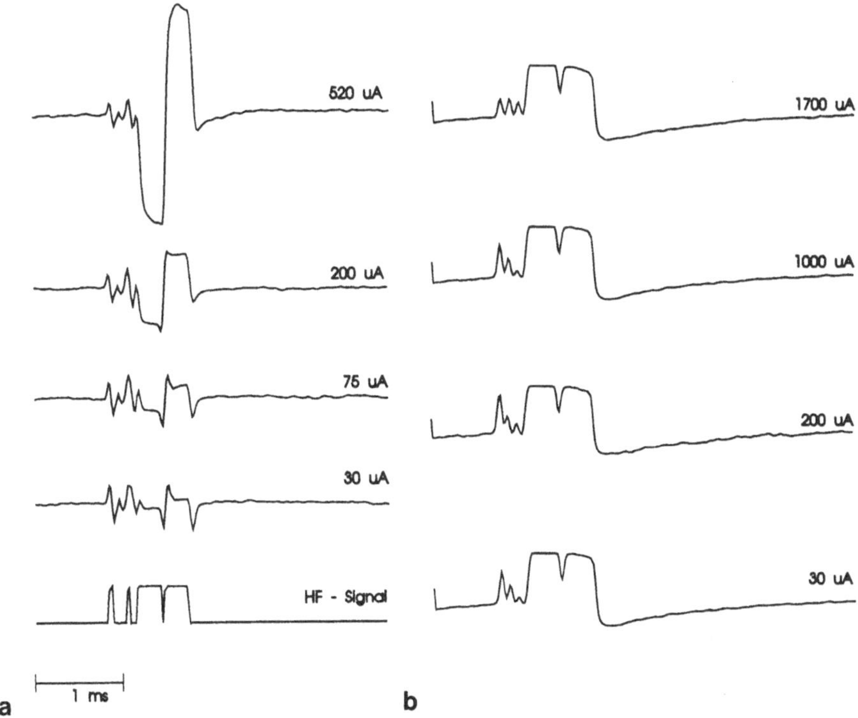

Abb. 1. a Von der Kopfhaut eines Patienten abgeleitetes reizäquivalentes Potential. Mit steigender Stromstärke ist der biphasische Charakter des Signals zu erkennen. Die unterste Kurve zeigt die HF-Einstreuung ohne Reizstrom; **b** entsprechende Ableitung bei Implantatdefekt: trotz steigender Stromstärke ist kein biphasisches Potential zu erkennen

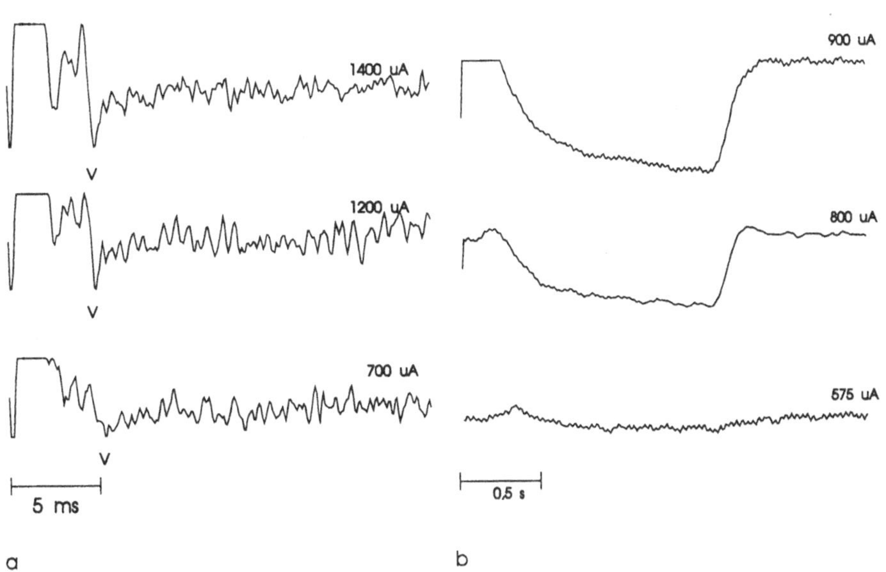

Abb. 2. a Normale elektrisch evozierte Hirnstammpotentiale (G.M., * 28. 9. 1967). Zeitausschnitt 20 ms, Filterbereich 300–3000 Hz, Stimulus einzelne Rechteckreize; **b** normale elektrisch ausgelöste Stapediusreflexe bei dem gleichen Patienten. Registrierung kontralateral, Zeitausschnitt 2,5 s, Stimulus 1,5 s Burst

funktion des Implantates ist nur die HF-Einstreuung abzuleiten, das biphasische Reizpotential fehlt (Abb. 1b).

Bei fünf der 370 bisher an der Klinik implantierten Patienten war der technische Defekt des Implantates in dieser Weise darzustellen. Bei zwei weiteren Patienten, die über ein „Nicht-mehr-Hören" klagten, erwies sich das Implantat als korrekt funktionierend. Die Klagen der einen Patientin konnten wir letztlich nicht klären; sie klangen ab nach einen Cortison-Medikation als ultima ratio. Die Befunde der zweiten Patientin seien hier im einzelnen wiedergegeben.

Bei der erwachsenen CI-Patientin (G.M. * 28. 9. 1967), die über einen spontanen Ausfall ihres Hörvermögens klagte, ergab der Integritätstest eine normale Funktion des Implantates, eine normale Stapediusreflexschwelle (Abb. 2a) bei 70% des Dynamikbereiches und in der Ableitung der Hirnstammpotentiale eine normale Welle V (Abb. 2b); kortikale Potentiale waren nicht ableitbar. Wir deuten diese Konstellation der Befunde als psychisch bedingte Hörstörung, zumal die private Sphäre der Patientin mit erheblichen seelischen Konflikten belastet war.

Die primäre Aufgabe des Integritätstests ist in einer technischen Überprüfung des Implantates zu sehen. Der vorgestellte Fall zeigt jedoch, daß ein solcher Test sich nicht nur auf das Implantat beschränken darf, sondern daß er auch den Patienten und sein privates Umfeld einbeziehen muß.

188. J. Müller-Deile, B. J. Schmidt, H. Rudert (Kiel): Kieler Erfahrungen mit Testen zur Beurteilung der Sprachverständlichkeit bei Cochlear-Implant-Patienten

Sprachaudiometrische Untersuchungen haben im Rahmen der Rehabilitation von Cochlear-Implant-Patienten zwei Ziele. Zum einen liefern sie Informationen für die Programmierung der Sprachprozessoren und den Verlauf des Hörtrainings, zum anderen sollen sie der Therapiekontrolle dienen und den Rehabilitationserfolg dokumentieren.

Auf einem am 3. Physikalischen Institut der Universität Göttingen entwickelten, computergesteuerten Sprachverständlichkeitsmeßplatz, der uns im Rahmen eines vom BMFT geförderten Verbundforschungsprojektes zur Verfügung steht, wurden neben anderen psychoakustischen Verfahren Sprachtestverfahren implementiert, wie der Reimtest nach Sotscheck, ein Logatomtest und der Freiburger Sprachverständlichkeitstest. Der Versuchsperson wird bei dem Reimtest nach Sotscheck ein Einsilber der Form Konsonant-Vokal-Konsonant vorgespielt. Sie wählt durch Zeigen auf dem Touchscreen das gehörte Wort aus fünf Antwortalternativen aus, die sich nur in einem Phonem unterscheiden. Die Häufigkeit der Zielphoneme in den Testlisten entspricht der Phonemverteilung der deutschen Sprache. Das Material gestattet dank der geschlossenen Listen eine gezielte Analyse der auftretenden Verwechslungen. Messungen wie die Diskriminationsfunktionen in Ruhe und Störlärm gestalten sich recht langwierig, sind doch die Testlisten mehr als 3½mal länger als die Freiburger Wortlisten. Adaptive Verfahren, wie sie zur Verkürzung der Meßdauer vorgeschlagen wurden, führen aufgrund der systematischen Fehlhörigkeit bei den CI-Patienten nicht zum Ziel. Auch für Messungen im Störgeräusch ist der Test nicht ideal. Gut geeignet ist er zur Beurteilung der Sprachverständlichkeit. Die unterschiedliche Häufigkeit der einzelnen Phänome, die hierfür notwendig ist, erschwert die statistische Auswertung der Konfusionsmatrizen.

Ein Test, bei dem alle Phoneme gleich häufig präsentiert werden, ist der Logatomtest (Abb. 1). Er wurde sowohl zur Diagnostik als auch zur Therapie-

kontrolle entwickelt. Testmaterial sind nicht sinnkonnotierte Triphonemkombinationen der deutschen Hochlautung, die sogenannten Logatome, mit einer Konsonant-Vokal-Konsonant-Struktur und unterschiedlichen Konsonanten im An- und Auslaut. Die von einer Logopädin aufgesprochenen Logatome sind dem vorangestellten Ankündigungssatz „bitte wiederholen Sie das Wort" in der Lautstärke angeglichen. Die Stimulie wurden mit Hilfe eines an unserer Klinik entwickelten Sonographen genau vermessen. So gewinnen wir Informationen für die Programmierung des Sprachprozessors, z.B. für die Wahl der den einzelnen Elektroden zugeordneten Frequenzbänder. Die Patienten werden angewiesen, die sinnlosen Worte spontan nachzusprechen. Die Transkription erfolgt durch den Untersuchungsleiter über die Tastatur in den Rechner. Eine Analyse kann zu jedem Zeitpunkt im Verlauf der Untersuchung in Form von automatisch erstellten Konfusionsmatrizen erfolgen. Sie ermöglichen es festzustellen, welche Phoneme der Patient sicher perzipiert, wo er unsicher ist und welche Phoneme er systematisch verwechselt. Der Logatomtest gestattet auch eine Dokumentation der Phonemverständlichkeit, wobei allerdings zu berücksichtigen ist, daß das Material nicht phonologisch ausgewogen ist.

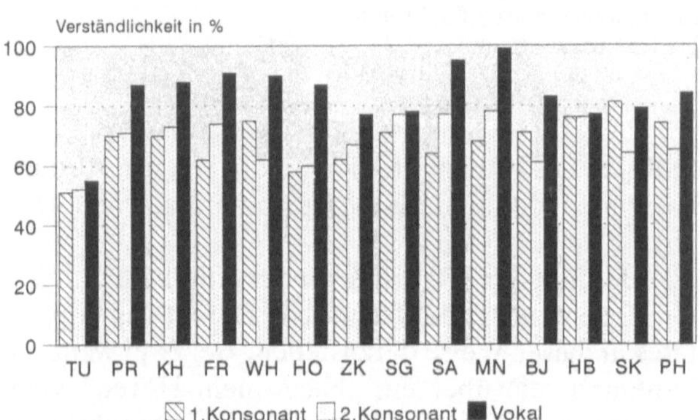

Abb. 1. Logatom-Test

Ein unbestrittener Vorteil des Freiburger Tests (Abb. 2) ist seine weite Verbreitung im deutschen Sprachraum. Die Ergebnisse für Einsilber sind erwartungsgemäß deutlich schlechter als für Zahlen. Sie dokumentieren einen recht schmalen Bereich optimalen Hörens ohne Veränderung der Eingangsempfindlichkeit des Sprachprozessors. Die recht hohe Redundanz der Zahlen zusammen mit einer relativ geringen Versuchsdauer lassen den Test auch geeignet erscheinen, bei Patienten mit systematischen Defiziten in der Diskrimination Untersuchungen im Störgeräusch durchzuführen. Der in dem Sprachprozessor implementierte Algorithmus zur Störsignalreduktion führt oberhalb von 60 dB im Mittel zu einer Verbesserung von fast 10 %. Die Mittelwerte verdecken allerdings, daß einzelne Patienten

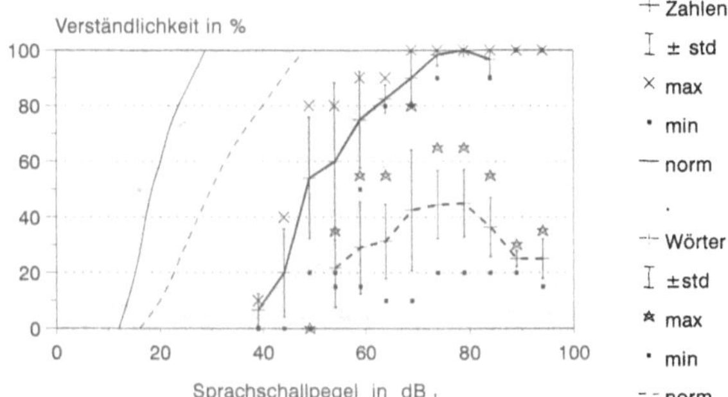

Abb. 2. Freiburger Sprachtest

erheblich mehr von dieser Möglichkeit des Sprachprozessors profitieren.

Hirnnerven, Nervus facialis

189. A. Schadel, H. Theilen, E. Seifert (Mannheim):
Die Reaktion der Vasa nervorum des Nervus facialis während der Stimulation mit Neurotransmittern

Die Durchblutung eines Gewebes ist im wesentlichen von der Druckdifferenz in dem jeweiligen Gefäßsystem abhängig. Nach dem Hagen-Poiseuillschen Gesetz ist das in einem Gefäß herrschende Stromzeitvolumen der vierten Potenz des Radius proportional; d.h. die Verdoppelung des Gefäßdurchmessers bewirkt eine Zunahme des Stromzeitvolumens um den Faktor 16. Die Weite der einzelnen Gefäße wird von dem transmuralen Druck sowie dem Tonus der glatten Muskelzellen in den Gefäßwänden bestimmt. Der Tonus der Muskelzellen wird nerval, humoral, hormonal sowie auch durch lokale metabolische Mechanismen gesteuert. Die Reaktion der Vasa nervorum des N. facialis während der Stimulation mit Neurotransmittern (Noradrenalin, Acetylcholin, Histamin) wollten wir im Tiermodell experimentell bestimmen.

Die Untersuchungen wurden an jeweils 10 Kaninchen unter einer Barbituratnarkose mit 25 mg/kg Körpergewicht mit Pentobarbitalnatrium i.v. ausgeführt.

Mit Hilfe einer Mikropipette und eines Mikromanipulators wurden die zu prüfenden Substanzen auf dem Epineurium des N. facialis 5 mm distal des Foramen stylomastoideum appliziert. Die Auswertung erfolgte nach 15 sowie 30 min mit Hilfe der Image-Splitting-Methode. Die Untersuchungen wurden zunächst unter physiologischen Bedingungen durchgeführt. Anschließend erfolgte eine Kontrolle nach erfolgter Ligatur der A. stylomastoidea sowie Ausschalten der Endäste der A. meningea media und auch der A. cerebelli anterior inferior.

Unter physiologischen Bedingungen läßt sich eine Reaktion der Gefäße des N. facialis, vergleichbar den Gefäßen der Pia mater der Katze, nachweisen. Nach der Ligatur der A. stylomastoidea sind die Effekte mit Kontraktion bzw. Dilatation der Gefäße

ebenfalls nahezu unverändert nachzuweisen. Erst die Unterbindung der Blutzufuhr über die A. stylomastoidea und dann auch der Endäste der A. meningea media zeigt bereits eine deutlich herabgesetzte Reagibilität. Die Reagibilität der Fazialisgefäße ist nach der Unterbindung der Blutzufuhr über die 3 Versorgungsgefäße der A. stylomastoidea, den Endästen der A. meningea media sowie der A.C.A.I. fast vollständig aufgehoben. Die Unterbrechung der Blutzufuhr über die o.g. Gefäßsysteme führt aber zu keiner elektrophysiologischen Beeinträchtigung der Fazialisfunktion.

Die verringerte Reagibilität der Fazialisgefäße nach einer Unterbindung der Blutzufuhr über die 3 Hauptgefäßsysteme läßt sich durch eine Dilatation der Gefäße erklären. Eine weitere Kontraktion würde den N. facialis wahrscheinlich an die Grenze der noch zu tolerierenden Minderversorgung bringen. Eine weitere Gefäßdilatation ist aufgrund des transmuralen Gewebedruckes aber offensichtlich auch nur noch sehr begrenzt möglich. Der N. facialis verfügt offensichtlich über den Mechanismus der Autoregulation, wie er beispielsweise von Hirngefäßen der Katze her bekannt ist.

G. Leineweber (Höxter): Acetylcholin ist ein neuronaler und hormonaler Regulator. Wie wurde sichergestellt, daß die hormonale Regulation keine Wirkung hatte? War die Narkose sehr tief oder wurden Basismessungen des Blutspiegels durchgeführt?

A. Schadel (Schlußwort):
1. Es wurden während des Versuches kontinuierlich überwacht: Intraarteriell Puls- und Blutdruck, Narkosetiefe über Atemfrequenz und -tiefe, Körpertemperatur (konstant durch Wärmeplatte und -lampe), Überschichten des freigelegten Nervus facialis durch temperiertes Paraffinöl.
2. Auflistung der Versuchsergebnisse in % Veränderung des Gefäßdurchmessers, nicht nach Dilatation oder Kontraktion.

190. E. Seifert, A. Schadel (Mannheim):
Das Verhältnis perfundierter zu tatsächlich existierenden Kapillaren des Nervus facialis

Zur Erklärung der Pathophysiologie der Bellschen Parese hat sich die kombinierte primäre und/oder sekundäre Ischämie durchgesetzt. Zentrale Ursache ist eine Dysregulation der Gefäße, die den Nerven versorgen. Es kommt durch Permeabilitätsstörungen zu einem interstitiellen Ödem, das die Vasa nervorum komprimiert: der Circulus vitiosus entsteht, der klinisch in der Lähmung des Nerven endet.

Die Einzelheiten zur Ätiologie sind jedoch unbekannt, so daß zusätzliche Kenntnisse bezüglich der Mikrovaskularisierung und der Durchblutung des N. facialis benötigt werden.

Wir untersuchten nun mit dieser Arbeit die Perfusion des N. facialis unter Ruhebedingungen. Im allgemeinen steht das Ausmaß der Durchblutung eines Organs in einem direkten Verhältnis zum Stoffwechsel dieses Organs.

Denn während im Gehirn nahezu alle Gefäße durchblutet werden, sollen es im gesamten Körperkreislauf nur ungefähr ein Drittel sein. Uns interessierte daher, ob am Kreislauf des N. facialis wirklich alle Gefäße beteiligt sind oder ob es z.B. Reservegefäße gibt, die bei Bedarf rekrutiert werden können.

Männlichen ausgewachsenen Wistar-Ratten wurde in Nembutalnarkose ein i.v. Bolus Evans-blue injiziert, anschließend der Nerv sofort en bloc entnommen. Unter dem Fluoreszenzmikroskop (546/590 nm) konnten die perfundierten, d.h. mit dem Serummarker Evans-blue angefärbten Gefäße ausgezählt werden. Im gleichen Präparat werden anschließend mit der indirekten Immunfluoreszenzmethode die Gesamtheit der existierenden Gefäße nachgewiesen. Als primärer Antikörper diente Anti-non-muscle-myosin, ein Endothelmarker. Wir fanden eine Übereinstimmung von über 95%: es wird also nahezu jedes Gefäß im Ruhezustand durchblutet. Wir können daher davon ausgehen, daß es keine zusätzlichen Anastomosen oder Kapillaren gibt, die im Bedarfsfalle für die Versorgung des Nervs als Reserve dienen können.

191. R. Laskawi, J. R. Wolff (Göttingen):
Änderung in der Phosphorylierung von Neurofilamenten (NF) nach Läsion des Nervus facialis der Ratte

Bisherige tierexperimentelle Untersuchungen (zumeist Ratte) hatten gezeigt, daß nach Fazialisläsion Veränderungen der Motoneurone, ihrer afferenten Synapsen sowie der Micro- und Astroglia auftreten.

Von Interesse sind hierbei auch Veränderungen der Neurofilamente (NF), die aus Proteinuntereinheiten mit verschiedenem Molekulargewicht zusammengesetzt sind und mitverantwortlich für die räumliche Integration und Regulation der Größe und Konfiguration von Neuronen sind.

Der Phosphorylierung von NF – also dem Grad der Besetzung spezifischer Bindungsorte mit Phosphorestern – wird besondere funktionelle Bedeutung für die axonale Morphogenese sowie für Mechanismen der Expansion von Axonen beigemessen.

In einer tierexperimentellen Untersuchung wurden an adulten Ratten an verschiedenen Stellen des „die Mimik koordinierenden Systems" operativ Manipulationen vorgenommen und nach verschiedenen Überlebenszeiten die Fazialiskerne untersucht. Durch monoklonale Antikörper wurden phosphorylierte (p+) und nicht-phosphorylierte (p-) NF der 150 – und 200 kDa-Klasse immunhistochemisch markiert.

2 Tage nach Durchtrennung des Nervus facialis treten p+ NF in den Zellkörpern der Fazialismotoneurone auf, in denen sie normalerweise nicht zu markieren sind; ebenso nach Nervenquetschung (crush) und nach einer kombinierten Durchtrennung des N. trigeminus und des N. facialis.

Nach Fazialisdurchtrennung persistiert das Phänomen mindestens 5 Monate und ist nach Nervencrush nach längeren Überlebenszeiten nicht mehr nachweisbar.

Vorläufige Resultate zeigen, daß das beschriebene Phänomen anscheinend in einem Zeitraum von 4–10 Tagen nach Applikation von Botulinus-Toxin in die Fazialismuskulatur nicht auftritt.

Nachdem in den bisherigen Untersuchungen das Auftreten bzw. Ausbleiben des beschriebenen Phänomens in Fazialismotoneuronen unter bestimmten Bedingungen gezeigt werden konnte, werden quantitative Auswertungen evtl. graduelle Reaktionsunterschiede nachweisen oder ausschließen. Dies ist klinisch relevant und von Interesse zur Beantwortung der Frage, ob sich nach vorherigen Veränderungen afferenter Einflüsse auf den Fazialiskern (z.B. Trigeminusläsion) Modifikationen der Reaktion zeigen.

192. I. Schneider, A. Gunkel, E. Stennert, W. F. Neiss (Köln): EMG-Untersuchung zur Leitgeschwindigkeit des Nervus facialis nach Hypoglossus-Facialis-Anastomose

Die Hypoglossus-Facialis-Anastomose ist mittlerweile ein unumstrittenes und häufig angewandtes Verfahren zur Reinnervation der mimischen Gesichtsmuskulatur. Da ihr funktionelles Endresultat durch Trainingseffekt stark beeinflußt werden kann, bietet sie außerdem ein ideales Modell zum Studium der Plastizität des Gehirns. Um diese Vorgänge im Tiermodell näher zu studieren, wurden im Rahmen eines größeren Studienprojektes Veränderungen in den Kerngebieten, der peripheren Muskulatur und Veränderungen der elektrophysiologischen Parameter nach Anastomose untersucht. Letztere Ergebnisse möchte ich heute vorstellen:

Durch direkte Nervenstimulation des N. facialis und Bestimmung der Latenzen und Amplituden der Muskelantwortpotentiale wurden der genaue zeitliche Verlauf und das Ausmaß der Reinnervation nach Hypoglossus-Facialis-Anastomose bis zu einem Zeitintervall von 20 Wochen nach Anastomosierung untersucht.

Als Versuchstiere dienten 36 weibliche adulte Wistar-Ratten, die in 6 Gruppen zu jeweils 6 Tieren gemessen wurden. Unilateral erfolgte nach Fazialisdurchtrennung eine Hypoglossus-Facialisanastomose, kontralateral wurde der Fazialishauptstamm reseziert. Jede Gruppe wurde präoperativ, vor Durchführung der Anastomose und danach noch bis zu zweimal gemessen, und zwar in der zweiten bis zwanzigsten Woche.

Die Operation wurde in Äther und Avertin-Narkose durchgeführt. Nach Darstellung der Nerven wurden die Nervenstümpfe adaptiert und mit Epineuralnähten aneinander fixiert. Um mit Sicherheit alle erregbaren Nervenfasern zu stimulieren, erfolgte eine supramaximale Reizung mit Rechteckimpulsen mit einer Frequenz von 1 Reiz pro Sekunde. Die elektrischen Aktivitäten wurden mit einer Bandbreite zwischen 100 und 3000 Hz gemessen.

Es erfolgten Ableitungen vom Musculus levator labii (MLL) und vom Musculus orbicularis oculi (MOO). Um eine Nadelmyopathie zu vermeiden, erfolgten vom erstgenannten Muskel lediglich Ableitungen mit einer speziellen bipolaren Oberflächenelektrode, da der Muskel später entnommen und auf licht- und elektronenmikroskopische Veränderungen untersucht wurde. Vom Musculus orbicularis oculi wurde mit einer konzentrischer Nadelelektrode abgeleitet, da die Handhabung dieser Elektrode mit Rücksicht auf das Auge einfacher durchzuführen war. Die Nervenstimulation erfolgte direkt am Facialisstamm und wurde ebenfalls mit einer bipolaren Minioberflächenelektrode durchgeführt.

Um sicher zu sein, daß durch Verwendung zweier verschiedener Elektroden keine stärkeren Latenzunterschiede auftreten, verglichen wir beide Elektroden in einem Vorversuch am Musculus levator labii. Es ergaben sich bei Ableitung mit der Nadelelektrode zwar etwas kürzere Latenzzeiten, diese Unterschiede waren jedoch in allen 3 Gruppen nicht signifikant. Um die Nervenleitgeschwindigkeit zu errechnen, wurden dann bei jeweils zwei Tieren jeder Gruppe die Distanz zwischen Stimulations- und Ableitpunkt mit einem flexiblen Maßband vermessen und der Mittelwert zur Berechnung der NLG verwendet. Nach Anastomose erfolgte die Stimulation immer 4 mm proximal der Nahtstelle.

Zur Berechnung der Nervenleitgeschwindigkeit muß hervorgehoben werden, daß es sich bei den Latenzwerten um „distale Latenzen" handelt, da die Ableitung ja nicht vom Nerven selbst, sondern von den neuromuskulären Endplatten erfolgte. Daher ist in diesen Werten auch die Zeit für die Impulsleitung im Muskel und die neuromuskuläre Überleitung beinhaltet.

Bereits nach zwei Wochen zeigten sich die Nervenstümpfe bei Wiederfreilegung der Anastomose fest miteinander verheilt. Bei elektrischer Stimulation kam es vorerst trotz erhöhter Reizstärken zu einer Phase der elektrischen Unerregbarkeit. 21 Tage nach dem Eingriff konnten erstmals Muskelantwortpotentiale von beiden Muskeln abgeleitet werden. Erste klinische Anzeichen einer Reinnervation zeigten sich nach etwa 4 Wochen in einem Wiedereinsetzen der rhythmischen Barthaarbewegungen und in schwachen Augenlidbewegungen, die innerhalb des Meßzeitraumes bei allen Tieren an Intensität stark zunahmen. Um sicher zu gehen, daß alle Tiere zum Zeitpunkt der Operation erwachsen waren und somit keiner weiteren Entwicklung unterlagen, verglichen wir zunächst die präoperativen NLG aller Versuchsgruppen miteinander. Die Nervenleitgeschwindigkeit zeigte bei keinem der beiden Muskeln eine Zeitkorrelierte Zunahmetendenz. In allen Gruppen fand sich jedoch eine signifikante schnellere Leitung der MLL-Fasern. Dies könnte durch die phylogenetische Bedeutung dieser Fasern, die für die Erkennung und das Aufspüren von Nahrung sehr wichtig sind, erklärt werden. Nach Anastomose betrug die Nervenleitgeschwindigkeit für beide Ableitungen anfangs nur wenig über 1 m/s. Ab der dritten Woche nach

Operation kam es dann zu einem starken Anstieg. Die höchsten Nevenleitgeschwindigkeiten wurde in der 20. Woche gemessen. Diese Werte entsprachen 67% (MLL) bzw. 74% (MOO) der ursprünglichen, präoperativen Nervenleitgeschwindigkeiten.

Die Muskelaktionspotentiale zeigten typische elektromyographische Veränderungen eines regenerierenden Nervs nach vorausgegangener neurotmetischer Schädigung: So kam es vorerst zu einer maximal verlängerten Latenz des Muskelantwortpotentials als Zeichen einer extrem verlangsamten NLG. Der Grund dafür sind reduzierte Axondurchmesser und dünnere Myelinscheiden. Bedingt durch große Leitgeschwindigkeitsunterschiede der einzelnen Fasern, kam es außerdem zu einer starken Aufsplitterung des Muskelaktionspotentials. Die erhebliche Reduktion der Peak-to-peak- Amplituden war Ausdruck der verringerten Anzahl funktionstüchtiger erregbarer Fasern.

Die zeitlichen Reinnervationsvorgänge stellten sich wie folgt dar:

Bei Ableitung des MLL zeigte sich ein wöchentliches Zuwachsmaximum von ca. 10% in der fünften Woche und bei Ableitung des MOO von 17% in der vierten Woche nach Operation. Danach nahm die Regenerationstendenz wieder deutlich ab und betrug in der 20. Woche bei beiden untersuchten Muskeln nur mehr wenig über 1%.

Die Peak-to-peak-Amplituden zeigten zuerst ebenfalls eine steile Zunahme, erreichten jedoch schließlich nach 20 Wochen mit 1,35 mV nur etwa 50% des Ausgangswertes. Wie zuvor erwähnt, kommt dies einerseits durch die stark reduzierte Anzahl und Dichte der reinnervierten Muskelfasern zustande, wird aber auch mitbedingt durch die erhebliche Dissoziation des Potentials. Daher wäre es in Zukunft sicher sinnvoll, das Flächenintegral unter der Kurve als aussagefähigeren und präziseren Parameter zu bestimmen.

Zusammenfassend zeigen diese Daten, daß alle durchgeführten Anastomosen funktionstüchtig waren und dieses Tiermodell für weitere Untersuchungsreihen gut geeignet ist. Die elektrophysiologischen Messungen erlaubten eine genaue zeitliche und quantitative Erfassung des Reinnervationsvorganges und belegten, daß trotz eines sehr raschen Wiederanstiegs sämtliche elektrophysiologischen Parameter erwartungsgemäß, auch nach einem Zeitraum von 20 Wochen, nicht mehr präoperative Werte erreichten.

193. H. Kress, M. Schröder (Kassel): Wiederherstellung der Zungenmotorik bei Hypoglossus-Facialis-Anastomose (HFA)

Die Hypoglossus-Facialis-Anastomose stellt seit Jahren ein bewährtes operatives Behandlungsverfahren der Gesichtsnervenlähmung dar. Kritiker dieses Operationsverfahrens führen die Opferung eines intakten Hirnnervs zur Rehabilitation der gelähmten Gesichtsmuskulatur und die damit verbundenen Ausfälle im Bereich der Zunge als Argumentation gegen diesen Eingriff an. Um dieser Argumentation entgegen zu wirken, haben wir seit Jahren die Ansa nervi hypoglossi zur Minimierung der Funktionsausfälle in der betroffenen Zungenseite mit dem peripheren Hypoglossusstumpf anastomosiert. Die Nachuntersuchungsergebnisse von 11 Patienten, die 1989 und 1990 in den Städtischen Kliniken Kassel auf diese Art und Weise operativ versorgt wurden, sollen hier diskutiert werden. Die Untersuchung erfolgte ein Jahr postoperativ durch eine elektromyographische Befunderhebung der betroffenen Zungenseite sowie die Festlegung anhand eines willkürlich gewählten Score, welcher die motorischen Aktivitäten der Zunge beinhaltete.

Das operative Vorgehen gestaltete sich wie folgt: Nach Aufsuchen der Sehne zwischen vorderem und hinterem Bauch des M. digastricus erfolgte die Darstellung des N. hypoglossus ca. 1 cm caudal derselben. Der N. hypoglossus wurde jetzt retrograd vorsichtig dargestellt und dabei der Ramus descendens (Ansa) identifiziert. Die Ansa nervi hypoglossi wurde dann bis zu seinem Eintritt in den M. omohyoideus freipräpariert, durchtrennt und nach cranial geschlagen. Vor der Durchtrennung des Nervus hypoglossus muß der periphere Anteil an der Sehne des M. digastricus fixiert werden, da er sich andernfalls in die Mundbodenmuskulatur retrahieren würde. Die Durchtrennung des Nervs erfolgt mit einem Diamantmesser. Es wird dann die Ansa nervi hypoglossi mit dem peripheren Hypoglossusstumpf anastomosiert. Der zentrale Hypoglossusstumpf wird nach kranial verlagert und dort mit dem peripheren Facialisstumpf anastomosiert.

Schon zwei Tage postop. beginnen diese Patienten mit motorischen Übungen in Form von Bewe-

ANSA N.XII – N.XII
Anastomose (AHA) (N = 11)

	I	II	III	IV	V
Atrophie		3	5	2	1
Motilität		4	5	1	1
Schlucken		5	4	2	
Sprechen	2	5	3	1	

EMG +10/−1
I = normal → V = vollständig ausgefallen

Abb. 1

gungsübungen der Zunge und Lippen. Das Untersuchungsergebnis mindestens 1 Jahr postop. ist der Abbildung 1 zu entnehmen. Es zeigt sich, daß bei 10 von 11 Patienten elektromyographisch eine Reinnervation abgeleitet werden konnte. Die muskulären Aktivitäten zeigten sich durch gute Sprech- und Schluckfähigkeit sowie geringgradige Atrophie der betroffenen Zugenhälfte. Die Beweglichkeit der Zunge ist jedoch gegenüber der gesunden Seite eingeschränkt.

Alle Patienten konnten Nahrungsmittel im Bereich der betroffenen seitlichen Wangentasche nicht mit der Zunge entfernen.

Die hier dargestellte Methode ermöglicht eine erhebliche Verminder- und der infolge der Hypoglossusdurchtrennung zu erwartenden Funktionseinschränkung der Zungenmotorik. Die Operation stellt für den Patienten keine große Belastung dar. Sie verlängert die allgemeine Operationszeit um 30 min. Die dargestellten Ergebnisse sollten Anlaß sein, Anastomosen zur Minderung der Funktionsausfälle im betroffenen Zungenbereich durch eine Anastomose zwischen der Ansa nervi hypoglossi und dem peripheren Hypoglossusstumpf zu ergänzen.

K. B. Hüttenbrink (Münster): Warum fällt bei der Zungenbewegung keine Gesichts-Massenbewegung auf? Läßt sich die Innervation gezielter trainieren?

M. E. Wigand (Erlangen): Wie wurde sichergestellt, daß der proximale Nervenstumpf keine nachwachsenden Neuriten in die Peripherie entsandte?

M. Schröder (Schlußwort):
Bei der von Ihnen sehr gut erkannten und im vorliegenden Fall nicht vorhandenen Mitbewegung der „oculären Sphinkter-Muskulatur" bei Zungenbewegung muß gesagt werden, daß diese von dem Trainingsausmaß beeinflußt werden kann. Bei dem hier vorgestellten Patienten handelt es sich jedoch um einen kombinierten Aufbau mit einem isolierten Aufbau der „orbitalen" und „oralen" Muskelsphinkter. Mit diesen Bildern wird nochmals das gute Funktionieren der Diversifikationsmethode unter Beweis gestellt.
Zu Herrn Prof. Wigand ist anzumerken, daß wir mit dem proximalen Facialsstumpf keine chirurgischen Maßnahmen unternehmen.

194. C. Pototschnig, I. Schneider, J. Gubitz, M. Schneider (Köln):
Der Einfluß der Ableitelektroden
bei der elektrischen und magnetischen Neuromyographie am Nervus facialis

Untersuchungen bei Schädigungen der Hirnnerven, insbesondere des Nervus facialis, stützen sich neben einer ausführlichen Anamnese vor allem auf neurophysiologische Prüfungen.

Seit 1985 bietet sich nun die von Barker entwickelte Magnetstimulation an, den gesamten Nervenverlauf schmerzfrei ab dem Cortex und somit auch proximal einer möglichen Läsion zu untersuchen. Abhängig von der Spulenpositionierung kommt es zur Erregung im Cortex, im KHBW, am Foramen stylomastoideum bzw. peripheren Nerven und zur muskulären Reizantwort.

Bedingt durch die Technik des Magnetimpulses kommt es bei der Stimulation zu einer nicht selektiven Erregung des umliegenden Gewebes, so daß bei der Stimulation mit kleiner Spule am Foramen stylomastoideum der Musculus masseter direkt mit gereizt wird, bei der Stimulation im Bereich des KHBW sowie des motorischen Cortex eine Miterregung der übrigen motorischen Hirnnerven erfolgt.

Außerordentlich wichtig ist deshalb eine selektive Ableitung der zu untersuchenden Zielmuskulatur.

Bei Verwendung von Nadelelektroden kommt es jedoch, wie auch von Esslen beschrieben, zu nicht reproduzierbaren und vor allem nicht repräsentativen Muskelantwortpotentialen, die keine Beurteilung des Ausmaßes der Nervenschädigung erlauben.

Beim Einsatz der Magnetstimulation mit kleiner Spule am Foramen stylomastoideum sowie großer Spule cisternal und cortical fiel in unseren Untersuchungen seit 1988 auf, daß bei der Ableitung mit der OF-Elektrode deutlich höhere Amplituden mit der Magnetstimulation als mit der elektrischen OF-Stimulation zu erreichen waren. Demgegenüber fand sich bei Ableitung mit Nadelelektroden kein derartiger signifikanter Potentialanstieg.

Wir führten dies auf die starke Umfeldreaktion bei der Magnetstimulation zurück, die das Summationspotential der OF-Elektrode signifikant veränderte und die Beurteilung stark einschränkt, insbesondere, wenn man die geringen Abstufungen der Amplitudenhöhe verwerten will, die von Esslen angegeben werden.

Aus diesen Überlegungen heraus suchten wir eine Elektrode, die eine geringe Beeinflussung durch Umfeldreizung zeigt und somit nur die gewünschte Zielmuskulatur ableitet, zudem aber ein repräsentatives Potential ähnlich dem Summationspotential ableiten läßt.

Hierzu wurde eine sog. Doppelnadel-Elektrode mit einem Elektrodenabstand von 4 mm als bipolare Ableitelektrode entwickelt. Dies bietet eine möglichst muskelnahe Ableitung, läßt dabei jedoch trotzdem ein deutlich größeres Meßfeld zwischen den Polen der Elektrode zu, um den Muskel repräsentativ beurteilen zu können.

Mit allen drei Elektrodentypen erfolgte dann an 40 gesunden Probanden eine Ableitung aus dem Bereich der Nasolabialfalte mit Stimulation:

1. elektrisch am Foramen stylomastoideum mit bipolarer OF-Elektrode
2. magnetisch am Formaen stylomastoideum mit kleiner Magnetspule und
3. magnetisch im Bereich des KHBW (cisternal) mit großer Magnetspule, jeweils weit supramaximal.

Ausgewertet wurden:
1. intraindividuelle Unterschiede von Amplitude und Latenz, einmal in Abhängigkeit von der Ableitelektrode, zum anderen in Abhängigkeit von der Stimulationstechnik
2. interindividuelle Unterschiede mit obigen Kriterien.

Dabei ließen sich folgende Zusammenhänge aufzeigen.

Bei der Ableitung mit OF-Elektroden kam es zu einem durchschnittlichen Amplitudenanstieg von 2,44 mV auf 4,47 mV, bei den Nadel-Elektroden fand sich eine weitgehend gleichbleibende Amplitudenhöhe zwischen 1,73 mV und 1,91 mV, die Doppelnadel-Elektroden zeigten ebenfalls nur geringe Schwankungen zwischen 1,73 mV und 2,27 mV.

Die Standardabweichung lag bei den Oberflächenelektroden bei 1,32, bei der Doppelnadelelektrode nur noch bei 0,39.

Bezüglich der Latenzen zeigten sich bei der Ableitung mit OF-Elektroden ebenfalls größere Spannweiten der intraindividuellen Latenzen mit Standardabweichungen von s = 0,59; s = 0,21 bei Nadelelektroden und s = 0,118 bei der Doppelnadelelektrode.

Unsere Untersuchungen haben jedoch gezeigt, daß hierfür veränderte Ableitelektroden dringend notwendig sind, wobei die von uns entwickelte Doppelnadel-Elektrode den geforderten Ansprüchen mit guter Reproduzierbarkeit der Reizantworten, geringer Beeinflussung durch Überleitung anderer Hirnnerven und guter Repräsentierung der abgeleiteten Zielmuskulatur bisher am besten gerecht wird.

195. S. R. Wolf, W. Schneider (Erlangen): Läßt die transkranielle Magnetstimulation eine verbesserte Prognoseeinschätzung der „idiopathischen" Fazialisparese zu?

Die akute Fazialisparese stellt ein häufiger vorkommendes Krankheitsbild in der Hals-Nasen-Ohrenärztlichen und neurologischen Praxis dar. In über 40% der Fälle bleibt nach Ausschluß von Grunderkrankungen die Diagnose der „idiopathischen" Fazialisparese.

Die prospektive Beobachtung zweier Patientengruppen mit Bellschen Lähmungen wurde nach dem Unterscheidungskriterium erhaltener bzw. erloschener Antwortpotentiale aus dem M. orbicularis oris im Seitenvergleich nach transkranieller Magnetstimulation (TKM) des Fazialisnervs durchgeführt. Eine Induktionsspule (Magstim 200, Novametrix) wurde ipsilateral, parietookzipial positioniert, die Ableitung der Antwortpotentiale erfolgte mit konzentrischen Nadelelektroden. Die Untersuchungen erfolgten in der Frühphase der Lähmung bei der ersten

Vorstellung des Patienten (innerhalb von 2–25 Tagen). Zusätzliche Vergleiche zu routinemäßig ausgeführten topodiagnostischen Testverfahren und in der Klinik etablierten elektrophysiologischen Untersuchungen wurden durchgeführt. Folgende Unterschiede wies der Verlauf der Paresen bei den Patienten der beiden Kollektive auf: Bei 11 Patienten mit erhaltener TKM des Fazialis wurden keine motorischen Defekte in der Gesichtsfunktion bei weiteren Kontrolluntersuchungen beobachtet. Innerhalb einer kurzen Nachbeobachtungszeit (im Median 7 Wochen) erholten sich die Paresen vollständig. Lediglich ein Patient klagte nach Ablauf eines Jahrs über eine Lakrimationsstörung (sog. Krokodilstränen) mit geringer subjektiver Beeinträchtigung.

In der Gruppe von Patienten mit fehlendem Muskelantwortpotential nach TKM (20 Patienten)

wurden demgegenüber in 3 Fällen Defektheilungen festgestellt. Bei zwei Patienten kam es zu leichten Synkinesien ohne wesentliche subjektiv und klinisch feststellbare Beeinträchtigung (darunter eine Patientin nach transtemporaler Dekompressionsoperation). In einem Fall beobachtete man allerdings eine ausgeprägte Defektheilung mit kräftigen Synkinesien und anhaltender motorischer Schwäche im Sinne eines autoparalytischen Syndroms (dieser Patient hatte eine Dekompressionsoperation abgelehnt).

Die im Rahmen dieser Studie erhobenen Daten weisen auf die Bedeutung der transkraniellen magnetischen Stimulation des Fazialisnervs bei Bellscher Lähmung hin. In allen Fällen mit erhaltener Stimulierbarkeit erholte sich die Gesichtsmotorik vollständig. Bei erfolgloser Reizung des Fazialisnervs mit der Magnetspule zeigten sich demgegenüber durchschnittlich länger anhaltende Paresen mit Defektheilungen in 3 Fällen. Damit ist das Verfahren zwar nicht als empfindliches Testverfahren zur generellen Vorhersage eines Pareseverlaufs bei Bellscher Lähmung ausgewiesen, es ergeben sich aber wichtige Hinweise, daß bei erhaltener magnetischer Stimulierbarkeit des Nervs eine eher kurzfristige und vollständige Heilung zu erwarten ist. Eine ausgefallene Stimulierbarkeit ist einerseits nicht gleichzusetzen mit einer degenerativen Parese und resultierender Defektheilung, mahnt andererseits aber anhand der gewonnenen Erkenntnisse zu erhöhter Wachsamkeit und genauerer Kontrolle des Verlaufes.

J. Gubitz (Köln): Wurden bei einem Patienten mit Bellscher Parese, klinisch kompletter Lähmung und O-EMG ableitbare Muskelaktionspotentiale bei transkranieller Magnetstimulation beobachtet?

St. R. Wolf (Schlußwort):
Ein Nullinien-EMG ist bei Bellscher Parese sehr selten. In diesem Kollektiv war kein Patient mit komplettem Leitungsblock vorhanden. (Die Ableitung erfolgte in der Regel mit 3 Nadelelektroden auf der gelähmten Seite.) Bei einer kompletten Nervendurchtrennung nach Kleinhirnbrückenwinkel-Chirurgie konnte man innerhalb der ersten Tage eine erhaltene Stimulierbarkeit bei TKM ausweisen (eigene Beobachtungen), mit fortschreitender Degeneration war, wie zu erwarten, nach 1 Woche die TKM nicht mehr auslösbar.

196. E. Günther, F. J. Brügel, G. Grevers, Th. Vogl (München): Kernspintomographie mit Gd-DTPA: Neue Aspekte zu Diagnostik und Prognose

In jüngster Zeit wurde vermehrt über Gadoliniumgestützte kernspintomographische Darstellungen des N. facialis bei Parese berichtet. Unzufriedenstellend waren bisher die Ergebnisse bezüglich der Bildqualität und der klinisch verwertbaren Aussagen zur Prognoserelevanz dieser Methode. Diese Tatsache veranlaßte uns, 20 Patienten mit unterschiedlicher Genese und Laufzeit ihrer Fazialislähmung kernspintomographisch unter Verwendung des paramagnetischen Kontrastmittels Gadolinium (Gd-DTPA) zu untersuchen. Ziel der Studie war es, eine Optimierung und Standardisierung der Methode zu erreichen und die prognostische Wertigkeit der Kernspintomographie bei Fazialisparese zu überprüfen.

Wir fanden, daß eine optimale Darstellung des kompletten intratemporalen Verlaufes unter der erstmaligen Verwendung spezieller Oberflächenspulen mit höherer Auflösung und einer standardisierten Schnittführung möglich war. Dabei ließen sich die labyrinthär-ganglionäre Verlaufsstrecke bis zum Übergang in das tympanale Segment vollständig in axialer Schichtung und die tympanal-mastoidale Verlaufsstrecke nur komplett in einer 30°-parasagittalen Achsenführung darstellen. Eine deutliche Anreicherung von Gd-DTPA war bei allen 20 Patienten zu finden.

Prognostische Relevanz hatten kurzstreckige und intensitätsarme Anreicherungsmuster. Bei diesen Patienten kam es im allgemeinen zu einer kompletten Ausheilung der Nervenfunktion. Dahingegen zeigten Patienten mit einer langstreckigen und/oder einer semiquantitativ starken Kontrastmittelanreicherung eine persistierende Lähmung oder im besten Falle eine inkomplette Ausheilung. Bei kernspintomographischen Verlaufsuntersuchungen war zwar parallel zur klinischen Besserung der Nervenfunktion eine Kontrastmittelabnahme zu beobachten; es ließ sich jedoch keine prognostische Wertigkeit finden, da auch bei klinisch vollständiger Ausheilung Restanreicherungen von Kontrastmitteln nachweisbar waren.

197. A. Gunkel, O. Guntinas Lichius, E. Stennert, W. F. Neiss (Köln): Zytomorphologische Veränderungen im Hirnstamm nach peripheren Nervennähten

Zur Rehabilitation bei definitiven Paresen des N. facialis gilt die Hypoglossus-Facialis-Anastomose (HFA) heute als Standardeingriff, der zu sehr guten funktionellen Erfolgen führt. Durch intensives postoperatives mimisches Training kann das funktionelle Endresultat entscheidend verbessert werden. Die neurobiologischen Grundlagen der HFA, vor allem die im Hirnstamm postoperativ stattfindenden Veränderungen (neuronale Plastizität), sind bisher unbekannt. In der vorliegenden Untersuchung wurde 1) die HFA, 2) die Hypoglosssus-Hypoglosssus-Anastomose, 3) die Fazialis-Fazialis-Anastomose und 4) die Resektion des N. facialis und des N. hypoglossus an der Wistarratte durchgeführt. Die HFA bewirkt im Hypoglossuskerngebiet eine Regeneration mit Funktionswechsel und parallel im Fazialiskerngebiet eine Degeneration. Die beiden Einfachanastomosen dagegen bewirken in den jeweiligen Kerngebieten eine Regeneration ohne Funktionswechsel. Die Resektion der peripheren Nerven verursacht eine Degeneration der betroffenen Ursprungskerne. Stereologisch wurde vergleichend quantitativ untersucht, wie sich postoperativ die Zahl der Motorneurone in Fazialis- und Hypoglossuskern ändert.

Material und Methoden: Bei 189 Wistarratten wurde unilateral entweder eine HFA, eine Hypoglossus-Hypoglossus-Anastomose, eine Fazialis-Fazialis-Anastomose oder eine Resektion des N. facialis und N. hypoglossus (10 mm Nervenstrecke) durchgeführt. 7 bis 112 Tage nach Operation wurden die Tiere perfusionsfixiert, die Hirnstämme in Paraffin eingebettet, komplett zu 6 µm-Schnitten aufgearbeitet und nach Nissl gefärbt. Anhand von 5 äquidistanten Schnittpaaren durch jedes Kerngebiet wurde mit dem physikalischen Dissektor die Zahl der Motorneurone auf der operierten und kontralateralen Seite beider Kerngebiete bestimmt.

Ergebnisse: Das normale Fazialiskerngebiet enthält im Mittel 3926 ± 13% Motorneurone und das normale Hypoglossuskerngebiet 2533 ± 15% Motorneurone. Im Extremfall kann die Motorneuronenzahl in beiden Kerngebieten zwischen verschiedenen Tieren bis zu 100% variieren. Deshalb werden bei den operierten Tieren keine absoluten Motorneuronenzahlen betrachtet; angegeben wird jeweils die relative Motorneuronenzahl auf der operierten Seite im Verhältnis zur kontralateralen unbehandelten Seite in Prozent.

Nach Resektion der peripheren Nerven kommt es zu einem starken und dauerhaften Verlust von Motorneuronen in den Kerngebieten. Der Abfall beginnt innerhalb von 7 Tagen. Nach 14 Tagen ist die relative Motorneuronenzahl bereits auf 87% abgefallen. Bis zum 112. Tag nach Resektion nimmt die Motorneuronenzahl kontinuierlich ab, aber nicht alle Motorneurone gehen verloren: im Hypoglossuskerngebiet der Op.-Seite finden sich noch 67% und im Fazialiskerngebiet noch 59% der Motorneurone im Vergleich zur behandelten Gegenseite.

Nach *Hypoglossus-Hypoglossus-Anastomose* und *Fazialis-Fazialis-Anastomose* kommt es letztendlich zu keiner Verminderung der Motorneuronenzahl auf der operierten Seite im Vergleich zur unbehandelten kontralateralen Seite. Die Zahl der Motorneurone bleibt bis 112 Tage nach Operation nahezu konstant. Nach beiden Eingriffen kommt es zwischen dem 7. und 42. postoperativen Tag zu einem leichten, nicht signifikanten Anstieg der relativen Motorneuronenzahl.

Nach *Hypoglossus-Fazialis-Anastomose* kommt es wie nach den Einfachanastomosen zu keinem Verlust von Motorneuronen: nach 112 Tagen wurden im operierten Hypoglossuskerngebiet 99% der Motorneurone der unbehandelten Gegenseite gezählt. Im Unterschied zu den Einfachanastomosen kommt es nach Hypoglossus-Fazialis-Anastomose zwischen dem 14. und 42. Tag zu einer deutlichen Zunahme der relativen Motorneuronenzahl bis zu 117%. Dies ist wahrscheinlich darauf zurückzuführen, daß in diesem Zeitraum Interneurone des operierten Hypoglossuskerngebiets chromatolytisch anschwellen, somit im Nissl-Präparat von Motorneuronen nicht zu unterscheiden sind und mitgezählt werden.

Schlußfolgerungen: Nach Resektion der peripheren Nerven setzt binnen einer Woche die Degeneration der motorischen Ursprungskerngebiete ein. Dagegen verhindert eine primäre Nervennaht einen Motorneuronenverlust vollständig – unabhängig davon, ob eine Regeneration ohne Funktionswechsel (Einfachanastomosen) oder eine Regeneration mit Funktionswechsel (HFA) stattfindet. Nach HFA kommt es temporär zu einer heftigeren Reaktion im regenerierenden Kerngebiet als nach Einfachanastomose.

Mit Unterstützung durch die Deutsche Forschungsgemeinschaft (NE 412/1-1)

198. V. Bonkowsky, C. Wagner-Manslau, K. Sawatzki (München): Diagnostische Probleme bei der durch Neoplasien verursachten Fazialisparese

Die periphere Fazialisparese ist ein Symptom und keine Krankheit und stellt für den behandelnden Arzt eine diagnostische Herausforderung dar. Daher ist es unverständlich, daß periphere Fazialisparesen oft über Monate hinweg anhand unzulänglicher klinischer, laborchemischer oder radiologischer Untersuchungsverfahren als idiopathische Fazialisparesen klassifiziert werden. Am häufigsten werden dabei die tumorös bedingten Fazialisparesen fehldiagnostiziert. Ziel dieser Studie war es daher, zum einen die diagnostischen Probleme bei tumorös bedingten Fazialisparesen aufzuzeigen und zum anderen durch den sinnvollen Einsatz spezieller Untersuchungsmethoden den Prozentsatz der Fehldiagnosen möglichst gering zu halten. Die Studie basiert auf 198 konsekutiven, nicht selektierten Patienten, die mit dem Leitsymptom einer peripheren Fazialisparese an unserer Klinik behandelt wurden (2/84–2/92). Bei 16 (8%) dieser Patienten zeigte sich ein Tumor als Ursache der Fazialisparese, 11 davon waren maligne, 5 benigne. Bei den malignen Tumoren war am häufigsten das adenoid-zystische Karzinom der Parotis die Ursache für die Fazialisparese, gefolgt von Metastasen unterschiedlicher Primärtumoren im Felsenbein. Bei den benignen Tumoren war der Glomustumor die häufigste Ursache der tumorös bedingten Fazialisparese.

Bei der Analyse des klinischen Verlaufes der tumorös bedingten Fazialisparesen zeigte es sich, daß der Beginn der Parese in 6 Fällen innerhalb weniger Stunden komplett war, und es nur bei 7 Patienten, also nicht einmal der Hälfte der Fälle, sich eine langsam progrediente Parese über 3 Wochen hinweg entwickelte. Diese Beobachtungen zeigen, daß es nicht ungefährlich ist, die plötzlich beginnenden Fazialisparesen von vorneherein als idiopathisch einzustufen, obwohl natürlich die komplette plötzliche Gesichtslähmung typisch ist für die idiopathische Lähmung. Diese Unterscheidung zwischen tumorös und idiopathisch bedingter plötzlicher Parese erleichtert zu Beginn in vielen Fällen die Elektrodiagnostik: bei den tumorös bedingten Fazialisparesen zeigt sich oft schon in den ersten 5 Tagen ein Verlust der elektrischen Erregbarkeit, während dies bei den idiopathischen Paresen sehr selten ist. Neben diesem frühzeitigen Verlust der elektrischen Erregbarkeit gibt es einige weitere Charakteristika, die für eine tumorös bedingte Fazialisparese sprechen:

1. gleichzeitige Lähmungen benachbarter Hirnnerven.
2. Raumforderung in der Regio parotidea.
3. Tumor in der Anamnese (Lunge, Mamma, Prostata).
4. Allgemeine Tumorzeichen (Gewichtsverlust, Senkungsbeschleunigung).
5. Keine Besserung der Parese nach 3 Monaten.

Aus den aus dieser Studie gemachten Erfahrungen wurden obligate Maßnahmen bei der Erstuntersuchung von peripheren Fazialisparesen zusammengestellt mit dem Ziel, die Rate der Fehldiagnosen möglichst gering zu halten.

M. E. Wigand (Erlangen): Worin bestanden die diagnostischen Probleme, in der Methodik oder in der Unvollständigkeit der vorangegangenen Untersuchungen? Hätte nicht auch eine normale HNO-Praxis bis zur richtigen Diagnose vordringen können?

St. R. Wolf (Erlangen): 1. NET ist unseres Erachtens nicht ausreichend zur elektrophysiologischen Diagnostik.
2. Lumbalpunktion ist bei V.a. Neuroborreliose erforderlich – keine Titerbestimmung aus dem Serum.
3. Der Zeitraum von 3 Monaten ist relativ lang, ehe die Diagnostik komplettiert wird.

H.-G. Kempf (Tübingen): Man sollte auf jeden Fall das diagnostische Vorgehen um die B-Sonographie der Parotis als routinemäßige Maßnahme erweitern, da es sich hier um eine einfache und kostengünstige Untersuchung handelt.

V. Bonkowsky (Schlußwort):
Zu Herrn Wigand: Diese Beschränkung auf obligate Maßnahmen ist eine Mindestanforderung. Bei pathologischen Befunden muß die Diagnostik sinnvoll erweitert werden (z.B. durch Elektrodiagnostik, bildgebende Verfahren).
Zu Herrn Wolf: Der Borrelientiter im Serum ist als Screeningmethode ausreichend; auch hier sollte nur bei verdächtigem Befund lumbalpunktiert werden; man sollte nicht jeden Patienten mit einer Fazialisparese von vornherein lumbalpunktieren.
Zu Herrn Kempf: Ein Sonogramm der Regio parotidea gehört auch meiner Meinung nach zu den obligaten Untersuchungen bei der peripheren Fazialisparese.

199. C. Stenglein, K. Cidlinsky, W. v. Glaß (Erlangen): MR-Angiographie des Kleinhirnbrückenwinkels und inneren Gehörgangs: Darstellung neurovaskulärer Beziehungen am VII. und VIII. Hirnnerven

Wie auch beim Hemispasmus facialis und der symptomatischen Trigeminusneuralgie wird eine neurovaskuläre Kompression des Nervus vestibulocochlearis für verschiedene Funktionsstörungen (progredienter sensoneuraler Hörverlust, Tinnitus, vestibuläre Störungen) verantwortlich gemacht.

Die Wurzeleintrittszone (Root entry zone), welche beim VIII. Hirnnerv in Höhe des Porus acusticus internus, beim VII. Hirnnerv hirnstammnah gelegen ist, bildet den Übergang zu einer peripheren, myelinhaltigen Nervenscheide und scheint gegen Gefäßkontakte besonders empfindlich zu sein.

Der Nachweis einer Gefäßschlinge in unmittelbarer Nachbarschaft des VII. und VIII. Hirnnervs war bislang nur mit der invasiven CT mit Luftzisternomeatographie in bestenfalls 38% der Fälle möglich. Dabei gelang lediglich eine kurzstreckige Darstellung von Gefäßschlingen innerhalb des durch eine Luftblase negativ kontrastierten Kleinhirnbrückenwinkels. Mit der MR-Angiographie bietet sich zum Nachweis derartiger Gefäßschlingen erstmals ein nicht-invasives Verfahren, das zudem einen direkten Seitenvergleich erlaubt an. Die Gabe von Kontrastmittel ist dazu nicht erforderlich. Zur Anwendung kommt eine FISP-3D-Gradientenechosequenz mit Flußkompensation erster Ordnung. Die Technik basiert auf dem Einstrom ungesättigter Spins des Blutes in das Meßvolumen, wodurch eine signalintensive Darstellung der Gefäße erzielt wird. Die für die Beurteilung der Arterien im Kleinhirnbrückenwinkel ausreichende räumliche Auflösung wird mit einem Meßvolumen von 64 Partitionen bei einer Einzelschichtdicke von 1 mm erreicht. Hieraus ergibt sich eine Akquisitionszeit von 11 Minuten.

Für die korrekte Bildanalyse ist sowohl die kontinuierliche Auswertung der Einzelschichten als auch die Rekonstruktion mit Hilfe der Maximum Intensity Projection, welche eine längerstreckige Gefäßdarstellung ermöglicht, erforderlich.

Die Darstellung von Gefäßschlingen im Kleinhirnbrückenwinkel und inneren Gehörgang gelingt in über 90% Fälle.

Bei Patienten mit vestibulokochleären Funktionsstörungen kann nach kernspintomographischem Ausschluß eines Akustikusneurinoms die MR-Angiographie ohne wesentlichen zeitlichen Mehraufwand direkt angeschlossen werden zur Beantwortung der Frage nach einem neurovaskulären Kompressionssyndrom.

Es ist zu hoffen, daß dadurch die Indikationsstellung zur Neurolyseoperation erleichtert wird.

R. Laskawi (Göttingen): 1. Haben Sie schon Erfahrungen mit Normalpersonen?
2. Haben Sie Patienten mit Spasmus hemifacialis gesehen, die keine neurovaskulären Kontakte hatten?

C. Stenglein (Schlußwort):
Es wird die Aufgabe zukünftiger Untersuchungen sein, über physiologische Gefäß-Nervenkontakte oder pathologische neurovaskuläre Kompressionen Aufschluß zu gewinnen. Bezüglich des Hemispasmus facialis kann ich leider kein ausreichendes Kollektiv überblicken, anhand dessen eine statistische Aussage möglich wäre.

Geruch und Geschmack

200. K. W. Delank, W. Stoll (Münster):
Das Riechvermögen bei der Rachenmandelhyperplasie

Der Geruchssinn ist normalerweise mit der Geburt sehr weit entwickelt und funktionstüchtig. Es besteht kein Zweifel, daß Säuglinge bereits über ein hervorragendes olfaktorisches Unterscheidungsvermögen verfügen und mittels Geruchseindrücken klassisch konditionierbar sind. Die olfaktorischen Diskriminationsfähigkeiten werden offenbar von posterolateralen Anteilen des Orbitofrontalhirns gesteuert und können isoliert ausfallen. Allerdings ist diesen zentralen olfaktorischen Leistungen die periphere Geruchsstoffaufnahme vorgeschaltet. So ist es zu erklären, daß Störungen der endonasalen Duftstoffzuleitung nicht nur eine Anhebung olfaktorischer Schwellenwerte, sondern auch eine Einschränkung des geruchlichen Diskriminationsvermögens bewirken können.

Das Geruchsvermögen von 37 Kindern im Alter von 5–12 Jahren wurde vor und nach Adenotomie mit einem „squeeze-bottle"-Verfahren geprüft. In einer geometrischen Verdünnungsreihe von 6 Stufen wurden zunächst die Riechschwellen für Dimethyldisulfid und 2-Phenyl-Äthanol ermittelt. Ferner wurde in acht weiteren Einzelaufgaben das olfaktorische Diskrimantionsvermögen der Kinder bestimmt. Die Stärke der Rachenmandelhyperplasie (RM) wurde aufgrund klinischer Symptomausprägungen, rhinometrischer Daten und intraoperativer Befunde ermittelt und in einem Nasenobstruktionsindex, der 0–18 Punkte umfassen konnte, klassifiziert. Die Ergebnisse zeigten, daß Kinder mit starker RM-Hyperplasie präoperativ erhöhte Riechschwellen und schlechte olfaktorische Diskriminationsleistungen aufwiesen. Beide Parameter olfaktorischer Sensitivität besserten sich deutlich nach der Adenotomie. Bei Kindern mit geringer ausgeprägter RM-Hyperplasie ließ sich durch die Operation keine signifikante Senkung der Schwellenwerte erzielen.

Hingegen nahm postoperativ die olfaktorische Diskriminationsleistung nicht nur bei Kindern mit starker, sondern auch bei jenen mit geringerer RM-Hyperplasie zu.

Arbeiten über den Geruchssinn von Kindern mit RM-Hyperplasie liegen nur vereinzelt vor. Die Ausführungen sollten auf das Problem der Geruchsstörung bei Kindern mit Rachenmandel-Hyperplasie aufmerksam machen und erste Ergebnisse einer neuartigen, einfachen Testmethode vorstellen.

St. Maune (Oldenburg): Bei 140 Kindern, die wir adenotomierten, fanden wir eine Häufung des atopischen Syndroms. Haben Sie ähnliche Beobachtungen gemacht, und welche zusätzlichen Operationen führten Sie bei den von Ihnen untersuchten Kindern durch?

W. Delank (Schlußwort):
Es konnte keine Häufung atopischer Syndrome beobachtet werden, auch nicht in der C-Gruppe (Pat. mit starker Rachenmandelhyperplasie). Begleitende operative Verfahren, also z.B. Septumplastiken oder Tonsillektomien, wurden nicht durchgeführt. Die Operation bestand ausschließlich in einer Adenotomie.

201. U. Wolschner, H. Scherer (Berlin):
Anosmie/Hyposmie nach grippalen Infekten.
Therapeutische Erfahrungen mit homöopathischen Medikamenten

Anosmien und Hyposmien nach grippalen Infekten sind als Folge einer virustoxischen Schädigung im Bereich des Riechsystems einzuordnen. Gemessen an der Zahl grippaler Infekte, sind diese verbleibenden Störungen selten. In der vorliegenden Untersuchung konnten 20 Fälle aus zwei Jahren ausgewertet werden. Hyposmien waren in 82% und Anosmien in 22% von einer Parosmie begleitet, womit sich die Grippe-Anosmie sowohl als quantitative wie auch qualitative Riechstörungen darstellt. Bis heute ist der genaue Ort der Schädigung nicht bekannt. Die Standardtherapie beinhaltet Kortison meist in Depot-

Form (z.B. Volon-A-40-Injektionen), Vitamin-B-Präparte und in Einzelfällen auch Strychnin. Auch wir fanden, wie frühere Autoren, einen deutlichen Häufungsgipfel im Alter zwischen 50 und 70 Jahren, was für eine Wechselwirkung zwischen Riechorgan und Endokrinum spricht. Eine Korrelation zwischen dem Schweregrad der primären Grippesymptomatik und dem Ausmaß der Riechstörung bestand nicht. In der vorliegenden Untersuchung wurden Patienten behandelt, die mehr als 6 Monate nach der Grippe über Riechstörungen klagten, während sich alle anderen Begleitsymptome der Grippe zurückgebildet hatten. Die Standardtherapie hatte keinen Erfolg gebracht. Ventilationsstörungen, Stoffwechselstörungen und Tumoren wurden klinisch ausgeschlossen. Die subjektiven Angaben der Patienten wurden durch die Olfaktometrie untermauert. Die Homöopathie als Heilmethode ist inzwischen 200 Jahre alt und bietet einen reichen Erfahrungsschatz, auf den man zurückgreifen kann. Nach dem Grundprinzip homöopathischer Behandlung beinhaltet die Untersuchung den ganzen Menschen und die Feststellung sämtlicher Symptome und Krankheitszeichen, um für jeden Patienten das individuell passende homöopathische Arzneimittel zu finden. Dabei war es hilfreich, wenn die Parosmie möglichst genau beschrieben wurde. Wir finden für fauligen, schwefligen, verbrannten, käsigen, fötigen Geruch — um nur einige zu nennen —, eine jeweils auf wenige Arzneimittel beschränkte Empfehlung im Repertorium der Homöopathie. In einigen Fällen bestanden auch ausgeprägte Aversionen gegen bestimmte Nahrungsmittel, die vor dem Infekt nicht oder nicht so ausgeprägt bestanden hatten. Auch hier bietet das homöopathische Repertorium sehr detaillierte Zugriffsmöglichkeiten. Schließlich war auch die Frage, ob bei der Behandlung der Virusgrippe initial Antibiotika eingesetzt wurden, von Bedeutung. Obwohl die Klientel aus „therapieresistenten" Patienten bestand, konnte mit homöopathischen Medikamenten in 60% der Fälle eine deutliche Verbesserung bis hin zur Restitu-

tio erreicht werden. Zusätzlich trat in 10% eine geringe Besserung der subjektiven Beschwerden ein. In 30% besserten sich die Beschwerden nicht. Die subjektive Besserung setzte wenige Tage nach Verabreichung des Medikamentes ein und erreichte den maximalen Effekt nach ca. 4–8 Wochen.

An diesem Beispiel soll die Wertigkeit der homöopathischen Behandlungsmethode insbesondere in der HNO-Heilkunde gezeigt werden, die Tatsache, daß wir bis heute den genauen Wirkungsmechanismus der homöopathischen Medikamente mit unseren wissenschaftlichen Methoden nicht erklären können, sollte uns nicht zur Ablehnung der Methode veranlassen, sondern gerade die Universitäten an ihre „Bringe-Schuld" erinnern, herauszufinden, wie und warum sie wirken.

K.-B. Hüttenbrink (Münster): Haben Sie in Ihrer Studie in Ihrer Kontrollgruppe Erfahrungen mit den Strychnin-Präparaten (Movellan)?

W. Delank (Münster): Welches olfaktometrische Verfahren wurde angewendet?

H.-W. Mollenhauer (Bad Bergzabern): Wurde eine Virusdiagnostik betrieben? Welche Viren kamen für die Anosmie evtl. in Frage? Wurde anamnestisch erhoben, ob evtl. andere Ursachen für die Anosmie in Frage kamen, z.B. der Einsatz von Ofloxacin vom Vorbehandler (Hausarzt etc.)?

H. Günther (Stuttgart): Was verstehen Sie unter homöopathischen Mitteln? Sind das Medikamente, die Sie Patienten-spezifisch eruieren oder haben Sie Standard-Medikamente, mit denen Sie gearbeitet haben?

U. Wolschner (Schlußwort):
Zu Herrn Hüttenbrink: Es war nicht das Ziel der Untersuchung, verschiedene unspezifische Medikamente, wie z.B. Strychnin, zu testen. Es war aber auch nicht das Ziel, die subjektiven Beschwerden der Patienten mit verschiedenen Olfaktometrien zu verifizieren.
Zu Herrn Günther: Es wurde jeweils spezifisch für den einzelnen Patienten das entsprechende homöopathische Medikament eingesetzt. In fast allen Fällen waren die Patienten im Rahmen des akuten grippalen Infektes mit Antibiotika behandelt worden.

Nervus VIII

202. M. Gjuric, M. E. Wigand, W. Hosemann (Erlangen): Resektion des Bogengangsystems mit Gehörerhaltung — eine tierexperimentelle Studie

Destruierende Prozesse oder operative Maßnahmen am Gleichgewichtsorgan verursachen oftmals irreparable Schäden auch am Gehörorgan. Sofern sich eine Zerstörung des vestibulären Labyrinths zum Beispiel durch ein ausgedehntes Felsenbeincholesteatom ohne begleitende Superinfektion über einen längeren Zeitraum vollzieht, kann die Hörschnecke funktionell abgeschottet werden und intakt bleiben.

Aufgabe der vorliegenden Untersuchungsreihen war es, zu prüfen, ob sich eine ähnliche funktionelle Abschottung auch nach einer willentlichen Abtragung wechselnd großer Anteile des peripheren Vestibularorgans in einem chirurgischen Schritt erzielen läßt.

Im Tierexperiment wurde das Gleichgewichtsorgan von Kaninchen selektiv zerstört und die Auswirkung auf das Hörvermögen untersucht. Vier Versuchstiergruppen wurden gebildet:

1. Fenestration des lateralen Bogengangs (4 Kaninchen).
2. Gleichartige Fenestration des lateralen Bogengangs und Perfusion des Perilymphraums mit Fibrinkleber (16 Kaninchen).
3. Vorgehen wie bei 2. mit einer anschließenden Abtragung des lateralen Bogengangs (14 Kaninchen).
4. Abtragung aller drei Bogengänge nach Versiegelung mit Fibrinkleber und autologen Knochenchips (10 Kaninchen).

Als Kontrollgruppe dienten Gegenohren, die sämtlich nach alleinigem Wegschleifen des lateralen Bogengangs ertaubten. Das Hörvermögen wurde durch Messung der Hirnstammpotentiale bis zu 3 Monate postoperativ kontrolliert.

In der ersten Versuchstiergruppe wurde das Hörvermögen zu 100% der Versuchstiere erhalten, in der 2. und 3. Gruppe betrug der Prozentsatz 78% bzw. 67%. Bei den zuletzt genannten Tieren der 3. Gruppe wurde eine Hörminderung von 20 dB registriert. Nach Abtragung aller drei Bogengänge konnte ein Restgehör bei 5 von 10 Kaninchen mit einer Hörminderung von 30–40 dB nachgewiesen werden. Die morphologische Abschottung des Operationsgebietes durch die Fibrinklebung und Verwendung von Knochenchips konnte auch histologisch nachgewiesen werden.

Mit der vorliegenden Untersuchung gelang es unseres Wissens nach erstmals, das Gehör nach einzeitiger Abtragung aller Bogengänge zumindest in der Hälfte der Fälle zu erhalten. Die gewonnenen Erkenntnisse werden uns von Nutzen sein, nicht nur in der Cholesteatomchirurgie, sondern auch in der Chirurgie der Tumoren und Pseudotumoren des Felsenbeins und des Kleinhirnbrückenwinkels. Eine Erweiterung des operativen Zugangs zum Kleinhirnbrückenwinkel, sei es bei transtemporalem, subokzipitalem oder retrosigmoidalem Weg, durch Resektion des oberen und/oder hinteren Bogengangs ohne größeren Hörverlust würde den Einblick in den inneren Gehörgang entscheidend verbessern. Von einer weiteren Modifikation der jetzigen Technik erhoffen wir uns in Zukunft eine Verbesserung der Hörresultate und die Möglichkeit einer breiteren klinischen Anwendung.

203. T. Neuman, K. Jahnke (Essen): Elektronenmikroskopische Befunde bei Akustikusneurinompatienten

Von 12 Akustikusneurinompatienten wurden licht- und elektronenmikroskopische Untersuchungen der Innen-, Mittelohr- und Tumorgewebe durchgeführt. Die Gewebe wurden während der translabyrinthären Tumorexstirpation gewonnen.

Im Labyrinth wurden charakteristische pathologische Veränderungen gefunden:

– Der Subepithelialraum aller untersuchten membranösen Bogengänge war mukoid degeneriert,

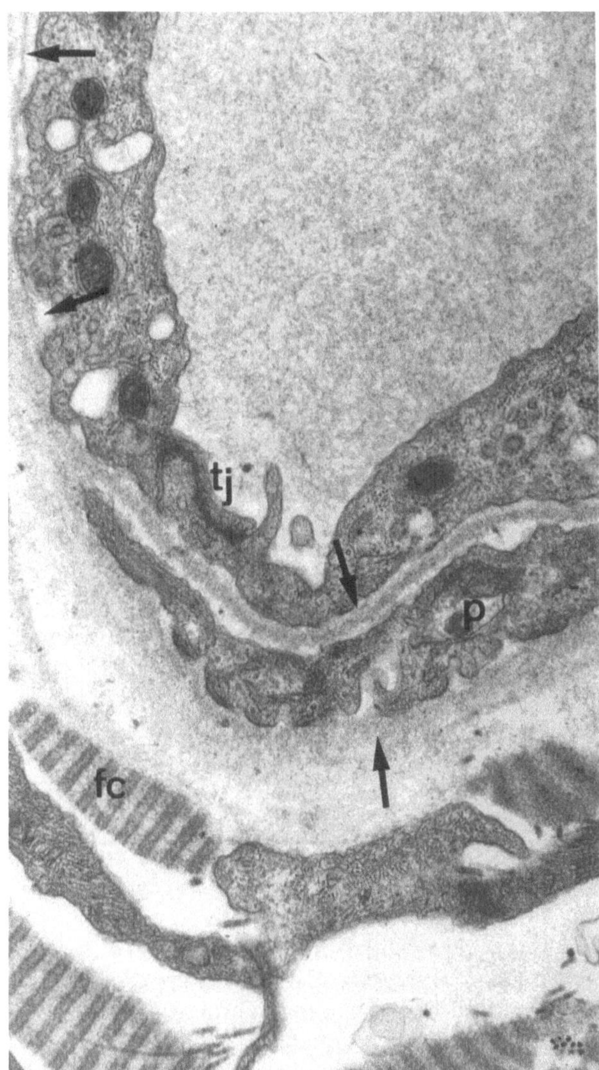

Abb. 1. Subepitheliale Kapillare mit kontinuierlichem Endothel, tight junction *(tj)*, Doppelung der Basalmembran *(Pfeil)*, „fibrous long-spacing collagen" *(fc)*, Pericyt *(P)* (×37400)

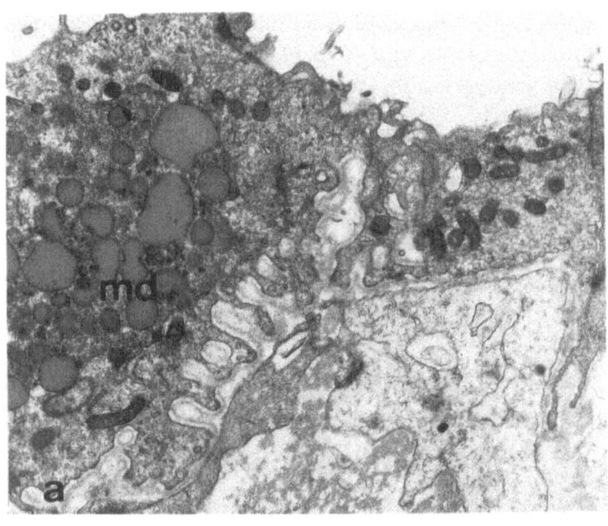

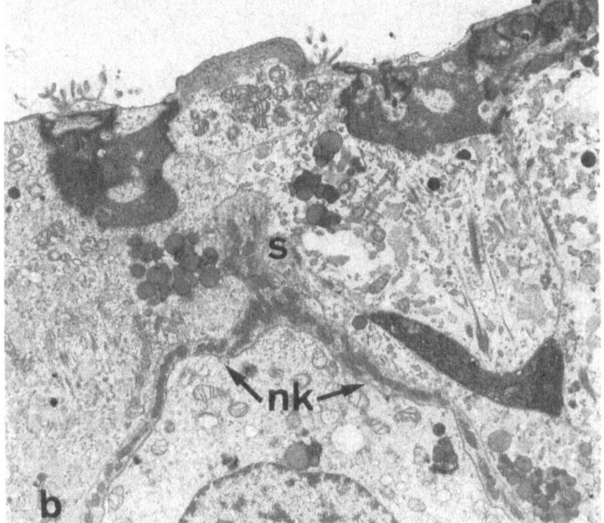

Abb. 2. a Bogengang mit mukoiden Degenerationen *(mD)* (×10000), **b** Haarzelle Typ I mit Nervenkelch *(nk)* und Synapse *(s)* (×4600)

das Epithel erschien ausgedünnt. Häufig fanden sich Lipofuscineinschlüsse und Vakuolen.

– Als weiterer charakteristischer Befund fand sich das in großen Mengen subepithelial, z.B. nahe von Nervenfasern, Kapillaren und lipofuscinhaltigen Fibroblasten gelegene „fibrous long-spacing collagen".

– Die Basalmembran des Kapillarendothels war deutlich verdickt, teilweise auch verdoppelt. Ihre Kontinuität blieb jedoch bewahrt, und es ergab sich kein Anhalt für einen erhöhten Proteintransfer an dieser spezifischen Stelle.

– Das sensorische und nichtsensorische Epithel war stark lipofuscinhaltig degeneriert. Stereo- und Ki-nocilien konnten nur selten gefunden werden. Die Anzahl von Nervenfasern war deutlich vermindert. Dies erklärt den Ausfall der bereits präoperativ meist verschwundenen thermischen Erregbarkeit bei Akustikusneurinompatienten.

– Unsere Untersuchungen an Mittelohrschleimhaut ergaben keine außergewöhnlichen degenerativen Veränderungen. Es fiel nur eine leichte mukoide Degeneration auf.

– Bei der Begutachtung von Tumorgewebe fiel die Endothelfensterung der Tumorkapillaren auf. Dies könnte bezüglich des erhöhten Proteingehaltes der Perilymphe bei Akustikusneurinompatienten von Interesse sein.

Es wird vermutet, daß durch eine Proteindiffusion vom Tumor ausgehend entlang der vestibulären und kochleären Nerven eine Haarzellschädigung durch Proteinintoxikation resultiert. Diese Schädigung der äußeren kochleären Haarzellen würde das bei 50% der Akustikusneurinompatienten vorhandene Recruitmentphänomen erklären.

Die gefundenen ultrastrukturellen Befunde sind nicht spezifisch für Akustikusneurinompatienten, er-

scheinen aber bei diesen besonders ausgeprägt. Sie geben eine Erklärung für das klinische Erscheinungsbild (Recruitment-Phänomen, reversibler und irreversibler Hörverlust).

Ein besonderer Dank geht an P. Altenhoff und C. Wacker für ihre technische Assistenz.

204. Ch. Strauss, R. Fahlbusch, E. Koçdemir, M. Berg (Erlangen): Langzeitergebnisse für den Nervus acusticus nach Entfernung von Akustikusneurinomen über den suboccipito-lateralen Zugang

Langzeitergebnisse für die Funktion des N. acusticus sind für den transtemporalen Zugang von verschiedenen Arbeitsgruppen ausgewertet worden (Otologic Medical Group, Los Angeles). In den letzten acht Jahren wurden in der Neurochirurgischen Klinik der Universität Erlangen-Nürnberg 122 Patienten an Akustikusneurinomen über den suboccipito-lateralen Zugang operiert. Unter BAEP-Monitoring wurde bei 54 Patienten versucht, die Funktion des N. acusticus zu erhalten (durchschnittliche Tumorgröße 3,1 cm).

Dies gelang initial postoperativ bei 26 Patienten, von denen 11 im weiteren Verlauf ertaubten („delayed hearing loss"). Eine definitive Hörerhaltung gelang bei 15 Patienten. Diese Patienten wurden im Durchschnitt 48 Monate postoperativ audiologisch nachuntersucht.

Zugrundegelegt wurde der „pure tone average" (pta aus 500, 1000, 1500, 2000 Hz) und der Hörverlust

nach Röser aus dem Tonaudiogramm und dem Sprachaudiogramm (Abb. 1).

Lediglich bei 2 bzw. 3 Patienten trat im Beobachtungszeitraum eine Verschlechterung im Tonaudiogramm von mehr als 10% bzw. 10 dB auf. Zu einem Überschreiten der 50%- bzw. 50-dB-Grenze ist es in keinem Fall gekommen. Die übrigen Patienten zeigten stabile Verläufe bzw. Verbesserungen ihres tonaudiologischen Status. Auch die Sprachaudiogramme bestätigen diese Tendenz.

Hierbei kam es in keinem Fall zu einer Verschlechterung, bei drei Patienten dagegen zu einer Verbesserung.

Der frühe postoperative Hörverlust (11 „delayed hearing loss"-Patienten) ist möglicherweise auf eine Störung der Mikrozirkulation zurückzuführen.

Ein solcher sich anbahnender Hörverlust kann intraoperativ an charakteristischen BAEP-Veränderungen erkannt werden und läßt sich möglicherweise durch vasoaktive Therapie verhindern.

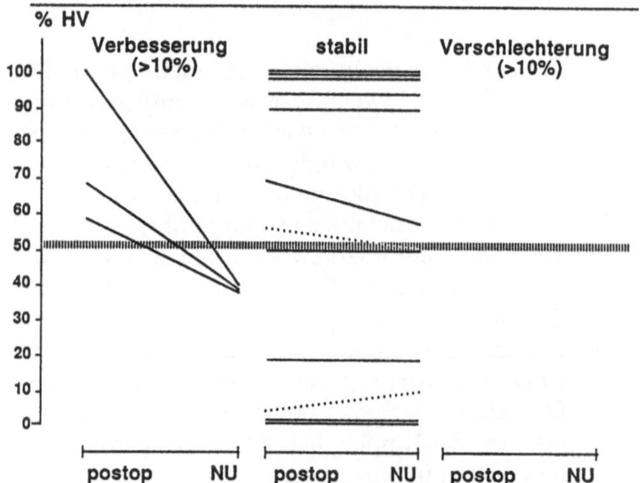

Abb. 1. Hörverlust nach Röser (Sprachaudiogramm)

Speicheldrüsen I: Tumoren

205. A. Dietz, B. Barmé, E. Sennewald, H. Maier (Heidelberg): Zur Epidemiologie der Parotistumoren

Die Pathogenese der verschiedenen Speicheldrüsengeschwülste ist bislang noch nicht geklärt. Ebenso existieren über die Ätiologie dieser Tumoren nur spärliche Informationen. Verschiedene Faktoren wurden bislang als epidemiologisch relevant bei der Entstehung von Parotistumoren diskutiert: Als viral-infektiöse Faktoren wurden das Epstein-Barr-Virus, Zytomegalie-Virus, verschiedene oncogene DNA-Viren, Adenoviren, Simian-40-Viren und das Polyoma-Virus in Zusammenhang mit der Entstehung von Parotistumoren gebracht. Chromosomale Faktoren, wie clonale Aberrationen von Chromosom Nr. 8, chromosomale Translokationen und Verlust von Chromosomen wurden beobachtet. Neben mehreren anderen Faktoren wurden schließlich ionisierende Strahlen anhand vieler Studien, die sich u.a. mit den Folgen der Hiroshima-Atombombenexplosion sowie therapeutischer und diagnostischer Strahlenbelastung beschäftigten, für die Entwicklung von Parotistumoren verantwortlich gemacht.

Bei diesem Vortrag handelt es sich um die Darstellung einer erstmals im deutschsprachigen Raum durchgeführten epidemiologischen Studie, die sich mit der Entstehung von benignen und malignen Tumoren der Glandula parotis beschäftigt.

In den Jahren 1989 bis 1991 wurde an der Hals-Nasen-Ohren-Universitätsklinik Heidelberg eine Fall-Kontrollstudie durchgeführt, bei der 101 Patienten mit Parotistumoren (davon 83 benigne und 18 maligne Geschwülste unterschiedlicher Histologie) 404 Kontrollprobanden gegenübergestellt wurden. Methodisch wurde ein 1:2:2 gematchtes Studiendesign gewählt, wobei die Fälle den Kontrollen nach Geschlecht, Alter und Größe des Wohnortes zugeordnet wurden. Unter Anwendung eines von unserer Arbeitsgruppe erstellten und erprobten Fragebogens, der insgesamt 21 Seiten umfaßt, wurden alle Interviews von dem gleichen Interviewer im oben genannten Zeitraum sukzessive durchgeführt. Der Fragebogen beinhaltet die Fragenkomplexe „Berufliches Umfeld und Arbeitsstoffbelastung", „Tabak- und Alkoholkonsum", „Wohnbedingungen", „Ernährungsverhalten", „Freizeitbeschäftigung", „soziodemographische und sozioökonomische Aspekte" sowie eine ausführliche Anamnese über Familien- und Eigenkrankheiten, Medikamentenkonsum und diagnostische Strahlenbelastung. Unterschiede wurden im Vergleich zwischen der Arbeitsstoffexposition bei den Tumorpatienten (Gesamtstichprobe) und Kontrollpersonen gesehen. Das höchste relative Risiko (RR), an einem Parotistumor zu erkranken, wurde bei der Exposition gegenüber Nickel über einen Zeitraum von mindestens 10 Jahren und wöchentlichem Umgang gesehen (RR Nickel = 6,0; Konfidenz-Intervall [K.I.]: 1,4−25,5, signifikant). Ebenso konnten für die Exposition gegenüber Chrom (RR Chrom = 3,4; K.I.: 0,9−14,5) und Asbest- bzw. Zementstaub (RR Asbest + Zement = 3,0; K.I.: 1,0−8,9) unter gleichen zeitlichen Kriterien wie bei der Nickelexposition erhöhte Risikowerte errechnet werden, die allerdings nicht im signifikanten Bereich lagen. Ferner wurden u.a. erhöhte Risikowerte beim regelmäßigen Konsum von Milch gesehen. Zusätzlich fielen bei den Tumorpatienten gehäuft „Chronische Infektionskrankeiten", „Endokrine Erkrankungen" sowie „Strahlenbelastung beim Zahnarzt" auf. Tabak- und Alkoholkonsum schienen hier eher eine untergeordnete Rolle zu spielen. Die Studie beinhaltet ferner eine getrennte Betrachtung der Variablen bezüglich maligner und benigner Parotistumoren und gibt einen erweiterten Aufschluß durch den geschlechtsabhängigen Vergleich.

E. Stennert (Köln): Sie haben unter den Matchinggrößen die Größe des Wohnortes angegeben. Was verbirgt sich hinter der Auswahl dieser Größen?

A. Dietz (Schlußwort):
Das Matchingkriterium Wohnort besteht aus der Unterscheidung zwischen den Größen:
- Dorf (bis 5000 Einwohner)
- Kleinstadt (5000−50000 Einwohner)
- mittl. Stadt (50000−100000 Einwohner)
- Großstadt (über 100000 Einwohner)

Man erreicht somit eine populationsbasierte Vergleichsmöglichkeit der Kollektive.

206. J. Ußmüller, K. Donath (Hamburg):
Plattenepithelmetaplasien und ihre Differentialdignose in Speicheldrüsen

Von klinischer Relevanz ist die Unterscheidung von Epithelmetaplasien gegenüber bösartigen epithelialen Neubildungen.

Plattenepithelmetaplasien des Speicheldrüsengangepithels entwickeln sich bei der chronischen Sialadenitis (obstruktive Sialadenitis, Strahlensialadenitis), bei bestimmten Mangelzuständen (Avitaminosen) und der Sialolithiasis (Seifert et al. 1984). In Abhängigkeit des Ausmaßes solcher duktulären Epithelmetaplasien können diese Veränderungen mit der nekrotisierenden Sialometaplasie (Speicheldrüseninfarkt mit Plattenepithelmetaplasien) verwechselt werden. Hier zeigen sich, bei erhaltener Läppchengliederung, aufgrund der spezifischen Angioarchitektonik mit ihrer Anastomosenvielzahl im Läppchenzentrum, vom zentralen Gangepithel ausgehende Plattenepithelmetaplasien, während in der Läppchenperipherie nekrotische Azini und Fettgewebe anzutreffen sind (Donath 1979).

Bei Unkenntnis der Morphologie des Speicheldrüseninfarktes besteht die Gefahr der Fehldiagnose eines Plattenepithel- oder Mukoepidermoidkarzinoms.

Die im Randgebiet nekrotischer Tumoren (onkozytäres Adenom, multifokale adenomatöse onkozytäre Hyperplasie) auftretenden Epithelproliferationen können ebenfalls mit einem Plattenepithel- oder Mukoepidermoidkarzinom verwechselt werden.

Diese reaktiven Epithelproliferationen mit Plattenepithel- und Becherzellmetaplasien lassen im Gegensatz zur nekrotisierenden Sialometaplasie keine lobuläre Gliederung erkennen und stellten darüber hinaus eine periphere Demarkation der zentral gelegenen Tumornekrose dar. Stellenweise wachsen die proliferierten Epithelstränge in die Nekrosen ein und zeigen ein Bild ähnlich der radikulären Zyste, wo das Epithel der Malassez'schen Epithelnester in den apikalen Entzündungsherd einwächst (Donath u. Stein 1986). Innerhalb der Epithelproliferationen können epidermoid differenzierte Abschnitte mit gangartigen und mikrozystischen Formationen (Abb. 1) entwickelt sein, welche sowohl Astrablau- als auch PAS-positive Schleimstubstanzen enthalten. Die Zellkerne weisen mitunter eine geringe Anisomorphie auf.

Bei der histologischen Befunderhebung kleiner Gewebeproben oder im Rahmen der Schnellschnittdiagnostik können solche Areale nicht von einem Plattenepithel- oder niedrig differenzierten Mukoepidermoidkarzinom unterschieden werden.

Mukoepidermoidkarzinome bestehen aus epidermoiden und schleimbildenden Tumorformationen mit Mikro- bzw. Makrozysten und weisen ebenfalls und charakteristischerweise eine epitheliale Astrablau- und PAS-positive Schleimbildung auf (Abb. 2). Monomorphe und pleomorphe Adenome lassen hingegen innerhalb gangartiger Tumorformationen lediglich eine Positivität für PAS erkennen.

Immunhistochemisch zeigen die Plattenepithelmetaplasien und das Gangepithel des erhaltenen Speicheldrüsenparenchyms eine eindeutige Expres-

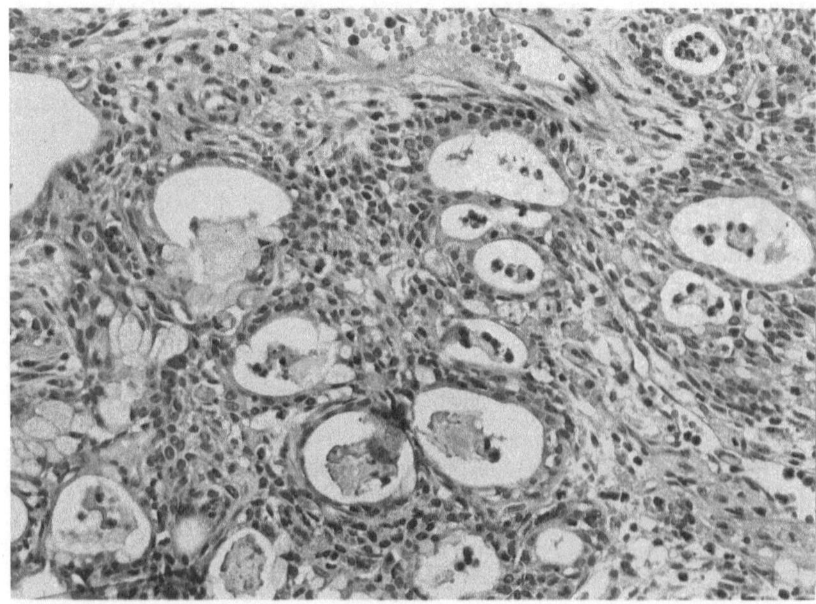

Abb. 1. Plattenepithelmetaplasien und Mikrozysten, Parotis. HE. (×850)

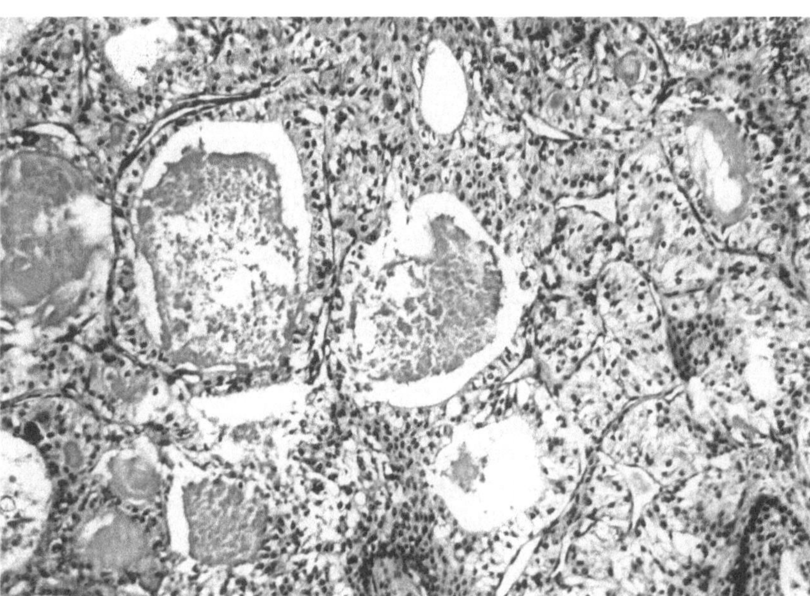

Abb. 2. Hochdifferenziertes zystisches Mukoepidermoidkarzinom, Gaumen. HE (×540)

sion von Breitspektrumkeratin, während die Gangepithelien, nicht aber die Plattenepithelmetaplasien, eine Positivität für Zytokeratin CK7 – als Hinweis der metaplastischen Umwandlung von Zylinder- in Plattenepithel – aufweisen.

Erst das Bild der Epithelproliferationen, welche zum einen das Nekroseareal demarkieren, und zum anderen in die Nekrosen, nicht jedoch in das benachbarte erhaltene Speicheldrüsenparenchym einwachsen, ermöglicht eine Differenzierung gegen invasive epitheliale Tumoren. Ein solches Wachstumsverhalten ist mit dem eines Plattenepithel- oder Mukoepidermoidkarzinoms nicht vereinbar.

Die von uns beobachteten reaktiven Epithelproliferationen mit Plattenepithel- und Becherzellmetaplasien im Randgebiet einer Tumornekrose wurden in der Literatur bislang nicht beschrieben. Gerade wegen ihres seltenen Auftretens sollten sie in differentialdiagnostische Überlegungen einbezogen werden.

H. Glanz (Gießen): Könnten die von Ihnen beschriebenen Plattenepithelmetaplasien für die Histogenese der Plattenepithelkarzinome bzw. Mucoepidermoidkarzinome der Gl. parotis in Frage kommen?

H. Maier (Heidelberg): Wie sicher ist die Abgrenzung eines Speicheldrüseninfektes der kleinen Mundspeicheldrüsen von einem Plattenepithelkarzinom allein aufgrund des histomorphologischen Bildes?

J. Ußmüller (Schlußwort):
Ein Fall einer Entartung von Epithelmetaplasien in einem malignen Tumor ist mir nicht bekannt. Sie ist prinzipiell nicht auszuschließen. Zur eindeutigen Differenzierung bedarf es des Vorhandenseins der lobulären Architektonik.

207. U. Gewelke, B. Eder, I. A. Born, H. Maier (Heidelberg): Sialadenose – eine diagnostische und therapeutische Crux

Die Diagnostik und Therapie von Sialadenosen bereiten in der Praxis oft große Schwierigkeiten.

Was versteht man unter einer Sialadenose? Unter dem Begriff Sialadenose werden nichtentzündliche, schmerzlose, rezidivierende, symmetrische Schwellungen vorwiegend der Glandula parotis zusammengefaßt.

Was wissen wir heute über die Ursachen der Sialadenosen der Glandula parotis? Zum einen sehen wir Sialadenosen bei endokrinen Störungen. Desweiteren bei metabolisch-dystrophen Störungen. Nicht zuletzt können Sialadenosen auch durch Medikamente induziert werden oder bei peripher- oder zentralnervösen Störungen auftreten.

Letztendlich handelt es sich unabhängig von der auslösenden Ursache um eine Störung des intraglandulären Nervensystems.

Man kann wohl mit Fug und Recht sagen, daß die Sialadenose mit eine der Speicheldrüsenerkrankungen darstellt, die häufig nicht diagnostiziert wird. Dies ist um so erstaunlicher, weil es sich um ein vergleichsweise häufiges Krankheitsbild handelt. Betrachten wir das Zahlenmaterial der Speicheldrüsensprechstunde der Heidelberger HNO-Klinik, so wird deutlich, daß der Anteil der Sialadenosenfälle in den Jahren 1986 bis 1991 ca. 20% betrug.

Welche klinischen Symptome stehen im Vordergrund? Was die Symptome anbetrifft, steht die schmerzlose Schwellung im Vordergrund, was bei 69% unserer Patienten der Fall war. Über Mundtrockenheit klagten 18% der Patienten und ein Spannungsgefühl im Wangenbereich gaben 13% der Patienten an. Der erste wichtige Schritt für die Diagnostik ist die Anamnese. Hier gilt es gezielt nach möglichen Ursachen zu fragen:

Zum ersten, liegt eine endokrine Erkrankung vor? Eine endokrine Störung lag bei 33% unserer Patienten vor, davon hatten 12% einen Diabetes mellitus, 5% einen Morbus Cushing, 3% einen Morbus Addison und 13% eine Hypothyreose. Desweiteren sollte man feststellen, ob eine metabolisch-dystrophe Störung vorliegt, wie beispielsweise eine Hepathopathie, eine Bulimia nervosa, eine Anorexia nervosa, ein Proteinmangel oder eine Hypovitaminose. Eine metabolisch-dystrophe Störung lag bei 40% unserer Patienten vor, davon hatten 18% eine Hepathopathie, 20% litten an einer Bulimia nervosa und 2% an einer Anorexia nervosa. Auch eine Vielzahl von Medikamenten kann zu einer Sialadenose führen:

Im folgenden seien die wichtigsten genannt: Sympathomimetika, Parasympathomimetika, Sympathikolytika, Alpha-Rezeptorenblocker, Parasympatholytika, Antihypertensiva, Trizyklische Antidepressiva, Thyreostatika und Antikonvulsiva. Insgesamt 28% unserer Patienten nahmen Medikamente ein, von denen bekannt ist, daß sie eine Sialadenose verursachen können. Davon nahmen 5% Sympathomimetika ein, 1% Sympatholytika, 3% Antihypertensiva, 18% Trizyklische Antidepressiva und 1% der Patienten nahmen Antikonvulsiva ein.

Auch bei peripher- oder zentralnervösen Störungen kann eine Sialadenose auftreten: Insbesondere bei psychischen Alterationen, wie beispielsweise Schizophrenie, Epilepsie, Morbus Parkinson, Depressionen, und bei Einnahme von Antihypertensiva. Eine derartige Störung lag bei insgesamt 20,5% unserer Patienten vor. 17,5% unserer Patienten litten an psychischen Alterationen und 3% nahmen Antihypertensiva ein. Natürlich sind hier – wie bei den anderen Beispielen – Mehrfachnennungen enthalten. Schließlich verbleiben diejenigen Fälle, bei denen keine Ursache zuzuordnen ist. Bei 17,5% unserer Patienten konnte keine mögliche Ursache festgestellt werden. Der klinische Aspekt ist ziemlich eindeutig.

Palpatorisch findet sich eine weiche diffuse Schwellung beider Ohrspeicheldrüsen. Der Speichelfluß ist initial oft erhöht und nimmt erst in den Spätstadien ab. Das Sekret selbst ist serös und klar. An weiterführender Diagnostik bieten sich die Sialochemie, die Sialographie, der Ultraschall und die Feinnadelbiopsie an. In der sialochemischen Analyse befinden sich die Entzündungsparameter meist im Normbereich. Der Na/K-Quotient liegt meist unter 1. Die Sialographie zeigt zarte engkalibrige Ausführungsgänge. Der Ultraschall zeigt ein homogen vergrößertes Drüsenparenchym. Feinnadelbioptisch sieht man hauptsächlich eine Schwellung der Acinuszellen. Zusätzliche bildgebende Verfahren, wie CT und MRT spielen bei der Diagnostik der Sialadenose aus praktischer Sicht keine entscheidende Rolle. Weitaus problematischer als die Diagnostik ist die Therapie.

Nach wie vor gilt die Faustregel, daß als erster Schritt die vermutlich auslösende Ursache beseitigt werden muß. Insbesondere, wenn sich das Krankheitsbild noch in einer Anfangsphase befindet, kann hier mit einer Remission gerechnet werden. Ist es erst zu ausgedehnten morphologischen Veränderungen in der Drüse gekommen, sind die Erfolgschancen gering. Trotz Beseitigung der vermutlich auslösenden Ursache gelang es uns bei über 90% unserer Patienten nicht, eine klinisch relevante Rückbildung der Parotisschwellung zu erreichen. Eine befriedigende medikamentöse Therapie gibt es bis dato nicht. Experimentelle Untersuchungen von Chilla et al. haben gezeigt, daß mit Zunahme der Denervierung des intraglandulären Nervensystems die Dichte der Beta-Rezeptoren an den Acinuszellen zunimmt. Unter Zugrundelegen dieser Theorie könnte man davon ausgehen, daß der Einsatz von Beta-Blockern zu einer Beseitigung der Ursache der Sialadenose führen kann. Wir haben dies hochdosiert bei einer Reihe von Patienten versucht, ohne einen durchschlagenden Erfolg zu erzielen.

Letztendlich empfehlen wir bei starkem Leidensdruck, eine laterale Parotidektomie beidseits durchzuführen. Allein durch dieses Vorgehen ist ein befriedigendes kosmetisches Ergebnis – und darum geht es den Patienten in aller Regel – à la longue zu erzielen.

208. E. Janda, G. Grevers (München):
Dysgenetische Speichelgangszyste im Kindesalter

Zysten gehören zu den eher seltenen Neubildungen der Ohrspeicheldrüse und müssen differentialdiagnostisch insbesondere von Malignomen abgegrenzt werden. Bezogen auf die Gesamtzahl der Speicheldrüsenerkrankungen, machen die Zystenbildungen ca. 6% aus, die Ohrspeicheldrüse ist jedoch nur bei jeder sechsten Zystenbildung in einer der Kopfspeicheldrüsen betroffen.

Die Genese von Speichelgangzysten ist nicht sicher geklärt, in der Literatur geht man jedoch weitgehend davon aus, daß es sich um sekundär durch Gangobstruktion erworbene Veränderungen handelt, da der Altersgipfel jenseits des 7. Lebensjahrzehnts liegt und in 85% der Fälle eine fokal obstruktive Parotitis im angrenzenden Drüsengewebe nachzuweisen ist. In der vorliegenden Fallbeschreibung wird ein sechsjähriges Mädchen mit einer seit Geburt bestehenden, sich sukzessive vergrößernden, schmerzlosen, glatt begrenzten und auf der Unterlage verschieblichen Raumforderung im Bereich des linken kaudalen Parotispols vorgestellt. Im Alter von fünfeinhalb Jahren war am linken Knie bereits eine Zyste entfernt worden. Die Ultraschalluntersuchung erweckte den Verdacht auf eine zystische Raumforderung, der in der Kernspintomographie bestätigt werden konnte. Die Therapie der Wahl bestand in der operativen Entfernung des Tumors. Die histologische Begutachtung erbrachte die Diagnose einer dysgenetischen Speichelgangzyste.

Der vorliegende Fall zeigt, daß Speichelgangzysten auch schon im frühen Kindesalter vorkommen können, und unterstützt damit die Hypothese einer primär kongentitalen Genese dieses Krankheitsbildes. Bezüglich der Differentialdiagnose wird auf eine Abgrenzung gegenüber den lymphoepithelialen Zysten, den kongenitalen Sialektasien, der dysgenetischen Zystenparotis, den Dermoidzysten, zystischen Hygromen und Lymphangiomen verwiesen.

Erscheint ausführlich in *Laryngo Rhinol Otologie*

H. Maier (Heidelberg): 1. Warum haben Sie hier eine Kernspintomographie durchgeführt? Hätte eine Ultraschalluntersuchung nicht gereicht?
2. Wie stehen Sie zur Frage der Virusaetiologie bei den Speichelgangzysten? Ich denke hier in erster Linie an eine EBV-Infektion.
3. Kann eine maligne Entartung ausgeschlossen werden?

E. Janda (Schlußwort):
ad 1) Eine maligne Entartung kindlicher Speichelgangzysten ist aus der uns zugänglichen Literatur nicht bekannt.
ad 2) Eine entzündliche Genese von Speichelgangzysten halten wir, insbesondere auch unter Bezugnahme auf den von uns vorgestellten Fall, für eher unwahrscheinlich, da das Krankheitsbild von Geburt an bekannt war und deshalb am ehesten dysgenetisch bedingt sein dürfte.
ad 3) Selbstverständlich stellt die B-mode-Sonographie das bildgebende Verfahren der ersten Wahl für dieses Krankheitsbild dar; da jedoch differentialdiagnostisch eine Meningoencephalozele auszuschließen war — wir hatten kürzlich einen ähnlichen Fall — wurde die KST als weiterführendes bildgebendes Verfahren durchgeführt.

209. J. Silberzahn, R. Schäffer, H. Glanz (Gießen):
Nutzen und Risiko der Feinnadelpunktion in der Speicheldrüsendiagnostik

Im Rahmen der präoperativen Diagnostik bei tumorösen Veränderungen der großen Kopfspeicheldrüsen finden heute die Sonographie, Kernspin- und Computertomographie, wie auch die FNP Anwendung. Dabei bieten die bildgebenden Verfahren nur sehr eingeschränkte Hinweise bezüglich der Malignität einer Veränderung.

Die FNP kann hier mit geringen Kosten und geringer Invasivität das weitere diagnostische und therapeutische Vorgehen beschleunigen und verbessern.

Die FNP wurde nach der Hautdesinfektion mit alkoholischem Spray mittels einer 20-ml-Spritze mit Pistolenhandgriff und einer 0,7mm dicken Kanüle durchgeführt. Das entnommene Material wurde je-

weils auf vier Objektträger ausgestrichen, von denen jeweils zwei fixiert und zwei unfixiert zur Zytopathologie des Unvierstitätsklinikums Gießen weitergeleitet wurden. Wir erhielten danach einen Befund mit Text und der Malignitätseinteilung.

Eine Überprüfung der Übereinstimmung von zytologischer und histologischer Diagnose nach erfolgter Operation fand nicht bei allen Patienten statt.

26% der Patienten wurden nicht operiert, und in 8% der Fälle fand sich ein unzureichender zytologischer Befund. In 49% der untersuchten Fälle konnten eine vollständige Übereinstimmung und in 17% keine Übereinstimmung der zytologischen und histologischen Diagnose dokumentiert werden. Von den 44 nicht histologisch nachkontrollierten Fällen deckte sich bei 34 Patienten die klinische Verdachtsdiagnose mit der FNP hinsichtlich der Dignität der Veränderung.

Es zeigt sich im Rahmen dieser Untersuchung eine sehr hohe Korrelation von Zytologie (mittels FNP) und Histologie in 94%.

Dieses Ergebnis deckt sich mit den Angaben der bereits veröffentlichten Literatur.

Voraussetzungen sind jedoch ein erfahrener Zytopathologe, wenn möglich vor Ort, und ein geübter „Punkteur". Insbesondere unerfahrene Kollegen treffen oft nicht die entscheidende Veränderung.

Aufgrund der 172 FNP, die im Rahmen der Speicheldrüsensprechstunde durchgeführt wurden, ergaben sich folgende Vor- und Nachteile:

Durch die Kenntnis der FNP läßt sich eine bessere operative Planung bezüglich einer adäquaten Tumor-Entfernung verwirklichen.

Beim Vorliegen von malignen Lymphomen oder Filiae kann das Tumorstaging und meist der Therapiebeginn beschleunigt werden.

Die FNP ist eine kostengünstige und wenig invasive Methode; in den letzten fünf Jahren trat bei 172 FNP keine Komplikation auf.

Als Nachteil muß aufgeführt werden, daß in 6% der untersuchten Fälle eine Differenz zwischen Zytologie und Histologie vorlag. Dabei wurde bisher im untersuchten Krankengut keine maligne Veränderung als gutartig eingestuft.

Weiterhin sollte unbedingt darauf geachtet werden, daß zwischen der FNP und der Operation mindestens zwei Wochen vergangen sein sollen. Diesen neuen Aspekt möchten wir besonders betonen. Im Falle eines pleomorphen Adenoms kann die durchstoßene Tumorkapsel einreißen, damit die Operation erschweren und gegebenenfalls ein Rezidiv nach sich ziehen.

Die FNP sollte in der Speicheldrüsendiagnostik einen festen Platz neben Palpation und Sonographie einnehmen und in keiner Klinik oder Praxis fehlen.

H. Maier (Heidelberg): 1. Wie ist die Treffsicherheit der Methode bei malignen Lymphomen und Azinuszellkarzinomen?
2. Haben Sie auch Erfahrungen mit der Immunzytologie?

K. Liebschner (Chemnitz): Kann man bei der FNP der Gl. parotis sicher sein, keine Tumorzellen in das Gewebe zu verimpfen? Es mehren sich kritische Stimmen; mitunter wird die FNP bei Verdacht auf pleomorphe Adenome abgelehnt.

H. Wilms (Hamburg-Altona): Auch in Ihrem diagnostischen Procedere ist die abschließende histologische Validisierung des zuvor gewonnenen zytologischen Ergebnisses offensichtlich obligat. Da Sie zusätzlich noch angeben, bei entsprechend zytologisch verdächtigem Befund wegen der bei der Punktion entstandenen Kapselverletzung ein Sicherheitsintervall von 2 Wochen zur operativen PE einzuhalten, ergeben sich 2 Fragen:
1. Ist absehbar, ob in überschaubarer Zeit aufgrund der Sicherheit des zytologischen Befundes auf die abschließende histopathologische Verifizierung verzichtet werden kann?
2. Resultiert durch das angegebene Verfahren in der Tat eine Beschleunigung des diagnostischen Ablaufes?

J. Silberzahn (Schlußwort):
Zu Herrn Maier: Immunhistologie ist einzusätzliches Merkmal, dessen Bedeutung in der Zukunft abgewartet werden muß.
Z.Z. besteht eine Euphorie bezüglich der Immunzytopathologie, ob sich diese bestätigt, muß sich noch zeigen.
Zu Herrn Liebschner: Aufgrund unserer Erfahrungen gibt es keine Impf-Metastasen. Endgültig ist die Frage erst in ca. 10 Jahren zu beantworten.
Zu Herrn Wilms: 2 Wochen Wartezeit nur bei pleomorphen Adenomen, keine bei malignen Tumoren oder Rep. III.

210. D.-M. Denk, F. Winkelbauer, C. Stanek, M. Ch. Grasl (Wien): Sonomorphologische Veränderungen der Kopfspeicheldrüsen unter und nach Strahlentherapie

Veränderungen der großen Kopfspeicheldrüsen unter und nach Strahlentherapie können mit Hilfe der bildgebenden Verfahren, Sialometrie sowie histologischen Untersuchungen dargestellt werden. Vom klinischen Beschwerdebild besteht nach Radiatio im Kopf-Hals-Bereich eine Xerostomie.

Es wurden 25 Patienten, die aufgrund eines malignen Tumors im Kopf-Hals-Bereich einer Strahlentherapie zugeführt werden mußten, sonographisch vor, während und nach Radiatio untersucht, inwieweit sonomorphologische Veränderungen der großen Kopfspeicheldrüsen dokumentierbar waren.

Unsere Untersuchungen konzentrierten sich vornehmlich auf die Glandula submandibularis, da sie bei allen Patienten im Strahlenfeld lag.

Die Glandula submandibularis wurde mindestens in 2 Ebenen — im Längs- und Querschnitt — dargestellt. Bewertet wurden Größe, Form, Begrenzung, Echogenität und Echotextur.

Es fanden sich folgende *sonomorphologische Veränderungen:* In der *Frühphase der Radiatio* (während und bis 3 Monate nach Abschluß der Strahlentherapie) nahm das Volumen der Drüse zu, wobei das Ausmaß der Vergrößerung stark variierte und keine direkte Korrelation zur applizierten Strahlendosis oder Strahlenart zeigte. Die Echogenität blieb am Beginn der Bestrahlung unverändert echoreich und schien gegen Ende der Bestrahlung abzunehmen, die Echotextur wurde inhomogener.

In der *Spätphase* (beginnend 4–6 Monate nach Radiatio) zeigte sich eine Normalisierung der Größe bis Verkleinerung der Drüse. Die Echogenität ergab ein einheitliches Verhalten: in der Mehrzahl der Fälle war die Drüse echoreicher als bei der Erstdokumentation vor der Radiatio. In einigen Fällen lag jedoch eine eher echoarme Struktur vor. Interessanterweise hatten letztere Patienten im Vergleich zu den anderen eine wesentlich geringere Sicca-Symptomatik aufzuweisen, was auf eine bessere Funktion der Glandula submandibularis hindeutet. Mit Hilfe des Ultraschalls könnte somit der vorsichtige Versuch einer prognostischen Bewertung der strahlenbedingten Veränderungen der Glandula submandibularis gemacht werden. Dies würde eine zusätzliche Indikation für die Ultraschalldiagnostik, die im Rahmen der Tumornachsorge unentbehrlich ist, darstellen.

Hauptvortrag 7

211. W. Hosemann, M. E. Wigand, B. Wessel, B. Schellmann (Erlangen/Nürnberg): Medico-legale Probleme in der endonasalen Nasennebenhöhlenchirurgie

Einleitung

Die optisch gestützte, endonasale („minimal invasive") Operationstechnik hat sich zur Behandlung von chronischen Nasennebenhöhlenentzündungen in unserem Fachgebiet allgemein durchgesetzt. Sie darf sich bereits auf eine jahrzehntewährende Entwicklung berufen und gehört mit einem breiten Spektrum an Anwendungen zur Ausbildung jedes HNO-Arztes [36]. Ältere Einschätzungen über die besonderen Gefahren der endonasalen Chirurgie [33, 40] bedürfen nach Einführung von Endoskop und Mikroskop einer neuen Wertung. Dessen ungeachtet ist in den letzten Jahren jedoch in einzelnen Ländern wie z.B. Frankreich eine deutliche Steigerung entsprechender Haftpflichtfälle registriert worden [3, 83]. Im gleichen Zeitraum erschien international eine Reihe von wissenschaftlichen Arbeiten über operative Komplikationen [14, 49, 50, 63, 70, 74, 75, 76, 77, 79].

Im Bereich der Abdominalchirurgie gibt es eine vergleichbare, endoskopische und minimalinvasive Operationstechnik erst seit kurzem. Dennoch wird ihr bereits eine außerordentliche Verbreitung in Aussicht gestellt [60]. Aufgrund erster Berichte über schwere operative Komplikationen vollzieht sich jedoch derzeit in diesem Fachgebiet eine beachtenswerte und tiefgreifende Diskussion um die ausbildungstechnischen und medico-legalen Aspekte [43, 66]. Eng gefaßte Richtlinien zum chirurgischen Training vor ihrer Anwendung sind in Vorbereitung, wobei selbst vorläufige Empfehlungen bereits für gerichtliche Gutachen herangezogen werden [48].

Auch unsere eigene gutachtliche Tätigkeit über Komplikationen der Nasennebenhöhlenchirurgie stieg in den letzen drei Jahren sprunghaft an. 9 Gutachten über ausschließlich oder überwiegend endonasal ausgeführte Eingriffe sowie 3 Begutachtungen klassischer Operationsverfahren wurden angefertigt (Tabelle 1). Auftraggeber war in 7 Fällen die Staatsanwaltschaft, in drei Fällen ein Zivilgericht und in je einem Falle eine ärztliche Schlichtungsstelle sowie ein Haftpflichtversicherer. Bei den gutachtlichen Fragen stand die Prüfung einer sachgerechten Operationsweise, d.h. eines Behandlungsfehlers, im Vordergrund.

Im folgenden fassen wir unsere gutachtlichen Erfahrungen zusammen unter Hervorhebung der endonasalen Eingriffe. Eine Umfrage unter den HNO-Abteilungen des Bundesgebietes ergänzt unsere Beoachtungen. Vor dem Hintergrund der genannten Entwicklung in anderen Fachgebieten werden evtl. notwendige Konsequenzen besprochen. Die Literatur der neueren Rechtsprechung und der forensischen Medizin wird in enger Beschränkung auf die vorgegebene Thematik angeführt.

Analyse medico-legaler Gutachten, Umfrage unter Fachabteilungen

Eine Einteilung in leichte und schwere Komplikationen der Nasennebenhöhlenchirurgie wird in der Literatur unterschiedlich vorgenommen. Nach unserer Einschätzung darf eine Verletzung der Periorbita mit einem orbitalen Haematom ohne passagere oder dauernde Visusminderung oder Motilitätsstörung des Auges ebenso als leichtere Komplikation gewertet werden wie eine umschriebene Verletzung der Schädelbasis mit Liquorfluß ohne Schädigung von Hirn oder Hirngefäßen, sofern diese Fistel erkannt und umgehend folgenfrei versorgt wird.

In den vorliegenden Fällen kamen mit einer Ausnahme nur schwere und schwerste Komplikationen zur Begutachtung (Abb. 1–4). Ein Todesfall und eine Hemiparese waren die Folge einer Verletzung der A. carotis interna bei Eröffnung der Keilbeinhöhle. Die übrigen schweren neurologischen Komplikationen und Todesfälle wurden verursacht durch Perforationen der vorderen Schädelbasis bis zu einer maximalen Größe von $8,1\,cm^2$ (Abb. 4b) mit einer Verletzung von Hirngewebe und/oder Hirnarterien (Tabelle 1). In einem Falle erfolgte durch einen Facharzt für Mund-Kiefer-Gesichts-Chirurgie die versehentliche Abtragung einer Meningoenzephalozele im Rahmen einer Siebbeinoperation bei chronischer Sinusitis. Die übrigen Komplikationen traten bei Eingriffen durch niedergelassene (N = 3) oder angestellte (N = 1) HNO-Fachärzte, durch Oberärzte

Tabelle 1. Gutachten über Komplikationen der Siebbeinchirurgie 1989–1992 (Hals-Nasen-Ohren-Klinik und Institut für Rechtsmedizin der Universität Erlangen)

Nr.	Operation	Folge	Pathogenese
1.	end. Teilresektion	Tränenwegsstenose	Tränenwegsstenose nach Kieferhöhlenfensterung links (mittlerer Nasengang)
2.	end. Teilresektion	Tod	Schädelbasisperforation links vom Wulst der A. ethmoidalis ant. bis zur Keilbeinhöhle
3.	end. Teilresektion	Tod	Schädelbasisperforation beidseits, zus. $1,4\,\mathrm{cm}^2$
4.	end. Pansinus-Op.	Augenmuskelparese	Fensterung im mittleren Nasengang links mit Schädigung des M. rectus medialis
5.	end. Pansinus-Op.	Hydrocephalus	Schädelbasisperforation links, „fingernagelgroß"
6.	end. Pansinus-Op.	Hemiparese	Einriß der A. carotis int. bei Erweiterung eines Fensters in der Keilbeinhöhlenvorderwand
7.	end. Pansinsus-Op.	Tod	Perforation der A. carotis int. bei (transethmoidaler?) Keilbeinhöhlenfensterung
8.	end. Pansinus-Op.	Tod	Schädelbasisperforation beidseits, zus. $8,1\,\mathrm{cm}^2$, Teilschädigung der A. carotis int. links
9.	end./transmax. Op.	Visusminderung und Augenmuskelparese (oculus ultimus!)	Perforation der rechten Lam. papyracea mit Augenmuskelschädigung und intraorbitalem Haematom
10.	transmax. Op.	Hydrocephalus	Resektion einer rechtsseitigen Meningoenzephalozele
11.	transfac. Op.	Tod	Dekompression des N. opticus links, Blutung, Kompression der A. carotis int. durch Tamponade
12.	transmax./transfac. Op.	Tod	Schädelbasisperforation links, $2,1\,\mathrm{cm}^2$

end. = endonasaler Eingriff; *Pansinus-Op.* = komplette Ethmoidektomie mit Fensterung von Keilbeinhöhle, Kieferhöhle, Stirnhöhle; *end./transmax. Op.* = kombinierte endonasale und transmaxilläre Ethmoidektomie; *transfac. Op.* = transfaciale Ethmoidektomie

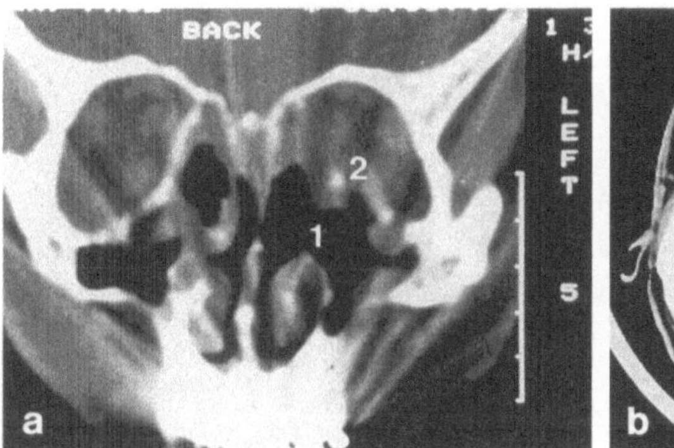

Abb. 1a, b. Gutachtenfall: Bei einem 44jährigen Patienten wurde klinisch und radiologisch die Diagnose einer Polyposis nasi et sinuum gestellt. Es erfolgte eine komplette endoskopische, endosonale Ethmoidektomie mit Fensterung der Kieferhöhle im mittleren Nasengang. **a** Coronares CT-Bild postoperativ: Linksseitig wurde ein großes Fenster im mittleren Nasengang angelegt *(1)*. Hierbei kam es zu einer großflächigen Destruktion des Orbitabodens resp. der angrenzenden Lam. papyracea *(2)*, **b** Axiales CT-Bild nach der Wundheilung: Trotz mehrerer (transfazialer) Nachoperationen mit einer Narbenlösung durch HNO-Arzt und Augenarzt sowie der systemischen Gabe von Kortison sowie Antirheumatika ergriff die ausgedehnte Narbe *(1)* den M. rectus medialis *(2)* und verursachte eine Schielstellung des linken Auges von zuletzt 35 Grad *(3)*. Aufgrund dieser „funktionellen Einäugigkeit" wurde ein erneuter augenärztlicher Eingriff indiziert und ein Jahr später ausgeführt. Als Kläger im Zivilprozeß trug der Patient u.a. vor, die Verletzung der Orbita sei Folge einer ungebührlichen Gewalt oder eines mangelnden Geschickes, somit Ausdruck einer Verletzung der Regeln ärztlicher Kunst. Darüber hinaus hätte der Operateur postoperativ geäußert, ihm sei „ein Fehler unterlaufen" − dieses Eingeständnis müsse die Beweislast umkehren.

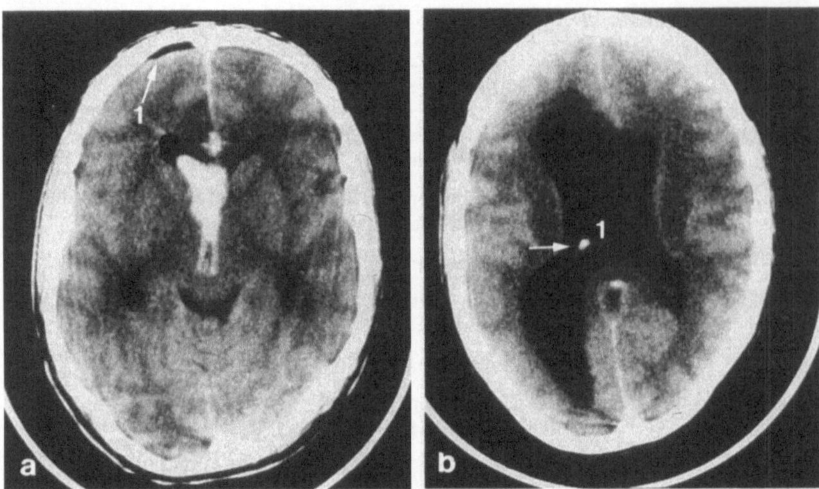

Abb. 2a, b. Gutachtenfall: Bei einem 21jährigen Studenten wurde eine therapieresistente chronische Nasennebenhöhlenentzündung (Sinusitis maxillaris et ethmoidalis anterior) klinisch und radiologisch gesichert. Es erfolgte die endosonale, endoskopische Nasennebenhöhlenoperation in Verbindung mit einer Septumkorrektur. Hierbei wurde nach Abspreizen der mittleren Nasenmuschel in das linksseitige Siebbeinzellensystem mit der geschlossenen Faßzange eingegangen und das Zellsystem durch Herausziehen des Instrumentes eröffnet. **a** Eine Verletzung der Schädelbasis wurde über einen Schnellschnitt mit dem Nachweis von Hirngewebe im Operationsgebiet gesichert. Eine sachgerechte Nachoperation mit Abdichtung der Perforation schloß sich unmittelbar an. Das Kontroll-CT zeigt postoperativ in der axialen Schichtung u.a. einen Pneumatocephalus *(1)*, eine Subarachnoidalblutung mit Einbluten in den Interhaemispherenspalt *(2)*, eine Einblutung in die Seitenventrikel *(3)* und eine geringergradige intrazerebrale Blutung *(4)*, **b** Heilungsverlauf − CT in axialer Schichtung: Sekundär entwickelte sich ein Hydrocephalus internus *(1)*, welcher zwei weitere neurochirurgische Eingriffe (Ventrikeldrainagen: *2*) erforderlich machte. Der Patient sah sich auf absehbare Zeit nicht mehr in der Lage, sein Studium fortzusetzen, und machte im Zivilprozeß einen Verstoß gegen die Regeln der ärztlichen Kunst geltend.

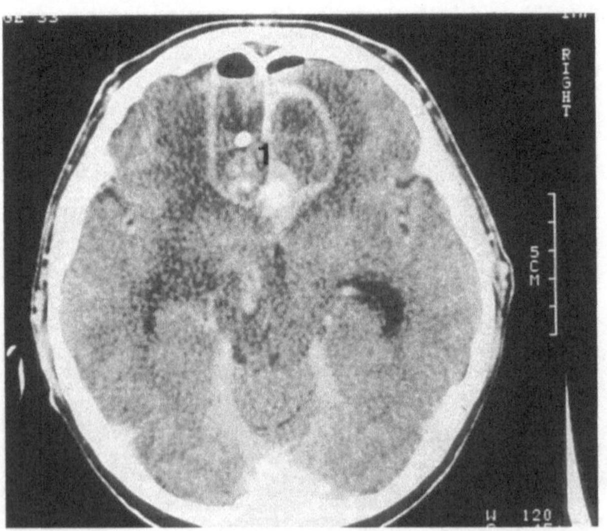

◀ **Abb. 3.** Gutachtenfall: Bei einem 43jährigen Patienten wurde eine therapieresistente, ausgeprägte Sinusitis ethmoidalis chronica klinisch und radiologisch festgestellt. Eine endonasale Siebbeinoperation wurde indiziert. Hierbei wurde im Anschluß an eine Polypektomie und „Infundibulotomie" beidseits vermeintlich die Keilbeinhöhle eröffnet und medial eine weißliche Struktur festgestellt. Es wurden eine Gewebeprobe und ein Abstrich entnommen und der Eingriff routinemäßig beendet. Bei dem operativen Eingriff kam es zu einer beidseitigen Perforation der Schädelbasis von 1,4 cm². Die sich postoperativ entwickelnden neurologischen Symptome wurden vom Nachtdienst der Belegklinik als „Durchgangssyndrom" interpretiert. Die spezifische Komplikation wurde erst 24 Stunden post operationem aufgeklärt und eine Nachoperation anderen Ortes veranlaßt. Ungeachtet der operativen Revision mit Abdichtung der Defekte kam es zu rezidivierenden intrazerebralen Infekten (1: Abszeß mit Drainage im axialen CT-Bild), an welchen der Patient trotz neurologischer und neurochirurgischer Intensivtherapie verstarb. Die Angehörigen des Patienten veranlaßten ein staatsanwaltschaftliches Ermittlungsverfahren.

(N = 5) oder Chefärzte (N = 2) auf. Nur in einem Fall lag ein gewisser zeitlicher Zusammenhang mit dem Besuch eines speziellen Operationskurses vor. In zwei Fällen stand der Operateur zu seinem Patienten in einem persönlichen Verhältnis (Sohn/Tochter von Bekannten, Ehefrau/Ehemann von Kollegen).

Bei den endonasalen Siebbeineingriffen traten die schweren Komplikationen an der knöchernen Schädelbasis in allen 4 Fällen im Rahmen einer von anterior nach posterior gerichteten Ausräumung auf. In einem weiteren Fall kam es zu einer Perforation der A. carotis interna mit einem Saugrohr bei der (transethmoidalen?) Eröffnung der Keilbeinhöhle (Abb. 4a). Die zweite Verletzung der A. carotis interna war die Folge einer seitlichen Abtragung von Knochensepten zur Erweiterung eines bestehenden

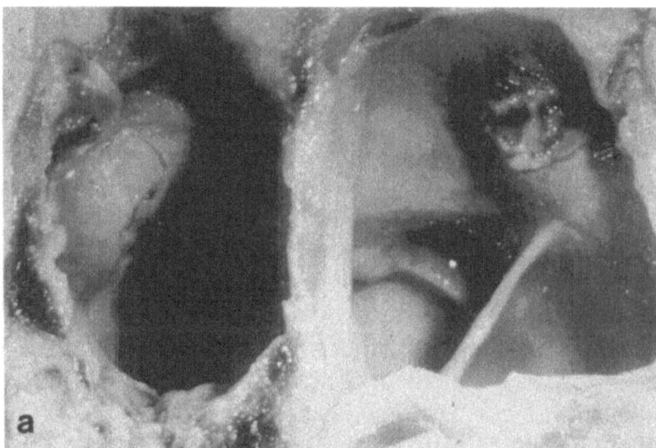
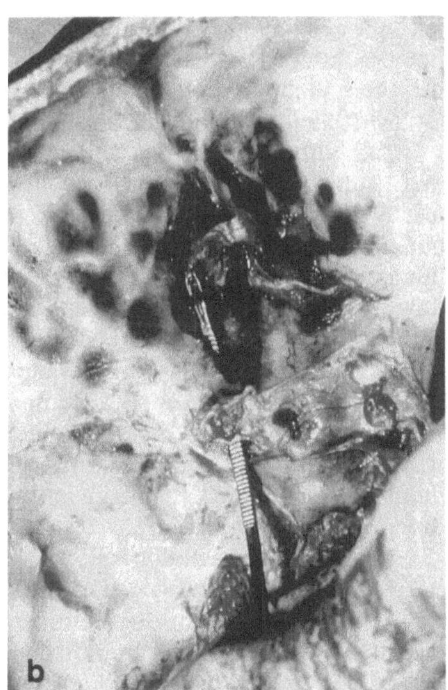
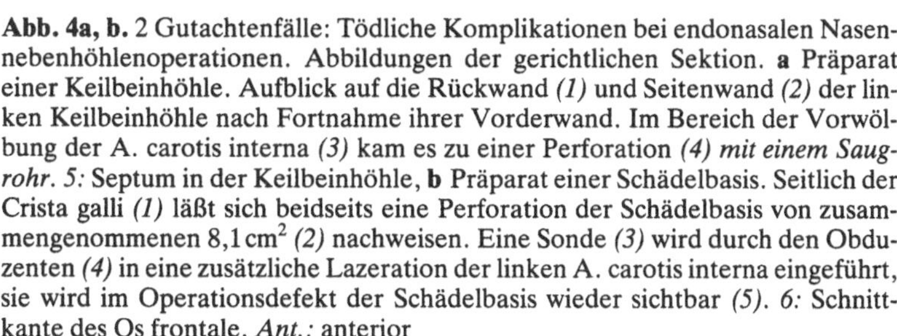

Abb. 4a, b. 2 Gutachtenfälle: Tödliche Komplikationen bei endonasalen Nasennebenhöhlenoperationen. Abbildungen der gerichtlichen Sektion. **a** Präparat einer Keilbeinhöhle. Aufblick auf die Rückwand *(1)* und Seitenwand *(2)* der linken Keilbeinhöhle nach Fortnahme ihrer Vorderwand. Im Bereich der Vorwölbung der A. carotis interna *(3)* kam es zu einer Perforation *(4) mit einem Saugrohr. 5:* Septum in der Keilbeinhöhle, **b** Präparat einer Schädelbasis. Seitlich der Crista galli *(1)* läßt sich beidseits eine Perforation der Schädelbasis von zusammengenommenen 8,1 cm² *(2)* nachweisen. Eine Sonde *(3)* wird durch den Obduzenten *(4)* in eine zusätzliche Lazeration der linken A. carotis interna eingeführt, sie wird im Operationsdefekt der Schädelbasis wieder sichtbar *(5). 6:* Schnittkante des Os frontale. *Ant.:* anterior

Keilbeinhöhlenfensters. Nur in etwa der Hälfte der Fälle hielten sich die Operateure in ihrer Technik an bekannten Empfehlungen der Literatur [z.B. 16, 30, 71, 86]. In drei Fällen wurde die Landmarke der mittleren Nasenmuschel relativ frühzeitig und beidseitig komplett reseziert.

In keinem der 4 Fälle einer Schädelbasisperforation registrierte der Operateur Liquor im Operationsgebiet. Hierbei „maskierte" eine etwas stärkere (aber nicht bedrohliche) Blutung in der Hälfte dieser Fälle die Liquorrhoe. Nur in einem Falle wurde im weiteren Verlauf derselben Operation durch eine weitergeführte Präparation unter Hinzuziehen anderer Fachkollegen und über einen Nachweis von Hirngewebe im Schnellschnitt die eindeutige Diagnose einer Frontobasisverletzung gestellt (Abb. 2). Es handelte sich hierbei um den einzigen Patienten der genannten Untergruppe, der die Verletzung überlebte. Bei den drei verstorbenen Patienten mußte die Diagnose der Frontobasisverletzung erst durch den postoperativen Krankheitsverlauf gestellt werden. In zwei Fällen wurde unklares Gewebe aus dem Operationsfeld entnommen und später als Hirngewebe befundet. Bis zu einer fundierten Verdachtsdiagnose und dem Einleiten einer gezielten weiteren Therapie (notfallmäßige Verlegungen) vergingen maximal 24 Stunden (Abb. 3). In drei der zuletzt genannten Eingriffe kam die Verletzung wahrscheinlich bei Manipulationen mit dem bloßen Auge zustande. „Große

Polypen" wurden großzügig abgetragen, eine geschlossene Faßzange in das noch intakte Siebbein geführt und geöffnet. In zwei Fällen führte eine gravierende anatomische Fehlorientierung innerhalb der Siebbeinkompartimente zu der Verletzung. Die Bereitstellung optischer Hilfsmittel war in einem Fall nicht zu klären. Bei zwei Eingriffen lagen Endoskope bereit und wurden in Teilschritten der Operation eingesetzt. Im vierten Fall wurde das Operationsmikroskop nach Auftreten einer stärkeren Blutung verwendet.

Auffällig ist die Seitenverteilung der bei endonasalen Eingriffen verursachten Komplikationen. In 6 Fällen trat der Schaden linksseitig auf, nur in einem Fall im Bereich des rechtsseitigen Operationsgebietes. Zwei Begutachtungen lag ein beidseitiger Schaden zu Grunde. Die Bevorzugung der linken Seite steht im Gegensatz zur gängigen Literatur [z.B. 49].

In 5 von 9 Begutachtungsfällen mit endonasaler Technik wurde eine Korrektur des Nasenseptums nicht für nötig erachtet. In zwei dieser Fälle war jedoch eine wesentliche Septumdeviation im Krankenblatt vermerkt worden, in einem Fall sogar im Operationsbericht.

Zur Überprüfung der Indikation wurden die Krankenunterlagen und die präoperativen Röntgenbilder herangezogen. Letztere bestanden in 7 Fällen aus CT-Schichten, bei 2 Patienten waren lediglich konventionelle Röntgenbilder angefertigt worden.

In mehreren Fällen mußte das Röntgenbild nachträglich angefordert werden, in einem Fall wurde ein fehlendes präoperatives Bild ausschlaggebend für die gutachtliche Beurteilung.

Die zur Begutachtung gelangten Komplikationen sind mit ihrem Ursachengefüge und dem klinisch-pathologischen Bild in der Literatur im Prinzip gut dokumentiert. Es liegen u.a. detaillierte Berichte über postoperative Tränenwegsstenosen [70], vorübergehende [31, 41] und bleibende Visusminderungen [3, 32, 38, 46, 51, 64, 87] bis hin zur doppelseitigen Amaurose [6, 71], Augenmuskelparesen [14, 18, 21, 52, 65], Aneurysmen oder Blutungen aus der A. carotis interna [44, 49, 59, 82, 89] und Schädelbasisverletzungen [22, 28, 49, 67] vor. Die Genese, Art und Ausdehnung der Schädigungen bei einem operativen Zugang von außen resp. transoral [2, 9, 29, 39, 53, 62, 79] und nach endonasalen Eingriffen [50, 58, 63, 72, 73, 74, 75, 77] weist keine prinzipiellen Unterschiede auf. Ältere Schriften betonen den besonderen Stellenwert einer postoperativen Meningitis [32, 54, 55]. Strategien zur Vermeidung operativer Komplikationen sind für die klassischen Eingriffe [z.B. 16, 53, 78] wie für die optisch gestützten endonasalen Verfahren [z.B. 16, 71, 86] eindeutig dargelegt.

Unsere Gutachtenfälle verdeutlichen das erhöhte Risiko einer Schädelbasisverletzung bei einer nach posterior gelenkten Arbeitsrichtung im Rahmen der endonasalen Siebbeinoperation. Nachdrücklich sollte darauf hingewiesen werden, daß die mittlere Nasenmuschel eine wichtige anatomische Leiststruktur zum Schutz vor Schädelbasisperforationen darstellt. Sie sollte auch bei ausgedehnten Erkrankungsfällen wenn immer möglich identifiziert und weitgehend geschont werden. Sofern die Sicht des Operateurs durch eine bestehende Septumdeviation eingeschränkt wird, empfiehlt sich eine Septumkorrektur [8, 86]. Bei engen anatomischen Verhältnissen halten wir die Mobilisation auch einer nicht verkrümmten Lam. papyracea für ratsam [86]. Von dem Einführen einer Faßzange in das Siebbein mit einem anschließenden, „blinden" Spreizen raten wir ab. In zwei Fällen konnte die Indikation zu einem ausgedehnten Eingriff am Siebbein aus dem präoperativen CT-Bild allein nicht nachvollzogen werden. Es entspricht unserer klinischen Erfahrung, daß der intraoperativ erhobene Befund im Siebbein oftmals das in der CT-Schicht dargestellte Ausmaß übersteigt. Im Gegensatz zur älteren [9] und in Übereinstimmung mit der neueren Literatur [35] glauben wir daher, derartigen Diskrepanzen bei der Begutachtung keine entscheidende Bedeutung beimessen zu müssen.

Hervorgehoben werden muß, daß eine mangelnde Beherrschtheit oder Wortwahl des Operateurs oder seiner ärztlichen Kollegen nach dem Auftreten der Komplikationen in drei Fällen zu einer vermeidbaren Irritation der späteren Kläger beitrug.

In einem Rundschreiben haben wir uns an 160 HNO-Fachabteilungen des Bundesgebietes gewandt mit der Bitte, im Rahmen eines Fragebogens ihre gutachtliche Tätigkeit bei Siebbeinoperationen darzulegen und ggf. unsere Erfahrungen abzusichern. 104 Fragebögen (65%) konnten ausgewertet werden. Berichtet wurde zusammengefaßt über 26 gutachtliche Stellungnahmen zu transmaxillären oder transfazialen Eingriffen am Siebbein, über 40 Gutachten zu endonasalen Siebbeinteilresektionen sowie über 61 gutachtliche Stellungnahmen zu vollständigen Siebbeinausräumungen im Zeitraum von 1986 bis 1991. Der Begutachtung lag in 7 Fällen ein Todesfall zu Grunde. Die angesprochenen Kliniken vertraten in der überwiegenden Mehrheit (74%) die Ansicht, eine gutachtliche Tätigkeit sei in der letzten Zeit nicht häufiger erbeten worden als vergleichsweise noch vor 10 Jahren. 10% der Befragten konnten kein Urteil abgeben. Angesichts der offensichtlichen Konzentration der gutachtlichen Tätigkeit auf einzelne Kliniken und der noch weniger verbreiteten Haftpflichtfragen in den neuen Bundesländern sollte dennoch das Urteil der verbleibenden 17 Befragten ernst genommen werden, es sei zu einer Zunahme der Gutachten in den letzten Jahren gekommen.

Veränderungen im Standard der Nasennebenhöhlenchirurgie

Als Vertragspartner des Kranken schuldet der Arzt die zum Wohl seines Patienten erforderlichen medizinischen Maßnahmen nach den Regeln der ärztlichen Kunst [42]. Wie jede ärztliche Handlung unterliegt jedoch auch die Chirurgie chronisch-entzündlicher Nasennebenhöhlenerkrankungen einem „dynamischen Sorgfaltsmaßstab", der einem steigenden allgemeinen Leistungsstandard folgt. Auch die Etablierung der funktionellen, optisch unterstützten Nebenhöhlenchirurgie setzt in Zusammenhang z.B. mit Fortschritten in der radiologischen Diagnostik neue Maßstäbe.

Generell müssen operative Eingriffe in einer sachgemäßen Operationtechnik ausgeführt werden. Dies beinhaltet, daß der Operateur die Technik beherrscht und seine Ausstattung dem Standard entspricht.

In der präoperativen Diagnostik stellt das Computertomogramm in coronarer (oder axialer) Schichtung den heutigen Stand der Technik dar, ersatzweise kommt derzeit noch die konventionelle Röntgenschichtung in Frage. Eine CT-Schichtung in zwei Ebenen ist u.E. nicht erforderlich, diagnostischer

Perfektionismus ist auch aus wirtschaftlichen Gründen abzulehnen [23]. Röntgen-Übersichtsaufnahmen entsprechen unserer Überzeugung nach bei Eingriffen in Nähe der Schädelbasis auch bei Anfertigung in mehreren Ebenen nicht mehr dem Standard. So wäre das Abtragen der Meningoenzephalozele in einem unserer Gutachtenfälle u.U. durch eine adäquate präoperative CT-Schichtung zu vermeiden gewesen. Das Original des Röntgenbildes besitzt für die Tätigkeit des Gutachters größte Bedeutung. Der Operateur ist gut beraten, auf die Sicherstellung von Röntgenbild und Einverständnisformular persönlich zu achten. In Übereinstimmung mit Stankiewicz [74] raten wir vor ausgedehnteren Eingriffen am Siebbein zur Durchführung eines (subjektiven) Geruchstestes. Aus den Krankenunterlagen müssen u.a. die Indikation zu dem operativen Eingriff in seinem jeweiligen Umfang und die Frage vorangegangener konservativer Behandlungsversuche hervorgehen [56]. Evtl. bestehende Behandlungsalternativen sollten vor Eingriffen am Siebbein nachweislich besprochen worden sein.

Im Vordergrund der ärztlichen Aufklärung steht die Heilungstörung, das Rezidiv mit Folgeeingriffen oder die seltene Nachblutung aus dem Operationsgebiet. Örtliche oder regionale Entzündungen bis hin zur Meningits und Schäden am ableitenden Tränenwegesystem mit der Folge des Tränenträufelns sollten erläutert werden. Gefühlsstörungen an Zähnen und/oder Wange sind auch nach endonasalen Eingriffen möglich. In einem Teil der Fälle besserte sich ein präoperativ eingeschränktes Geruchsvermögen nicht mehr, in einem sehr geringen Prozentsatz muß postoperativ eine Anosmie festgestellt werden. Eine Schädigung der Augenmotilität, der Lidbewegung und insbesondere des Visus sollte als sehr seltene, jedoch nichtsdestoweniger typische Komplikation der Nasennebenhöhlenchirurgie nachweislich Erwähnung gefunden haben. Hier verlangt die Rechtsprechung heute u.E. eindeutig mehr als in der Vergangenheit [9, 10, 12]. Vorbestehende Augenschäden müssen berücksichtigt werden. In einem unserer Fälle lag bei dem Patienten eine hochgradige Sehschwäche auf dem einen Auge vor, das andere Auge wurde während der Siebbeinoperation verletzt (Tabelle 1). Der Patient gab an, präoperativ nicht ausreichend auf seine besondere Situation hingewiesen worden zu sein. Es versteht sich von selbst, daß die ärztliche Aufklärung und deren Niederschrift in einer für den Patienten verständlichen Terminologie erfolgen muß.

Eine Perforation der Schädelbasis mit der Folge einer Liquorfistel oder gar einer intrakraniellen Blutung, Gewebeschädigung und/oder Infektion stellten ebenso wie massive Blutungen im Hinblick auf die

vorgestellten Gutachten eine zwar sehr seltene, jedoch gleichfalls typische Komplikation ausgedehnter Siebbeineingriffe dar. Sie kann im Gegensatz zu früheren Empfehlungen [6] in der ärztlichen Aufklärung nicht übergangen werden. Wir weisen unsere Patienten stets darauf hin, daß in besonderen Situationen ein Aufdecken des Operationsgebietes von außen notwendig werden und der Sicherheit dienen kann. Die erfolgte Aufklärung des Patienten muß zweifelsfrei durch ein detailliertes Formblatt mit Unterschrift von Arzt und Patient belegt sein. Eine Operation des Nasenseptums verlangt entsprechende Ergänzungen im Aufklärungsgespräch.

Operationen am Siebbein bei chronischer Sinusitis müssen nur selten notfallmäßig ausgeführt werden. Die Abgrenzung der Indikation zur Eigenblutspende resp. zu einer normo-volämischen Hämodilution ist derzeit noch Gegensatnd der Diskussion entsprechender Fachgesellschaften. Entsprechenden Verlautbarungen zufolge müßte die Spende von Eigenblut dem Patienten bei Eingriffen mit einer Transfusionswahrscheinlichkeit von mehr als 5% angeboten werden (Deutsche Gesellschaft für Transfusionsmedizin und Immunhämatologie). Wir rechnen bei Durchführung einer kompletten Sphenoethmoidektomie jedoch mit der Notwendigkeit einer Gabe von Blutersatzstoffen nur in etwa 0,2–3,7% der Fälle [27, 84]. Andererseits sollte auf die Gefahren einer Bluttransfusion (Hepatitis, AIDS) immer dann hingewiesen werden, wenn „es für den Arzt ernsthaft in Betracht kommt, daß … intra- oder postoperativ eine Bluttransfusion erforderlich werden kann" (BGH Urt. v. 17. 12. 1991, Arztrecht 1992, 179f). Letzteres trifft für weitergehende Eingriffe am Siebbein (komplette Ethmoidektomie) unzweifelhaft zu.

Auch die Ausstattung des Krankenhauses muß einem „Standard" entsprechen. Bei Durchführung einer endonasalen Siebbeinoperation muß neben einer Stirnlampe auch ein optisches Hilfsmittel (Mikroskop und/oder Endoskop) vorhanden sein. Teilschritte des Eingriffes werden auch von uns unter Sicht des Auges durchgeführt. Die Möglichkeit zum sofortigen Einsatz der Optik/des Mikroskopes muß jedoch stets gewährleistet sein. Der Operateur oder der ihm zur Seite stehende Fachkollege muß Kenntnisse und Fertigkeiten in der Beherrschung möglicher Komplikationen (Liquorfistel, Blutung, Orbitahämatom) auch über einen operativen Zugang von außen oder transoral besitzen. Dringend anzuraten sind Probeoperationen am anatomischen Präparat und der Besuch von entsprechenden Fachkursen.

Bei dem ersten Anzeichen einer möglichen operativen Komplikation ist der Operateur angehalten, mit einer erhöhten Sorgfalt unter Ausnützen der optischen Hilfsmittel eine Klärung herbeizuführen. Er kann sich in der Frage einer Verletzung der Schädelbasis nicht auf den makroskopischen Ausschluß von Liquorfluß beschränken. Gelingt ihm eine Klärung durch die Präparation nicht und steht kein Fachkollege zur Verfügung, ist der Eingriff abzubrechen und eine umgehende postoperative Kontrolle mit Durchführung eines Kontroll-CT zu veranlassen. Bei fraglichen Komplikationen im Bereich der Orbita empfiehlt sich die Kontrolle durch den Augenarzt. Die Entnahme von Gewebe aus dem Operationsgebiet zur „Schwimmprobe" (Entnahme von Gewebe zum Zwecke der Unterscheidung zwischen z.B. Fett und Schleimhaut) [16] ist u.E. allenfalls in besonderen Ausnahmefällen vertretbar. Vorzuziehen ist die Probe über einen dosierten Zug an dem vermeintlichen Fett unter Kontrolle des Patientenauges, besser eine vorsichtige Palpation des orbitalen Fettkörpers von außen unter endoskopisch/mikroskopischer Kontrolle des Operationsgebietes [74].

Schwere Komplikationen wie eine Perforation der Schädelbasis mit Verletzung von Geweben des Endokraniums sind unmittelbar lebensbedrohend. Bei dem Verdacht auf Vorliegen einer derartigen Komplikation ist ein umgehendes Handeln geboten, die zeitliche Planung muß diesen Umstand widerspiegeln.

In jedem Falle ist der Operateur bei einem unüblichen Operationsverlauf verpflichtet, die postoperativ mit der Pflege betrauten ärztlichen und nicht-ärztlichen Kräfte (Fachkollegen, Anaesthesisten, Vertretungen, Schwestern) über die mögliche Komplikation zu unterrichten. Dies gilt insbesondere in Abteilungen, in welchen der Patient postoperativ durch ärztliche Kollegen anderer Fachdisziplinen betreut und überwacht wird. Je nach in Frage stehender Schädigung ist ein umgehender Kontakt zu den direkt betroffenen Nachbardisziplinen (Augenarzt, Neurologe, Neurochirurg) erforderlich.

An die ärztliche Dokumentation sind gerade im Hinblick auf medico-legale Probleme hohe Anforderungen zu stellen. Dies trifft in einem besonderen Maße zu für operative Komplikationen. In einem solchen Fall müssen exakte Angaben über die die genaue Art, den Eintritt und den Ablauf dieses Zwischenfalles einschließlich der getroffenen Maßnahmen vermerkt sein [56]. Eine unzureichende medizinische Dokumentation führt im Rechtsstreit zur Beweislastumkehr, die Beweispflicht für eine korrekte Behandlung liegt sodann beim Arzt [26]. Das Diktat des Operateurs sollte generell vom gleichen Tag sein [68]. In diesem oder in Begleitprotokollen sollten Angaben enthalten sein zu Beginn und Ende des Eingriffes, zur Anaesthesie, Lagerung des Patienten und dem operativen Zugang. Umfang und Technik der Operation sollten neben einer genauen Beschreibung des Eingriffes (Siebbeinteilresektion, komplette Ethmoidektomie, begleitende Maßnahmen) und dem intraoperativ erhobenen Befund aus dem Operationsbericht unter Verwendung einer aktuellen Terminologie hervorgehen. Hierbei wären exakte Angaben zu den bekannten anatomischen Landmarken sinnvoll. Ein Vermerk über eine Kontrolle der Pupillen ist ggf. ebenso zweckmäßig wie ein Abschätzen der intraoperativen Blutung.

In unseren Begutachtungsfällen war diesen Gesichtspunkten oft keine oder eine ungenügende Beachtung geschenkt worden.

Starre Richtlinien zur präoperativen Diagnostik, zur instrumentellen Ausrüstung und zum Vorgehen bei Notfällen müssen und können u.E. nicht erarbeitet werden. Unterschiedliche Einschätzungen ergeben sich in Abhängigkeit von der jeweiligen Erfahrung und Operationstechnik. Veränderungen sind auch durch künftige technische Neuerungen (z.B. CAS: computer-assisted surgery) zu erwarten.

Die vorgestellten Begutachtungen zeigen, daß eine Beschränkung der Siebbeinchirurgie auf große Fachabteilungen das Auftreten von Komplikationen nicht ausschließen würde [vgl. 6, 88]. Belegärzte waren in unseren Begutachtungen in der Minderzahl. Dennoch besteht Veranlassung, darauf hinzuweisen, daß gerade bei Eingriffen in Nähe der Schädelbasis durch den Belegarzt die postoperative Überwachung und Betreuung des Patienten organisatorisch und qualitativ einwandfrei gesichert sein muß (Abb. 3). Der Belegarzt haftet für evtl. Fehler des ärztlichen Bereitschaftsdienstes [24]. Eine Betreuung durch Ärzte anderer Fachrichtungen ohne entsprechende Instruktionen leistet Fehldiagnosen und einer zeitlichen Verzögerung dringlicher Nachoperationen Vorschub. Unabhängig hiervon sollte angesichts der mehrfach beobachteten Latenz bis zur Diagnose einer Schädelbasisperforation die Diskussion um weitergehende, aber ambulante Eingriffe am Siebbeinzellsystem kritisch geführt werden.

Gesichtspunkte der neueren Rechtsprechung

Ein nach dem Stande der Medizin unsachgemäßes und schädigendes Verhalten des Arztes („ärztlicher Kunstfehler") ist dann anzunehmen, wenn ein nicht indizierter Eingriff vorgenommen wird, dem Eingriff nicht das anerkannte Fachwissen („der fachärztliche Standard") zu Grunde liegt oder der Operateur richtige und wesentliche Maßnahmen vor, während und nach dem Eingriff unterläßt oder unrichtige ausführt.

In der juristischen Literatur der letzten Jahre finden sich nur wenige Fälle, die sich speziell mit Eingriffen am Siebbein auseinandersetzen:

1984 wies das OLG Hamm die Klage eines Patienten ab, der 1979 mit einer transmaxillären Siebbeinoperation an einer Polyposis nasi et sinuum behandelt wurde. Es trat eine Liquorfistel der Frontobasis von 1 × 0,5 cm auf, sie wurde erfolgreich im Rahmen einer Nachoperation gedeckt. Der Patient stützte seine Klage auf einen fraglichen Behandlungsfehler und eine unzureichende Aufklärung [5].

1985 wies das OLG Düsseldorf die Klage eines Patienten ab, der 1978 mit einem transmaxillären Siebbeineingriff behandelt wurde. Es kam zu einer Schädelbasisperforation von 1,5 × 3 cm. Der Defekt wurde durch zwei Nachoperationen versorgt. Hierbei kann es narbenbedingt zu einer Motilitätseinschränkung des gleichseitigen Auges. In der Urteilsbegründung heißt es: „Siebbeinradikaloperationen sind mit der Gefahr von Schädelbasisverletzungen verbunden. Die Tatsache, daß eine derartige Schädigung eingetreten ist, erlaubt deshalb nicht (im Wege des Anscheinsbeweises) den Schluß auf einen Behandlungsfehler. Findet der Arzt bei einer Siebbeinradikaloperation harte Knochenstrukturen in den unteren Siebbeinzellen vor, so muß er nicht von deren Ausräumung Abstand nehmen, wenn diese Maßnahme indiziert ist. ... Allein aus der Größe des Defektes an Siebbein und Dura läßt sich ein Behandlungsfehler nicht zwingend ableiten ...“ [5].

In der allgemeinen juristischen und HNO-ärzlichen Literatur ergeben sich weitere Hinweise zur Begutachtung der Sorgfalt:

Fahrlässig handelt demnach, wer in seinem Tätigkeitsbereich die erforderliche − nicht die übliche − Sorgfalt nicht beachtet. Nicht jede ärztliche Fehlleistung ist jedoch bereits einem Fehler im Sinne einer rechtlich vorwerfbaren Pflichtwidrigkeit gleichzusetzen [5].

Anspruchsgrundlage eines Patienten kann nicht das Auftreten einer Komplikation sein, sondern nur der Umstand, daß die erforderliche Sorgfalt unterlassen wurde. Vom Mißerfolg läßt sich demnach nicht unbedingt auf einen Verstoß gegen die Sorgfaltspflicht, d.h. auf eine vorwerfbare Fehlleistung zurückschließen. Dies gilt sowohl im Zivilrecht wie auch im Strafrecht. Die Anforderungen an die Sorgfalt lassen sich nicht in festen Leitsätzen formulieren, sondern werden daran gemessen, ob ein ordentlicher und pflichtgetreuer (Durchschnitts-)Gebietsarzt mit gleichem Ausbildungsstand, in jedem Fall jedoch ein „erfahrener Chirurg“, den Schaden vorausgesehen und ebenso gehandelt hätte. Hierbei kann jedoch nur der Arzt die notwendige Sorgfalt aufbieten, der sich laufend über die Fortschritte der Medizin unterrichtet und sich mit den neuesten Heilverfahren vertraut macht [42]. Die endonasale, optisch gestützte Nasen-

nebenhöhlenchirurgie stellt ein derartiges Verfahren dar.

Im Detail besteht in der Frage Einigkeit, daß eine Verletzung der Periorbita mit Einblutung in das orbitale Fett dem Operateur nicht angelastet werden kann. Eine versehentliche, destruierende Manipulation in der Orbita wurde in der etwas älteren Literatur jedoch eindeutig als Ausdruck mangelnder Sorgfalt gesehen [9, 10, 11, 40]. Darüber hinaus sei jeder Eingriff bei zweifelhafter Indikation ebenso vorwerfbar wie eine offensichtlich mangelnde Vorstellung und Erkenntnis der anatomischen Verhältnisse und ein grobes Hantieren [9].

Ein besonderes Problem stellt gerade in der Nebenhöhlenchirurgie die „Anfängeroperation“ dar. Solange irgendwelche Zweifel an dem erforderlichen Ausbildungsstand eines Anfängers bestehen, muß die Operation von einem Facharzt, der stets anwesend ist, überwacht werden. Die Darlegungs- und Beweislast dafür, daß ein Mißlingen der Operation oder eine eingetretene Komplikation nicht auf der mangelnden Erfahrung und Übung des nicht ausreichend qualifizierten Operateurs beruht, tragen nach Feststellung des Bundesgerichtshofes der Krankenhausträger und die für die Operation verantwortlichen Ärzte [80]. Führt der beklagte Arzt an, er habe aufgrund seiner derzeitigen Fachkenntnisse den Schaden nicht voraussehen können, entfällt für ihn das Verschulden nicht. Es kann in diesem Fall ein „Übernahmeverschulden“ vorliegen: Wer aufgrund einer schuldhaften Selbstüberschätzung eine ärztliche Behandlung oder einen Eingriff übernimmt, obgleich er die hierfür notwendigen Kenntnisse, praktische Erfahrung oder manuelle Fähigkeiten nicht besitzt, hat für Schäden, die dem Patienten hierdurch entstehen, haftungsrechtlich einzustehen [17, 80].

Bei Ausführung in Vollnarkose bedarf die endonasale Nasennebenhöhlenchirurgie z.B. aufgrund plötzlich oder verzögert auftretender, oft vital bedrohlicher Komplikationen der vollen Aufmerksamkeit des Anaesthesisten. Bei der ärztlichen Zusammenarbeit inner- und außerhalb des Operationssaales kommt der Vertrauensgrundsatz mit einer horizontalen Arbeitsteilung zur Anwendung [57, 85] (BGH Urt. v. 26. 2. 1991, NJW 1991, 1539). Hierbei können sich Anaesthesist und HNO-Arzt grundsätzlich auf die fehlerfreie Mitwirkung der Kollegen aus der anderen Fachrichtung solange verlassen, wie keine schwerwiegenden Anhaltspunkte für ein Fehlverhalten auf Seiten des anderen erkennbar sind [34] (BGH Urt. v. 2. 10. 1979, NJW 1980, 649). Für die Erkennung und Behandlung einer operativen Komplikation nach Siebbeineingriffen ist auch auf einer interdisziplinär beschriebenen Intensivstation in erster Linie der HNO-Arzt verantwortlich.

Über die ärztliche Aufklärung des Patienten liegen zahlreiche Zusammenstellungen vor [z.B. 7, 61]. Aus der neueren Rechtsprechung muß im Hinblick auf die Siebbeinchirurgie hervorgehoben werden, daß über typische, dem Patienten nicht erkennbare Risiken grundsätzlich aufgeklärt werden muß, auch wenn diese Risiken sehr selten sind. Dieser Grundsatz gilt vor allem dann, wenn die Folgen bei Verwirklichung des Risikos schwerwiegend sind (BGH Urt. v. 22. 4. 1980, NJW 1980, 1905). Die Dringlichkeit des Eingriffs steht in einem umgekehrten Verhältnis zu den Anforderungen an die ärztliche Aufklärung. Erheblichen Widerspruch hat die Forderung hervorgerufen, in kleineren Krankenhäusern mit Belegärzten besonders detailliert aufzuklären im Hinblick auf das geringere Risiko und die bessere interdisziplinäre Notfallversorgung in Spezialkliniken [6, 61, 88]. Die Durchführung von Siebbeinoperationen ist in Ausbildungskliniken oft älteren Assistenten und/oder Oberärzten vorbehalten. In diesem Zusammenhang ist von Bedeutung, daß auch ein Arzt, der nur die Aufklärung über die einem Patienten angeratene Operation übernommen hat, diesem zum Ersatz des durch die Operation entstandenen Körperschadens verpflichtet sein kann, sofern die Aufklärung unvollständig und daher die Einwilligung des Patienten unwirksam war (BGH Urt. v. 22. 4. 1980, NJW 1980, 1905). Der neuesten Rechtsprechung nach (OLG Köln Urt. v. 10. 4. 1991, Arztrecht 1992, 40f) muß eine angemessene Zeitspanne zwischen der ärztlichen Aufklärung und dem operativen Eingriff liegen, bei längerfristig geplanten Eingriffen erscheint demnach das Aufklärungsgespräch am Tage vor dem Eingriff als nicht mehr rechtzeitig [2] (BGH Urt. v. 4. 7. 1992).

Im Grundsatz haben wir die vorgestellten Leitlinien in unseren Begutachtungen berücksichtigt. Alle Komplikationen der Siebbeinchirurgie ließen sich hierbei auf eine ärztliche Fehlleistung zurückführen. Diese war jedoch nicht in jedem Fall gleichzusetzen mit einer Verletzung der ärztlichen Sorgfaltspflicht, d.h. einer vorwerfbaren Fehlleistung. Abweichend von den Empfehlungen der etwas älteren HNO-Literatur [9, 10, 11, 40] glauben wir, daß eine versehentliche, destruierende Manipulation in der Orbita bei der optisch gestützten Siebbeinchirurgie nicht unmittelbar den Schluß auf eine Verletzung der Sorgfaltspflicht zuläßt. Das Arbeitsfeld, die Arbeitsrichtung und Sicht des Operateurs mögen in bestimmten Fällen einer derartigen Komplikation Vorschub leisten. Eine sorgfältige Prüfung des Einzelfalles ist notwendig und wird der modernen, „minimal-invasiven Chirurgie" eher gerecht als starre Richtlinien. Das gleiche gilt für Verletzungen der Schädelbasis mit und ohne Schädigung von Hirn oder Hirngefäßen.

Zur Begutachtung von Behandlungsfehlern und deren Kausalität werden von den Staatsanwaltschaften überwiegend Rechtsmediziner beauftragt. Eine rechtsmedizinische Sektion kann nach unserer Erfahrung jedoch nicht immer gewährleisten, daß den oft komplexen Sachzusammenhängen der heutigen endonasalen Nebenhöhlenchirurgie ausreichend in der Begutachtung Rechnung getragen wird. In zwei unserer Gutachtenfälle verblieb nach der externen gerichtlichen Sektion eine Unsicherheit über Art und Ausmaß der iatrogenen Schädigung. In Übereinstimmung mit Mattern und Kohnle [54] wird aus diesen Gründen daher die Mitwirkung eines HNO-ärztlichen Sachverständigen bereits im Ermittlungsverfahren anempfohlen.

Qualitätssicherung und angemessene Ausbildung

Da 17% der HNO-ärztlichen Fachabteilungen eine Zunahme gerichtlicher Gutachten im Zusammenhang mit Eingriffen am Siebbein beobachten, erscheint eine Diskussion um Fragen der Qualitätssicherung und der ärztlichen Ausbildung vordergründig unumgänglich. Um die Notwendigkeit einer derartigen Diskussion weitergehend zu prüfen, haben wir uns an die Haftpflichtversicherer gewandt. Nur ein Versicherer sah sich in der Lage, mit einer differenzierten Statistik zu antworten. 1986 bis 1991 wurden dort 4 Fälle von kompletten endonasalen Siebbeinausräumungen mit einem Vorwurf auf Behandlungsfehler bearbeitet. Zu Grunde lag in zwei Fällen eine Durafistel, in einem Fall mit einer Meningitis. In zwei Fällen kam es zu schweren neurologischen Ausfällen, so zu einer einseitigen Blindheit durch ein retrobuläres Hämatom. Es bestand der eindeutige Eindruck seitens des Versicherers, daß Operationskomplikationen häufiger auftreten (bzw. zur Anzeige kommen) als noch vor 10 Jahren.

In der gleichen Frage wurden die ärztlichen Schlichtungsstellen angeschrieben. Es wurden in den 4 Antworten zusammengefaßt: 2 Komplikationen nach endonasaler Siebbeinteilresektion, 3 Komplikationen nach kompletter endonasaler Siebbeinausräumung und 3 Komplikationen nach transfacialer Operation im Zeitraum 1986 bis 1991 bearbeitet. Es kam zu einem Todesfall nach schwerer Blutung und in zwei Fällen zu schweren neurologischen Ausfällen (in einem dieser Fälle als Augenmuskellähmung). In drei Fällen lag eine Meningitis vor, in zwei Fällen eine Durafistel. Zur Frage der relativen Häufigkeit wurde nur eine Angabe gemacht, diese sprach von einer Zunahme der Fälle in den letzten 10 Jahren.

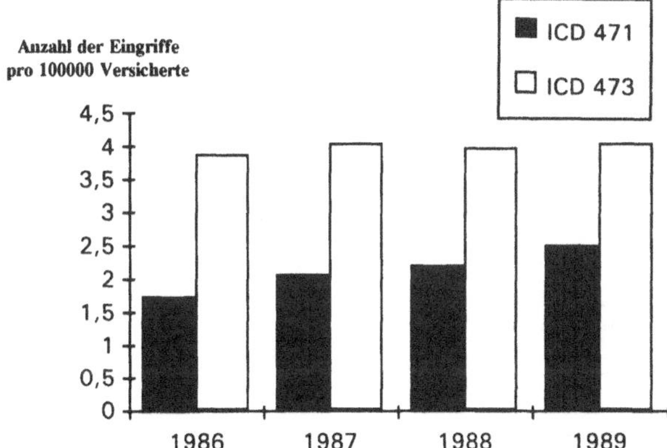

Abb. 5. Relative Häufigkeit der stationären Behandlungen bei Nasennebenhöhlenpolypen (ICD 471.) sowie bei chronischen Nasennebenhöhlenentzündungen (ICD 473.) in den Jahren 1986 bis 1989. Es ergibt sich insbes. bei den polypösen Nebenhöhlenerkrankungen eine Zunahme von 1,72 Behandlungen (Eingriffen) pro 100000 Versicherte im Jahr 1986 auf 2,51 Behandlungen (Eingriffe) im Jahr 1989. (Quelle: Bundesverband der Ortskrankenkassen, Bad Godesberg)

Angesichts der Zunahme von Begutachtungen blieb die Frage, ob diese nicht lediglich als Ausdruck einer steigenden Operationstätigkeit zu verstehen sei.

Durch eine Anfrage beim Bundesverband der Ortskrankenkassen (AOK) ließ sich eindeutig belegen, daß stationäre Behandlungen (Eingriffe) bei Vorliegen einer Polyposis nasi in den Jahren 1986 bis 1989 deutlich zugenommen haben (Abb. 5). Die Zahl stationärer Behandlungen bei chronischen Entzündungen der Nasennebenhöhlen blieb im gleichen Zeitraum etwa konstant.

Zusammenfassend registriert ein beträchtlicher Prozentsatz der Fachkliniken, der Schlichtungsstellen und Haftpflichtversicherer in den letzten Jahren eine Zunahme der Gutachtenfälle im Bereich der Siebbeinchirurgie. Diese Entwicklung wird jedoch relativiert durch eine gleichzeitig gestiegene Anzahl durchgeführter Eingriffe. In die gleiche Richtung deuten die nach wie vor beobachteten, schweren Komplikationen nach transfacialen oder transoralen Eingriffen am Siebbein.

Müssen Ausbildungsrichtlinien der Operateure erlassen werden? Im Nachbarfach der Abdominalchirurgie werden von der Chirurgischen Arbeitsgemeinschaft für Endoskopie vor der selbständigen Durchführung einer laparoskopischen (endoskopischen) Cholezystektomie u.a. der Nachweis von Kenntnissen der klassischen Operationsverfahren, die Teilnahme an zwei Operationskursen, die Assistenz bei erfahrenen Chirurgen in 10 Fällen und weitere 5

Operationen mit Assistenz durch einen Erfahrenen gefordert [43].

Aus einer Zusammenstellung von Fehle [20] geht hervor, daß fatale Komplikationen bei endonasalen Siebbeineingriffen (Amaurose, Exitus letalis) im Spiegel der Literatur mit etwa 0,1% angegeben werden müssen. Die entsprechendne Zahlen der älteren Literatur klassischer Operationsverfahren unterscheiden sich hiervon in der genannten Zusammenstellung nicht.

„Maßnahmen der Qualitätssicherung dürfen den Fortschritt nicht behindern" [25]. Aufgrund der vorgelegten Zahlen und vor dem Hintergrund einer ungebremsten Fortentwicklung der endonasalen, optisch gestützten Nebenhöhlenchirurgie in zahlreichen operativen Zentren mit einer jahrzehntewährenden Erfahrung sind u.E. spezielle Ausbildungsrichtlinien nicht sinnvoll.

Zusammenfassung

Gesundheitsschäden in Zusammenhang mit operativen Eingriffen werden vom Patienten oder seinen Angehörigen nicht mehr schicksalshaft hingenommen. Da der Kläger eines Zivilprozesses die Beweisführung etwa durch Gutachten selbst übernehmen muß und diese bei ungewissem Prozeßausgang ein erhebliches Kostenrisiko darstellen kann, wird in entsprechenden Fällen oft Strafanzeige wegen fahrlässiger Körperverletzung oder fahrlässiger Tötung erstattet. In 3 bis 20% der Arzthaftpflichtfälle werden staatsanwaltliche Ermittlungen eingeleitet. In etwa 85% der Fälle werden diese Ermittlungen mangels hinreichenden Tatverdachtes (§ 170 Abs. 2 StPO) oder wegen Geringfügigkeit (§ 153 StPO) eingestellt. Im Falle des § 153a StPO erfolgt die Einstellung nur mit Auflagen und Weisungen, so z.B. gegen Zahlung einer Geldbuße. In keinem dieser Fälle kommt es jedoch zu einer Verurteilung oder einem Eintrag in das Bundeszentralregister. In den übrigen Fällen erfolgt eine Hauptverhandlung oder ein Strafbefehl, in etwa 5% ergeht ein definitiver Schuldspruch. HNO-Ärzte sind zwar insgesamt selten von Strafverfahren bedroht, bezogen auf die relativ geringe Gesamtzahl der Fachärzte stellt sich das Risiko im Vergleich aller ärztlichen Disziplinen jedoch beträchtlich größer dar [1, 19, 47, 54, 81].

Die Ergebnisse der staatsanwaltschaftlichen Ermittlungen können für einen folgenden Zivilprozeß verwendet werden. In diesem Zivilprozeß hat der Patient grundsätzlich den Kunstfehler darzulegen und zu beweisen; der Arzt muß die Einwilligung des Patienten und damit dessen hinreichende Aufklärung beweisen. Erst bei einer groben Fehlleistung tritt eine Umkehr der Beweislast hinsichtlich der ange-

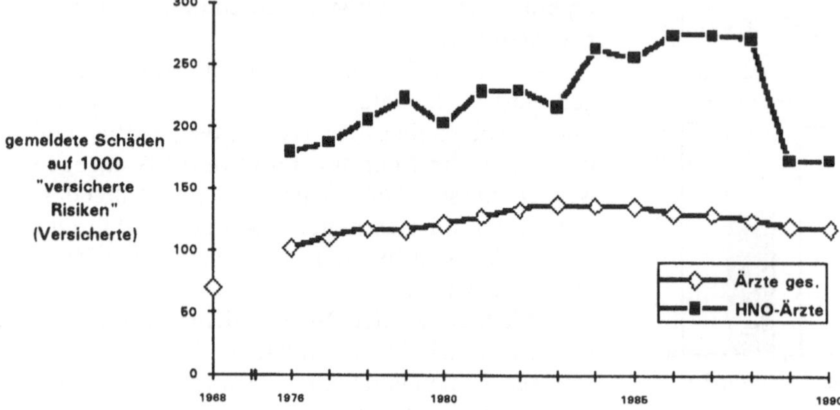

Abb. 6. Entwicklung der Schadenshäufigkeit von 1976 bis 1990 aus der Sicht eines Haftpflichtversicherers. Zum Vergleich ist der Wert von 1968 vorangestellt. (Quelle: Winterthur Versicherungs-Ges. Deutschland)

wandten Sorgfalt zu Lasten des Arztes ein (Beweislastumkehr). Als grobe Fehlleistung gilt ein Verhalten, welches aus objektiver ärztlicher Sicht bei Anlegung des für einen Arzt geltenden Ausbildungs- und Wissensmaßstabes nicht mehr verständlich und verantwortbar erscheint, weil ein solcher Fehler dem behandelnden Arzt aus dieser Sicht schlechterdings nicht unterlaufen darf. Auch eine lückenhafte und unzulängliche ärztliche Dokumentation kann zur Umkehr der Beweislast zu Gunsten des Patienten führen. Bei Fehlen dieser Merkmale wird die Aufklärungspflichtverletzung im typischen Verlauf eines Arztprozesses häufig zum Auffangstatbestand [42].

Die Zahl der Arzthaftungsprozesse ist in den letzten 20 Jahren ständig gestiegen, wenngleich dieser Anstieg weniger steil zu verlaufen scheint als zunächst angenommen wurde [7] (Abb. 6). Aufgrund der unterschiedlichen Rechtssysteme sind „Amerikanische Verhältnisse" nicht zu befürchten [15]. Auch die Haftpflichtversicherer der Ärzte orientieren sich an der neueren Rechtsprechung und sind auch ohne gerichtliches Verfahren zur Regulierung berechtigter Ansprüche bereit [23]. Für Arzt und Patient gleichermaßen vorteilhaft können die Schlichterkommisssionen der Ärztekammern hierbei zu einer außerprozessualen Schadensregulierung beitragen. Kenntnisse der Grundzüge des Arztrechtes sind hierbei gerade für operativ tätige Ärzte unverzichtbar. Sie helfen Mißverständnisse zu vermeiden, welche nachweislich zur Einleitung arztstrafrechtlicher Ermittlungsverfahren beitragen [1].

Die Zahl der Gutachtenfälle nach Siebbeinoperationen hat in den letzten Jahren zumindest mancherorts zugenommen. Diese Zunahme darf jedoch größtenteils als Folge einer höheren Operationsfrequenz aufgefaßt werden.

Die endonasale, optische gestützte Nasennebenhöhlenchirurgie ist bereits seit über einem Jahrzehnt fester Bestandteil unserer fachärztlichen Tätigkeit.

Die Technik der Eingriffe und damit verbunden auch die Anforderungen an die Sorgfalt haben sich über diesen Zeitraum hinweg kontinuierlich fortentwickelt, eine starre Festschreibung z.B. von Ausbildungsrichtlinien ist aus diesen Gründen u.E. nicht sinnvoll.

Anmerkung: Bei allen Kolleginnen und Kollegen, die durch die Beantwortung des Fragebogens einen wichtigen Beitrag für die vorliegende Arbeit lieferten, bedanken wir uns herzlich.

Literatur

1. Althoff H, Solbach Th (1984) Analyse arztstrafrechtlicher Ermittlungsverfahren der Staatsanwaltschaft Aachen zwischen 1978 und 1981. Z Rechtsmed 94:273−282
2. Andreas M (1992) Wie kann der Arzt die Anforderungen an die Aufklärungspflicht erfüllen? Arztrecht 6:173−178
3. Appaix A, Marchand J, Fleury P (1976) Les accidents en thérapeutique Oto-Rhino-Laryngologique. Arnett Edit. (Paris)
4. Appaix A, Pech A, Cazaubon J (1965) Les complications de l'intervention de Pietrantoni-de-Lima. Rev Laryngol Otol Rhinol 86:206−243
5. Ankermann E, Kullmann HJ (1987) Arzthaftpflichtrechtsprechung. Erich Schmidt Verlag, Berlin
6. Becker W (1974) Erfahrungen als Gutachter bei Vorwürfen wegen mangelnder Aufklärung und Fahrlässigkeit. Larnygol Rhinol 53:75−89
7. Becker W, Deutsch E, Knappen FJ, Nüßgens K (1975) Probleme der fachärztlichen Aufklärungspflicht. Larnygol Rhinol 54:783−808
8. Berendes J (1962) Erblindung durch Komplikationen bei der Siebbeinoperation und Begutachtung zur Schuldfrage. HNO 10:182−185
9. Berendes J (1963) Grundsätzliches zur Begutachtung der iatrogenen Erblindung durch Siebbeinoperation. HNO 11:25−18
10. Berendes J (1969) Gefahren bei Siebbeinoperationen. Oto-Rhino-Larnygol 48:19−27
11. Berendes J, Straub W (1965) Begutachtung einer totalen Ophthalmoplegie durch Schädigung des Ganglion ciliare in Zusammenhang mit Siebbeinoperation. HNO 13:322−326
12. Boette G (1965) Verletzungen der Orbita aus der Sicht des Rhinologen. Ihre Verhütung und Behandlung. HNO 13:326−328

13. Burger H (1923) Accidents mortels dans la chirurgie endonasale. Acta Oto-laryngologica 5:269–282

14. Buus DR, Tse DT, Farris BK (1990) Ophthalmic complications of sinus surgery. Ophthalmology 97:612–619

15. Deutsch E (1973) Intra- und postoperative Zwischenfälle in der Hals-Nasen-Ohren-Heilkunde und ihre juristischen Folgen. Arch klin exp Ohr-, Nas- u Kelk Heilk 205:97–102

16. Draf W (1982) Die chirurgische Behandlung entzündlicher Erkrankungen der Nasennebenhöhlen. Arch Otorhinolaryngol 235:133–305

17. Dreher E, Tröndle H (1991) Kommentar zum Strafgesetzbuch. 45. Aufl. C. H. Beck, München

18. Dutton JJ (1986) Orbital complications of paranasal sinus surgery. Ophthalmic Plast Reconstruc Surg 2:119–127

19. Eisenmenger W, Leibhardt E, Neumaier R (1977) Ergebnisse von „Kunstfehlergutachten". Beiträge zur gerichtlichen Medizin 36:215–221

20. Fehle R (1988) Ergebnisse endonasaler, endoskopischer Siebbeinoperationen. Dissertation, Erlangen

21. Flynn JT, Mitchell KB, Fuller DG, London HB, Cohen HH (1979) Ocular motility complications following intranasal surgery. Arch Ophthalmoloc 97:453–458

22. Forbes G, Bradley A (1959) Clinical record: fatality resulting from intra-nasal polypectomy. J Laryngol Otol 73:445–447

23. Franzki H (1990a) Arzthaftung in ihrer gesellschaftspolitischen Bedeutung. Vers Med 42:1–6

24. Franzki H (1990b) Der Belegarzt – Stellung und Haftung im Verhältnis zum Krankenhausträger. Der Frauenarzt 31:441–450

25. Franzki H (1991) Rechtliche Möglichkeiten zur Durchsetzung der Qualitätssicherung. Arzt und Krankenhaus 5:146–150

26. Franzki H, Franzki D (1981) Der Arzthaftungsprozeß. In: Jung H, Schreiber HW, Arzt und Patient zwischen Therapie und Recht. Enke, Stuttgart

27. Freedman HM, Kern EB (1979) Complications of intranasal ethmoidectomy: a review of 1000 consecutive cases. Laryngoscope 89:421–434

28. Freije JE, Donegan JO (1991) Intracranial complications of transnasal ethmoidectomy. Ear Nose Throat J 70:376–380

29. Griffiths JD, Smith B (1971) Optic atrophy following Caldwell-Luc Procedure. Arch Ophthalmol 86:15–18

30. Heermann H (1958) Über endonasale Chirurgie unter Verwendung des binokulären Mikroskopes. Arch Ohr Nas Kehlkopfheilk 171:295–297

31. Heermann J (1980) Temporäre Amaurose bei mikrochirurgischer endonasaler Ethmoid- und Saccus lacrimalis-Operation in Lokalanaesthesie. HNO 28:70

32. Heller M (1913) Blindness and death following intranasal sinus operation. Laryngoscope 33:66–67

33. Herrmann A (1968) Gefahren bei Operationen am Hals, Ohr und Gesicht und die Korrektur fehlerhafter Eingriffe. Springer, Berlin

34. Hümmerich K (1991) Verantwortlichkeit von Operateur und Anästhesist bei HNO-Operationen. HNO-Mitt 41:56–61

35. Iemma M, Müller-Forrell W, Riechelmann H, Klusemann H (1991) Präoperatives Computertomogramm und intraoperativer Befund bei entzündlichen Nasennebenhöhlenerkrankungen. Arch ORL Suppl 2:167

36. Iro H, Hosemann W (1992) Minimally invasive surgery in Oto-Rhino-Laryngology. Eur Arch Otorhinoloaryngol (im Druck)

37. Jung H, Schreiber HW (1981) Arzt und Patient zwischen Therapie und Recht. Enke, Stuttgart

38. Kaiser-Meinhardt I (1963) Sehstörungen nach Kieferhöhlen- und Siebbeineingriffen. Laryngol Rhinol Otol 42:254–259

39. Kluge A (1963) Verletzungen der Arteria cerebri anterior bei Siebbeinzellausräumung. HNO 11:198–200

40. Kornmesser HJ (1974) Komplikationen bei/nach Nasennebenhöhlenoperationen, ihre Verhütung und forensische Begutachtung. HNO 22:148–151

41. Langnickel R (1978) Temporäre Erblindung nach endonasaler Siebbeinoperation. HNO 26:172–173

42. Laufs A (1988) Arztrecht, 4. Aufl. C. H. Beck

43. Lindlar R, Förster R, Krug D, Ballast A, Rothmund M (1991) Laparoskopische Cholezystektomie und chirurgische Weiterbildung. Dt Med Wochenschr 116:1777–1782

44. Lister JR, Sypert GW (1979) Traumatic false aneurysm and carotid-cavernous fistula: a complication of sphenoidotomy. Neurosurgery 5:473–475

45. Loeb HW (1922) Fatalities following operations upon the nose and throat not dependent upon anesthesia – a study of three hundred and thirty-two hitherto unreported cases. Ann Otol Rhinol Laryngol 31:273–296

46. Mac Kenty JE (1929) Blindness due to hemorrhage into orbital fat caused by injury in the intranasal ethmoid operation and by other injuries. Laryngoscope 39:772

47. Mallach HJ (1984) Ärztliche Kunstfehler. Aus: Forschung und Praxis der Gerichtlichen Medizin in Tübingen. Beiträge zur gerichtlichen Medizin 42:425–433

48. Manegold BC (1991) Persönliche Mitteilung

49. Maniglia AJ (1989) Fatal and major complications secondary to nasal and sinus surgery. Laryngoscope 99:276–283

50. Maniglia AJ (1991) Fatal and other major complications of endoscopic sinus surgery. Laryngoscope 101:349–354

51. Maniglia AJ, Chandler JR, Goodwin WJ, Flynn J (1981) Rare complications following ethmoidectomies: a report of eleven cases. Laryngoscope 91:1234–1244

52. Mark LE, Kennerdell JS (1979) Medial rectus injury from intranasal surgery. Arch Ophthalmol 97:459–461

53. Marx H (1950) Über Fehler und Gefahren bei Nasen- und Ohrenoperationen. Arch Ohr Heilk 159:1–108

54. Mattern R, Kohnle S (1984) Begutachtung ärztlicher Behandlungsfehler am Institut für Rechtsmedizin Heidelberg 1978–1980. Beiträge zur gerichtlichen Medizin 42:17–22

55. Mayer O (1934) Ein Fall von tödlicher Meningitis nach intranasaler Siebbeinoperation. HNO 35:377–384

56. Minnigerode B (1973) Intra- und postoperative Zwischenfälle in der Hals-Nasen-Ohrenheilkunde und ihre juristischen Folgen. Arch klin exp Ohr-, Nasen- u Kelk Heilk 205:88–97

57. Müller-Osten W, Hempel H, Uter P, Opderbecke HW (1983) Vereinbarungen zwischen dem Berufsverband Deutsche Anästhesisten und dem Berufsverband der Deutschen Chirurgen über die Zusammenarbeit bei der operativen Patientenversorgung. MedR 1:21–22

58. Muntarbhorn K (1991) Operative complications of endoscopic sinus surgery. Rama Med J 14:151–154

59. Pederson RA, Troost BT, Schramm YL (1981) Carotidcavernous sinus fistula after external ethmoid sphenoid surgery. Arch Otolaryngol 107:307–309

60. Pollner (1991) Keyhole surgery – a kinder cut. Med World News, September 1991

61. Quadflieg G (1989) Ärztliche Aufklärungspflicht im Spiegel der neueren Rechtsprechung. Dissertation, Erlangen

62. Rauch S (1956) Zur Nebenhöhlenradikaloperation nach de Lima. Archiv Ohr Heilk 168:279–294

63. Rauchfuß A (1990) Komplikationen der endonasalen Chirurgie der Nasennebenhöhlen. HNO 38:309–316

64. Roese HF (1933) Über Verletzungen des Orbitainhaltes bei endonasaler Siebbeinausräumung. Klin Mbl Augenheilk 91:95−100
65. Rosenbaum AL, Astle WF (1985) Superior oblique and inferior rectus injury following frontal and intranasal sinus surgery. J Pediatr Ophthalmol Strabismus 22:194−202
66. Rothmund M (1991) Laparoskopische Operationen: Faszination und Risiko. Dt med Wochenschr 116:1809−1811
67. Sachdev VP, Drapkin AJ, Hollin SA, Malis LI (1977) Subarachnoid hemorrhage following intranasal procedures. Surg Neurol 8:122−125
68. Schmid H (1987) Über den notwendigen Inhalt ärztlicher Dokumentation. NJW 12:681−687
69. Schuring AG (1990) The operative report. Am J Otol 11:71−73
70. Serdahl CL, Berris CE, Chole RA (1990) Nasolacrimal duct obstruction after endoscopic sinus surgery. Arch Ophthalmol 108:391−392
71. Stammberger H (1991) Functional endoscopic sinus surgery. B. C. Decker
72. Stankiewicz JA (1987) Complications of endoscopic nasal surgery: occurence and treatment. Am J Rhinol 1:45−49
73. Stankiewicz JA (1987) Complications of endoscopic intranasal ethmoidectomy. Laryngoscope 97:1270−1273
74. Stankiewicz JA (1989a) Complications of endoscopc sinus surgery. Otolaryngol Clin North Am 22:749−758
75. Stankiewicz JA (1989b) Complications in endoscopic intranasal ethmoidectomy. Laryngoscope 99:686−690
76. Stankiewicz JA (1989c) Blindness in intranasal ethmoidectomy: prevention and management. Otolaryngol. Head Neck Surg. 101:320−329
77. Stankiewicz JA (1981) Cerebrospinal fluid fistula and endoscopic sinus surgery. Laryngoscope 101:250−256
78. Terrahe M, Mündnich K (1974) Gefahren und Komplikationen bei der transmaxillären Siebbein-Keilbeinhöhlenoperation. Laryngol Rhinol Otol 53:311−320
79. Thompson RF, Gluckman JL, Kulwin D (1990) Orbita hematoma during ethmoid sinus surgery. Otolaryngol Head Neck Surg 102:45−50
80. Uhlenbruck W (1984) Anfängeroperationen als ärztlicher Behandlungsfehler. DMW 109:635−637
81. Ulsenheimer K (1987) Ein gefährlicher Beruf: Strafverfahren gegen Ärzte. MedR 5:207−216
82. Wakai S, Yoshimatsu N, Eguchi T, Ashikawa R (1980) Traumatic intracavernous aneurysm of the internal carotid artery following surgery for chronic sinusitis. Surg Neurol 13:391−394
83. Wayoff M, Jankowski R (1991) Medico-legal aspects in sinus surgery. Rhinology 29:257−261
84. Weber R, Draf W (1992) Endonasale mikro-endoskopische Pansinusoperation bei chronischer Sinusitis. Otorhinolaryngol Nova 2:63−69
85. Weißauer W, Opderbecke HW (1980) Anästhesist und Krankenhaus. Perimed, Erlangen
86. Wigand MEW (1989) Endoskopische Chirurgie der Nasennebenhöhlen und der vorderen Schädelbasis. Thieme, Stuttgart
87. Wirth G (1963) Entstehung einseitiger Amaurose bei Nasennebenhöhlenerkrankungen, insbesondere nach operativen Eingriffen. HNO 11:21−25 (1963)
88. Wisser F (1975) Zur Frage der Aufklärung vor Siebbeingriffen. HNO 23:257−261
89. Yamamura A, Makino H, Hachisu H, Takemiya S (1978) Secondary aneurysm due to arterial injury during surgical procedures. Surg Neurol 10:327−333

Speicheldrüsen II: Sekretion, Lithotripsie

212. P. Fiegert, G. Scherer, H. Maier (Heidelberg):
Die menschliche Glandula parotis als Ausscheidungsorgan für die Tabakalkaloide Nikotin und Cotinin

Eine bisher wenig erforschte Funktion der Gl. parotis des Menschen ist die Ausscheidung körperfremder Substanzen. In der vorliegenden Studie untersuchten wir die Exkretion des Tabakalkaloids Nikotin, sowie seines Hauptmetaboliten, dem Cotinin, im Parotisspeichel des Menschen.

Vier männlichen Rauchern wurde in Form einer 3-Stufen-Infusion Nikotin intravenös in einer Dosierung von 2 µg/min/kg KG über 10 min verabreicht. Vor, während und nach Ende der Infusionen wurden Blut- und Parotisspeichelproben zur Bestimmung der Nikotinkonzentration gesammelt.

Im Parotisspeichel stiegen die Nikotinkonzentrationen bereits nach der ersten Infusion auf ca. 700 ng/ml an, während die korrespondierenden Serumspiegel im Mittel 20 ng/ml nicht überschritten.

In einer zweiten Versuchsreihe wurden ähnlich massive Anreicherungen des Nikotins im Parotisspeichel auch nach Zufuhr des Nikotins durch Inhalation gefunden. Bemerkenswerterweise unterschieden sich die Cotininspiegel im Serum (273 ± 114 ng/ml) von den im Parotisspeichel gemessenen (321 ± 70 ng/ml) kaum. Tabakspezifische Nitrosamine (TSNA), die im Tierexperiment als cancerogen erkannt worden waren (Hoffmann/Hecht 1985), konnten weder im Serum noch im Parotisspeichel nachgewiesen werden.

Die vorliegenden Befunde deuten darauf hin, daß Nikotin aktiv über die Gl. parotis ausgeschieden wird. Dies dürfte darauf zurückzuführen sein, daß Nikotin aufgrund seines pH-Wertes bei im Vergleich zum Serum niedrigerem pH-Wert des Parotisspeichels überwiegend protoniert vorliegt, wodurch eine Reabsorption eingeschränkt wird. Im Gegensatz dazu liegt das Cotinin aufgrund seines pK-Wertes von 4,5 kaum protoniert vor, so daß hier von einer Reabsorption im Gangsystem ausgegangen werden darf. Trotz der hohen Nikotinkonzentrationen gelang es nicht, tabakspezifische Nitrosamine nachzuweisen. Ob die synthetisierte oder mit dem Rauch aufgenommene Menge zu klein war, um mit dem angewandten Meßverfahren (High thermal energy analyzer) erfaßt zu werden, blieb unklar. Darüber hinaus käme als Erkärungsmodell in Betracht, daß die Nitrosamine aufgrund ihrer Proteinbindung im Serum nur zu einem kleinen Teil frei verfügbar und damit über den Speichel ausscheidbar sind.

Das Beispiel des Nikotins zeigt deutlich, in welchem Maße die Speicheldrüsen an der Ausscheidung körperfremder Substanzen beteiligt sein können.

Unter Umständen ist die Konzentration von bestimmten Umweltgiften im Speichel ein wesentlich empfindlicherer Parameter für ein Expositionsmonitoring als bisher durchgeführte Messungen im Blut und im Urin.

213. K. H. Kim, J. Y. Kim, M. W. Sung (Seoul, Korea):
Experimentelle Studie über den Effekt von Pilocarpin zur Vorbeugung von Strahlenschäden an der Ratten-Speicheldrüse

Nach Strahlentherapie bei Tumoren der Kopf-Hals-Region leiden die Patienten in der Regel an Mundtrockenheit infolge der Strahlenschäden an den Speicheldrüsen.

Bei der von mir vorgestellten Studie wurden die morphologischen Veränderungen der Speicheldrüse nach Pilocarpingabe beobachtet. Ziel war es, herauszufinden, ob es möglich ist, die strahleninduzierten

Schäden in der Speicheldrüse durch Reproduktion der Anzahl der Sekretgranula zu vermindern. Zur Erzielung eines deutlicheren Kontrastes setzten wir Atropin ein, das die sekretorische Tätigkeit der Speicheldrüse unterdrückt.

Die Glandulae submanidbulares der Tiere wurden eine Stunde nach Injektion des Medikamentes mit 18 Gy bestrahlt.

Tabelle 1. Pathologische Veränderungen der Pilocarpin-vorbehandelten-Gruppe in den verschiedenen Stadien nach Radiatio

Zeit	Probenummer										Total
	1	2	3	4	5	6	7	8	9	10	
#3 Tage											
Menge von granula	+	++	++	+	+	+					6
Zelldestruktion	+	−	+	−	−	−					6
1 Woche											
Menge von granula	++	++	+	++	+++	+++	+	++			8
Zelldestruktion	−	−	+	−	−	−	+	+			8
2 Wochen											
Menge von granula	++	+++	++	+	++	+					6
Zelldestruktion	±	±	−	−	−	±					6
4 Wochen											
Menge von granula	++	+++	++	+	++	+					6
Zelldestruktion	−	−	±	−	−	±	−				6

Tabelle 2. Pathologische Veränderungen der Atropin-vorbehandelten-Gruppe in den verschiedenen Stadien nach Radiatio

Zeit	Probenummer										Total
	1	2	3	4	5	6	7	8	9	10	
#3 Tage											
Menge von granula	+	0	+	0	+	+0					6
Zelldestruktion	±	+	++	+	±	±					6
1 Woche											
Menge von granula	0	++	0	0	+	0	+	+			8
Zelldestruktion	++	++	++	++	+	+	+	++			8
2 Wochen											
Menge von granula	+	0	0	0	++	0					6
Zelldestruktion	±	+	+	++	+	++					6
4 Wochen											
Menge von granula	0	+	0	0	+	0					6
Zelldestruktion	+	++	++	++	+	+					6

Die entfernten Speicheldrüsen wurden lichtmikroskopisch und elektronenmikroskopisch untersucht.

Im Vergleich zur Kontrollgruppe und zur mit Atropin behandelten Gruppe, die deutliche Strahlenschäden aufwiesen, schien die Pilocarpinbehandlung einen Schutz gegen die Strahlenschäden zu bewirken, was sich in deutlich weniger ausgeprägter Schädigung und vollständiger Regeneration nach 4 Wochen zeigte (Tabelle 1, 2). Dieser Effekt hängt möglicherweise mit der Reduktion der Anzahl der Sekretgranula vor der Radiatio zusammen.

H. Maier (Heidelberg): Haben Sie mit diesen schönen experimentellen Befunden als Grundlage versucht, strahleninduzierte Schädigungen des Speicheldrüsengewebes durch Pilocarpingabe vor Bestrahlungsbeginn zu verringern?

K. H. Kim (Schlußwort):
Wie dargestellt, wurden allein Ratten untersucht. Menschliches Speicheldrüsengewebe wurde in diesem Schritt der Studie nicht berücksichtigt.

214. J. Wustrow, B. Nölle, W. L. Gross (Lübeck): Humorale und zelluläre Analyse bei Sjögren-Syndrom

Bei 17 Patienten haben wir nach klinischer Diagnose eines Sjögren-Syndroms und zusätzlicher histologischer Verifizierung einer myoepithelialen Sialadenitis in der Glandula parotis eine immunologische Analyse des peripheren Blutes einerseits und des Parotisgewebes andererseits durchgeführt.

Bei der humoralen Analyse wurden krankheitstypische Autoantikörper gegen antinucleären Antikörper (ANA) und die antiextrahierbaren nucleären Antikörper (SSA/SSB), aber auch Rheumafaktoren und Immunglobuline, insbesondere die vom IgG-Typ untersucht. Insgesamt zeigt sich ein deutlicher quantitativer Unterschied der serologischen Parameter für das primäre und sekundäre Sjögren-Syndrom:

Beim sekundären Sjögren-Syndrom sind die ANA-Werte im Mittel um das Fünffache und die Rheumafaktoren um das Dreifache gegenüber dem primären Sjögren-Syndrom erhöht. Krankheitstypisch sind lt. Literatur in rund 76% die antiextrahierbaren Antikörper SSA und SSB. Eine Präferenz von SSA- oder SSB-Antikörpern beim primären oder sekundären Sjögren-Syndrom konnten wir aber nicht finden. Interessant ist, daß immerhin in 30% der Sjögren-Fälle derartige anti-ANA nicht nachweisbar sind. Wenn SSB-Antikörper nachweisbar sind, so finden sich auch SSA-Antikörper. Umgekehrt gilt dies jedoch nicht. Hervorzuheben ist beim Sjögren-Syndrom eine Hypergammaglobulinämie vor allem vom IgG-Typ. Auffallend ist eine besondere Häufung dieses Befundes beim sekundären Sjögren-Syndrom. Die Immunparameter beim Sjögren-Syndrom mit Ausbildung eines malignen Lymphoms entsprechen hingegen jenen des primären Sjögren-Syndroms. Insgesamt lassen sich somit beim sekundären Sjögren-Syndrom die krankheitstypischen Immunparameter sowohl quantitativ als auch qualitativ häufiger finden als beim primären Sjögren-Syndrom.

Da die Rolle des zellulären Immunsystems beim Sjögren-Syndrom noch nicht bekannt ist, haben wir Lymphozyten-Funktionsteste bei den mononucleären Zellen (MNZ) des peripheren Blutes einerseits und der Glandula parotis andererseits durchgeführt. Hierzu wurden verschiedene Zellaktivatoren in der Zellkultur eingesetzt: Die drei Stimulantien PHA, CON A und PWM verursachen in der Lymphozytenkultur eine Zell-Proliferation. Im Vergleich zum Normalkollektiv weisen die Sjögren-Patienten bei diesen Stimulantien zwar eine reduzierte Proliferation der mononucleären Zellen auf, diese ist aber statistisch nicht signifikant. Mißt man andererseits die Stimulierbarkeit der B-Zelldifferenzierung, also die Immunglobulinproduktion und die Antikörperfreisetzung, so ergibt sich für alle eingesetzten B-Zellaktivatoren wie SAC, EBV, Klebsiella M eine hochsignifikante B-Zelldifferenzierungsstörung. Diese Beobachtung gilt sowohl für die mononucleären Zellen der Glandula parotis als auch für jene im peripheren Blut der Sjögren-Patienten. Dieses Ergebnis ist insofern überraschend, als bisher grundsätzlich bei einer generalisierten Autoimmunerkrankung mit einer einhergehenden Hypergammaglobulinämie, wie wir sie anfänglich für das Sjögren-Syndrom nachgewiesen haben, eher eine polyclonale B-Zellaktivierung angenommen wird. Weder die Stimulation mit dem T-zellabhängigen B-Zellaktivator PWM noch mit dem polyclonalen B-Zellaktivator Klebsiella M führte zu einer IgG- oder IgM-Sekretion. Da Klebsiella M außerdem in der Lage ist, B-Zellen T-zellunabhängig zu aktivieren, ist diese Differenzierungsstörung nicht auf eine T-Zellsuppression zurückzuführen. Es handelt sich hierbei folglich um eine reine Differenzierungsstörung der B-Zellen selber. Um hemmende oder zytotoxische Faktoren des Patientenserums der Sjögren-Patienten als Ursache für die B-Zellfunktionsstörung auszuschließen, haben wir mononucleäre Zellen von gesunden Donatoren mit Serum von Sjögren-Patienten inkubiert und im Gegensatz zu den Voruntersuchungen eine regelrechte B-Zelldifferenzierung gefunden. Damit konnten wir also einen serologischen Faktor für die B-Zelldifferenzierungsstörung ausschließen. Bisher gibt es keine schlüssige Erklärung für dieses B-Zelldifferenzierungsdefizit. Dieses krankheitstypische Phänomen ist mit den bisherigen Kenntnissen über die Immunvorgänge beim Sjögren-Syndrom nicht zu erklären.

K. Terrahe (Stuttgart): Konnten Sie hinsichtlich der B-Zelldifferenzierung einen Unterschied zwischen primärem und sekundärem Sjögren-Syndrom feststellen? Leitet sich für Sie eine immunologische Deutung ab, die mit Kollagenosen einhergehende Sjögren-Erkrankung als „sekundär" zu bezeichnen?

H. Maier (Heidelberg): In der letzten Zeit wurde gehäuft über das Auftreten einer myoepithelialen Sialadenitis der Ohrspeicheldrüse, wie wir sie auch beim Sjögren-Syndrom finden, bei Aids-Patienten berichtet. Könnte die von Ihnen gefundene B-Zell-Differenzierungsstörung Ausdruck einer Virusinfektion sein?

H. G. Kempf (Tübingen): Sind die beobachteten Lymphome alle in der Parotis auf dem Boden einer myoepithelialen Sialadenitis entstanden, bzw. fand sich eine Generalisation des Lymphoms primär oder im Verlauf?

J. Wustrow (Schlußwort):
Zu Herrn Terrahe: 1. Es gibt keinen Unterschied bei der B-Zell-Differenzierungsstörung bzgl. des Vorliegens eines primären oder sekundären Sjögren-Syndroms.
2. Diese B-Zell-Symptomatik kann noch nicht als definitives klinisches Charakteristikum für das Vorliegen eines Sjögren-Syndroms genutzt werden, da wir einerseits zwar feststellen, daß es bei einer generalisierten Autoimmunerkrankung im allgemeinen eine Hypergammaglobulinämie mit einer polyclonalen B-Zellaktivierung gibt. Beim Sjögren-Syndrom liegt wider Erwarten eine B-Zelldifferenzierungsstörung vor. Bisher gibt es keine schlüssige Erklärung hierfür. Dieses von uns nachgewiesene Phänomen ist mit den bisherigen Kenntnissen über die Immunvorgänge beim Sjögren-Syndrom nicht zu erklären.
3. Die Bezeichnung „sekundär" soll nicht bedeuten, daß das Sjögren-Syndrom durch eine Kollagenose induziert wird. Insofern ist diese Bezeichnung eher mißverständlich. Die immunologischen Daten geben hierfür auch keinen Anhalt.
Zu Herrn Maier: Die von uns durchgeführten Untersuchungen lassen keinen Rückschluß auf eine virale Genese des Sjögren-Syndroms zu.
Zu Herrn Kempf: Sämtliche malignen Lymphome waren primär auf dem Boden einer myoepithelialen Sialadenitis entstanden.

215. St. Ihrler, G. Grevers, St. Dresel, Th. Vogl (München): Was leistet die Kernspintomographie beim Morbus Sjögren?

Der M. Sjögren ist durch Xerostomie, Xerophthalmie, rezidivierende Parotisschwellung und eine hohe Koinzidenz mit rheumatoiden Erkrankungen gekennzeichnet. Eine Reihe klinischer und laborchemischer Parameter liefern wichtige Kriterien für die Diagnosestellung, besitzen jedoch keine uneingeschränkte Spezifität für die Sicherung des Krankheitsbildes.

36 Patienten mit klinischem Verdacht auf M. Sjögren wurden an einem Kernspintomographen (KST) mit 1,5 Tesla Feldstärke untersucht. Zunächst wurde transversal in T1 und T2 gewichteter Sequenz geschichtet, anschließend in T1 gewichteter Sequenz in frontaler Orientierung. Nach Gabe des paramagnetischen Kontrastmittels Gadolinium-DTPA wurde erneut transversal geschichtet.

Zur Abklärung der Spezifität der Untersuchung wurden zusätzlich vier Patienten mit Sialadenose, vier Patienten mit akuter Parotitis und drei Patienten mit chronisch-rezidivierender Parotitis untersucht.

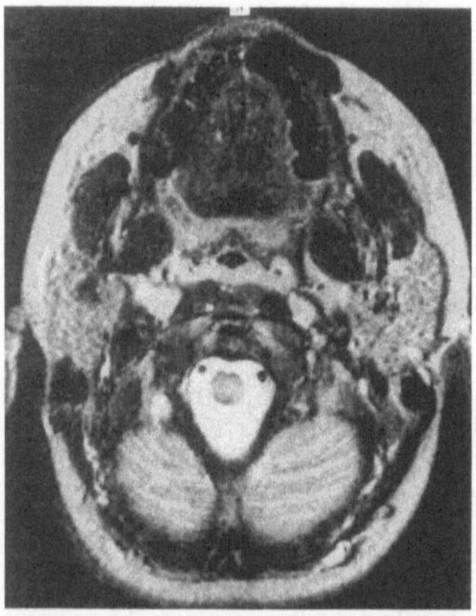

Bei 34 von 36 Patienten mit klinischem Verdacht auf M. Sjögren fand sich in der KST eine noduläre, wabenartige Veränderung der Drüsenstruktur. Dieses charakteristische Muster zeigte sich besonders kontrastreich in der T2-gewichteten Sequenz (Abb. 1). Die Applikation des Kontrastmittels Gadolinium-DTPA erbrachte keine Zusatzinformation. Das Ausmaß der Veränderungen korrelierte mit der Dauer der Erkrankung; vergrößerte intra- und periglanduläre Lymphknoten konnten häufig nachgewiesen werden.

Bei vier Patienten mit Sialadenose zeigten sich symmetrisch vergrößerte Ohrspeicheldrüsen mit charakteristischer homogener Signalgebung mittlerer Intensität (Abb. 2). Die Drüsen stellten sich klar begrenzt dar, die Kontrastmittelaufnahme war gering. Bei vier Patienten mit akuter Parotitis kam bei unveränderter Binnenstruktur eine einseitige Drüsenvergrößerung mit entzündlicher Infiltration der benachbarten Strukturen zur Darstellung. Ein Steinnachweis war nicht möglich.

Drei Patienten mit langjähriger chronisch-rezidivierender Parotitis zeigten im Rahmen der Drüsenatrophie gering verkleinerte Ohrspeicheldrüsen mit mäßig vermehrter Inhomogenität, die sich jedoch im Vergleich zu M. Sjögren kontrastarm manifestierte. Unsere Untersuchungen zeigen, daß die kernspintomographischen Veränderungen bei M. Sjögren eindeutig von denen anderer nichttumoröser Parotiserkrankungen abgrenzbar sind. Es muß abgewartet werden, ob dieses Verfahren aufgrund der geringen Verfügbarkeit und der hohen Kosten bei dieser Fragestellung gerechtfertigt ist. Weitere eigene Untersuchungen deuten an, daß die KST gerade bei der Frühdiagnose von assoziierten Non-Hodgkin-Lymphomen eine wichtige Rolle spielen könnte. Das beschriebene kernspintomographische Bild bei Siala-

Abb. 1. KST in transversaler Schnittführung, T2-gewichtete Sequenz: Ohrspeicheldrüsen *(p)* gering vergrößert, netzartige Binnenstruktur (klinisch M. Sjögren seit 3 Jahren)

denosen scheint vergleichbar eindeutig und charakteristisch zu sein; die bisherigen Erfahrungen an vier Patienten müssen jedoch durch weitere Untersuchungen untermauert werden. Die radiologischen Veränderungen bei akuter und chronisch-rezidivierender Parotitis sind uncharakteristisch, die KST ist bei dieser Fragestellteung der Sonographie bzw. Sialographie unterlegen.

H. Maier (Heidelberg): Gibt die MRT tatsächlich eine zusätzliche essentielle Information für die Diagnose des Sjögren-Syndroms. Kann das Auftreten von malignen Lymphomen in der Parotis nicht auch mit dem Ultraschall zuverlässig erfaßt werden?

St. Ihrler (Schlußwort):
Kernspintomographisch lassen sich bei M. Sjögren meist vergrößerte intra- und periglanduläre Lymphknoten nachweisen. Wir glauben, daß die KSt eine ideale Methode zur Frühdiagnose von assoziierten Lymphomen bieten kann, können aber noch keine exakten Kriterien für die Ve phom" liefern.

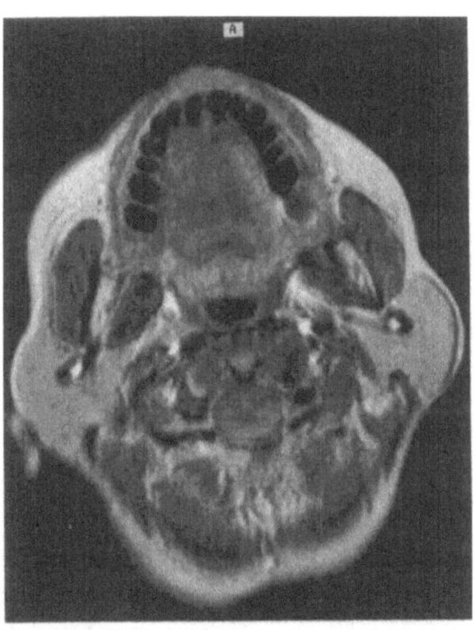

Abb. 2. KST in transversaler Schnittführung, T1-gewichtete Sequenz ohne Kontrastmittel: Ohrspeicheldrüsen deutlich vergrößert; homogene, hypointense Binnenstruktur (histologisch gesicherte Sialadenose)

216. R. Königsberger, J. Feyh, A. Goetz (München): Die Speichelgangsendoskopie als Grundlage für eine minimal invasive Speichelsteintherapie — erste klinische Erfahrungen

Neue nicht invasive Therapieverfahren zur Behandlung der Sialolithiasis tragen dazu bei, eine bisher in vielen Fällen notwendige Speicheldrüsenexstirpation zu vermeiden. Neben der relativ aufwendigen extrakorporalen Speichelsteinlithotripse steht mit der Speicheldrüsenendoskopie ein neues Verfahren zur Verfügung, mit dem eine rasche und problemlose Speichelsteintherapie durchgeführt werden kann. Auf endoskopischem Weg kommen die Laserlithotripsie, die elektrohydraulische Lithotripsie, die mechanische Steinzerkleinerung und die Steinextraktion zum Einsatz.

Unter örtlicher Betäubung wird nach einer Gangbougierung ein Speichelgangsendoskop bis zu einem Speichelstein vorgeschoben. Über den Arbeitskanal des Endoskops werden entweder eine Laserfaser, eine Stoßwellenelektrode, ein Zängelchen oder ein Fangkörbchen vor dem Konkrement plaziert. Es wurden 65 Patienten mit symptomatischen Speichelsteinen in der Gl. submandibularis behandelt. Als Therapieerfolg wurde die posttherapeutische Symptomfreiheit gewertet.

Über Speichelgangsendoskopie konnten 49 Patienten erfolgreich therapiert werden. Neben einer stoßwelleninduzierten Steinzertrümmerung war es bei 2 Patienten möglich, kleine Steine zu extrahieren, bzw. bei 6 Patienten weiche Konkremente mechanisch zu zerkleinern. Die einzelnen Methoden ließen sich problemlos kombinieren, wodurch die individuelle Behandlungszeit deutlich verkürzt werden konnte.

Die ersten klinischen Ergebnisse zeigen, daß die endoskopische Speichelsteintherapie mit geringem Aufwand und sehr geringer Patientenbelastung durchführbar ist, wodurch eine invasive Speichelsteintherapie vermieden werden kann.

J. Zenk (Erlangen): 1. Mit der Mitteilung der Perforation von Speichelgängen bestätigen Sie unsere Ergebnisse. Dieser Hinweis fehlte allerdings im Jahresbericht des letzten Jahres.
2. In Gastroenterologie und Urologie wird die IEHL nur unter speziellen Sicherheitsmaßnahmen durchgeführt zur Vermeidung von Perforationen durch Streusplitter.
3. Nach unserer Meinung stehen derzeit nebenwirkungsfreiere Methoden bei der Therapie der Sialolithiasis zur Verfügung.

R. Königsberger (Schlußwort):
1. Ein in-vivo-Versuch mit elektrohydraulischer intrakorporaler Speichelsteinlithotripsie ohne intraduktal gelegenen Speichelstein entspricht nicht der Behandlungssituation, da hier die Stoßwellen direkt auf die Steinoberfläche aufgebracht werden und daher nicht auf das Gangepithel geraten.
2. Die Abtragungsrate der Laserlithotripsie ist nicht direkt abhängig von der Steingröße, sondern von der Steinfarbe und der Laserlichtfrequenz.

217. J. Zenk, W. Benzel, W. G. Hosemann, H. Iro (Erlangen):
Sialolithiasis —
Grundlagenuntersuchungen zur elektrohydraulischen Lithotripsie

Die Entwicklung immer kleinerer Sondendurchmesser legte es nahe, die Technologie der elektrohydraulischen intrakorporalen Lithotripsie für die Therapie der Sialolithiais einzusetzen. Da jedoch bei experimentellen Untersuchungen in der Gastroenterologie und der Urologie Perforationen im Bereich der abführenden Gangsysteme beschrieben wurden, waren vor klinischer Anwendung zur Therapie der Sialolithiasis grundlegende in-vitro- und tierexperimentelle Untersuchungen erforderlich.

Hierzu standen drei verschiedene Lithotriptoren zur Verfügung (Lithotron EL 23 (Fa. Walz), Calcutript (Fa. Storz), Riwolith (Fa. Wolf)), mit Sondendurchmessern von 1,6—3,0 Fr.

Von 58 in-vitro behandelten Speichelsteinen wurden 53 (91%) fragmentiert, 42 (72%) davon mit einer Restfragmentgröße kleiner als 1,5 mm, 11 (19%) wurden nicht fragmentiert. Die zur Desintegration benötigte Impulsanzahl sank mit zunehmenden Sondendurchmesser und zunehmender Intensität. Die mineralogische Steinzusammensetzung und die verschiedenen Lithotripsiesysteme hatten keinen Eifluß auf die prinzipielle Fragmentierbarkeit.

In-vitro-Gewebeuntersuchungen an operativ entnommenen menschlichen Submandibulardrüsen zeigten unabhängig von Sondendurchmesser, Intensität und Gerätetyp sowohl makroskopisch wie auch histologisch deutliche Gewebeläsionen.

Applikation elektrohydraulischer Stoßwellen in die gestauten Ausführungsgänge der Ohrspeicheldrüsen von insgesamt 6 Kaninchen mit streng paralleler und intraduktaler Sondenlage unter kontinuierlicher Kochsalzspülung führte nach maximal 5 Einzelimpulsen zur Gangperforation. Hierbei kam es gleichzeitig zu einer Schädigung umliegender Gewebestrukturen.

Auch bei direktem Beschuß der Glandula parotis, des Nervus facialis und des Musculus masseter des Kaninchens war obligatorisch bereits makroskopisch eine deutliche Gewebeläsion zu erkennen, wenn ein Mindestabstand von 2—3 mm von der Sondenspitze zum Gewebe unterschritten wurde. Dies entspricht den Ergebnissen vergleichbarer Untersuchungen in der Gastroenterologie und der Urologie.

Aufgrund unserer eigenen experimentellen Resultate scheint daher der Einsatz der elektrohydraulisch-intrakorporalen Lithotripsie in den sehr engen Ausführungsgängen der Kopfspeicheldrüsen des Menschen bei der Therapie der Sialolithiasis derzeit nicht möglich.

218. C. Födra, G. Waitz, N. Nitsche, H. Iro (Erlangen):
Minimal invasive Therapie von Speichelsteinen
mittels extrakorporaler piezoelektrischer Stoßwellen

Im Rahmen einer prospektiven Studie behandelten wir 60 Patienten, die an einer Speichelsteinerkrankung litten, anhand bestimmter Einschlußkriterien mittels extrakorporaler, piezoelektrisch erzeugter Stoßwellen. Die Speichelsteine mußten klinisch symptomatisch und sonographisch sicher nachweisbar sein und sollten aufgrund ihrer Lokalisation nicht durch andere Maßnahmen, wie z.B. durch Gangschlitzungen, eliminierbar sein, was v.a. für hilusnahe Konkremente beider großen Kopfspeicheldrüsen zutrifft. Da Schlitzungen im Bereich des Stenongangostiums erfahrungsgemäß oft zu einer narbigen Gangstenosierung führen, indizierten wir auch für papillennahe Parotissteine eine extrakorporale Lithotripsie.

Kontraindikationen zur Stoßwellenbehandlung waren u.a. eine akut-eitrige Sialadenitis zum Zeitpunkt der Behandlung und vorangegangene Speichelgangsschlitzungen. Vor und nach der Behandlung erfolgten eine Ultraschalluntersuchung, ein Speicheldrüsenfunktionsszintigramm, ein Tonschwellenaudiogramm und eine Bestimmung der alpha-Amylase.

Die Lithotripsie erfolgte mithilfe eines piezoelektrischen Lithotriptors (Piezolith 2500, Fa. Wolf). Eine komplette Steinfragmentation wurde definitionsgemäß bei einer Restfragmentgröße von 1,5 mm erreicht. Pro Behandlung wurden höchstens 3000 Stoßwellen appliziert. Es wurden maximal zwei Wiederholungsbehandlungen vorgenommen.

Posttherapeutisch wurden die Patienten zur Einnahme von Sialagoga und zu Drüsenmassagen angeleitet. Dem Arzt standen, je nach Fragmentgröße, verschiedene auxiliäre Maßnahmen in Form von

Gangsondierungen, Ballondilatationen, Fragmentextraktionen mit Steinfangkörbchen und Papillotomien (bei Submanidulbarissteinen) zur Verfügung.

Von den 60 Patienten, die in diese Studie eingingen, litten 41 (69%) an einem Submandibularisstein und 19 (31%) an einem Parotisstein. Während bei allen Patienten mit Parotissteinen eine komplette Steinfragmentation erzielt wurde, blieb bei sieben von 41 Submandibularissteinpatienten nach den drei Behandlungen eine komplette Fragmentation aus.

Die einzigen Nebenwirkungen bestanden aus umschriebenen petechialen Hauteinblutungen und passageren Drüsenschwellungen. Im durchschnittlichen Nachbeobachtungszeitraum von 12 Monaten waren 100% der Parotissteinpatienten und 85% der Submandibularissteinpatienten beschwerdefrei. Eine komplette Steinelimination gelang bei 91% der Parotissteine, wohingegen bei 60% der Submandibularissteine noch Restfragmente sonographisch nachgewiesen werden konnten.

Zusammenfassend ist festzustellen, daß die extrakorporale, piezoelektrische Lithotripsie eine wirksame und schonende, minimalinvasive Therapiemodalität zur Behandlung der Sialolithiasis darstellt, mit deren Hilfe in vielen Fällen eine Operation, die nicht selten mit unerwünschten Nebenwirkungen verbunden ist, vermieden werden kann.

219. D. Watermeier, Ch. Konzelmann, W. G. Hosemann, H. Iro (Erlangen): Laser-induzierte Lithotripsie von Speichelsteinen: Experimentelle Untersuchungen zum Gewebeschädigungspotential

Manuskript nicht eingegangen.

220. W. Benzel, M. Hofer, W. G. Hosemann, H. Iro (Erlangen): Laserlithotripsie von Speichelsteinen mit automatischer Abschaltung bei Gewebekontakt — In-vitro- und tierexperimentelle Untersuchungen

Das Bemühen, auch Speichelsteine minimal invasiv zu behandeln, führte zu der Einführung der intrakorporalen Laserlithotripsie von Speichelsteinen. Allerdings beinhalten die bisher zur Laserlithotripsie von Speichelsteinen eingesetzte Systeme — wie z.B. der Excimer-Laser, die Gefahr der Perforation des Speichelganges und der Schädigung des umliegenden Gewebes.

Ein neuartiger gepulster Flüssigkeits-Farbstofflaser scheint nunmehr aufgrund seiner physikalisch-technischen Eigenschaften die Gefahr potentieller Gewebeschädigungen weitgehend zu minimieren bzw. auszuschließen. Es handelt sich hierbei um einen Rhodamin-6G-Farbstofflaser. Dieses Gerät, es heißt „Lithognost", besitzt eine integrierte, zuschaltbare Stein-/Gewebeerkennung, die auf die Fluoreszenzspektroskopie des von Gewebe bzw. Stein durch die Faser zurückgestreuten Laserlichtes basiert. Im Falle eines Gewebekontaktes kann der Laserpuls über einen schnellen optoelektronischen Schalter gewissermaßen „in statu nascendi" terminiert werden. Liegt also die Intensität der zurückgestreuten Laserstrahlung nach 200 ns unterhalb eines bestimmten Schwellenwertes, so ist die Faserspitze nicht in Kontakt mit dem Konkrement und der Laserpuls wird mit Hilfe eines Polarisators unterbrochen.

Nachdem dieser Laser bereits mit Erfolg in der Urologie eingesetzt wurde, stellte sich die Frage, ob er nicht auch für den HNO-Bereich ein geeignetes und gewebeschonendes Instrument zur Lithotripsie darstellen könnte. Bei allen Versuchen verwendeten wir als Lichtleiter Quarzglasfasern mit einem Kerndurchmesser von 250 Mikrom. Vorweg ging es um die Frage der Speichelsteinerkennung. Probatorisch wurden 10 Speichelsteine unterschiedlicher Größe und Farbe eingesetzt. In allen Fällen lag das Steinerkennungssignal deutlich über der Schwelle, d.h. alle Sialolithen wurden als Konkremente identifiziert. Mittels dieses Lasers konnten von 50 eingesetzten Submandibularissteinen 75% fragmentiert werden. Weder Steingröße noch mineralogische Zusammensetzung der Steine hatten Einfluß auf die prinzipielle Fragmentierbarkeit.

Basierend auf diesen Erkenntnissen wurde untersucht, ob das Stein-/Gewebeerkennungssystem in der Lage ist, bei Speichelgangsepithelkontakt den Laserpuls zu terminieren. Zu diesem Zweck wurden intraoperativ entnommene menschliche Submandibularisgänge bestrahlt. Die Sondeneinlage war streng gangparallel, die Laserpulse wurden unter kontinuierlicher NaCl-Spülung appliziert. Wir verwendeten die zur Steinfragmentation erforderlichen Intensitäten und Pulszahlen. Wurde die Option „Stein-/Gewebeerkennung" ausgeschaltet, führte dies zu einer deutlichen Gangschädigung, die in den meisten Fällen in einer Perforation gipfelte. Unter der Option „Stein-/Gewebeerkennung" eingeschaltet, wurde das Speichelsteingewebe ausnahmslos erkannt und die Laserenergie jeweils unterbrochen. Weder makroskopisch noch mikroskopisch ließen sich Schäden erkennen.

Nachdem in vitro nachgewiesen werden konnte, daß das Stein-/Gewebeerkennungssystem bei Speichelgangsepithelkontakt zuverlässig zu einer Energiereduktion führte, war letztlich das Erkennungs-

verhalten gegenüber lebendem Gewebe von Bedeutung. Bei Chinchilla-Bastard-Kaninchen wurde jeweils beidseits der Ductus parotideus ca. 3 Wochen vor geplanter Bestrahlung ligiert. Nach entsprechendem Aufstau erfolgten die parallele Einführung der Laserfaser und die Applikation der Strahlung unter kontinuierlicher Spülung.

Bei eingeschalteter Stein-/Gewebeerkennung wurde der Gang regelmäßig erkannt und der Laserimpuls limitiert. Weder makroskopisch noch mikroskopisch ließen sich Schädigungszeichen nachweisen. Basierend auf diesen experimentellen Untersuchungen scheint sich dieses neuartige, gewebeschonende Lasersystem für die klinische Anwendung bei der Therapie der Sialolithiasis hervorragend zu eignen.

Plastische Chirurgie IV

221. S. Holtmann, E. Kastenbauer (München):
Ein neues chirurgisches Konzept in der Rekonstruktion der Ohrmuschel

Die Rekonstruktion der Ohrmuschel gehört zu den schwierigsten, von Mißerfolgen gekennzeichneten Aufgaben der plastischen Chirurgie, auch dann, wenn keine Narben oder Voroperationen die Ausgangssituation belasten. Jeder Chirurg, der sich dieser Aufgabe stellt, sieht sich mit den zwei wesentlichen Problemen Hautbedeckung und Stützgerüst konfrontiert. Was nun ein Stützgerüst angeht, so konkurrieren im internationalen Schrifttum und in der Praxis der autologe Rippenknorpel und verschiedene Kunststoffmaterialien miteinander.

Das Risiko der Abstoßungsgefahr, das jedem implantierten Kunststoffgerüst bei exponierter Lage anhaftet, wird durch Verwendung einer neuen Endoprothese mit integriertem Sogsystem gemindert. Diese besteht aus porösem, gut verträglichem Polyäthylen, das rasch bindegewebig durchsetzt wird. Die Prothese weist Aussparungen an denjenigen Stellen auf, die den Konkavitäten der Ohrmuschel entsprechen (Scapha, Cymba, Fossa triangularis). In diese Aussparungen hinein mündet ein Hohlraumsystem, das in Form von Röhren die Prothese durchzieht und an das eine konventionelle Saugdrainage angelegt wird. Nach der Implantation wird durch Sog die bedeckende Haut gleichmäßig und großflächig den Konturen der Endoprothese angelagert. Serome und Hämatome können sich nicht ansammeln, und Drucknekrosen oder Infektionen durch Matratzennähte, auf die gänzlich verzichtet werden kann, entfallen. Die Prothese ist in drei Größen, jeweils für die rechte und die linke Seite, erhältlich (Fa. Medical Products, Ch. Winter, Wiclefstr. 45, 1000 Berlin 21).

Das operative Vorgehen beinhaltet in der Regel drei Eingriffe. Zunächst wird das Knorpelrudiment entfernt und ein Hautexpander implantiert. Neben dem Gewinn an Haut bewirkt die fibröse Kapsel, die jeden Expander umgibt, später eine Protektion des Kunststoffgerüsts. Bei der zweiten Operation wird die Prothese implantiert, und zuletzt werden neben der Rekonstruktion von Tragus, Lobulus und, falls nötig, retroaurikulärer Umschlagfalte weitere Feinkorrekturen vorgenommen.

Im Gegensatz zu dem sicherlich hervorragend verträglichen autologen Rippenknorpel entfallen bei

Verwendung dieser Endoprothese der Entnahmeeingriff und die damit verbundene Brustnarbe; das Gerüst selber ist formstabil und besitzt ein weitgehend ohrmuschelidentisches Relief, so daß ein ästhetisch befriedigendes Ergebnis auch in der Hand des nicht täglich mit der Ohrmuschelrekonstruktion Befaßten zu erzielen sein wird.

H. Weerda (Lübeck) 1. Bei einseitiger Atresie sollte heute in der Regel kein Mittelohraufbau gemacht werden. Bei eigenen 90 und fremden 45 Nachuntersuchungen waren die Langzeitergebnisse nicht gut, d.h., die Lebensqualität nicht zu verbessern.
2. Bei den Porecon-Prothesen war eine Reihe von Extrusionen zu sehen. Wie sehen die Langzeitergebnisse bei dieser Prothese aus?
3. Bereits Brent hat auf die Vakuum-Langzeitdrainage für das Hämatom inkl. die Anmodellierung der Haut an das Gerüst hingewiesen. Das Vakuum sollte mindestens 6−7 Tage belassen werden.
4. Die Narbe im Thoraxbereich ist bei Rippenentnahme unschön, ein geeignetes alloplastisches Material sicher wünschenswert, allerdings die geringe Resorption des autogenen Knorpels macht das neue Ohr eher geschmeidiger.
5. Wann wird die Rückseite der Ohrmuschel rekonstruiert?

F. Nagel (Pforzheim): 1. Wieviele Patienten haben Sie rekonstruiert, und waren Kinder darunter, die ja besonders häufig Traumen ausgesetzt sind?
2. Entfernen Sie nach Entnahme des Expanders die Fibrinkapsel?
3. Lassen Sie nachts einen speziellen Verband tragen zur Vermeidung von Drucknekrosen?

R. Siegert (Lübeck): Wie häufig und in welchen Zeitintervallen füllen Sie die Expander auf, und wie steuern Sie das Expansionsvolumen?

St. Holtmann (Schlußwort):
Zu Herrn Weerda: Auch wir führen eine Mittelohroperation und Gehörgangslage bei einseitiger Mißbildung erst dann durch, wenn die Patienten alt genug sind, die Indikation mitzutragen.
Bei den 3 Patienten, die bislang mit diesem operativen Konzept versorgt wurden, überblicken wir erst einen max. Zeitraum von 1,5 Jahren. Bislang kam es zu keinen Protrusionen, wobei der Langzeithautexpansion mit ihrer Kapselbildung eine wichtige Schutzfunktion zukommt. Ein sog. Fan-Flag ist nicht notwendig.
Die zeitliche Abfolge sieht vor, daß die Expansionsphase über ca. 2 Monate erfolgt. Nach Gerüstimplantation sollte 3 Monate

gewartet werden, bis Tragus und Lobulus wiederhergestellt werden.

In den meisten Fällen wird mit Vollhaut aus der Leiste die retroaurikuläre Umschlagfalte gebildet.

Der Sog über die Redondrainage bleibt über ca. 5–6 Tage wirksam.

Die mangelnde Formstabilität und Tendenz zur Verbiegung ist beim autologen Rippenknorpelspan ein größeres Problem als die Neigung zur Resorption.

Zu Herrn Nagel: Die Kapsel nach Expanderimplantation wird weder entfernt noch inzidiert. Bislang sind 2 Kinder, 1 Erwachsener operiert. Ein spezieller Verband ist nicht notwendig, gelegentlich muß der Saugschlauch für 10 min abgeklemmt werden.

Zu Herrn Siegert: Bei der Expanderimplantation werden 30 ml Flüssigkeit eingefüllt, nach 2 Wochen ca. 5–10 ml alle 5 Tage.

222. J. Thallemer, E. Bachor, W. Draf (Fulda):
Unsere Erfahrungen mit IONOS-Glasionomer-Zement
in der Kopf- und Halschirurgie

Glasionomer-Zement wird seit mehr als 10 Jahren als alloplastisches Knochenersatzmaterial in der Zahnheilkunde verwendet. Der Zement entsteht durch eine Neutralisationsreaktion zwischen einem Glaspulver und einer Polycarbonsäure, welche als 2-Komponentensystem bzw. präfabrizierte Implantate erhältlich sind. Nach Aktivierung hat der Zement eine Bearbeitungszeit von rund 5 min. Aufgrund der guten Ergebnisse in der Zahnheilkunde wurde der Zement für funktionelle und ästhetische Maßnahmen in der Kopf- und Halschirurgie verwendet.

Unsere Indikationen zur Anwendung des Zementes sind die Rekonstruktion nach Trauma, die Rekonstruktion von Defekten nach Tumorentfernung sowie die Augmentation aus ästhetischen Gründen.

Wir haben den Zement seit August 1990 44mal bei 43 Patienten für die genannten Indikationen angewendet. Dies waren 19 Patienten mit Defekten nach Tumorentfernungen, 9 Patienten mit Defekten nach Trauma, 12 Augmentationen und 4 Anwendungen an der Schädelbasis.

Nach unseren bisherigen Erfahrungen zeichnet sich der Zement durch eine gute Formbarkeit an bereits bestehenden knöchernen Strukturen sowie durch lückenlose Adaptation von Knochenfragmenten bzw. Implantaten aus. Weiterhin lassen sich durch seine Anwendung notwendige Zweiteingriffe wie z.B. Metallplattenentfernungen oder zusätzliche plastisch-rekonstruktive Maßnahmen vermeiden.

Komplikationen sahen wir bei 18 Patienten. Die meisten von diesen entwickelten sich nach ungeeigneter Indikation oder Applikation in der ersten Erprobungsphase. Es handelte sich um verzögerte Wundheilung, insbesondere Schwellung über dem Implantat sowie die Ausbildung von Seromen, Fisteln oder Granulationsgewebe. Als schwerstwiegende Komplikation fand sich die Sequestration des Materials. Bei der Hälfte der Patienten klang eine Schwellung oder Serombildung folgenlos spontan ab.

Es ist wichtig, daß die Anwendung des neuen Knochenzementes erst nach entsprechender Einarbeitung und geeigneter Indikation erfolgt. So sollte der Zement nur in möglichst trockenem Op-Gebiet Anwendung finden. Bei stärkerem Liquorfluß oder Blutung kann die Anwendung nicht empfohlen werden. Weiterhin scheint das Auftreten von Komplikationen in einem sterilen Op-Gebiet seltener zu sein. Es ist zu erwarten, daß das Aufkleben von vorgefertigten Zementteilen die Komplikationsrate senken wird, da hierbei weniger frischer Zement eingebracht wird. Bei Beachtung dieser Punkte kann der Zement erfolgreich zur Rekonstruktion im Kopf- und Halsbereich eingesetzt werden.

Anhand einiger Patientendemonstrationen beschreiben wir unsere Erfahrungen der Zementanwendung in Bezug auf die Indikation, technische Details sowie mögliche Komplikationen.

223. K. Mees, C. Walter (München/Heiden):
Faziale Augmentationsplastik – alloplastisch oder mikrochirurgisch?

Die zur Profil- und Konturverbesserung des Gesichtes verwendeten Materialien sollen gut verträglich, ohne Nebenwirkungen für den Empfänger sowie dauerhaft form- und volumenstabil sein. Autogene und allogene Transplantate erfüllen insbesondere erstere Bedingungen, alloplastische Implantate überwiegend die letzteren Bedingungen.

In dem vergangenen Jahrzehnt wurden weitere Erfahrungen mit neueren alloplastischen Materialien gesammelt. Diese haben gezeigt, daß neben der Form-

und Volumenstabilität auch eine dauerhafte und gute Gewebeverträglichkeit erzielt werden können. Demzufolge war es richtig und vertretbar, die grundsätzliche Frage Transplantat oder Implantat in den meisten Fällen zugunsten des Implantats zu treffen.

Implantate sind aber nicht in jedem Fall ein idealer Gewebeersatz. Nach wie vor sind wir auf auto- und allogene Transplantate angewiesen, z.B. bei der Septo-Rhino-Plastik. Darüber hinaus lassen sich größere Gewebedefekte in den zentralen und weichteilbetonten Mittelgesichtsabschnitten nach wie vor am besten mit einem Weichteiltransplantat wiederherstellen. Dauerhafte Ergebnisse können hierbei allerdings nur dann erzielt werden, wenn man diese Transplantate an das Stromgebiet der Arteria carotis bzw. der Vena jugularis anschließt. Frei transplantiertes Fettgewebe wird resorbiert oder unterliegt der zystischen Degeneration und verlagert sich in die unteren Gesichtspartien.

Die profilgebenden knöchernen Gesichtsstrukturen (Stirn, Periorbita-Jochbeinregion, Unterkiefer-Kinn und Nase) zeichnen sich durch eine dünne Weichteilbedeckung und durch eine fehlende bzw. allenfalls geringfügige Muskelaktivität aus. Die zentralen Mittelgesichtsabschnitte hingegen weisen einen dicken Weichteilmantel auf, der aus reichlich Fett- und Muskelgewebe besteht. Bei den erstgenannten Regionen geht es um die Rekonstruktion bzw. den Aufbau knöcherner Strukturen. Im letzteren Fall steht fast immer der Ersatz von Weichteilgewebe (Hemiatrophia faciei, Lipodystrophie, Sklerodermie) im Vordergrund. Nur wenn der Beginn der atrophischen Veränderung vor dem Abschluß des knöchernen Wachstums der Maxilla und der Mandibula eingetreten ist, sind zusätzlich zur Atrophie des Subkutangewebes, der Muskulatur und des Fettgewebes auch knöcherne Substanzdefekte auszugleichen.

Zur Profilierung solcher ausgedehnter, zentraler Mittelgesichtsasymmeterien hat sich uns die mikrovaskuläre Transplantation bewährt. Hierzu eignet sich insbesondere ein reines Hauttransplantat (Skapularlappen), da dieses im Gegensatz zu einem Muskeltransplantat nicht schrumpft und deswegen auch keine Überkorrektur erforderlich macht. Eine Hautvordehnung mit einem Expander ist deshalb auch kaum erforderlich.

Die knöchernen profilgebenden Gesichtsstrukturen mit einem nur dünnen Weichteilmantel können heute mit alloplastischen Materialien gut geformt bzw. korrigiert werden.

Poröse Kalziumphosphate haben Eigenschaften, die denen des kompakten Knochens ähnlich sind. Während Trikalziumphosphat in unterschiedlichem Ausmaß resorbiert wird, unterliegt Hydroxylapatit kaum Resorptionsvorgängen und eignet sich deshalb insbesondere zur Augmentation des Unter- und Oberkiefers.

Hydroxylapatit, das synthetische Äquivalent des natürlichen Knochenminerals, ist frei von organischen Bestandteilen. Durch Mineralisation des Implantats entsteht eine feste Verbindung mit dem Knochen. Sofern es als Granulat eingebracht wird, muß dieses in ein individuell geformtes Vicrylnetz eingehüllt werden. Das Vicrylnetz kann z.B. am Periost fixiert werden. Anstelle des Granulats wird Hydroxylapatit überwiegend als Blockmaterial implantiert.

Eine ebenso feste Verbindung mit dem Knochen geht der neu auf den Markt gebrachte Glasionomerzement ein. Die Erfahrungen mit diesem Material sind gegenwärtig noch überwiegend auf die rekonstruktive Mittelohrchirurgie beschränkt, gute Ergebnisse wurden unter anderem aber bereits bei der Profilierung der Fossa temporalis erzielt.

Als gut verträglich haben sich in den letzten Jahren auch poröse Polyäthylene erwiesen. Als besonders vorteilhaft hat sich uns das expandierte und flexible Polytetrafluoroäthylen (Gore-Tex) bewährt. Dieses kann singulär in der verfügbaren Wandstärke von ein bis zwei Millimetern oder geschichtet implantiert werden, so daß sich jede gewünschte Augmentationsform und -höhe gut erzielen läßt. Gore-Tex kann zusätzlich in Kombination mit Knochen- und Knorpeltransplantaten oder anderen alloplastischen Implantaten als Decklage verwendet werden, um eine glatte Oberfläche über den Transplantaten bzw. Implantaten und unter der Gesichtshaut zu erreichen. Gore-Tex hat sich auch zur Stirnunterfütterung und als Auffüllmaterial in der Nasolabial- und Jochbeinregion bewährt, ähnliches gilt auch für die Unterkiefer- und Kinnregion.

224. A. Tjellström (Göteborg): Im Knochen verankerte Hörgeräte und Gesichtsprothesen

Manuskript nicht eingegangen

225. M. Waner, D. Höhmann (Würzburg): Behandlung von vaskulären Malformationen im Kopf- und Halsbereich unter Verwendung eines Kupferdampflasers

Die Wechselwirkung zwischen Laserlicht und dem Zielgewebe (Chromophor) kann in 3 Kategorien unterteilt werden.

Die Photokoagulation und Photovaporisation beruhen auf im Gewebe freigesetzter Wärme. Bei der Photokoagulation induziert die Temperaturerhöhung im Zielgewebe chemische Veränderungen, die zu umschriebenen Entzündungen und Vernarbungen führen. Die Photovaporisation erzielt bei einer über das Niveau der Photokoagulation hinausgehenden Temperaturerhöhung im Zielgewebe die Vaporisation intra- und extrazellulärer Flüssigkeit.

Als ionisierende Wirkung kann die athermische Photounterbrechung von Molekülen im Zielgewebe beschrieben werden. Auf photochemischer Basis wirkt Laserlicht photoablativ und bei der photodynamischen Therapie. Das Licht des sichtbaren Spektrums (380−700 nm) zeigt vielfache Wirkung nach Aufnahme in den Körper, die über die Absorption der Energie an spezifische Chromophore vermittelt wird. Chromophore der Haut, die Laserlicht und hierüber Energie absorbieren können, sind Hämoglobin, oxygeniertes Hämoglobin, Beta-Karotin, Kollagen und Melanin. Bei vaskulären Malformationen ist das oxygenierte Hämoglobin das Zielmedium, während Melanin das entsprechende Medium bei pigmentierten Malformationen darstellt.

Der Kupferdampflaser emittiert Licht der Wellenlänge 511 und 578 nm mit einer Pulsweite von 25 ns und einer Frequenz von 15 kHz. Die Pulscharakteristik gewährleistet eine hohe Energieabgabe während des Impulses, gefolgt von einer Relaxationsphase, in der das dem Zielgewebe anliegende Gewebe abkühlen kann. Dieser Laser eignet sich besonders zur Photokoagulation des oxygenierten Hämoglobins und zur Ablation vaskulären Gewebes. Die Behandlung ist mit einem minimalen Narbenrisiko von <1% behaftet. Die Laserphotokoagulation von Hämangiomen orientiert sich am Entwicklungs- bzw. Involutionsstatus der Malformation. Das frühe Stadium der Proliferation läßt sich mit der Laserphotokoagulation am günstigsten beeinflussen und kann zur vollständigen Rückbildung eines dünnen kutanen Hämangioms führen. Ist das Hämangiom im späten Proliferationsstadium erst vollständig ausgebildet, spricht der Tumor schlecht auf eine Photokoagulation an und sollte einer Behandlung mit Steroiden unterzogen werden, die in 30% erfolgreich sein kann. In den Fällen, in denen eine Steroidbehandlung versagt, sollte die chirurgische Entfernung in Kombination mit der Laserbehandlung erwogen werden. Im frühen Stadium der Involution gilt als Ziel die Verbesserung der äußeren Erscheinung. Die für die Frühinvolution typischerweise gut ausgeprägten Gefäßlumina sprechen gut auf eine Photokoagulation an. Ausgedehnte subkutane oder transkutane Hämangiome werden zusätzlich nach Schaffung einer chirurgischen Ebene in der Dermis konventionell chirurgisch und laserchirurgisch exzidiert. Im Stadium der späten Involution können eine epidermale Atrophie und die fett-bindegewebige Umwandlung des Hämangioms nicht beeinflußt werden, während verbliebene

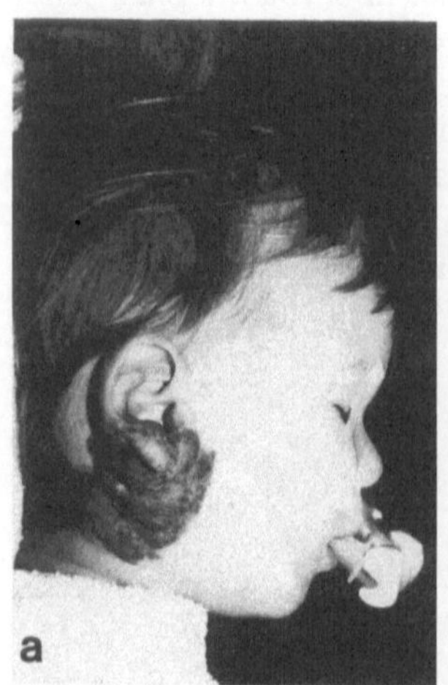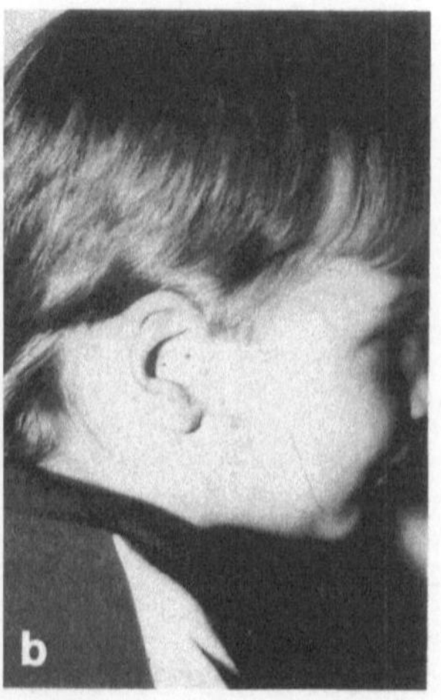

Abb. 1a, b. Kindliches cavernöses Hämangiom vor **(a)** und nach **(b)** laserchirurgischer Behandlung

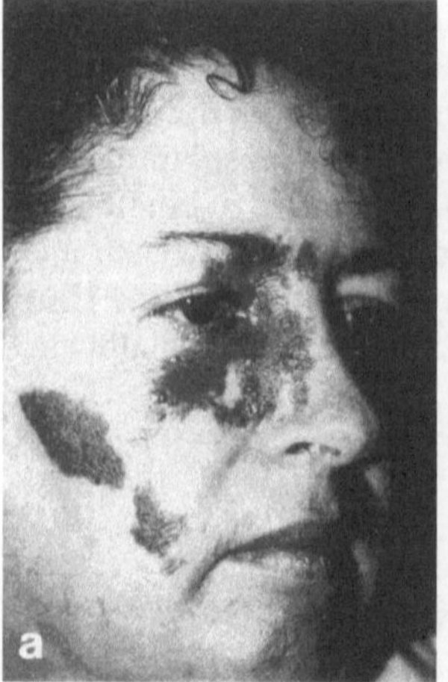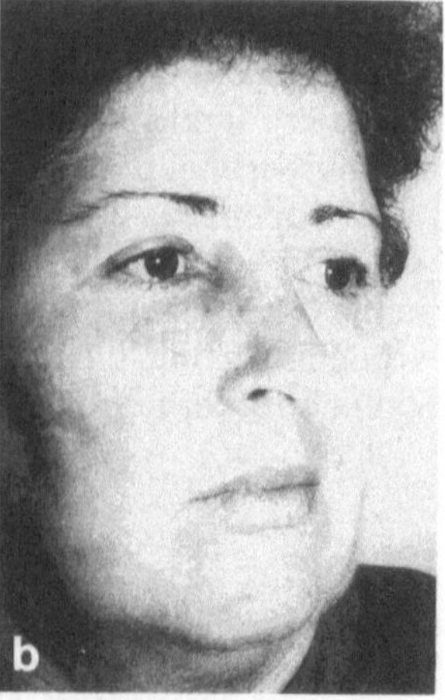

Abb. 2a, b. Naevus flammeus vor **(a)** und nach **(b)** dreimaliger Photokoagulation

Teleangiektasien gut auf eine Photokoagulation ansprechen. Abbildung 1 zeigt ein Beispiel eines kindlichen cavernösen Hämangioms vor und nach laserchirurgischer Behandlung (Kupferdampf-Photokoagulation und Nd:YAG-Laser-Resektion der subkutanen Anteile).

Beim Naevus flammeus findet sich eine angeborene Erweiterung der Kapillaren. In 75% ist er bereits bei Neugeborenen ausgeprägt, er bildet sich nicht zurück, kann aber im Laufe des Lebens durch die Ektasie der Gefäße noduläre Anteile aufweisen (tuboröse Umwandlung). Dieser Befund korreliert klinisch mit einer Zunahme der Farbintensität und der Dicke des

kapillären Anteils. 50−60% der Läsionen im Gesicht weisen eine noduläre oder cavernöse Umbildung auf. Die Therapie der Wahl ist eine Laser-Photokoagulation mit Gelblicht-Lasern. Hierbei ist der Kupferdampf-Laser aufgrund seiner physikalischen Eigenschaften anderen Therapieversuchen mit resultierender unspezifischer Gewebeschädigung überlegen. Durch den Einsatz des Laserverfahrens kann bei 9 von 10 Patienten eine Abblassung oder eine vollständige Rückbildung des Naevus erreicht werden. Abbilung 2 zeigt ein Beispiel vor und nach dreimaliger Photokoagulation eines Naevus flammeus.

226. P. Hoffmann, J. A. Werner, B. M. Lippert, T. Harder (Kiel): CO$_2$-lasergeführte Entfernung von Schmutz- und Schmucktätowierungen im Kopf-Hals-Bereich

Für die Entfernung von Tätowierungen gibt es bisher keine Methode, die zu einem uneingeschränkt guten Resultat führt. Neben konventionellen Techniken wie Exzision, Dermabrasio, Chemabrasio kamen in den letzten 25 Jahren verschiedene Lasertypen zum Einsatz, u.a. Argon-, Rubin- und CO$_2$-Laser. In der Literatur werden für alle Verfahren schlechte bis sehr gute Ergebnisse beschrieben.

Als bisher beste Möglichkeit hat sich die CO$_2$-lasergeführte Entfernung etabliert.

Wir führen diese seit 1987 an der Kieler HNO-Klinik durch. Um langfristig zu kosmetisch ansprechenden Endresultaten zu kommen, variierten wir systematisch die unterschiedlichen Behandlungs- und Nachbehandlungsparameter. Die erzielten Resultate sowie Erkenntnisse aus parallel durchgeführten Tierversuchen führten uns zu einem seit 1989 konsequent angewandten Behandlungskonzept. Dies beinhaltet das in Lokalanästhesie durchgeführte, mikroskopisch kontrollierte schichtweise Abtragen des pigmenthaltigen Hautareals im Wiederholungsbetrieb bei Leistungen zwischen 5−10 W. Ziel ist die vollständige Pigmentfreiheit. Die Carbonisatreste werden zwischen den einzelnen Lasereinsätzen sorgfältig mit Ringerlösung entfernt. Somit ist eine gute Beurteilbarkeit über eventuelle Restpigmente möglich. Abschließend wird unter dem Mikroskop die Nekrosezone mit Skalpell oder scharfem Löffel abgetragen und damit ein blutiges Wundmilieu geschaffen. Wie in vorangegangenen Tierexperimenten gezeigt, kann damit der Ablauf der Wundheilung beschleunigt werden. Wesentlichen Anteil an der schnelleren Reepithelisierung im Vergleich zur Laserwunde mit Nekrosezone hat das mit dem Blut in

die Wunde gelangende Glykoprotein Fibronektin. Das von Fibroblasten gebildete Protein ist Grundlage der Fibrinmatrix und damit des intakten Granulationsgewebes. Es fördert die Anheftung der zur Reepithelisierung benötigten Keratinozyten im Wundbereich. Diese lassen sich bei Skalpellwunden mittels immunhistochemischer Färbungen bereits unmittelbar nach dem Trauma nachweisen, während sie bei unblutigen CO$_2$-Laserwunden erst am fünften postoperativen Tag im Wundrandbereich vorhanden sind. Das Schaffen eines blutigen Wundmilieus und die vollständige Abtragung der Pigmente führen zu überwiegend guten kosmetischen Resultaten bei rascher ablaufender Wundheilung. Besonders professionelle Tätowierungen mit gleichmäßig zwischen 1−1,5 mm unter Hautniveau eingebrachten Pigmenten, sind gut behandelbar. Ungünstiger sind Amateur- und Schmutztätowierungen, bei denen wir nach Stanzbiopsien Pigmenttiefen zwischen 0,2−3,8 mm fanden. Bei den unregelmäßig, teils bis in die Muskulatur eingebrachten Pigmenten ist der Verbleib von Restpigmenten auch nach einer Wiederholungsbehandlung betroffener Hautareale nicht immer vermeidbar. Regelmäßig finden sich nach Laserbehandlung Hyper- oder Hypopigmentierungen und Hautniveauunterschiede. Beide Erscheinungen sind temporärer Natur. Keloide sahen wir nicht, während 3 von 64 Behandlungen zu hypertrophen Narben führten. Die im Literaturvergleich überwiegend guten kosmetischen Resultate (47 von 64) zeigen, daß die CO$_2$-lasergeführte Entfernung von Tätowierungen mit dem vorgestellten Behandlungskonzept weiter verbessert werden konnte.

Onkologie IV: Noxen/Dysphagie/Diagnostik

227. A. G. Kühn, P.-J. Jansing, R. J. Kau (Düsseldorf/München): Spätfolgen nach Langzeitexposition mit 2, 3, 7, 8-Tetrachlor-Dibenzo-Dioxin (TCDD, „Seveso-Dioxin")

Für die Exposition gegenüber chlorierten Kohlenwasserstoffen wird eine erhöhte Inzidenz von malignen Tumoren angenommen. Als bevorzugte Manifestationsorgane wurden Leber, Magen, Lymphknoten wie auch Naso- und Oropharynx beschrieben.

In der Vergangenheit hat es eine Reihe von Unglücksfällen gegeben, bei denen u.a. Industriearbeiter gegenüber polychlorierten Dibenzo-Dioxin und -Furanen (PCDD und PCDF) exponiert wurden, am bekanntesten ist die Katastrophe von Seveso (1976). Eine der Hauptschwierigkeiten von Studien über durch solche Ereignisse verursachte Erkrankungen ist die Ermittlung der Expositionshöhe.

In der vorliegenden Untersuchung wurden 8 Industriearbeiter, die über unterschiedlich lange Zeiträume in einem Alkylierbetrieb hohen Dosen von TCDD ausgesetzt waren, 16 Jahre nach der Exposition internistisch, Hals-Nasen-Ohren-ärztlich, dermatologisch und neurologisch-psychiatrisch untersucht. Die Bestimmung der PCDD-/PCDF-Titer im Blutfett ergab eine hohe Belastung aller Patienten, wobei das TCDD bei weitem überwog. Bei der Toxizitätsäquivalenz des Dioxin bezogen auf ein Pikogramm pro Gramm Blutfett zeigte sich, daß eine Korrelation zwischen der Dauer der Chlorakne und dem erhöhten Dioxinwert anzunehmen ist. Bei Betrachtung der Dauer der Chlorakne und des TCDD-Spiegels pro Gramm Blutfett ergab sich nach Ausschluß der als besonders hautempfindlich einzuschätzenden zwei Arbeitnehmer eine strenge Korrelation zwischen dem TCDD-Spiegel und der Dauer der Chlorakne mit einem Korrelationskoeffizienten von r = +0,97.

Die aktuellen TCDD-Blutspiegel lagen zwischen dem 30fachen und dem über 400fachen der Hintergrundbelastung der Allgemeinbevölkerung. Im Rahmen der Hals-Nasen-Ohren-ärztlichen Untersuchung ergab sich kein pathologischer Befund, insbesondere kein Hinweis auf ein tumoröses Geschehen. Die bei allen 8 Arbeitern in der Erstuntersuchung beschriebene Chlorakne im Gesichtsbereich hatte sich bis auf Restzustände bei 2 Patienten vollständig zurückgebildet. In der Elektrophorese waren die Gammaglobuline bei den höher exponierten Arbeitern (n = 2) vermindert, während sie bei den niedrig exponierten Personen (n = 6) noch im Normbereich lagen.

Die neurologisch-psychiatrische Untersuchung erbrachte bei 6 Patienten lediglich „Borderline-Störungen", während der am höchsten exponierte Arbeitnehmer Auffälligkeiten im Freiburger Persönlichkeitsinventar (FPI) aufwies.

In der Literatur ergibt sich bis heute kein statistisch sicherer Zusammenhang zwischen einer TCDD-Exposition und dem Auftreten von Malignomen. Da klinisch-epidemiologische Hinweise diesen Zusammenhang jedoch nicht ausschließen, ist insesondere bei Patienten mit Chlorakne und einem erhöhten TCDD-Blutspiegel eine regelmäßige Hals-Nasen-Ohren-ärztliche Untersuchung notwendig.

228. H.-H. Frey (Stollberg/Erzgeb.): Zur Frage des berufsbedingten Kehlkopfkarzinoms

Im Zeitraum von 1978–1989 wurden laut Bericht des Hauptverbandes der gewerblichen Berufsgenossenschaften 73 Fälle als Berufskrankheit Nr. 2402 „Erkrankung durch ionisierende Strahlen" anerkannt.

Davon waren 62 Bergleute, und für 49 Fälle nimmt man als berufsbedingte Noxe Uran an. Die Entschädigung erfolgte nach dem Fremdrentengesetz, da die Erkrankungen als Folge des Uranbergbaus außerhalb der ehemaligen Bundesrepublik aufgefaßt wurde. Es handelte sich um 61 Bronchialkrebsfälle, ferner um 5 Hautkrebsfälle, 5 Leukämiefälle und 2 Pleuramesotheliomfälle. Kehlkopfkrebse wurden nicht benannt.

Im Zeitraum von 1953–1973 kamen allein aus dem damaligen Uranbergabau der DDR 360 Bronchialkrebse als Berufskrankheit zur Anerkennung. Im gleichen Zeitraum fanden wir 58 Bergleute mit Kehlkopfkrebs aus dem gleichen Wirtschaftszweig, die formal die Bedingungen (nach Konetzke, G. W., Valentin, H. und Triebig, G.) zur Anerkennung als Berufskrankheit erfüllen, aber nicht zur Anerkennung gelangten. Im Gegensatz dazu berichteten bereits 1973 Tichy, S. und Janisch, R. aus den Urangruben der Tschechoslowakei von 10 Anerkennungen von Kehlkopfkrebs als Berufskrankheit.

Wir analysierten unsere 58 Fälle nach Lokalisation und Lebensalter und verglichen diese Werte mit den Fällen gleicher Erkrankungen in der übrigen Bevölkerung der damaligen DDR und den Angaben aus der Literatur.

Zur Lokalisation:
Gruppe 1: Umfaßt die inneren Kehlkopftumoren mit ausschließlicher Beteiligung der Stimm- und Taschenbänder und des subglottischen Raumes.
Gruppe 2: Umfaßt die äußeren Kehlkopftumoren mit Beteiligung des Kehlkopfeinganges (Epiglottis, Stellknorpelgebiet, aryepiglottische Falte) und Hypopharynxtumoren.

In unserem Material fanden wir
21 Fälle von inneren Kehlkopftumoren und
37 Fälle von äußeren Kehlkopftumoren.

Das entspricht etwa einem Verhältnis 1:2. Für die Kehlkopftumor-Patienten der damaligen DDR gab Bockmühl ein Verhältnis von 3,7:1 an. Eine äußere Noxe als richtungsweisenden Faktor möchte man annehmen.

Zur Altersverteilung: Das Durchschnittsalter beträgt bei Beginn der Erkrankung 54,2 Jahre (Extremwerte 35–71 Jahre), in der Erkrankungsgruppe im DDR-Maßstab 63,6 Jahre.

31% der Patienten erkrankten bis zum 50. Lebensjahr im Gesamtmaterial, bei den äußeren Kehlkopftumoren 40,5%. Nach Leicher betragen diese Werte im deutschen Schrifttum 20% (Blümlein, Kindler, Kleinsasser), im italienischen Schrifttum 29,2%; 37,5% bzw. 51% (Filippe, Pietrantoni, Pricoco). Damit liegen unsere Werte in „italienischen" Größenordnungen. Die Annahme einer einwirkenden äußeren Noxe ist wahrscheinlich.

Zusammenfassung

Die von uns vorgelegten Ergebnisse sind als Hinweis zu werten, daß aus ärztlicher Sicht immer wieder die Frage nach dem berufsbedingten Kehlkopftumor zu stellen ist. Das vom Uranbergbau der ehemaligen DDR gesuchte Material ist zwar für uns zur Zeit nicht zugängig, ich bin aber der Meinung, wir sollten uns bemühen, die Aufarbeitung zu erreichen. Vielleicht ist dann die Frage der Beziehungen zwischen Strahlenexposition durch Umgang mit radioaktivem Material und Kehlkopftumoren eindeutiger und exakter als gegenwärtig zu beantworten.

H. Rudert (Kiel): Haben Sie bei Ihren Untersuchungen die epidemiologischen Unterschiede in der Verteilung der intralaryngealen und extralaryngealen Karzinome berücksichtigt?

H. H. Frey (Schlußwort):
Seit 1953 getrennte Erfassung bösartiger Tumoren in der DDR und im Uranbergbau. Problem der wahrscheinlichen Beschäftigungszahl im Uranbergbau, im Berichtszeitraum 1953–1973 durchschnittlich 120000 bis 200000 Beschäftigte. Damit zeigen die Zahlen von 69 bzw. 58 strahlenexponierten Bergleuten eine eindeutige Häufung des Kehlkopfkarzinoms.

229. Th. Deitmer (Münster):
Gutachterliche Kasuistik zum Kehlkopfkarzinom bei Asbestexposition

Die Entstehung von malignen Tumoren im Bronchialsystem in Zusammenhang mit einer Asbestfaserstaubexposition ist eine derart gesicherte Erkenntnis, daß diese Erkrankung Eingang in die Berufskrankheitenliste gefunden hat. Es erscheint angesichts des Expositionsweges nicht wenig plausibel, daß auch Kehlkopfkarzinome durch eine Asbestfaserstaubexposition entstehen. Die Noxe kann bei Inspiration im Kehlkopf deponiert werden, kann aber auch für die Reinigung des Flimmertransportes retrograd aus dem Bronchialsystem den Kehlkopf erreichen. Vereinzelt wurden in Kehlköpfen von Exponierten Asbestfasern nachgewiesen.

Für die versicherungsrechtliche Bewertung sind epidemiologische Untersuchungen zum Zusammenhangsnachweis neben einer biologischen Plausibilität von entscheidender Bedeutung. Das genannte Problem kann durch Kohortenstudien und Fallkontrollstudien angegangen werden. Bei Kohortenstudien ergibt sich das Problem der relativ geringen Inzidenz von Kehlkopfkarzinomen und der Möglichkeit der Nachermittlungen in den notwendigerweise ausgedehnten Kohorten. Die Ermittlung allein von Todesursachen läßt außer acht, daß entgegen anderer maligner Tumoren das Kehlkopfkarzinom eine vergleichsweise geringe Letalität hat. Betrachtet und wertet man die vorhandenen Kohortenstudien unter diesen Aspekten, so ergibt sich, daß die Zusammenhangswahrscheinlichkeit zwischen Asbest und Kehlkopfkarzinom steigt, je mehr die Studien auf die besonderen Erfordernisse dieser Erkrankung zugeschnitten waren. Ein gleicher Effekt war bei den Fallkontrollstudien zu beobachten, bei denen sich die Unterschiede darauf beziehen, wie sorgfältig und gezielt auch nach Asbestexposition gefahndet wurde und wie korrekt die Kontrollgruppe ausgewählt wurde.

Von Berufsgenossenschaften wurden wir bisher in 30 Fällen als Gutachter befragt, ob im Sinne des Deutschen Berufskrankheitenrechts ein Zusammenhang zwischen der Asbestexposition und Kehlkopfkarzinom hinreichend wahrscheinlich erschiene. Bis auf 2 Patienten hatten alle mehr oder weniger stark geraucht. Wir strebten an, daß durch Lungenröntgenuntersuchungen geklärt wird, inwieweit an Lunge oder Pleura bei diesen Patienten Zeichen der Asbesteinwirkung im Sinne eines inneren Expositionsnachweises zu sichern waren. Dieses war bei 12 Patienten der Fall, wobei in 3 Fällen bereits eine anerkannte Asbestose vorlag. Bei 5 Patienten waren diese Befunde negativ; bei 13 Patienten stehen die Befunde

noch aus. In Anlehnung an das Verfahren zum Bronchialkarzinom bei Asbestose der Lunge oder Pleura als anerkannter Berufskrankheit haben wir in den 12 Fällen mit Lungenbefunden die Anerkennung als Berufskrankheit empfohlen. Bisher wurde ein Fall nach §551. Abs. 2 RVO anerkannt. Eine Stellungnahme des entsprechenden Sachverständigenbeirats beim Bundesgesundheitsministerium steht an.

B. Kramp (Rostock): Der behandelnde Arzt muß bei der Diagnose Kehlkopfkrebs in jedem Falle exakt die Arbeitsanamnese erfragen. Hierbei muß im Zweifelsfalle eine arbeitsmedizinische Analyse erbeten werden. Die Berufsangaben (z.B. Tischler, jedoch eingesetzt beim Eindecken von Dächern mit Asbestplatten) lassen oft nicht eine berufliche Asbestexposition erkennen.

R. Matschke (Recklinghausen): Können Sie bitte noch etwas ausführlicher zur Kokarzinogenese Asbest − Zigarettenrauch Stellung nehmen? Ohne Rauchen findet doch praktisch keine Karzinogenese statt, auch bei Asbestbelastung.

Th. Deitmer (Schlußwort):
Zu Herrn Kramp: Gerade in Rostock dürfte im Schiffbau teilweise eine hohe, wenn auch versteckte Asbestexposition vorgelegen haben. Unsere HNO-ärztliche ätiologische Anamnese darf nicht mit der Frage nach den Rauchgewohnheiten enden. Eine gezielte, teils detektivische Arbeitsanamnese ist nötig.
Zu Herrn Matschke: Vermutlich wird Asbestfaserstaub nur unter Anwesenheit von PAH karzinogen. Der Gesetz- und Verordnungsgeber zwingt nur nicht zu einer philosophisch-naturwissenschaftlichen Abgrenzung. Er fragt nach der wesentlichen Mitwirkung einer Schädlichkeit.

230. E. K. Walther, C. Herberhold (Bonn): Funktionsanalyse des operierten Pharynx mit Hilfe der pharyngoösophagealen Computermanometrie

Einleitung

Abhängig von Sitz und Größe pharyngolaryngealer Karzinome resultieren postoperative Schluckbeschwerden. Hierfür sind der operationsbedingte Substanzverlust an sich, aber auch Motilitäts- und Koordinationsstörungen durch Ausfall der sensiblen Rezeptoren der neuromuskulären Rezeptoreinheit anzuschuldigen. Eigene Untersuchungen der letzten Jahre sowie die Selbsteinschätzung der Patienten zur postoperativen Schluckfunktion belegen, daß die Entstehung der postoperativen Dysphagie nicht allein vom Ausmaß der Resektion, sondern vielmehr von deren Lokalisation abhängt. Ziel der vorliegenden Untersuchung war es, Aussagen zum postoperativ zu erwartenden Schluckdefizit zu erhalten.

Methodik

33 Patienten mit laryngopharyngealen Tumoren (Larynx 18, Oropharynx 9, Hypopharynx 6) wurden computermanometrisch nachuntersucht. Bei einem Drittel der Patienten handelte es sich um Rezidivoperationen. Das operative Spektrum umfaßte Pharynx- und Larynxteilresektionen einzeln oder kombiniert, Laryngektomie mit oder ohne Pharynxteilresektion bis hin zur Laryngopharyngektomie. Neben einer primären Defektdeckung kamen myokutane und myofaziale Lappenplastiken und Ösophagushochzug durch mediastinale Mobilisierung zur Anwendung. Bei der Pharynxmanometrie werden Druckveränderungen registriert, die durch Flüssigkeitsverschiebungen oder Luftsäulenkompression im Pharynxrohr erzeugt werden. Nach ersten Erfahrungen mit selbst konstruierten, einkanaligen Druckson-

den stehen nun vierkanalige Halbleiter-Drucksensoren mit digitaler Analogverarbeitung und computerisierter Aufzeichnung zur Verfügung. So sind Aussagen zum Druckprofil während des Schluckaktes in den verschiedenen Pharynxetagen sowie zu Passagezeiten möglich. Der im Zungengrund generierte kräftige oropharyngeale Druckpumpenstoß kann nur dann wirksam auf den Bolus übertragen werden, wenn parallel dazu der pharyngoösophageale Übergang erschlafft, um den Bolus im Sinne eines Saugeffektes aufzunehmen. Allgemein gilt: Eine Reduzierung der propulsiven Kräfte hinter dem Bolus z.B. durch Zungengrundresektionen oder eine Erhöhung des Passagewiderstandes vor dem Bolus z.B. bei Sphinkterstenosen oder einfach ein unkoordiniertes Zusammenwirken aller Kräfte erzeugt Dysphagie.

Ergebnisse

Nach lokalen Tumorexzisionen im Bereich der Tonsillenloge oder der lateralen Oropharynxwand ist der Schluckakt normal. Allenfalls resultiert eine leichte kraniale Kraftminderung, ohne den Schluckablauf selbst zu beeinträchtigen. Wenn dagegen oropharyngeale Resektionen im Bereich von weichem Gaumen, Glossotonsillarfurche, Zungengrund oder Vallekel eine kraniale Druckstabilität unmöglich machen, so daß also Druck entweicht, reduziert sich die entscheidende propulsive Kraft hinter dem Bolus. Der Schluckreflex ist dann verzögert und unkoordiniert, die Passage deutlich verlängert und die Sphinkteraktion – sofern erhalten – unregelmäßig. Im Pharynx verbleibende Nahrungsreste müssen nachgeschluckt werden und können zur sekundären Aspiration führen. Narbige Stenosen im pharyngoösophagealen Übergang erhöhen den Passagewiderstand vor dem Bolus bis hin zum Bild einer krikopharyngealen Achalasie. Kann die Stenose nicht durch eine Steigerung des oropharyngealen Druckpumpenstoßes kompensiert werden, resultieren zusätzlich Sphinkterdyskinesien, und der Patient muß mühsam nachschlucken. Nach Laryngektomie ist durch die begleitende Resektion im unteren Konstriktorenbereich der Sphinkterdruck regelhaft erniedrigt und typischerweise zweigipflig, die fehlende hypopharyngeale Sogwirkung verlängert zwar die pharyngeale Passage, wird aber durch eine bis zu dreifach stärkere Zugengrundpropulsion kompensiert. Das Druckgefälle im Rachen nach Laryngektomie hat unmittelbaren Einfluß auf die Ösophagusersatzstimme. Manometrisch lassen sich hierbei schnelle Amplitudenänderungen erfassen. Für die Qualität der Ösophagusersatzstimme ist weniger der beim „Sprechen" aufgebaute absolute Anpreßdruck, sondern vielmehr die Druckhaltefähigkeit entscheidend.

Konklusion

Der postoperative Abfall des intradeglutitiven Druckes kann durch einen verstärkten oropharyngealen Druckpumpenstoß des Zungengrundes kompensiert werden, was die Bedeutung des Zungengrundes als wesentliche treibende Kraft beim Schluckakt unterstreicht. Erst ein zusätzlicher kranialer Operationsdefekt mit resultierender Druckentweichung erschwert und stört den Schluckakt erheblich. Solange die Integrität des pharyngealen Hohlraumes gewährleistet ist, führt die fehlende Konstriktorenkontraktion nicht zu einem Ausfall der Boluspassage und damit nicht zu wesentlicher Dysphagie. Plastische Rekonstruktionen sollten daher im Zungengrund ausreichend volumenstark wie der myokutane Pektorallappen sein, um eine kraniale Druckentweichung zu verhindern und eine Schluckinitialisierung zu ermöglichen. Im pharyngoösophagealen Segment ist jedoch der volumenschwächere und geschmeidigere myofaziale Lappen zu bevorzugen, da er dem kranialen Druckgenerator im Zungengrund einen geringeren Passagewiderstand entgegensetzt.

H. Rudert (Kiel): Kann man erwarten, daß Ihre Untersuchungen es einmal gestatten könnten, jeweils das für die Funktion günstigste Rekonstruktionsverfahren und Material zu ermitteln?

E. K. Walther (Schlußwort):
Die Auswahl des plastisch-rekonstruktiven Verfahrens hat sich nicht nur nach dem Ausmaß der Tumorresektion zu richten, sondern primär nach der Lokalisation, die unmittelbar mit den pathophysiologischen Veränderungen des postoperativen Schluckaktes korrespondiert. Insofern ist eine Systematik der Schluckveränderungen in Abhängigkeit vom verwendeten Rekonstruktionsmaterial (primär, myokutaner, myofazialer Lappen, Jejunum-Interponat) zu bejahen. Entsprechende systematische Untersuchungen sind in Arbeit.

231. L. Molnar, L. Simon (Szekszárd, Ungarn): Untersuchung des Oesophagusrefluxes bei Kehlkopfkranken

Manuskript nicht eingegangen.

232. R. Jakse, F. Flückiger (Graz): Den Schluckvorgang beeinflussende Faktoren nach supraglottischer Laryngektomie

Viele Chirurgen sind mit der Indikation einer supraglottischen Resektion zur Behandlung vestibulärer Malignome wegen der Befürchtung einer unzureichenden Radikalität und postoperativer Schluckstörungen zurückhaltend. Auch das Alter des Patienten wird als limitierender Faktor angegeben.

Seit 1987 wenden wir in modifizierter Form die Technik nach Calcaterra an. Dabei wird der kaudale Larynxrest dem Zungenbein beziehungsweise dem Unterkiefer mittels starker Nähte genähert. Sie werden beidseits durch den Schildknorpel an der Linea obliqua und um den Zungenbeinkörper oder nach Hyoidresektion durch den sehnigen Ansatz der Mm. digastrici an der Mandibula geführt. Eine cricopharyngeale Myotomie, wie sie allgemein gefordert wird, führen wir nicht durch.

In den Jahren 1987–1991 wurden 17 supraglottische Larynxresektionen (SGL) durchgeführt. Davon hatten 7 Patienten eine erweiterte Resektion (ESGL). Mehr als 50% der Patienten (15 m, 2 w) waren über 60 Jahre alt, der älteste 72.

11 Patienten wurden klinisch und radiologisch nachuntersucht. Die Aufzeichnung des Schluckaktes erfolgte mit einer Röntgen-Breischluck- und einer Video-Technik. Im Vergleich zu gesunden Kontrollpersonen sahen wir, daß der Schildknorpel bis zu 2 cm (median 1,5) nach vorne verlagert war. Die Abstände der Ringknorpelplatte zur Wirbelsäule vergrößerten sich bis zu 1 cm, und die Vorverlagerungen der oberen Schildknorpelkante zum Hyoid betrugen zwischen 0,4 und 1,1 cm.

Der postoperative Schluckakt war in 13 Fällen gut. Es konnten in weniger als 8 Tagen die Nährsonde und innerhalb von zwei Wochen die Kanüle entfernt werden. Verzögert war die Erlernung des Schluckens bei 3 Patienten, in einem Fall gelang das Decanulement erst nach 6 Monaten.

Bei der Berücksichtigung des Resektionsausmaßes zeigte sich, daß die Zungenbeinresektion – wie auch Kirchner und Vega berichteten, Flores und Hirano dagegen verneinten – und eine ESGL mit partieller Pharyngektomie und Resektion eines Aryknorpels die postoperativen funktionellen Störungen verstärken. Eine einseitige Zungengrundresektion beeinflußte den Schluckvorgang nicht.

Bei einigen Patienten bildete sich ein supraglottischer Rezessus, der gelegentlich zu einem Übertritt von geringeren Flüssigkeitsmengen in die Trachea führen kann.

Wie die guten Schluckergebnisse demonstrieren, ist unserer Meinung nach bei einer SGL eine cricopharyngeale Myotomie nicht erforderlich. Deren Effekt wird auch u.a. von den Autoren Litton und Flores in Frage gestellt.

Th. Deitmer (Münster): Warum haben Sie bewußt auf die Myotomie am Ösophaguseingang verzichtet?

H. Rudert (Kiel): Haben Sie eine Erklärung dafür, daß nach endoskopischer supraglottischer Laryngektomie mit dem CO_2-Laser die postoperativen Schluckstörungen deutlich geringer sind als nach der Resektion von außen?

R. Jakse (Schlußwort):
Zu Herrn Deitmer: In den Standardwerken wird die cricopharyngeale Myotomie zur Verbesserung der Schluckfunktion nach supraglottischer Resektion durchwegs gefordert. Der Effekt konnte aber in den vier experimentellen Untersuchungen nicht nachgewiesen werden. Dies veranlaßte uns, ohne Myotomie zu resezieren. Überdies gibt es außer der Rekurrensläsion als Komplikation der Myotomie den Reflux bis in den Hypopharynx und Narbenstenosen.
Zu Herrn Rudert: Die geringeren Schluckstörungen nach Laserresektionen können dadurch bedingt sein, daß gegenüber der Operation von außen der Nervus laryngeus superior erhalten bleibt und damit der Kehlkopf besser funktioniert.

233. H.-J. Welkoborsky, M. Wolfensberger, E. Spekter, W. Mann, F. Just, U. Trömel (Mainz): NMR-spektroskopische Untersuchungen in Plattenepithelkarzinomen des oberen Aerodigestivtraktes

Seit einigen Jahren gilt das Interesse der Entwicklung von NMR-Verfahren, mit Hilfe derer eine nicht invasive Analyse von chemischen Substanzen und Stoffwechselvorgängen in Geweben möglich ist.

Mit der Protonenspektroskopie werden die Resonanzen der ^{1}H-Protonen aufgezeichnet. Hieraus ergeben sich Rückschlüsse auf die chemischen Elemente in dem zu untersuchenden Gewebe.

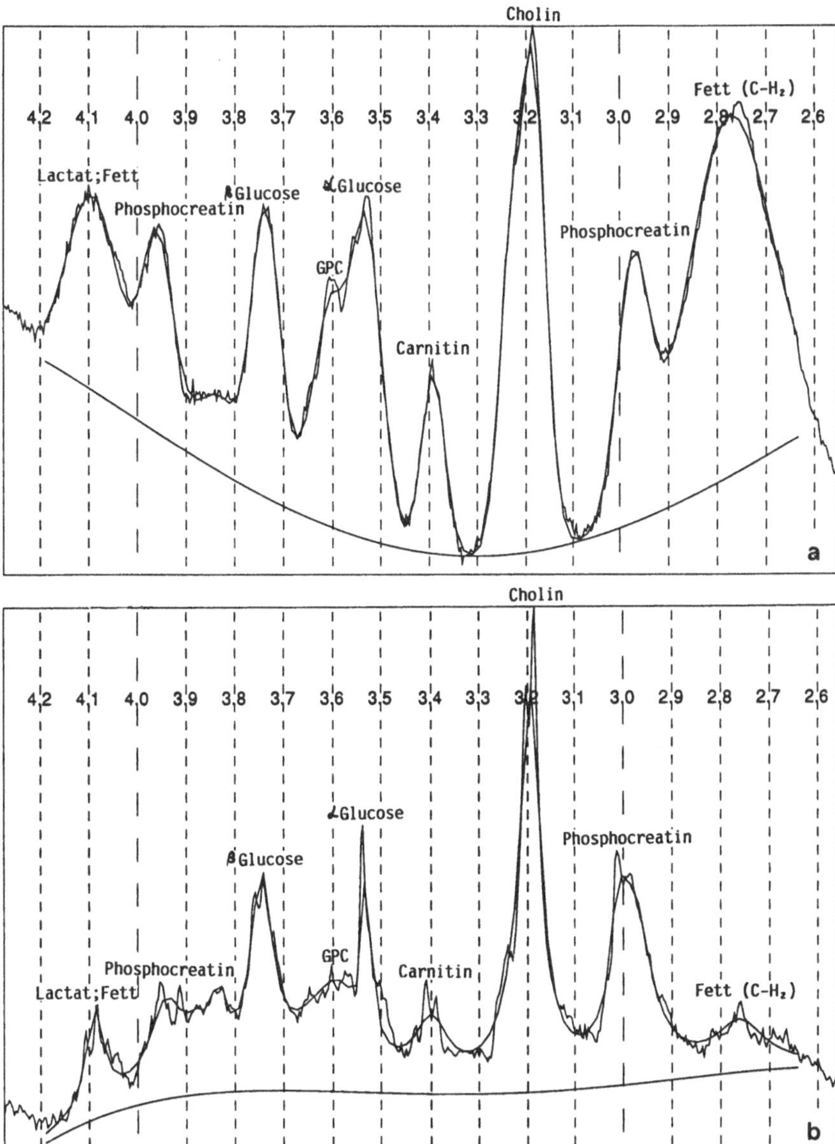

Abb. 1. a Protonenspektrum normaler Schleimhaut mit den Zuordnungen der Resonanzlinien zu chemischen Metaboliten, **b** Protonenspektrum eines Plattenepithelkarzinoms. Auffallend die Verminderung des ersten Fettpeaks bei 2,75 ppm und des Peaks für Phosphocreatin bei 3,97 ppm sowie die Verschmälerung der α-Glucoselinie im Vergleich zu normaler Schleimhaut

Im Rahmen einer experimentellen Studie wurde der Frage nachgegangen, inwieweit über die Analyse von chemischen Metaboliten mittels der NMR-Protonenspektroskopie eine Dignitätsbeurteilung von Gewebe aus dem oberen Aerodigestivtrakt möglich ist. Untersucht wurden Gewebeproben von metastasierenden Plattenepithelcarcinomen aus dem Oropharynx, Hypopharynx und Larynx, Gewebeproben nicht tumorös veränderter Schleimhaut, Lymphknotenmetastasen und nicht befallene Lymphknoten der gleichen Patienten. Die Gewebeproben wurden von den bei der Tumoroperation exzidierten Präparaten gewonnen. Nach der Spektroskopie wurden die Proben histologisch nachuntersucht und das Ergebnis mit der Befundung des Operationspräparates verglichen. Benutzt wurde für die Untersuchung ein hochauflösender Brucker (AC300-NMR-Spektrometer mit einem Magnetfeld von 7,05 T). Die Resonanzfrequenz der Protonen betrug 300 MHz. Das Magnetfeld wurde durch Shimspulen auf 10^{-9} über das Probenvolumen homogenisiert. Die Spektren wurden in ppm (Parts per million) angegeben. Das Probenvolumen betrug jeweils ca. 0,5 ml.

Das aufgezeichnete Protonenspektrum wurde dominiert durch hohe Fettpeaks bei 0,8; 1,3, 2,2 und ca. 5,4 ppm, sowie den Wasserpeak bei ca. 4,8 ppm. Um Verzerrungen des Magnetfeldes durch Wasserüberlagerungen zu vermeiden, wurde der sog. Wasserpeak unterdrückt.

Ziel der Auswertung der Spektren war es, einen Zusammenhang zwischen den histologischen Befunden und der unterschiedlichen Menge der mittels

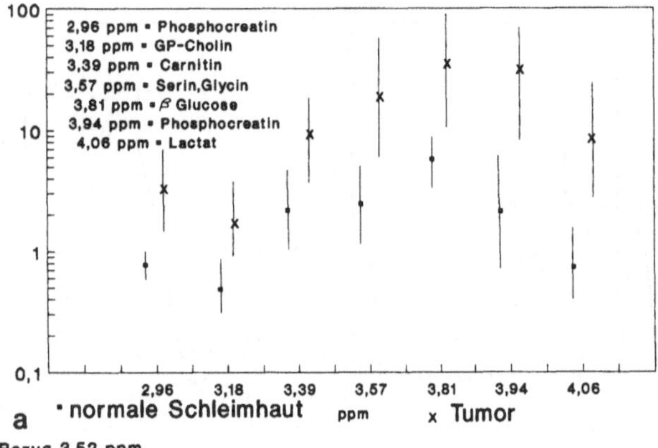

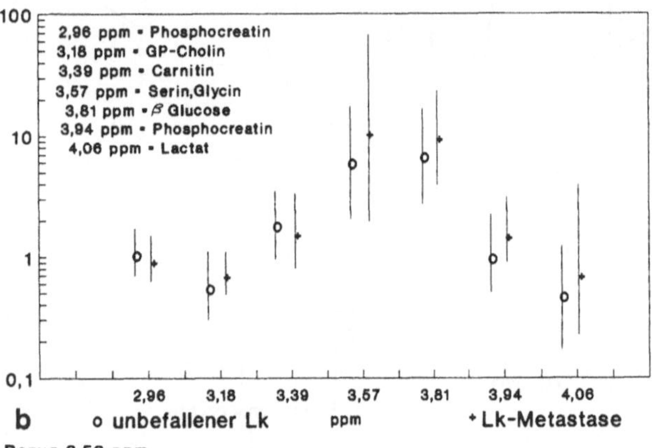

Abb. 2a, b. Quantitative Auswertung der Linienintegrale für Phosphocreatin, Cholin, Carnitin, Serin, β-Glucose und Lactat in normaler Schleimhaut, Primärtumoren, Lymphknotenmetastasen und nicht befallenen Lymphknoten. Erläuterungen siehe Text

NMR meßbaren Substanzen zu finden. Da die Spektren der im Rahmen der Fragestellung interessierenden Substanzen, nämlich der energiereichen Phosphate, Glucose, Lactat und Choline, in einem Bereich zwischen 2,6 und 4,05 ppm zu erwarten waren, wurde dieser Bereich des Gesamtspektrums gesondert betrachtet.

Abbildung 1a zeigt das Protonenspektrum nicht tumorös veränderter Schleimhaut im Bereich zwischen 2,6 und 4,2 ppm. Nach den Untersuchungen von Fan, Fram und Cerdan kann jeder der sich abbildenden Resonanzlinien eine Substanz zugeordnet werden. Es kommt zum Nachweis des ersten größeren Fettpeaks bei 2,75 ppm, welcher durch die CH_2-Gruppen der Fettsäuren hervorgerufen wird. Die Zuordnung der weiteren Linien ergibt sich aus der Abbildung.

Ausgewertet wurde das Flächenintegral unterhalb eines Peaks, bezogen auf eine Basislinie. Zwischen diesem Linienintegral und der Substanzmenge

besteht ein linearer Zusammenhang, jedoch können die Substanzen nicht in absoluten Werten angegeben werden, da es bisher keine Normierungsmöglichkeit gibt und keine definierte Probenmenge gemessen werden kann.

Abbildung 1b zeigt das Protonenspektrum für ein Plattenepithelkarzinom. Auffallend war eine Verminderung des ersten Fettpeaks in der Tumorprobe sowie eine Verschmälerung des Spektrums für α- und β-Glucose. Fernerhin kamen in der Tumorprobe zwischen 3,8 und 3,9 ppm noch zwei weitere Linien zur Darstellung, deren Zuordnung zu chemischen Elementen zur Zeit noch unklar ist.

Abbildung 2a zeigt die quantitative Auswertung der Flächenintegrale der Resonanzlinien für Phosphocreatin, Cholin, Carnitin, Serin, β-Glucose und Lactat, bezogen auf das Flächenintegreal von α-Glucose bei 3,52 ppm in allen untersuchten Proben nichttumoröser Schleimhaut sowie in den Primärtumoren. Es wird offensichtlich, daß diese Metabolite in den Tumoren erhöht nachweisbar sind.

Ein Vergleich der Flächenintegrale der genannten Substanzen in befallenen und unbefallenen Lymphknoten ergab zwar auch hier höhere Verhältnisse für Phosphocreatin, β-Glucose, Serin und Lactat in den Metastasen, jedoch waren diese Differenzen statistisch nicht signifikant.

Anhand der Protonenspektroskopie ergaben sich durch den Vergleich der Flächenintegrale der Substanzen Grenzwerte, deren Überschreitung nur bei den gemessenen Tumorproben beobachtet wurde, womit diese zur Dignitätsbestimmung herangezogen werden konnten. Aus den Ergebnissen der experimentellen Studie ergaben sich folgende Schlußfolgerungen:

1. Mittels der in-vitro-NMR-Spektroskopie konnte eine Dignitätsbestimmung nur zwischen Primärtumoren und nichttumoröser Schleimhaut vorgenommen werden.
2. Die in-vitro-Spektroskopie von befallenen und unbefallenen Lymphknoten erbrachte keine statistisch signifikanten Unterschiede. Als Ursache hierfür kann einerseits der hohe Anteil an nekrotischem Material in den Metastasen angeführt werden; andererseits ist für die Spektroskopie ein Tumorzellanteil an dem Gesamtgewebe von mindetens 50% notwendig, was in den Lk-Metastasen mitunter nicht gewährleistet ist.
3. Inwieweit sich die genannten Ergebnisse auf invivo-Verhältnisse übertragen lassen, ist zur Zeit noch ungeklärt.

Th. Deitmer (Münster): Sie erwähnten in Ihrem Untersuchungsgerät ein Magnetfeld von 7,5 T. Kann man ein so starkes Magnetfeld beim Menschen anwenden?

R. Tausch-Treml (Berlin): Welche Vorkehrungen wurden getroffen, um einen Anstieg von Laktat- und Phosphocreatin in den untersuchten Gewebeproben zu verhindern?

H. J. Welkoborsky (Schlußwort):
Zu Herrn Deitmer: Bei dem benutzten Gerät handelt es sich um einen NMR-Spektrometer mit einem Magnetfeld von 7,05 T für rein experimentelle Zwecke. Es gibt z.Z. keinen konventionellen NMR-Tomographen, der ein derart starkes Magnetfeld erzeugt. Darüber hinaus ist es z.Z. noch nicht geklärt, wie ein derart starkes Magnetfeld auf einen Organismus in vivo wirkt und ob man z.B. einen Menschen einem derart starken Magnetfeld aussetzen darf.
Zu Herrn Tausch-Treml: Die Proben wurden nach der Entnahme zunächst schockgefroren mit flüssigem Stickstoff und bei −72 °C gelagert bis zur Messung.

234. D. Kleemann, F. Baguhl (Rostock): Klinisch-andrologische Untersuchungsergebnisse zum Klimakterium virile bei Larynxkarzinompatienten

Unsere vorausgegangenen Untersuchungen des Gesamttestosteronspiegels im Serum von insgesamt 108 Patienten mit Larynxkarzinomen und chronischer Laryngitis wiesen für die Hälfte der Patienten Durchschnittswerte an der Untergrenze des Normbereiches auf. Da bereits früher durch verschiedene Autoren die Vermutung einer Beziehung der multifaktoriellen Genese der Larynxkarzinome zum Klimakterium virile angestellt wurde, richteten wir eine eigene klinisch-andrologische Untersuchung von insgesamt 72 Patienten auf diese fragliche Verbindung aus.

Die oft diskreten Symptome des Klimakterium virile, welches zwischen dem 45. und 60. Lebensjahr beginnt, bestehen im Nachlassen der allgemeinen Leistungsfähigkeit, der Neigung zu depressiver Verstimmung und vegetativer Labilität sowie der Abnahme von Libido und Potenz. Typische laborchemische Zeichen sind die Anbahme des Gesamttestosteronspiegels im Serum bei Ansteigen der Serumwerte der Hypophysenvorderlappenhormone LH und FSH.

Das von uns untersuchte Patientengut setzte sich zusammen aus 51 Patienten mit einem Larynxkarzinom, mit vorbestehender Laryngitisanamnese von über einem Jahr (28 Pat.) und ohne eine solche (23 Pat.) sowie 16 Patienten mit einer chronisch hyperplastischen Laryngitis und 5 Patienten mit einer chronischen Laryngitis ohne Hyperplasie. Das Durchschnittsalter aller Karzinompatienten betrug 55,7 ± 8,2 Jahre. Die Subgruppen wiesen keine signifikanten Abweichungen im Durchschnittsalter auf.

Mit Hilfe eines eigenen andrologischen Fragebogens nebst einer klinischen Untersuchung kontrollierten wir 49 Patienten. Die laborchemische Bestimmung des Gesamttestosteronserumspiegels sowie des LH und FSH führten wir wiederum bei allen 72 Patienten durch.

Zeichen eines Klimakterium virile wiesen auf: 44% der Patienten mit einer chronisch hyperplastischen Laryngitis, alle Patienten mit einer nicht hyperplastischen Laryngitis, 65% aller Larynxkarzinompationen, wobei es bei den letzteren keinen signifikanten Unterschied zwischen den Patienten mit und ohne vorherige Laryngitisanamnese gab.

Das Durchschnittsalter der Karzinompatienten mit Zeichen eines Klimakterium virile betrug 55,8 ± 7,7 Jahre. Die durchschnittliche Dauer der Anamnese klimakterischer „Beschwerden" lag bei 4 ± 3 Jahren, die durchschnittliche Dauer der Anamnese laryngitischer Beschwerden im Vorfeld der Karzinomerkrankung bei 3 ± 2 Jahren. Bei den Karzinompatienten mit Zeichen eines Klimakterium virile fand sich ein vermehrtes Auftreten von supraglottischen Karzinomen sowie eine Häufung von G2-Tumoren und verhornenden Karzinomen.

11 von 72 Patienten wiesen bei wiederholten laborchemischen Kontrollen neben der Erniedrigung des Testosteronwertes auch verminderte LH- und FSH-Werte auf. Der Verdacht auf eine Störung der hypothalamisch-hypophysären Achse konnte in Einzelfällen durch GRH-Tests erhärtet werden.

Während sich bei 50−60% der Männer über 50 Jahre ein Prostataadenom entwickelt, fanden sich in unserem Patientengut nur bei 18% aller Karzinompatienten Prostatabefunde im Sinne des klinischen Stadiums I (Stadium der Kompensation). Das Durchschnittsalter der Patienten lag bei 56 ± 6 Jahren.

Bei der Untersuchung verschiedener androgener und sexualbiologischer Merkmale in unserem Patientengut zeigte sich eine verstärkte Ausprägung dieser Merkmale in der Subgruppe der Patienten mit einem Karzinom und vorbestehender Laryngitisanamnese.

Der individuelle Hormonstatus der Patienten scheint eine Rolle für die Tumorbiologie der Larynxkarzinome zu spielen, wobei das Auftreten der Mehrzahl dieser Karzinome im Rahmen ihrer multifaktoriellen Genese in engem zeitlichen Zusammenhang mit der Phase des Klimakterium virile der Tumorträger steht.

235. U. Arnold, H.-J. Meyer, G. Peter, K. Terrahe (Heilbronn/Stuttgart): EDV-Unterstützung bei Diagnose, Therapie und Dokumentation von Tumorerkrankungen, Standortbestimmung

Einleitung

Vorgestellt wird das Konzept eines erweiterten Krankenblatts, einer elektronischen, integrierten und multimedialen Krankenakte. Diese ist gekennzeichnet durch die Computer-Unterstützung aller mit der Krankenakte verbundenen Tätigkeiten sowie durch die Integration aller Patientendaten. Neben den klassischen Computerdaten wie Text und Grafik werden auch andere Daten, wie Bilder, Video- oder Tonsequenzen integriert. Dieser Ansatz wird als multimedial bezeichnet. Die Entwicklung ist eine Kooperation der HNO-Klinik des Katharinenhospitals Stuttgarts und des Studiengangs Medizinische Informatik (Uni Heidelberg und FH Heilbronn).

Das erweiterte Krankenblatt

Für jeden Patienten, der in einer Klinik stationär behandelt wird, fallen die unterschiedlichsten medizinischen Daten an: Texte, Meßergebnisse, Röntgenbilder, Computertomographien und Kernspintomographien, zunehmend auch Videoaufnahmen. Die Heterogenität der Geräte und organisatorische Gründe führen dazu, daß die Daten eines Patienten bisher an verschiedenen Stellen archiviert werden. Somit ist die zusammenfassende Auswertung aller Daten eines Patienten nur schwer und mit großem Zeitaufwand möglich. Gerade bei Tumorerkrankungen ermöglicht aber erst die Synopsis aller Daten eine suffiziente Diagnostik, eine adäquate Therapieplanung und eine Effektivitätskontrolle der Behandlung. Es bietet sich daher an, diese Daten auf einem Rechner integriert zu verwalten mit einem zusätzlichen Zugriff auf einen Verwaltungsrechner. Es handelt sich dabei um digitalisierte Bilder, Videosequenzen, Grafiken, 3D-Modelle, Sprachen und Texte.

Funktionalität und Stand des Systems

Ziel des Systems ist die Unterstützung der Diagnostik und Therapie sowie eine Effektivitätskontrolle der Behandlung durch Unterstützung der gesamten Dokumentation und des Zugriffs auf archivierte Dokumente. Dazu stehen die folgenden Komponenten zur Verfügung: das Führen der Patientenakte wird durch den Rechner unterstützt, z.B. Suchen einer Patientenakte, Eintragen von Informationen und Darstellung auf dem Bildschirm; diagnostizierte Tumore können in einem dreidimensionalen Kopfmodell dokumentiert werden, wobei die Ansicht und die dargestellten Organe verändert werden können;

es kann auf digitalisierte Bilder der verschiedenen bildgebenden Verfahren zugegriffen werden, wie z.B. auf CT-, Röntgen- oder NMR-Bilder; Videos und Audioinformationen können auf dem Rechner wiedergegeben werden, z.B. für Endoskopiebefunde oder für Sprachbefunde; weiterhin werden die Transplantationen mit einem Modul zur Transplantatentnahme unterstützt; für die Qualitätssicherung steht eine Komponente zur Verfügung; für die Aus- und Weiterbildung werden z.B. OP-Techniken präsentiert; ein Kommunikationsmodul realisiert den Austausch von Daten; zur Leistungserfassung und -berechnung wird eine Schnittstelle zu Verwaltungsprogrammen realisiert. Die Bearbeitung der Datentypen Text, Grafik, digitalisierte und undigitalisierte Bilder, Video- und Tonsequenzen ist realisiert. Eine Komponente zur Dokumentation von Tumoren in einem dreidimensionalen Modell des Kopfes ist implementiert. Eine Arbeitsoberfläche und die Integration in eine vernetzte Umgebung werden entwickelt.

M. Schultze (Düsseldorf): 1. Wie groß ist der Speicherbedarf einer durchschnittlichen Tumorakte?
2. Wie groß ist die Zugriffszeit auf eine derartige Akte?
3. Besteht ein Qualitätsverlust bei der Digitalisierung von Röntgenbildern?

H. Rudert (Kiel): Gibt es bereits in Deutschland derartige realisierte Modelle? Wie verhält sich der Datenschutz?

R. Tausch-Treml (Berlin): Welche Vorkehrungen wurden getroffen, die Zeit für die Eingabe von Daten zu minimieren?

U. Arnold (Schlußwort):
Zu Herrn Schultze: Speicheraufwand für Akte wird behandelbar durch neue Technologien, sowohl aus dem Bereich der Festplatten als auch Komprimierungsverfahren. Durch diese Entwicklungen werden auch die Zugriffszeiten handhabbar. Untersuchungen zum Zeitaufwand für das Einscannen von Röntgenbildern ergeben eine Dauer im Bereich unter 1 min ohne Qualitätsverluste.
Zu Herrn Prof. Rudert: Realisierungen von Patientenakten (elektron.) sind bisher auf andere Schwerpunkte (Verwaltung) beschränkt. Datenschutzaspekte sind bewältigbar, solange nur das vorliegende System betrachtet wird. Erfahrungen im Bereich der textuellen Patientenakte wurden z.B. in der Zusammenarbeit zwischen der Datenschutzbeauftragten Baden-Württembergs und dem onkologischen Schwerpunkt in Stuttgart gesammelt. Eine Fortschreibung dieser Textdaten auf multimediale Daten erscheint möglich.
Zu Herrn Tausch-Treml: Im modernen Klinikablauf werden die meisten relevanten Texte mittels Textverarbeitung erstellt, Laborwerte werden im Regelfall mittels EDV verwaltet, Kernspintomographie, CTR, 8-Scan-Sonographie und die Mehrzahl nuclearmed. Untersuchungen erfolgen primär digitalisiert. Der Eingabenaufwand reduziert sich damit auf das Einscannen nicht-digitalisierter Bilder, primär aber auf die Zusammenführung digital vorliegender Daten.

236. D. Knöbber, H. Lobeck, N. Schnoy (Berlin):
Einsatz der Immunhistologie und Elektronenmikroskopie
in der Diagnostik des Ästhesioneuroblastoms

Tumoren der Nasenhaupt- und -nebenhöhlen sind aufgrund der unspezifischen Symptomatik klinisch nicht leicht zu erkennen, auch die histologische Diagnosefindung kann sich schwierig gestalten. Dies gilt besonders für seltene Tumoren, wie z.B. das Ästhesioneuroblastom. Dieser vom Riechepithel ausgehende maligne Tumor kann lichtmikroskopisch wie ein anaplastisches Karzinom, ein malignes Lymphom oder bei Ausbildung drüsenähnlicher Strukturen wie ein Adenokarzinom erscheinen. Immunhistologische und auch elektronenmikroskopische Untersuchungen sind daher zur Sicherung der Diagnose bei Verdacht auf ein Ästhesioneuroblastom von großer Bedeutung.

An der HNO-Klinik des Universitätsklinikums Rudolf Virchow, Berlin, wurden 1989 und 1990 fünf Patienten mit einem Ästhesioneuroblastom stationär behandelt, vier Frauen und ein Mann im Alter von 19 bis 81 Jahren. Die Beschwerden der Patienten waren überwiegend unspezifisch (Kopfschmerzen, behinderte Nasenatmung, rezidivierende Epistaxis), wobei eine 39jährige Patientin als Erstsymptom eine linksseitige Abducensparese aufwies. Bei den vier Frauen lag bereits bei Diagnosestellung ein Einbruch des Tumors in die Orbita bzw. in die mittlere und hintere Schädelgruppe vor. Neben den bildgebenden Verfahren (Kopf-Hals-CT, MRT) zur Bestimmung der Tumourausdehnung erfolgte stets die histologische Diagnosesicherung mittels Immunhistologie und Elektronenmikroskopie.

Lichtmikroskopisch (HE-Färbung) zeigen sich die Tumoren in unterschiedlichen Wachstumsformen, einerseits diffus infiltrierend mit Wirbelbildungen, andererseits kompakte Tumorzellnester bildend. Es wurde stets ein maligner Rundzelltumor beschrieben, der nicht näher bestimmt werden konnte. Immunhistologisch erfolgte daher die Testung der Antikörperreaktivität auf Vimentin, S-100-Protein, Neurofilamente und neuronenspezifische Enolase. Die Tumorzellen zeigten dabei keine Reaktion auf Vimentin und S-100-Protein, konnten aber durch die neuronenspezifische Enolase vom Bindegewebe hervorgehoben werden. Die Neurofilamente stellten

sich immunhistologisch als filigranes Netzwerk dar, so daß der Tumor eindeutig als vom peripheren Nerven ausgehend identifiziert ist.

Elektronenmikroskopisch zeigt sich in der Übersicht ein unregelmäßiges, unruhiges Bild. Zellen mit dunklem und hellem Zytoplasma können unterschieden werden, wobei die dunklen Zellen epithelialer Natur sind (Bildung von Desmosomen). Auffällig ist die starke Verzahnung der Epithelzellen, die ineinander verschachtelt sind. Die Basalmembran ist ungewöhnlich dick und nicht kontinuierlich zu verfolgen, sondern fragmentiert und mit deutlichen Lükken. Die Epithelverbände bilden immer wieder Lichtungen aus, die an drüsige Strukturen erinnern. In den Lichtungen sind starke Riesenzilien zu erkennen, die in embryonalen Geweben und in zahlreichen Malignomen vorkommen. Die Zellen mit hellem Zytoplasma erinnern in ihrer Gesamtform an neurogene Strukturen. Neben pseudopodienähnlichen Ausläufern sind korallenstockartige Verzweigungen zu erkennen, die von Filamenten durchzogen werden. Mikrotubuli finden sich spärlich. Auch enthalten die hellen Zellen kleine Vesikel mit elektronendichtem Material, die als abortiv oder regressiv veränderte neurosekretorische Granula angesehen werden können. Gegenüber den in der Literatur mitgeteilten Angaben finden wir die Granula in geringerer Anzahl.

Außerdem entdeckten wir in den Tumorzellen parakristalline Einschlüsse vor farnblattartiger Struktur, die bei dem Ästhesionsneuroblastom elektronenmikroskopisch bisher noch nicht beschrieben worden sind.

Die eigenen licht- und elektronenmikroskopischen Befunde zeigen, daß das Ästhesioneuroblastom keinen einheitlichen, stets nach gleichem Muster wachsenden Tumor darstellt, sondern deutliche individuelle Unterschiede bestehen, was die histologische Diagnosefindung noch erschwert. Um so wichtiger ist hier der Einsatz der Immunhistologie und auch Elektronenmikroskopie, um mehr Informationen über das Wesen des Ästhesioneuroblastoms zu erhalten.

Mittelohr I: Grundlagen, Klinik

237. S. R. Wullstein (Würzburg)
40 Jahre Tympanoplastik

Meiner Anfrage, beim diesjährigen Kongreß einen Vortrag über − 40 Jahre Tympanoplastik − halten zu dürfen, hat der Vorstand der Deutschen Gesellschaft für Hals-Nasen-Ohren-Heilkunde, Kopf- und Halschirurgie freundlicherweise entsprochen und mir eine Redezeit von 8 Minuten ermöglicht.

Die Kürze dieser Vortragszeit erlaubt gerade nur, einen Umriß dieser bewegenden Zeit zu geben und doch, von meiner Seite gesehen, es als − Hommage an die Deutsche HNO-Heilkunde − besonders den Anfang hier heute vor Ihnen zu präsentieren. Der eigentliche Anlaß dazu ist ein Buch.

Im Jahre 1952 erschien im Georg Thieme Verlag in Stuttgart die 2. Auflage des Buches von Walter Uffenorde „Anzeige und Ausführung der Eingriffe an Ohr, Nase und Hals" mit einem ergänzenden Beitrag „Die Eingriffe zur Gehörverbesserung" von H. L. Wullstein, Leitendem Arzt der Hals-Nasen-Ohren-Abteilung des Jung-Stilling-Krankenhauses, Siegen (Westf.), ein Beitrag von 31 Seiten mit 30 teils schwarzen, teils mehrfarbigen Abbildungen, also vor 40 Jahren.

Wenn man in aller Ruhe diesen Beitrag liest, dann stellt man fest, daß es sich um ein Kompendium handelt, das in seinen Grundlagen und Prinzipien für die Durchführung von gehörverbessernden Operationen nichts eingebüßt, sondern vielmehr seine Gültigkeit bis heute behalten hat.

In diesem Beitrag erscheint erstmals schriftlich der Ausdruck − Tympanoplastik.

Im Rückblick auf bis dato 1200 selbstdurchgeführte Fensterungsoperationen werden Standardtechniken bei enauralem und retroaurikularem Zugang beschrieben (Soudrille, Lempert, Shambaugh), auch eine eigene Fensterungstechnik ohne totale Zellausräumung, die möglich geworden war, nachdem man die Art der Prüfung der Steigbügelfixation durch die Kontrollöffnung − Fazialis-Chorda-Winkel − ausgearbeitet hatte.

Es wird die Operationstechnik der Fensterung am oberen Bogengang auf endokraniellem Wege unter Umgehung der Mittelohrräume erläutert, die allerdings schon 1 Jahr zuvor veröffentlicht und die 7 Jahre später während des 1. Shambough Workshops

in Chicago dem jungen Otologen William House als Vorlage zu seiner Entwicklung des Middle Fossa Approach für die Entfernung von Akustikus-Neurinomen gedient hatte.

Weiterhin wird in diesem Beitrag die Anwendung von Kunststoffkolumellae beschrieben, erstmals in der Otochirurgie angewandt und später aus Unverträglichkeitsgründen verlasssen.

Die Prädilektionsstellen für das Vordringen der Cholesteatome in und um den Labyrinthblock werden beschrieben, die H. L. Wullstein später „die Gefahrenpunkte" nennt, der vordere im Protympanicum, der hintere im Rhomboid mit Traktusnische.

Die Diamantenkugel für die feine Schleiftechnik wurde eingeführt, das Gelatineschwämmchen als Unterlage für das freie Hauttransplantat ebenfalls.

Die Einteilung in die Typen der Tympanoplastik, wie auch die Begriffe − Schalldrucktransformation und Schallprotektion − werden eingeführt. Vor allem aber werden in diesem Beitrag die Bedeutung und die pathophysiologische Notwendigkeit, Schonung und Wiederherstellung der Funktion der Mittelohrschleimhaut, der Belüftungswege und der Selbstreinigung, Sanierung der Nase, des Nasenrachenraumes, der Tuba Eustachii und „als im jeden Falle brauchbare einzeitige Methodik mit einem freien Kutistransplantat" beschrieben.

Sein erstes selbst gebasteltes Operationsmikroskop benützt H. L. Wullstein schon seit langem und arbeitet intensiv mit Fa. Zeiss, Herrn Dr. Littmann, an neuem Operationsmikroskop, das seine Wünsche erfüllen soll:

„Eine verbesserte optische Qualität mit koaxialer ausgezeichneter Beleuchtung, viel stärkere und veränderbare Streoskopie, Fokussierung, leicht zu wechselnde Vergrößerungen bei gleichem Arbeitsabstand, das freie und doch bewegliche Stativ und der leicht schwenkbare, schwindungsfreie Arm, sowie die Drehbarkeit des Mikroskopkörpers selbst."

Was machen die Deutsche Gesellschaft für Hals-Nasen-Ohren-Heilkunde in dieser Zeit und ihre Organe zur Veröffentlichung von Kongreßreferaten, Beiträgen, Aussprachen, Vorträgen und vielen anderem mehr?

Es ist der 1. Jahrgang der Nachkriegszeit und das 1. Heft vom April/Mai 1948 der Zeitschrift für Laryngologie, Rhinologie, Otologie und ihre Grenzgebiete, in welchem die Übersetzung von Julius Lemperts Arbeit „Die beweglich verschlossene Fenestra nov-ovalis" erscheint, übersetzt von Dr. Paul Matis aus Eßlingen aus den Archives of Otolaryngology 1945, Vol. 41, der American Medical Assocation, Chicago.

Diese Arbeit hat schon während seiner POW-Zeit in den amerikanischen Gefangenenlagern in Aix en Provence H. L. Wullstein gelesen, vom Militärarzt Dr. Weiss aus New York erhalten, mit dem ihn eine recht freundschaftliche kollegiale Beziehung verband, mit welchem er auch die deutschen Gefangenen zu versorgen hatte, auch im Lazarettoperationssaal als POWW genannt.

Unter anderem erscheinen in diesem Heft die Arbeiten von H. H. Naumann „Über einen Speicheldrüsen-Mischtumor in der Trachea", von B. Kottwitz „Über Gefahren bei der intralumbalen Penicillinanwendung", von W. Moritz „Zur Therapie der Reflexotalgie".

Die erste Nachkriegszeit-Versammlung der Gesellschaft fand in Karlsruhe statt, 2.–4. Juni 1949.

Im Archiv für Ohren-, Nasen- und Kehlkopfheilkunde, vereinigt mit Zeitschrift für Hals-, Nasen- und Ohrenheikunde Band 156 finden wir die Arbeiten von H. L. Wullstein „Operationsmethoden zur Hörverbesserung und Prophylaxe bei Otosklerose und Adhäsivprozeß und ihre vorläufigen Ergebnisse", von W. Moritz „Folgezustände allergischer Schleimhauterkrankungen", von J. Berendes „Zur

Indikation der Fensteroperation bei Otosklerose" und die Aussprachen u.a. von F. Zöllner zu den Referaten von Schaltenbrand, Kobrak, Kindler über die Liquorzirkulation, Anatomie und Physiologie der Liquorräume.

Auf der 21. Jahresversammlung der Gesellschaft in Bad-Kissingen, 24.–27. Mai 1950, berichteten z.B. F. Zöllner über „Chirurgischer Eingriff bei Ohrensausen", H. L. Wullstein über „Mißerfolge der Fensterungsoperationen und Möglichkeit ihrer Verhütung".

Referate halten Marx, Würzburg und Weber, Würzburg (Ochsenfurt) über „Fehler und Gefahren bei Nasen- und Ohrenoperationen".

Die 22. Jahresversammlung in Hamburg von 9. bis 12. Mai 1951 beinhaltet die Beiträge von F. Zöllner „Die bisherigen Ergebnisse der Schallsondenuntersuchungen", von W. Moritz „Verschiedene Trommelfellfunktionen unter veränderten Mittelohrverhältnissen", von H. L. Wullstein „Ansätze zur medikamentösen Behandlung der Schwerhörigkeit".

Die 23. Jahresversammlung der Gesellschaft in Bad Reichenhall von 28. bis 31. Mai 1952 hat als Beitrag von F. Zöllner „Plastische Eingriffe an den Labyrinthfenstern", von H. L. Wullstein „Funktionelle Operationen im Mittelohr mit Hilfe des freien Spaltlappen-Transplantates".

Die Arbeit von W. Moritz „Plastische Eingriffe am Mittelohr zur Wiederherstellung der Innenohrschalleitung" erscheint in der Zeitschrift für Laryngologie, Rhinologie, Otologie und ihre Grenzgebiete, 1952, Band 31, S. 338–351.

238. M. Bernal-Sprekelsen, S. Weiß, M. Jergas, Th. Bajanowski (Bochum): Die Pneumatisation des Felsenbeins im Säuglingsalter

Der Pneumatisationsgrad des Felsenbeines stellt einen klinisch wichtigen Hinweis bei der Beurteilung von Erkrankungen des Mittelohres und deren Prognosen dar. So sind z.B. Cholesteatome, randständige Trommelfellperforationen oder Rezidivperforationen nach Tympanoplastiken häufiger mit schlecht pneumatisierten Warzenfortsätzen vergesellschaftet.

In der vorliegenden Studie wurde der Pneumatisationsgrad von 51 Felsenbeinen von am plötzlichen Kindstod verstorbenen Säuglingen im Alter zwischen 2 und 46 Wochen untersucht. Hierfür wurden 51 linksseitige Felsenbeine computertomographisch in 1-mm-Abständen hochauflösend geschichtet und anhand eines standardisierten computergesteuerten Punktemeßverfahrens deren Volumina und lufthaltiger Raum berechnet. Die Zeitabschnitte von der

2.–18. und der 21.–33. Woche wurden im folgenden zu zwei Gruppen zusammengefaßt. Vergleicht man die Mittelwerte der Mastoidgröße beider Gruppen miteinander, so läßt sich eine relative Größenzunahme bei männlichen Felsenbeinen feststellen. Im ersten Zeitabschnitt sind die weiblichen Felsenbeine kleiner als männliche. Ein Vergleich zu den weiblichen im zweiten Zeitabschnitt verbietet sich wegen der kleinen Fallzahl. Die Meßwerte der Mastoidbelüftung haben eine inhomogene Streubreite. Bei den weiblichen Felsenbeinen findet sich eine geringere Belüftung. Bei männlichen Felsenbeinen wird eine Vergrößerung des Luftraumes in der zweiten Gruppe im Vergleich zur ersten Gruppe beobachtet. Unter Berücksichtigung der Standarddeviationen ergibt sich beim Vergleich der Mittelwerte der Mastoidgröße kein statistisch signifikanter Unterschied, weder zwischen männlichen Felsenbeinen beider Gruppen noch im Vergleich zu den weiblichen Felsenbeinen. Auffällig sind hier die hohen Werte der Standarddeviationen. Auch bei den Messungen zur Mastoidbelüftung fand sich kein statistisch signifikanter Unterschied zwischen den Mittelwerten. Auch hier waren die Werte der Standardabweichungen hoch.

Die Meßergebnisse der vorliegenden Untersuchung zur Pneumatisation der Felsenbeine im Säuglingsalter lassen sich folgendermaßen werten: Das Wachstum der untersuchten Felsenbeine verläuft hinsichtlich der Volumenzunahme und der Luftraumvergrößerung zeitlich und größenmäßig inhomogen. Der nicht statistisch signifikante Unterschied zwischen den Mittelwerten der jüngeren und der älteren Gruppe läßt die Annahme zu, daß ein größerer Wachstumsschub im untersuchten Zeitraum nicht stattgefunden hat. Die hohen Standardabweichungen sprechen eher für einen individuellen Pneumatisationsablauf der Felsenbeine.

In der Diskussion um den Pneumatisationsvorgang werden exogene Faktoren einerseits und eine hereditäre Anlage andererseits angeführt. Der individuelle Ablauf der Pneumatisation bereits im frühen Säuglingsalter spricht eher für die Vererbungstheorie. Klinisch bedeutet dies, daß auch die Anfälligkeit zu bestimmten Ohrerkrankungen oder deren Verläufen zum Teil vorgegeben zu sein scheint. Ein langfristiger Einfluß der Umwelt auf eine vorgegebene Anlage wird nicht ausgeschlossen, ihr Einfluß in einem solch frühen Lebensabschnitt scheint eher von untergeordneter Bedeutung zu sein.

239. P. Hahn, F. Hoppe, M. Warmuth (Würzburg): Osteopathia striata — Eine seltene Ursache familiärer Hörstörungen

Eine feine parallel verlaufende streifige Zeichnung der Meta- und Diaphysen der langen Röhrenknochen wurde erstmals von Voorhoeve 1924 beschrieben und von Fairbank 1925 Osteopathia striata (O.s.) genannt. Die Erkrankung kommt in drei Ausprägungen vor:

1. O.s. ohne weitere pathomorphologische Besonderheiten,
2. O.s. mit Sklerosierung des Schädels, wobei Hörminderung, hohe vorgewölbte Stirn mit typischer Physiognomie (siehe Abb. 1), Gaumenspalte und hoher spitzer Gaumen im Vordergrund stehen,
3. O.s. mit fokaler dermaler Hypoplasie. Die Diagnose wird durch Röntgenaufnahmen des Schädels und der Extremitäten gesichert. Dabei zeigen sich die typischen streifigen Veränderungen an den Meta- und Diaphysen der langen Röhrenkno-

chen und ausgeprägte Sklerosierungen der Schädelbasis und des Gesichtsschädels, typischerweise unter Aussparung des Unterkiefers (siehe Abb. 2). Wegen einer Schalleitungsschwerhörigkeit links und zuletzt an Taubheit grenzender Schwerhörigkeit rechts wurde beidseits eine Tympanoplastik durchgeführt. Im präoperativen axialen Feinschicht-CT der Felsenbeine waren Schnecke, Bogengang und der innere Gehörgang unauffällig. Die knöchernen Tubenkanäle erschienen eingeengt.

Intraoperativ fanden sich Gehörgangsexostosen, eine knöcherne Fixierung von Hammer und Amboß, ein Fehlverlauf des N. facialis und ein knöchener Verschluß des runden Fensters. Eine Hörverbesserung konnte nicht erreicht werden. Die

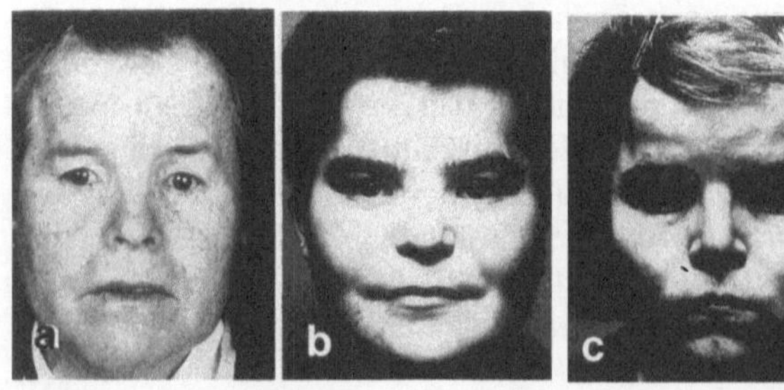

Abb. 1a, b, c. Typische Physiognomie bei Osteopathia striata mit Sklerose des Schädels. **a** Mutter, **b** jüngere Tochter, **c** ältere Tochter

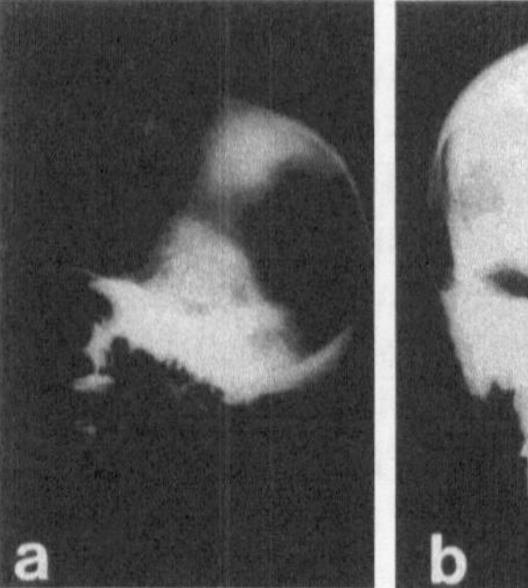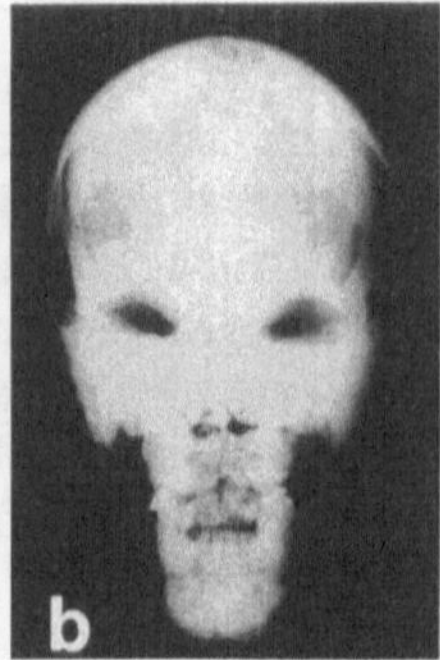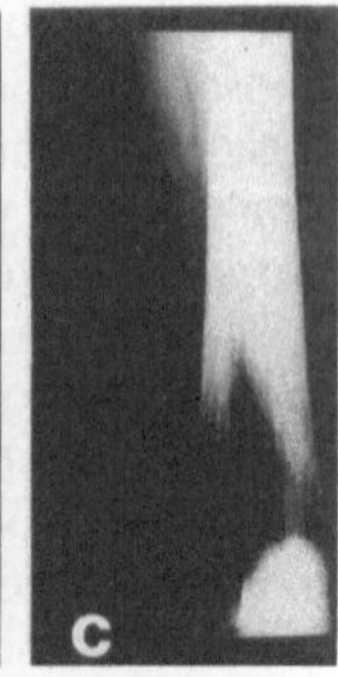

Abb. 2a, b, c. Typischer Röntgenbefund bei Osteopathia mit Sklerose des Schädels. **a** Schädel seitlich, **b** Schädel a.p., **c** distaler Femur

erstmalige histologische Untersuchung eines Ambosses zeigte deutliche Hyperostosen mit jüngeren Ossifikationen sowie, neben normal gebautem lamellärem Knochen, eine Knorpelinsel mit randständigen Verkalkungen, was auf eine Störung der enchondralen Ossifikation schließen läßt. Bei Osteopathia striata mit Sklerosierung des Schädels ist aufgrund des Stammbaumes der Familie und den Literaturangaben eine autosomal-dominante Vererbung mit unterschiedlicher Penetranz am wahrscheinlichsten.

Zusammenfassend läßt sich sagen, daß eine auffällige Physiognomie mit Hörminderung sowie eine fokale dermale Hypoplasie auch durch eine Osteopathia striata verursacht sein kann. Mit einer hörverbessernden Operation ist in Anbetracht der Ergebnisse Zurückhaltung geboten. Bei Osteopathia striata mit Sklerosierung des Schädels scheint es zu einer Progredienz zu kommen, wie die zunehmende Hörminderung in unserem Fall vermuten läßt.

E. Steinbach (Reutlingen): Die demonstrierten feingeweblichen Bilder lassen nicht eindeutig erkennen, daß es sich um Knochengewebe eines Amboßknöchelchens handelt. Ich empfehle verschiedene Färbungen, z.B. Toluidinblau, Trichrom und PAS-Alcianblau unter Zuhilfenahme des Polarisationsfilters. Erst dann wird die komplizierte Knöchelchenstruktur sichtbar.

P. Hahn (Schlußwort):
Ich werde die Anregung zu weiteren Färbungen des Ambosses gerne aufnehmen und bestätige, daß es sich bei dem gezeigten Bild tatsächlich um Amboßgewebe handelt.

240. U. H. Ross, R. Laszig, H. Bornemann, Ch. Ulrich (Hannover): Osteogenesis imperfecta — Klinische Symptomatik und aktueller Stand der Diagnostik mit Hilfe CCT und tympanocochleärer Szintigraphie (TCS)

Die Osteogenesis imperfecta (OI) ist eine zumeist autosomal dominant vererbbare Bindegewebserkrankung, deren Hauptcharakteristika blaue Skleren und vermehrte Knochenbrüchigkeit sind. Ursache hierfür ist eine Mutation an einem der beiden Genloci auf den Chromosomen 7 und 17, welche die α1- und α2-Ketten des Kollagen Typ I codieren. Das Auftreten einer Hörminderung im Rahmen dieser Erkrankung ist als Van der Hoeve-De Kleyn-Syndrom bekannt.

In histologischen Untersuchungen an Felsenbeinen von Patienten mit Van der Hoeve-De Kleyn-Syndrom fanden Wullstein und Olgivie bereits Anfang der 60er Jahre deutliche Parallelen zu otosklerotischen Knochenläsionen, die eine gemeinsame Ätiologie der beiden Knochenerkrankungen vermuten und die Vorstellung von der Otoskerlose (OS) als lokalisierte Form der OI aufkommen ließen.

Angesichts der typischen Veränderungen in einigen OS-Fällen i.S. einer umschriebenen Dichteminderung und einer Stoffwechselsteigerung des Labyrinthknochens sind wir in der vorliegenden Studie der Frage nachgegangen, ob sich derartige Veränderungen auch bei der Osteogenesis imperfecta finden lassen.

Hierzu wurden bei 9 Angehörigen dreier Familien mit Osteogenesis imperfecta außer einer audiologischen Diagnostik jeweils eine hochauflösende Computertomographie der Felsenbeine und eine tympanocochleäre Szintigraphie (TCS) durchgeführt.

Das von Bornemann bereits 1981 vorgestellte Szintigraphiesystem zum Stoffwechselstudium des knöchernen Labyrinthes besteht aus einem Lochblendenkollimator mit speziell konstruiertem, trichterförmigem Aufsatz, der, in den Gehörgang des Patienten eingeführt, eine besonders hohe Auflösung ermöglicht, einer Szintillationskamera sowie nachgeschalteter Auswerte- und Speichereinheit. Die Untersuchung erfolgte jeweils 2 Stunden nach intravenöser Applikation von 740 MBq ^{99m}Tc-Methylendiphosphonat (MDP), einem knochenaffinen Radiopharmakon. Ausgewertet wurden jeweils die statischen Aufnahmen beider Ohren in der Schüller-Projektion. Als Referenz für die Beurteilung der Labyrinthkapsel dienten die Aktivitätswerte von Clivus und Hintergrund.

Ergebnisse und Diskussion

Von 9 Patienten mit Osteogenesis imperfecta litten 6 an einer beidseits progredienten kombinierten Mittel-Innenohr-Schwerhörigkeit. Vier hiervon zeigten eine ausgeprägte pericochleäre stoffwechselaktive Otospongiose in TCS bzw. CT, allerdings ohne daß eine Korrelation der teilweise asymmetrischen Knochenveränderungen mit dem Ausmaß der Hörstörung feststellbar war. Zwei weitere Patienten mit kombinierter Schwerhörigkeit, ein Patient mit einer Mittelohrschwerhörigkeit, sowie 2 Patienten ohne Hörstörung hatten keinerlei Veränderungen in CT und TCS.

Diese Befunde sind mit denen bei Otosklerose vergleichbar und gaben wiederholt Anlaß zur Diskussion, ob es sich bei Otoskerose und OI um gleichartige Veränderungen unterschiedlicher Ätiologie oder um die Manifestation der Otosklerose im Rahmen der OI handelt. Die Klärung dieser Frage bedarf allerdings noch wesentlicher Erkenntnisse um den normalen Knochenstoffwechsel. Mit dem Nachweis stoffwechselaktiver, otospongiöser Herde ergibt sich für uns eine Indikation zur Fluoridbehandlung mit der Chance, eine Stabilisierung des Hörbefundes zu erreichen. Künftige szintigraphische Kontrollen sollen zeigen, ob mit einem Behandlungserfolg überhaupt zu rechnen ist.

E. Steinbach (Reutlingen): Sie haben eine Fraktur der Steigbügelschenkel erwähnt. Ich nehme an, daß keine regelrechte Fraktur vorlag, sondern ein Ersatz des Knochengewebes durch Gefäß-Bindegewebe.

U. H. Ross (Schlußwort):
Zu Herrn Steinbach: Intraoperativ imponierte der Stapes-Oberbau als Frakturrest, zeigte aber eine bindegewebige Brücke, möglicherweise als Ausdruck eines Reparaturvorgangs. Dies steht übrigens in Einklang mit der Literatur, wo ebenfalls Frakturen der Stapesschenkel beschrieben sind.

241. I. Bergmann, J. Hartwein (Hamburg): Untersuchungen zur Anatomie des chordafazialen Winkels

Seit 1958 steht dem Ohrchirurgen zur Ausräumung pathologischer Mittelohrprozesse neben der bis dahin gebräuchlichen „offenen Technik", der Radikalhöhle, auch die im wesentlichen auf Jansen zurückgehende „geschlossene Technik" mit Erhalt der hinteren Gehörgangswand zur Verfügung.

Hat man sich für dieses anteriore/posteriore Vorgehen entschieden, kommt der Darstellung des chordafazialen Winkels eine zentrale Bedeutung zu, um einen ausreichend guten und auch sicheren Überblick über das Hypotympanon und weitere Abschnitte der Paukenhöhle zu erhalten.

Zur näheren Beschreibung dieser Region wurden insgesamt 40 Felsenbeine Erwachsener mastoidektomiert und Messungen zur Länge der Chorda tympani im mastoidalen Verlauf, zum Chorda-Fazialis-Winkel sowie zum Abgang der Chorda tympani aus dem Fazialiskanal − proximal vom Foramen stylomastoideum − durchgeführt. Gleichzeitig wurde untersucht, ob sich eine Korrelation der erhobenen Meßdaten zur Mastoidpneumatisation finden läßt. Der Pneumatisationsgrad war in den vorliegenden Fällen als gut (3,5−5,5ccm) und als ausgeprägt (6,0−8,5ccm) zu bezeichnen, wobei die Zuordnung zu ccm-Inhalt willkürlich erfolgte.

Die Länge der Chorda tympani im mastoidalen Verlauf wies graphisch annähernd eine Gauß'sche Verteilung auf mit einem Mittelwert von 10,92 mm und einer Spannbreite von 7−17 mm.

Der Abgang der Chorda tympani aus dem Fazialiskanal zeigte ebenfalls eine große Variabilität mit einem Mittelwert von 4,07 mm und einer Spannbreite von 0−9 mm, wobei 0 mm einem direktem Abgang aus dem Foramen stylomastoideum entspricht; dies war in 17,5% der Fall. Die graphische Darstellung ergab eher eine Verteilungshäufigkeit zu den mittleren Werten hin. Der Chorda-Fazialis-Winkel wies von allen Meßparametern die größte Variabilität auf mit einer Spannbreite von 11−33° und einem Mittelwert von 19,26°; die graphische Darstellung ließ keine bestimmte Verteilungshäufigkeit erkennen.

Zusammengefaßt wurde bzgl. sämtlicher Meßparameter eine große Variabilität gefunden, um die der Operateur bei Einsetzen der combined approach tympanoplasty wissen sollte, um die nervalen Strukturen zu schonen. In einigen ungünstig gelagerten Fällen, z.B. einem hohen Abgang der Chorda oder einem kleinen Chorda-Fazialis-Winkel, muß die Chorda tympani zugunsten einer sicheren Cholesteatombeseitigung geopfert werden. Eine signifikante Beziehung der ermittelten Meßdaten zur Mastoidpneumatisation konnte nicht gefunden werden.

Desweiteren wurden einige Besonderheiten gezeigt, die sich bei der Mastoidektomie fanden; so z.B. das völlige Fehlen der Chorda tympani − sowohl im mastoidalen als auch im tympanalen Teil. Weiterhin fand sich bei der Präparation eine Chorda tympani mit einem zweifachen Ursprung − ein Schenkel entsprang direkt dem Foramen stylomastoideum, der zweite hingegen entsprang extratemporal. Beide Anteile vereinigten sich im weiteren Verlauf im Mastoid vor Erreichen der Paukenhöhle.

242. R. Höing, M. Bernal-Sprekelsen, Th. Bajanowski (Münster/Bochum): Blutbildungsherde im Felsenbein des Feten und Säuglings

In der Fetalzeit erfolgt die Blutbildung ab dem 2. Monat im Mesenchym von Leber, Milz und Lymphknoten. Diese hepatolienale Phase der Hämatopoese wird etwa von der Mitte der Schwangerschaft an vom Mark aller Knochen nach und nach abgelöst, was als medulläre Phase bezeichnet wird.

Um zu untersuchen, wie das Felsenbein sich in diesem Prozeß verhält, wurden 33 Präparete von Feten im Alter zwischen der 15. und 40. Schwangerschaftswoche untersucht.

12 von ihnen lagen vom Alter her in der ersten Hälfte der Schwangerschaft. Bei ihnen fand sich weder Knochen noch Blutbildung, sondern nur Knorpel.

Alle älteren Feten wiesen Blutbildungsherde auf. Abbildung 1 zeigt einen Schnitt durch das Mastoid, welcher spongiösen Knochen mit weiten Markräumen und reichlich Zellen vornehmlich aus der weißen Entwicklungshälfte enthält. In der stärkeren Vergrößerung (Abb. 2) sieht man in der Mitte einen Megakaryozyten.

Auf Schnittebenen durch Innenohrstrukturen ist nachzuweisen, daß bis zur 26.–30. Woche auch die Labyrinthkapsel an der Hämatopoese beteiligt ist. Mit zunehmendem Alter wird diese jedoch dicker, und am Geburtstermin findet man markhaltigen Knochen nur mehr in ihrer Peripherie.

Um zu klären, wie es sich nach der Geburt mit der Blutbildung im Felsenbein verhält, wurden 65 Felsenbeine von Säuglingen im Alter zwischen 2 Wochen und 12 Monaten ausgewertet, welche an plötzlichem Kindstod verstorben waren. Es ließen sich bei fast allen, genauer bei 63 von 65 Präparaten, solche Herde nachweisen. Immer war die Labyrinthkapsel – sofern auf den Schnitten getroffen – ausgespart.

Die Untersuchungen zeigen, daß das Felsenbein mindestens bis zum Ende des ersten Lebensjahres als blutbildender markhaltiger Knochen zu betrachten ist. Daraus folgt, daß Entzündungen wie die Otitis media oder die Mastoiditis in dem Lebensabschnitt anders zu beurteilen sind als später, wenn man es mit marklosem Knochen zu tun hat. So lange er markhaltig ist, kann es zu einer Markentzündung kommen, woraus sich die bekannten klinischen Symptome – wie hohes Fieber, ausgeprägtes Krankheitsgefühl, Leukozytose mit Linksverschiebung, sehr hohe Blutsenkungsgeschwindigkeit sowie die Neigung zur

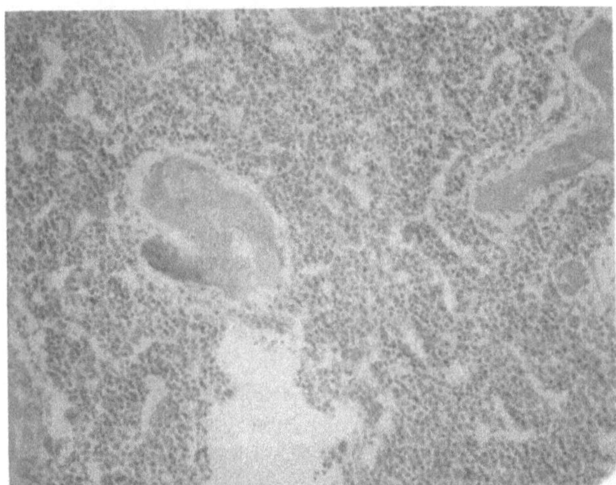

Abb. 1. Blutbildungsherde im Felsenbein

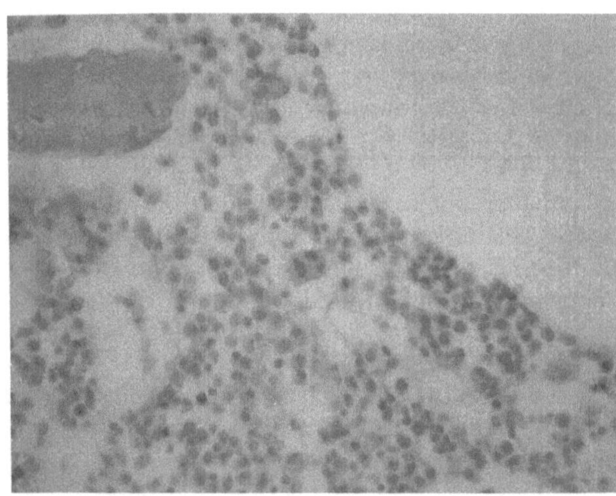

Abb. 2. Stärkere Vergrößerung mit Megakaryozyt

eitrigen Einschmelzung und Ausbildung eines subperiostalen Abszesses – erklären. Sie ähneln sehr den aus der Orthopädie und Unfallchirurgie bekannten Erscheinungen der Osteomyelitis.

Die Untersuchung zeigt aber auch, warum es so selten zu einer Labyrinthitis kommt. Bogengänge und Cochlea sind nämlich bereits bei der Geburt knöchern so gut geschützt, daß eine Einschmelzung nur schwer denkbar ist.

243. M. K. Steuer, H. Herbst, J. Beuth, G. Pulverer, R. Matthias (Köln): Klinische Doppelblind-Phase II-Studie bei akuter Otitis externa diffusa: Hemmung der bakteriellen Adhäsion durch Lektinblockade im Vergleich zur konventionellen lokalen Therapie mit Antibiotika

Lektine stellen Proteine oder Glykoproteine dar, die spezifische Zuckerstrukturen erkennen und binden. Sie sind unter anderem an folgenden physiologischen Prozessen beteiligt: Kohlenhydratrezeptoren auf Thrombozyten leiten die Blutgerinnung ein, auf Makrophagen bedingen sie die aktive oder passive Lektino-Phagozytose, durch Vorhandensein auf Leukozyten und Endothelzellen sind sie an Entzündungsreaktionen beteiligt, auf Tumorzellen bedingen sie eine zielgerichtete Metastasierung und bei Bakterien, Viren und Einzellern leiten sie über die spezifische Adhäsion an den entsprechenden Zellen die Kolonisation ein, das heißt, der Initialprozeß der Infektion wird über Protein(Lektin)-Kohlenhydratinteraktionen gesteuert.

Da die Spezifität von Pseudomonas aeruginosa-Lektinen bekannt ist, bot sich die durch Pseudomonas aeruginosa induzierte Otitis externa diffusa an, den Mechanismus der bakteriellen Adhärenz zu überprüfen. Pseudomonas aeruginosa-Lektine binden an D-Galaktose, D-Mannose sowie N-Azetylneuraminsäure.

In einer klinischen Doppelblind-Phase II-Studie wurde bei Patienten mit Otitis externa diffusa die therapeutische Wirksamkeit eines Pseudomonas aeruginosa-wirksamen lokalen Antibiotikums (Gentamicin) gegen Pseudomonas-spezifische Zuckerderivate als Lektinblocker überprüft.

Von insgesamt 58 in die Studie aufgenommenen Patienten konnte bei 62% Pseudomonas aeruginosa als Monoagens gefunden werden. Von diesen 36 Patienten/innen fielen 8 in die drop-out-Gruppe. 15 Patienten/innen wurden mit der lektinspezifischen pH-neutralen Kohlenhydratlösung (getränkte Ohrstreifen) der folgenden Zusammensetzung therapiert: D-Galaktose 5%, D-Mannose 5%, N-Azetylneuraminsäure 1%. 13 Patienten/innen erhielten eine lokale Behandlung mit Gentamicin-getränkten Ohrstreifen.

Folgende Parameter wurden zur Beurteilung des Therapieerfolges gewählt: Anzahl der notwendigen Therapietage, Lokalbefund, Schmerzparameter in Form des Visual analog scaling sowie des Verbal rating. Zusätzlich wurden aus den gewonnenen Abstrichen erneut Rezeptorbestimmungen (Hämagglutinationstests) durchgeführt.

Während Patienten/innen der Lektingruppe durchschnittlich 7,46 Tage behandelt wurden, betrugen die durchschnittlichen Therapietage in der Gentamicingruppe 5,92 Tage. Die Therapiedauer resultierte vor allem aus der subjektiven Schmerzangabe in Form des Visual analog scaling. Eine Gehörgangsschwellung konnte am sechsten (Gentamicingruppe) bzw. am siebten Tag (Lektingruppe) nicht mehr nachgewiesen werden, eine Sekretion war dagegen am sechsten (Gentamicingruppe) bzw. am achten Tag (Lektingruppe) nicht mehr vorhanden. Kontrollabstriche nach Therapieende zeigten ohne Ausnahme Bakterien der normalen Gehörgangsflora.

Als Ursachen für die längere Behandlungsdauer sehen wir zum einen die Differenz in den pH-Werten der beiden Lösungen an: die Lektinlösung verhielt sich pH-neutral, die Gentamicinlösung zeigte einen pH-Wert von pH = 4,75. Zum anderen zeigten alle Pseudomonasstämme eine N-Azetylgalaktosamin-Rezeptorspezifität.

In der vorliegenden Studie wurde erstmals der Mechanismus der bakteriellen Adhäsion bei einer Hals-Nasen-Ohren-Erkrankung angewandt nach Genehmigung der Studie durch die Ethikkommission. Damit können Kohlenhydrat- bzw. Lektinlösungen nach strenger Indikationsstellung bakterizide Substanzen ersetzen. Es konnte gezeigt werden, daß die bakterielle Adhäsion durch homologe kompetitive Inhibition verhindert werden kann. In Folgestudien empfehlen wir eine höhere NANA-Konzentration der Kohlenhydratlösung, da im Hämagglutinationstest alle Pseudomonasstämme N-Azetylgalaktosamin-Rezeptorspezifität aufwiesen.

H. W. Pau (Hamburg): Was geschieht mit den Pseudomonaden, da ja bekanntlich im feuchten Medium (Wasserkran etc.) *lange* überleben können. Sie haben die Keime weder getötet noch die Reproduktionsfähigkeit gestoppt – kommt es nach Therapieabschluß nicht zu Rezidiven?

P. Bumm (Augsburg): Wie haben Sie Ihre Lektinlösung konserviert? Das ist ein Problem bei Zuckerlösungen. Wie teuer ist die Neuraminsäure jetzt?

M. K. Steuer (Schlußwort):
Zu Herrn Pau: Am letzten Behandlungstag zeigten die Kontollabstriche Bakterien der normalen Gehörgangsflora.
Zu Herrn Bumm: Die lektinspezifische Kohlenhydratlösung wurde täglich frisch hergestellt; auf Konservierungsmittel wurde bewußt verzichtet.
Bei Anwendung von 1 ml lektinspez. Kohlenhydratlösung beträgt der Preis DM 10,55. 1 ml der Gentamicinlösung kostet DM 13,60.

Mittelohr II: Grundlagen, Klinik

244. J. Mertens (Kiel):
Messungen des Tubeneröffnungsdruckes:
Druckapplikations- und Druckmeßverfahren im Mittelohr des Meerschweinchens

Der Tubeneröffnungsdruck gibt Aufschluß über die physiologisch vorkommenden Druckschwankungen im Mittelohr. Er ist daher ein Leitwert für die Auswahl der zu applizierenden Drücke bei tierexperimentellen Untersuchungen, die sich mit dem Einfluß von Druckschwankungen auf das Mittelohr und Innenohr beschäftigen. Das einfachste Verfahren zur einmaligen Bestimmung des Tubeneröffnungsdruckes beim Meerschweinchen, bei dem die Werte bislang noch nicht vorliegen, ist die transmeatale Bestimmung über eine subtotale Trommelfellperforation und Abdichtung des Gehörgangs. Dieses Verfahren ist einfach durchzuführen und bietet die geringste Fehlerquote.

Nach subtotaler Perforation des Trommelfells wird über einen der Meerschweinchenanatomie gerechten Ohrstöpsel mit einem handgesteuerten Impedanzgerät die transmeatale Druckapplikation und -messung vorgenommen und mit einem XY-Schreiber aufgezeichnet. Der Druck im Gehörgangs-Mittelohrkompartiment wird kontinuierlich bis zum Druckabfall durch die Tubeneröffnung erhöht. Die Untersuchung wurde nach dieser Methode bei 10 Tieren an beiden Ohren vorgenommen. Der Tubeneröffnungsdruck liegt beim Meerschweinchen zwischen 180 und 220 mm Wassersäule mit einem Mittelwert zwischen 203 und 206 mm Wassersäule und nur geringen Schwankungen zwischen dem rechten und dem linken Ohr. Der Richtwert für den Tubeneröffnungsdruck beträgt also beim Meerschweinchen 200 ± 20 mm Wassersäule.

Für rezidivierende Druckapplikationen oder Langzeitkontrollen nach Druckapplikationen ist die für die Bestimmung des Tubeneröffnungsdruckes angewandte transmeatale Methode wegen der Infektionsgefahr über den Trommelfelldefekt nicht geeignet. Für diese Untersuchungen hat sich das transmastoidale Vorgehen bewährt. Nach retroauriculärem Schnitt werden ein 2–3 mm großes Bohrloch zur Bulla tympanomastoidea angelegt und zwei im Durchmesser 0,8 mm große Silikonröhrchen unter dem Operationsmikroskop eingeführt. Ein Impedanzgerät wird zur Druckapplikation an eines der beiden Silikonröhrchen, ein Druckmeßgerät an das zweite Silikonröhrchen angeschlossen. Die Druckwerte werden mit einem XY-Schreiber aufgezeichnet.

Wegen der hohen Rate vorbestehender innenohr- und mittelohrkranker Meerschweinchen ist bei Druckversuchen neben den klassischen Auswahlverfahren stets eine sorgfältige Selektion mittels eines objektiven Meßverfahrens wie der Impedanzmessung vorzunehmen. Bei Langzeitversuchen gehört dazu auch ein regelmäßige Zwischenkontrolle zum Ausschluß neu aufgetretener Infekte. Zur Gewährleistung, daß der applizierte Druck auch am Zielort, dem Mittelohr, zur Wirkung kommt, ist eine Druckkontrolle über eine zweite Sonde zwingend notwendig.

H. Pau (Hamburg): Mir ist das Ziel Ihrer Versuche nicht ganz klar:
- sollen physiologische Druckschwankungen oder Dauerdruckapplikationen erforscht werden?
- Was Sie gemacht haben, kann allenfalls Extremwerte (passive Tubensprengung!) liefern.

J. Mertens (Schlußwort):
1. Das Ziel der Präsentation war die Vorstellung von Druckapplikations- und -meßmethoden allgemein, 1. für Kurz- und 2. Langzeitdruck- bzw. Langzeitkontrollversuche. Lediglich die Ergebnisse des Tubeneröffnungsdruckes wurden konkret angesprochen, weil diese noch nicht bekannt sind.
2. Ein aktiver Tubeneröffnungsdruck (TED) ist beim Tier nicht zu ermitteln. Die einzigen Daten als Richtlinien sind ausschließlich über die Messung des (bisher noch nicht bekannten) passiven TED zu gewinnen.

245. N. Stasche, H.-J. Foth, K. Hörmann (Kaiserslautern): Trommelfellschwingungsmessungen am menschlichen Felsenbein mittels eines Laservibrometers durch den intakten Gehörgang — Laseraudiometrie

Der mögliche Hörgewinn nach einer Tympanoplastik hängt wesentlich von unserer Kenntnis der Mittelohrmechanik ab. Die Verwendung von Laservibrometern in der Funktionsdiagnostik des Hörorgans eröffnet vielfältige Möglichkeiten. Neben den bereits durchgeführten experimentellen Arbeiten an geöffneten Mittelohr- und Innenohrstrukturen des menschlichen Felsenbeins und im Tierversuch wurde hier bewußt eine klinisch praktikable Anpassung einer Meßanordnung durch den intakten Gehörgang realisiert. Als Meßsystem wurde ein handelsübliches Laserdopplervibrometer der Firma Polytec benutzt, dessen Helium-Laser eine Ausgangsleistung von <1 mW hat. Das Gerät unterliegt der Laserschutzklasse II. Die Schwingungsanregung des Trommelfells frisch entnommener Felsenbeine erfolgt mit Sinustönen zwischen 0,5 und 18 kHz im freien Schallfeld mit Intensitäten zwischen 75 und 100 dB. Das berührungsfreie Meßsignal der Trommelfellschwingungen wurde mit einem Fourier-Transformator analysiert. Die Geschwindigkeit bzw. die Amplitude der Trommelfellschwingungen entspricht in der Größenordnung den auch mit anderen Meßmethoden gewonnenen Ergebnissen in der Literatur.

Eine Meßserie erfolgt an einem Felsenbeinmodellversuch der chronischen seromucösen Otitis media. Dazu wurde ein Felsenbein zunächst mit Wasser und danach mit Glycerin gefüllt. Es kommt besonders bei der Glycerineinfüllung zu einer erheblichen Dämpfung des Systems. Die Schwingungsamplitude des Trommelfells nach Einlage eines Paukenröhrchens ist nur wenig geringer als bei einem nativen Trommelfell.

Auch nach experimenteller Hammerkopffixierung wurde eine erhebliche Reduzierung der Schwingungsamplitude registriert. Bei Bearbeitung des Felsenbeines mit Fräsen und Bohrern, wie es die typische Situation bei einer sanierenden Mittelohr-OP darstellt, lassen sich die übertragenen Schwingungen am Trommelfell messen. Im Fourier-Spektrum lassen sich der Drehzahl des Instrumentes entsprechende Frequenzen und deren Oberwellen nachweisen. Die Schwingungsamplitude des Trommelfells liegt hierbei mit 1000 nm um den Faktor 20 höher als bei den gemessenen Schwingungsamplituden im freien Schallfeld.

Inzwischen haben wir auch laserdosimetrische Untersuchungen durchgeführt und die Methode an Probanden erfolgreich getestet.

Wir sind zuversichtlich, daß diese Methode als Laseraudiometrie unsere Möglichkeiten der funktionellen Mittelohrdiagnostik erheblich erweitern wird.

246. K. B. Hüttenbrink (Münster): Vorschläge zur Verbesserung der akustischen Qualität von Mittelohrprothesen

Das Hören nach einer Tympanoplastik wird im wesentlichen bestimmt von der Schallaufnahme durch ein möglichst dünnes, weiches Trommelfell sowie von der unbehinderten Schalleitung durch die rekonstruierte Kette. Vorbild ist stets das normale Mittelohr, wobei für den Schalltranpsort aufgrund der kolbenförmigen Schwingung der biologischen Kette eine gerade, stabförmige Verbindung zwischen Trommelfell und Steigbügel ebenso effektiv ist wie die gelenkige, aus Hammer, Amboß und Steigbügel aufgebaute Kette. Die neue Kette muß für einen verlustfreien Schalltransport unbehindert schwingen können; Kontakte mit den Mittelohrwänden bremsen die Vibration. Bisher noch wenig beachtet wurde eine weitere Voraussetzung für eine effektive Schalleitung: Der schallfeste Kontakt des Interponates mit den angrenzenden Kettenresten, meist dem Hammergriff und dem Stapes. Aufgrund der erheblichen Trommelfell-Hammergriff-Verlagerungen bei den täglichen Schwankungen des umgebenden Luftdruckes (bereits einmaliges Naseputzen drückt das Trommelfell bis zu 1 mm nach auswärts) droht ein Auseinanderklaffen oder gar ein Verrutschen der nur durch Flüssigkeitsadhäsionen gehaltenen Prothese. Derartige Wackelbewegungen oder eine Dämpfung durch Zwischenwachsen des Bindegewebes lassen sich verhindern durch eine mechanisch-feste Verbindung der Prothese mit den Kettenresten. Dies läßt sich erreichen durch Klebung, knöchernes Festwachsen, spezielle Formgebung der Prothesenenden oder durch eine Drahtverbindung. Besonders problematisch ist der Kontakt mit dem Hammergriff; zur Verbesserung der Ankoppelung wurde die bekannte Malleo-Stapedopexie weiter entwickelt. Mit einem selbsthergestellten 200-μm-Spiralbohrer läßt sich ein Loch in den Hammergriff bohren, in dem ein dünner Draht verläßlich verankert werden kann. Das andere Ende des Drahtes wird zu einer Öse geformt und das Stapesköpfchen festgeklemmt. Ein sehr weicher Golddraht von 200 μm Durchmesser erleichtert ein formschlüssiges Biegen der Öse. Bei guten Trommelfell-Tubenverhältnisssen ist eine fast verlustfreie Schallübertragung möglich. Tubenstörungen mit Trommelfellretraktion oder ungenügend festgeklemmter Draht verschlechtern die Hörschwelle, wie die Erfahrungen mit 25 Patienten in den letzten 1½ Jahren zeigten.

Zum kolbenförmigen Antreiben des Steigbügels empfiehlt sich bei retrahiertem, ebenso wie bei fehlendem Hammergriff eine T-förmige Prothese, die die Vibrationen des Trommelfells direkt auf die Stapeshochachse leitet. Ein Kippen der Fußplatte mit entsprechend verringerter Perilymphanregung wird somit vermieden. Eine extrem tiefe Aushöhlung des auf das Stapesköpfchen gesetzten Schaftes, mit Aussparung, so daß die Prothese bis auf die Crura herabrutscht, verblockt beide Teile, so daß sie wie ein Körper schwingen. Ein schallfester Kontakt entsteht, die Gefahr des Verrutschens oder des Zwischenwachsens von Bindegewebe ist verringert. Für diese spezielle Formgebung ist homogenes Material (Dentin, Zement etc.) besser geeignet als die inhomogen aufgebauten markhaltigen Ossikel. Fehlt auch die Stapessuprastruktur, sollte die lange Columella auf die Fußplatte ohne zwischengeschobenes Bindegewebsläppchen versetzt werden, um die Vibrationen nicht zu dämpfen.

247. F. Bernecker, K. Hörmann, K. Donath (Kaiserslautern): Experimentelle Untersuchung zur Biokompatibilität von Dentin als Gehörknöchelchenersatz

Nach guten Erfahrungen bei der Verwendung von Hydroxylapatit-Prothesen zur Tympanoplastik lag der Versuch nahe, auch physiologisches Hartgewebe auf Calciumphosphatbasis auf seine Biokompatibilität zu testen. Implantate der Zahnbestandteile Dentin, Schmelz und Wurzelzement wurden bei 100 Meerschweinchen in der Bulla tympanica, im Unterkiefer sowie im Bereich der Ohrmuschel appliziert. Die Tragzeiten lagen zwischen 5 Tagen und 8 Monaten, die histologische Aufarbeitung erfolgte mit der entkalkungsfreien Säge-Dünnschliff-Technik von Donath und Breuner. Die Tiere der Kontrollgruppe wurden dem gleichen operativen Procedere unterzogen, lediglich die Implantatapplikation unterblieb.

Mobil und unbelastet in der Paukenhöhle der Meerschweinchen werden die Implantate von Schleimhaut mit locker-kollagenem Bindegewebsanteil umkleidet, keine Vernarbung, keine Paukenfibrose, sondern eine gelenkartige Verbindung zur Knochenkapsel und damit eine gute Voraussetzung für eine Typ-III-Tympanoplastik.

Stabil und belastet im Unterkiefer bildet sich ein direkter Implantat-Knochenkontakt aus, Implantatoberflächen in der umgebenden Kaumuskulatur zeigen deutliche Zeichen einer zellulären und flüssigkeitsvermittelten Resorption, unabhängig, ob Schmelz, Dentin oder Zement Verwendung finden. Entsprechende Abbauvorgänge finden sich auch bei mobil belasteter Applikation im Bereich der Ohrmuschel.

Da bei früheren Untersuchungen am Hydroxylapatit derartige Resorptionserscheinungen nicht beobachtet werden konnten, sollte das reine Calciumphosphat Verwendung zur Tympanoplastik finden.

248. St. Dazert, G. Geyer (Würzburg): Ionomerzementimplantate im Mittelohr des Kaninchens

Werkstoffcharakteristik

Ionomerzement verbindet sich mit Hartgeweben wie Dentin und Knochen und ist unter feuchten Bedingungen stabil. Die Aushärtung des Zwei-Komponenten-Systems, bestehend aus einem basischen Ca-Na-Al-F-P-Silikatpulver und einer Polycarbonsäure, erfolgt über eine Neutralisationsreaktion. Mit Hilfe des Maxicap-Systems (Fa. Ionos, Am Griesberg 2, 8031 Seefeld/Obb.) werden Glaspulver und Polysäure mechanisch gemischt. Der zähflüssig applizierte Zement kann nach einer Aushärtung von ca. 10 min mit einem Diamantbohrer beschliffen werden.

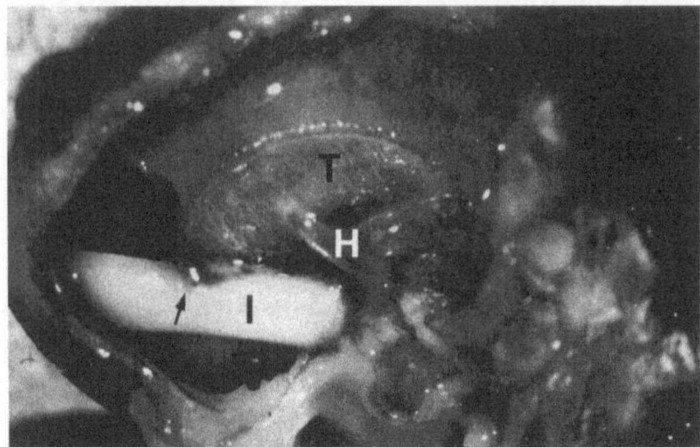

Abb. 1. Freies Mittelohrimplantat *(I)* mit punktueller Schleimhautbedeckung *(Pfeil)*, *T:* Trommelfell, *H:* Hammergriff

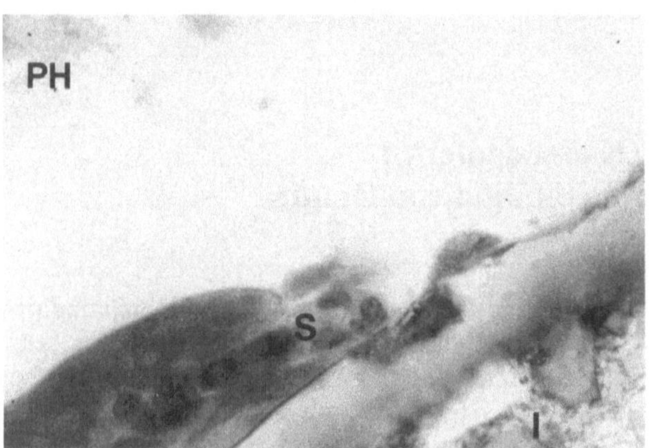

Abb. 2. Schleimhaut *(S)* wächst auf ein freies Mittelohrimplantat *(I)*, *PH:* Paukenhöhle

Tierexperimentelle Untersuchung

Um die Eignung des Werkstoffes als Gehörknöchelchenprothese zu überprüfen, wurden nach Entfernung von Hammerkopf, Amboß und Stapessuprastruktur der Mittelohrschleimhaut des Kaninchens Implantatstifte aufgelegt und als Columella zwischen Paukenabdeckung und Fußplatte eingefügt. Die laterale Attikwand wurde mit flüssigem Zement rekonstruiert. 63 Kaninchenmittelohren wurden nach 28, 56, 84, 168, 224 und 336 Tagen im Hartschnittverfahren mit einer Innenlochsäge aufgearbeitet und die histologischen Schnitte nach Kossa und Giemsa gefärbt.

Ergebnisse

Nach 28 Tagen waren die Prothesen vollständig mit zunächst verdickter Schleimhaut bedeckt; nach 336 Tagen hatte sich ihr Aussehen der normalen Mittelohrschleimhaut angeglichen. Beim freien Mittelohrimplantat begann die Schleimhaut nach 28 Tagen die Zementstiftchen zu überwachsen (Abb. 1, 2). Zur Attikrekonstruktion frisch implantierter Zement zeigte sich stabil am Knochen adhärent. Die Adhäsion am Knochen übertraf teilweise die Kohäsionskraft im Zement. In Zementblasen eingeschlossene Knochenpartikel blieben vital und wiesen Knochenneubildung (Osteoid) auf.

Das Ergebnis der tierexperimentellen Untersuchung weist den Werkstoff als ein mittelohrkompatibles Material aus; er wird als freies Implantat oder als Columella frühzeitig epithelisiert, ruft keine erkennbare Fremdkörperreaktion hervor und zeigt im beobachteten Intervall keine Degradation. Frisch implantierter Zement weist dauerhaften Knochenkontakt auf, neu gebildeter Knochen wächst auf dem Zement entlang und verbindet sich mit der Unterlage. Beim Menschen wurden bisher mehr als 700 Mittelohrprothesen aus Ionomerzement implantiert, über 60 hintere Gehörgangswände rekonstruiert und die Granulatform in mehr als 50 Fällen zur Verkleinerung der Mastoidhöhle verwendet. Außerdem hat sich der Zement zur Rekonstruktion der vorderen und seitlichen Schädelbasis, Stirnbein- und Kalottenrekonstruktion bewährt.

249. Sch. Agha-Mir-Salim, J. Höppner, G. Scholz (Berlin): Monitoring bei gehörverbessernden Mittelohroperationen durch BERA

Die intraoperative Hörprüfung mit Hilfe der BERA erlaubt es dem Operateur, sich jederzeit über den aktuellen Funktionszustand des Schalleitungsapparates zu orientieren. Insbesondere bei schwierigen oder unübersichtlichen intraoperativen Verhältnissen, die nur eine unsichere subjektive Beurteilung zulassen, kann diese objektive Meßmethode dem Operateur Entscheidungen zum weiteren operativen Vorgehen erleichtern.

Für die akustische Reizgabe verwenden wir eine Körperschallsonde, deren Spitze sich auf jeden Punkt der Gehörknöchelchenkette aufsetzen läßt; gereizt wird mit Clicks von 85 dB HL. Der Latenzwert der Welle V des gemittelten Hirnstammpotentials gibt sofort Aufschluß über den eventuellen Schalleitungsverlust entsprechend dem Ort der Reizsonde. Mit einer normierten Pegel/Latenzkennlinie läßt sich aus den Latenzen auf den jeweiligen Mittelohrhörverlust schließen.

Anhand zweier klinischer Fälle sollen die Vorteile der intraoperativen Messungen demonstriert werden:

Bei der Patientin D.U. ergab sich aus dem Tonschwellenaudiogramm und der präoperativen BERA mit Lufthörer ein Schalleitungsverlust von 50 dB (Abb. 1). In der Abbildung sind zu den Orten der Reizapplikation während der OP die dazugehörigen Latenzwerte der Welle V in einem vergrößerten Zeitdiagramm eingetragen. Die erste intraoperative Messung mit der Sonde am Hammergriff zeigte eine Latenz von 6,7 ms und damit einen Hörverlust von 40 dB. Bei der weiteren Präparation zeigte sich, daß der lange Amboßschenkel und der Steigbügeloberbau destruiert waren. Wie auch die Latenz der zweiten Messung bestätigte, war die Steigbügelfußplatte intakt. Der Potentialverlauf dieser Messung mit schraffiertem Normbereich ist oben rechts abgebildet. Zur Wiederherstellung der Kette wurde eine Amboßcolumella interponiert, deren Plazierung aber wegen der Enge und Tiefe der ovalen Nische nicht unter direkter Sicht erfolgen konnte. Die Messung nach dieser Positionierung ergab aber immer noch einen Schalleitungsverlust von ca. 20 dB (siehe Meßwert bei Columella Pos. 1). Eine Drehung der Columella um die Längsachse (Pos. 2) bewirkte eine wesentliche Verbesserung der Übertragungseigenschaft, was die beiden anschließenden BERA-Messungen bestätigten. Die deutlich schlechtere Schalleitung der Kette in Pos. 1, vermutlich durch eine mangelhafte Verbindung zwischen Fußplatte und Columella bedingt, wäre allein durch optische und manuelle Kontrolle des Operateurs nicht sicher erkennbar gewesen, zumal auch das Wechseldruckphänomen keine Erkenntnisse lieferte. Mit diesem intraoperativen Monitoring ließ sich die Zentrierung des Interponats optimieren.

Im zweiten Fall bestand ein Subtotaldefekt mit ausgeprägter Tympanosklerose im Bereich des rechten Trommelfells und der medialen Paukenhöhlenwand. Das Audiogramm sowie die präoperative BERA ergab einen Schalleitungsverlust von 40 dB. Durch die manuelle Prüfung der nicht unterbrochenen Kette war nicht festzustellen, welches der Gehörknöchelchen für die Fixation ursächlich war. Die

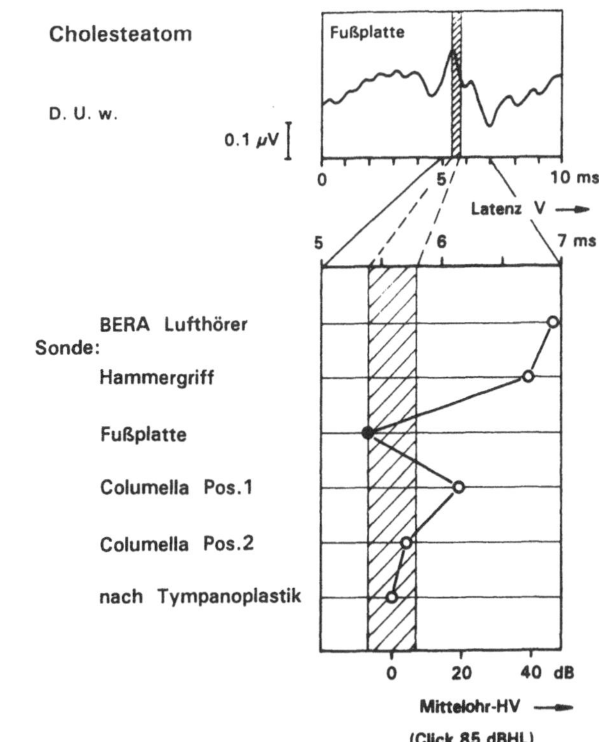

Abb. 1. Intraoperatives Monitoring des Schalleitungsverlustes durch Latenzverschiebung der Welle V

Sondenmessung auf dem Amboß-Steigbügel-Gelenk wies eine normale Latenz der Welle V auf, was für eine normale Steigbügelbeweglichkeit sprach. Die Fixation der Kette konnte damit sicher im Bereich von Hammerkopf und Amboßkörper lokalisiert werden, bevor die Entscheidung zum partiellen Abbau der Kette getroffen wurde. Den erfolgreichen Wiederaufbau durch einen Typ III mit Amboßinterposition dokumentierte die abschließende BERA-Messung. Bei diesem Fall wird deutlich, daß die genaue Lokalisation der Störung erhebliche Auswirkungen auf den OP-Verlauf haben kann.

Die beschriebene Methode ist vor allem in Fällen vorteilhaft anwendbar, bei denen der Operateur die Funktion der Gehörknöchelchenkette bzw. eines Implantats nicht exakt zu beurteilen vermag und so dem Patienten u.U. einen zweiten Eingriff ersparen kann.

250. M. Pilgramm, H.-P. Köchy, M. Schäfer, H.-P. Weibel (Detmold): Wirkt Magnesium als Innenohrprophylaxe bei Mittelohroperationen?

Atias und Ising überraschten vor kurzem mit den Ergebnissen einer israelisch-deutschen Studie, welche zeigte, daß bei israelischen Soldaten in der Grundausbildung, welche Magnesium oral zugeführt bekamen, signifikant weniger Innenohrschäden nach Abschluß der Ausbildung auftraten als bei Soldaten, die eine Plazebosubstanz täglich zu trinken bekamen. Die sehr guten Ergebnisse der Studie veranlaßten uns zu untersuchen, ob Magnesium, der natürlichste Kalziumantagonist, als Innenohrprophylaxe bei Mittelohroperationen sinnvoll einsetzbar ist.

Studie: Wir führten eine randomisierte Doppelblindstudie durch, als Verumsubstanz dienten Magnesium 5 Sulfat 50%, als Placebosubstanz NaCl.

Voraussetzungen: Während in Israel Magnesium als direkte Lärm- und Knallprophylaxe bei trockener Hitze eingesetzt wurde, gibt es bei Mittelohrpatienten neben dem Fräs- und Bohrlärm noch weitere Schädigungsmechanismen.

Studienausschlußbedingungen: Es galten die bekannten Magnesiumkontraindikationen sowie die Operation in Lokalanästhesie. Eine Kommission der Bundeswehr schlossen uns alle Grundwehrdienstleistenden aus.

Studiendesign: Nach Aufklärung und Einwilligung sowie präoperativer Audiometrie bekamen die Verumpatienten 10 mg/kg/KG Magnesium sowohl 12 Stunden sowie eine Stunde präoperativ in 100 ml NaCl infundiert. Es erfolgten drei Blutabnahmen zur Magnesiumspiegelbestimmung sowie fünf postoperative Audiometriekontrollen.

Magnesiumspiegel: Alle Patienten zeigten bei Einlieferung einen normalen Plasma- wie auch Erythrozyten-Magnesium-Spiegel. Durch die Magnesiumgabe zeigte sich ein durchschnittlicher Plasma-Magnesium-Anstieg während der OP von +122,4 ±45,8% bei gleichbleibendem Magnesiumspiegel in der Placebogruppe. Das Erythrozyten-gebundene Magnesium zeigte einen Anstieg von 39,3 ± 14,8% während der OP bei nahezu gleichbleibenden Konzentrationen in der Placebogruppe.

Narkose: Alle Patienten wurden in totaler intravenöser Anästhesie (Propofil/Fentanyl) unter Atracuriumbesilat als Relaxans operiert.

Ergebnisse:
a) *Gruppenaufteilung.* Im Zeitraum von Mai '91 bis Februar '92 operierten wir 153 Ohren. Davon mußten 40 Patienten ausgeschlossen werden. 33 Patienten lehnten die Studie ab. Von den verbliebenen 80 Patienten wurden 38 mit der Verumsubstanz, 42 mit der Plazebosubstanz behandelt. Patienten wurden in drei Gruppen (Verum, Plazebo, Ablehner) aufgeteilt.

b) *Kein oder minimaler Hörverlust.* Von den 113 ausgewerteten Ohren zeigten 42% der Verumpatienten keinerlei Veränderung der Knochenleitung postoperativ gegenüber 62% der Plazebopatienten und 48% der Ablehner. Einen Innenohrhörverlust oberhalb der postoperativ erreichten Schalleitung zeigten 42% der Verumpatienten gegenüber 16% der Placebopatienten und 36% der Ablehner. Innerhalb der Operationstypen war keinerlei Tendenz zu erkennen.

c) *Größerer Hörverlust.* 15% der Verumpatienten, 12% der Placebopatienten, 15% der Ablehner hörten postoperativ aufgrund eines Innenohrschadens schlechter, als es eigentlich durch das Operationsergebnis zu erwarten gewesen wäre.

d) *OP-Dauer und Operateur.* Der Vergleich der Operationsdauer und des Operateurs mit der postoperativen Innenohrhörleistung zeigte keine faßbaren Ergebnisse.

Wertung: Die Magnesiumbefürworter führen zum einen als Kritikpunkt an die geringe Patientenzahl, zum anderen die ungünstige Magnesiumgabe im Bolus-i.v. So wird eine langfristige präoperative orale Magnesiumgabe als Prophylaktikum für aussichtsreicher angesehen. Aufgrund der Tatsache, daß wir jedoch keinerlei Tendenz in unseren Ergebnissen in Hinblick einer Innenohrprophylaxe des Magnesiums gesehen haben, haben wir uns entschlossen, unsere Studie nach der halben geplanten Patientenzahl abzubrechen, wobei wir der Meinung sind, daß der operative Innenohrschaden eher multifaktoriell bedingt ist.

G. Goebel (Prian): Es ist bei dieser Doppelblindstudie kein Effekt des Magnesiums auf das Innenohr nachgewiesen worden. Eine Erklärung für diesen ausbleibenden Effekt kann die akute Gabe des Magnesiums sein, da — und dies ist auch an den Ergebnissen der unterschiedlichen Konzentrationsanstiege im Serum und Erytrozythen zu erkennen — die *intrazelluläre* Magnesiumkonzentration langsamer ansteigt als die Serumkonzentration. Bekanntlich ist nur 1% der Gesamtkörpermagnesiumkonzentration im Serum zu finden im Gegensatz zu der hohen intrazellulären Konzentration. Es sollte daher das Urteil über die Wirkung von Magnesium noch durch modifizierte Kontrollstudien untersucht werden.

M. Pilgramm (Schlußwort):
Internistische Studien haben gezeigt, daß die prophylaktische Wirkung des Magnesiums korelliert mit dem Mg-Gehalt in den Erythrozyten oder Lymphozyten. Um diese Konzentration derart massiv zu erreichen, benötigt man wirklich eine lange Ablaufzeit. Im Rahmen der klinischen Organisation konnten wir dies leider nicht in diesem Zusammenhang untersuchen.

251. G. Angres, K. Maier, H. Maier, H. Weidauer (Heidelberg): Einsatz von autologen Keratinozyten in der Ohrchirurgie. Erste Erfahrungen

Autologe Keratinozyten sind in Zellkultur gezüchtete, körpereigene Hautzellen. Sie werden aus kleinen Hautbiopsien hergestellt und können problemlos in größeren Mengen produziert werden.

Dieses Verfahren wurde bereits mit Erfolg bei Verbrennungspatienten (Gallico 1984) eingesetzt.

In der Ohrchirurgie ist diese Methode besonders bei Gehörgangsstenosen und großen Radikalhöhlen einzusetzen, wie es schon an anderem Ort durchgeführt wurde (Premachandra 1989, 1990).

Es wird hierfür eine Primärkeratinozytenkultur aus Biopsiematerial von retroaurikulär angelegt. Unter entsprechenden Kulturbedingungen entsteht daraus ein Zellrasen von 4−6 Zellen Dicke, der dann auf eine Vaseline getränkte Gaze geklammert werden kann (durchgeführt am Batelle-Institut in Frankfurt).

Diese so vorbereitete Probe kann unter CO_2-Begasung mit der Basalzellschicht nach oben auf die Gaze geklammert in den OP gebracht und dort weiterverarbeitet werden.

Eine Woche nach Transplantation entstehen Zellinseln, die im Verlauf von 2−4 Wochen zu einer zusammenhängenden Epidermis konfluieren. Es gibt Untersuchungen, die bestätigen, daß Zellkulturhaut nach Jahren einen ähnlichen histologischen Aufbau hat wie normale Haut (Compton 1988).

Bisher war es üblich, Gehörgangsstenosen nach Resektion des stenosierenden Gewebes und Erweiterung des Gehörganges mit Voll- und Spalthaut zu decken (Moore 1984, Paparella 1966, 1981). Andere Autoren schlugen die Verwendung von prä- oder postaurikulären Transpositionslappen vor (Lamas 1988). Diesen Methoden ist gemeinsam, daß der durch die Operation entstandene Defekt mit einem relativ dicken Transplantat abgedeckt wird, wohingegen die Zellkulturhaut eine dünne Abdeckung gewährleistet.

Zur Gehörgangstamponade werden Antibiotika eingesetzt, die nur eine geringe Toxizität für die Keratinozyten aufweisen, z.B. Ciprofloxacin und Mezlo/Oxacillin.

Insgesamt wurden 4 Patienten operiert, 3 Patienten mit Gehörgangsstenosen und ein Patient mit einer sezernierenden Radikalhöhle. Die Kurzzeitergebnisse waren bei allen Patienten sehr zufriedenstellend, während bei den 2 Patienten mit der allergisch bedingten Gehörgangsstenose nach ca. einem ¾ Jahr eine Rezidivstenose auftrat.

Die Keratinozytentransplantation kann unserer Meinung nach noch weitere Einsatzmöglichkeiten in der HNO finden.

252. I. Zenev, E. Zenev (Sofia): Unsere Erfahrungen in der totalen Allo(Homoio-)Transplantation des Mittelohres

Unsere Erfahrung umfaßt einen 10jährigen Zeitraum von 1981 bis 1990. Es wurden 151 Patienten mit schweren chronischen Ohrenentzündungen sowie nach Radikaloperation des Mittelohrs operiert.

Das Donatormateraial haben wir im Sektionssaal entnommen und nach entsprechender Bearbeitung in Cialit 1 : 5000 konserviert. Die Konservierung dauerte mindestens 15 Tage, wonach das Material unmittelbar vor der Implantation für 2−3 Stunden in 4%igem neutralen Formalin fixiert wurde. Mikroskopisch wurde bewiesen, daß das Transplantationsmaterial nur mesenchymale Strukturen und leere Haverskanäle ohne Epithelmembranen besitzt. Letzteres ist Voraussetzung für eine hohe immunologische Toleranz und eine verhältnismäßig schnelle Revitalisation.

Unter den 151 Patienten wurde bei 79 eine Transplantation nach Radikaloperation durchge-

führt. Bei ihnen wurde die Höhle mit Homoioknorpel verkleinert. Die hintere Gehörgangswand haben wir mit Knorpel aus dem Tragus rekonstruiert.

Bei den anderen 72 Patienten haben wir ein totales Transplantat implantiert, nach einer ex tempore durchgeführten sanierenden offenen oder geschlossenen Operation des Mastoids.

Die Ergebnisse wurden hauptsächlich von dem Charakter und dem Zustand der Entzündungsprozesse im Mittelohr und der guten oder unzufriedenstellenden Belüftungsfunktion der Eustachischen Röhre bestimmt.

Bei Undurchgängigkeit der Röhre haben wir keine Transplantation durchgeführt.

Bei der ersten Gruppe der Patienten haben wir in 51 Fällen oder 64,5% sehr gute postoperative Ergebnisse in Bezug auf das Gehör erzielt. Audiometrisch lag der Unterschied zwischen der Knochen- und

Luftleitung zwischen 5 und 10 dB im Vergleich zu den präoperativen Werten. Bei 20 Fällen oder 25,31% war das Ergebnis gut mit Verminderung des Unterschieds zwischen Knochen- und Luftleitung im Vergleich vor der Operatoin um 50%. Bei 8 Patienten oder 10,14% haben wir keine Verbesserung des Gehörs erzielt.

Die zweite Gruppe besteht aus 72 Patienten. Bei 41 davon oder 56,94% haben wir ein sehr gutes Ergebnis in Bezug auf das Gehör bekommen, bei 15 oder 20,83% ein gutes und bei 16 oder 22,23% ein schlechtes Ergebnis ohne Verbesserung des Gehörs.

Schlußfolgerung

Unsere zehnjährige Erfahrung mit einer totalen Transplantation bestätigt, daß sie ihre Stelle in den verschiedenen operativen gehörverbessernden Techniken hat. Unserer Meinung nach ist das Problem für die Vorbereitung der Allotransplantate (Entnehmen von der Leiche, Bearbeitung, Konservierung usw.) viel schwieriger als die Implantation in das Ohr des Rezipienten.

Der gute Effekt der Gehörverbesserung beruht hauptsächlich auf der vollen Beseitigung der Infektion und der guten oder ausgezeichneten Funktion der Eustachischen Röhre. Die spätere Verminderung des Gehörs ist hauptsächlich auf die ankylotische Immobilisation der Transmissionskette, die atrophische Perforation des Trommelfells und die erneute Aktivierung des Entzündungsprozesses zurückzuführen.

Die totale Allotransplantation nach Konservierung der Leichenmaterialien in Cialit ergibt eine schwache Antigenreaktion. Die postoperative Behandlung unterscheidet sich nicht von der bei gewöhnlichen Tympanoplastiken.

253. V. Schilling, J. Bujía, B. Negri, P. Schulz, L. Hültner (München): Überprüfung der biologischen Aktivität von immunhistochemisch nachweisbarem Interleukin 1 im Mittelohrcholesteatom

Die Rolle des Interleukin 1 (IL-1) in der Beteiligung am Knochenabbau im Rahmen des Mittelohrcholesteatomes ist nach wie vor nicht vollständig geklärt. Frühere Untersuchungen auch aus unserer Arbeitsgruppe haben zwar zeigen können, daß IL-1 in Cholesteatomgewebe gegenüber normaler Haut vermehrt nachzuweisen ist und insofern zur Knochenresorption beitragen könnte, als IL-1 als der bis heute potenteste Knochenabbaufaktor bekannt ist. Die biologische Wertigkeit seines Nachweises ist aber so lange unklar, wie nicht nachgewiesen ist, daß das immunhistochemisch vermehrt nachweisbare IL-1 auch tatsächlich eine biologische Aktivität entfaltet. Hiermit ist die Fragestellung der vorliegenden Arbeit umrissen.

Um dieser Frage nachzugehen, wurde ein biologisches Prüfsystem eingesetzt, wie es von Conlon (J Immunol 1983) beschrieben wurde. Grundlage ist eine Zellkultur mit LBRM-33-Zellen, die durch eine IL-1-abhängige Interleukin 2 (IL-2)-Produktion charakterisiert ist. Die Bebrütung dieser Zellen mit präpariertem Cholesteatomgewebe müßte dementsprechend zur IL-2-Produktion führen, wenn das Cholesteatomgewebe IL-1 enthielte. Der Nachweis des produzierten IL-2 gelingt auf zwei Wegen:

1. Als immunzytochemische Anfärbung des IL-2 im Zytoplasma, wie von Steinmann (Science, 1983) beschrieben.

2. Durch Nachweis der Proliferation einer IL-2-abhängigen Zellinie, z.B. der CTLL-2-Linie.

Beiden Verfahren ist der erste Schritt, die Übertragung der Cholesteatompräparation auf die LBRM-33-Zellinie, gemeinsam. Diese Übertragung von Cholesteatomextrakten führte zunächst zum nahezu vollständigen Absterben der Zellinie, da die Extrakte offensichtlich zytotoxische Substanzen enthielten. Da unter diesen in erster Linie hochmolekulare Lipopolysacharide zu vermuten waren, wurden die Cholesteatomextrakte durch eine Mikrokonzentrationsmethode nach Molekulargewicht in drei Fraktionen getrennt (Fraktion I: <30 kD; Fraktion II: 30−100 kD; Fraktion III. >100 kD). Das interessierende IL-1 sollte sich mit einem Molekulargewicht von ca. 17 kD demnach in Fraktion I befinden. Wurden die LBRM-33-Zellen mit den drei Fraktionen getrennt inkubiert, konnte beobachtet werden, daß nur diejenigen Zellen am Leben blieben, die mit der Fraktion I bebrütet wruden. Bei der Inkubation mit beiden anderen Fraktionen blieb der zytotoxische Effekt unverändert erhalten. Im folgenden Schritt mußte gezeigt werden, daß die überlebenden LBRM-33-Zellen unter dem Einfluß der Cholesteatomproben und mithin des als biologisch aktiv vermuteten IL-1 tatsächlich IL-2 bildeten. Die Zellen wurden immunzytochemisch angefärbt, und zwar unter Verwendung der Peroxidase (anti-Peroxidase-

Methode), bei der Antikörper gegen IL-2 benutzt werden. Für die Inkubation wurde Fraktion I eingesetzt. Tatsächlich ließ sich das Zytoplasma als Ausdruck des in ihm enthaltenen IL-2 immunzytochemisch anfärben, wodurch bewiesen ist, daß die Cholesteatomfraktion biologisch aktives IL-1 enthalten haben muß. Zur Stützung dieses Ergebnisses wurde der Überstand der LBRM-33-Zellkultur einer zweiten Zellinie, der CTLL-2-Linie zugeführt. Darunter kam es zur Profilferation der CTLL-2-Zellen. Dies ist nur möglich, wenn der Überstand der ersten Zellinie IL-2 enthält. Hierfür wiederum ist Voraussetzung, daß die LBRM-33-Zellen durch den Cholesteatomextrakt biologisch aktives IL-1 angeboten bekommen haben.

Zusammenfassend konnte mit beiden Experimenten bewiesen werden, daß das immunhistochemisch im Cholesteatom gegenüber normaler Haut vermehrt nachweisbare Interleukin 1 biologisch aktiv ist. Dementsprechend kann es auch weiterhin als ein potentiell mitverantwortlicher Faktor für den Knochenabbau im Rahmen des Cholesteatoms angesehen werden.

254. Th. Koch, A. Ahlers, N. Marangos (Hannover): Die operative Therapie von Perilymphfisteln — Ergebnisse einer retrospektiven Studie

Manuskript nicht eingegangen.

Tag der Praxis
Freie Vorträge

255. K. Mahlstedt, K. König, M. Westhofen (Hamburg): Manualtherapie bei funktionellen Kopfgelenkstörungen nach radikaler Halsdissektion

Schmerzen und Bewegungsstörungen nach radikaler Halsdissektion sind für Patienten und Operateure ein bislang unbefriedigend gelöstes Problem. Neben neuralen und muskulären Ausfallserscheinungen sind konsekutive funktionelle Kopfgelenkstörungen zu beobachten, die der Manualtherapie zugänglich sind. Wir überprüften daher die Therapieerfolge der Manualtherapie bei 30 Patienten mit funktionellen Kopfgelenkstörungen und HWS-Beschwerden nach radikaler Halsdissektion. Bei allen Patienten wurden Schmerzen und subjektive Funktionseinbuße der Halswirbelsäule erfaßt. Die Objektivierung der HWS-Funktion erfolgte durch die Prüfung der Segmental- und Gesamtbeweglichkeit, die Muskelpalpation und die Prüfung auf Druckdolenz. Zu den apparativen Untersuchungen der HWS gehörten die anteriore/posteriore und seitliche Röntgenaufnahme nach Gutmann und die biometrische Röntgenfunktionsdiagnostik nach Arlen. Nach Ausschluß von ossären, vaskulären und neuralen Kontraindikationen wurde die Therapie entsprechend der Manualbefunde durch einen Manualtherapeuten vorgenommmen. Die eingangs erfaßten Beschwerden und Befunde der Halswirbelsäule wurden mit dem Therapieergebnis innerhalb von 2- bis 4wöchigen Abständen verglichen. Bei 22 Patienten mit funktionellen Kopfgelenkstörungen nach radikaler Halsdissektion konnte durch Manualtherapie eine gebesserte bzw. freie HWS-Beweglichkeit erzielt werden. Es lagen hierbei sowohl kombinierte als auch isolierte Bewegungsstörungen der Segmente CO- bis C3 vor. Bei 13 dieser Patienten betrug das postoperative Intervall weniger als 2 Jahre, bei 9 Patienten lag der operative Eingriff mehr als zwei Jahre zurück. 18 der 22 Patienten mit objektiv gebessertem HWS-Befund gaben eine Abnahme der Schmerzen und Zunahme der Beweglichkeit an. In 8 Fällen beobachteten wir eine persistierende Gelenkblockierung der oberen Halswirbelsäule bei ungebessertem Beschwerdebild. Die Manualtherapie ist nicht nur bei alleinigem Vorliegen von funktionellen Kopfgelenkstörungen erfolgreich, sondern auch bei HWS-Motilitätsstörungen als Folge radikaler Halsdissektion. Sie erreicht selbst bei Patienten nach mehr als zweijährigem postoperativen Intervall Beschwerdefreiheit. Somit sind sekundäre muskuläre Dysbalancen und symptomatische Schmerzbehandlung neben akuten schmerzhaften Funktionsstörungen der Gelenke Indikationen für die Manualtherapie. Die Manualtherapie ist ein obligater Bestandteil der postoperativen Versorgung von Patienten nach radikaler Halsdissektion.

A. Beigel (Kiel): Sind bei Ihren Patienten nach der Neck dissektion direkt postoperative krankengymnastische Übungen vorgenommen worden?

H.-P. Jung (Brandenburg): Sind bei den Untersuchungen Neurinome an den Stümpfen des Plexus cervicalis aufgefallen?

K. Mahlstedt (Schlußwort):
Zu Herrn Beigel: Bei allen Patienten war noch während des stationären Aufenthaltes die postoperative krankengymnastische Behandlung eingeleitet worden. Bei unsicheren anamnestischen Angaben ist die konsequente Fortführung der krankengymnastischen Therapie nach Beendigung des stationären Aufenthaltes bei den 30 untersuchten Patienten fraglich.
Zu Herrn Jung: Bei den 30 untersuchten Patienten ließ sich in keinem Fall die Diagnose eines Neurinoms der Spinalnerven C2 und C3 erheben.

256. J. Spaeth, L. Klimek, W. H. Döring, R. Mösges (Aachen): Wie schlecht hört der normalhörende junge Mann des Jahres 1992 im Hochtonbereich?

Im Rahmen der Vorauswahl zu einer klinischen Studie wurde bei 88 subjektiv normalhörenden jungen Männern eine Reintonaudiometrie zwischen 250 und 8000 Hz durchgeführt. Die überrraschend schlechten Ergebnisse dieser und weiterer Untersuchungen nehmen wir zum Anlaß, das als normal eingeschätzte Hörvermögen unter verschiedenen Aspekten zu diskutieren.

Von den 88 Probanden, überwiegend Studenten im Alter zwischen 20 und 32 Jahren, zeigten 45 und damit mehr als 50% einen Hörverlust von mehr als 15 dB in mindestens einer Meßfrequenz. Am häufigsten war der Hochfrequenzbereich von 4000 Hz und darüber betroffen.

Die nach DIN ISO 7029 ermittelte Hörschwelle gibt für die entsprechende Altersgruppe erheblich günstigere Werte an (<5 dB).

Neben der von Plath angeführten und in dieser Altersgruppe unbedeutenden physiologischen Alterung spielt für den Hörverlust Lärm die größte Rolle. Anamnestisch ließ sich dieser Umstand bei 8 der betroffenen Personen retrospektiv belegen. Bei den übrigen Probanden sind nach unserer Vorstellung andere, weniger bewußt wahrgenommene Lärmeinflüsse für den Hörverlust verantwortlich.

Bei weiteren Untersuchungen an den zunächst hörgesunden Probanden konnten folgende auffällige Befunde erhoben werden: 3 BERA-Messungen zeigten pathologische Ergebnisse, in 6 Fällen wurde nach akustischer Belastung (98 dB über 2 Stunden) eine ungenügende oder verzögerte Hörerholung (TTS-/TEOAE-Bestimung) oder ein lang anhaltender Tinnitus registriert.

Insgesamt ergaben sich bei ungefähr 65% der subjektiv normalhörenden Personen Untersuchungsbefunde, die mit unserem Verständnis von einem normalen Hörvermögen nicht vereinbar sind. Auf eine statistische Repräsentativität unserer Stichprobe erheben wir keinen Anspruch. Dennoch stellen wir wegen der auffallend großen Diskrepanz zwischen dem subjektiv normalen Hörvermögen und den objektiven Parametern bzw. Normwerten die Frage, ob das Hörvermögen nicht allgemein durch Umwelteinflüsse einem negativen Trend unterliegt.

K. Jatho (Lübeck): Es erfolgte der Hinweis auf die erheblich günstigere Hörschwellenkurve von Naturvölkern ohne (wesentliche) Umweltbelastung.

257. M. Partheniadis-Stumpf, W. Mann, J. Maurer (Mainz): Softlasertherapie in Kombination mit Tebonin i.v. bei Tinnitus

Ein neues, immer häufiger angewandtes Verfahren bei der Behandlung des subjektiven Tinnitus ist die Softlasertherapie in der Kombination mit Tebonin i.v. (Extrakt aus 100 mg Gingko-biloba-Blättern). In einer prospektiven Studie wurde die Wirksamkeit dieser Therapie getestet.

Alle Patienten wurden vor Beginn der Softlasertherapie eingehend untersucht, um andere Erkrankungen auszuschließen, die einer erfolgversprechenden Therapie zugänglich gewesen wären.

Von den 31 mit dem Softlaser therapierten Patienten haben 3 die Behandlung nicht abgeschlossen, so daß 28 Patienten Grundlage unserer Ergebnisse sind. Es handelt sich um 20 männliche und 8 weibliche Patienten im Alter zwischen 22 und 69 Jahren.

⅔ der Behandelten litten schon über 6 Monate unter einem Ohrgeräusch, 4 von ihnen fühlten sich durch den Tinnitus nicht wesentlich in ihrem Wohlbefinden gestört. 15 Patienten litten aufgrund des

Tinnitus unter Konzentrationsstörungen. Außerdem nahm das Ohrgeräusch in Streßsituationen und bei körperlicher Anstrengung zu. 9 weitere Patienten empfanden eine erhebliche Beeinträchtigung der Lebensqualität und waren teilweise depressiv. 3 von ihnen äußerten sogar Suizidabsichten.

Wegen der starken Belästigung waren die Patienten zum Teil verschieden vortherapiert. 27 Patienten hatten eine Infusionsbehandlung mit durchblutungsfördernden Medikamenten hinter sich, davon zusätzlich 8 eine hyperbare O_2-Therapie, 4 zusätzlich noch Akupunktur-, Ozon- und Manualtherapie.

15 Patienten litten unter Tinnitus bei Zustand nach Hörsturz, 8 klagten über einen alleinigen Tinnitus. Bei je einem Patienten war der Tinnitus Folge eines Knall-, Explosions- und akutem Lärmtraumas. 2 Patienten hatten eine Commotio labyrinthi erlitten.

In Anlehnung an Dr. Witt, Hamburg, der über positive Ergebnisse bei Tinnitus und sensorineuraler Schwerhörigkeit berichtet, wurden bei der Softlasertherapie pro Patient 12 Sitzungen à 10 min, 2- bis 4mal wöchentlich durchgeführt. Unmittelbar vor jeder Sitzung wurden 6 ml Tebonin i.v. appliziert. Nach 2 bis 4 min Wartezeit wurde der Laser in ca. 1 bis 2 cm Entfernung vom Kopf des Patienten positioniert. Die Strahlung wurde 2 Querfinger oberhalb der Mastoidspitze in Richtung auf die laterale Orbitawand der Gegenseite eingestellt. Die abgegebene Laserleistung in den von uns benutzten Frequenzen (800 bis 1900 Hz) betrug zwischen 8 und 19 mW.

Unmittelbar vor und 3 Wochen nach der Behandlung wurden bei jedem Patienten ein Tonaudiogramm erstellt und die Lautheit des Tinnitus bestimmt. Eine wesentliche Änderung der Hörschwelle beim Vergleich der Knochenleitung nach und vor der Softlasertherapie ergab sich dabei nicht.

Die Lautheitsbestimmung des Tinnitus nach und vor der Softlaserbehandlung fiel unterschiedlich und widersprüchlich zu den von den Patienten geäußerten subjektiven Empfindungen aus.

Anhand einer Bewertungsskala, die von −5 bis +5 reichte und für jeden Patienten den Ausgangswert 0 hatte, bewerteten die Patienten vor jeder neuen Sitzung und 3 Wochen nach der letzten Behandlung ihre Beschwerden neu.

Je größer der negative Wert, um so lauter bzw. unangenehmer wurde das Geräusch empfunden. Bei steigenden positiven Angaben wurde der Tinnitus für die Patienten erträglicher, wobei +1 tendenziell besser und +5 Beschwerdefreiheit bedeuten.

3 Wochen nach der letzten Softlasertherapie kreuzten 20 Patienten die Ziffer 0 an, 1 Patient −1, 4 Patienten +1 und je ein Patient +2, +3 bzw. +5. Ergänzend muß hinzugefügt werden, daß den 5 Patienten, die −1 bzw. +1 angekreuzt haben, die Entscheidung schwerfiel, ob sich ihr Tinnitus verändert hatte oder nicht. Es ist deshalb davon auszugehen, daß der Tinnitus bei diesen Patienten gleich geblieben ist.

Zusammenfassend ist zu sagen, daß die Softlasertherapie in Verbindung mit Tebonin i.v. bei chronischem Tinnitus nach unseren Ergebnissen noch keine deutlichen Erfolge gezeigt hat. Unser Resultat bedarf jedoch noch der Verifizierung durch eine kontrollierte, prospektive und randomisierte Studie mit einem größeren Patientenkollektiv.

Chr. Greven (Krefeld): 1. Warum haben 3 Patienten die Behandlung abgebrochen?
2. Haben Sie Nebenwirkungen beobachtet?

P. Plath (Recklinghausen): Wenn Außenseiter-Therapien in Einzelfällen Erfolg haben, dann müssen GKVen Kosten tragen. Gilt das auch für Soft-Laser, wenn bei Ihnen ein Patient beschwerdefrei wurde?

R. Ritter (Duisburg): 1. Gibt es experimentelle Untersuchungen, die die von Herrn Witt vorgetragenen Überlegungen zur Wirkungsweise des Softlasers am Innenohr belegen?
2. Wie unterscheiden sich die Behandlungsresultate nach der Therapie von denen nach 3 Wochen bzw. zu noch späteren Zeitpunkten?

M. Partheniadis-Stumpf (Schlußwort):
Nebenwirkung? Keine. Einmal Besserung von Oberarmgelenkbeschwerden.
Frage, ob die Krankenkasse die Kosten übernehmen wird: Bei diesen Ergebnissen sicher noch nicht, zuerst müßten noch Untersuchungen an einem größeren Patientenkollektiv getestet werden.
Wirkungsmechanismus? Wird noch diskutiert, es gibt Beobachtungen, einer Steigerung der Proteinsynthese, Steigerung der Enyzmaktivität, Steigerung der ATP-Synthese.

258. R. Keerl, W. Draf (Fulda):
Die rhinogene und otogene Meningitis — ein „10-Jahres-Überblick"

Die bakterielle Meningitis ist auch heute noch aufgrund ihrer Defektheilungen und Mortalität eine gefürchtete Erkrankung. Da ein Teil dieser Krankheit seinen Ursprungsort im Nasen- und Ohrenbereich hat, wollten wir mit unserer Untersuchung herausfinden, inwieweit wir als HNO-Chirurgen die Inzidenz dieser Krankheit senken könnten. So interessierte uns besonders derjenige Anteil der Patienten, bei denen aufgrund des Erregerspektrums und der Anamnese die Eintrittspforte im Bereich der Schädelbasis zu vermuten war und bei denen eine Meningitis durch frühzeitige diagnostische und operative Maßnahmen gegebenenfalls hätte verhindert werden können. Insgesamt haben wir 41 Patienten operativ versorgt. In 18 Fällen war die Anamnese wegweisend, bei 12 Patienten konnte ein Unfall, bei 6 Patienten eine Operation der Erkrankung zugrundegelegt werden. Dies sind diejenigen Patienten, bei denen eine Meningitisprophylaxe ansetzen könnte und die wir im Folgenden speziell analysiert haben. Die Latenzzeit bei dieser Patientengruppe zwischen dem Trauma und dem Auftreten der Meningitis betrug in 7 Fällen unter 5, in 11 Fällen aber über 5 Tage. Unsere Analysekriterien waren der intraoperative Durabefund, der Meningitisauslöser und der anatomische Überleitungsort. Es ließ sich klar herausarbeiten, daß im Ohrbereich weit ausgeprägtere Veränderungen notwendig sind, um letztendlich an einer

Meningitis zu erkranken. So zeigte sich hier 6mal ein Duradefekt und 2mal ein Hirnprolaps. Im Bereich der Nase waren weit weniger gravierende Veränderungen nachzuweisen, so war 2mal der Abriß eines Filum olfactorium und 5mal eine freiliegende Dura vorzufinden. Was ergibt sich nun als Konsequenz aus unserer Untersuchung: 1. Bei an Meningitis erkrankten Patienten ist bei Nachweis grampositiver Kokken bzw. Stäbchen im Liquor eine detaillierte Analyse der Oto- bzw. Rhinobasis mittels hochauflösendem CT durchzuführen. 2. Um eine Meningitisprophylaxe zu betreiben, sollte die gleiche Untersuchung bei frischen Schädelverletzungen mit entsprechendem Trauma durchgeführt werden. Eine Operationsindikation bei Frakturen halten wir bei Otobasisdefekten über 4 mm Größe und bei intraduraler Luftansammlung für gegeben. Bei nicht nennenswert dislozierten Frakturen der lateralen Schädelbasis und fehlendem Hinweis auf eine gleichzeitige entzündliche Ohrerkrankung stellt der nur vorübergehende Liquorfluß keine absolute Operationsindikation dar. Im Nasendachbereich ist ein strengerer Maßstab anzulegen. So ist unserer Meinung nach eine dislozierte Fraktur sowie eine intradurale Luftansammlung mit und ohne Liquorfluß revisionsbedürftig. Eine abwartende Haltung kann ausnahmsweis dann diskutiert werden, wenn nach einem Schädeltrauma nur vorübergehend eine Liquorrhoe vorlag und im Hochauflösungs-CT in 1-mm-Schichten eine minutiöse Analyse der Schädelbasis eine Fraktur nicht objektivieren läßt. Hier handelt es sich um den Abriß eines Filum olfactorium, dessen Defekt spontan vernarbt ist. Die Gefahr einer endokraniellen Komplikation ist äußerst gering, wohingegen die operative Revision das Risiko eines teilweisen oder vollständigen Geruchsverlustes in sich birgt.

P. Federspil (Homburg-Saar): Wichtig erscheint, darauf hinzuweisen, daß zur Therapie dieser Erkrankungen eine adäquate Diagnostik und Therapie bzgl. der Erreger notwendig ist.
In Fulda gibt es einen hervorragenden Mikrobiologen, aber an anderen Kliniken sollte der HNO-Kollege Bescheid darüber wissen, daß ggf. die sofortige Durchführung eines Gram-Präparates des Nasen- oder Ohrabstrichs bzw. des Eiters aus dem Hirnabszeß wichtig ist.

K. Jatho (Amerang): Das Thema wirft wieder die alte Frage nach operativer Zuständigkeit und effektiverer Versorgung rhino- und otogener endokranieller Komplikationen auf. Wenn der Patient wegen Kopfschmerzen einen Neurologen konsultiert, wird dieser bei Verdacht oder Diagnose von Abszess oder Meningitis neurochirurgische Kompetenz in Anspruch nehmen.
Zwar wird übergewichtige Komplikation angegangen, für die Notwendigkeit der simultanen Beseitigung der Causa nicht mehr aufholbare Zeit verloren. Rhino- und otogene Hirnabszesse von erfahrener und geübter otochirurgischer Hand erfolgreich beherrschbar.

R. Keerl (Schlußwort):
Zu Herrn Federspil: In unserer Klinik wird durch unseren Mikrobiologen in dringenden Fällen ein Gram-Präparat angefertigt.

Hauptvortrag 8

259. B. Lüderitz (Bonn):
Multimorbidität des Alters —
unter besonderer Berücksichtigung der Herz-Kreislauf-Erkrankungen

Einleitung

Herausragendes Merkmal der Krankheiten im Alter ist die Neigung zu dauerhaftem Leiden und die Verknüpfung von mehreren Krankheiten zur gleichen Zeit, d.h. die für das Alter charakteristische Multimorbidität. Zu berücksichtigen sind zudem die veränderten körperlichen, psychischen und sozialen Bedingungen, auch unter dem Aspekt erhöhter Komplikationsmöglichkeiten. Die zu behandelnden Krankheiten unterscheiden sich im Alter nicht grundsätzlich von denen in anderen Lebensabschnitten, wenngleich eine Abnahme der Anpassungsfähigkeit an körperliche Belastungen und eine erhöhte Versagensbereitschaft bestehen. Akute Erkrankungen spielen sich vor dem Hintergrund chronisch lebensbegleitender Krankheiten ab, wie Herzkranzgefäßdurchblutungsstörungen, Bluthochdruck oder Zuckerkrankheit (Tabelle 1) [vgl. 17]. Hinzu kommen biographisch bedingte Funktionseinschränkungen einzelner Organe wie Schwerhörigkeit, Arthrosen, eingeschränkte Sehschärfe u.a. Naturgemäß bedarf es daher einer besonders sorgfältigen Prüfung der Behandlungsnotwendigkeit, namentlich der Dauertherapie.

Tabelle 1. Der betagte Patient in seiner Bedeutung für den Arzt

Ernährung im Alter
Immunsystem und Infekte
Herz- und Kreislauferkrankungen
− Herzinsuffizienz
− Cor pulmonale
− Koronare Herzkrankheit
− Herzrhythmusstörungen
− Hypertonie
Nierenfunktion
Elektrolytstoffwechsel
Harninkontinenz
Glukosetoleranz, Diabetes mellitus
Schilddrüsenfunktion
Osteoporose
Karzinom-Erkrankungen
Operation und Operationsrisiko
Arzneimitteltherapie im Alter

Tabelle 2. Pharmakotherapie bei Multimorbidität

Multimorbidität	Pharmakotherapie
Arterielle Verschlußkrankheit	Aggregationshemmer, Antikoagulantien
Karzinom	Zytostatika
Zysto-Pyelonephritis	Antibiotika
Divertikulitis	Antibiotika
Diabetes mellitus	orale Antidiabetika, Insulin
Herzinfarkt	Digitalis, Diuretika, β-Blocker
Hyperlipidämie	Antihyperlipidämika
Hypertonus	Antihypertonika
Parkinson	Anti-Parkinson-Mittel

Mit der Zunahme des Alters sind morphologische und funktionelle Veränderungen des gesamten Organismus verbunden. Daraus ergeben sich − im Vergleich zu niedrigeren Altersklassen − unterschiedliche Einflüsse auf Resorption, Verteilung, Biotransformation und Exkretion von Arzneimitteln. Darüber hinaus kann die Wirkungsstärke eines Pharmakons verändert sein (Tabelle 2) [4, 13].

Auch unter dem Aspekt intra- und postoperativer Komplikationen stehen kardiovaskuläre und kardiopulmonale Probleme bei Patienten über 70 Jahren an erster Stelle. Dies gilt in besonderem Maße für Notfalloperationen, aber auch für Elektiveingriffe [9]. Zu den kardiopulmonaleln Risiken sind im einzelnen zu rechnen: Herzinsuffizienz, chronisches Cor pulmonale, koronare Herzkrankheit, Herzrhythmusstörungen sowie pulmonal-respiratorische Erkrankungen und die arterielle Hypertonie [6, 8, 10].

Herzinsuffizienz

Eine Herzinsuffizienz liegt vor, wenn das Herz in Ruhe sowie unter körperlicher Belastung nicht in der Lage ist, die Peripherie mit einer ausreichenden Blutmenge zu versorgen. Die hämodynamischen Veränderungen der Herzinsuffizienz bestehen einerseits in einer Verminderung der Herzauswurfleistung, andererseits in einer Stauung vor dem linken und rechten Herzen mit konsekutiver Ödembildung.

Tabelle 3. Bewertung von Pharmaka in der Behandlung der chronischen Herzinsuffizienz [nach 16]

Substanzgruppe	sichere Lang-zeitwirkung	Toleranz	Nebenwirkungen	Nutzen-Risiko-Verhältnis
Diuretika	ja	nein	mäßig	gut
Digitalis	ja	nein	mäßig, jedoch geringe therapeutische Breite	mäßig
ACE-Hemmer	ja	nein	mäßig	gut
andere Vasodilatatoren (Nitrate, Hydralazin, Prazosin)	nein	ja	mäßig bis stark	schlecht
Calciumantagonisten	nein	nein	mäßig bis stark	schlecht
Beta-Rezeptoren-Agonisten (Prenalterol, Pirbuterol)	nein	ja	stark	schlecht
Phosphodiesterasehemmer	nein	nein	mäßig	schlecht

Bei chronischer linksseitiger Druck- oder Volumenbelastung kommt es zu einer Kontraktionsinsuffizienz des linken Herzens.

Bei akuter *Linksherzinsuffizienz,* z.B. infolge arterieller Hypertonie im großen Kreislauf, besonders bei Bluthochdruckkrisen, bei Aorteninsuffizienz, im Anschluß an einen Herzinfarkt, bei Mitralstenosen mittleren Schweregrades, seltener bei Aortenstenosen, kann ein Lungenödem auftreten. Bei der *Rechtsherzinsuffizienz* erfolgt eine Ödembildung in den abhängigen Körperpartien, d.h. in den unteren Extremitäten bei ambulanten Patienten und vorzugsweise präsakral bei bettlägerigen Kranken.

Eine rationale *Therapie* der Herzinsuffizienz ist auf die Beseitigung kausaler Faktoren mit dem Ziel einer Steigerung des Herzauswurfs unter Ruhe- und Belastungsbedingungen ausgerichtet. Voraussetzung einer wirksamen Herzbehandlung ist die richtige und umfassende Diagnosestellung. Zu den kausalen, d.h. auf das Grundleiden gerichteten Behandlungsmaßnahmen gehören z.B. Herzoperationen bei angeborenen oder erworbenen Herzfehlern, eine antihypertensive Behandlung beim arteriellen Bluthochdruck, eine thyreostatische Therapie bei chronischer Herzinsuffizienz im Gefolge einer Hyperthyreose, die gezielte antibiotische Therapie bei bakterieller Endokarditis, die Corticosteroidbehandlung (ggfs. Immunsuppression) fortgeschrittener Stadien einer Sarkoidose und von Lungenfibrosen anderer Genese beim chronischen Cor pulmonale sowie eine Beatmungstherapie bei gleichzeitiger respiratorischer Insuffizienz. Hierher gehören auch medikamentöse und elektrotherapeutische Maßnahmen bei tachykarden oder bradykarden Herzrhythmusstörungen mit chronischer Herzinsuffizienz. Eine durch Bradykardie bedingte Herzinsuffizienz kann in vielen Fällen durch Normalisierung der Herzschlagfolge mittels Schrittmacherbehandlung wirksam gebessert werden. Die Bewertung von Pharmaka in der Behandlung der chronischen Herzinsuffizienz ist in Tabelle 3 wiedergegeben [10].

Chronisches Cor pulmonale

Bei älteren Patienten wird im Rahmen der präoperativen internistischen Konsiliaruntersuchung nicht selten ein Cor pulmonale diagnostiziert. Als Cor pulmonale wird dabei die Anpassungsreaktion des rechten Ventrikels an eine akute oder chronische Druckbelastung mit konsekutiver pulmonaler Hypertonie verstanden. Das latente Cor pulmonale ist charakterisiert durch einen Anstieg des Pulmonalarteriendrucks unter Belastung. Es ist prognostisch wesentlich günstiger zu beurteilen als das chronische Cor pulmonale.

Defintionsgemäß ist der klinische Begriff des Cor pulmonale auf Erkrankungen beschränkt, die auf der Grundlage struktureller oder funktioneller Lungenveränderungen zu einer pulmonalen Hypertonie geführt haben [20]. Pulmonale Hypertonie und Rechtsherzhypertrophie, die sich im Rahmen primärer extrapulmonaler Krankheiten (z.B. erworbener oder kongenitaler Herzfehler) entwickelt haben, werden nicht unter der Bezeichnung „Cor pulmonale" subsumiert. Das hämodynamische Korrelat der pulmonalen Hypertonie ist durch eine Erhöhung des systolischen Pulmonalarteriendruckes über 30 mmHg und eine Überschreitung des Mitteldruckes über 20 mmHg charakterisiert.

Die *Therapie* des Cor pulmonale ist in aller Regel symptomatisch, da es nur selten gelingt, die ursächlichen funktionellen und/oder strukturellen Lungenprozesse, die zu einer pulmonalen Hypertonie geführt haben, nachhaltig zu beeinflussen. Wegen der ungünstigen Prognose kommen der Frühdiagnose und der Prophylaxe besondere Bedeutung zu.

Tabelle 4. Therapie des chronischen Cor pulmonale

Behandlung der respiratorischen Insuffizienz
Infektbehandlung
Sekretolyse
Bronchospasmolyse
Sauerstoffzufuhr
Atemanaleptika
physiotherapeutische Maßnahmen

Therapie der Lungenparenchymerkrankung
(bzw. Verhinderung der Progredienz)
Antikoagulantien
Absetzen auslösender Pharmaka
Chirurgische Maßnahmen

Kardiale Behandlung
Diuretika
Nitrate, Nifedipin, Aldosteronantagonisten
Herzglykoside

Tabelle 5. Risikofaktoren der koronaren Herzkrankheit

- Hypertonie
- Übergewicht
- Körperliche Immobilität
- Hyperlipoproteinämie
- Diabetes mellitus
- Zigarettenrauchen
- Psychische Belastung
- Hereditäre und konstitutionelle Faktoren
- Hyperurikämie
- Verminderte Vitalkapazität

Die Möglichkeiten, einen erhöhten Pulmonalarteriendruck direkt zu beeinflussen, sind gering und im allgemeinen auf Fälle begrenzt, in denen die pulmonale Hypertonie noch nicht anatomisch fixiert ist. Relativ günstige Voraussetzungen bestehen bei Formen funktioneller pulmonaler Hypertonie, bei Hypoxie bzw. alveolärer Hypoventilation. Die wichtigsten therapeutischen Grundsätze sind in der Tabelle 4 aufgeführt. In den meisten Fällen ist entsprechend der Vielfalt der möglichen Ursachen und der sekundären pathophysiologischen Veränderungen für das Cor pulmonale eine kombinierte Therapie notwendig, die die Senkung des pulmonalen Druckes, die Aufrechterhaltung einer ausreichenden Oxygenisation und die Verhinderung einer Rechtsherzdekompensation zum Ziel haben muß. Zur Basistherapie gehören die Ruhigstellung, physikalische Maßnahmen, Atemübungen, ferner die Vermeidung bzw. Beseitigung mechanischer, thermischer, chemischer und allergischer Inhalationsreize; ein Rauchverbot ist obligat [vgl. 11].

Koronare Herzkrankheit

Unter den kardialen Risiken kommt der koronaren Herzkrankheit angesichts der hohen postoperativen Infarktrate im höheren Lebensalter besondere Bedeutung zu. Der Symptomenkomplex der koronaren Herzkrankheit (KHK) umfaßt die Koronarinsuffizienz, die Angina pectoris und den Myokardinfarkt. Das pathologisch-anatomische Substrat der KHK (Synonym: Ischämische Herzkrankheit) ist nach allgemeiner Auffassung eine stenosierende bzw. obturierende Erkrankung der Koronararterien. Die KHK ist ständig im Zunehmen begriffen und steht heute im Mittelpunkt pathophysiologischer Forschung und therapeutischer Bemühungen.

Die Ursache der koronaren Herzkrankheit ist letztlich nicht bekannt. Im Rahmen einer polyätiologischen Genese kommt den *Risikofaktoren* erhöhte Beachtung zu (Tabelle 5).

Ein arterieller Bluthochdruck mit labil oder fixiert erhöhten Werten findet sich bei über der Hälfte der an einer koronaren Herzkrankheit leidenden Patienten. Die Adipositas ist als Risikofaktor nicht eindeutig determiniert. Während die Infarktinzidenz offenbar nicht in positiver Korrelation zum Übergewicht steht, trägt die Fettleibigkeit in Zusammenhang mit anderen Faktoren zur Erhöhung des Infarktrisikos bei, ohne daß die Relevanz der Einzelfaktoren bisher quantitativ abgeschätzt werden kann. Mangelnde körperliche Aktivität erhöht möglicherweise über eine verminderte Kollateralenbildung (im Vergleich zum körperlich Trainierten) das Infarktrisiko. Unter den Fettstoffwechselstörungen sind vor allem die Hypercholesterinämie und die Hypertriglyceridämie zu nennen. Das Risiko der Entwicklung einer vorzeitigen koronaren Herzkrankheit ist insbesondere bei der gleichzeitigen Erhöhung multipler Serumlipide deutlich gesteigert [7]. Auch Krankheiten, die mit einem erhöhten Serum-Cholesterinspiegel einhergehen (z.B. Hypothyreose), begünstigen die Entstehung einer KHK:

Besonders wesentlich ist unter den Risikofaktoren ferner der Diabetes mellitus, einschließlich der asymptomatischen Hyperglykämie. Ausgedehnte Studien haben gezeigt, daß Diabetiker häufiger, schwerer und früher an arteriosklerotischen Veränderungen im Bereich des Koronararteriensystems erkranken als Nicht-Diabetiker. Dies gilt auch für den leichten Altersdiabetes und für Patienten mit einer pathologischen Glukosetoleranz (subklinischer oder chemischer Diabetes mellitus). Nachdrücklich ist auf den Einfluß des Zigarettenrauches hinzuweisen. Das Risiko der koronaren Herzkrankheit steigt mit der Zahl der gerauchten Zigaretten, der Dauer des gewohnheitsmäßigen Rauchens, dem frühen Beginn des Rauchens und der Menge des inhalierten Rauches. Während in früheren Jahren das Nikotin als entscheidender ätiologische Faktor der Koronarsklerose angesehen wurde, weisen neuere Untersuchungen darauf hin, daß das im Zigarettenrauch enthaltene Kohlenmonoxid einen wichtigen Risikofaktor darstellt, dem möglicherweise noch größere Bedeutung zukommt als dem Nikotin. Die CO-induzierte Zunahme von Carboxyhämoglobin führt zu einer Verminderung des Sauerstoffangebotes für das Myokard. Somit kann das Zigarettenrauchen aufgrund des nikotinbedingten erhöhten Sauerstoffbedarfes und durch das nikotinunabhängige Minderangebot von Sauerstoff die Entstehung von Angina pectoris-Anfällen begünstigen [1, 15].

Bei der *Behandlung* der Angina pectoris erscheint die sofortige körperliche Ruhigstellung vorrangig. Meist zwingt der akute Schmerzanfall bereits zur Immobilisation. Unter den medikamentösen Maßnahmen gilt beim akuten Anfall Nitroglycerin nach wie vor als Mittel der Wahl.

Der Anfallsprophylaxe dient die Vermeidung auslösender Faktoren wie Kälte, körperliche und seelische Belastung, reichliche Mahlzeiten, Nikotin etc. Medikamentös kommen Betarezeptorenblocker in Frage, die durch die Verminderung des myokardialen Sauerstoffverbrauchs dem Auftreten von Angina pectoris-Anfällen entgegenwirken. Die Ischämietoleranz des Herzens wird durch Kalziumantagonisten erhöht. Unerläßlicher Aspekt vorbeugender Bemühungen ist die konsequente Therapie der Risikofaktoren.

Herzrhythmusstörungen

Herzrhythmusstörungen im Alter sind Symptom oder Komplikation eines meist kardialen Grundleides und nicht selten Ursache eines letalen Krankheitsverlaufs. Ein wesentlicher modifizierender Faktor der Arrhythmiebehandlung ist die hämodynamische Ausgangssituation. Kardiale Arrhythmien gehören auch zu den gefürchteten Komplikationen bei operativen Eingriffen in höherem Lebensalter. Sowohl bradykarde wie tachykarde Arrhythmien können zu lebensbedrohlichen Situationen führen. Hierbei sind die Arrhythmien naturgemäß nicht per se therapiepflichtig, sondern die durch sie bedingte kritische Verminderung der Herzauswurfleistung. Unter den bradykarden Rhythmusstörungen ist vor allem die pathologische Sinusbradykardie zu nennen: Eine langsame Herzschlagfolge, die unter Belastung keinen adäquaten Frequenzanstieg zeigt, und − anders als beim trainierten Sportler − mit einer Leistungsminderung verbunden ist. Gravierenden Charakter können auch die Bradyarrhythmia absoluta, die verschiedenen Formen der sinuatrialen und atrioventrikulären Blockierungen sowie das Carotissinus-Syndrom vom vagal-kardialen Typ annehmen.

In diesem Zusammenhang ist ferner das Sinusknoten-Syndrom zu erwähnen, als Sammelbegriff für eine Vielzahl nichtventrikulärer Arrthythmien mit Krankheitswert, deren Ursache vornehmlich in einer gestörten Sinusknotenfunktion gesehen wird. Bradykardien bzw. der Wechsel von Tachykardie und Bradykardie sind beim Sinusknotensyndrom das verbindende klinische Symptom, auf das sich Diagnostik und Therapie beziehen.

Als klinisch relevante tachykarde Rhythmusstörungen sind anzusehen: die atriale Tachykardie − speziell in der paroxysmalen Form mit AV-Blockierungen bei Digitalisintoxikation −, AV-Knotentachykardien, Vorhofflattern (mit der Gefahr der 1:1-Überleitung) sowie Vorhofflimmern mit hoher Kammerfrequenz.

Ventrikuläre Extrasystolen, insbesondere bei salvenartigem Auftreten und bei frühzeitigem Einfall, können Vorläufer einer ventrikulären Tachykardie sein; Kammerflattern und Kammerflimmern stellen als Ausdruck eines hämodynamischen Kreislaufstillstandes eine vital bedrohliche Situation dar.

Die klinische Relevanz dieser Rhythmusstörungen macht ein therapeutisches Eingreifen ohne Verzögerung erforderlich. Neben der konventionellen medikamentösen Behandlung haben, insbesondere in der Notfalltherapie, elektrotherapeutische Maßnahmen heute ihren festen Platz. Dies gilt für die Schrittmachertherapie bei kritischer Frequenzverminderung [vgl. 12] ebenso wie für die Defibrillation bei Kammerflimmern und die Elektrotherapie (Ablation) bei bestimmten Formen repetitiver supraventrikulärer und ventrikulärer Tachykardien. Die Rangfolge therapeutischer Maßnahmen bei Herzrhythmusstörungen ist in Abbildung 1 wiedergegeben [Einzelheiten siehe 12].

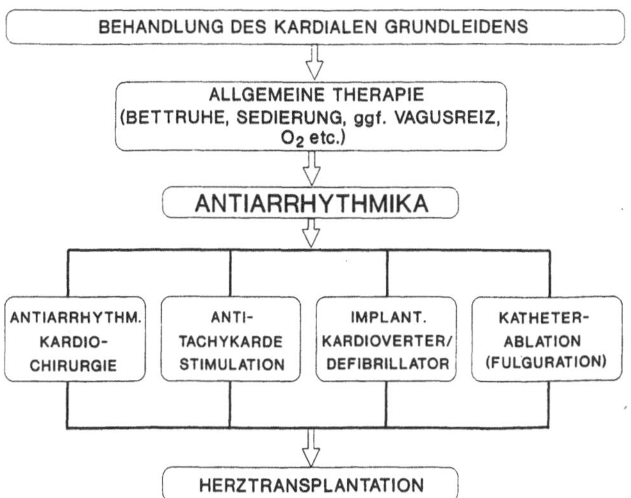

Abb. 1. Rangfolge therapeutischer Maßnahmen bei Herzrhythmusstörungen

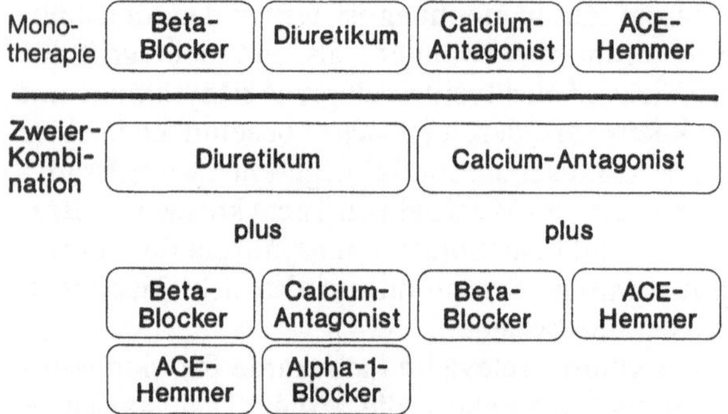

Abb. 2. Behandlung der arteriellen Hypertonie

Pulmonal-respiratorische Funktionsstörungen

Die chirurgischen, anästhesiologischen und intensiv-medizinischen Fortschritte erlauben es heute auch trotz eingeschränkter pulmonal-respiratorischer Funktion, größere operative Eingriffe bei älteren Menschen durchzuführen. Zumfelde et al. sehen ein erhöhtes postoperatives pulmonal-respiratorisches Risiko unter anderem gegeben, wenn: die Vitalkapazität <70% beträgt, das Residualvolumen >2 Liter ist, der $pO_2 < 70\,mmHg$ ausmacht und der $pCO_2 > 43\,mmHg$ beträgt [5, 18, 20].

Arterielle Hypertonie

Die klinische Bedeutung des arteriellen Bluthochdruckes liegt sowohl in der Häufigkeit seines Auftretens, als auch in den Sekundärkomplikationen. Die Hochdruckkrankheit wirkt als Schrittmacher degenerativer Gefäßveränderungen mit sekundärer Durchblutungsdrosselung lebenswichtiger Organe (Gehirn, Herz, Nieren) und setzt auf diesem Wege die statistische Lebenserwartung der Hochdruckpatienten beträchtlich herab. Hervorragende Bedeutung kommt der arteriellen Hypertonie damit auch als präoperatives Risiko in höheren Altersklassen zu. Voraussetzungen einer wirksamen Therapie des arteriellen Bluthochdrucks ist die Aufdeckung der Ursache bzw. die Beeinflussung der beteiligten pathogenetischen Mechanismen [vgl. 19].

Beim Erwachsenen mittleren Lebensalters gelten Ruheblutdruckwerte − nach der Riva-Rocci-Methode gemessen − von systolisch 160 mmHg und höher sowie diastolische Werte von 95 mmHg und höher als pathologisch (in Anlehnung an die WHO-Klassifikation). Um eine reaktive und damit passagere Blutdruckerhöhung von einer Hypertonie abzugrenzen, sind wiederholte Blutdruckmessungen erforderlich. Steht der Patient unter antihypertensiver Medikation, ist die Blutdruckmessung im Liegen und Stehen erforderlich, um orthostatische Reaktionen frühzeitig zu erkennen.

Für die präoperative *Behandlung* des Hochdruckkranken gilt, unmittelbar vor einem operativen Eingriff brüske Änderungen des therapeutischen Regimens zu vermeiden. Der Patient sollte unter Beibehaltung der Vormedikation zur Operation gelangen. Etwaige Blutdruckschwankungen können heute intraoperativ beherrscht werden. Angesichts der Fortschritte in der Narkoseleitung darf davon ausgegangen werden, daß das Blutdruckverhalten perioperativ exakt „titriert" werden kann.

Für die allgemeine Hochdruckbehandlung kann das in der Abbildung 2 wiedergegebene differentialtherapeutische Stufenschema, das sich auf die Empfehlungen der Deutschen Liga zur Bekämpfung des hohen Blutdrucks stützt, empfohlen werden [2].

Schlußfolgerungen

Beim betagten Patienten kommt den veränderten körperlichen, psychischen und sozialen Bedingungen, unter dem Aspekt chronischer Mehrfacherkrankungen einschließlich erhöhter Komplikationen bei der Behandlung, hervorragende Bedeutung zu. Mit der Zunahme des Alters ist eine morphologische und funktionelle Einschränkung vieler Organe, vor allem jedoch des Herz-Kreislauf-Systems, verbunden. Vor Einleitung einer kardialen Behandlung ist die Pumpfunktion des Herzens zu prüfen, um Nebenwirkungen negativ-inotroper Medikamente zu vermeiden. Bei Herzschlagfolgen um oder unter 40/min ist meist ein elektrischer Schrittmacher notwendig. Die Schrittmachertherapie ist eine der modernsten und erfolgreichsten Behandlungsmöglichkeiten älterer Patienten. Für die medikamentöse Behandlung gilt, daß bei betagten Patienten grundsätzlich die mittlere Tagesdosis nicht überschritten werden sollte. In jedem Fall ist das Risiko einschließlich der natürlichen Altersveränderungen hinsichtlich Wirkungen und Nebenwirkungen eines Medikamentes zu berücksichtigen (Tabelle 6). Bei operativen Eingriffen in

Tabelle 6. Strategie-Richtlinien für eine Arzneimitteltherapie im Alter (aus Beltz, de Mey 1992)

− therapeutische Maßnahmen zentralisieren, abstimmen, koordinieren
− nicht-medikamentöse Therapie vorrangig!
− bevorzugt Verordnung langerprobter Medikamente
− Behandlungsschema so einfach wie möglich
− Anweisungen ausführung und verständlich
− engmaschige Überwachung und Begleitung
− andauernde Überprüfung dieser Strategie
− immer mit der niedrigsten wirksamen Dosis beginnen
− ≥65 J.: mittlere Erwachsenendosis um 20% reduzieren
− ≥75 J.: mittlere Erwachsenendosis um 30% reduzieren
− ≥80 J.: mittlere Erwachsenendosis um 40% reduzieren
− altersbedingte Abnahme der renalen Clearance berücksichtigen!

höherem Lebensalter stehen kardiopulmonale Komplikationen sowohl intra- wie postoperativ an erster Stelle.

Unter den kardiovaskulären Risiken kommen in der präoperativen Beurteilung vor allem der Herzinsuffizienz, dem chronischen Cor pulmonale, der koronaren Herzkrankheit und den Herzrhythmusstörungen Bedeutung zu. Wesentlich sind fernerhin pulmonal-respiratorische Risiken und arterielle Hypertonie. Nur bei sorgfältiger präoperativer Diagnostik und krankheitsbezogenem differentialtherapeutischen Vorgehen und Berücksichtigung kausalgenetischer Faktoren wird es möglich sein, mit vertretbar geringem Risiko, auch bei Patienten in höheren Altersklassen, medizinisch indizierte, große operative Eingriffe durchzuführen. Ziel einer umfassenden Behandlung im Alter muß es sein, dem Patienten durch wiedergewonnene bzw. verbesserte Selbstversorgung und Selbständigkeit die Alltagskompetenz in seinem ursprünglichen Lebenskreis zurückzugeben.

Literatur

1. Aronow WS (1973) Smoking, carbon monoxide and coronary heart disease. Circulation 48:69
2. Belz GG, de Mey C (1992) Arzneimitteltherapie im Alter. Münch med Wschr 18:293–297
3. Deutsche Liga zur Bekämpfung des hohen Blutdrucks (1990)
4. Estler CJ (1987) Arzneimittel im Alter. Grundlagen für die Arzneimitteltherapie des älteren Menschen. Wissenschaftliche Verlagsgesellschaft Stuttgart
5. Ferlinz R (1975) Behandlung der akuten respiratorischen Insuffizienz. Dtsch med Wschr 100:57
6. Heberer G, Witte J (Hrsg) (1982) Chirurgie im hohen Alter. Perioperative Aspekte. perimed Erlangen
7. Kannel WB, Castelli WP, McNamara PM (1967) The coronary profile: 12 year follow-up in the Framingham-study. J Occup Med 9:611
8. Kark B, Werner H (Hrsg) (1990) Herz- und Kreislauferkrankungen im Alter. Steinkopff Darmstadt
9. Kraas E, Beger HG, Schwermann R, Athanasiadis S (1979) Das Operationsrisiko bei Abdominaleingriffen im Alter in Abhängigkeit von der Operationsvorbereitung. In: Rehn J (Hrsg) Der alte Mensch in der Chirurgie. Springer, Berlin Heidelberg New York
10. Lüderitz B (1982) Kardio-pulmonale Risiken. In: Heberer O, Witte J (Hrsg) Chirurgie im hohen Alter. Perioperative Aspekte, perimed Erlangen
11. Lüderitz B (1982) Chronisches Cor pumonale. In: Riecker G et al. (Hrsg) Therapie innerer Krankheiten. 5. Aufl. Springer Berlin Heidelberg New York
12. Lüderitz B (1987) Therapie der Herzrhythmusstörungen. Leitfaden für Klinik und Praxis. 3. Aufl. Springer, Berlin Heidelberg New York London Paris Tokyo
13. Lüderitz B (1989) Herzrhythmusstörungen. Behandlung bei älteren Patienten. Arzneimitteltherapie 7:316–320
14. Platt D (Hrsg) Pharmakotherapie und Alter. Ein Leitfaden für die Praxis. Springer, Berlin Heidelberg New York London Paris Tokyo
15. Scheidemandel V (1973) Kohlenmonoxyd und koronare Herzerkrankung. Herz/Kreislauf 6:16
16. Schüren KP (1990) Differentialtherapie der chronischen Herzinsuffizienz. Dtsch med Wschr 115:1319–1324
17. Tragl KH (1986) Internistische Geriatrie. Springer, Wien New York
18. Tisi GM (1979) Preoperative evaluation of pulmonary function – validity, indications and benefits. Am Rev Resp Dis 119:293
19. Wolff HP, Riecker G (Hrsg) (1974) Hypertonie. Internist 15:113
20. Zumfelde L, Rivas J, Wüst HJ (1979) Das pulmonal-respiratorische Risiko des alten Patienten nach thorakalen und abdominalen Eingriffen. In: Rehn J (Hrsg) Der alte Mensch in der Chirurgie. Springer, Berlin Heidelberg New York

260. Rundtischgespräch:
Postoperative Nachsorge

Moderatoren: S. Hellmich (Dortmund)
               J. Theissing (Nürnberg)

Teilnehmer: U. Ganzer (Düsseldorf)
               J. Helms (Würzburg)
               W. G. Hosemann (Erlangen)
               H. W. Mollenhauer (Bad Bergzabern)
               K. Ottmann (Würzburg)
               K. Seifert (Neumünster)
               A. Wienke (Bonn)

S. Hellmich, J. Theissing: Einführung

Jeder operierte Patient hat das Recht auf eine optimale postoperative Nachsorge.

Darüber besteht wohl kein Zweifel – insofern erscheint dieses Thema für ein ganzes Rundtischgespräch anläßlich des „Tags der Praxis" primär banal. Es hat sich aber in letzter Zeit so vieles, auch grundsätzliches verändert, daß hier eine Problemzone entstanden ist – und zwar in medizinischer, kassenrechtlicher, organisatorischer und wirtschaftlicher Art. Dieses betrifft nicht den belegärztlich operierten Patienten, dessen ambulante Nachsorge in den Händen des gleichen niedergelassenen Arztes bleibt, sondern es betrifft den wesentlich schwererwiegenden Teil der Patienten, der aus der stationären Behandlung einer Klinik in die Nachsorge des niedergelassenen einweisenden HNO-Arztes übergeht.

Über Jahre hinweg hatte sich allgemein für diesen Wechsel in der Dreiecksbeziehung Patient/operierende Klinik/niedergelassener Kollege ein Modus vivendi eingespielt, der teilweise aus einer Grauzone bestand, in dem das meiste so einigermaßen funktionierte – bereits hier aber auch nicht mehr alles.

Erhebliche Veränderungen und neue Entwicklungen haben in jüngerer Zeit aber auch in diese Grauzone hineingewirkt, so daß das Thema hoch aktuell ist, die Problematik neu überdacht werden muß und möglicherweise auch Überlegungen zu neuen Wegen angestellt werden müssen. Zu den neuen Entwicklungen gehören:

Änderung vieler operativer Techniken (z.B. endoskopische oder mikroskopische Nasennebenhöhlen-Chirurgie), die teilweise noch stärker, teilweise weniger nachbehandlungsintensiv sind im Vergleich zu den bisherigen Methoden.

Die wesentliche, möglicherweise noch weiter erzwungene Verkürzung der Liegezeiten, die sich vom naturgegebenen Heilungsverlauf teilweise abzukoppeln drohen. Hierdurch verlagern sich bisher in der Klinik durchgeführte ganze Bereiche der Nachsorge in die ambulante Praxis.

Das Fehlen oder die eingeschränkte Möglichkeit von Kliniken, auf Grund des Fehlens, der Einschränkung oder des Auslaufens von Ermächtigungen ambulante Nachbehandlungen kassentechnisch überhaupt durchführen zu können.

Die vor diesem Hintergrund und durch verschärfte gesetzliche Kostendeckungsbestrebungen erzwungene Tendenz der Krankenhausträger, die bisher teilweise unentgeltliche Nachsorge langfristig nicht mehr zu tolerieren.

Die durch eine zunehmende Arztdichte weiter steigende Tendenz der Praxis, ihrerseits mehr postoperative Nachsorge als bisher übernehmen zu wollen.

Die gestiegenen Anforderungen an die Qualität sowie die personelle und instrumentelle Einrichtung im Zusammenhang mit der ambulanten Nachsorge in der Praxis.

Diesen wesentlichen Punkten sind sicher weitere hinzuzufügen.

J. Helms: Postoperative Nachsorge in der Ohrchirurgie

Unter dem Begriff der Ohrchirurgie werden Eingriffe im äußeren Ohr, Mittelohr, Innenohr und an der Otobasis zusammengefaßt. Es handelt sich also um sehr unterschiedliche Operationen mit einem weiten Spektrum des operativen Aufwandes und der damit verbundenen Risiken und Belastungen für den betroffenen Patienten sowie Problemen in der postoperativen Nachsorge.

Eingriffe an der Ohrmuschel können bei Heilungsstörungen zu einer dauerhaften Entstellung führen. Eine ausreichende Verklebung zwischen bedeckender Haut und knorpeliger Unterlage ist in aller Regel nach einer Woche so gewährleistet, daß zu Hause unvermeidliche mechanische Belastungen nur noch ein minimales Risiko darstellen. Der notwendige Verband sollte möglichst wenig gewechselt werden, eine eingehende Befragung des Patienten nach Schmerzen oder Druckgefühl ist jedoch wenigstens zweimal täglich nötig. Es kann sich ein entstellendes und bei einer Infektion gefährliches Hämatom entwickeln, so daß zweimal wöchentlich ambulante Kontrollen von einem HNO-Arzt notwendig sind. Sollte sich eine Komplikation andeuten, so sollte diese vom Operateur behandelt werden. Dieser ist zwangsläufig am besten in der Lage, die der eigenen Operation angemessene Behandlung vorzunehmen.

Eine postoperative Nachsorge ist für drei bis sechs Monate notwendig. Sie sollte zwischenzeitlich auch von einem niedergelassenen HNO-Kollegen durchgeführt werden und abschließend vom Operateur.

Die Komplikationen nach Operationen am Mittelohr und am Innenohr sind in der ersten postoperativen Woche am häufigsten und äußern sich durch Hörverluste und Gleichgewichtsstörungen. Solche Symptome sind Alarmzeichen und bedürfen sofortiger therapeutischer Maßnahmen. Dies ist in aller Regel am sichersten während eines entsprechenden ein-

wöchigen stationären postoperativen Aufenthaltes gewährleistet. In der darauffolgenden Zeit sind die Resultate von Mittel- und Innenohreingriffen durch eine unsachgemäße Nachbehandlung gefährdet, wie z.B. zu frühzeitiger Tamponadenentfernung oder Kürettage granulierender Oberflächen bzw. sogenannte Säuberungsmaßnahmen.

Mikrochirurgische Mittel- und Innenohroperationen werden in sehr unterschiedlichen Varianten vorgenommen. Mechanisch stabile Verhältnisse an Trommelfell und Gehörgang resultieren oft erst nach Ablauf von etwa ein bis zwei Monaten. Erst nach dieser Zeit und nach entsprechender Freigabe durch den Operateur sollten weniger erfahrene Kollegen die Nachbehandlung übernehmen, da sonst das Gesamtresultat für den Patienten gefährdet werden könnte. Die ambulante Nachsorge kann durchgeführt werden von einem in der Ohrchirurgie erfahrenen niedergelassenen Kollegen, der die Operationskonzepte und spezielle Techniken des Operateurs kennt.

Die postoperative Nachsorge sollte nach drei, sechs und zwölf Monaten erfolgen und dann einmal jährlich. Dies gilt insbesondere in der Nachbehandlung von Cholesteatomen und Tumoren.

In der Diskussion wird bekräftigt:

Komplikationen nach Tympanoplastiken treten vorwiegend in der 1. Woche auf, darum Verweildauer 6 Tage p.o. unabdingbar, 2mal tgl. Kontrolle bzw. Visite (Weber, kein Audiogramm).

Tamponade soll, wenn irgend möglich, der Operateur selbst entfernen; nur, wenn unvermeidbar, ein fremder, dann aber unbedingt kompetenter HNO-Arzt.

Nachkontrollen sind zur Qualitätssicherung am Patienten (unabhängig von Lehre und Forschung) notwendig nach 3, 6 und 12 Monaten.

Ein Ohrmikroskop ist für die Nachbehandlung unbedingt erforderlich.

W. G. Hosemann: Postoperative Nachsorge – Nase und Nasennebenhöhlen

Die optisch gestützte Nasennebenhöhlenchirurgie hat sich in den letzten Jahren zur Behandlung chronischer Schleimhautentzündungen durchgesetzt. In enger Anlehnung an die Pathophysiologie und mit maximaler Schonung der Nebenhöhlenschleimhaut wird heute ein System sich stufenweise ergänzender chirurgischer Teilschritte zur Anwendung gebracht. Die Eingriffe orientieren sich an der individuellen Anatomie und der jeweiligen Ausdehnung der Erkrankung. Sowohl nach Teileingriffen wie nach einer

kompletten Ethmoidektomie mit Eröffnung aller angrenzenden Nebenhöhlen liegen postoperativ ebenfalls individuelle, durch den Eingriff jedoch umgeformte anatomische Stukturen vor.

Die Chirurgie chronischer Nasennebenhöhlenentzündungen erzeugt mehr oder minder ausgehende, knochenentblößende Wunden und überantwortet sie einer Sekundärheilung. Erst durch den systematischen Einsatz der Endoskopie in der postoperativen Nachpflege wurde die Bedeutung erkannt, die dieser Wundheilung für den Operationserfolg zukommt. Die Gewebereaktionen im Wundbett und Wundrand sind anfänglich einem relativ raschen Wechsel unterworfen. Im Vordergrund steht zunächst eine Krustenbildung, gefolgt von einer ödematösen Aufquellung verbliebener Schleimhautareale und dem Aufschießen von Granulationsgewebe. In diesen ersten Wundheilungsphasen steht eine lokale Pflege unter endoskopischer Kontrolle im Vordergrund. Verklebungen müssen gezielt unter endoskopischer Kontrolle gelöst, Verwachsungen verhindert und die Drainage an Engstellen wie z.B. dem Stirnhöhlengang wiederhergestellt werden. Hyperplastische Granulationen werden unter Sicht abgetragen oder verätzt. Im Verlauf der Wundpflege sollte die individuell umgestaltete Anatomie respektiert und die regenerierende Schleimhaut maximal geschont werden. Die lokale Therapie wird ergänzt durch topisch oder systemisch verabreichte Pharmaka.

Der notwendige Zeitraum für die engmaschige lokale Nachpflege beträgt im Regelfall 3 Monate. Eine sachgerechte Pflege setzt eingehende Kenntnisse in der endonasalen Nasennebenhöhlenchirurgie ebenso voraus wie ein adäquates Instrumentarium unter Einschluß der Endoskopie. Das Vorgehen orientiert sich an dem intraoperativ erhobenen Befund, der Lage und Ausdehnung z.B. der Neo-Ostien und evtl. Problemzonen der Heilung. Eine zu große Zurückhaltung in der Nachpflege in Unkenntnis der genauen Sachlage ist der Heilung abträglich, ein grobes und schematisiertes Handeln u.U. sogar gefährlich. In den Fällen, in welchen der Operateur mit dem vor- und nachbehandelnden Facharzt nicht gleichzusetzen ist, muß eine Verteilung von Aufgaben und Verantwortung in der Nachpflege vorgenommen werden. Hierbei sollte innerhalb der ersten drei Monate post operationem dem Operateur resp. der Klinik in Organisation und Durchführung der Nachsorge eine Priorität eingeräumt werden. Die Häufigkeit und Behandlung reduziert sich von täglichen Pflegen in den ersten 10 Tagen über einen zweitägigen Rhythmus bis hin zu einer wöchentlichen Vorstellung. Über den Zeitraum von drei Monaten hinaus können die weiteren Termine der Nachuntersuchung vom Facharzt individuell zeitlich und örtlich festgelegt werden. Eine abschließende Nachuntersuchung durch den Operateur sollte nach 9 Monaten erfolgen.

H. W. Mollenhauer:

Für eine suffiziente, dem heutigen Wissensstand entsprechende Diagnostik und Behandlung im ambulanten wie auch operativen Bereich, insbesondere auch in der Nachbehandlung nach Nebenhöhleneingriffen, müssen in den Praxen, genauso wie in den großen Kliniken, Endoskope, und zwar starre und flexible Optiken, unabdingbar vorhanden sein.

U. Ganzer: Tumornachsorge bei Kopf- und Halskarzinomen

Nach Diagnosestellung und Therapie sollte die Tumornachsorge eigentlich lebenslang erfolgen, zum einen, weil bestimmte Geschwülste wie das adenoidzystische Karzinom auch noch nach 10 Jahren rezidivieren können, zum anderen, weil bei bösartigen Kopf-Hals-Tumoren in einer Häufigkeit von 15–20% mit Zweitkarzinomen zu rechnen ist. Da jedoch knapp 90% der Tumor- und Lymphknotenrezidive innerhalb der ersten zwei Jahre nach der Primärtherapie auftreten und weil erfahrungsgemäß nach fünfjähriger Tumorfreiheit von Heilung gesprochen werden kann, umfaßt die Tumornachsorge aus Gründen der Zweckmäßigkeit lediglich einen Fünfjahreszeitraum. Die Nachsorgeintervalle betragen im ersten Jahr nach Therapie 4 Wochen, im zweiten Jahr 8 Wochen, im dritten Jahr 3 Monate sowie im vierten und fünften Jahr 6 Monate.

Idealerweise geschieht die Tumornachsorge durch den Operateur selbst oder wenigstens in der Klinik, in der die Behandlung stattgefunden hat. Da dies wegen der großen Zahl der Patienten nicht möglich und in sehr vielen Fällen auch nicht erforderlich ist, muß und kann die Nachsorge auch dem niedergelassenen HNO-Facharzt übertragen werden. Voraussetzung ist allerdings, daß er Kenntnisse in der Tumorchirurgie besitzt, die für die Tumornachsorge maßgeblichen Untersuchungstechniken einschließlich der Sonographie beherrscht und in der Lage ist, funktionelle und psychosoziale Rehabilitationsverfahren einzuleiten und deren Erfolg zu überwachen.

Sind diese Voraussetzungen nicht gegeben, muß die Tumornachsorge in der Klinik stattfinden, um Kosten zu sparen und den Kranken nicht unzumutbar zu belasten.

Aus den gleichen Gründen ist eine zusätzliche Nachsorge durch den Hausarzt, d.h. durch den Allgemeinmediziner oder den Internisten, nicht erforderlich.

In größeren, den aktuellen Untersuchungsintervallen angepaßten zeitlichen Abständen muß der Patient in der Klinik vorgestellt werden, damit der Klinikarzt die Qualität der von ihm durchgeführten Behandlungsmaßnahmen beurteilen kann. Ausschließlich in der Klinik nachbetreut werden müssen Tumorkranke immer dann, wenn ungewöhnliche oder neue Operationstechniken angewendet wurden, wenn die Behandlung im Rahmen von Studienprotokollen stattgefunden hat, wenn wegen histopathologischer Besonderheiten eine ausgeweitete Nachsorge unter Einbeziehung verschiedener Fachdisziplinen erforderlich ist und meist auch dann, wenn individuelle palliative Behandlungskonzepte erforderlich werden.

Die Tumornachsorge im Kopf- und Halsbereich ist aufwendig und zeitraubend. Sie beinhaltet bei jeder Kontrolluntersuchung die Inspektion (unterstützt durch Lupenlaryngoskop und/oder flexibles Endoskop) der Primärtumorregion sowie die Palpation des Operationsgebietes und der regionalen Lymphabflußwege. Bei jedem zweiten Kontrolltermin ist eine Sonographie der Halsweichteile zum Ausschluß okkulter Lymphknotenmetastasen angezeigt. Jährlich einmal sollten eine Röntgenuntersuchung des Thorax sowie eine Oberbauchsonographie zum Ausschluß von Fernmetastasen in Lunge und Leber durchgeführt werden. Im Einzelfall ist die regelmäßige Bestimmung von Tumormarkern zur Verlaufskontrolle erforderlich [beispielsweise die Bestimmung der Titer für VCA-IgA und EBNA beim Nasopharynxkarzinom]. Bei postoperativ erneut auftretenden Beschwerden oder Rezidivverdacht können zusätzlich Computer- und Kernspintomogramm, Kontrastmittel-Röntgenaufnahmen und Endoskopien in Narkose erforderlich werden. Dies wären dann in jedem Fall Aufgaben der Klinik.

Die Tumornachsorge in der beschriebenen Form ist heute gültiger Standard und während der ersten drei Jahre nach Tumortherapie sicherlich sinnvoll für kleine Geschwülste mit günstiger Prognose, beispielsweise für Lokalrezidive nach Teilresektion oder alleiniger kurativer Bestrahlung des Kehlkopfes, für Rezidive kleiner Primärtumoren oder Zunge und des Mundbodens oder für Zweitkarzinome mit geringer Ausdehnung in Mundhöhle und Kehlkopf.

Hinterfragt werden muß das derzeitig extrem aufwendige Konzept der Tumornachsorge jedoch für alle primär fortgeschrittenen Karzinome mit ungünstiger Prognose, weil deren Rezidive nicht mehr kurativ behandelt werden können.

K. Seifert:

B-Sonographie ist keine unabdingbare Voraussetzung der Tumornachsorge in der Praxis.

Das Gespräch über die postoperative Nachsorge muß zwangsläufig aber auch den Weg zur Operation hin und die dabei auftretenden Probleme berühren. Es ist bei der heutigen Rechtslage nicht hinzunehmen, daß Patienten direkt zur Operation in die Klinik eingewiesen werden: Der Operateur muß vorher Gelegenheit haben, die Indikation selber zu stellen und den Patienten aufzuklären und die OP-Einwilligung selber einzuholen.

A. Wienke: Rechtliche Fragen

Die Frage der rechtzeitigen Operationsaufklärung des jeweilig Aufklärungspflichtigen ist aufgrund des Urteils des OLG Köln vom 10. 04. 1991 wieder ins Gespräch gekommen. Hierzu ist zunächst zu bemerken, daß grundsätzlich der Arzt, der die Operation selbst durchführt, zu einer entsprechenden Operationsaufklärung verpflichtet ist und bleibt, selbst wenn dieser den entsprechenden Patienten von einem Nicht-HNO-Arzt oder auch von einem anderen HNO-(Beleg-)arzt zugewiesen bekommt. Gleiches gilt für die endgültige Operationsindikation. Bei der jetzigen Rechtslage und nach der insoweit eindeutigen Rechtsprechung kann die erforderliche Operationsindikation und Operationsaufklärung nicht allein durch den zuweisenden Arzt erfolgen.

Ferner wäre es sicherlich falsch, einen generellen „richtigen" Aufklärungszeitpunkt zu benennen. Die Aufklärung kann schon vor Beginn der Behandlung vorgenommen werden; die Aufklärung kann auch erst am Vorabend oder kurz vor dem Eingriff geschehen; in manchen Krankenhäusern ist man zum Prinzip der permanenten Aufklärung übergegangen, d.h., man konfrontiert den Patienten ständig mit den letzten diagnostischen Ergebnissen, der Prognose seiner Krankheit und den Risiken der Behandlung. Im übrigen wird der Zeitpunkt der Aufklärung regelmäßig auch von der Dringlichkeit und dem Risiko der Behandlung beeinflußt. Ist kein Aufschub möglich, so kann der Patient unmittelbar vor dem Eingriff oder sogar noch auf dem Behandlungstisch liegend aufgeklärt werden. Handelt es sich um einen geringfügigen Eingriff und ist der Patient präsent, so wird es gleichfalls ausreichen, wenn er unmittelbar vor der Behandlung aufgeklärt wird. Steht demgegenüber ein schwerwiegender Eingriff bevor und ist das Risiko nicht gering, so wird nach Möglichkeit, d.h. wenn der Eingriff Aufschub duldet, eine Überlegungsfrist bis zur Behandlung zu gewähren sein. Ob in der Regel die Aufklärung am Vorabend der Operation ausreicht, hängt letztlich von den Umständen des Einzelfalles ab. Eine Aufklärung am Vorabend der Operation genügt sicherlich für die Anästhesiologen, die den Patienten grundsätzlich erst um diese Zeit zu Gesicht bekommen. Wenn es sich freilich um eine Risikonarkose handelt, dann mag schon ein früherer Zeitpunkt für das Aufklärungsgespräch zwischen Anästhesiologen und Patienten angezeigt sein, soweit hier nicht das therapeutische Privileg eine Aufklärung überhaupt verbietet.

Zusammenfassend ist darauf hinzuweisen, daß rechtzeitig aufgeklärt werden soll, aber nicht vorzeitig. Insbesondere sollte den Patienten jede Art zu langer Überlegung wegen der großen Gefahr der Beunruhigung erspart werden. Der Arzt sollte abwarten können, bis alle wesentlichen Daten vorliegen, dann dem Patienten Mitteilung machen und ihn nach erfolgtem Gespräch um seine Zustimmung bitten. Bei akuter Lebensgefahr müssen Minuten oder gar Sekunden vor der geplanten operativen Maßnahme zur Aufklärung genügen. Erscheint der Eingriff demgegenüber nicht dringend, sollte der Arzt dem Kranken mehrere Tage zur Überlegung einräumen, um ihm Gelegenheit zu geben, daß Für und Wider einer Operation abzuwägen, mit seinen Angehörigen zu besprechen oder andere Ärzte zu konsultieren. Hierauf weist auch ausdrücklich das Urteil des OLG Köln vom 10. 04. 1991 hin.

Die Aufklärung mit einem juristischen Netz exakter Anforderungen auch in zeitlicher Hinsicht zu überwerfen, erscheint insgesamt gesehen nicht angebracht, es sei denn, man will die Haftungsfunktion der Aufklärung in den Fällen des nicht nachgewiesenen, aber vermuteten Behandlungsfehlers weiterhin in den Vordergrund stellen.

Die Dauer der postoperativen Nachsorge hängt (leider) entscheidend von der Frage ab, inwieweit diese von den Kassenärztlichen Vereinigungen vergütet wird. Richtung und wünschenswert ist insbesondere im Zusammenhang mit der Abrechnung von Leistungen ermächtigter bzw. beteiligter Krankenhausärzte die Tatsache, daß zwischen den Krankenhausärzten und den insoweit zuständigen Berufsausschüssen bzw. Beteiligungskommissionen ein entsprechender Konsens gefunden wird, wobei die Konsensfähigkeit der meisten Kassenärztlichen Vereinigungen nach meiner Erfahrung allerdings nicht sehr weit reicht. Dies führt in vielen Fällen dazu, daß eine stationäre Aufnahme in Kauf genommen wird bzw. in Kauf genommen werden muß, um die postoperative Behandlung abrechnungsfähig zu machen. Dies kann auch im Interesse der Kassenärztlichen Vereinigungen und der Krankenkassen nicht das Ziel einer Kostendämpfung sein. Gefragt ist an dieser Stelle meines Erachtens insbesondere eine engere Kooperation zwischen Krankenhausärzten einerseits und Kassenärztlichen Vereinigungen bzw. Krankenkassen andererseits. Die von Herrn Ottmann angesprochene gute Zusammenarbeit im Bezirk Unterfranken ist sicherlich ein erfreuliches Beispiel für eine Perspektive, die auch im Bezirk anderer Kassenärztlicher Vereinigungen Schule machen sollte.

K. Ottmann: Aus kassenärztlicher Sicht

Aus den Statements resultiert die klare Forderung, bei größeren operativen Eingriffen, insbesondere bei onkologischen oder plastischen Operationen im Hals-Nasen-Ohren-Bereich, eine Nachsorgemöglichkeit für die operierenden Kliniken zu schaffen.

Die geltende Zulassungsverordnung für Ärzte legt hierzu fest, daß entsprechend § 31 A der Zulassungs-Verordnung die Zulassungsausschüsse Krankenhausärzte mit abgeschlossesner Weiterbildung mit Zustimmung des Krankenhausträgers zur Teilnahme an der kassenärztlichen Versorgung der Versicherten ermächtigen können. Die Ermächtigung muß erteilt werden, soweit und solange eine ausreichende ärztliche Versorgung der Versicherten ohne die besonderen Untersuchungs- und Behandlungsmethoden oder Kenntnisse von hierfür geeigneten

Krankenhausärzten nicht sichergestellt werden. Dies präzisiert genau die derzeitige Situation. Eine Ermächtigung von Krankenhausärzten kann vom Zulassungsausschuß ausschließlich erklärt werden, wenn ein Bedarf besteht. Dieser Bedarf tritt dann ein, wenn eine bestehende oder unmittelbar drohende medizinische Unterversorgung abzuwenden ist oder ein begrenzter Personenkreis zusätzlich versorgt werden muß.

Besonders erwähnt werden mußte zur Bereinigung des alten Mißverständnisses, daß die Ermächtigungen nicht die Kassenärztliche Vereinigung, sondern ausschließlich der autonome Zulassungsausschuß erteilt.

In Bayern werden zur Zeit Verhandlungen zu einer Regelung der dreiseitigen Verträge entsprechend § 115 SGB V geführt. Einige Tage vor der stationären Aufnahme und auch einige Tage nach der stationären Behandlung sollen durch die zu erwartenden Regelungen Möglichkeiten geschaffen werden, die Patienten am behandelnden Krankenhaus noch weiter zu betreuen. Sowohl die prä- als auch postoperative Behandlung wird ausgelöst durch die stationäre Einweisung eines niedergelassenen Kassenarztes. Insbesondere durch die poststationäre Regelung wird mit Sicherheit ein Teil der angesprochenen Probleme gelöst werden können. Die Zeitdauer der poststationären Behandlung ist derzeit noch nicht vertraglich festgelegt.

Einer mangelnden technischen Ausrüstung, z.B. flexibles Endoskop oder Ohr-Mikroskop muß, wenn derartige Geräte absolut unerläßlich für eine qualitativ kompetente Nachsorge nach großen Operationen sind, im niedergelassenen Bereich Rechnung getragen werden. Hier sollte in Zusammenarbeit mit der Kassenärztlichen Vereinigung, insbesondere vor anstehenden Ermächtigungsverfahren, auch die technische Ausrüstung der vor Ort niedergelassenen Ärzte diskutiert werden. Es wird dargelegt, daß der Kassenärztlichen Vereinigung derzeit keine Information vorliegt, mit welchen technischen Geräten die einzelnen Fachärzte ausgerüstet sind. An einzelnen Abrechnungsziffern kann jedoch die instrumentelle Ausrüstung gelegentlich abgelesen werden.

Schließlich wird festgestellt, daß Nachuntersuchungen ausschließlich aus Gründen der Forschung und Lehre nicht zu Lasten der gesetzlichen Krankenkassen durchgeführt werden. Für derartige Konzepte muß eine zusätzliche Finanzierung für die entstandenen Kosten sowohl beim Patienten als auch Ärzten außerhalb der gesetzlichen Krankenversicherung gefunden werden.

Wenn auch die unterschiedliche Interessenslage der Kliniken und der von mir vertretenen niedergelassenen Kassenärzte offensichtlich war, so war in der Diskussion eine Harmonisierung der Zusammenarbeit von beiden Seiten gewünscht und auch als praktikabel angesehen worden. Das Anliegen der Kliniker, eine bessere postoperative Nachsorge möglichst durch den Operateur zu erreichen, kann nachvollzogen werden. In vorheriger Abstimmung mit den niedergelassenen Ärzten im Rahmen einer Bedürfnisprüfung sollte bei anstehenden Ermächtigungsverfahren im Interesse unserer Patienten eine qualitativ hochstehende postoperative Nachsorge auch im klinischen Bereich möglich sein.

Videopräsentation I

261. H.-J. Gerhardt, O. Kaschke, K. Böhm (Berlin):
Die Rekonstruktion bei subglottischen Atresien
unter Einsatz von autologen, isolierten, respiratorischen Epithelzellen

262. C. Müller, C. v. Ilberg (Frankfurt):
Laserchirurgie von Stimmlippenödemen und postoperative Ergebnisse

263. M. Gross, K. Köppen (Berlin):
Stimmprothesenimplantation in Lokalanästhesie

264. O. Kuschel, M. Gross, H.-P. Berlien (Berlin):
Stimmverbessernde Eingriffe am wachen Patienten mit dem Argon-Laser

265. K.-H. Ahrens, St. Remmert, H. Weerda (Lübeck):
Anatomische Grundlagen und Präparationstechnik bei myokutanen Insellappen
der Kopf-/Halsregion

266. J. Czigner, I. Rovó (Szeged/Ungarn):
Beitrag zu den chirurgisch-anatomischen Aspekten der Ansa Galeni

267. W. Steiner, P. Ambrosch, Chr. Drobik (Göttingen):
CO_2-Lasermikrochirurgie von Larynxkarzinomen − Fallbeschreibungen

268. P. Ambrosch, W. Steiner, Chr. Drobik (Göttingen):
CO_2-Lasermikrochirurgie von Oro- und Hypopharynxkarzinomen

269. M. Zellner, G. Geyer (Würzburg): Schlafapnoesyndrom bei Morbus Crouzon — Die Uvulopharyngopalatoplastik als chirurgische Therapiemöglichkeit

Wir berichten über einen vierjährigen Jungen mit einer kraniofazialen Mißbildung vom Typ des Morbus Crouzon. Nach einem Infekt der oberen Luftwege hatte sich die respiratorische Situation deutlich verschlechtert. Es bestanden 20–30 Apnoeepisoden pro Stunde von bis zu 30s Dauer. Die Sauerstoffsättigung sank mehrfach unter 60% ab. Das tägliche Schlafbedürfnis stieg auf 18 Stunden an. Als Alternative zu der geplanten Tracheotomie entschlossen wir uns wegen einer ausgeprägten Tonsillen- und Uvulahyperplasie nach intensiven Beratungen mit Kiefer- und Neurochirurgen zur Durchführung einer Uvulopharyngopalatoplastik (UPPP).

An eine in typischer Weise durchgeführte Tonsillektomie schloß sich die Resektion der überschüssigen Schleimhaut der Uvula an. Zusätzlich wurde eine Gaumenbogenraffung durchgeführt. Während der Operation wurde ein besonderes Augenmerk auf die weitgehende Schonung der anatomischen Strukturen geachtet, um das für die Zukunft geplante Mittelgesichts-Advancement nicht durch Ausbildung von Narbenzügen zu beeinträchtigen. Am Ende des Eingriffs wurde ein passagerer Wendeltubus transnasal eingeführt, um bei der zu erwartenden postoperativen Schwellung im Wundbereich die oberen Luftwege offenzuhalten.

Bereits in den ersten postoperativen Tagen verbesserte sich die nächtliche Atmung. Am 10. postoperativen Tag konnten wir bei komplikationsloser lokaler Abheilung den nasalen Tubus entfernen. Zu dieser Zeit bestanden noch gelegentliche kurzfristige Apnoephasen. Die Sauerstoffsättigung blieb konstant über 80% während der Nacht.

Nach fünf Monaten zeigten sich lokal völlig reizlose postoperative Schleimhautverhältnisse. Die Operation hatte zu einer deutlichen Reduktion des Weichteilgewebes im Mund- und Rachenraum geführt. Im Schlaf zeigte sich die Atmung nun nahezu unbehindert. Apnoeepisoden wurden nur noch vereinzelt über Sekunden beobachtet. Das tägliche Schlafbedürfnis hatte sich auf altersgemäße Normalwerte eingestellt.

Zusammenfassend kann festgestellt werden, daß es durch einen begrenzten chirurgischen Eingriff gelungen ist, die drohende Tracheotomie zu umgehen und die respiratorische Situation und damit die gesamte Lebenssituation des kleinen Patienten entscheidend zu verbessern.

Es schließt sich die Empfehlung an, bei Patienten mit Fehlbildungen des Gesichtsschädels und respiratorischen Störungen nach lokalen mechanischen Ursachen wie z.B. Tonsillen-, Adenoid- oder Uvulahyperplasie zu forschen. Wie der vorliegende Fall zeigt, kann in einigen Fällen durch begrenzte, wenig beeinträchtigende Maßnahmen eine deutliche Besserung der respiratorischen Situation erreicht werden. Voraussetzung ist die individuelle, auf den Einzelpatienten abgestimmte präoperative Planung unter Einbeziehung der benachbarten Fachdisziplinen (Zahn-, Mund- und Kieferchirurgie, Neurochirurgie, Pädiatrie).

Videopräsentation II

270. R. Grossenbacher (St. Gallen):
Mikrochirurgische Denervation des Karotissinus bei schwerem Karotissyndrom

271. C. Walter (Heiden):
Die Korrektur der Sattelnase

272. K. Küttner, St. Bursch (Suhl):
Endoskopische Siebbeinchirurgie im Kindesalter

273. W. Stoll, W. Delank (Münster):
Visualisierung endonasaler Strömungen

274. G. Mlynski, L. Rauh, B. Mlynski, G. Aurbach (Greifswald/Göttingen):
Neue Erkenntnisse über den Atemstrom in der Nase

275. A. Skevas, J. Kastanioudakis, J. Lavrendakis, V. Daniilidis
(Ioannina/Griechenland):
Mikrochirurgische transmaxilläre Unterbindung der Arteria maxillaris

Videopräsentation III

276. R. Jankowski, J. Auque, C. Simon, M. Wayoff (Nancy): Endoskopische Chirurgie des Hypophysenadenoms

277. H. Behrbohm, K. Sydow (Berlin): Nuklearmedizinische Untersuchungen zum Sekrettransport in den Nasennebenhöhlen

278. H. Rudert (Kiel): Mikroskop- und endoskopgestützte Chirurgie der Nasennebenhöhlen

Darstellung der an der Kieler Klinik geübten Variante der mikroskop- und endoskopgestützten Nebenhöhlenchirurgie. Um wie in der Mikrochirurgie des Ohres und des Kehlkopfes beidhändig arbeiten zu können, wurde ein selbsthaltendes Nasenspekulum zusammen mit der Firma Karl Storz, Tuttlingen, entwickelt. Dieses hat ein 55 mm langes, glattes Blatt, das dem Septum anliegt und ein verkürztes, mit 3 Zähnchen versehenes Blatt, das der Apertura piriformis anliegt. Es wird von einem flexiblen, feststellbaren Spannarm, der am Narkosebügel des OP-Tisches befestigt ist, in situ gehalten. Die veränderte anatomische Situation wird jeweils durch Kippen des OP-Tisches ausgeglichen.

Der Eingriff wird mit dem Operationsmikroskop begonnen. Zunächst wird der Processus uncinatus abgetragen und ggf. die mittlere Muschel reduziert. Danach werden mit einer 30-Grad-Winkeloptik das Kieferhöhlenostium und das Infundibulum frontale im Hiatus semilunaris aufgesucht und erweitert. Unter dem Operationsmikroskop werden dann die Bulla ethmoidalis und bei Bedarf das hintere Siebbein und die Keilbeinhöhle eröffnet und ausgeräumt. Das Vorgehen wird an einem Patienten demonstriert, ebenso wie das postoperative Ergebnis. Die gezeigte Technik erlaubt eine Operation in Intubationsnarkose. Mit verschieden gebogenen Saugern wird mit der linken Hand das Operationsfeld von Blut freigehalten, so daß die rechte Hand ungestört die Operation durchführen kann. Die gezeigte Technik hat sich seit 4 Jahren bewährt.

Literatur

Rudert H (1988) Mikroskop- und endoskopgestützte Chirurgie der chronischen Nebenhöhlenentzündungen. HNO 36, 475–482

279. O. Michel, J. Gubitz, W. Rüßmann, E. Stennert (Köln): Erfahrungen mit der endoskopisch kontrollierten endonasalen Orbitadekompression bei endokriner Orbitopathie

Die Ätiologie der endokrinen Ophthalmopathie ist noch immer nicht geklärt. Diskutiert werden endokrine Störungen in der Schilddrüsen-Hypophysen-Achse oder ein von der Schilddrüse unabhängiger Autoimmunprozeß. Hierbei sollen Anti-Thyroglobulin-Komplexe an die Augenmuskeln binden und eine entzündliche Reaktion verursachen. Diese bewirkt ein Ödem und später eine Fibrose des Fett- und Bindegewebes. Fibroblasten deponieren zusätzlich Mukopolysaccharide in der Augenmuskulatur, so daß eine Volumenzunahme resultiert. Aus dieser Volumenzunahme des Orbitainhaltes resultiert ein Exophthalmus mit Proptosis und Lidretraktion, der einer Horn- und Bindehautentzündung Vorschub leistet. Die konservative Therapie besteht in der Gabe von Steroiden, Plasmapherese und Bestrahlung.

In schwerwiegenden Fällen kommt es schließlich durch Druck auf den Sehnerven zum Visusverlust, so daß eine chirurgische Orbitadekompression durchgeführt werden muß. An bisher 11 Patienten wurde dies an der Klinik und Poliklinik für Hals-Nasen-Ohren-Heilkunde der Universität zu Köln auf rein endonasalem Weg durchgeführt.

Die 3 Operationsschritte bestanden in einer endonasalen endoskopisch kontrollierten vollständigen Siebbeinausräumung in der Technik nach Wigand, der weiten Eröffnung der Kieferhöhle und der anschließenden schrittweisen Abtragung von Lamina papyracea und des Orbitabodens von medial nach lateral. Zuletzt wurde die Periorbita geschlitzt und das Orbitafett konnte in die neuen Räumen quellen. Vorteil bei diesem Vorgehen ist, daß diese palliative Maßnahme zu keinen äußeren Narben führt und die bei einem Caldwell-Luc oft auftretenden Spätkomplikationen vermieden werden. Nachteile sind die schwierige Abtragung des lateralen Orbitabodens unter Schonung des N. infraorbitalis.

Im Schnitt wurde durch den Eingriff ein Rückgang des Hertel-Index von 3–4mm erreicht. Dabei zeigte sich eine schwache Korrelation zu den präoperativen Ausgangswerten.

Alle Patienten hatten eine postoperative Visusverbesserung auf die Vorwerte und damit den gewünschten Operationserfolg. Im Falle der vorhandenen Doppelbilder konnte eine sich zu einem späteren Zeitpunkt anschließende Schieloperation zusätzliche Erleichterung schaffen. Intraoperative Komplikationen wurden nicht beobachtet.

Im Vergleich zu den anderen Methoden steht das endoskopische endonasale Operationsverfahren keinesfalls dem herkömmlichen transantralen oder extranasalen Verfahren nach und besitzt alle Vorteile des endonasalen Vorgehens. Für die Patienten ist es ein Vorteil, daß bei diesem nicht die Ursachen der endokrinen Ophthalmopathie kurierenden Vorgehen der Dekompression kaum zusätzliche Probleme geschaffen werden.

280. E. Stennert, J. Gubitz (Köln):
Rhino-frontale Septotomie — eine Methode zur Sicherstellung der Belüftungs- und Drainagewege zur Stirnhöhle

281. L.-P. Löbe (Halle):
Mikroskopisch kontrollierte Chirurgie bei Tumorbefall der Orbita — Möglichkeiten und Grenzen der Organerhaltung

282. R. Liebetrau, J. Thallemer, W. Draf (Fulda):
Die offene rhinobasale Schädelhirnverletzung — moderne rekonstruktive Möglichkeiten

Die definitive Sofortversorgung von Schädelbasisverletzungen unter plastisch-rekonstruktiven Gesichtspunkten wird nur durch die Kombination verschiedener Techniken möglich.

Am Beispiel einer 56jährigen Patientin mit einer offenen Stirnhöhlenvorder- und Hinterwandfraktur mit großem Duradefekt sowie multiplen Frakturen des Siebbeinzellsystems wird dies demonstriert. Unter Ausnutzung der bestehenden Weichteilwunde wird der Defekt von oben exponiert. Die endonasale mikroendoskopische Siebbeineröffnung und -ausräumung schließen sich an. Nach Darstellung der Stirnhöhlenhinterwandfraktur wird die Duraplastik mit Lösungsmittel — getrockneter Dura unter zusätzlicher Fixation der Stirnhöhlenvorderwand exakt reponiert, mit einem neuartigen Glasionomer-Zement fixiert und glatt geschliffen. Dadurch kann auf eine Plattenosteosynthese und auf einen Zweiteingriff zur Entfernung des Osteosynthesematerials verzichtet werden.

Drei Monate postoperativ bietet die Patientin ein gutes funktionelles und ästhetisches Ergebnis.

Videopräsentation IV

283. J. Heermann (Essen):
Ohrmuschelplastik mit anterioren Palisaden-Knorpelinzisionen und Gipsfixierung — postero-superiore Knorpelexzisionen und Catgut-Hautnähte

Wir verwenden eine Operationstechnik, bei welcher Hämatome und Perichondritiden äußerst selten beobachtet wurden (0,04%) und Fäden später nicht entfernt werden müssen: Der Eingriff erfolgt in ITN und Lokalanästhesie ambulant bzw. tagesstationär. Eine moderate Blutdrucksenkung erleichtert das Vorgehen. Die Operation kann ohne Assistenz ausgeführt werden. Feine Kanülen markieren die retroaurikuläre Inzision weit nach lateral. Der Schnitt entlang der Helix erfolgt zugleich durch Haut und Knorpel. Um Irritationen zu vermeiden, wird die Inzision nicht in den Bereich der Brillenbügel geführt.

Mit dem Septumelevatorium oder einer Präparierschere läßt sich die Haut vom Knorpel nach antero-lateral leicht abheben. Im hinteren oberen Bereich der Helix werden 3 bis 4 Dreiecke aus dem Knorpel von hinten herausgeschnitten und später in Verlängerung dieser Dreiecke die Vorderseite des Knorpels palisadenförmig eingeritzt. Auf diese Weise läßt sich der Knorpel mit dem neurochirurgischen Skalpell in die gewünschte Form modellieren. Spannungsstellen können durch Kreuzinzisionen entspannt werden. Die normalen Rundungen der Scapha werden nachgebildet und scharfe Kanten vermieden. Nähte durch den Knorpel sind überflüssig und können zu Nekrosen führen. Nur kleine Hautstücke oben lateral und im Bereich des Ohrläppchens werden entfernt. Aus der Concha bis zur Anthelix kann ein halbmondförmiges Knorpelstück entnommen werden. Wenn der Antitragus gekippt ist, wird der Knorpel unterhalb ganz durchtrennt.

Zur Formung des Ohrläppchens oder zur Verkleinerung kann Fett reseziert werden.

Für die retroaurikuläre Hautnaht verwenden wir Catgutfäden, die sich später spontan auflösen. Die Einstiche liegen bewußt weit auseinander, damit Blut abfließen kann zur Vermeidung von Hämatomen. Der Gehörgang wird für 2 Tage mit Gaze ausgestopft, damit Gips nicht in den Gehörgang läuft. Anschließend erfolgt die äußere Gipseinlage mit kleinen Stükken für 2 bis 3 Wochen, um die operativ geschaffene Form zu fixieren und eine Hämatombildung zu vermeiden.

Der Druckverband muß zum rechten Zeitpunkt erfolgen, wenn der Gips schon angezogen hat, jedoch noch nicht ausgehärtet ist. Die Entfernung des Kopf- und Druckverbandes mit der Gaze im Gehörgang erfolgt nach 2 Tagen. Danach genügen Ohrenklappen. Bei kleinen Kindern und familiär ungünstigen sozialen und hygienischen Verhältnissen wird der erste Druck- und Kopfverband für 2–3 Wochen belassen. Bei großen Entfernungen zum Heimatort kann der Verbandswechsel nach 2 Tagen und die Gipsentfernung nach 2–3 Wochen auch vom Hausarzt oder vom Patienten selbst vollzogen werden.

Bei jährlich ca. 100 Ohrmuschelkorrekturen in 25 Jahren haben wir nur in einem Fall ein Hämatom mit anschließender Infektion beobachtet.

284. H. Maier, J. Zöller, P. Waldecker-Herrmann (Heidelberg):
Gaumenrekonstruktion mit Wangenschleimhaut-, Masseter- und Pharynxlappen

285. F. X. Brunner (Würzburg):
Mikrovaskuläre Übungsoperationen

Videopräsentation V

286. H. W. Pau, J. Hartwein, J. Chr. Engelke (Hamburg): Tympanoplastik: Trommelfell-Transplantatmaterialien im biologischen und physikalischen Vergleich

Bei Tympanoplastiken haben sich zum Trommelfellverschluß oder -ersatz einige körpereigene Gewebe so bewährt, daß unseres Erachtens der Einsatz von Fremdmaterialien verzichtbar ist. Die am häufigsten verwendeten und hier von uns untersuchten Gewebe sind: Temporalisfaszie, Perichondrium oder Knorpel – meist in Verbindung mit Perichondrium. Auch wenn mit allen genannten Geweben gute Ergebnisse erzielbar sind, gibt es doch Unterschiede, die hier dargestellt werden sollen.

Verfügbarkeit, intraoperative Handhabung und postoperatives Ergebnis sind bei den 3 Materialien durchaus vergleichbar, wobei bei letzteren Faktoren sicher Indikation und Erfahrung des Operateurs eine größere Rolle spielen als Materialeigenschaften. Die Verwendung von Knorpel, die im Film in verschiedenen Variationen gezeigt wird, erscheint insofern günstiger, als dies Gewebe auch im längeren postoperativen Verlauf als solide Membran erhalten bleibt und nicht die besonders bei Faszie häufiger beobachteten Atrophien oder Verwachsungen zur medialen Paukenwand aufweist. Dabei kann die Knorpel-(+Perichondrium-)Membran trotz vermeintlicher Starrheit funktionell ausgezeichnet sein. Laserinterferometrische Untersuchungen in vitro, die natürlich die in-vivo-Verhältnisse nur unzulänglich imitieren, zeigen, daß die Schallübertragung bei den drei getesteten Geweben durchaus in vergleichbarem Rahmen liegen.

Die Untersuchungsergebnisse sowie gute eigene Erfahrungen, die sich mit denen der Literatur decken, lassen uns immer häufiger zu Knorpel (mit Perichondrium) bei der Tympanoplastik greifen.

287. F. Schön, J. Müller (Würzburg): Die innere Mechanik des Trommelfells

288. J. Müller, G. Geyer, J. Helms (Würzburg): Die Verwendung von Glasionomerzement in der Chirurgie des Cochlea Implant

289. E. Richter (Linz): Stapesrevisionen

290. J. Gubitz, E. Stennert, W. F. Thumfart, C. Pototschnig (Köln): Die elektrophysiologische Diagnostik der peripheren Fazialisparese

291. G. Oberascher, E. Alzner (Salzburg): Gold-weight implants zur Lidrehabilitation bei Fazialisparesen

Posterausstellung

292. U. Schwab, G. Geyer (Würzburg):
Das Ionomerzement-Knochen-„Interface" im Felsenbein des Kaninchens

293. P. Chr. Rausch, F. Rolfs, W. Chieschinger, Chr. Arglebe (Göttingen):
Anreicherung von Hämatoporphyrinderivat in Nacktmaus-Geweben und transplantierten Tumoren im zeitlichen Verlauf

294. L. Gallucci, G. Altissimi, Chr. von Garrel, C. Simoncelli (Perugia/Italien):
Positionsrhinomanometrische Untersuchungen zur funktionellen Chirurgie der Nasenmuscheln

Einleitung

Die Einnahme einer horizontalen Lagerung beeinflußt auf physiologische Weise den Luftdurchgängigkeitsgrad der Nasenhaupthöhlen. Die daraus resultierende nasale Widerstandssteigerung ist einerseits Ausdruck einer Erhöhung des hydrostatischen Drucks der Vena jugularis interna, andererseits auf die vor allem durch die Seitenlagerung ausgelösten neuro-vegetativen Interferezen zurückzuführen.

Das Ziel unserer Studie war die Validitätsprüfung der funktionellen Chirurgie der Nasenmuscheln mittels prä- und postoperativer aktiver anteriorer Positionsrhinomanometrie.

Material und Methode

25 an perennialer vasomotorischer Rhinitis leidende Patienten (10 Männer und 15 Frauen, Durchschnittsalter 27,4 Jahre) wurden vor sowie 3, 6 und 12 Monate nach chirurgischer Behandlung mittels bilateraler submukosaler anteriorer Turbinoplastik einer aktiven anterioren Positionsrhinomanometrie unterzogen. Die Untersuchungen wurden mit einem Digitalrhinomanometer Markos NR4 durchgeführt. Der Volumenfluß wurde bei einem vorbestimmten Druckwert von 150 Pascal und unter Standardbedingungen (Lufttemperatur 22–26°C, Luftfeuchtigkeit 50–60%, Untersuchungsdauer 30–35 min) bestimmt. Die Nasenwiderstandsmessungen wurden bei konstanter Sequenzeinhaltung am sitzenden Patienten für die Ermittlung der Basalwerte, danach in Rückenlage, rechter und linker Seitenlage durchgeführt. Bei jeder Positionsänderung wurde vor der erneuten Messung ein dreiminütiges Intervall eingelegt.

Ergebnisse

Die präoperativ ermittelten Werte der mittleren prozentualen Widerstandssteigerungen lagen bei allen einzunehmenden Positionen höher als bei denen einer aus 40 gesunden Probanden zusammengesetzten Kontrollgruppe. Diese Ergebnisse bestätigen die der perennialen vasomotorischen Rhinititis eigene Dysreagibilität des Nasenmuschelschwellgewebes bei Einnahme von horizontalen Positionen.

Die postoperativen Kontrolluntersuchungen zeigten eine eindeutige und andauernde Reduzierung der nasalen Dysreaktivität als Beweis für ein gutes chirurgisches Resultat.

Schlußfolgerungen

Die Positionsrhinomanometrie stellt eine zuverlässige Untersuchungsmethode für die Diagnostik von vasomotorischen Dysfunktionen bei Rhinopathia vasomotrica und für die postoperative Verlaufskontrolle der funktionellen Chirurgie der Nasenmuscheln dar.

295. C. Hauser-Kronberger, G. W. Hacker, W. Muss, K. W. Albegger (Salzburg):
Immunreaktives Helospectin: Verteilung und Colokalisation mit VIP/PHM in den oberen Luft- und Speisewegen

296. E. Löhle, D. Kaiser, W. Blickle (Freiburg):
Ultrastruktur der Nasenschleimhaut von Patienten mit Bronchiektasen

297. J. Meuser, P. Fiegert, W. J. Heppt (Heidelberg):
Umweltschutz im HNO-Bereich

298. St. Wenig, W. J. Heppt (Heidelberg):
Nasenschleimhautveränderungen bei positivem Nickelprovokationstest

299. K. Kirchof, I. A. Born, H. Maier (Heidelberg):
Supraglottisches adenoid-zystisches Karzinom — ein Fallbericht

300. L. Stork, W. Bergler, A. Schadel (Mannheim):
Einsatz von Beta-Interferon bei Patienten mit Nasopharynxkarzinomen
der high-risk-Gruppe

301. H.-J. Suttner, W. G. Hosemann, G. Röckelein (Würzburg):
Histologische Stufenschnitt-Untersuchungen an Siebbeinpräparaten
bei Polyposis nasi

Bei 270 Verstorbenen wurde im Rahmen der Sektion das Siebbeinzellsystem einer Seite eröffnet. In vier Fällen (= 1,5%) wurde eine Polyposis nasi diagnostiziert und die gegenseitige Siebbeinhälfte daraufhin im Block entnommen. Einer der Verstorbenen litt an einem Intrinsic Asthma. Nach Entkalken wurden bisher drei Siebbeinblöcke in insgesamt 880 frontal angelegten Stufenschnitten histologisch aufgearbeitet. Die Untersuchung der intakten, chronisch entzündlich veränderten Siebbeinzellen ergab unterschiedlichste Polypenformen, Polypen unterschiedlicher Konsistenz und Lokalisation. Bemerkenswert waren einige Polypen, die jeweils innerhalb einer Siebbeinzelle lagen und keine Verbindung zum Nasenlumen aufwiesen. Diese entsprechen der von uns klinisch oft beobachteten isolierten Sinusitis ethmoidalis. Auffallend häufig fanden sich Lymphangiektasien in der Lamina propria der entzündlich veränderten Nasen- und Nasennebenhöhlenschleimhaut. Das respiratorische Epithel der Polypenoberfläche war — bis auf einige Polypen, die Oberflächenerosionen aufwiesen — intakt

(erhaltene Basalmembran). In diesen Fällen fanden sich im Polypenkopf konzentrierte Rundzellinfiltrate. Ob hier ein Reepithelisierungsprozeß ablief, läßt sich nicht mit Sicherheit feststellen. Drüsenstrukturen waren in den Polypen nur selten nachweisbar. Bei vorhandenen Drüsen zeigten sich diese an der Polypenbasis bzw. in den Polypenstiel hineinreichend. Im Polypenkopf waren in keinem der von uns untersuchten Schnitte glanduläre Strukturen darstellbar.

Möglicherweise enstehen Polypen durch Ausstülpungen des respiratorischen Epithels — hervorgerufen durch einen vermehrten Gewebedruck in der Lamina propria infolge eines entzündlich bedingten Schleimhautödems. Die Epithelausstülpungen können, sofern sie eine horizontale Wachstumsrichtung einnehmen, Hohlräume bilden. Somit können zystische Strukturen entstehen durch eine Schleimsekretion der Becherzellen. Eine weitere Vermehrung des Polypenstromas scheint durch Transsudation/Exsudation von Eiweißen aus den einen Polypen versorgenden Gefäßen möglich.

302. K. Waldner, H. Luckhaupt, G. Bertram (Dortmund):
Perioperative Antibiotikaprophylaxe in der HNO-Heilkunde

303. H. Luckhaupt, G. Bertram (Dortmund):
Palliative Therapie bei Patienten mit inkurablen Kopf-Hals-Tumoren

304. H.-J. Ravens (Essen):
Verbesserung der Applikation von Dosieraerosolen nach Laryngektomie

305. Ph. Dost, G. Rudofsky (Essen):
Funktions-Doppler-Sonographie der Unterarmarterien vor freiem Lappentransplantat

306. O. Schwetschke, H. Maier, I. A. Born (Heidelberg):
Speichelgangszyste der Parotis und Adenokarzinom

307. P. Meyer, E. Werner, R. Schmidt, W. Grützmacher (Greifswald):
Zur Beeinflussung der kochleären Durchblutung des Meerschweinchens durch den Kalziumantagonisten Nimodipin

308. A. Holly, V. Schilling, P. Pitzke, J. Bujía (München):
4F2-Antigen als Aktivierungsmarker bei Keratinozyten: Immunhistochemische Untersuchung

Die Bestimmung von Aktivations- und Proliferationseigenschaften von Plattenepithelkarzinomen im Kopf-Hals-Bereich als mögliche Prognose-Marker ist Gegenstand intensiver Forschung.

Ziel dieser Arbeit war es festzustellen, ob der monoklonale Antikörper FG1/8, der das Antigen 4F2 erkennt und an Zellen und Tumoren lymphoiden Ursprungs genau untersucht ist, geeignet ist als Aktivations- bzw. Proliferationsmarker für Keratinozyten bzw. normales oder neoplastisches Gewebe epithelialer Herkunft.

4F2 ist ein 120 kd schweres heterodimeres Molekül mit einer transmembranösen Lage. Aufgrund dieser Eigenschaft werden ihm Membrankonfigurationsänderungen zur Passage von Kalzium-Ionen zugesprochen. Seine Genstruktur spricht für eine Verwandtschaft mit einer Genfamilie, die assoziiert wird mit Zellwachstum- und Teilung.

An Gefrierschnitten und Zytoausstrichen haben wir Zellen bzw. Gewebe epithelialen Ursprungs wie Keratinozyten, normale Haut, Tonsillen, Plattenepithelkarzinomzellinien und Plattenepithel-Karzinome immunhisto- und immunzytochemisch mit der alkalischen Phosphatase-anti-alkalischen-Phosphatase-Methode untersucht. Als Kontrolle dienten verschiedene Zellen lymphoider und mesenchymaler Herkunft (PHA-stimulierte und nicht stimulierte Lymphozyten, Fibrozyten und Chondrozyten).

Verhornendes mehrschichtiges Plattenepithel gesunder Haut zeigt beim Nachweis von 4F2 eine zytoplasmatische Anfärbung basaler Zellschichten mit einer membranständigen Verstärkung. Deutlich heben sich Gewebeanteile, die mitotisch aktiv sind wie Haarfollikel- und Drüsenepithelien, hervor. Im unverhornten Plattenepithel entzündeter Tonsillen finden sich vereinzelt Anfärbungen bis ins Stratum spinosum. Bei Plattenpithelkarzinomen fanden sich verschiedene Anfärbungsmuster, zum einen Karzinome mit einer homogenen Anfärbung aller Zellschichten, zum anderen Anfärbungen basaler und parabasaler Zellagen, die sich deutlich im Anfärbungsgrad von normaler Haut unterscheiden.

Die beschriebenen Ergebnisse legen nahe, daß mit Hilfe des monoklonalen Antikörpers FG1/8, der das Antigen 4F2 erkennt, das Aktivations- bzw. Proliferationsverhalten von Zellen und Geweben epithelialer Herkunft, wie Plattenepithelkarzinome des Kopf-Hals-Bereiches, immunhistochemisch bestimmt werden kann.

309. M. Stammberger, V. Schilling, P. Pitzke, J. Bujía (München):
ELISA zur selektiven Quantifizierung von Autoantikörpern gegen Zytokeratine

Das Zytoskelett der Keratinozyten wird von Tonofilamenten aus Zytokeratin-Polypeptiden aufgebaut. Diese werden beim Keratinozytenzerfall dem Immunsystem zugänglich und können so als Autoantigene wirken. Bei hyperkeratotischen Hauterkrankungen wie Psoriasis vulgaris konnten Autoantikörpererhöhungen gegen epidermale Zytokeratine beobachtet werden.

Die Etablierung dieser ELISA-Methode wurde an einer Gruppe gesunder Probanden (n = 24) durchgeführt. Es wurden hochgereinigte Zytokeratine (1; 5a; 5b; 10b) in einem Puffergemisch (50mM Tris, 8M Urea, 100mM ME) gelöst. Hiermit wurden Mikrotiterplatten 12h bei 4°C beschichtet. Eine optimale Plattenbeschichtung wurde bei einer Keratinkonzentration von 1µm/100µl Pufferlösung erzielt. Pro Proband wurde eine logarithmische Serumverdünnungsreihe ausgetestet. Zur Spezifitätsprüfung wurden die Platten mit Keratin in aufsteigender Konzentration beschichtet. Es zeigte sich eine charakteristische Sättigungskinetik. Negativkontrollen dienten dem Ausschluß unspezifischer Bindungen. Bei allen Probanden wurden Antikörper gegen epidermale Zytokeratine festgestellt. Ungefähr 80 Prozent der Untersuchten zeigten ELISA-Titer, die in einem Titer-Bereich zwischen 1:10 und 1:640 lagen.

Da diese ELISA-Methode eine quantitative Bestimmung von Autoantikörpern gegen verschiedene Zytokeratine erlaubt, eignet sie sich für die weitere Abklärung einer möglichen pathophysiologischen Rolle dieser Autoantikörper bei HNO-Erkrankungen mit erhöhtem Keratinozytenzerfall wie beispielsweise Plattenepithelkarzinomen oder Cholesteatomen.

310. P. Pitzke, J. Bujía, E. Wilmes, C. Hammer (München):
Allogene Knorpeltransplantation: HLA-Klasse-II-Antigen-Expression von frisch isolierten sowie langzeitkultivierten Chondrozyten in verschiedenen Kultursystemen

Knorpeltransplantate in der Kopf-Hals-Chirurgie werden bisweilen resorptiv zerstört. Solche Resorptionen gefährden das chirurgische Ergebnis. Für sie werden unter anderem immunologische Vorgänge mit HLA-Klasse-II-Antigen-Beteiligung verantwortlich gemacht. Bei vitalem autologem Transplantat können HLA-Klasse-II-Antigene tragende Chondrozyten proteolytische Enzyme freisetzen und somit zur Knorpelzerstörung beitragen. Bei konservierten Transplantaten wird möglicherweise über noch erhaltene Klasse-II-Antigene eine immunologische Abwehrreaktion getriggert. An klinischem Material konnten HLA-Klasse-II-Antigene bisher nur im Einzelfall nachgewiesen werden. Andererseits gelang regelhaft ihre Induktion auf Knorpelzellen in Monolayerkulturen. Diesem Kultursystem werden jedoch starke Dedifferenzierungserscheinungen zugeordnet. Somit war es notwendig, Kultursysteme, die den in-vivo-Verhältnissen näherstehen, auf eine mögliche HLA-Klasse-II-Antigen-Induzierbarkeit hin zu untersuchen. Zu diesem Zweck verwendeten wir humanes Knorpelgewebe, das nach Aufbereitung in Monolayer-, Suspensions-, Agar-, Alginat- und Knorpelorgankulturen eingesetzt wurde. Die Kulturbedingungen wurden bis zu 60 Tage aufrechterhalten. Die HLA-Klasse-II-Antigen-Induktion erfolgte jeweils über die Zugabe von 200U/ml Interferongamma fünf Tage vor den Untersuchungszeitpunkten am Kulturtag 5, 30 und 60. Der Nachweis induzierter HLA-Klasse-II-Antigene erfolgte immunhisto- und immunzytochemisch sowie durchflußzytometrisch.

Als Ergebnis ist festzuhalten, daß in sämtlichen Kultursystemen eine HLA-Klasse-II-Antigen-Induktion nachzuweisen war. Die Antigenexpression war mit stets mehr als 80% positiver Zellen (bezogen auf den Prozentsatz in Kultur vitaler Zellen) deutlich ausgeprägt. Signifikante Unterschiede in der Intensität der Antigen-Expression zwischen den verschiedenen Kultursystemen konnten nicht festgestellt werden. Als Schlußfolgerung ergibt sich hieraus, daß die HLA-Klasse-II-Antigen-Expression keine Spezifität der Chondrozyten-Monolayer-Kultur ist. Sie wird vielmehr auch regelhaft in Kultursystemen erzielt, die den in-vivo-Verhältnissen in morphologischer und funktioneller Hinsicht relativ nahestehen.

311. R. Schmidbauer, A. Riederer, Chr. Zietz, Th. Vogl (München):
Lymphoepitheliale Zysten bei HIV-infizierten Patienten im Kopf-Hals-Bereich: Eine Studie zur gehäuften Inzidenz

Lymphoepitheliale Zysten (LEZ) sind seltene Veränderungen (0,4%) der Speicheldrüsen. Neben der Entstehung aus embryonalen Anlageresten wird die Genese aus epithelialen Residuen in Lymphknoten der Speicheldrüsen diskutiert. Bei einer Durchschnittsgröße von 1cm sind LEZ zumeist einseitig anzutreffen, das Durchschnittsalter der Patienten beträgt 80 Jahre. Die Zysten sind mit einem mehrschichtigen, abgeflachten, teilweise verhornenden Plattenepithel ausgekleidet und werden von lymphoidem Gewebe mit hyperplastischen Lymphfollikeln umgeben.

Seit 1986 wurden an der Hals-Nasen-Ohren-Klinik der Universität München (LMU) 195 HIV-Patienten untersucht. 14mal waren Speicheldrüsenveränderungen zu sehen. LEZ traten bei 6 HIV-Infizierten auf. Bei keinem Patienten wurde bis dahin ein manifestes Immunmangelsyndrom (AIDS/CDC Stadium IV) diagnostiziert. Alle Befunde wurden radiologisch

(Ultraschall und Kernspintomographie), histologisch und immunhistochemisch abgeklärt.

Unsere Untersuchungen ergaben, daß LEZ bei HIV-Infizierten relativ häufig (>3%) auftreten. Eine amerikanische Studie (Huang 1991; n = 148) ermittelt sogar eine Inzidenz von >8%. Die Patienten waren deutlich jünger, die Zysten hatten zumeist einen größeren Durchmesser und traten zudem bilateral auf. Sowohl im Zysteninhalt als auch im Zystenstroma konnte ein positiver HIV-Nachweis geführt werden. Bei HIV-Patienten werden deshalb lokale virale Infektionen (HIV) oder Autoimmunreaktionen als ätiologische Faktoren dikutiert. Ergänzend zum klinischen Bild helfen bildgebende Verfahren, wie Ultraschall und Kernspintomographie sowie die Biopsie, maligne Erkrankungen von lymphoepithelialen Zysten abzugrenzen.

312. A. Jolk, H. Berger, J. Bujía, E. Wilmes (München): Stent: Eine Behandlungsmethode der intrathorakalen Tracheomalazie

Metallische Endoprothesen (Stents) wurden bisher mit Erfolg nur in der palliativen Therapie lebensbedrohender Stenosierungen der Atemwege durch zentrale Bronchialkarzinome eingesetzt. Dieses Therapiekonzept einer intraluminalen Schienung ohne Lumenverlust wird schon seit längerer Zeit in der Angiologie praktiziert. Erstmals wurden Wallstents zur Behandlung einer langstreckigen Tracheomalazie erfolgreich eingesetzt.

Die von uns implantierten Endoprothesen („Wallstent", Schneider, Zürich, CH) bestehen aus einem zirkulär gewobenen, selbstexpandierenden Drahtgeflecht. Diese wurden über einen 9 F.-Arbeitskatheter tracheoskopisch unter Durchleuchtung in den malazischen Anteil der Trachea plaziert. Die Stents haben eine Kaliber von 16 mm und eine Länge von 60 mm. Nach Entfernen des Katheters verbleibt der Stent durch seine Eigenspannung fest in der gewählten Position.

Bei unserer 67jährigen Patientin entwickelte sich nach Langzeitintubation eine vom Ringknorpel bis zur Bifurkation reichende, progrediente Tracheomalazie. Innerhalb eines halben Jahres wurden nacheinander insgesamt drei Stents des oben beschriebenen Kalibers in Allgemeinnarkose implantiert. Das hier gezeigte Stent-Prinzip zur Behandlung einer langstreckigen, intrathorakalen Tracheomalazie erscheint in verschiedener Hinsicht sehr attraktiv. Einmal ist die Methode wenig aufwendig und für den Patienten kaum belastend. Ferner ist bei diesem Stent-Verfahren die zu vernachlässigende Beeinträchtigung des Tracheallumens gegenüber konventionellen Platzhaltern von großem Vorteil. Bisher mußten bei der Patientin zweimal im Bereich des ehemaligen Tracheostomas kleine Granulationen abgetragen werden. Die Endoprothesen wurden bisher komplikationslos toleriert; Dislokationen der Stents oder entzündliche Schleimhautalterationen wurden nicht beobachtet. Mit diesem Behandlungsverfahren wurde unserer Patientin eine suffiziente Atmung ermöglicht.

313. M. P. Jaumann, W. Eckrich, G. Schwinger (Göppingen): Neurotoxische Schäden durch halogenierte Kohlenwasserstoffe: Früherkennung mittels akustisch evozierter Potentiale (AEP)

314. P. Federspil, P. Kurt, P. Altmeyer, A. Koch (Homburg/Saar): Experimentelle Untersuchungen zur Pharmakokinetik von Ciprofloxacin und Pefloxacin

Ziel unserer Untersuchungen war, die Pharmakokinetik von Ciprofloxacin und Pefloxacin in Perilymphe, Glaskörper, Kammerwasser, Liquor und Serum am Meerschweinchen zu bestimmen. Der Versuchsaufbau war für beide Substanzen nahezu identisch. Beide Antibiotika wurden in einer Dosierung von 200 mg/kg/KG intraperitoneal verabreicht. Jeweils 42 Tiere wurden in 7 Gruppen mit 6 Tieren aufgeteilt. Es wurden ½, 1, 2, 4, 6 und 16 bzw. 19 Stunden nach der Injektion bei den entsprechenden Gruppen Blut, Liquor, Kammerwasser, Glaskörper und Perilymphe gewonnen. Die Konzentrationsbestimmungen erfolgten für Ciprofloxacin mit einer mikrobiologischen Methode und für Pefloxacin mit einer HPLC-Methode. Bei den Kontrolltieren konnten keine Antibiotikaspiegel gemessen werden. Der Ciprofloxacin-Konzentrationsverlauf entspricht einem 2-Kompartiment-Modell. Bemerkenswert ist die langsame Elimination, die die bestimmende Größe ist. Die Abgabe aus dem Gewebe in das Serum (k21 : 1,31 1/h) verläuft schneller als die Aufnahme in das Gewebe (k12 : 1,07 1/h). Unter den pharmakokinetischen Parametern findet sich ein großes Verteilungsvolumen (5,12 l/kg), eine kurze Verteilungshalbwertzeit (0,31 h) bei recht langer Eliminationshalbwertszeit (5,44 h) aus dem zentralen Kompartiment Serum. In den tieferen Kompartimenten gelten die Regeln eines 1-Kompartiment-Modells. Der Glaskörper erreicht mit der kleinsten Aufnahme-Halbwertszeit (0,18 h) die Maximalkonzentration am schnellsten, während die Perilymphe am langsamsten Höchstspiegel erreicht.

Die höchste Maximalkonzentration erreicht das Kammerwasser (3,5 mg/l) mit etwa 10% der Serumkonzentration. Während in der Perilymphe die niedrigsten Spiegel erreicht werden, finden wir hier die relativ längste Abgabe-Halbwertszeit (6,34 h). Für Pefloxacin gelten dieselben Modelle im Serum (2-

Kompartiment-Mod.) und im Gewebe (1-Kompartiment-Mod.). Pefloxacin gelangt schneller in die peripheren Flüssigkeitsräume (k 12 : 0,59 l/h) als von da wieder zurück ins Serum (k 21 : 0,37 l/h). Die pharmakokinetischen Parameter für das Serum ergeben: ein kleines Verteilungsvolumen (1,33 l/kg), eine Verteilungs-Halbwertszeit von 0,86 h und eine terminale Eliminations-Halbwertszeit von 4,39 h. Die Maximalkonzentrationen werden bei der kürzesten Aufnahme-Halbwertszeit in Liquor und Perilymphe am schnellsten erreicht. Am lang-

samsten steigen die Spiegel im Glaskörper (t½ in : 0,79 h), wo sie auch am langsamsten wieder sinken (t½ aus : 4,64 h). Die höchste Maximalkonzentration findet sich im Kammerwasser (c_{max} : 53,67 mg/l) mit etwa 50% der Serumspiegel.

Sowohl für Ciprofloxacin als auch für Pefloxacin läßt sich kein Anhalt für eine Retention in der Perilymphe finden, diese ist jedoch für Pefloxacin in Kammerwasser und Glaskörper nicht auszuschließen.

315. G. Reuter, H. Leysieffer, H.-P. Zenner (Tübingen): Langsame und schnelle Bewegungen isolierter äußerer Haarzellen des Meerschweinchens auf Schallstimulation

316. A. Ptok, K. E. Linder, K. McClatchey, T. E. Carey (Tübingen): Charakterisierung des monoklonalen Antikörpers 7F11 gegen das papillomvirusinduzierte VX2-Karzinom des Kaninchens

Karzinome des Kopf-Hals-Bereiches sind teilweise Papillomvirus-assoziiert (Stremlau et al. 1987). Im letzten Jahr wurde über die Etablierung und Charakterisierung von permanenten in-vitro-Zellinien des CRPV (cottontail rabbit papillomavirus)-induzierten transplantierbaren VX2-Karzinoms des Kaninchens berichtet (Ptok et al. 1991). Da es wünschenswert ist, VX2-Karzinomzellen in vivo oder in vitro lokalisieren und von anderen, nicht papillomvirus-induzierten Karzinomzellen unterscheiden zu können, wurde in der vorliegenden Studie untersucht, ob es möglich ist, einen solchen spezifischen Marker für VX2-Zellen generieren zu können.

Hierfür wurden die eingangs erwähnten Zellinien UM-VX2-1 und -2 neben VX2 als Antigen benutzt, um einen monoklonalen Mausantikörper zu gewinnen. Screeninguntersuchungen der aus der Fusionierung der Milzlymphozyten einer immunisierten Maus mit einer nicht-sezernierenden Myelomlinie (Sp2/0) gewonnenen sezernierenden Hybridome zeigten eine ausgeprägte Immunreaktivität im ELISA und in der Immunhistochemie gegen VX2, nicht aber gegen normale Kaninchen-

fibroblasten, Haut, Leber, Muskel, Lunge, Milz oder Darm. Der monoklonale IgG_1-Antikörper 7F11 zeigt eine starke Immunfärbung von VX2-Zellmembranen. Weder normale Kaninchenfibroblasten noch mit dem CRPV-Genom transfizierte, nicht-tumorigene NIH3T3 exprimierten das durch 7F11 erkannte Antigen. Im Western Blot mit den VX2-Zellinien bzw. Fibroblasten als Kontrolle identifiziert 7F11 ein 400 kDa VX2-spezifisches Protein. Diese Ergebnisse deuten darauf hin, daß das 7F11-Epitop-tragende Protein eine VX2-spezifische Struktur ist. VX2-Carcinomzellen scheinen somit durch die Bindung des 7F11-Antikörpers spezifisch markiert und erkannt werden zu können. Ob es sich dabei um ein virales Gen oder ein Genprodukt des Wirts handelt, muß noch untersucht werden. Des weiteren wird untersucht werden, ob das 7F11-Antigen ein Transformationsantigen sein könnte, dessen Struktur und Metabolismus wichtige Hinweise für die Onkogenese viral induzierter Karzinome, wie sie z.B. auch im Larynx vorkommen, geben könnte.

317. R. Lenk, S. Jovanovic, A. Berghaus, G. Bornhöft (Berlin): Zur Differentialdiagnostik intraorbitaler Raumforderungen — Eine Falldarstellung

Intraorbitale Raumforderungen können primär in der Orbita entstehen oder sekundär im Rahmen einer Systemerkrankung, eines malignen Tumors oder eines entzündlichen Geschehens von den benachbarten anatomischen Strukturen ausgehend in die Augenhöhle vordringen. In der Orbita kommen auf engstem Raum alle Gewebselemente des menschlichen Organismus vor. Entsprechend breit ist das differentialdiagnostische Spektrum der tumorösen Erkrankungen der Orbita. Man kann die intraorbitalen Raumforderungen in drei Hauptgruppen einteilen:

1. Akute oder subakute entzündliche Prozesse
2. Benigne und maligne Neubildungen
3. Pseudotumoren

Den HNO-Arzt beschäftigen in erster Linie orbitale Komplikationen von Nasennebenhöhlenerkrankungen. Zur Illustration der differentialdiagnostischen Probleme, die trotz der zur Verfügung stehenden bildgebenden Verfahren auftreten können, soll folgende Falldarstellung beitragen:

Kasuistik

Eine 68jährige Patientin suchte die Erste Hilfe unseres Hauses wegen seit einem Tag bestehender Doppelbilder und einer zunehmenden Sehminderung des rechten Auges auf. Die klinische Untersuchung ergab eine massive Protrusio bulbi rechts mit einer Verlagerung des Bulbus nach caudal und eine Schwellung und Rötung des rechten Oberlids. Im übrigen unauffälliger Hals-Nasen-Ohrenstatus. Die ophthalmologische Untersuchung ergab eine Amblyopie und Ptosis rechts. Die konventionellen Röntgenaufnahmen der Nasennebenhöhlen zeigten außer einer rundlichen Verschattung im Bereich der rechten Orbita keine Auffälligkeiten. Auf dem CT stellte sich ein kugeliger, weichteildichter Tumor im rechten Orbitatrichter dar, der von einer Kapsel umgeben war, den Bulbus imprimierte und bis an den Nervus opticus heranreichte, ohne ihn zu infiltrieren. Die rechte Stirnhöhle und das rechte Siebbein waren gut belüftet. Der Tumor wurde wegen der zunehmenden Visusminderung sofort über eine mediale Orbitotomie exstirpiert. Intraoperativ zeigte sich ein zystischer Tumor, der makroskopisch am ehesten einer Mukozele entsprach. Er konnte in toto entfernt werden. Es bestand keine Verbindung zum Nasennebenhöhlensystem. Postoperativ waren die Protrusio bulbi und die Doppelbilder nicht mehr nachweisbar. Die histologische Aufarbeitung des Operationspräparates ergab den Befund einer von den Tränendrüsenausführungsgängen oder der Tränendrüse selbst ausgehenden Zyste. Der Zysteninhalt entsprach eingedicktem Sekret. Er enthielt weder Mucopolysaccharide noch Mucoproteine, die für das Sekret einer von den Nasennebenhöhlen ausgehenden Zele typisch wären. Darüber

hinaus war das die Zyste auskleidende Epithel zweischichtig und kubisch. Flimmerepithel oder schleimbildende Becherzellen fanden sich nicht.

Diskussion

Das CCT mit freien und reizlosen Nasennebenhöhlen, der intraoperative Befund und die Histologie ergeben in der Zusammenschau die Diagnose einer sehr seltenen, intraorbitalen Tränenwegs- oder Tränendrüsenzyste. Auffällig war der foudroyante Verlauf ohne die klassischen Zeichen eines akut entzündlichen Geschehens. Es zeigt sich an diesem Beispiel, daß die Klinik nicht immer einen Rückschluß auf die Genese einer intraorbitalen Raumforderung zuläßt. Wegen der enormen Vielfalt der Differentialdiagnosen bei einer eher stereotypen Klinik ist der frühe Einsatz moderner bildgebender Verfahren (CCT/NMR) gerechtfertigt. Eine definitive differentialdiagnostische Abklärung ist allerdings oft nur durch die chirurgische Exploration der Orbita möglich. Die Behandlung der intraorbitalen Raumforderungen ist eine Aufgabe, die im Einzelfall durch eine enge interdisziplinäre Kooperation mit anderen Fachdisziplinen, in der Regel den Augenärzten und den Neurochirurgen, gelöst werden muß.

318. C. von Garrel, G. Ricci, E. Molini, N. Alunni (Perugia/Italien): Ein Fall von Cogan-Syndrom: Audio- und vestibularisdiagnostische Befunde

Klinischer Fall

Nadia L., 22 Jahre, Studentin. Bei der stationären Aufnahme zeigte die Patientin eine aus hochgradiger Schwerhörigkeit, Tinnitus, objektivem rotatorischen Schwindelgefühl, bilateraler interstitieller Keratitis und zerebellärem Syndrom mit ataktischer Gangart zusammengesetzte Symptomatik, die wenige Tage nach einem Influenza-Infekt eingesetzt hatte.

Die hämatologische Untersuchung ergab eine hämolytische Anämie und Neutrophilie. Die Bestimmung der Komplementfaktoren C3 und C4 sowie das Screening auf antinukleäre, anti-native DHA- und virale Antikörper zeigten keine pathologischen Ergebnisse. Radiologisch konnte mittels Hirn-CT sowie -NMR kein pathologischer Befund erhoben werden.

Audio- und vestibularisdiagnostische Befunde

Bei der tonschwellenaudiometrischen Untersuchung zeigte sich eine bilaterale symmetrische sensorineurale Schwerhörigkeit mittleren Grades für den unteren und mittleren Frequenzbereich sowie hohen Grades für den hohen Frequenzbereich.

Die Tympanogramme waren beidseitig normal, während bei der Stapediusreflexprüfung Reflexe nur mit hoher Schallintensität und nur für die tiefen Frequenzen auszulösen waren.

Die durchgeführten Tests zum Recruitmentnachweis und der Hörmündung fielen negativ aus, während die Patientin bei der sprachaudiometrischen Prüfung eine absolute Unfähigkeit zur sprachlichen Diskriminierung präsentierte.

Linksseitig konnten bei der anschließend durchgeführten BERA-Untersuchung die langsamen Potentialkomponenten

nur mittels hoher akustischer Reizintensitäten nachgewiesen werden, während rechtsseitig die Potentiale nur durch kontralaterale Reizung zu evozieren waren.

Die MLRA-Untersuchung lieferte analoge Resultate zur BERA-Untersuchung.

Otoakustische Emissionen konnten bilateral nicht evoziert werden.

Bei der stationären Aufnahme war kein Spontannystagmus vorhanden. Beim Romberg-Versuch zeigte die Patientin eine deutliche Tendenz zur Retropulsion; beim Blindgang war ein ataktisches Gangbild zu beobachten. Die thermische Vestibularisprüfung nach Hallpike mit 30 °C und 44 °C Wasserspülung und gleichzeitiger elektronystagmographischer Registrierung ergab eine bilaterale Unerregbarkeit, während bei der pendulären Blickrichtungsprüfung ein arrhythmischer, morphologisch ungleichmäßiger Nystagmus registriert wurde. Die sakkadischen Augenbewegungen wiesen eine Dysmetrie auf.

Schlußfolgerungen

Die objektivierbare Schwerhörigkeit kann sowohl auf die kochleäre Läsion, die wahrscheinlich autoimmunologischer Genese ist, als auch auf die diffusen Veränderungen der zentralen auditiven und nicht auditiven Nervenstrukturen zurückgeführt werden. Nur so können die ansonsten widersprüchlich erscheinenden klinischen und instrumentellen Befunde erklärt werden. Um die ansonsten schlechte Prognose quoad functionem des Cogan-Syndroms zu verbessern, sollte die Kortikosteroidtherapie und eine eventuelle Immunsuppressivtherapie möglichst sofort eingeleitet werden.

319. S. Giommetti, Chr. von Garrel, F. Longari, A. Pennacchi (Perugia/Italien): Unterkieferfrakturen: Resultate einer 10jährigen retrospektiven Studie

Im Zeitraum 1. 1. 1981 bis 31. 12. 1990 wurden an unserer Klinik 1677 Patienten mit Schädelfrakturen stationär behandelt. Dabei handelte es sich in 283 Fällen um Frakturen des Unterkiefers. Dieses Patientengut wurde einer epidemiologischen Analyse unter Betrachtung folgender Parameter unterzogen: Alter, Geschlecht, Beruf, Unfallursache, Frakturtyp und -lokalisation sowie Therapieart.

Die Kasuistik zeigt bei der Altersverteilung eine maximale Inzidenz im zweiten Lebensjahrzehnt (35,9%). Am häufigsten war das männliche Geschlecht mit 68,9% betroffen, wobei Schüler und Studenten bei der Berufsstatistik mit 33,9% an erster Stelle rangierten. Bei den Ursachen dominierten die Verkehrsunfälle (60,6%). Die am häufigsten zu beobachtende Frakturlokalisation war die Kondylenfraktur (46,4%). 41,0% der Patienten wurden konservativ behandelt, und 51,2% sämtlicher Unterkieferfrakturen wurden durch eine Miniplattenosteosynthese stabilisiert.

320. V. Prapavat, S. Jovanovic, U. Schönfeld, J. Beuthan (Berlin): Experimentelle Untersuchungen zur Optimierung der Laserstrahlungs-Gewebe − Wechselwirkungen bei Stapedotomie

Fragestellung

Um eine Aussage über die Eignung verschiedener Lasersysteme für den Einsatz in der Stapeschirurgie treffen zu können, ist u.a. die Ermittlung des Zusammenhanges zwischen den laserspezifischen Parametern und den erreichbaren Perforationsdurchmessern an der Fußplatte von Interesse.

Material und Methode

An isolierten Steigbügeln und Rinderkompakta-Plättchen (Dicke 90 µm), die hinsichtlich der Laserstrahlungs-Absorptionseigenschaften und der Perforationswirkungen mit dem Stapes vergleichbar sind, wurden die Zusammenhänge zwischen den laserspezifischen Parametern (Leistung bzw. Energie, Strahldurchmesser, Pulsdauer bzw. Rep. Rate etc.) verschiedener Lasersysteme und deren Wirkungen am Knochengewebe untersucht. Dabei interessierten insbesondere die erreichbaren Perforationsdurchmesser und die an der Fußplatte auftretenden thermischen Schädigungszonen. Ziel war die Optimierung der Laserparameter, die zur Erzielung einer 500 bis 600 µm im Durchmesser großen Perforation erforderlich sind. Verwendet wurden drei Lasergruppen: kontinuierlich strahlende (Argon- und CO_2-Laser), Super-Puls (CO_2-Laser) und kurzgepulste Systeme (Excimer-, Ho:YAG-, Er:YSGG- und CO_2-Laser).

Ergebnisse

Zwischen der applizierten Laserleistung bzw. -energie und dem Perforationsdurchmesser besteht ein Zusammenhang, der sich in drei Bereichen der Wirkung manifestiert: I. nicht perforierender Bereich, II. Schwellenwert mit Anstiegsphase und III. Sättigungsbereich.

Unter Berücksichtigung dieser Phasen ergaben sich in Abhängigkeit vom eingesetzten Lasersystem und gewählten Parametern Unterschiede.

Kontinuierlich strahlende Lasersysteme (cw): Vorteil dieser Laser ist die Möglichkeit, mit einer bzw. wenigen versetzten Applikationen eine ausreichend große Perforation zu erzielen. Nachteilig kann sich die dabei entstehende thermische Schädigung des Knochengewebes auswirken (Kristallisationszone (weiß), Karbonisationszone (schwarz), thermische Übergangszone (rot-braun).

Super-Puls-Lasersystem: Die Wirkung des CO_2-Super-Puls-Systems im Knochengewebe ist mit der des CO_2-Lasers im cw-Betrieb vergleichbar. Eine Verringerung der thermischen Effekte ist durch Reduzierung der Leistung bei konstanter Leistungsdichte erreichbar. Aufgrund des kleineren Strahldurchmessers ist eine Mehrfachapplikation erforderlich.

Kurzgepulste Lasersysteme: Für das Erreichen einer ausreichend großen Perforation ist ein mehrfacher Beschuß desselben Applikationsortes notwendig. Das Ausmaß der thermischen Nebeneffekte ist im Gegensatz zu den cw- und den Super-Puls-Systemen geringer. Eine exakte Positionierung des Laserstrahls ist jedoch aufgrund der z.T. erheblichen Applikationsdauer (Excimer ca. 50 s; Er:YSGG ca. 5 s) aus klinischer Sicht problematisch.

Schlußfolgerung

Die kurzgepulsten Lasersysteme sind aufgrund ihrer geringen thermischen Schädigung und gut reproduzierbaren Perforationswirkung prinzipiell besser für eine Stapedotomie geeignet als die kontinuierlich strahlenden Systeme. Die höhere Pulsanzahl könnte sich jedoch als nachteilig in der klinischen Anwendung erweisen. Die untersuchten cw- und Super-Puls-CO_2-Lasersysteme bieten den Vorteil der besseren Handhabung, verursachen aber größere thermische Nebenwirkungen an der Steigbügelfußplatte. Zur Reduzierung der thermischen Effekte wird eine Perforation der Fußplatte mit mehreren, versetzt applizierten Einzelschüssen mit geringer Leistung, kurzer Pulsdauer und kleinem Strahldurchmesser empfohlen.

321. U.-M. Roos, P. K. Plinkert, H.-P. Zenner (Tübingen): Die klinische Wertigkeit von Mikrolaryngoskopie und Computertomographie in der präoperativen Stadieneinteilung des Larynx-Hypopharynx-Karzinoms

322. M. C. Heißenberg, A. Ptok, M. Ptok, H.-P. Zenner (Tübingen): Computergestützte Literatursuche an der HNO-Univ.-Klinik Tübingen

323. M. M. Maaßen, M. Ptok, R. Arold (Tübingen): Differentielle Therapie mit Rheomacrodex/Novocain-Infusionen bei Kindern mit Schallempfindungsschwerhörigkeiten

324. B. P. Weber, H.-G. Kempf, R.-E. Mayer, R. Braunschweig (Tübingen): Ektope Zähne im Nasennebenhöhlenbereich

Im Gegensatz zu dentogenen Kieferhöhlenfraktionen sind ektope Zähne im Nasennebenhöhlenbereich als Rarität anzusehen. Mögliche Ursachen für ektope Zähne sind Verletzungen, Entzündungen und vor allem entwicklungsgeschichtliche Störungen. Die enge Lagebeziehung zwischen Oberkieferwulst und lateralem und medialem Nasenwulst im zweiten Entwicklungsmonat und die Beobachtung von intranasalen Zähnen bei Gaumenspaltenkindern lassen vermuten, daß eine Verlagerung von Gewebe aus der Zahnleiste ein häufiger Grund für Zähne im Nasen-Nasennebenhöhlenbereich ist.

Fallberichte: 1. Die 55jährige Patientin F. E. stellte sich wegen rezidivierenden Kopfschmerzen über rechter Stirn und Kieferhöhle sowie einer behinderten Nasenatmung rechts vor. Endoskopisch fand sich eine Polyposis nasi. In der NNH-Übersicht und im CT fand sich neben einer weichteildichten Verschattung der rechten Stirn- und Kieferhöhle und des vorderen Siebbeinzellsystems eine sehr dichte Raumforderung lateral der mittleren Muschel. Intraoperativ fand sich ein ektoper Zahn.

2. Der 60jährige Patient D. R. stellte sich wegen seit Monaten anhaltender linksoccipitaler Schmerzen und einem Taubheitsgefühl über der linken Wange vor. Radiologisch fand sich eine weichteildichte Ausfüllung der Kieferhöhle sowie eine knochendichte Struktur dorsobasal mit Destruktion der Kieferhöhlenhinterwand. Intraoperativ fand sich ein ektoper Zahn als Ursache.

Beide Patienten sind postoperativ beschwerdefrei.

Intranasale Zähne sind nur gelegentlich rhinoskopisch sicher zu identifizieren, meist wird die Diagnose radiologisch gestellt. Neben Nativröntgenbildern in zwei Ebenen sind computertomographische Zusatzuntersuchungen zur differentialdiagnostischen Abgrenzung gegen Rhinolithen, Tumoren, Knochensequester, Fremdkörper, Exostosen und Osteome sinnvoll. Des weiteren unterstützen sie die OP-Planung bei Verdacht auf ektope Zahnanlage. Eine eindeutige Diagnose ist aber auch durch ein CT nicht immer zu stellen. Versuche, mittels Dichtemessungen eindeutige Zuordnungen z.B. der Zahnhartsubstanzen durchführen zu können, liefern bislang keine sicheren Resultate. Im Nasen/Nasennebenhöhlensystem befindliche Zähne sollten in der Regel entfernt werden, da sie, wie unsere Patienten zeigen, im Lauf der Zeit zu Beschwerden und Folgeerkrankungen mit Komplikationen führen können. Lehnt ein Patient dies bei fehlenden Beschwerden ab, so sollten zumindest regelmäßige klinisch/radiologische Kontrollen in 6- bis 12monatigen Abständen erfolgen.

Bei der Operation sollte das Gewebe um den jeweiligen Zahn bzw. Zahnanteil sorgfältig entfernt und histologisch untersucht werden. Stanley und Dechel sowie Cahn wiesen auf die überdurchschnittliche Häufigkeit des Auftretens von Ameloblastomen in Verbindung mit verlagerten Zähnen hin. Diese Tumoren sind ebenso wie ameloblastische Fibrome bei verlagerten Weisheitszähnen in einer Häufigkeit von 0,1−0,5% anzutreffen.

325. N. R. Wei, J. Helms, W. Giebel (Tübingen/Würzburg): Immunhistochemie des Innenohres bei systemischen Autoimmunerkrankungen

Störungen des Autoimmunsystems wurden mit Hörverlust korreliert (Stephens 1982, Plester 1987, Veldmann 1987). Patienten mit sich überschneidenden Symptomen wurden als Mixed Connective Tissue Disease (MCTD) definiert (Stephens et al. 1982). Die Reaktion des Patientenserums mit Innenohrgewebe und deren Organspezifität wurde an unfixierten und unentkalkten Gefrierschnitten des Goldhamsterkopfes untersucht. Patientenserum: 1. Ein männlicher Patient (Geburtsjahr 1936) litt an beidseitigem progressivem Hörverlust mit Tinnitus. Bereits 1977 wurde die Diagnose MCTD mit Raynaud-Phänomen gestellt. Der immunhistochemische Nachweis zeigte Antikörper gegen Kerne (ANA, speckled pattern) innerhalb und außerhalb der Cochlea. 2. Die Patientin hatte eine Innenohrschwerhörigkeit von 30 dB bei 2 kHz. Antikörper gegen Mitochondrien wurden nachgewiesen innerhalb und außerhalb der

Cochlea. 3. Das Kontrollserum war aus zehn Patienten mit systemischer leucocytoplastischer Vaskulitits (SLV) ausgewählt worden. Es reagierte mit dem Gefäßendothel innerhalb und außerhalb der Cochlea. Zwei hier vorgestellte Fälle von systemischen Autoimmunerkrankungen weisen eine Beteiligung des Innenohres auf. Der dritte Fall zeigte keine Schwerhörigkeit. In allen drei Fällen reagierten die Antikörper aus dem Serum der Patienten mit den entsprechenden Antigenen im Innenohr wie mit den übrigen Geweben des Kopfes. Daraus ergibt sich die Notwendigkeit einer vergleichenden Betrachtung der möglichen Überlappung verschiedener Autoimmunerkrankungen. Ein völlig neuer Befund ist ein überlappendes Syndrom aus einer primären biliären Zirrhose, Psoriasis, pulmonalen Granulomatose mit Otosklerose (PPGO).

326. M. Galic, M. S. Schwab, W. Giebel (Tübingen):
Coexpression von Vimentin und Cytokeratin im Spiralligament von adulten Meerschweinchen

Im Ligamentum spirale weist neben der Stria vascularis der Sulcus spiralis externus eine besonders komplexe Ultrastruktur auf, durch die enge Verknüpfung von epithelialen und mesenchymalen Zellen sowie durch auffällige filamentöse Strukturen. Das Spiralligament von adulten Meerschweinchen wurde licht- und elektronenmikroskopisch auf die Expression von Vimentin und Cytokeratin untersucht. Cytokeratine sind für Epithelien spezifisch, während Vimentin vorwiegend in mesenchymalem Gewebe zu finden ist. Die Coexpression beider IF-Typen ist in ausdifferenzierten Geweben selten.

Vimentin konnte lichtmikroskopisch im gesamten Bereich des Spiralligaments lokalisiert werden. Der Nachweis in den Wurzelzellen war jedoch besonders deutlich. Eine Cytokeratin-Immunoreaktivität dagegen war nur in den Epithelzellen der Prominentia spiralis und in den Wurzelzellen zu verzeich-

nen. Die Vimentin-Verteilung im Ligamentum spirale wurde elektronenmikroskopisch näher spezifiziert. Eine starke Reaktion war in den Wurzelzellen zu sehen. Besonders die dunklen Zelltypen reagierten stärker positiv als die hellen. Auch in den Intermediär- und Basalzellen der Stria vascularis war teilweise eine spärliche Markierung zu sehen. Ebenso reagierten filamentöse Bereiche der Typ-I-Fibrocyten im Spiralligament Vimentin-positiv. Keine Reaktion zeigten die Marginalzellen der Stria, die Typ-II-Fibrocyten und die Verankerungszellen.

Durch diese Befunde ist eine Coexpression beider IF-Typen in den Wurzelzellen belegt. Die Coexpression von Vimentin und Cytokeratin wäre ein Hinweis auf eine Beteiligung der Wurzelzellen bei der Aufrechterhaltung der Homöostase in der Endolymphe.

327. W. Giebel, G. Löffler, F. Scheibe (Tübingen/Berlin):
Verteilung der Eisenpartikel bei experimenteller Ischämie

Als experimentelles Modell für den Hörsturz verwenden wir die Thrombosierung der Blutgefäße der Cochlea durch die Wirkung magnetischer Kräfte auf zirkulierende Eisenpartikel. Untersucht wurden gesunde, Preyer-Reflex-positive Meerschweinchen. Nach Eröffnung der Bulla tympanica wurde der Magnet auf die erste Windung der Cochlea aufgesetzt. Die Lösung von Carbonyleisen (Partikelgröße von $1{,}7-2{,}3\,\mu m$) wurde auf 37 °C erwärmt und langsam in die Vena cephalica injiziert. Bei allen Tieren wurden die cochleären Mikrophonpotentiale (CM), die Summenaktionspotentiale (SAP) und der cochleäre Blutfluß (CoBF) registriert. Eine intravitale Fixierung der Cochlea mit Formaldehyd beendete den Versuch. Nach der Spülung der Präparate mit PBS ermöglichte das Einfrieren die Aufarbeitung am Kryotom.

Starke Gefäßzeichnung ließ sich in den Kapillargebieten in der Nähe der Position des Magneten in der Mittelohrschleimhaut, die die Cochlea bedeckt, beobachten. Der hohe Kontrast entstand durch die komplette Embolisierung der Blutgefäße durch die injizierten Eisenpartikel unter dem Einfluß des Magnetfeldes. Innerhalb der Cochlea lagen die eisengefüllten Gefäße in zwei Gefäßarealen vor. Die Gefäßschlingen des Plexus cochlearis im Modiolus waren häufig mit Eisen embolisiert. In diesen Fällen war eine Blockade der Gefäße der lateralen Cocheawand selten. Die Gefäße der lateralen Cochleawand wiesen häufig eine komplette Füllung durch die Eisenpartikel auf. Dies war sowohl in der Basalwindung als auch in der dritten Windung zu beobachten.

328. Th. Wilhelm (Hannover):
Cicatrisierendes Pemphigoid: Diagnose, Therapie und Verlauf (Kasuistik)

Das cicatrisierende Pemphigoid ist eine chronische, blasenbildende Krankheit, welche die Konjunktiven und Schleimhäute betrifft. Es erkranken hauptsächlich Frauen (2:1) im Alter über 60 Jahre. Durch den häufig ersten Befall von Mundhöhle und Larynx sollte der HNO-Arzt diese bullöse Dermatose in die Differentialdiagnose larynxstenosierender Erkrankungen mit einbeziehen.

Wir sahen eine 72jährige Patientin mit narbigem Verschluß der rechten Lidspalte sowie in- und exspiratorischem Stridor. Bei der Spiegeluntersuchung zeigten sich im Mundraum mehrere scharf begrenzte, weiß-gelbliche Areale bis 1,5 cm Durchmesser mit gerötetem Randsaum am weichen Gaumen sowie an der Rachenhinterwand; scheinbar intakte Schleimhaut ließ sich blasig abschieben. Lupenlaryngoskopisch war eine lochblendenartige, supraglottische Stenosierung sichtbar. Aufgrund der starken Dyspnoe führten wir zunächst eine Tracheotomie durch. Die histologische und immunhistochemische Aufarbeitung der in gleicher Sitzung entnommenen Proben vom weichen Gaumen zeigte lineare IgA-, IgG-, Komplement C3c-

und Fibrinogenpositive Banden entlang der Basalmembran. Indirekter und direkter Immunfluoreszenztest waren negativ.

Dieser Befund, in Synopsis mit der Klinik der narbenbildenden, bullösen Dermatose mit ausschließlichem Schleimhautbefall bestätigte die Verdachtdiagnose eines cicatrisierenden Schleimhautpemphigoids.

Aufgrund weiterer Aktivität der Erkrankung mit zunehmender Vernarbung im Bereich der Lidspalten und immer neuen Erosionen an Mund- und Hypopharynxschleimhaut entschlossen wir uns zu einer Cyclophosphamid-Bolus-Therapie ($500\,mg/m^2$ Körperoberfläche) in Kombination mit einer Kortikosteroidgabe (100 mg/die, schnell absteigend); diese Bolus-Therapie wurde in 3−4wöchigen Abständen wiederholt. Intermittierend wurde eine Steroiderhaltungsdosis (15 mg/die) verabfolgt.

Unter diesem Therapieregime kam es zu einer deutlichen Regression der Schleimhautveränderungen, so daß nach weiterer Stabilisierung der Symptomatik die Durchtrennung der narbigen Veränderungen im Endolarynx geplant werden kann.

329. J. Krmpotić-Nemanić, I. Vinter, G. Nemanić (Zagreb/Kroatien): Praktisch wichtige Variationen der Nasenhöhle und der Nasennebenhöhlen

Die dargestellten Variationen stammen aus der reichen (1000 Präparate) Sammlung des Anatomischen Instituts in Zagreb. Es werden alle Variationen, die zu Fehldiagnosen oder zu Komplikationen bei operativen Eingriffen führen können, berücksichtigt. Die Breite und Höhe der Apertura piriformis und die durch dieselbe sichtbaren Verhältnisse der mittleren und unteren Nasenmuschel (Pars evoluta) werden dargestellt. Die Conchae mediae bullosae können verschieden gestaltet sein und die Nasenhöhle beträchtlich verengen. Der Hiatus sinus maxillaris, die Gestaltung und Verlauf des Processus uncinatus, die Zahl der Fontanellen und die Verhältnisse im mittleren Nasengang werden besonders berücksichtigt. Die Variationen der Größe und Form des Sinus maxillaris von den ganz kleinen und seichten bis zu den übergroßen Sinus mit einem präla-

krimalen Teil sind sowohl bei der Punktion als auch bei operativen Eingriffen wichtig. Bulla ethmoidea kann in verschiedener Ausbreitung den Boden der Orbita bilden, was praktisch große Bedeutung haben kann. Bullae frontales und Aggerzelle, die den Zugang zu der Stirnhöhle erschweren können, werden dargestellt. Die Variationen der Größe und Ausbuchtungen in den Sinus sphenoidales und die Beziehung derselben zu den umgebenden Strukturen A. carotis interna, Trigeminusäste und Canalis pterygoideus werden dargestellt. Verdoppelung des Sinus maxillaris, die zu Fehldiagnosen führen kann, wird gleichfalls berücksichtigt. Größe und Konfiguration der choanalen Gegend und die durch dieselbe sichtbaren Strukturen (Nasenmuschel, die hinteren Zellen des ethmoidalen Labyrinthes) werden dargestellt.

330. R. Nagelschmitz, R. Mösges, J. Lamprecht, G. Kuth (Aachen): Die Normalwerte postrotatorischer und perrotatorischer ENG-Parameter

In den Jahren 1989–1991 stellten sich die Mitarbeiter der HNO-Klinik der RWTH-Aachen unter der Leitung von Herrn Prof. Dr. G. Schlöndorff die Frage nach der Existenz von Normalwerten post- und perrotatorischer ENG-Parameter. Im Rahmen von vier klinisch-pharmakologischen Studien wurden sowohl die Mittelwerte und Standardabweichungen der P_1-Phasendauer postrotatorischer Messungen als auch der Median und die maximale Dauer perrotatorisch induzierter Nystagmen untersucht. Bei 16 gesunden Männern im Alter zwischen 18 und 40 Jahren wurde mit einer Tönnies-Drehstuhleinrichtung unterschwellig $(0,8°/s^2)$ eine Enddrehgeschwindigkeit von $90°/s^2$ erreicht. Nach 45s wurde durch Anhalten des Stuhls innerhalb von einer Sekunde ein Starkreiz produziert und die Nystagmusdauer elektronystagmographisch aufgezeichnet und von einem Tandon-PCA-Rechner mit Hilfe des Tönnies-TENA IV Programm ausgewertet. Die Mittelwerte und Standardabweichungen der postrotatorischen P_1-Phase von 1280 Messungen können mit den Werten von Strauß et al. verglichen werden:

erfaßt wurden. 36 dieser Männer zeigten zu 3 Versuchsterminen eine seitengleiche, tageszeitunabhängige Erregbarkeit des Vestibularorgans und wurden 1991 noch zweimal perrotatorisch untersucht. Diese Aufzeichnungen fanden wie in den Vorstudien an mehreren Tagen zu unterschiedlichen Tageszeiten durch zwei weitere Untersucher statt.

Median- und Maximalwert der Dauer perrotatorisch induzierter Nystagmen zu unterschiedlichen Tageszeiten bei einigen ausgewählten Probanden:

Proband	8.00 h Med – Max		11.00 h Med – Max		17.00 h Med – Max	
1	9,45	10,9	9,10	11,7	7,60	11,7
2	10,15	11,9	7,30	10,0	0,00	10,4
3	9,95	11,1	7,10	10,7	10,20	11,2
4	11,55	12,7	9,55	12,0	7,85	9,9
5	10,90	11,5	9,15	11,6	9,10	11,1
6	10,10	12,1	8,70	10,7	6,55	9,8
7	10,35	12,1	9,25	11,3	3,80	10,7
8	11,35	12,2	11,10	12,3	8,00	11,5
9	9,25	11,3	7,65	11,5	0,00	10,6
11	9,00	11,2	8,80	10,8	7,90	11,6
19	8,10	11,0	7,30	11,3	7,20	11,7

Mittelwerte der perrotatorischen Nystagmendauer (in Sekunden) für das Gesamtkollektiv (n = 36) um 8.00 Uhr:

	Tag 1	Tag 2	Tag 3
MW ± SD	11,24 ± 1,43	11,45 ± 1,88	11,68 ± 1,51

	Strauß et al. 1975 x ± SD	Klinische Studie 1989 x ± SD
P_1 (s) links	36,1 ± 4,2	Tag 1 28,9 ± 7,4
		Tag 2 31,8 ± 5,7
		Tag 3 33,2 ± 7,1
		Tag 4 34,6 ± 4,0
rechts	36,9 ± 5,2	Tag 1 30,1 ± 6,3
		Tag 2 30,1 ± 5,7
		Tag 3 30,2 ± 6,1
		Tag 4 31,9 ± 7,5

Bei 130 gesunden Männern der gleichen Altersgruppe wurde später durch gerade überschwellige rechts-links Pendelbeschleunigung von $1°/s^2$ mit einer Endgeschwindigkeit von $45°/s$ die perrotatorische Erregung des Vestibularorgans erreicht. Die Nystagmen wurden in oben beschriebener Weise aufgezeichnet und ausgewertet. Die Nystagmusdauer und die Anzahl der Nystagmen waren hier die Hauptparameter, die

Bei beträchtlicher intraindividueller Streuung der Ergebnisse dieser Messungen findet sich eine hohe Stabilität der Mittelwerte des Kollektivs. Neben tageszeitlichen Einflüssen (Vigilanz) zeigt sich ein signifikanter Einfluß des Parameters „Untersucher", obwohl diese regelmäßigen laborinternen Qualitätskontrollen unterliegen und in gleicher Weise ausgebildet wurden.

331. B. Schmelzer, T. Cammaert (Antwerpen):
Die partiale, inferiore Turbinoplastik (P.I.T.)

332. J. Ostwald, B. Kramp (Rostock):
Lymphozytensubpopulationen bei HNO-Tumor-Patienten

333. J. Jori, J. G. Kiss, L. Székely, J. Czigner (Szeged/Ungarn):
Multifrequenz-Tympanometrie bei Otosklerosepatienten
vor und nach der Operation

334. O. Ribári, K. Korbasy, K. Spär (Budapest):
Effekt der verschiedenen Cochlearimplantationen
auf das Gehör des gegenseitigen Ohres

335. A. Schapowal (Davos):
Intoleranz von Solosin-(R)-Lösungsvermittler
bei Patienten mit Analgetikaintoleranz

336. A. Schütte, P. Lotz, L.-P. Löbe (Halle):
Methodenkritische Aspekte bei der Cochlea-Perfusion
zur Untersuchung der Anionen im Innenohrstoffwechsel

Um den Einfluß des Liquor cerebrospinalis über den Aquaeductus cochleae zu minimieren bzw. auszuschließen, muß bei Perfusionsversuchen an der Cochlea des Meerschweinchens der intracochleäre Druck so gewählt werden, daß er über dem physiologischen intracochleären Druck liegt. Bei Perfusionsversuchen mit künstlicher Perilymphe in Kombination mit einem Farbindikator (Blue dextran) konnte gezeigt werden, daß es unter diesen Bedingungen zu keinem Nachstrom von Liquor kommt. Dabei muß der intracochleäre Druck, der durch die Höhe des Auslaufs reguliert wurde, mindestens 6–7 cm Wassersäule (= 0,59–0,69 kPa) betragen. Durch diese Druckerhöhung sind keine mechanische Gewebeschädigung und keine wesentliche Änderung der biochemischen Reaktionen zu erwarten. Die Höhe des physiologischen intracochleären Drucks beträgt dabei rund 0,49 Pa.

Mit dieser Technik konnte nachgewiesen werden, daß die Qualität der Anionen in der Perilymphe innerhalb der Versuchsdauer von etwa 2–3 Stunden keinen Einfluß auf die Funktionsfähigkeit der Cochlea hat. Chlorid ist durch Sulfat ebenso ohne Funktionsverlust austauschbar, wie die Kationen Natrium und Kalium gegen Lithium bzw. Rubidium oder Caesium.

337. E. Münch (Göttingen):
PAIS-HNO: eine integrierte Diagnose –
Literaturdatenbank für die HNO-Heilkunde